VOZ
O Livro do Especialista

VOZ
O Livro do Especialista
Volume II

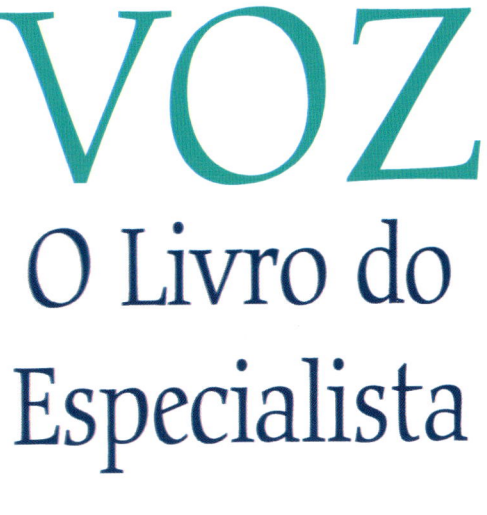

Organizadora
Mara Behlau
Fonoaudióloga Especialista em Voz pelo CFFa
Diretora do Centro de Estudos da Voz (CEV), São Paulo
Coordenadora Didático-Científica e Professora do Curso de Especialização em
Voz do Centro de Estudos da Voz (CECEV), São Paulo
Curso de Especialização em Distúrbios da Comunicação Humana pela
Universidade Federal de São Paulo (UNIFESP)
Mestra e Doutora em Distúrbios da Comunicação Humana pela
Universidade Federal de São Paulo – Escola Paulista de Medicina (UNIFESP-EPM)
Pós-Doutoramento na *University of California San Francisco (UCSF)*, Califórnia – EUA

Terceira Reimpressão

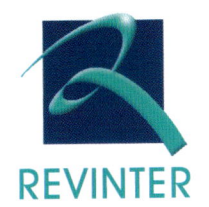

REVINTER

Voz: O Livro do Especialista, Volume II
Copyright © 2005 by Livraria e Editora Revinter Ltda.
Terceira Reimpressão – 2019

ISBN 85-7309-889-9

Todos os direitos reservados.
É expressamente proibida a reprodução
deste livro, no seu todo ou em parte,
por quaisquer meios, sem o consentimento
por escrito da Editora.

Revisão Técnico-Científica do Volume II
GISELE GASPARINI
Fonoaudióloga Especialista em Voz

TATIANA DEL DEBBIO VILANOVA
Fonoaudióloga

Contato com a autora:
mbehlau@uol.com.br

A precisão das indicações, as reações adversas e as relações de dosagem para as drogas citadas nesta obra podem sofrer alterações.
Solicitamos que o leitor reveja a farmacologia dos medicamentos aqui mencionados.
A responsabilidade civil e criminal, perante terceiros e perante a Editora Revinter, sobre o conteúdo total desta obra, incluindo as ilustrações e autorizações/créditos correspondentes, é do(s) seu(s) autor(es).

Livraria e Editora REVINTER Ltda.
Rua do Matoso, 170 – Tijuca
20270-131 – Rio de Janeiro – RJ
Tel.: (21) 2563-9700 – Fax: (21) 2563-9701
livraria@revinter.com.br – www.revinter.com.br

Ao Reinaldo,
amor da minha vida,
um amor intocado,
por me dar o que eu nunca tive.

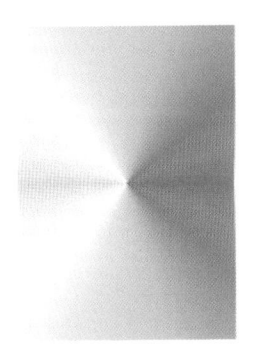

Prefácio

Indubitavelmente, não existe alguém melhor nem mais qualificado que a Dra. Mara Behlau para escrever e editar em dois volumes a obra *Voz: O Livro do Especialista*. Em minha opinião, a Dra. Mara Behlau criou e desenvolveu o melhor curso de especialização do Brasil na área de voz. Sempre acompanhada por excelentes profissionais, médicos e fonoaudiólogos, formou um grupo de atuação clínica, ensino e pesquisa invejáveis.

Apesar de este livro ter sido escrito especialmente para o Curso de Especialização em Voz do Centro de Estudos da Voz (CECEV), o conteúdo apresentado certamente será muito útil e enriquecedor para todos os profissionais da área, sobretudo para otorrinolaringologistas, fonoaudiólogos e professores de técnica vocal, estudantes e profissionais experientes.

O volume I foi organizado de forma a oferecer conceitos e informações básicas e essenciais sobre o funcionamento vocal, a fim de capacitar o leitor para estudos mais avançados na área de voz. Com o domínio destes conceitos e informações, o leitor estará preparado para compreender o real significado de uma disfonia, realizando uma avaliação vocal completa, explorando as mais diversas classificações e analisando as diferentes categorias etiológicas. Além disto, o leitor poderá analisar aspectos extremamente importantes da clínica vocal, como, por exemplo, o comportamento vocal e suas conseqüências. Já o volume II trata das disfonias orgânicas, das vozes profissionais, da fonocirurgia e, de modo particular, aprofunda os mais variados aspectos da reabilitação fonoaudiológica.

Cada capítulo é exaustivamente explorado, apresentando uma revisão bibliográfica densa e considerações específicas sobre a atuação fonoaudiológica na clínica vocal. Um outro aspecto a ser ressaltado é que, além da bibliografia absolutamente ampla e completa, este livro traz, também, resumos das publicações mais importantes e interessantes de cada assunto abordado. Este perfil tão particular da Dra. Mara Behlau leva o leitor a compreender as complexas inter-relações da voz humana na visão de outros autores.

Esta obra é uma contribuição singular para a literatura acadêmica da área de voz e fará parte da biblioteca dos profissionais que atuam na área, pois o seu conteúdo é completo, complexo, bem elaborado e, principalmente, de fácil compreensão.

É uma honra e um enorme prazer, para mim, poder recomendar este livro. Infelizmente, ainda não há uma edição em língua inglesa!

Janina Casper, Ph.D.
Professora Livre-Docente do
Otolaryngology & Communication Sciences Department,
SUNNY Health Science Center, Upstate Medical University,
Syracuse, New York, USA

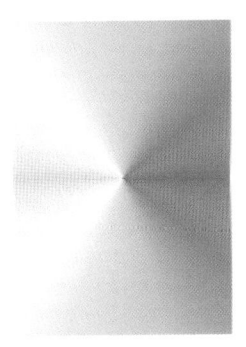

Apresentação do Volume II

O presente volume é oferecido à comunidade científica como continuidade do Volume I, lançado em 2001. O intervalo de tempo entre as duas publicações não foi proposital, mas a conseqüência da necessidade de realinhamento, que a Fonoaudiologia enfrentou, e da reformulação do conhecimento na área de voz.

Nestes três anos, os oito capítulos deste volume foram reescritos inúmeras vezes, para contemplar as exigências do fonoaudiólogo especialista em voz. É justo reconhecer que meus alunos do Curso de Especialização em Voz do CEV (CECEV) foram críticos ativos que ofereceram modificações e trouxeram novos rumos ao texto.

Vários colaboradores que não participaram do primeiro volume contribuíram para oferecer uma visão mais completa de temas específicos no Volume II. Além de contar com os queridos Paulo, Osíris, Renata, Glaucya e Deborah, que foram co-autores no Volume I e também participaram do segundo, gostaria de agradecer aos novos colegas que ajudaram a realizar o meu anseio profissional. Os parceiros médicos são Robert Thomé, Daniela Curti Thomé, Luiz Celso Vilanova, Orsine Valente e Edson Luiz Bortolotti. As parceiras fonoaudiólogas são Ingrid Gielow, Ana Elisa Moreira Ferreira, Maria Inês Rehder e Maria Inês Gonçalves.

Aos médicos co-autores gostaria de expressar o meu reconhecimento por eles terem aceitado o desafio de escrever para fonoaudiólogos, entrelaçando a sua contribuição com o roteiro original escrito por mim, compreendendo as minhas limitações e atendendo ao pedido de produzir um material que fosse realmente de valia ao jovem clínico brasileiro. Robert e Daniela são pai e filha que representam a união do conhecimento estável e do novo, em sua melhor versão, com competência, criatividade e carinho. Luiz Celso foi meu contemporâneo de faculdade e conhece tanto de Fonoaudiologia e o expressa com tamanha clareza que faz com que todos se sintam confortáveis conversando sobre Neurologia. Orsine é especialista em Endocrinologia e contribuiu na difícil compreensão dos impactos dos hormônios sobre a voz. Edson trouxe o apaixonante conhecimento da Psiquiatria, explorando os aspectos médicos das manifestações vocais dos principais transtornos desta área, com informações essenciais à clínica fonaudiológica.

Às fonoaudiólogas co-autoras, gostaria de reiterar o meu inesgotável reconhecimento. Ingrid é brilho vivo e representa a fonoaudiologia moderna, atualizada e dinâmica. Ana Elisa é especial em integrar os conhecimentos empresariais à fonoaudiologia, com elos inovadores e consistentes. Maria Inês Rehder é dedicada e incentiva seus alunos com persistência e visão. Maria Inês Gonçalves é uma de minhas parceiras mais antigas: contribuiu para o delineamento inicial do CECEV e hoje está à frente de outros desafios; sua presença neste livro é, para mim, acima de tudo, o registro carinhoso do crédito que lhe dou.

Quero, ainda, ressaltar a participação incansável de duas fonoaudiólogas que fizeram a revisão técnico-científica deste volume: as queridas Gisele Gasparini e Tatiana Vilanova foram de uma dedicação à prova do cansaço. A Gi foi capaz de sorrir e ler "só mais uma vez" (por mais de 20 vezes!) para verificar se o que estava escrito era realmente o que eu queria ou devia escrever, e a Tati foi capaz de se controlar quando o texto teimosamente ressurgia, na tela do computador, em sua versão sem correções, garantindo-me que se lembrava de tudo e que colocaria as correções novamente "sem problemas"! Às duas quero oferecer um agradecimento da alma.

Finalmente, a equipe de assistentes e da força-tarefa do CEV não me decepcionou: encontraram erros, sugeriram mudanças e superaram as minhas elevadas expectativas, vibrando com cada página. A todas, e de modo especial à Fga. Patricia Bortolotti e Fga. Karine Rech, o meu aplauso!

Um crédito particular para a querida fotógrafa Vania Toledo, que me presenteou com a foto da capa e transformou a emoção de um momento em quase-eternidade.

Por fim, quero agradecer ao meu filho Thomas, que cresceu dentro da Fonoaudiologia, e ao meu marido Reinaldo, que se tornou rapidamente assessor fonoaudiológico. Thomita foi capaz de compartilhar as minhas realizações com um orgulho que achei ser prerrogativa dos adultos, mostrando-me a generosidade de seu coração. Reinaldo, a quem esta obra é dedicada, fez a façanha de não me deixar mais vagando pela vida e deu aos meus dias uma nova dimensão.

Sei que é um privilégio continuar a desenvolver o meu trabalho do jeito que gosto e ser acompanhada por pessoas que fazem sentir-me especial todos os dias. Que o meu carinho não seja pouco para retribuir o que recebo!

Mara Behlau

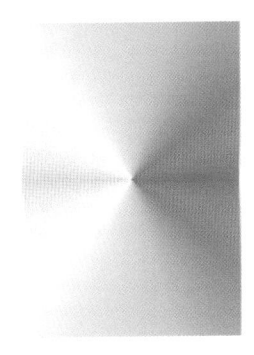

Colaboradores do Volume II

ANA ELISA MOREIRA FERREIRA
Fonoaudióloga Especialista em Voz pelo CFFa com Curso de Especialização no Centro de Estudos da Voz (CEV), São Paulo
Mestranda em Lingüística na Pontifícia Universidade Católica de São Paulo (PUC-SP), São Paulo
Professora do Curso de Especialização em Voz do Centro de Estudos da Voz (CECEV), São Paulo

DANIELA CURTI THOMÉ
Médica-Otorrinolaringologista
Doutora em Otorrinolaringologia pela Faculdade de Medicina da Universidade de São Paulo (FMUSP), São Paulo

DEBORAH FEIJÓ
Fonoaudióloga Especialista em Voz pelo CFFa com Curso de Especialização no Centro de Estudos da Voz (CEV), São Paulo
Mestra em Distúrbios da Comunicação Humana pela Universidade Federal de São Paulo – Escola Paulista de Medicina (UNIFESP-EPM), São Paulo
Professora do Curso de Especialização em Voz do Centro de Estudos da Voz (CECEV), São Paulo

EDSON LUIZ BORTOLOTTI
Médico-Psiquiatra
Residência em Psiquiatria Clínica na Irmandade da Santa Casa de Misericórdia de São Paulo
Professor do Curso de Especialização em Voz do Centro de Estudos da Voz (CECEV), São Paulo

GLAUCYA MADAZIO
Fonoaudióloga Especialista em Voz pelo CFFa com Curso de Especialização no Centro de Estudos da Voz (CEV), São Paulo
Curso de Especialização em Distúrbios da Comunicação Humana pela Universidade Federal de São Paulo – Escola Paulista de Medicina (UNIFESP-EPM), São Paulo
Mestra em Distúrbios da Comunicação Humana pela Universidade Federal de São Paulo – Escola Paulista de Medicina (UNIFESP-EPM), São Paulo
Professora do Curso de Especialização em Voz do Centro de Estudos da Voz (CECEV), São Paulo

INGRID GIELOW
Fonoaudióloga Especialista em Voz pelo CFFa com Curso de Especialização em Distúrbios da Comunicação Humana pela Universidade Federal de São Paulo – Escola Paulista de Medicina (UNIFESP-EPM), São Paulo
Mestra e Doutora em Distúrbios da Comunicação Humana pela Universidade Federal de São Paulo – Escola Paulista de Medicina (UNIFESP-EPM), São Paulo
Professora do Curso de Especialização em Voz do Centro de Estudos da Voz (CECEV), São Paulo

LUIZ CELSO PEREIRA VILANOVA
Médico-Neurologista
Doutor em Neurologia pela Universidade Federal de São Paulo – Escola Paulista de Medicina (UNIFESP-EPM), São Paulo
Chefe do Setor de Neurologia Infantil da Universidade Federal de São Paulo – Escola Paulista de Medicina (UNIFESP-EPM), São Paulo
Professor Adjunto da Disciplina de Neurologia da Universidade Federal de São Paulo – Escola Paulista de Medicina (UNIFESP-EPM), São Paulo
Professor do Curso de Especialização em Voz do Centro de Estudos da Voz (CECEV), São Paulo

MARIA INÊS GONÇALVES
Especialista em Voz pelo CFFa
Curso de Especialização em Distúrbios da Comunicação Humana pela Universidade Federal de São Paulo – Escola Paulista de Medicina (UNIFESP-EPM), São Paulo
Mestra e Doutora pela Universidade Federal de São Paulo – Escola Paulista de Medicina (UNIFESP-EPM), São Paulo
Pós-Doutoramento pela *University of California* – Davis, EUA

MARIA INÊS REHDER
Fonoaudióloga Especialista em Voz pelo CFFa, com Curso de Especialização no Centro de Estudos da Voz (CEV), São Paulo
Curso de Especialização em Patologias da Comunicação – USC/BAURU
Mestra e Doutora em Distúrbios da Comunicação Humana pela Universidade Federal de São Paulo – Escola Paulista de Medicina (UNIFESP-EPM), São Paulo
Professora do Curso de Especialização em Voz do Centro de Estudos da Voz (CECEV), São Paulo

ORSINE VALENTE
Médico-Endocrinologista
Professor Adjunto da Disciplina de Urgência da
Universidade Federal de São Paulo –
Escola Paulista de Medicina
(UNIFESP-EPM), São Paulo
Professor Adjunto da Disciplina de Endocrinologia da
Faculdade de Medicina do ABC

OSÍRIS DE OLIVEIRA CAMPONÊS DO BRASIL
Médico-Otorrinolaringologista e
Cirurgião de Cabeça e Pescoço
Mestre e Doutor em Otorrinolaringologia e Cirurgia de
Cabeça e Pescoço pela Universidade Federal de São Paulo –
Escola Paulista de Medicina (UNIFESP-EPM), São Paulo
Professor do Curso de Especialização em Voz do
Centro de Estudos da Voz (CECEV), São Paulo

PAULO AUGUSTO DE LIMA PONTES
Médico-Otorrinolaringologista e Cirurgião de Cabeça e Pescoço
Doutor em Otorrinolaringologia e Cirurgia de Cabeça e Pescoço pela
Universidade Federal de São Paulo –
Escola Paulista de Medicina (UNIFESP-EPM), São Paulo
Professor Livre-Docente e Titular da Disciplina de
Otorrinolaringologia do Departamento de
Otorrinolaringologia e Distúrbios da Comunicação Humana da
Universidade Federal de São Paulo –
Escola Paulista de Medicina (UNIFESP-EPM), São Paulo
Professor do Curso de Especialização em Voz do
Centro de Estudos da Voz (CECEV), São Paulo

RENATA AZEVEDO
Fonoaudióloga Especialista em Voz pelo CFFa
Curso de Especialização em Distúrbios da Comunicação
Humana pela Universidade Federal de São Paulo –
Escola Paulista de Medicina (UNIFESP-EPM), São Paulo
Mestra e Doutora em Distúrbios da Comunicação
Humana pela Universidade Federal de São Paulo –
Escola Paulista de Medicina (UNIFESP-EPM), São Paulo
Professora do Curso de Especialização em Voz do
Centro de Estudos da Voz (CECEV), São Paulo

ROBERT THOMÉ
Médico-Otorrinolaringologista e Cirurgião de Cabeça e Pescoço
Doutor em Otorrinolaringologia pela Faculdade de Medicina da
Universidade de São Paulo (FMUSP), São Paulo
Professor do Curso de Especialização em Voz do
Centro de Estudos da Voz (CECEV), São Paulo

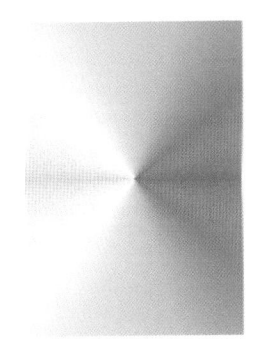

Sumário

Capítulo 6
Disfonias Congênitas 1
Mara Behlau, Robert Thomé, Renata Azevedo, Maria Inês Rehder & Daniela Curti Thomé
OBJETIVOS 1
INTRODUÇÃO E SINTOMAS DAS DISFONIAS CONGÊNITAS 2
ANOMALIAS DO SUPORTE CARTILAGÍNEO LARÍNGEO 5
    Anomalia Global – Laringomalácia 5
    Anomalias Específicas 8
ANOMALIAS DOS TECIDOS MOLES 11
    Membranas, Atresias Laríngeas e Estenoses 11
    Cistos e Laringoceles 20
ANOMALIAS VASCULARES CONGÊNITAS 23
    Hemangiomas 23
    Linfangiomas 24
DISFONIAS NEUROLÓGICAS CONGÊNITAS E PERINATAIS 25
    Comprometimentos Neurais Periféricos 25
    Alterações Neurológicas Globais 25
ALTERAÇÕES CONGÊNITAS EXTRALARÍNGEAS 27
    Fissura Palatina 27
    Deficiência Auditiva 29
ALTERAÇÕES SINDRÔMICAS 31
    Síndrome de Down 31
    Síndrome do Cri-du-chat 32
    Síndrome de Pfaundler & Hurler – Gargolismo 32
    Degeneração Hepatolenticular de Wilson 33
    Glicogenose Tipo I – Enfermidade de von Gierke 33
    Paralisia Periódica Familiar – Paralisia Periódica de Cavaré 33
    Porfiria Eritropoiética 33
    Síndrome Supra-renogenital 33
    Síndrome de Schwartz 33

Síndrome de Criptofalmia – Síndrome de Fraser	33
Síndrome do Nanismo Diastrófico	33
Seqüência de Pierre Robin	34
Síndrome de Brachmann-Lange	34
Síndrome de Werner	34
Síndrome de Plott	34
SÍNTESE	36
REFERÊNCIAS BIBLIOGRÁFICAS	37
LEITURAS RECOMENDADAS	42
SÍTIOS RECOMENDADOS	43
DE BOCA EM BOCA	44

Capítulo 7

Disfonias Endócrinas 51
Mara Behlau, Maria Inês Rehder & Orsine Valente

OBJETIVOS	51
INTRODUÇÃO	52
PRINCIPAIS ÓRGÃOS ENDÓCRINOS	52
MANIFESTAÇÕES VOCAIS EM PROCESSOS DE REGULAÇÃO HORMONAL FISIOLÓGICA	55
Maturação e Desenvolvimento Sexual: Puberdade	55
Ciclo Feminino de Reprodução Humana: Menstruação, Gestação e Menopausa	57
MANIFESTAÇÕES VOCAIS NOS DISTÚRBIOS HORMONAIS	58
Distúrbios Relacionados com a Hipófise	59
Distúrbios Relacionados com a Glândula Tireóidea	60
Distúrbios Relacionados com as Glândulas Supra-Renais	63
Distúrbios Relacionados com as Glândulas Sexuais	64
Distúrbios Relacionados com os Processos Metabólicos	66
Distúrbios Relacionados com Medicamentos Hormonais	67
SÍNTESE	69
REFERÊNCIAS BIBLIOGRÁFICAS	70
LEITURAS RECOMENDADAS	72
SÍTIOS RECOMENDADOS	73
DE BOCA EM BOCA	74

Capítulo 8

Disfonias Psiquiátricas 79
Mara Behlau, Maria Inês Rehder, Renata Azevedo & Edson Luiz Bortolotti

OBJETIVOS	79
INTRODUÇÃO	80
NOÇÕES BÁSICAS DO DIAGNÓSTICO PSIQUIÁTRICO	80
Exame Psicopatológico	80
TRANSTORNOS PSIQUIÁTRICOS MAIS FREQÜENTES	82
Transtornos do Humor	82
Transtornos Relacionados com Substâncias	86
Transtornos de Ansiedade	89
Esquizofrenia	90
Demência	93
Transtornos Alimentares	95
Transtornos Somatoformes	96

SÍNTESE	100
REFERÊNCIAS BIBLIOGRÁFICAS	101
LEITURAS RECOMENDADAS	102
SÍTIOS RECOMENDADOS	103
DE BOCA EM BOCA	104

Capítulo 9

Disfonias Neurológicas 111
Mara Behlau, Glaucya Madazio, Renata Azevedo, Osíris do Brasil & Luiz Celso Vilanova

OBJETIVOS	111
INTRODUÇÃO	112
INCIDÊNCIA E ETIOLOGIA DAS DISFONIAS NEUROLÓGICAS	114
ASPECTOS PARTICULARES DAS AVALIAÇÕES FONOAUDIOLÓGICA E LARINGOLÓGICA NAS DISFONIAS NEUROLÓGICAS	116
TRANSTORNOS VOCAIS NEUROLÓGICOS	121
Transtornos Vocais Neurológicos Relativamente Constantes	121
Transtornos Vocais Neurológicos Flutuantes Arrítmicos	143
Transtornos Vocais Neurológicos Flutuantes Rítmicos	147
Transtornos Vocais Neurológicos Paroxísticos	149
Transtornos Vocais Neurológicos por Perda do Controle Volitivo	151
SÍNTESE	154
REFERÊNCIAS BIBLIOGRÁFICAS	155
LEITURAS RECOMENDADAS	159
SÍTIOS RECOMENDADOS	160
DE BOCA EM BOCA	162

Capítulo 10

Disfonias por Refluxo Gastresofágico 187
Mara Behlau, Deborah Feijó & Paulo Pontes

OBJETIVOS	187
FISIOLOGIA DO REFLUXO GASTRESOFÁGICO	188
CONSIDERAÇÕES SOBRE A DOENÇA DO REFLUXO GASTRESOFÁGICO	189
SINTOMAS E SINAIS VOCAIS E LARÍNGEOS DA DOENÇA DO REFLUXO GASTRESOFÁGICO COM MANIFESTAÇÕES LARINGOFARÍNGEAS	191
Laringite Posterior	192
Granulomas Laríngeos e Úlceras	192
Carcinoma de Laringe	195
DIAGNÓSTICO DA DOENÇA DO REFLUXO GASTRESOFÁGICO	195
Endoscopia	196
pHmetria de 24 horas	196
Videodeglutograma	196
Exames Complementares	196
TRATAMENTO DO PACIENTE COM DOENÇA DO REFLUXO GASTRESOFÁGICO COM MANIFESTAÇÕES LARINGOFARÍNGEAS	198
Mudança de Hábitos	198
Tratamento Medicamentoso	200
Tratamento Cirúrgico	201
Tratamento Fonoaudiológico	201

SÍNTESE... 202
REFERÊNCIAS BIBLIOGRÁFICAS... 203
LEITURAS RECOMENDADAS... 205
SÍTIOS RECOMENDADOS... 206
DE BOCA EM BOCA... 207

Capítulo 11
Disfonias por Câncer de Cabeça e Pescoço... 213
Mara Behlau, Ingrid Gielow, Maria Inês Gonçalves & Osíris do Brasil

OBJETIVOS... 213
INTRODUÇÃO... 214
CÂNCER DE BOCA, DA OROFARINGE E DA RINOFARINGE... 214
    Aspectos Gerais... 214
    Tumores do Lábio... 217
    Tumores do Soalho da Boca... 217
    Tumores da Mandíbula... 218
    Tumores da Língua... 219
    Tumores da Rinofaringe... 219
    Tumores da Maxila... 220
    Tumores de Palato Mole... 220
    Tumores Retromolares... 220
CÂNCER DE LARINGE... 221
    Aspectos Gerais... 221
    Classificação TNM para os Tumores da Laringe... 222
    Tratamento do Câncer da Laringe de Acordo com sua Localização e Estadiamento... 223
    Tumores da Região Glótica... 224
    Tumores da Região Supraglótica... 229
    Tumores da Região Subglótica... 231
    Impacto Cirúrgico e Reabilitação nas Laringectomias Parciais Horizontais... 231
    Laringectomia Supraglótica... 231
    Laringectomia Supracricóidea... 233
    Impacto Cirúrgico e Reabilitação nas Laringectomias Parciais Verticais... 234
    Cordectomia... 237
    Laringectomia Frontal Anterior... 237
    Laringectomia Frontolateral... 237
    Laringectomia Frontolateral Ampliada... 238
    Hemilaringectomia... 238
    Hemilaringectomia Ampliada... 238
    Laringectomia Vertical Subtotal... 238
    Princípios da Reabilitação Fonoaudiológica nas Laringectomias Parciais... 238
    Impacto Cirúrgico e Reabilitação nas Laringectomias Totais... 242
    Laringectomia Quase-Total... 242
    Laringectomia Total Clássica: Voz Esofágica... 245
    Laringectomia Total com Prótese Fonatória: Voz Traqueoesofágica... 262
SÍNTESE... 268
REFERÊNCIAS BIBLIOGRÁFICAS... 269
LEITURAS RECOMENDADAS... 274
SÍTIOS RECOMENDADOS... 275
DE BOCA EM BOCA... 277

Capítulo 12

Voz Profissional: Aspectos Gerais e Atuação Fonoaudiológica **287**
Mara Behlau, Deborah Feijó, Glaucya Madazio, Maria Inês Rehder, Renata Azevedo & Ana Elisa Ferreira

OBJETIVOS 287
INTRODUÇÃO 288
ASPECTOS PARTICULARES DA AVALIAÇÃO DA VOZ PROFISSIONAL 290
    Avaliação Fonoaudiológica 290
    Avaliação Otorrinolaringológica 295
    Avaliação do Canto 295
APERFEIÇOAMENTO VOCAL 296
DIFERENÇAS ENTRE VOZ FALADA E VOZ CANTADA 300
    Respiração 301
    Fonação 308
    Ressonância e Projeção de Voz 309
    Qualidade Vocal 309
    Vibrato 309
    Articulação dos Sons da Fala 310
    Pausas 310
    Velocidade e Ritmo 310
    Postura Corporal 310
    Emoção na Voz 311
VOZ FALADA PROFISSIONAL 311
    Professores 312
    Instrutores de Modalidades Físicas 314
    Atores 315
    Locutores, Narradores e Repórteres de Rádio 317
    Repórteres e Apresentadores de Televisão 319
    Dubladores 321
    Leiloeiros 323
    Operadores de Pregão 324
    Operadores de *Telemarketing* 325
    Religiosos 327
    Políticos 328
    Tradutores e Intérpretes 330
    Ventríloquos 331
    Fonoaudiólogos 332
VOZ CANTADA PROFISSIONAL 334
    Canto Popular 334
    Canto Erudito 336
    Canto Coral 339
    Diferenças entre Canto Popular e Canto Erudito 342
    Mitos da Voz Cantada 343
CONSIDERAÇÕES GERAIS E ORIENTAÇÕES ESPECÍFICAS NO
ATENDIMENTO FONOAUDIOLÓGICO AOS PROFISSIONAIS DA VOZ 344
    Medicamentos 351

CONDICIONAMENTO VOCAL BÁSICO PARA OS PROFISSIONAIS DA VOZ ... 352
    Considerações sobre Aquecimento e Desaquecimento Vocal Fisiológico ... 353
    Programa Mínimo para Condicionamento Vocal Fisiológico ... 354
    Aquecimento Vocal Fisiológico ... 354
    Desaquecimento Vocal Fisiológico ... 354
PEQUENO GLOSSÁRIO DE TERMOS DA VOZ PROFISSIONAL ... 355
SÍNTESE ... 362
REFERÊNCIAS BIBLIOGRÁFICAS ... 363
LEITURAS RECOMENDADAS ... 368
SÍTIOS RECOMENDADOS ... 370
DE BOCA EM BOCA ... 372

Capítulo 13

Aperfeiçoamento Vocal e Tratamento Fonoaudiológico das Disfonias ... 409
Mara Behlau, Glaucya Madazio, Deborah Feijó, Renata Azevedo, Ingrid Gielow &Maria Inês Rehder
OBJETIVOS ... 409
INTRODUÇÃO ... 410
NOTAS HISTÓRICAS SOBRE O TRATAMENTO FONOAUDIOLÓGICO DAS DISFONIAS ... 410
LINHAS FILOSÓFICAS NO TRABALHO VOCAL ... 413
    Terapia Vocal Sintomatológica ... 413
    Terapia Vocal Psicológica ... 413
    Terapia Vocal Etiológica ... 414
    Terapia Vocal Fisiológica ... 414
    Terapia Vocal Eclética ... 414
ABORDAGENS TERAPÊUTICAS MODERNAS ... 415
    Terapia de Voz Confidencial ... 415
    Terapia de Ressonância ... 415
    Terapia de Fonação Fluida ... 416
    Método de Acentuação ... 416
    Técnicas Facilitadoras ... 417
    Exercícios de Função Vocal ... 417
    Método Lee Silverman – LSVT® ... 418
    Massagem Manual Laríngea ... 419
ABORDAGEM GLOBAL NAS DISFONIAS ... 419
    Orientação Vocal ... 422
    Psicodinâmica Vocal ... 427
    Treinamento Vocal ... 430
ABORDAGENS DE TREINAMENTO VOCAL E SUAS APLICAÇÕES:
MÉTODOS, SEQÜÊNCIAS, TÉCNICAS E EXERCÍCIOS ... 432
    Prática do Treinamento Vocal ... 432
    Categorias de Abordagens de Terapia Vocal ... 437
MÉTODO CORPORAL PARA O TRATAMENTO DAS DISFONIAS ... 439
    Técnica de Movimentos Corporais Associados à Emissão de Sons Facilitadores ... 440
    Técnica de Mudança de Posição de Cabeça com Sonorização ... 440
    Técnica de Massagem na Cintura Escapular ... 442
    Técnica de Manipulação Digital da Laringe ... 442
    Técnica de Massageador Associado à Sonorização Glótica ... 443
    Técnica de Movimentos Cervicais ... 443
    Técnica de Rotação de Ombros ... 444

MÉTODO DE ÓRGÃOS FONOARTICULATÓRIOS	444
Técnica de Deslocamento Lingual	445
Técnica de Rotação de Língua no Vestíbulo Bucal	445
Técnica do Estalo de Língua Associado ao Som Nasal	445
Técnica do Bocejo-Suspiro	446
Técnica Mastigatória	447
Técnica de Abertura de Boca	447
MÉTODO AUDITIVO	448
Técnica de Repetição Auditiva	448
Técnica de Amplificação Sonora	450
Técnica de Mascaramento Auditivo	451
Técnica de Monitoramento Auditivo Retardado	451
Técnica de Deslocamento de Freqüência	452
Técnica de Marca-Passo Vocal ou Ritmo	453
MÉTODO DE FALA	454
Técnica da Voz Salmodiada	454
Técnica de Monitoramento por Múltiplas Vias	454
Técnica de Modulação de Freqüência e Intensidade	456
Técnica de Leitura somente de Vogais	456
Técnica de Sobrearticulação	457
Técnica de Fala Mastigada	458
MÉTODO DE SONS FACILITADORES	458
Técnica de Sons Nasais	458
Técnica de Sons Fricativos	459
Técnica de Sons Vibrantes	460
Técnica de Sons Plosivos	463
Técnica de Som Basal	463
Técnica de Som Hiperagudo	465
MÉTODO DE COMPETÊNCIA FONATÓRIA	466
Técnica de Fonação Inspiratória	466
Técnica do Sussurro	467
Técnica de Controle de Ataques Vocais	467
Técnica de Emissão em Tempo Máximo de Fonação	469
Técnica de *Messa di Voce*	470
Técnica de Escalas Musicais	470
Técnica de Esforço (Empuxo)	471
Técnica de Deglutição Incompleta Sonorizada	474
Técnica de Firmeza Glótica	474
Técnica do "b" Prolongado	476
Técnica de *Sniff*	477
Técnica de Sopro e Som Agudo	478
Seqüência de Constrição Labial	478
Seqüência de Arrancamento	480
Técnica de Sons Disparadores	482
Técnica de Manobras Musculares	484
Seqüências de Aquisição de Voz Esofágica	486

ATENDIMENTO FONOAUDIOLÓGICO NO PRÉ E PÓS-OPERATÓRIO DAS DISFONIAS 487
CONSIDERAÇÕES SOBRE A ATUAÇÃO FONOAUDIOLÓGICA NO TRAUMA VOCAL AGUDO 500
CONSIDERAÇÕES NO TRATAMENTO FONOAUDIOLÓGICO DAS DISFONIAS INFANTIS 503
    Orientações Filosóficas na Terapia Vocal da Criança. 503
    Processamento Auditivo e Disfonia Infantil 507
    Reabilitação dos Transtornos do PA em Crianças Disfônicas 510
CONSIDERAÇÕES SOBRE O TRABALHO FONOAUDIOLÓGICO NAS DISFONIAS
EM PACIENTES IDOSOS 515
    Considerações sobre Atendimento Domiciliar ao Indivíduo Idoso 519
SÍNTESE. 520
REFERÊNCIAS BIBLIOGRÁFICAS 521
LEITURAS RECOMENDADAS 526
SÍTIOS RECOMENDADOS 527
DE BOCA EM BOCA 528

Índice Remissivo. 565

6

Disfonias Congênitas

Mara Behlau, Robert Thomé, Renata Azevedo, Maria Inês Rehder & Daniela Curti Thomé

OBJETIVOS

O objetivo do presente capítulo é apresentar a diferente gama de disfonias ditas congênitas, ou seja, cujas alterações de base nascem com o indivíduo. Tais alterações podem ser divididas didaticamente em seis categorias a saber: anomalias do suporte cartilagíneo laríngeo, anomalias dos tecidos moles, anomalias vasculares congênitas, disfonias neurológicas congênitas e perinatais, alterações congênitas extralaríngeas e alterações sindrômicas. Em virtude de a alteração anatômica estar presente ao nascimento, pode haver comprometimento associado às diversas funções da laringe logo nos primeiros dias de vida; contudo, em alguns quadros as alterações podem manifestar-se tardiamente.

As anomalias do suporte cartilagíneo laríngeo podem passar despercebidas ou ser acentuadas, colocando em risco a sobrevida do bebê. Podem ser encontradas alterações globais da laringe, como a laringomalácia, ou anomalias específicas e limitadas às cartilagens isoladas. Os cistos e as laringoceles podem se manifestar tardiamente, mesmo na idade adulta, com ou sem comprometimento vocal. A estenose laríngea constitui-se em um dos mais complexos e trabalhosos problemas da clínica laringológica, podendo exigir múltiplas cirurgias para garantir a luz da laringe, o que muitas vezes compromete de forma acentuada a fonação. As anomalias vasculares podem reduzir a coluna aérea e provocar esforço respiratório. As disfonias neurológicas congênitas, especificamente as lesões dos nervos laríngeos, podem passar despercebidas e ser diagnosticadas apenas na adolescência, por problemas na muda vocal; por outro lado, a paralisia cerebral é uma alteração com impacto global e complexo na comunicação. As alterações congênitas extralaríngeas são inúmeras e englobam dois quadros comuns na clínica fonoaudiológica, a fissura labiopalatina e a deficiência auditiva, as quais requerem intervenção precoce. Finalmente, as alterações sindrômicas com impacto vocal são muitas e de manifestação variada.

A atuação fonoaudiológica depende da caracterização da disfonia e, embora nem sempre seja necessária, como no caso da epiglote bífida, da laringocele ou dos hemangiomas, pode ser fundamental em outros casos, como na paralisia cerebral e na deficiência auditiva.

INTRODUÇÃO E SINTOMAS DAS DISFONIAS CONGÊNITAS

As disfonias orgânicas congênitas representam uma série de alterações que podem envolver desde malformações específicas das cartilagens laríngeas até síndromes que incluem comprometimento em diversos órgãos da comunicação. Quando se pensa em disfonia congênita, quase que automaticamente elegemos casos de malformação; contudo, teoricamente, congênito significa nascido com o indivíduo e, portanto, outras situações podem ser arroladas nessa categoria de disfonias.

Neste sentido, no capítulo dos transtornos congênitos da laringe, Tucker (1993) não se atém às malformações e sugere uma classificação que inclui as seguintes condições: (1) anomalias do suporte cartilagíneo laríngeo (laringomalácia, anormalidades da epiglote, da cartilagem tireóidea, das cartilagens aritenóideas e da cartilagem cricóidea); (2) anomalias dos tecidos moles (cistos e laringoceles, membranas, estenoses e atresias e síndrome do *cri-du-chat*); (3) lesões neurológicas (paralisia unilateral ou bilateral das pregas vocais) e, finalmente, (4) anomalias vasculares (hemangiomas e linfangiomas).

As anomalias congênitas da laringe podem, ainda, ser agrupadas de acordo com a região anatômica comprometida em três categorias: as supraglóticas (laringomalácia, anomalias da epiglote, membranas, cistos e laringoceles); as glóticas (membranas, paralisias e atresia) e as subglóticas (estenoses, tumores vasculares, como hemangiomas e linfangiomas, membranas e atresia).

Por motivos didáticos e de acordo com as necessidades do fonoaudiólogo, optamos por apresentar as disfonias congênitas em seis categorias a saber: (1) anomalias do suporte cartilagíneo laríngeo; (2) anomalias dos tecidos moles; (3) anomalias vasculares da laringe; (4) disfonias neurológicas congênitas e perinatais; (5) alterações congênitas extralaríngeas; (6) alterações sindrômicas que comprometem os órgãos da comunicação. Há outras categorias que poderiam também ser acrescentadas a esta classificação, como as endocrinopatias; no entanto, optamos por discuti-las no capítulo de disfonias endócrinas.

Em ordem decrescente de freqüência, podemos afirmar que a alteração congênita mais comum é a laringomalácia, seguida por presença de cistos (laringocele e cisto sacular), membranas, estenose subglótica, atresias, tumores vasculares (hemangioma e linfangioma), fissuras (laríngeas, laringotraqueais e laringotraqueoesofágicas), distúrbios neurológicos (paralisias e síndrome de Plott), anormalidades da epiglote e distúrbios cromossônicos (síndrome do *cri-du-chat*), excluindo-se as alterações congênitas extralaríngeas, das quais destacamos as fissuras labiopalatinas e a deficiência auditiva congênita, ambas comparativamente de ocorrência bastante freqüente.

Embora as anomalias laríngeas congênitas sejam foco de muito interesse na área das malformações congênitas, pouco se sabe sobre o seu efeito na função vocal, ignorando-se também a prevalência das alterações laríngeas na população pediátrica sindrômica.

As disfonias congênitas que apresentam alterações laríngeas se manifestam por três sintomas cardinais: obstrução respiratória, distúrbio na deglutição e choro anormal; evidentemente, os quadros sindrômicos apresentam características particulares.

O primeiro sintoma cardinal, a obstrução respiratória, é uma dificuldade de manter a coluna aérea livre, de grau variável, podendo incluir: estridor inspiratório, expiratório ou em ambas as fases, com apnéia nos casos de obstrução severa. A qualidade e o tipo da obstrução respiratória pode auxiliar a localizar a anomalia do órgão. Devem ser verificados os seguintes aspectos: quando a obstrução é percebida, em que fase da respiração ela é evidente e qual sua principal característica auditiva.

É importante investigar o que acontece com a criança adormecida e acordada: quando a obstrução piora durante o sono, com a criança deitada, pode-se concluir que a região de maior obstrução é a faríngea; mas, quando a piora ocorre com a criança acordada, especialmente sob agitação e estresse, a região de maior obstrução é a laríngea. No caso de o estridor ocorrer na fase inspiratória da respiração, a obstrução é quase sempre extratorácica, comumente na laringe (comum em laringomalácia ou paralisia bilateral das pregas vocais), porém, quando o estridor ocorre na fase expiratória da respiração, geralmente a obstrução é intratorácica e tem característica asmatóide (comum em traqueomalácia, broncomalácia, anel vascular ou compressão extrínseca). Quanto ao som do estridor propriamente dito, a presença de som hiperagudo, na maioria das vezes, indica anomalia na laringe; já o estridor inspiratório em tom grave, ruidoso, trêmulo, especialmente quando associado a secreções abundantes, indica problema na faringe ou no trato respiratório inferior, freqüentemente no brônquio maior. Além disso, estridor asmatóide indica comprometimento do brônquio menor ou alveolar, e estridor inspiratório hiperagudo, combinado com uma prolongada fase expiratória, em freqüência grave, sugere obstrução abaixo da laringe, por compressão externa da traquéia.

Uma obstrução severa é caracterizada por respiração profunda difícil e barulhenta; episódios de cianose (aparente risco de vida); freqüência respiratória aumentada; retração das regiões supra-esternal, infra-esternal, infraclavicular e intercostal. O modo de progressão da obstrução deve ser observado e a obstrução pode ser tão severa que os sintomas ocorrem com a criança adormecida.

O segundo sintoma cardinal das anomalias congênitas da laringe abrange os distúrbios da deglutição, que podem se manifestar por diversos tipos de disfagia, com dificuldades na alimentação (o que provoca atraso no crescimento), salivação abundante, respiração borbulhante e presença de aspiração pulmonar. A aspiração pulmonar ocorre por falha na função de proteção esfincteriana da laringe, podendo suceder pneumonia de aspiração resultante da entrada de saliva, muco ou alimentos nos brônquios. Distúrbios da deglutição congênitos estão geralmente associados a fendas laríngeas, laringotraqueais ou laringotraqueoesofágicas ou, ainda, por alteração neurológica.

O terceiro sintoma cardinal é um distúrbio na produção vocal, manifestado por alteração no choro do bebê, que pode fornecer pistas sobre a anomalia em questão. A presença de choro estridente, rouco, fraco ou ausente é indicativa de lesão glótica, sendo que um choro hiperagudo é indicativo de membrana laríngea ou paralisia bilateral das pregas vocais; já um choro fraco e soproso é encontrado com maior freqüência em paralisia unilateral da prega vocal; finalmente, qualidade vocal de característica abafada sugere lesão supraglótica, de tecidos moles, como, por exemplo, presença de cisto.

Assim, embora o estridor seja considerado o sintoma primário de uma anormalidade laríngea congênita, há inúmeros outros que variam de acordo com as anormalidades estruturais presentes, o grau de severidade dos desvios e o comprometimento das funções envolvidas.

Não se conhece profundamente a relação entre as anomalias laríngeas e os vários fenótipos sistêmicos, porém, algumas síndromes específicas bem descritas têm sido apresentadas com a presença de anomalias laríngeas congênitas. Embora tais alterações estejam presentes ao nascimento, em muitos casos não são observados sintomas aparentes nos primeiros meses de vida ou mesmo nos primeiros anos. As anomalias laríngeas congênitas mais severas são as mais raras e apresentam sintomas de risco de sobrevida. A maior parte dos casos de alterações congênitas é caracterizada por manifestações mistas logo após o nascimento: vocais, como choro alterado, fraco ou estridente, respiratórias e/ou problemas de deglutição, e neste sentido o fonoaudiólogo pode oferecer uma contribuição importante.

Sendo o choro a manifestação vocal mais esperada ao nascimento, diversos pesquisadores têm se dedicado ao seu estudo. A contribuição dos húngaros, da década de 1980, ainda representa a mais extensa análise acústico-clínica do estridor, choro e tosse de crianças nos primeiros anos de vida (Hirschberg & Szende, 1982). Os autores organizaram as informações obtidas da análise acústica de 180 bebês e crianças pequenas, processando 200 diferentes tipos de manifestações sonoras diferentes; utilizaram como grupo controle as emissões de 20 bebês e crianças saudáveis. A maior parte dos registros sonoros foi feita em crianças hospitalizadas e os sons analisados eram manifestações denominadas pré-verbais: choros, ruídos respiratórios e tosse. O resumo apresentado pelos autores foi traduzido e está transcrito no Quadro 6-1; outras condições tais como abscesso retrofaríngeo e cistos laríngeos são também associadas à uma produção sonora alterada, mas foram excluídas do referido estudo. Em uma outra análise na qual foram comparados 30 choros de dor de crianças com doenças infecciosas ou congênitas da laringe (laringite infecciosa, laringomalácia, paresia do nervo laríngeo recorrente e estreitamento subglótico) com 120 choros de bebês saudáveis, pôde-se verificar que o grupo de crianças doentes apresentou uma maior ocorrência de: segunda pausa durante o choro, tipos anormais de melodia (ascendente, descendente e ascendente, melodia plana e sem melodia), instabilidade da freqüência fundamental, bifonação, vibrato, voz fraca, concentração de ruído e estridor inspiratório, além de menor ocorrência de choro surdo, tipos de melodia descendente ou ascendente-descendente e trinados fonatórios (Raes, Michelsson, Dehaen & Despontin, 1982). Assim, freqüência muito aguda ou muito grave, bifonação e padrão de entonação alterado são associados às crianças com alterações do sistema nervoso central. À exceção do estridor inspiratório, não há padrões típicos para alterações periféricas do trato vocal.

Recentemente, Hirschberg (1999) fez uma revisão de sua contribuição e descreveu 20 tipos de fonações alteradas presentes nos recém-nascidos, relacionando-as com as causas mais comuns; as alterações vocais descritas como mais freqüentes pelo autor são: rouquidão, indicativo de inflamação ou tumor de pregas vocais; som oco, sugestivo de estenose traqueal; som agudo (guincho), sugestivo de lesão no sistema nervoso central; balido, patognóstico de síndrome de Down; som fraco, resultante de doenças miogênicas; choro em miado, característico da síndrome do *cri-du-chat*.

Excluímos do presente capítulo os desvios embriológicos, pois estes não representam malformações congênitas, mas sim alterações estruturais mínimas, tais como o sulco vocal, o cisto de prega vocal e o microdiafragma laríngeo, já apresentados no capítulo sobre disfonias funcionais (Capítulo 4).

Pelo quadro a seguir se depreende que as manifestações alteradas da voz, do choro e da tosse podem ser devido a inúmeras e variadas causas, incluindo alterações que podem acometer desde a cavidade nasal até os pulmões. Em resumo, as alterações da cavidade nasal, oral e da faringe caracterizam-se principalmente por estridor respiratório de freqüência grave; já as alterações laríngeas, evidentemente, concentram suas manifestações nos desvios sonoros da produção do choro, apresentando importante estridor respiratório quando há limitação da luz laríngea, com tom agudo, podendo ser grave quando há muita massa em vibração; particularmente quando a alteração laríngea é subglótica, a manifestação vocal é bastante severa, ocorrendo no choro, no estridor e na tosse, a qual passa a ser profunda, semelhante ao latido de cachorro, e bastante característica de alteração nesse nível; por sua vez, as alterações da traquéia, também se manifestam através da tosse, seguidas por estridor respiratório e alteração ocasional do choro; finalmente, as alterações de brônquios e pulmões provocam tosse alterada e ocasionalmente estridor, não havendo alteração no choro.

O diagnóstico das disfonias orgânicas congênitas tem como base a história, o exame físico, os estudos radiológicos (radiografia simples ântero-posterior e lateral do pescoço, radiografia simples ântero-posterior e lateral do tórax, tomografia computadorizada, ressonância magnética, tomografia computadorizada do tórax com contraste e esofagograma com bário) e a avaliação endoscópica (endoscopia flexível com a criança acordada, laringoscopia rígida com palpação das estruturas laríngeas; nos casos em que se deve afastar a fixação das cartilagens aritenóideas, verificar a consistência da estenose e estimar a calibração e o diâmetro da laringe). Os diagnósticos das síndromes requerem semiologia especial.

Quadro 6-1. Alterações do trato respiratório e do sistema nervoso associadas a manifestações sonoras de choro, estridor e/ou tosse
(traduzido e adaptado de Hirschberg & Szende, 1982)

Alteração, Síndrome	Choro	Estridor Respiratório	Tosse
I. Nariz, cavidade oral e faringe			
Atresia coanal			
Micrognatia		Faríngeo normalmente interrompido (roncar, rosnar, borbulhar)	
Síndrome de Pierre Robin			
Síndrome Cornelia de Lange			
Síndrome de Hurler		Estridor do tipo bola na garganta	
Retardo mental			
Hipertrofia de amígdalas e/ou adenóide			
II. Laringe			
1. Região supraglótica			
Epiglotite		Ruidoso, agudo, forte e dolorido	
2. Glote			
Laringite aguda	Velado, rouco		
Crupe laríngeo	Muito rouco, soproso e afônico		
Torção laríngea	Rouco		
Após intubação prolongada (complicações iniciais)	Rouco		
Papiloma de laringe	Rouco		
Fibroma de laringe	Rouco		
Laringomalácia		Estridor escandido	
Atresia, estenose	Fraco, estridente, assobiado	Estridor sonorizado	
Diafragma laríngeo	Variável, dependendo da localização	Estridor sonorizado	Ocasionalmente sonorizada
Paresia unilateral do nervo recorrente	Claro ou estridente, ocasionalmente bitonal	Estridor sonorizado (rouco)	
Paresia bilateral do nervo recorrente	Fraco, afônico, estridente	Estridor sonorizado	
Disfonia	Muito variável: comprimido, tenso, crepitante, estridente; ou fraco, quebrado, bitonal, afônico		
Hiperbilirrubinemia	Muito agudo, estridente		
Síndrome de Down	Comprimido, grave, prolongado		
Síndrome do *Cri-du-chat*	Muito agudo, estridente, miado de gato, monótono		
Miastenia *gravis*	Fraco, inerte		
Miotonia congênita	Fraco, inerte		Inerte
Polirradiculite	Fraco, inerte		Inerte
3. Região subglótica			
Estenose	Claro, ocasionalmente profundo	Subglótico ou inspiratório profundo	Profunda
Contusão da laringe	Depende do tipo da lesão, ocasionalmente rouco	Quando subglótico é inspiratório	Profunda ou de cachorro no edema subglótico
Pseudocrupe	Claro, ocasionalmente apático ou profundo	Subglótico, estridor é profundo	Profunda, do tipo latido
Estenose laringotraqueal	Depende do local da estenose: velado, apático ou rouco	Respiração ruidosa; em outras situações, estridor subglótico	Profunda, catarral, do tipo latido

Quadro 6-1. Alterações do trato respiratório e do sistema nervoso associadas a manifestações sonoras de choro, estridor e/ou tosse (traduzido e adaptado de Hirschberg & Szende, 1982) *(Cont.)*

Alteração, Síndrome	Choro	Estridor Respiratório	Tosse
III. Traquéia			
1. Extratraqueal			
Bócio congênito		Ocasional	Profunda
Anomalia vascular congênita		Traqueal profundo	Profunda, ocasionalmente sonorizada
Aumento de linfonodos			Metálica
Tumor de mediastino	Mudança ocasional por paresia do recorrente	Traqueal, ocasionalmente profundo	Profunda ou metálica
2. Intramuro			
Estenose funcional da traquéia	Claro, ocasionalmente profundo	Profundo	Profunda
Anomalia congênita circunscrita à cartilagem traqueal	Mudanças menos acentuadas do que na estenose funcional		Profunda
Discinesia de traquéia	Claro, ocasionalmente velado		Profunda
Estenose rígida de traquéia		Estridor traqueal profundo	Profunda, caráter metálico
3. Intratraqueal			
Corpo estranho		Depende do corpo estranho	Catarral, mas pode ser metálica
IV. Brônquios, pulmões			
Bronquite espástica		Ruído expiratório espástico	
Coqueluche		Ruído no final da tosse	Inicialmente tosse catarral, depois em estacato, entrecortada
Pneumonia			Supressão da tosse, tosse com dor

ANOMALIAS DO SUPORTE CARTILAGÍNEO LARÍNGEO

As anomalias do suporte cartilagíneo laríngeo, por sua ocorrência pouco comum, são muitas vezes diagnosticadas erroneamente ou confundidas com uma alteração funcional de maior ocorrência. As anomalias laríngeas congênitas podem ser divididas em anomalias globais ou específicas, por ausência ou deformidades de cartilagens.

Anomalia Global – Laringomalácia

A laringomalácia é a mais comum de todas as anomalias congênitas da laringe e caracteriza-se pela flacidez anormal das estruturas supraglóticas, com prolapso medial dessas estruturas durante a inspiração. A laringomalácia representa quase 80% dos diagnósticos de alterações congênitas (Tucker, 1993); é também erroneamente denominada estridor laríngeo congênito (Kelemen, 1953) ou laringe infantil exagerada (Ferguson, 1970). Em um estudo retrospectivo de 866 anomalias da laringe, Holinger, Johnston & Schiller (1954) encontraram 75% de laringomalácia; Narcy, Bobin & Coutencin (1984), em um período de 10 anos, coletaram 687 anomalias da laringe, sendo 50% casos de laringomalácia.

A presença de laringomalácia é a causa mais freqüente de estridor em crianças (estridor inspiratório de freqüência grave); contudo, sendo estridor um termo meramente descritivo, tal designação não deve ser utilizada para definir a laringomalácia ou como sinônimo desta. Não se deve, ainda, confundir laringomalácia com crupe (não há crupe em crianças com idade inferior a 1 ano) ou com laringotraqueobronquite. A maior parte dos pacientes (60%) apresenta os sintomas de laringomalácia na primeira semana de vida, sendo que o restante desenvolverá os sintomas até a oitava semana (Friedman, Vastola, McGill & Healy, 1990); esta alteração progride por 6 meses, ocorre em todo o mundo e compromete duas vezes mais o sexo masculino.

A laringomalácia tem caráter hereditário (Gonzales, 1981) e foi descrita pela primeira vez por Variot & Hatour (1900). Embora sua etiologia seja desconhecida, a laringomalácia tem sido interpretada como um atraso no desenvolvimento da laringe, com falta de rigidez no esqueleto cartilagíneo por depósito insuficiente de cálcio (Ward, 1973); também tem sido observada uma associação entre laringomalácia com micrognatia, refluxo gastroesofágico e *cor pulmonale*.

A principal linha de pensamento relativa à fisiopatologia da laringomalácia inclui imaturidade, quer seja das estruturas cartilaginosas quer seja do controle neuromuscular. A teoria de que a laringomalácia é causada por imaturidade das cartilagens laríngeas, com maleabilidade aumentada, é questionável porque crianças prematuras não apresentam maior risco de laringomalácia do que crianças nascidas a termo e porque não foram encontrados sinais de imaturidade em outras cartilagens do corpo. Belmont & Grundfast (1984) acreditam que a laringomalácia pode ser mais uma forma suave de hipotonia localizada (imaturidade no desenvolvimento do controle neuromuscular) do que um tipo de anormalidade anatômica. De acordo com esta hipótese, a imaturidade neurológica do tronco cerebral causa incoordenação da musculatura da laringe, resultando em movimento paradoxal das cartilagens aritenóideas durante a inspiração. Entretanto, estudos histológicos da laringe de crianças com laringomalácia não têm demonstrado alterações significativas das estruturas cartilaginosas ou musculares que responderiam pelo quadro clínico dessa anomalia. A flexibilidade das cartilagens, associada à uma produção redundante dos tecidos da supraglote, por maior contribuição do terceiro arco branquial, tem sido relacionada com o raquitismo. Alguns autores, porém, interpretam tal situação como sendo uma fase normal do desenvolvimento da laringe (Cotton & Richardson, 1981).

Durante a avaliação laringoscópica, o sinal principal da laringomalácia é a presença de epiglote fechada medianamente, como uma folha de papel dobrada ao meio ou em forma de ômega. Durante a inspiração, a epiglote prolapsa posteriormente e deslocam-se conjuntamente as pregas ariepiglóticas, por vezes encurtadas, e as cartilagens aritenóideas. Tais estruturas, junto com a mucosa exuberante, colabam por meio de uma movimentação de sucção em direção à luz laríngea, o que é acompanhado de um estridor laríngeo, ou seja, um ruído audível, muitas vezes, de intensidade bastante elevada. O fechamento glótico é, portanto, de natureza passiva. O estridor é intermitente e exclusivamente inspiratório. Durante a expiração, ao contrário, os tecidos e as cartilagens são soprados para as laterais, as estruturas moles se afastam e o ar passa livremente, sem ruído. Em virtude do afastamento das estruturas à expiração, a voz produzida é normal. O estridor é mais evidente quando o bebê está agitado, no aumento de atividade e durante a alimentação. É muito frequente que esta manifestação característica do quadro assuste os pais e familiares, por interpretarem o estridor como uma dificuldade respiratória que põe em risco a vida do bebê.

Os principais sintomas incluem estridor inspiratório; respiração ruidosa, de grau variável, que ocorre em repouso e agitação; sinais de obstrução da via aérea superior, choro e desenvolvimento normais. O estridor audível durante a inspiração é intermitente e de intensidade variável que, na maioria das vezes, alarma mais os pais e outras pessoas do que interfere na saúde da criança. O estridor pode manifestar-se nos primeiros dias de vida (mais frequentemente a partir da segunda semana), com intensidade variável, intermitente, áspero (grasnar do corvo) e trêmulo. Quando o estridor é alto, a vibração pode ser palpada colocando-se a mão sobre o tórax. O grau de estridor varia em conformidade com a posição: mais marcante na posição supina (posição dorsal) e reduzido na prona (posição de bruços), piora durante a alimentação com a inclinação da cabeça para trás, diminui com extensão do pescoço e é mais intenso com a flexão da cabeça, a mandíbula para cima e para a frente. O estridor pode piorar com choro (por vezes o estridor é percebido somente quando a criança chora), agitação, excitação ou outra atividade. Como referido anteriormente, o estridor é raramente perceptível ou até mesmo desaparece durante o sono. Variações na frequência do estridor têm sido correlacionadas ao nível de obstrução (Cotton & Richardson, 1981). Um estridor grave, interrompido, tem sido relacionado com uma obstrução supraglótica menos severa que um estridor agudo e constante, geralmente relacionado com obstrução glótica (Holinger & Johnson, 1955). Acusticamente, o estridor aparece como uma faixa de ruído intensa, larga e massiva nas frequências entre 2.000-4.000 Hz (Hirschberg & Szende, 1982).

A dificuldade respiratória é raramente severa, mas pode ser grave a ponto de determinar tiragem intercostal, epigástrica e retração da fúrcula esternal que, por período longo, pode resultar em deformidade do tórax (peito escavado). Episódios de cianose são raros. A deglutição está inalterada, embora possa ser lenta e ruidosa; se não houver aspiração, a criança ganha peso e se desenvolve normalmente, com bom estado geral. A dificuldade na alimentação, quando presente, está relacionada com dois mecanismos: (1) a alimentação agrava o comprometimento da via aérea; e (2) os refluxos gastrofaríngeo e gastroesofágico estão exacerbados nos recém-nascidos, dado o aumento na pressão negativa intratorácica causada pela força inspiratória contra uma supraglote parcialmente obstruída. Refluxo gastroesofágico é uma associação frequente nesses bebês (80% de ocorrência, de acordo com Belmont & Grundfast, 1984), sendo que 20% dos bebês com laringomalácia apresentam também problemas laringotraqueais ou subglóticos associados, havendo maior risco de episódios cianóticos (Tucker, 1980).

Pode-se classificar a laringomalácia, de acordo com o mecanismo de obstrução respiratória, em cinco tipos (Fig. 6-1):

- *Tipo 1:* prolapso medial das cartilagens cuneiformes e corniculadas durante a inspiração.
- *Tipo 2:* epiglote alongada e tubular, dobrada sobre si mesma no eixo longitudinal, com forma de ômega muito acentuada.
- *Tipo 3:* movimento prolapsante ântero-medial das cartilagens aritenóideas.
- *Tipo 4:* deslocamento posterior da epiglote, contra a parede posterior da faringe, ou seu prolapso inferior sobre as pregas vocais durante a inspiração.
- *Tipo 5:* pregas ariepiglóticas curtas.

Um ou mais tipos de mecanismo de obstrução podem estar associados em um mesmo quadro, e o diagnóstico é feito pela confirmação das alterações dinâmicas durante a respi-

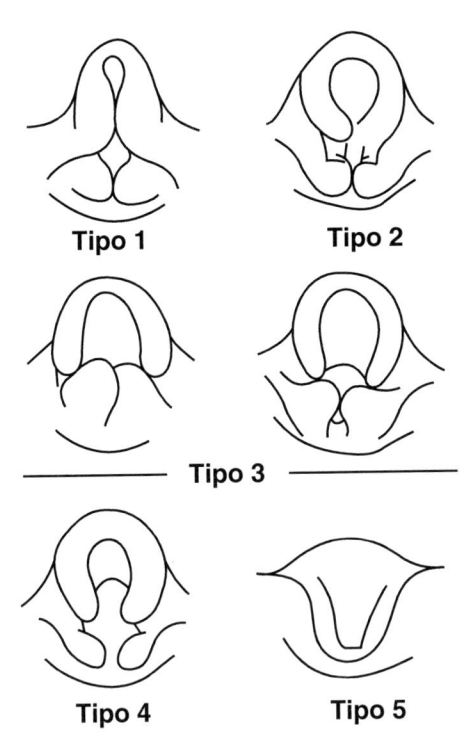

Fig. 6-1. Representação esquemática dos cinco tipos de laringomalácia (desenho Robert Thomé).

ração, por meio de nasolaringoscopia através de fibroscópio flexível, ou ainda pela laringoscopia direta clássica, com aparelho rígido. Quando o paciente é submetido à anestesia geral para exame, as alterações podem ser melhor observadas na fase de superficialização, quando o tono muscular volta ao normal. No exame laringoscópico a epiglote tem a forma de ômega e está dobrada sobre si mesma no eixo longitudinal de tal modo que as bordas laterais ficam muito próximas posteriormente, adquirindo a chamada forma tubular; ocorre também deslocamento medial das cartilagens aritenóideas e das pregas ariepiglóticas na inspiração, além de laringe em posição cefálica anormal, inclinada anteriormente e com ângulo de entrada aumentado. É importante enfatizar que toda criança com diagnóstico confirmado de laringomalácia deve ser submetida a uma avaliação completa das vias aéreas visto que pode existir concomitância de outras anomalias congênitas respiratórias. Desse modo, a abordagem diagnóstica para a avaliação de uma criança com estridor precisa considerar que a causa mais comum do estridor é a laringomalácia e afastar a presença de outras lesões da via aérea potencialmente mais perigosas. Trabalhos na literatura têm reportado a incidência de 12 a 45% de lesões sincrônicas com a laringomalácia (Cohen, Eavey & Desmond, 1977; Holinger, 1980; Gonzalez, Reilly & Bluestone, 1987; Friedman, Vastola & McGill, 1990; Mancuso, Choi & Zalzal, 1996).

A laringomalácia, na maioria das vezes, é um distúrbio que tende a desaparecer após um período definido em conseqüência de sua própria doença *(self-limited)*, não é severa e requer apenas conduta de suporte, sem intervenção cirúrgica. Freqüentemente ocorre resolução espontânea dos sintomas entre 6 e 18 meses de idade (Benjamin, 1983), sendo que apenas em 17% dos bebês o estridor persiste além da idade de 1 ano e 6 meses. Portanto, a laringomalácia tem um curso clínico bom, e o próprio crescimento da criança e a deposição normal de cálcio nas cartilagens fazem os sintomas desaparecerem até no máximo 4 anos de idade (Gonzales, 1981). Contudo, 10% das crianças desenvolvem obstrução respiratória severa, com ataques de cianose, deformidade do tórax, retardo do crescimento com déficit pôndero-estatural, hipertensão pulmonar, *cor pulmonale* e saturação com hipoxemia e hipercapnia. A traqueostomia pode ser necessária nos casos extremos de obstrução ou se o esforço respiratório dificultar a alimentação.

Assim sendo, o tratamento da laringomalácia é geralmente expectante, orientando e acalmando a família e as pessoas que cuidam do bebê, investigando-se uma posição mais adequada para o sono e a alimentação do bebê. Geralmente a posição supina e a flexão da cabeça aumentam o estridor, enquanto a posição prona e a extensão da cabeça reduzem o ruído inspiratório. Não há cianose, dificuldades de alimentação, aspiração ou problemas de crescimento associados; quando ocorre algum desses sintomas, a suspeita deve ser de um problema neurológico e não de laringomalácia.

Em casos leves o tratamento conservador é a conduta mais apropriada: observação, prescrição de cálcio, vitamina D (quando o raquitismo é confirmado) e exposição solar pela manhã. As indicações para a correção cirúrgica da laringomalácia (cerca de 10% dos casos) estão baseadas na presença de: estridor severo e persistente, com ou sem episódios de apnéia; retardo do crescimento; descompensação respiratória; deformidade do tórax; presença de outra lesão da via aérea que não a laringomalácia. Há casos descritos de bebês com *pectus excavatum*, ou seja, a criança apresenta o tórax com o peito escavado e comprometimento cardíaco associado por hipoventilação alveolar. Em raros casos realiza-se a traqueotomia quando o esforço respiratório é severo ou há comprometimento acentuado do sono.

Várias técnicas de epiglotoplastia ou supraglotoplastia foram desenvolvidas ao longo dos anos, objetivando a correção da obstrução respiratória da laringomalácia, tais como divisão da prega ariepiglótica curta com laser de CO_2; ressecção da mucosa redundante e prolapsante da prega ariepiglótica, da borda lateral da epiglote e das cartilagens cuneiforme e corniculada (Lane, Weider & Steinem, 1984; Seid, Park & Kearns 1985; Zalzal, Anon & Cotton, 1987; Jani, Koltai & Ochi, 1991; Prescott, 1991; Mcclurg & Evans, 1992). A supraglotoplastia endoscópica tem-se mostrado um procedimento simples, seguro e eficaz.

Em uma casuística de 1.415 laringomalácias, Tucker, Tucker & Vidic (1978) referiram a necessidade de realização de traqueostomia em apenas quatro casos. A associação de laringomalácia com estenose subglótica ou outras alterações é de ocorrência excepcional.

Shulman, Hollister, Thibeault & Krugman (1976) descrevem pela primeira vez na literatura a ocorrência de laringomalácia em três de cinco irmãos de uma família mexicana, sendo que a mãe também apresentou dificuldades respiratórias durante o primeiro ano de vida, que podem ser atribuídas à laringomalácia. As três crianças necessitaram de traqueotomia e duas delas faleceram de complicações pulmonares. Shohat, Sivan, Taub & Davidson (1992) descreveram uma família com estridor congênito devido à laringomalácia presente em nove indivíduos de três gerações, o que confirma a transmissão autossômica dominante nesse tipo de anomalia. Há diversas síndromes associadas à laringomalácia, informação didaticamente organizada por Gereau, Leblanc & Ruben (1995), no quadro a seguir, adaptada ao português (Quadro 6-2). Muitas dessas síndromes são heranças autossômicas dominantes.

Anomalias Específicas

Nas anomalias cartilaginosas da laringe podem ser encontradas alterações específicas das cartilagens, isoladas ou associadas, tanto por ausência como por deformidade. São descritas alterações nas cartilagens epiglote, tireóidea, aritenóideas, cricóidea, corniculadas e cuneiformes. As alterações laríngeas podem ser associadas à uma síndrome genética, com anomalias cartilagíneas que dificultam a identificação das estruturas.

Anomalias da epiglote

A epiglote pode estar ausente, hipoplásica, bífida ou tubular. A ausência da epiglote é a mais rara anomalia laríngea, com dois casos descritos, um dos quais com estenose subglótica severa (Holinger & Brown, 1967). Anomalias congênitas da epiglote quase nunca ocorrem de forma isolada, apresentando-se em associação com anomalias congênitas de outros órgãos. Podem ser assintomáticas ou incluir sintomas como estridor, aspiração e sono obstrutivo padrão. A aspiração pode melhorar com o passar do tempo ou requerer gastrostomia ou fundoplicadura; a obstrução da via aérea pode necessitar de traqueotomia.

A epiglote bífida isolada é, freqüentemente, um achado de exame, podendo ser totalmente bifurcada, desde o seu tubérculo, porém com inserção palpável, o que não compromete a respiração, embora possa haver, algumas vezes, aspiração. A epiglote bífida geralmente está associada a: (1) defeitos da linha média: hipospadia, imperfuração anal e fenda laríngea; (2) distúrbios endócrinos incluindo hipopituitarismo congênito e pan-hipopituitarismo congênito e (3) tumores do sistema nervoso central. A epiglote bífida pode também estar associada à polidactilia em 44% dos casos (Tucker, 1993). Outras anomalias associadas devem ser investigadas, como estenose subglótica e cistos múltiplos (Tucker, Tucker & Vidic, 1978).

O trabalho fonoaudiológico depende do sintoma do indivíduo, que geralmente é discreto e pode envolver apenas um certo desconforto ou dificuldade inicial na deglutição. Quando ela é totalmente bifurcada, desde seu tubérculo, com diversos planos de inserção anatômica, pode haver imagem semelhante a de "orelhas de cachorro". Nakao, Nakao & Brasil (2001) descrevem um caso de diagnóstico tardio de uma paciente do sexo feminino, com 24 anos e doença de Hirschsprung, luxação congênita do quadril, refluxo da válvula mitral, incompetência do esfíncter anal e diversas anomalias cartilagíneas laríngeas (Fig. 6-2), incluindo epiglote bífida em forma da descrita orelha de cachorro e disfonia discreta.

Anomalias da cartilagem tireóidea

Pode haver ausência ou deformidade dos cornos superiores e inferiores da cartilagem tireóidea e falha parcial na fusão de suas alas, sendo que tais alterações são raras e de pouca significância clínica. Por outro lado, uma falha completa na fusão das alas da cartilagem tireóidea, denominada fissura laríngea anterior, de ocorrência muito incomum, é geralmente acompanhada de estridor e desvios vocais importantes, com voz fraca e áspera, podendo ser afônica (Schultz-Coulon, 1984; Cohen & Thompson, 1990). O trabalho fonoaudiológico depende do sintoma do indivíduo, mas orientação pode ser feita no sentido de reduzir ou evitar a aspiração. Na fissura laríngea anterior, a dispnéia piora durante a alimentação; aspirações recorrentes, levando à morte, têm sido descritas (Cotton & Richardson, 1981).

Anomalias das cartilagens aritenóideas

As anomalias das cartilagens aritenóideas são várias, porém quase nunca de significância clínica. Pode haver fusão entre as cartilagens aritenóideas, corniculadas e cuneiformes, sendo, geralmente, um achado cirúrgico (Tucker, 1993). Por outro lado, a fixação unilateral ou bilateral da junta cricoaritenóidea pode ocorrer e provocar alteração respiratória severa e comprometer a vida, quando bilateral. Esta condição pode ser congênita ou adquirida por trauma perinatal, resultando em anquilose da articulação. O diagnóstico é feito por palpação direta, sendo que na anquilose não se consegue mover a cartilagem aritenóidea. O tratamento pode exigir traqueostomia, que às vezes é mantida por alguns anos, para esperar o crescimento laríngeo e permitir que a criança adapte-se com apenas uma hemilaringe móvel. A fixação bilateral sempre exige intervenção imediata, quer por traqueostomia ou por cricoidectomia anterior, até que se decida por uma intervenção direta, que pode envolver a lateralização de uma prega vocal, com prejuízo vocal. Nas fixações unilaterais e nas bilaterais sem lateralização, a voz quase sempre é boa devido à flexibilidade compensatória característica da infância. Devemos lembrar que tais pacientes têm as pregas vocais fixas, mas não paralisadas.

Anomalias da cartilagem cricóidea ou fissuras laríngeas posteriores

As anomalias da cartilagem cricóidea são também chamadas fissuras ou fendas laríngeas posteriores, sendo o resultado de uma falha na fusão da lâmina dorsal da cartilagem cricóidea e na formação do septo traqueoesofágico, podendo estender-se para baixo, por uma distância variável, pela traquéia e até mesmo atingir o tórax. No presente capítulo, preferimos a utilização do termo fissura laríngea ao invés de fenda, para evitar confusão com as fendas glóticas.

Durante a embriogênese, a traquéia e o esôfago possuem um lúmen comum, com o septo traqueoesofágico separando essas estruturas ao redor do 35º dia de gestação; a formação incompleta desse septo resulta em fenda laringotraqueal posterior. Evans (1985) descreveu que embriologicamente a separação do esôfago e da via aérea ocorre entre a quinta e a sexta semana gestacional, enquanto a fusão da cricóide completa-se

Quadro 6-2. Principais síndromes associadas à laringomalácia (traduzido e adaptado de Gereau, Leblanc & Ruben, 1995), modificado

Síndrome	Etiologia	Características Fenotípicas	Fenótipo Laríngeo e Vocal	Referências
Síndrome do Cri-du-chat	Cromossomo sp	Microcefalia; Micrognatia; Hipotonia; Atraso mental; Fissuras orais de linha média	Epiglote flácida; Fenda glótica; Laringe hipodesenvolvida; Rouquidão; F_0 elevada (800 Hz); Qualidade vocal tensa	Aronson, 1990; Ward, Engel & Nance, 1968; Macintyre, Staples, Lapolla & Hempel, 1964; Lejeune, Lafourcadi & De Grouchy, 1964
Síndrome Velocardiofacial	Deleção cromossômica 22q11	Fissura submucosa; Anomalia do septo cardíaco interventricular; Transtornos de aprendizagem; Facies típica	Pregas ariepiglóticas muito móveis, colabando em direção à luz laríngea; Choro abafado	Scherer, D'Antonio & Kalbfleisch, 1999
Síndrome de Aplasia de Cútis Laxa	Autossômica dominante e recessiva	Deficiência de crescimento pós-natal; Pregas cutâneas acentuadas; Pneumonite; Melhora espontânea ao redor dos 3 anos de idade	Frouxidão das pregas vocais, da mucosa faríngea e oral; Rouquidão; Ressonância profunda	Beighton, 1972; Goltz, Hult, Goldfarb & Gorlin, 1965
Síndrome de Larsen	Autossômica dominante e recessiva	Deslocamento múltiplo articulatório; Fissura palatina; Segmentação anormal das vértebras cervicais	Cartilagens aritenóideas móveis e com colabamento	Jones, 1987; Larsen, Schottstaedt & Bost, 1950; Latta, Graham, Aase, Scham & Smith, 1971; Roberston, Kozlowski & Middleton, 1975
Síndrome de Werner	Autossômica recessiva	Baixa estatura; Redução da gordura subcutânea; Degeneração da retina; Poucos pêlos	Espessamento fibrótico do tecido submucoso; F_0 elevada	Goodman & Gorlin, 1977; Tsunoda, Takanosawa, Kurikawa, Nosaka & Niimi, 2002
Polidactilia	Autossômica recessiva	Membros curtos	Hipoplasia de laringe e epiglote	Jones, 1987; Spranger, Grimm, Weller, Weissenbacher, Herrmann, Gilbert & Krepler, 1974
Costelas Curtas		Fissura labiopalatina; Polissindactilia; Tórax estreito		
Síndrome de Marshall-Smith	Gênese desconhecida	Crescimento esquelético acelerado	Estridor devido à obstrução laríngea e glossoptose	Jones, 1987; Marshall, Graham, Scott & Smith, 1971; Visveshwara, Rudolph & Dragutsky, 1974; Johnson, 1983
Nanismo Diastrófico	Gênese desconhecida	Traqueomalácia	Dificuldade respiratória	Mckusick, 1990
Síndrome Familiar Privada	Gênese desconhecida	Deficiência mental; Hipotonia; Malformações do SNC	Malformação das cartilagens da traquéia; Estridor	Shulman, Hollister, Thibeault & Krugman, 1976
Síndrome Familiar Privada	Autossômica dominante	Fissura labiopalatina; Cílios longos; Anomalia do septo cardíaco interventricular; Cianose	Epiglote em ômega; Pregas ariepiglóticas colabadas; Rouquidão; Estridor	Shohat, Sivan, Taub & Davidson, 1992
Síndrome Familiar Privada	Braço curto do cromossomo 46 XY D	Hipospádias; Displasia bilateral de quadris	Epiglote em ômega hipoplásica; Flacidez da epiglote	Holinger, Holinger & Holinger, 1976

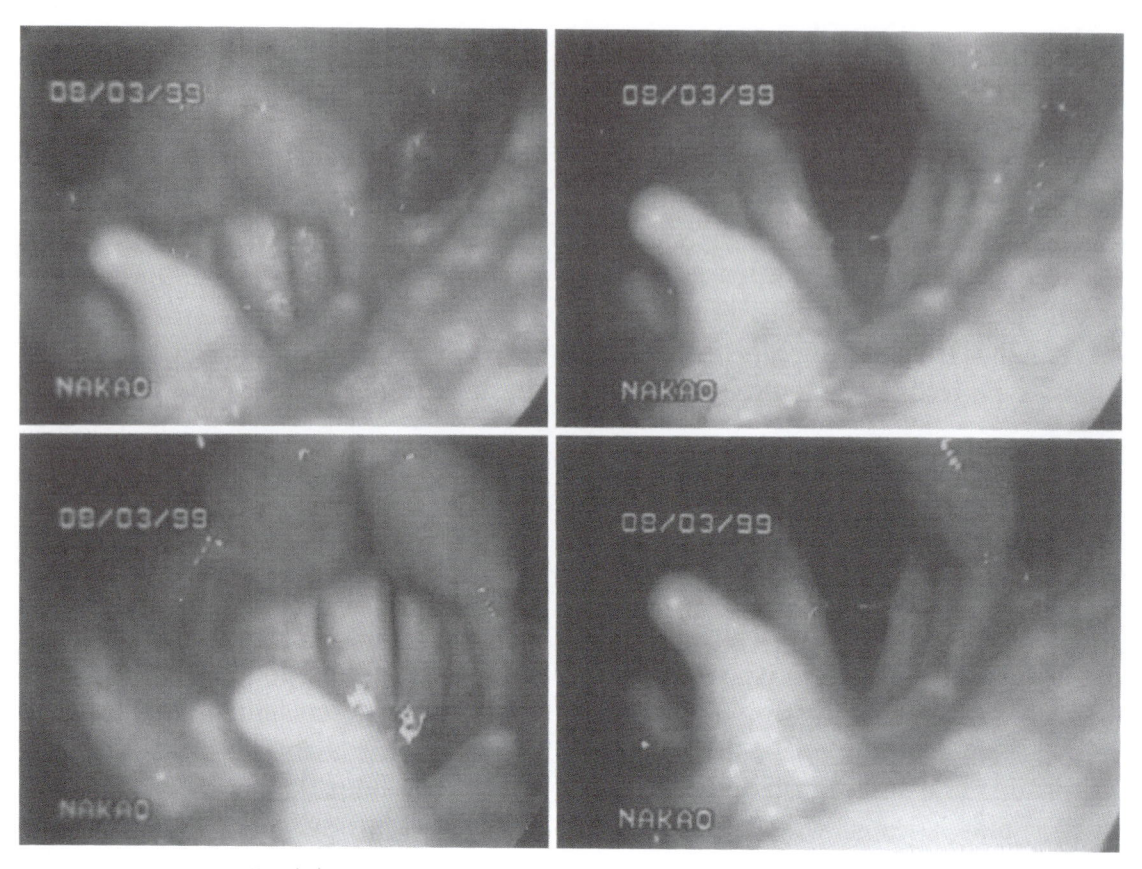

Fig. 6-2. Imagem das diversas anomalias da laringe, incluindo epiglote hipoplásica e bífida, em forma de "orelha de cachorro" (arquivo Milton Nakao, ver Nakao, Nakao, Brasil, 2001).

na sétima semana. Qualquer falha nessa fusão pode gerar uma fissura laríngea posterior.

A presença de fissura laríngea posterior ou laringotraqueal pode ser parte da síndrome de Pallister-Hall, de característica autossômica dominante, na qual também encontramos hamartoblastoma hipotalâmico, hipopituitarismo, imperfuração anal e polidactilia, ou parte da síndrome G, caracterizada por disfagia, hipospádia, hipertelorismo e fissura labiopalatina.

Uma classificação das fissuras foi proposta por Benjamim & Inglis (1989), que descrevem quatro diferentes graus (Fig. 6-3):

- *Tipo I:* fissura supraglótica interaritenóidea, acima das pregas vocais; o músculo interaritenóideo não se desenvolve completamente, as cartilagens aritenóideas estão separadas, mas a fenda não compromete a borda superior da cartilagem cricóidea.
- *Tipo II:* fissura parcial da lâmina cricóidea, abaixo do nível das pregas vocais, porém não comprometendo toda a extensão da cartilagem (borda inferior da cartilagem cricóidea intacta).
- *Tipo III:* fissura total da lâmina cricóidea, que pode estender-se inferiormente à entrada torácica.
- *Tipo IV:* fissura laringoesofágica, comprometendo parte ou toda a parede traqueoesofágica até a carina ou, muito raramente, até um brônquio principal.

Os autores mencionam ainda a existência de uma fissura laríngea submucosa ou oculta: quando ocorre deficiência da cartilagem ou músculo, embora a mucosa esteja intacta.

Independentemente da classificação usada para as fissuras laríngeas, é útil diferenciar a sua extensão em: laríngea, quando é limitada à região interaritenóidea, podendo envolver parcial ou totalmente a lâmina da cartilagem cricóidea; ou laringotraqueal, quando a fissura se estende à traquéia cervical ou torácica.

As fissuras menores, do tipo 1, chamadas de fissuras laríngeas menores, envolvem apenas a musculatura aritenóidea e o

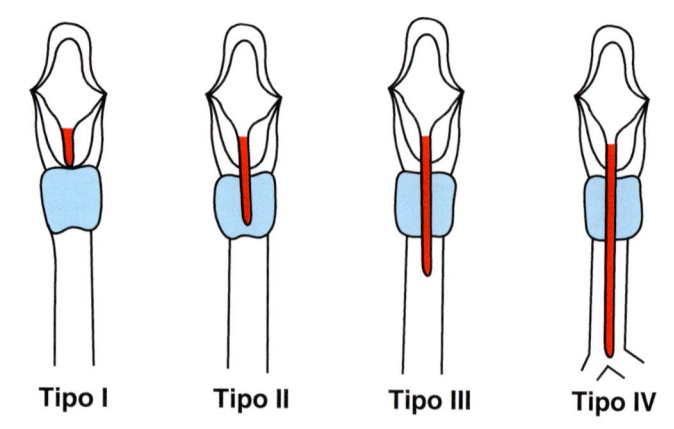

Fig. 6-3. Representação esquemática dos quatro tipos de fissura laríngea posterior (desenho Robert Thomé).

septo da mucosa da cartilagem e foram classificadas por Azevedo, Behlau & Brasil (2000) como uma forma de alteração estrutural mínima da laringe, por não comprometerem as funções básicas da laringe.

Podem ser observados diferentes graus de aspiração de líquidos, com tosse, engasgos, cianose e episódios recorrentes de pneumonia.

A severidade dos sintomas depende da extensão da fissura e pode determinar desde queixas menores, como voz fraca e presença de fenda glótica posterior, sem repercussões nas funções básicas da laringe, até sintomas importantes como aspiração de grau variável, tosse e sufocação durante a alimentação ou mesmo com a própria saliva. Pode ainda ocorrer cianose durante a alimentação, estridor inspiratório intermitente (no tipo I é indistinguível do estridor da laringomalácia), pneumonia recorrente por aspiração (nas fissuras extensas a deglutição sem aspiração é praticamente impossível); retardo do crescimento, aumento das secreções traqueobrônquicas e choro anormal no nascimento. Se a fissura for acentuada o suficiente de modo a não permitir a coaptação glótica, pode ocorrer afonia (Bell, Christiansen, Smith & Stucker, 1977).

O refluxo gastresofágico contribui significativamente para o comprometimento pulmonar que acompanha a fenda laríngea.

O diagnóstico da fissura laríngea é difícil e pode ser trabalhoso, mesmo com o auxílio de estudos radiológicos. A radiografia pode sugerir uma fístula traqueoesofágica tipo H. A laringoscopia direta de suspensão, feita sob anestesia geral com sonda endotraqueal grossa, pode ser utilizada para explorar a separação dos tecidos posteriores da laringe, chegando-se ao diagnóstico definitivo da fissura. Com a ponta do laringoscópio inspeciona-se cuidadosamente a glote posterior, buscando-se a fissura que pode estar mascarada pela presença de mucosa redundante. A região retrocricóidea, o esôfago superior, a zona interaritenóidea e a glote posterior também devem ser examinados. A extensão da fenda é determinada, avaliando-se a distância entre seu limite inferior e a altura da prega vocal e cartilagem cricóidea. O diagnóstico das fissuras menores pode ser realizado mediante exploração da região interaritenóidea com um laringoscópio flexível, em ambulatório, ou com o emprego de esofagoscopia retrógrada (Cotton & Richardson, 1981).

O tratamento da fissura laríngea posterior depende da severidade da fissura e dos sintomas. O prognóstico terapêutico nas fissuras dos tipos I e II é bom, sendo indicada conduta conservadora ou microcirurgia (Cohen, 1975; Evans, 1985; Glosop, Smith & Evans, 1984; Holinger, Tansek & Tucher, 1985). Nos casos de fissuras de graus III e IV, o prognóstico é bastante limitado e a conduta é necessariamente cirúrgica.

As fissuras do tipo I e II geralmente não requerem correção, mas podem ser reparadas por fechamento simples por meio de microcirurgia da laringe, com ressecção da mucosa das bordas da fissura e sutura por afrontamento direto em dois planos, assegurando-se a obliteração do defeito. No tipo I, os pais quase sempre são aconselhados a evitar ministrar líquidos ralos e a alimentar a criança sempre com a cabeça ereta. Transtornos vocais podem ser minimizados por meio de fonoterapia.

O tratamento de algumas fissuras do tipo II e das fissuras do tipo III pode envolver gastrostomia para inserção de sonda para alimentação; além disso, quando há aspiração da secreção oral, devem ser realizados traqueostomia e fechamento da fissura por tireotomia, com a inserção de cartilagem do conduto auditivo, do septo nasal, da lâmina da cartilagem tireóidea ou da costela (Tucker, 1993).

O tratamento das fissuras do tipo III e de algumas do tipo II compreende laringofissura mediana e faringotomia lateral. As fissuras do tipo IV podem requerer uma abordagem a céu aberto, como toracotomia lateral ou esternotomia mediana. A abordagem por laringofissura mediana é útil para tratar fendas menores por ser o acesso mais direto, requerendo menor dissecção para boa exposição do campo cirúrgico, com o fechamento simples sem qualquer tensão realizado após descolamento de mucosa e sem risco de lesar o nervo laríngeo recorrente. A traqueostomia deve ser feita baixa, longe do local cirúrgico. A laringofissura é prolongada superior e inferiormente o suficiente para exposição adequada, ressecção das margens da fenda e fechamento por planos. Não é rara revisão cirúrgica para reparo de deiscência parcial ou total da linha de sutura, mesmo após uma ou duas tentativas de correção. O refluxo gastresofágico agrava o problema, devendo ser reconhecido e tratado por medicamentos ou por fundoplicadura. As complicações incluem lesão do nervo laríngeo recorrente, deiscência de sutura, formação excessiva de tecido de granulação no local cirúrgico, aspiração persistente e estenose glótica posterior. A mortalidade de crianças com fenda laringotraqueoesofágica é alta, muitas vezes em razão de anomalias congênitas associadas.

As fissuras laringotraqueais podem estar associadas a outras alterações congênitas, tais como anomalias faciais e deformidades nos sistemas respiratório, digestivo, genitourinário e cardiovascular. As fissuras laríngeas posteriores podem estar sobretudo associadas às alterações estruturais mínimas, como sulco vocal. É interessante comentar que muito raramente pode haver fissura laríngea anterior associada à síndrome de Simpson-Golabi-Behmel.

As principais síndromes associadas às fissuras laríngeas encontram-se no Quadro 6-3.

ANOMALIAS DOS TECIDOS MOLES

As anomalias dos tecidos moles podem ser divididas didaticamente em dois grandes grupos, o primeiro abrangendo a presença de membranas, atresia laríngea e estenoses, e o segundo representado pela ocorrência de cistos e laringoceles.

Membranas, Atresias Laríngeas e Estenoses

Membranas, atresias laríngeas e estenoses são agrupadas em uma mesma categoria pois resultam de defeitos anatômicos similares, com diferentes graus de reabsorção da fusão das massas laterais que temporariamente obliteram a abertura da laringe, durante a sétima e oitava semana de desenvolvimento intra-uterino.

Quadro 6-3. Síndromes associadas a fissuras laríngeas (traduzido e adaptado de Gereau, Leblanc & Ruben, 1995)

Síndrome	Etiologia	Características Fenotípicas	Fenótipo Laríngeo e Vocal	Referências
Síndrome Opitz	Autossômica dominante	Fissura labiopalatina Hipospádia Hipertelorismo Criptorquidismo	Fissura laringotraqueal Estridor Choro rouco e fraco	Jones, 1987; Phelan, Landau & Olinsky, 1976; Opitz, Smith & Summitt, 1965; Gonzales, Herman, & Opitz, 1977; Cordero & Holmes, 1978
Síndrome G	Autossômica dominante e ligada ao cromossomo X	Deficiência neuromuscular do esôfago e do mecanismo da deglutição, hipospádia, criptorquidismo	Fissura laríngea posterior Choro rouco	Stoll, Gerauldel, Berland, Roth & Dott 1985; Cote, Katsantoni, Papadakou-Lagoyanni Costalos, Timotheou, Skordalakis, Deligeorgis & Pantelakis, 1981; Finlay, 1979; Crooks, 1954
Síndrome Opitz BBB/G	Gênese desconhecida	Hipertelorismo Anomalias cardíacas Fístula traqueoesofágica Hipospádia Fissura palatina	Fendas laringotraqueais Disfagia Choro rouco	Mckusick, 1990; Gonzales, Herman & Opitz, 1977; Zachery & Emery, 1961; Funderburk & Stewart, 1978
Seqüência Oculoauricular-vertebral	Gênese desconhecida	Hipoplasia da região maxilomandibular Macrostomia Microtia	Fissura laríngea posterior	Jones, 1987
Síndrome de Simpson-Golabi-Behmel	Ligada ao cromossomo X	Deficiência de crescimento pré-natal Fissura palatina Macrostomia Deficiência mental	Fissura laríngea anterior	Clarren, Alford & Hall, 1980
Síndrome de Vater	Gênese desconhecida	Fístula vertebral Fístula traqueoesofágica Anomalias de membros Ânus atrésico	Fissura laríngea posterior	Phelan, Landau & Olinsky, 1976
Síndrome Familiar Privada	Cromossomo sp15	Não relatada	Fissura laríngea posterior	Shulman, Hollister, Thibeault & Krugman, 1976

Diafragma laríngeo

O diafragma laríngeo é a presença de um tecido fibroepitelial que cruza de um lado da laringe para o outro, envolvendo apenas partes moles (sindactilia) ou abrangendo a estrutura cartilaginosa. Esta membrana transversa, ou seja, no plano horizontal, é constituída de tecido conjuntivo, com capilares laríngeos escassos; pode haver um caráter genético familiar (Gonzales, 1981), sem prevalência de gênero.

É também chamada de membrana laríngea ou *web* e foi descrita pela primeira vez por Zurhelle (1869). Esta membrana é o resultado da separação incompleta entre as pregas vocais, durante o desenvolvimento fetal, um resto embrionário do segundo e terceiro mês de vida intra-uterina, podendo ocorrer em qualquer parte da glote, geralmente, porém, estendendo-se ântero-posteriormente. Os diafragmas laríngeos variam em posição, comprimento e espessura; quando o diafragma é muito pequeno, limitado apenas à comissura anterior, recebe o nome de microdiafragma laríngeo e é interpretado, por nós, como uma alteração estrutural mínima da laringe (ver Capítulo 4).

As membranas laríngeas podem ser agrupadas em quatro tipos de acordo com a região anatômica comprometida: glótica, presente em 75% dos casos, nos quais se observa que a metade anterior ou os dois terços anteriores das pregas vocais se apresentam unidas; subglótica, freqüentemente associada a deformidades da cartilagem cricóidea e muito difícil de diferenciar da estenose subglótica congênita ou da extensão inferior da membrana glótica; interaritenóidea, de ocorrência rara, porém, a segunda em incidência; e, finalmente, supraglótica, muito rara e difícil de diagnosticar, consiste em porções das pregas vestibulares que permaneceram fundidas durante o desenvolvimento da laringe; quando anterior, o choro é normal, podendo ocorrer obstrução respiratória.

A membrana pode localizar-se em qualquer nível da laringe, sendo mais comumente glótica, seguida pela subglótica e finalmente supraglótica (Lawson & Biller, 1985). O diafragma pode ser limitado, fino e translúcido, ou espesso e amplo, chegando à região posterior da laringe. Quando o diafragma é subglótico, pode estar acompanhado de anormalidades na cartilagem cricóidea. Diafragmas supraglóticos podem envolver a fusão das pregas vestibulares. Os sintomas mais comuns incluem esforço respiratório, choro fraco ou ausente e estridor inspiratório e expiratório (Hersan, 1998).

Benjamin (1983) refere que 75% dos diafragmas laríngeos são encontrados na região anterior da glote, 12% na região supraglótica, 12% na região subglótica com ou sem envolvimento da cartilagem cricóidea e 1% na região glótica posterior e excepcionalmente encontrados na região da mucosa interaritenóidea. Pode haver membranas duplas, glóticas e supraglóticas, mas são muito raras (Holinger, Holinger & Holinger, 1975; Gonzales, 1981).

Os sintomas das membranas laríngeas são obstrução respiratória e disfunção vocal, com choro em freqüência aguda ou afonia, dependendo da localização e da extensão da membrana. O choro e a fala estão alterados, podendo apresentar desde rouquidão até afonia completa. Cerca de 75% dos pacientes apresentam os sintomas ao nascimento, principalmente antes dos 8 meses de idade. Em uma revisão de 75 casos, Cohen (1985) relata que, apesar de 51 pacientes terem necessitado de traqueostomia, todos os que completaram o tratamento foram decanulados; o autor ainda refere que a disfunção vocal é o aspecto de mais difícil tratamento e que uma voz dita perfeita é raramente obtida.

O estridor respiratório é o segundo sintoma mais comum e depende da localização e da severidade da membrana, assim como do grau de comprometimento da mobilidade das pregas vocais. No caso de pneumonia, traqueobronquite e cianose ao nascimento, é necessária a intubação imediata ou traqueostomia, pois o grau de fusão da membrana é incompatível com a vida.

O diagnóstico pode ser feito por meio de radiografias para a avaliação da espessura da membrana e do comprometimento da subglote. A membrana pode ser diagnosticada em qualquer idade: quando delgada e pequena, envolvendo a comissura anterior, pode não ser notada até que ocorra infecção respiratória; quando espessa e grande, sua presença é detectada ao nascimento ou imediatamente após.

As membranas congênitas glóticas foram classificadas por Cohen (1985) em quatro tipos, de acordo com seus aspectos clínicos e anatômicos:

- *Tipo I:* membrana anterior preenchendo até 35% da glote; geralmente de espessura delgada, uniforme, por vezes tão fina que é transparente, com pequena ou sem extensão para a subglote (a porção mais anterior da membrana pode se estender à subglote); as pregas vocais são visíveis no interior da membrana; raramente há obstrução respiratória; o choro é discretamente anormal, com alguma rouquidão; o grito é aspirado.
- *Tipo II:* membrana anterior comprometendo de 35 a 50% da glote, que pode ser delgada ou moderadamente espessa, com extensão para a subglote. O estreitamento da subglote, na maioria das vezes, resulta mais da espessura da porção anterior da membrana do que de anormalidade da cartilagem cricóidea. As pregas vocais são usualmente visíveis dentro da membrana, com pequena ou nenhuma obstrução respiratória, exceto no choro, na agitação, na infecção da via aérea superior ou no trauma da laringe por intubação; o choro é áspero, aspirado e por vezes fraco.
- *Tipo III:* membrana anterior envolvendo de 50 a 75% da glote, quase sempre espessa anteriormente e mais delgada na sua porção posterior; as pregas vocais são freqüentemente visíveis dentro da membrana mas não tão claramente definidas como nos tipos I e II. A porção mais anterior da membrana é sólida e se estende para a subglote, adquirindo o formato de tenda ou pirâmide com base na comissura anterior. Há moderado grau de obstrução respiratória (que se intensifica aos esforços), sendo freqüente a necessidade de via aérea artificial; choro muito fraco e sussurrado.
- *Tipo IV:* mais severa de todas as membranas glóticas, comprometendo de 75 a 90% ou mais da glote. A membrana é sempre uniformemente espessa, tanto anterior como posteriormente. As pregas vocais não são identificáveis e podem estar fundidas; choro afônico, obstrução respiratória severa, requerendo traqueostomia logo após o nascimento.

Em todos os tipos de membranas, pode haver comprometimento subglótico devido às alterações no desenvolvimento da cartilagem cricóidea, independentemente da própria membrana. A concomitância de estenose subglótica severa aumenta a gravidade do quadro.

O tratamento depende do tipo da membrana e pode incluir dilatações, incisão, colocação de *stent* e cirurgia por laringofissura com inserção de quilha na comissura anterior, entre muitas outras variações. Para as membranas do tipo I, em geral a conduta é expectante, podendo ainda ser realizada uma incisão simples ou rutura instrumental seguida ou não de dilatações seriadas usando sondas metálicas.

Já nas membranas do tipo II, pode-se realizar uma secção da membrana ao longo das bordas das pregas vocais e interposição de uma placa de Silastic ou Teflon (Dedo, 1979) por via endoscópica ou por tirotomia mediana, posicionando-se a placa entre as pregas vocais por 4 semanas, para evitar a ocorrência de aderência fibrosa entre as pregas vocais; pode ser ainda realizada secção microcirúrgica da membrana ao longo de uma das pregas vocais e dilatação; ou secção com *laser* de CO_2. Com tais procedimentos, a realização de traqueostomia pode ou não ser necessária enquanto a placa está em posição; pode ser ainda empregada secção da membrana ao longo da borda livre de uma das pregas, com revestimento da outra prega com retalho local.

Nas membranas dos tipos III e IV, como são muito espessas anteriormente e estão associadas à deformação da cartilagem cricóidea, a simples secção da membrana com separação dos dois lados por placa posicionada na comissura anterior por tirotomia oferece resultados pouco favoráveis. Nesses tipos de membranas, a técnica cirúrgica fundamenta-se no reparo simultâneo das regiões glótica e subglótica (laringoplastia de aumento).

A fonoterapia pode ser necessária no pós-operatório, para estimular a vibração da mucosa, reduzir as características de aspereza vocal, adequar a freqüência fundamental, que tende a ser aguda e coordenar a respiração.

Há várias anomalias malformativas associadas às membranas laríngeas congênitas, tais como (Vieira, 1996): (1) fissura labial, úvula bífida e atresia dos condutos auditivos externos; (2) malformações oculares (coloboma iridiano, ptose palpebral uni ou bilateral e estrabismo congênito); (3) malformações ósseas cutâneas (polegar acessório, ausência do rádio, pé varo, ausência de vértebras e síndrome de Ehlers-Danlos); (4) malformações cardíacas (comunicação interventricular e estreitamento mitral); (5) malformações múltiplas (aparelho genitourinário; agenesia ou estenose uretral) e (6) malformações do eixo traqueoesofágico (atresia traqueal, atresia do esôfago e fístula traqueoesofágica).

Há diversas síndromes associadas ao diafragma laríngeo congênito, informação didaticamente organizada por Gereau, Leblanc & Ruben (1995), na tabela abaixo, adaptada ao português (Quadro 6-4).

Acredita-se que a ocorrência de diafragma laríngeo seja maior que o relatado na literatura sobre síndromes, em parte devido às dificuldades no diagnóstico do próprio diafragma e em parte por falta de avaliação laríngea da população sindrômica (Gereau, Leblanc & Ruben, 1995).

Convém ainda comentar que a literatura descreve a duplicação das pregas vocais como uma anomalia muito rara e que consiste na presença de pregas vocais acessórias, abaixo da glote, o que pode ser causa de rouquidão (Holinger & Brown, 1967; Vieira, 1996). Tal alteração, também chamada de pregas vocais extranumerárias, foi apresentada no começo do século XX, por Alezais (1906 e 1912) que descreve dois casos, sendo o primeiro com divisão incompleta e simétrica das pregas vocais e o segundo com apenas uma das pregas vocais duplicadas, casos esses identificados no curso de 800 autópsias; não há comentários sobre as vozes desses indivíduos. Alguns textos fazem uma equivalência entre o sulco vocal e a duplicação de prega vocal (Vieira, 1996); contudo, o sulco vocal é uma alteração histológica que, embora possa oferecer uma imagem de acentuada reentrância na prega vocal, não chega, porém, à imagem de uma prega vocal extranumerária.

Excepcionalmente, pode ocorrer fusão completa das pregas vocais, o que é chamado de atresia laríngea. O sintoma principal é obstrução respiratória acompanhada de voz fraca e aguda. De acordo com o grau do diafragma, pode ser necessária a realização de traqueostomia de urgência.

Atresia laríngea

Um estreitamento completo da laringe, denominado atresia laríngea, raramente é observado, sendo provavelmente a mais rara anomalia congênita da laringe, quase sempre incom-

Quadro 6-4. Síndromes associadas ao diafragma laríngeo congênito (traduzido e adaptado de Gereau, Leblanc & Ruben, 1995)

Síndrome	Etiologia	Características Fenotípicas	Fenótipo Laríngeo e Vocal	Referências
Síndrome Velocardiofacial	Deleção do cromossomo 22q11	Fissura palatina submucosa Anomalia do septo interventricular Transtornos de aprendizagem Facies típica	Laringe hipoplásica Diafragma laríngeo anterior	Jones, 1987; Scherer, D'Antonio & Kalbfleisch, 1999
Síndrome do Cri-du-chat*	Deleção do cromossomo sp	Micrognatia Hipotonia Atraso mental Fissuras orais medianas	Diafragma laríngeo anterior F_0 elevado (800 Hz)	Mckusick, 1990
Síndrome Familiar Privada	Autossômica dominante	Esclerodermia facial Esclerodactilia moderada Cifoescoliose Prognatia	Diafragma laríngeo anterior	Mchugh & Loch, 1942
Síndrome Familiar Privada	Gênese desconhecida	Membrana digital Hemivértebra dorsal Fusão da ulnaradial	Diafragma laríngeo anterior	Leventon, Kronenberg & Goodman, 1982

*A síndrome do Cri-du-chat também tem sido associada à laringomalácia.

patível com a vida e envolvendo outras malformações congênitas em cerca de 50% dos casos (Meizner, Sherizly, Mashiach, Shalev, Kedron & Ben-Rafael, 2000).

A atresia laríngea resulta de deficiência do desenvolvimento da abertura da laringe, com obstrução total de seu lúmen normal. É, em conseqüência disso, incompatível com a vida, a menos que essa anomalia seja imediatamente reconhecida e uma via aérea permeável seja estabelecida rapidamente após o nascimento. A presença de atresia laríngea deve ocorrer muito mais freqüentemente do que tem sido reportada, sendo a morte em tal circunstância atribuída à asfixia congênita, natimorto e muitas outras terminologias indefinidas. O recém-nascido com atresia faz verdadeiras tentativas para respirar, e às vezes tais esforços podem produzir movimentos respiratórios violentos que, entretanto, falham para permitir entrada de ar nos pulmões. Essas tentativas para respirar distinguem a atresia da asfixia neonatal, em que nenhum esforço é feito para iniciar respirações ou, quando muito, ocorre um esforço bastante fraco. Aumento da cianose com o decorrer do tempo, mesmo com os esforços respiratórios mantidos. Finalmente, dentro de muitos poucos minutos, surge parada cardíaca e os movimentos não são mais perceptíveis. A criança nasce cianótica, sendo um verdadeiro "bebê azul", devido à malformação da laringe e não a um defeito do sistema nervoso central, cardíaco ou pulmonar que causa oxigenação incompleta do sangue.

O tratamento da atresia de laringe, a qual é, de outro modo, sempre fatal, requer imediato reconhecimento do problema. O restabelecimento de uma via aérea é essencial antes que uma lesão cerebral resulte da anoxemia. Laringoscopia direta imediata deve ser realizada se há suficiente tempo e aparelhagem apropriada. A oclusão membranosa deve ser rapidamente rompida, criando uma via aérea permeável (traqueostomia não será necessária). Se a aparelhagem ou pessoal treinado para a laringoscopia direta não está disponível ou a obstrução não é membranosa, uma traqueostomia de urgência deve ser realizada, seguida de oxigenação adequada, aspiração efetiva das secreções traqueobrônquicas e ventilação assistida se os movimentos torácicos estavam seriamente diminuídos ou haviam cessado. Investigação a respeito dos detalhes da atresia pode ser realizada mais tarde.

A aplasia laríngea é incompatível com a vida, porém, bebês com atresia laríngea têm uma chance teórica de sobreviver (Schultz-Coulon, 1984). A atresia laríngea congênita é caracterizada pela ausência total do lúmen laríngeo, geralmente associada a outras anomalias severas, deformidades da traquéia, esôfago ou inúmeras outras deformidades não associadas, sendo de ocorrência muito rara, com estimativa de 1 a cada 50.000 nascimentos (Fox & Cocker, 1964). A verdadeira incidência, porém, não é conhecida, já que muitas mortes por essa anomalia podem ser atribuídas à asfixia perinatal ou a outras causas. Alguns recém-nascidos com atresia laríngea sobrevivem pelo fato de apresentarem uma fístula traqueoesofágica associada, o que permite que a criança respire (Cotton & Richardson, 1981; Benjamin, 1983; Gerau, Leblanc & Ruben, 1995).

Smith & Bain (1965) descreveram três tipos de atresia laríngea que representam diferentes gradações em um contínuo: o tipo I representa atresia supraglótica e subglótica, com as cartilagens aritenóideas e os pares de músculos intrínsecos da laringe fundidos na linha média; o tipo II representa atresia subglótica, caracterizada por uma cartilagem cricóidea em forma de cúpula, ocluindo o lúmen, porém com cartilagens aritenóideas, vestíbulo laríngeo e pregas vocais normais; finalmente, o tipo III, representa uma atresia glótica, com a cartilagem cricóidea e o vestíbulo laríngeo normais, apresentando a glote ocluída por uma membrana anterior de tecido conectivo fibroso e músculo e uma barra posterior de cartilagem, formada pela fusão das cartilagens aritenóideas em seus processos vocais. Os tipos I e II são geralmente acompanhados de outros defeitos congênitos.

O quadro de crianças que nascem vivas com atresia laríngea isolada é bastante característico (Fox & Cocker, 1964). O curso da gravidez é quase sempre normal e não ocorre hidropsia do âmnio, ao contrário do que se observa em bebês com atresia laríngea associada a anormalidades traqueoesofágicas. Não se observa um estresse fetal evidente; o bebê parece normal no momento do parto, apresentando coloração normal que rapidamente passa a cianótica assim que o cordão umbilical é cortado, sem estridor ou choro audível (Fox & Cocker; 1964). Tal malformação é fatal, a menos que se reconheça sua natureza imediatamente; o recém-nascido sobreviverá por menos de 20 minutos se a traqueostomia não for realizada (Lawson & Biller, 1985); excepcionalmente alguns recém-nascidos sobrevivem surpreendentemente por 30 minutos. A criança não parece asfixiada; ao contrário, é ativa e realiza fortes movimentos respiratórios. Pode haver invaginação dos espaços intercostais e da incisura supra-esternal, mas apesar de todo o esforço, o ar não entra nos pulmões e a criança não chora. Os esforços respiratórios reduzem até a morte. Tal manifestação clínica é muito diferente da produzida por choque, asfixia e narcose e, portanto, deve servir como indicação urgente de laringoscopia. Se a laringoscopia for difícil, ficará selado o diagnóstico clínico de atresia laríngea, devendo-se realizar prontamente uma traqueostomia, para salvar a criança. Os autores comentam que a natureza da obstrução não permite uma boa reconstrução anatômica com possibilidades funcionais suficientes para o desenvolvimento de uma voz adequada; entretanto, quando a atresia é membranosa, pode-se conseguir uma boa reparação da deformidade com desenvolvimento vocal aceitável.

Um artigo interessante aborda a possibilidade de diagnóstico por sonografia pré-natal, realizado, contudo, em menos de dez casos, sendo um dos casos em gravidez de gêmeos monozigóticos, com um dos gêmeos normal, o que apóia a noção da atresia de laringe ser uma anomalia do desenvolvimento dos arcos branquiais (Tang, Meagher, Khan & Woodward, 1996).

Há diversas síndromes associadas à atresia laríngea, informação organizada por Gereau, Leblanc & Ruben (1995), no quadro a seguir, adaptado ao português (Quadro 6-5). Os casos sindrômicos variam de deleção cromossômica a síndromes familiares de origem desconhecida. Casos de fissura labiopalatina também têm sido associados à atresia laríngea.

Quadro 6-5. Síndromes associadas à atresia laríngea (traduzido e adaptado de Gereau, Leblanc & Ruben, 1995)

Síndrome	Etiologia	Características Fenotípicas	Fenótipos Laríngeos e Vocais	Referências
Trissomia Parcial do 9	Cromossomo materno 9 Translocação do 16	Suturas frontais extensas Criptorquidismo Fissura labial Escoliose torácica Deficiência ventriculosseptal	Atresia laríngea tipo I	Van Der Boogaard, De Parter & Hennekam, 1983
Síndrome do Cri-du-chat	Cromossomo 5p	Micrognatia Hipotonia Atraso mental Fissuras orais medianas	Atresia laríngea indiferenciada	Lewandowski & Yunis, 1977
Paquioníquia Congênita	Autossômica dominante	Displasia epitelial e ectodérmica Lesões orais exofíticas Espessamento da membrana timpânica Osteomas	Lesões exofíticas dos ventrículos, das pregas vocais e subglote Espessamento da região posterior, rouquidão durante a infância, com recuperação espontânea	Cohn, Mcfarlane & Knox, 1976; Soderquist & Reed, 1968; Moynahan & Shrank, 1966; Jackson & Lawler 1951; Gorlin & Chandhry, 1968
Displasia Distrófica	Autossômica recessiva	Ossos tubulares curtos Limitações das juntas Fenda palatina Cartilagem auricular hipertrófica Ossificação acelerada	Atresia laríngea indiferenciada	Jones, 1987; Horton, Rimoin, Lachman, Skovby, Hollister, Sprenger, Scott & Hall, 1978; Walker, Scott, Hall, Murdock & Mckusick, 1972
Síndrome de Fraser	Autossômica recessiva	Criptoftalmo Deficiência mental Fissura labiopalatina Atresia da orelha externa Anomalias cardíacas	Atresia laríngea indiferenciada	Jones, 1987; Fraser, 1962; Thomas, Frias, Felix Sanchez De Leon, Hernandez & Jones, 1986
Síndrome Familiar Privada	Origem desconhecida	Malformações do SNC Anomalias esqueléticas, gastrointestinais e urogenitais Fístula traqueoesofágica	Atresia laríngea indiferenciada	Machin, Popkin, Zachs, Newbegining & Walter & Bell, 1987
	Origem desconhecida	Não relatadas	Laringe infantil Obstrução laríngea requerendo traqueostomia permanente	Baker & Saventsky, 1966
	Deleção do 9 Deleção parcial do cromossomo 16	Estenose traqueal severa	Atresia laríngea tipo 1	Paes, De Sa & Hitch, 1984
	Cromossomo 47, XXX	Não relatadas	Atresia laríngea indiferenciada	Hood, Hartwell, Shattuck & Rosenberg, 1990

Estenose laríngea subglótica

Estenoses laríngeas são estreitamentos em grau variado que podem comprometer de modo decisivo a sobrevida do indivíduo, além de gerar variada alteração na produção vocal. As estenoses podem representar estreitamentos apenas dos tecidos moles, geralmente de localização subglótica, mas podem envolver também as cartilagens e as pregas vocais. O local mais comum da estenose é 2 ou 3 mm abaixo da glote, podendo ser relacionada com um atraso no desenvolvimento do cone elástico (Lawson & Biller, 1985). A estenose é geralmente circular e em toda a subglote, mas pode ser unilateral, parecendo um hemangioma (Lawson & Biller, 1985). A estenose subglótica congênita é a terceira anomalia mais comum de via aérea superior depois de laringomalácia e paralisia de prega vocal (Eliachar & Lewin, 1993). Holinger & Brown (1967) estabeleceram que a estenose é a terceira malformação laríngea mais comum e que 44% de seus portadores requerem traqueostomia.

A estenose subglótica membranosa consiste em uma infiltração do tecido areolar que freqüentemente se estende superiormente, envolvendo a borda inferior das pregas vocais; por vezes pode ser resultante de malformação do cone elástico.

Mais raramente pode traduzir um mau desenvolvimento da cartilagem cricóidea: estenose subglótica cartilaginosa. A dificuldade do tratamento da estenose subglótica repousa, pelo menos em parte, na presença da cartilagem cricóidea, único anel cartilaginoso completo da via aérea. A estenose subglótica está presente quando o lúmen da região cricóidea mede menos de 4 mm na criança nascida a termo ou de 3 mm na prematura (Fig. 6-4). As lesões, quando anteriores, são muitas vezes identificadas erroneamente como diafragma laríngeo, porém, constituem-se em falsas membranas glóticas anteriores. Na realidade, trata-se de uma estenose cartilaginosa subglótica ou glótica.

A estenose subglótica congênita pode estar associada às síndromes de Down e de Pierre Robin (micrognatia e diminuição anormal da língua, com fenda palatina em cerca de dois terços dos casos, não raro com defeitos visuais bilaterais que incluem miopia de grau elevado, glaucoma congênito e descolamento da retina).

Os aspectos clínicos das estenoses laríngeas são: dificuldades respiratórias intensas; estridor prolongado desde o nascimento; desenvolvimento normal de epiglote e pregas vocais; estenose logo abaixo da glote, no nível da cartilagem cricóidea, com ou sem abertura posterior das vias aéreas. O estridor laríngeo, inspiratório ou expiratório, pode manifestar-se desde o nascimento, mas também ser tão discreto que passa despercebido, tornando-se evidente apenas na vigência de uma infecção respiratória ou laríngea. Estenoses acentuadas podem provocar cianose.

Os sintomas apresentam-se durante as primeiras semanas ou meses de vida, sendo que o estridor durante o resfriado é um sintoma comumente presente. É necessária uma avaliação da coluna aérea subglótica e traqueal por meio de estudo radiológico, enquanto a fluoroscopia fornece informações sobre os tecidos moles laterais em inspiração e expiração.

Além das estenoses congênitas, pode haver ainda as adquiridas por intubação traumática ou prolongada. O tratamento depende do grau da estenose. Se for pequena, o próprio crescimento pode acomodar a situação, sem necessidade de intervenção, médica ou fonoaudiológica. Casos mais severos podem envolver procedimentos cirúrgicos múltiplos. A estenose por trauma externo tem aumentado devido a uma maior ocorrência de acidentes automobilísticos. A laringe infantil, por ser menos rígida do que a laringe do adulto, resiste melhor ao trauma, sendo esta a provável causa de haver poucos casos na literatura de trauma de laringe infantil.

A classificação da severidade das estenoses da laringe de crianças de Cotton, Gray & Miller (1989), revisada por Myer & Cotton (1995) tem recebido grande aceitação e divide as estenoses em quatro tipos em conformidade com o grau de obstrução: tipo 1, com obstrução de 0 a 50%; tipo 2, com obstrução de 51 a 70%; tipo 3, com obstrução de 71 a 99%, mas com o lúmen laríngeo ainda identificável; tipo 4, com obstrução de 100%, estenose completa em fundo-de-saco (atresia) e pregas vocais não reconhecíveis.

A estenose subglótica congênita é dividida do ponto de vista histopatológico em membranosas e cartilaginosas (Tucker, Ossof & Newman, 1979; Morimitsu, Matsumoto & Okada 1981; Holinger, 1982). A estenose cartilaginosa, geralmente congênita, pode ser dividida em: (a) deformidade da cartilagem cricóidea, com morfologia normal, porém com tamanho reduzido e com morfologia anormal (forma elíptica, chata, espessada, com arco ou lâmina maior do que o normal, fenda submucosa oculta e outras, incluindo lesões adquiridas); (b) deformidade do primeiro anel traqueal. Já as estenoses de tecidos moles são geralmente adquiridas e podem envolver: hiperplasia de glândulas submucosas, cistos ductais, fibrose submucosa (fibrose do tecido conetivo) e tecido de granulação.

A obstrução respiratória depende da severidade da estenose e pode surgir poucas semanas ou mesmo meses após o nascimento na presença de infecção respiratória (um processo inflamatório agudo pode provocar obstrução respiratória e dificuldade em eliminar as secreções traqueobrônquicas através da subglote estenosada). A estenose subglótica forma o maior grupo de anomalias congênitas da laringe que requer o emprego de traqueostomia.

As estenoses duras podem ser agrupadas em duas categorias: fibrosa (a qual pode ser dilatada mas tende a reestenosar num curto período de tempo após cada dilatação) ou cartilaginosa (a qual não pode ser dilatada). Por décadas o método de tratamento aceito para as estenoses na infância consistiu em dilatações intermitentes seriadas ou dilatação contínua com moldagem de longa duração, técnicas conservadoras em sua essência. Essa conduta se baseava em dois argumentos: (1) a cirurgia externa nas cartilagens da laringe da criança poderia interferir no crescimento normal da laringe, resultando em uma laringe infantil ou minilaringe; e (2) o crescimento da laringe poderia eventual-

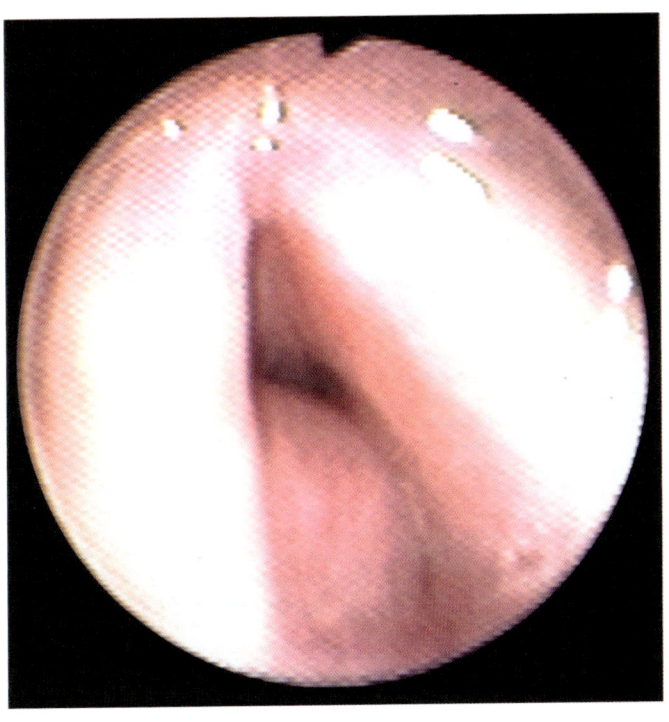

Fig. 6-4. Imagem de avaliação laríngea por meio de nasofibroscopia, mostrando estenose laríngea subglótica (arquivo Robert Thomé).

mente corrigir a estenose. Trabalhos experimentais e clínicos têm mostrado que esses argumentos não são verdadeiros. Atualmente estamos convencidos de que os mesmos métodos cirúrgicos utilizados no tratamento das estenoses da laringe no adulto podem e devem ser aplicados nas crianças, em qualquer idade, sem maior dificuldade. As duas principais opções de tratamento são o endoscópico e o cirúrgico.

O tratamento endoscópico consiste em dilatação intermitente e periódica, à custa de sondas metálicas e pode resolver estenoses leves, entretanto os maus resultados do tratamento dilatador foram logo observados nas estenoses moderadas e severas. Esse método falha porque é muito pequena a margem entre a ação benéfica da dilatação e o trauma adicional resultante da dilatação forçada, provavelmente reagudizando o processo de pericondrite com agravamento da estenose. Além disso, o método exige anestesia geral e fechamento gradativo do orifício da cânula de traqueostomia para forçar a passagem de ar pela laringe. Jackson (1932) considerava o estímulo da passagem de ar pela laringe fundamental para o desenvolvimento da laringe.

O tratamento cirúrgico pode envolver diversos procedimentos como a descompressão laringotraqueal anterior, a laringoplastia de aumento, a cricoidotomia posterior de aumento e a exérese cricotraqueal com anastomose término-terminal.

A descompressão laringotraqueal anterior foi introduzida por Cotton & Seid (1980) como uma alternativa para a traqueostomia em crianças prematuras, intubadas por vários dias, o que traz significante risco de morbidade e mortalidade, sendo uma das principais causas de estenose severa. Esse procedimento inclui a secção cricotraqueal (arco da cartilagem cricóidea e primeiros anéis traqueais) através da linha mediana até expor o tubo endotraqueal, o qual é mantido em posição por mais 2 a 3 semanas. Essa divisão vertical anterior anula a pressão que o tubo exerce na mucosa contra a cartilagem cricóidea; desse modo, a traqueostomia é evitada. O tubo endotraqueal atua como molde mantendo afastadas as duas metades do segmento cricotraqueal. As indicações desse procedimento têm sido ampliadas para incluir não só a prevenção da estenose, como também para o tratamento de crianças com estenose subglótica suave já constituída.

O método da laringoplastia de aumento inclui divisão anterior e/ou posterior da laringe e a estabilização em posição lateral das duas metades da laringe. Desta forma, a laringoplastia anterior de aumento corrige a estenose da região subglótica pelo aumento do seu diâmetro, à custa da divisão vertical laringotraqueal na linha mediana e da estabilização do afastamento lateral pela integração de um enxerto ou retalho colocado entre as duas metades da laringotraqueostomia, com ou sem moldagem (Fig. 6-5). A cartilagem costal pode ser utilizada como enxerto (Fig. 6-6), principalmente em crianças, e em ordem decrescente, enxerto ou retalho de cartilagem tireóidea, enxerto do septo nasal; enxerto do pavilhão auricular e enxerto

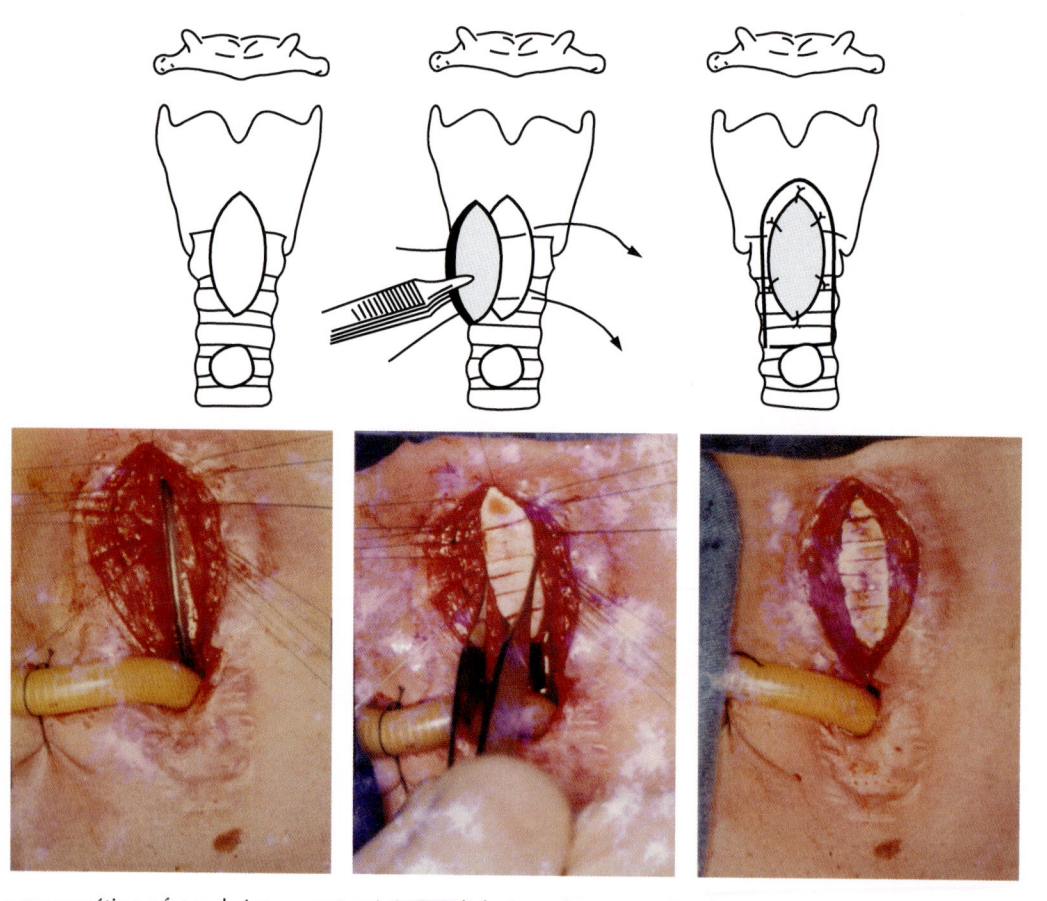

Fig. 6-5. Desenho esquemático e fotos da intervenção cirúrgica de laringoplastia anterior de aumento para correção de estenose subglótica, com integração de enxerto (arquivo Robert Thomé).

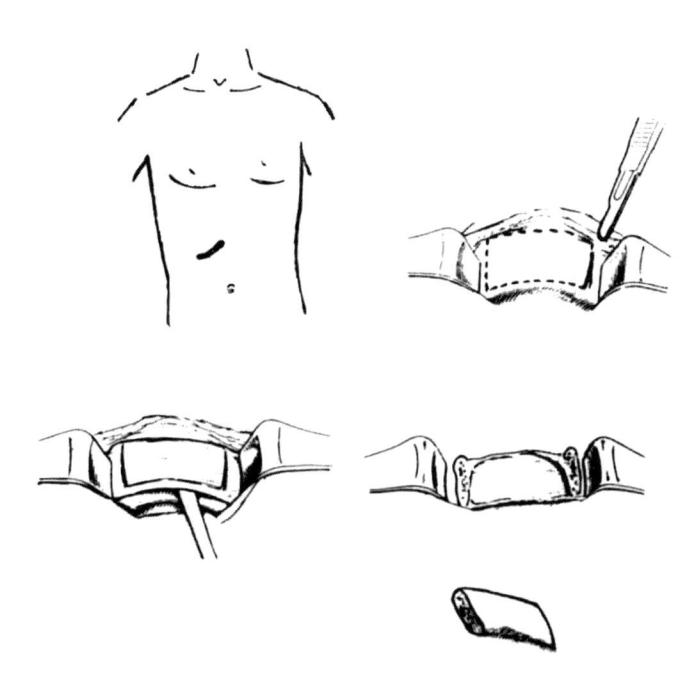

Fig. 6-6. Desenho revelando a preparação do enxerto de cartilagem, removido do 8º arco costal, mostrando a localização do arco no tórax e a remoção com o cuidado de não lesar a pleura (desenho Robert Thomé).

ou retalho do osso hióide ou do músculo esterno-hióideo. Por ser a laringe uma cavidade aberta, potencialmente contaminada, ou dada a proximidade da traqueostomia, a probabilidade de infecção pós-operatória é uma ameaça real. O molde é importante para a manutenção do enxerto na posição correta, devendo permanecer na laringe por 4 a 6 semanas, podendo ser prolongado. A traqueostomia é fechada durante o procedimento. No pós-operatório, sedação prolongada, analgesia e bloqueio muscular são necessários. O bloqueio muscular não é realizado se a criança sai da cirurgia sem intubação. Muito embora algum debate exista acerca da duração do bloqueio muscular e sedação, estudos recentes têm adotado o período de 5 a 14 dias de intubação, média de 8 a 9 dias.

Na cricoidotomia posterior de aumento, a correção da estenose da região subglótica ocorre por atuação cirúrgica na lâmina da cartilagem cricóidea. Pode ou não ser colocado enxerto entre as duas metades da lâmina cricóidea mas a moldagem é essencial. O molde é importante para manter as duas metades da lâmina cricóidea afastadas durante o período de cicatrização, resistindo à retração cicatricial, para proporcionar melhor contato entre o enxerto e os tecidos do leito receptor e para obliterar qualquer espaço morto. As fontes mais usadas para a obtenção de enxerto compreendem cartilagem costal ou mucosa oral. Na estenose subglótica – glótica posterior e/ou apenas glótica posterior, com fibrose comprometendo a comissura posterior e as articulações cricoaritenóideas, o músculo aritenóideo fibrosado e não funcionante é seccionado. Essa secção obrigatória necessariamente implica a formação de uma fenda glótica triangular posterior, obrigando a instalação de fonte sonora supraglótica. A voz, no pós-operatório

imediato, apresenta-se de qualidade soprosa, com acentuada incoordenação pneumofônica, reduzida freqüência fundamental, variação limitada da extensão dinâmica e tempo máximo de fonação encurtado, desvios que podem ser reduzidos por meio da reabilitação vocal, com o objetivo de otimizar a produção supraglótica. Em casos de estenose subglótica com mobilidade conservada das pregas vocais, esse músculo não é seccionado e a produção vocal permanece com fonte glótica, sem maior impacto na qualidade vocal (Thomé, Thomé & Behlau, 2000 e 2001).

As laringoplastias anterior ou posterior podem não ser suficientes para a correção de estenose subglótica de grau muito severo. A conduta nesses casos consiste na colocação de enxerto cartilaginoso tanto na divisão anterior como na posterior da cartilagem cricóidea. É importante ressaltar que as laringoplastias de aumento têm se mostrado bastante seguras para o tratamento de estenose subglótica ou subglótica-glótica posterior, podendo ser realizadas em crianças de qualquer idade, visto que não afeta o crescimento normal da laringe nas crianças.

Finalmente, a ressecção cricotraqueal, com anastomose término-terminal, é indicada nas estenoses muito severas das regiões subglótica e laringotraqueal, com grande deformidade anatômica da cartilagem cricóidea (Fig. 6-7). A racionalidade desse método repousa na remoção da cartilagem cricóidea alterada, fonte de pericondrite que quase sempre compromete os resultados finais, e na reconstrução imediata da via aérea pela anastomose término-terminal. A cricoidectomia total, de indicação muito limitada em crianças, por ser muito agressiva, está praticamente abandonada. Por outro lado, a cricoidectomia parcial, dada a preservação da porção superior da lâmina

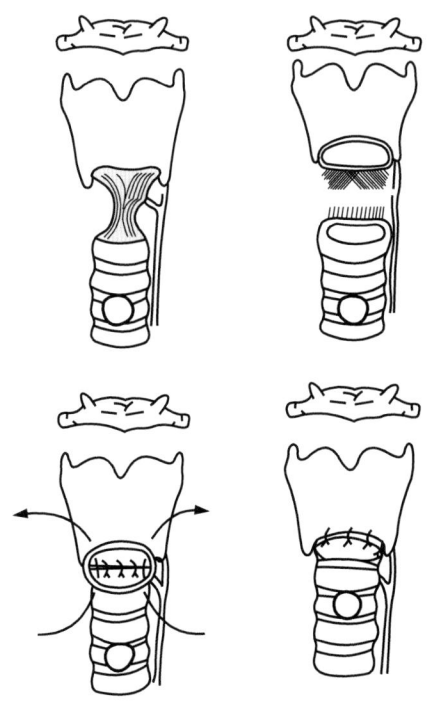

Fig. 6-7. Desenho da ressecção cricotraqueal, mostrando a remoção da cartilagem cricóidea e a anastomose término-terminal (desenho Robert Thomé).

cricóidea com manutenção do suporte para as cartilagens aritenóideas, tem alcançado maior repercussão e aceitação. Três fatores da técnica cirúrgica têm influência no resultado final da ressecção cricotraqueal: preservação do nervo laríngeo recorrente, grau de tensão na linha de sutura da anastomose término-terminal e moldagem na área de anastomose. A deglutição não é afetada como se poderia esperar devido à separação do músculo cricofaríngeo com o descolamento do pericôndrio externo, anulando o esfíncter superior do esôfago. Outro fator favorável à deglutição é decorrente da liberação da laringe não interferir no seu movimento vertical. A disfunção vocal na ressecção do segmento cricotraqueal resulta da deformidade anatômica e funcional da região glótica pela secção obrigatória do músculo cricotireóideo (tensor e adutor secundário das pregas vocais), a voz é glótica mas com pregas vocais edemaciadas e sem tensão.

A atuação fonoaudiológica muitas vezes é limitada pelas próprias seqüelas da estenose e das diferentes intervenções cirúrgicas realizadas. Muitas vezes não há condições de se desenvolver a fonte glótica, procurando-se sonorizar em nível extraglótico, quer seja supraglótico, faríngeo ou bucal. Devem também ser trabalhados os aspectos articulatórios, particularmente com sobrearticulação dos sons da fala, a fim de que seja reduzido o impacto negativo da severidade do desvio vocal. Em alguns casos, é essencial um trabalho de respiração, não somente de coordenação pneumofonoarticulatória, mas também ensinando o paciente a silenciar a inspiração e/ou a expiração. A criança pode ter fixado o hábito de sonorizar constantemente enquanto respira, o que lhe oferece inclusive segurança psicológica da garantia da entrada do ar. A respiração inaudível deverá ser, em alguns casos, conscientemente desenvolvida.

Cistos e Laringoceles

O ventrículo da laringe (anteriormente denominado ventrículo de Morgagni) é uma cavidade de formato elíptico, com o maior eixo no sentido horizontal, situado entre as pregas vocal e vestibular, de ambos os lados, sendo mais profundo na parte anterior do que na posterior. Na parte anterior do ventrículo existe um divertículo vertical normal de mucosa, cônico, bastante variável em tamanho, que se estende em direção superior, entre a prega vestibular e a superfície medial da cartilagem tireóidea, chamado sáculo (apêndice do ventrículo). O sáculo se desenvolve durante o segundo mês gestacional e pode conter 60 a 70 glândulas mucosas, as quais se acredita lubrificam as pregas vocais. O sáculo é revestido com epitélio respiratório. Anormalidades do sáculo incluem a presença de cisto sacular e da laringocele. Enquanto a laringocele é uma dilatação anormal do sáculo que se comunica com a laringe através do ventrículo (saco de ar), o cisto sacular (laringomucocele) é a dilatação do sáculo que não se comunica livremente com o ventrículo (saco de muco).

Cistos saculares

O cisto sacular é muitas vezes denominado simplesmente de cisto congênito, mas ainda aparece com os nomes de mucocele laríngea ou mucocele sacular (Benjamin, 1983). O cisto sacular localiza-se entre as pregas vestibulares e as pregas vocais, ou no terço anterior do ventrículo, sem comunicação com o lúmen laríngeo. O cisto sacular é de localização submucosa e está recoberto por membrana mucosa normal. É uma lesão supraglótica e pode desenvolver-se em qualquer lugar no plano anteriormente mencionado. Dependendo da localização, o cisto pode distender ou distorcer a prega ariepiglótica, a prega vestibular e o ventrículo, gerando saliências lateralmente no seio piriforme e, superiormente, elevando o assoalho da valécula, abaulando as pregas vocais e obstruindo a glote parcialmente.

O cisto sacular pode ter origem congênita ou adquirida: o congênito está presente no nascimento e se desenvolve como resultado da atresia do orifício sacular, anomalia congênita mais comumente encontrada. O cisto sacular é encontrado com maior freqüência do que a laringocele na população pediátrica com sintomas da via aérea superior. Crianças com cisto sacular podem apresentar estridor inspiratório parecido com o da laringomalácia.

O cisto sacular é dividido em dois grupos anatômicos: anterior e lateral. O cisto sacular anterior estende-se em direção medial e posterior, a partir de sua origem, deslocando-se para o lúmen laríngeo entre as pregas vocais e as vestibulares (De Santo, Devine & Weiland, 1970). O cisto sacular lateral pode estender-se superior e lateralmente, a partir de sua origem no sáculo, para dentro da prega vestibular ou da prega ariepiglótica, valécula e possivelmente através da membrana tireoióidea. As dimensões do sáculo determinam o tipo de cisto sacular: cistos saculares anteriores formam-se a partir de sáculos pequenos e os laterais originam-se de sáculos grandes.

Histologicamente, o cisto é formado por uma fina membrana de tecido conjuntivo, rica em elementos elásticos. Por dentro, está recoberto com epitélio ciliado típico, rico em células globulosas mucíferas. Pode não possuir glândulas mucosas e não costuma apresentar tecido linfóide. Alguns têm a camada epitelial escamosa estratificada, outros são revestidos com células colunares não ciliadas.

Alguns dos sinais e sintomas mais comuns compreendem: alterações respiratórias, incluindo o estridor laríngeo, disfonia, disfagia, mudanças físicas sentidas na palpação da região do cisto e exame radiológico alterado, confirmando o diagnóstico. Pode ocorrer disfonia de início abrupto com imagem laríngea de hipertrofia de pregas vestibulares, que podem provocar afonia ou fonação vestibular. É importante que seja feito o diagnóstico diferencial entre cisto e colapso laríngeo congênito, papilomatose laríngea, reação a corpo estranho, atelectasia, alargamento tímico e forâmen oval manifesto e auscutável (Vieira, 1996).

A dispnéia no cisto é caracterizada pela retração das regiões supraclavicular e infra-esternal, sendo mais acentuada na inspiração. A disfonia é quase sempre discreta, mas pode chegar à afonia, principalmente quando se realiza um esforço fonatório maior, como no grito. A disfagia pode ser severa, com dificuldade real de deglutição dos alimentos.

O diagnóstico de cisto laríngeo é geralmente confirmado por meio de radiografia, mas comumente a própria endoscopia revela uma massa distendida, azulada e volumosa; muitas vezes, a manobra de Valsalva ajuda a distender o cisto e a visualizá-lo durante a avaliação laringológica.

A conduta pode variar desde a simples aspiração por agulha até a excisão por via externa. O método de aspiração é o que mais oferece recidiva. A mais recomendada atualmente é a ressecção via endoscópica. No caso do neonato, o mais indicado é a incisão por laringoscopia direta. A criança poderá ser alimentada logo após o ato cirúrgico, se a anestesia for local. Em cistos muito grandes o procedimento adotado é o de laringofissura, evitando interferir na mucosa da endolaringe. A atuação fonoaudiológica nesses casos é apenas complementar, quando necessário.

Cistos têm sido freqüentemente associados a anomalias craniofaciais, porém, não se tem detalhado que tipo de cisto aparece associado a tais alterações. Anormalidades da epiglote e da traquéia têm sido relatadas. As síndromes associadas aos cistos laríngeos foram organizadas em forma de quadro por Gereau, Leblanc & Ruben (1995), adaptada ao português (Quadro 6-6).

Laringoceles

As laringoceles constituem-se, como o nome diz, em celas na laringe, o que corresponde a dilatações preenchidas de ar ou secreção, no sáculo do ventrículo de Morgagni, sem prevalência por sexo. Às vezes, o termo laringocele aparece como sinônimo de eversão ventricular, aerocele laríngeo, cisto aéreo laríngeo, hérnia aérea laríngea e divertículo laríngeo (Gonzales, 1981).

Há referências clássicas sobre a existência dessa anomalia, das quais podemos destacar duas (Gonzales, 1981): a descrição de Abulcasin, no século XI e a de Larrey (1829), cirurgião francês (1766-1842), chefe do exército de Napoleão, que, no relatório militar cobrindo a campanha no Egito (1782- 1829), observou tumores que continham ar no pescoço de religiosos cegos, que recitavam os versos do Alcorão no alto das torres da mesquita ou que chamavam os féis para rezar, de hora em hora, dia e noite, durante anos e que, a fim de continuarem a ter voz para recitar os versos, enfaixavam o pescoço com ataduras. Entretanto, quando o tumor aéreo tornava-se volumoso, esses padres eram afastados ou transferidos para cuidar do poço dos peixes do templo; o cirurgião de Napoleão diagnosticou também esses tumores aéreos em dois dos sargentos instrutores do exército, que exercitavam os recrutas.

Quadro 6-6. Síndromes associadas aos cistos laríngeos (traduzido e adaptado de Gereau, Leblanc & Ruben, 1995)

Síndrome	Etiologia	Características Fenotípicas	Fenótipos Laríngeos e Vocais	Referências
Síndrome de Bloom	Autossômica recessiva	Atraso no crescimento intra-uterino	Voz aguda e estridente	Phelan, Stocks, Willians et al., 1973
Síndrome de Down	Trissomia cromossômica do 21	Atraso mental Anomalias cardíacas Estatura baixa	Cisto sacular supraglótico envolvendo pregas vestibulares e pregas ariepiglóticas Choro afônico fraco intermitente Rouquidão	Templer, Hast & Davis, 1981; Civantos & Holinger, 1992;
Condrodisplasia A Puntata	Autossômica dominante ligada ao X	Membros assimétricos Deficiência no crescimento Deficiência mental	Calcificação traqueal Estenose traqueal Rouquidão Disfagia	Happle, 1979
Síndrome Familiar Privada	Origem desconhecida	Não relatada	Envolvimento da prega aritenóidea direita, incluindo lúmen laríngeo, pregas vestibulares, choro afônico fraco intermitente	Abramson & Zeilinski, 1984
	Origem desconhecida	Anomalidades múltiplas dos intestinos	Epiglote bífida Cisto sacular supraglótico Choro afônico fraco intermitente	Kelemen, 1953
	Origem desconhecida	Displasia epitelial e ectodérmica Lesões orais exofídicas Espessamento da membrana timpânica Osteomas	Epiglote ausente Cartilagem acessória alargada Pregas ariepiglóticas redundantes Estridor	Healy, Holt & Tucker, 1976; Happle, 1979

A laringocele é classificada classicamente em interna, externa e mista, também chamada de combinada (Desanto, Devine & Weiland, 1970; Holinger, 1978), podendo ser uni ou bilateral. A laringocele interna (Fig. 6-8) se estende superiormente entre a cartilagem tireóidea e a prega vestibular; entretanto, não se exterioriza através da membrana tireoióidea (permanece confinada dentro dos limites da laringe, medial à membrana tireoióidea, contida na espessura da prega vestibular ou ariepiglótica). A laringocele externa sai da laringe através da membrana tireoióidea, a partir do orifício por onde passa o pedículo laríngeo superior, não raro fazendo protrusão na parte lateral do pescoço, especialmente durante a tosse. A laringocele combinada possui tanto o saco interno como o externo. Tal classificação não é correta porque a laringocele interna é uma entidade clínica, mas a externa ou mista é, na realidade, a interna que se exterioriza: começa sempre como interna e depois, aumentando, ultrapassa os limites da laringe exteriorizando-se através da membrana tireoióidea (Thomé, Thomé & Cortina, 2000). Desse modo, toda laringocele externa tem obrigatoriamente, se não um saco, um trajeto endolaríngeo. A laringocele exteriorizada pode apresentar saco lateral à membrana tireoióidea, mas sem saco medial à essa membrana clinicamente evidente (representaria a laringocele externa na classificação clássica), ou pode apresentar saco externo e interno, portanto com componente tanto lateral como medial à membrana tireoióidea (representaria a laringocele mista ou combinada).

A classificação de laringocele pode ser feita simplesmente em laringocele interna e exteriorizada, com diagnóstico geralmente feito por tomografia computadorizada e confirmado por laringoscopia. Na laringocele interna a laringoscopia mostra abaulamento arredondado, de superfície lisa, na prega vestibular ou ariepiglótica, recoberto por mucosa normal, massa esta que pode aumentar de volume durante a fonação ou tosse. A laringocele interna pode causar intensa disfonia, de início rapidamente progressivo, com a impressão auditiva de fonação vestibular, voz rouca, sendo muitas vezes confundido com quadros funcionais. Na laringocele exteriorizada, o exame físico pode mostrar, na inspeção do pescoço, massa arredondada de superfície lisa e consistência elástica, indolor, que aumenta de volume à fonação, ou durante a manobra de Valsalva, e que diminui de volume à compressão. Quando se comprime a laringocele exteriorizada ocorre o esvaziamento do saco aéreo e pode-se ouvir o sinal de Bryce, um som ou sopro audível semelhante ao gorgolejo provocado pelo ar no interior da laringe ou hipofaringe. Nesse tipo de laringocele, a disfonia é variável e de grau flutuante.

A patogênese da laringocele permanece não definida, mas é clássico considerar a participação de dois fatores, concomitantes ou não, em sua formação, um congênito e outro adquirido. Nos recém-nascidos, o fator congênito deve ser considerado como a única causa da laringocele. O sáculo é relativamente grande durante a vida fetal e no nascimento; continua assim nos primeiros anos, mas regride com o passar do tempo, persistindo na vida adulta sob a forma de leve protuberância. O comprimento do sáculo varia de 1,0 a 10,2 mm, a largura de 5 a 8 mm e o diâmetro no orifício que o comunica com o ventrículo de 0,5 a 1 mm. O sáculo representaria vestígio atávico que corresponde a sacos laterais aéreos em algumas espécies de macacos. No que diz respeito ao fator adquirido, muitas laringoceles têm sido associadas a atividades que envolvem pressão intraglótica aumentada, tais como assopradores de vidro, levantadores de peso, tocadores de instrumento de sopro e cantores. Outra possível causa pode ser obstrução ventricular secundária a processo inflamatório ou ao efeito de massa dos tumores. Assim, consideramos a laringocele como sendo de origem congênita, podendo ser evidenciada por tosse ou esforço fonatório, durante as manobras de Valsalva, no choro ou esforço, em qualquer período da vida.

A laringocele pode infectar-se resultando na laringopiocele, cujo exame histológico mostra uma abundância de células agudas. O tratamento da laringocele ou do cisto sacular pode ser por via endoscópica ou externa e deve ser o mais radical possível, com finalidade de reduzir ao mínimo o risco de recidiva. A abordagem endoscópica tem sido advogada para a remoção do cisto por microdissecção com *laser* de CO_2, o que permite meticulosa dissecção hemostática.

A laringocele ou cisto sacular pode ser tratada por via endoscópica, ressecando suas paredes junto com a mucosa exuberante com pinça saca-bocados ou abrindo o saco e costurando suas bordas na incisão; o interior cicatriza por segunda intenção (marsupialização). A aspiração do conteúdo de um cisto sacular causando obstrução respiratória severa, por meio da laringoscopia direta e com agulha grossa, é recurso de grande valor porque melhora rapidamente a respiração e evita a traqueostomia; entretanto, o cisto irá recorrer após o esvaziamento, requerendo tratamento definitivo no futuro. O método

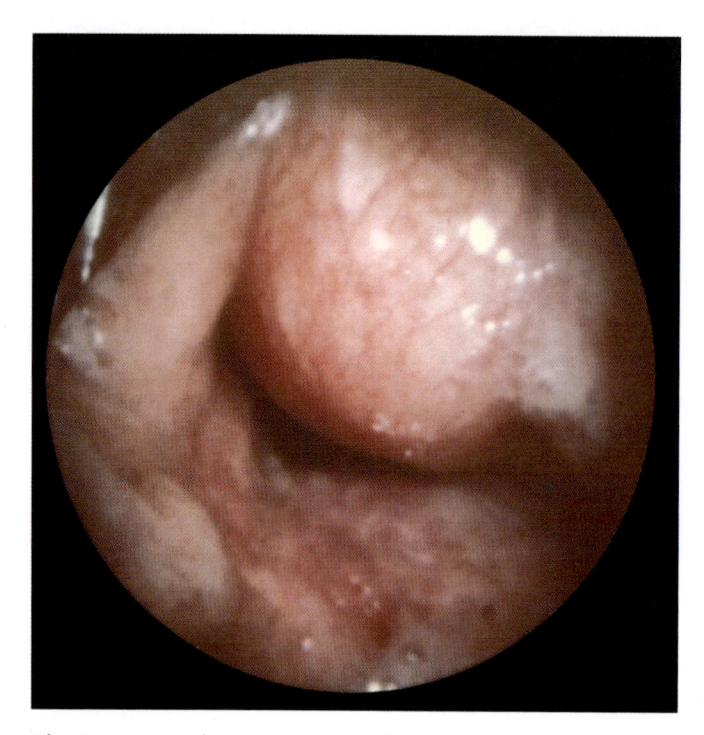

Fig. 6-8. Imagem laríngea por meio de nasofibroscopia, mostrando ampla laringocele (arquivo Robert Thomé).

de tratamento da laringocele ou do cisto sacular, independentemente de suas dimensões e da idade do paciente, pode ser por cirurgia externa: tireotomia lateral (Thomé, Thomé & Behlau, 2000 e 2001). A remoção de fragmento da borda superior da lâmina da cartilagem tireóidea amplia a exposição e torna mais seguras as manobras de dissecção do saco no espaço paraglótico, a secção do colo da laringocele e a sutura do ventrículo. Na tireotomia lateral o cirurgião deve ter cuidado com o ramo interno do nervo laríngeo superior, que se localiza lateralmente na membrana tireoióidea. Um detalhe importante da técnica, e que facilita a dissecção da laringocele ou do cisto sacular, é relativo a conservá-los intactos, sem romper suas paredes. Este cuidado evita que o saco perca a sua forma e consistência, permitindo maior segurança na dissecção. O uso da laringofissura mediana para remover o saco medial à membrana tireoióidea não traz vantagens sobre a tireotomia lateral, além do inconveniente de seccionar a comissura anterior.

A terapia vocal não é eficaz no controle da laringocele (Cobeta, Esteban & Woodeson, 1996), mas pode ser empregada de modo complementar.

ANOMALIAS VASCULARES CONGÊNITAS

Anomalias vasculares dizem respeito a alterações de vasos sangüíneos ou linfáticos, podendo formar verdadeiras massas com grande volume de elementos sangüíneos. As principais anomalias vasculares congênitas são o hemangioma, o linfangioma e o higroma cístico. O impacto vocal dessas anomalias pode ser ausente, discreto ou até mesmo severo, dependendo do tamanho e da localização da lesão, podendo tanto interferir na qualidade vocal como na coluna aérea. Pela natureza dessas lesões, a atuação fonoaudiológica geralmente se restringe à orientação vocal.

Hemangiomas

Hemangiomas são malformações congênitas advindas de restos mesodérmicos de tecidos neoformados, nos quais ocorre a proliferação de vasos sangüíneos; em geral são unilaterais mas podem ser bilaterais (Benjamin & Carter, 1983).

Os hemangiomas ocorrem freqüentemente na área da cabeça e do pescoço, com maior probabilidade de ocorrência na subglote ou nas pregas vocais, com aumento abrupto de tamanho nos primeiros 6 meses de idade, quando aproximadamente 95% desses tumores são percebidos. Os hemangiomas seguem um padrão de crescimento típico nos primeiros 6 a 12 meses de vida, regredindo em tamanho com a idade e desaparecendo ao redor dos dois anos (Benjamin & Carter, 1983).

A apresentação típica é a de um estridor bifásico progressivo que aparece depois de alguns meses do nascimento, inicialmente intermitente e depois contínuo, com presença de rouquidão. A dificuldade respiratória pode variar rapidamente de gravidade dada a mudança de pressão venosa na lesão. Suspeita-se do diagnóstico pelo estridor progressivo, inspiratório e expiratório e pela presença de outros hemangiomas cutâneos. Pode ser observada a presença de disfagia ou tosse como sintoma associado (Cobeta, Esteban & Woodeson, 1996).

À laringoscopia, o hemangioma aparece como uma massa rósea ou azulada, unilateral (sem ou com extensão posterior) e bilateral. A biópsia é controvertida e pode ser perigosa em criança não-traqueostomizada, devido ao risco de hemorragia. A confirmação pode ser feita por tomografia computadorizada com contraste e por laringoscopia direta. Muitas vezes observa-se uma massa azulada ou descolorada, recoberta por mucosa, na área da cartilagem cricóidea. Os hemangiomas podem ser cavernosos ou capilares, sendo este último o mais comum. São geralmente sésseis, lisos e compressíveis e mais comuns em mulheres, em uma proporção de 5:1, sendo que em 50% dos casos ocorrem também hemangiomas cutâneos (Tucker, 1993).

O tratamento visa garantir a segurança respiratória, uma vez que tais lesões geralmente regridem espontaneamente (Tucker, 1993). Traqueostomia pode ser necessária.

A manifestação dos hemangiomas é bastante heterogênea, sendo que o grau de envolvimento na população sindrômica não foi ainda claramente descrito. Agentes teratogênicos, como a talidomida, também têm sido associados aos hemangiomas laríngeos (Gerau, Leblanc & Ruben, 1995).

Inúmeros métodos de tratamento têm sido propostos, mas a opção por um deles deve levar em consideração que o hemangioma costuma sofrer regressão espontânea no período de 2 anos. Nos casos de obstrução respiratória significante a traqueostomia deve ser realizada não só para salvar a vida da criança, mas também para manter uma via aérea segura durante o tratamento a ser adotado.

Os hemangiomas são agrupados, histologicamente, de acordo com o tipo predominante de canais vasculares presentes: hemangiomas capilares, com vasos pequenos que, na sua maioria, assemelham-se a capilares, como uma mancha de vinho, de cor quase púrpura; cavernosos, com grandes canais vasculares sinusoidais ou configuração semelhante a lagos e mistos. Esses tipos histológicos são caracterizados por aparência macroscópica distinta. Hemangiomas capilares são vistos mais freqüentemente do que os cavernosos, com ocorrência precoce e tendência de regressão espontânea. Em contraste, hemangiomas cavernosos aparecem no adulto, não regridem espontaneamente e podem crescer com o tempo, comprimindo estruturas vizinhas. O estudo radiográfico mostra estreitamento subglótico assimétrico; os hemangiomas cavernosos de tecidos moles apresentam calcificações esféricas ou flebólitos, distribuídos ao acaso dentro do hemangioma. Na região subglótica o hemangioma é séssil, nunca pediculado, pouco consistente e compressível, usualmente não-pulsátil, geralmente com coloração vermelho azulada. Torna-se ingurgitado durante o choro, mas esse ingurgitamento geralmente permanece ou pode se tornar severo apenas durante episódios de infecção aguda. Disfonia constante não é comum, porque as pregas vocais estão posicionadas acima do hemangioma e a função vocal pode ser normal.

Como comentado, a presença de hemangioma cutâneo de cabeça e pescoço deve sempre sugerir a possibilidade de associação de hemangioma subglótico (50% das crianças) especialmente na presença de obstrução respiratória. Inúmeros métodos de tratamento têm sido propostos dependendo do tamanho e da posição da malformação.

O tratamento clínico consiste em conduta expectante, aguardando a regressão espontânea do tumor. Como a lesão possui a capacidade de aumentar rapidamente no período neonatal (até a idade de 6 meses), quando a regressão geralmente começa (regredindo até o segundo ou terceiro anos de vida), a realização de traqueostomia sem tratamento ativo pode ser a modalidade de tratamento apropriada. Medicação, como esteróides por via oral, pode ser empregada.

O tratamento cirúrgico pode envolver a injeção de esteróides, por vezes útil para diminuir o crescimento do tumor, assim como a injeção de substâncias esclerosantes, a embolização seletiva, seguida de laringotomia e ressecção do tumor, podendo-se realizar uma ressecção endoscópica com *laser* de CO_2. A principal complicação destes procedimentos é a estenose laríngea.

Linfangiomas

O linfangioma é uma massa circunscrita de vasos ou canais linfáticos, podendo ter grandes proporções (Holinger & Brown, 1967). Tais alterações vasculares são malformações congênitas do desenvolvimento do sistema linfático e raramente comprometem a laringe de forma isolada; geralmente o linfangioma é de cabeça e pescoço e invade a laringe.

O linfangioma está quase sempre presente ao nascimento, com característica mole, flácida e compressível, com tendência a piorar gradualmente se não for tratado. O diagnóstico é feito por laringoscopia direta, e a palpação transmite a sensação de um saco cheio de vermes. Esta massa pode tornar-se tensa e aumentar enormemente de tamanho durante o choro.

Os linfangiomas, na maioria das vezes, se apresentam como massas moles, indolores, compressíveis, com predileção para a região da cabeça e pescoço, mas podem comprometer outras partes do corpo. Duas teorias, o desenvolvimento centrífugo ou centrípeto dos linfáticos, têm sido apresentadas na literatura; entretanto, independentemente de qual teoria seja correta, o resultado final é a falha dos vasos linfáticos periféricos em drenar seu conteúdo no sistema venoso, nos sacos jugulares. A visão de que os linfangiomas são mais uma anomalia no desenvolvimento do que uma proliferação neoplásica (no passado investigadores acreditavam que os linfangiomas eram uma verdadeira neoplasia) é consistente com os estudos que descrevem o desenvolvimento do sistema linfático durante a sexta semana de embriogênese.

Os linfangiomas são classificados em três tipos histológicos em conformidade com o tamanho de seus canais linfáticos: linfangioma simples (capilar), que consiste em canais linfáticos de camadas microscópicas finas; linfangioma cavernoso, composto de espaços linfáticos dilatados e linfangioma cístico ou higroma cístico, o qual contém numerosos cistos linfáticos grandes, o maior e mais comum tipo histológico. Os três tipos freqüentemente coexistem dentro de uma mesma massa. O linfangioma usualmente apresenta crescimento lento, de regressão espontânea rara, podendo aumentar subitamente de tamanho. Hemorragia espontânea ou traumática e infecção do trato respiratório pode rapidamente aumentar o tamanho de uma estrutura cística, agravando a obstrução da via aérea.

Na maioria das vezes os linfangiomas são encontrados no triângulo posterior do pescoço; 50% podem ser notados ao nascimento na região da cabeça e do pescoço (90% são observados ao redor dos 2 anos de idade). Incidem igualmente em ambos os gêneros. Pequenos linfangiomas podem ser assintomáticos, mas o linfangioma policístico, com múltiplas extensões, pode comprometer a via aérea ou interferir na alimentação, sendo desfigurante quando extenso. A realização de traqueostomia pode ser necessária para garantir a respiração e a excisão definitiva da massa de todo o pescoço, o que nem sempre é possível pela infiltração extensiva desses tumores nos tecidos moles do pescoço.

Estudos radiológicos (ultra-sonografia, tomografia computadorizada e ressonância magnética) são úteis no reconhecimento de higromas císticos e no planejamento da abordagem cirúrgica. A massa pode ser pequena e não chamar a atenção ao nascimento, tornando-se evidente apenas quando a criança apresenta quadro respiratório alto ou um traumatismo acidental. A maioria das lesões, entretanto, é reconhecida precocemente por causa de seu tamanho e dos sintomas associados de obstrução respiratória, além de problemas com a alimentação. A disfagia pode resultar do comprometimento da cavidade oral, orofaringe e/ou hipofaringe, pela presença do linfangioma. Inflamação e infecção da massa ocorrem com a infecção do trato respiratório e podem causar aumento súbito da estrutura cística.

Os higromas císticos representam uma falha da conexão do saco linfático primitivo ao sistema venoso (os vasos linfáticos periféricos são incapazes de drenar seu conteúdo no sistema venoso), tendo localização mais freqüente nos tecidos moles do pescoço, podendo, contudo, situar-se na região supraglótica da laringe, ou em qualquer região da laringe, excluindo-se a borda livre das pregas vocais, que não contêm vasos linfáticos (Gerau, Leblanc & Ruben, 1995). O higroma cístico é geralmente assintomático, mas pode causar disfonia discreta ou redução da coluna aérea pelo próprio volume da formação.

O tratamento do higroma cístico continua a representar um dos grandes desafios para os cirurgiões de cabeça e pescoço e varia em conformidade com a apresentação clínica. Enquanto os higromas císticos pequenos e com pouca sintomatologia podem ser acompanhados, aguardando o crescimento da criança, os volumosos requerem cirurgia o mais cedo possível.

Há pouca evidência de que linfangiomas regridam com o tempo, embora poucos trabalhos tenham mostrado essa ocorrência de 5 a 10% para os higromas císticos. A completa ressecção cirúrgica é reconhecida como a modalidade primária de tratamento, mas esse objetivo pode ser alcançado em apenas 30% dos casos se estruturas vitais e funcionalmente importantes não necessitarem ser sacrificadas. Muitos estudos reportam bons resultados quando a ressecção é completa; entretanto, o tamanho, a proximidade a estruturas vitais e o risco de desfiguramento comprometem a extensão da ressecabilidade.

A ressecção pode ser planejada em vários tempos cirúrgicos quando o higroma é muito extenso. Higromas envolvendo múltiplas localizações anatômicas apresentam recorrência mais freqüentemente do que os confinados a uma única localização. Deve-se manter uma observação pelo menos por 18 a 24 meses de idade quando a massa é o único sinal ou sintoma; nos casos em que a infecção é pouco freqüente e a massa do tumor não mostra progressão, o tratamento expectante por maior período deve ser considerado. Ao redor dos 5 anos deve ocorrer regressão ou aparente redução da massa em relação ao crescimento da criança. Se nada disso acontecer, o tratamento cirúrgico ou o uso de agentes esclerosantes são duas opções. Se a massa situa-se abaixo do osso hióide e a maior parte está no triângulo posterior do pescoço, a cirurgia é preferível. A droga esclerosante OK-432 pode ser a melhor opção para aqueles higromas acima do osso hióide que também estão começando a invadir a mucosa oral ou faríngea. Massas menores nas regiões submandibular ou parotídea podem ser manejadas seguramente com cirurgia. Aproximadamente aos 5 anos de idade quando a cirurgia não foi necessária tendo o higroma sido notado ao nascimento ou logo após, a possibilidade de cirurgia ou outra forma de tratamento é baixa, assumindo que não ocorram outros sintomas como por exemplo infecção recorrente do pescoço. Também nessa idade o aspecto cosmético está começando a ter importância para os familiares e precisa ser balanceado pelo *status* clínico da criança.

Os higromas císticos têm sido raramente associados às síndromes ou seqüências de malformações.

DISFONIAS NEUROLÓGICAS CONGÊNITAS E PERINATAIS

As disfonias neurológicas congênitas podem ser divididas em: comprometimentos neurais periféricos e alterações globais.

Comprometimentos Neurais Periféricos

As lesões neurogênicas periféricas são as segundas lesões congênitas mais comuns da laringe, perdendo apenas para a laringomalácia (Holinger, Holinger & Holinger, 1976). A paralisia de prega vocal congênita pode ser unilateral ou bilateral e estar associada a traumatismo durante o parto (20% dos casos, segundo Tucker, 1993), com o uso de fórceps, por tração das vértebras cervicais, com hiperflexão da cabeça ou, ainda, por anóxia perinatal (Emery & Feron, 1984). O traumatismo do nervo laríngeo durante o parto pode provocar paralisia definitiva ou temporária, que se recupera em média de 4 a 6 semanas após o nascimento, principalmente quando considerável torção do pescoço foi necessária, pois o bebê estava em apresentação caudal (com as nádegas).

A paralisia unilateral congênita pode ser totalmente assintomática, sem disfonia evidente ou qualquer problema respiratório ou de deglutição. Essa condição, embora presente desde o nascimento, pode permanecer desconhecida a menos que uma avaliação laríngea seja feita quando a criança desenvolve estridor ou obstrução respiratória; em alguns casos uma descompensação aguda pode requerer traqueostomia.

Embora a paralisia de laringe congênita seja freqüentemente o resultado de traumas ao nascimento, outras alterações severas de desenvolvimento do sistema nervoso central, como agenesia cerebral, deficiência mental severa, hidrocefalia ou meningomielocele cervical, podem estar associadas (Holinger, Johnston & Schiller, 1954; Holinger & Brown, 1967). Síndromes genéticas com alteração do sistema nervoso central, como a malformação de Arnold-Chiari, respondem por 80% das paralisias congênitas. Se lembrarmos do longo trajeto do nervo vago no mediastino, a paralisia unilateral esquerda também pode ocorrer na infância por cardiomegalia, cistos congênitos ou tumores, além de anormalidades da árvore traqueobrônquica (Holinger, 1961).

Já as paralisias bilaterais na infância podem ser o resultado de uma extensa malformação cardiovascular, o que pode requerer intubação e traqueostomia, pois raramente há recuperação espontânea. Nesta situação o prejuízo vocal é geralmente pequeno, com voz adequada e suficiente; pode-se optar por manter a traqueostomia no longo prazo ou realizar lateralização de uma aritenóide e retomar a respiração via nasal. Alguns casos de paralisia unilateral também podem exigir traqueostomia, embora sejam a exceção, do momento em que freqüentemente ocorre recuperação ou compensação adequada. Quando a respiração é livre, opta-se por uma conduta expectante, mesmo que o paciente apresente voz muito fraca ou soprosa, o que pode ser minimizado com fonoterapia.

Na presença da cânula deve-se orientar o paciente para ocluí-la com o dedo quando fala, a fim de sonorizar a emissão e evitar a instauração do hábito de voz sussurrada contínua. A intervenção fonoaudiológica pode começar precocemente, com orientação aos pais e atendimento à criança, ao redor de 1 ano de idade.

Há diversas síndromes associadas à paralisia de prega vocal congênita, ambas adutoras e abdutoras, informação organizada por Gereau, Leblanc & Ruben (1995), no Quadro 6-7.

A paralisia bilateral deve ser distinguida de anquilose congênita da junta cricoaritenóidea por meio da eletromiografia ou laringoscopia direta com manipulação das estruturas. Se não houver abertura glótica suficiente com o crescimento do bebê, em ambas as situações, a paralisia bilateral e a fixação bilateral da junta cricoaritenóidea requerem fixação lateral por via endoscópica de uma prega vocal (Schultz-Coulon, 1984).

Alterações Neurológicas Globais

Várias são as alterações neurológicas globais congênitas, porém esse capítulo tem particular interesse na paralisia cerebral.

A paralisia cerebral pertence ao grupo de transtornos do movimento devidos à lesão cerebral nas áreas motoras, ocorridas precocemente na vida, nos períodos pré-natal e perinatal ou nos primeiros anos de vida. Além das alterações motoras, as lesões podem envolver a visão e a audição. A característica principal do dano motor é a redução do controle cortical nos centros inferiores, ou seja, a falta de mecanismos de inibição com a

Quadro 6-7. Síndromes associadas à paralisia de prega vocal congênita (traduzido e adaptado de Gereau, Leblanc & Ruben, 1995)

Síndromes	Etiologia	Características Fenotípicas	Fenótipo Laríngeo e Vocal	Referências
Síndrome do Cri-du-chat	Cromossomo 5p	Micrognatia Hipotonia Atraso mental Fissuras orais medianas	Paralisia adutora unilateral, epiglote assimétrica e deslocamento de pregas ariepiglóticas	Colover, Lucas, Comley & Roe, 1972
Síndrome Gerhardt	Autossômica dominante	Envolvimento do sistema nervoso central	Paralisia adutora	Gacek, 1976; Morelli, Mesolella, Cavaliere, Stabile & Ventruto, 1980; Morelli, Mesolella, Costa, Testa, Ventruto & Santulli, 1982
		Traqueostomia necessária	Rouquidão Estridor	
Síndrome Familiar Privada	Autossômica ou recessiva ligada ao X	Atrasos mental e físico acentuados	Paralisia abdutora	Plott, 1964; Watters & Fitch, 1973
	Recessiva ligada ao X		Paralisia abdutora	Cunningham, Eavey & Shannon, 1985
	Cromossomo 6 ligado ao HLA glicoxilase I (GLO)	Não relatadas	Paralisia bilateral adutora Rouquidão progressiva	Mace, Willimasom & Morgan, 1978
	Gênese desconhecida	Acalasia cricofaríngea Cianose	Paralisia abdutora Estridor F_0 elevada Choro fraco	Grundfast & Milmore, 1982

liberação de atividade tônica, movimentos reflexos e padrões de movimentos associados à atividade cerebral primitiva.

A paralisia cerebral não é uma doença em si, mas um termo utilizado para rotular condições sensório-motoras resultantes dos danos ou falhas de desenvolvimento do sistema nervoso central. Segundo o dicionário médico Stedman (1996), paralisia cerebral é o defeito da coordenação e da força motora relacionado com a lesão cerebral. Déficits neurológicos característicos da paralisia cerebral podem ocorrer antes, durante o nascimento ou nos três primeiros anos de vida.

O portador de paralisia cerebral apresenta uma disartria, ou disartrofonia, com alterações relacionadas à produção da voz, articulação dos sons da fala, fluência e prosódia. Os distúrbios da comunicação oral têm sido exaustivamente descritos, porém as características vocais desses indivíduos não têm merecido a mesma atenção dos pesquisadores. De modo geral, esses pacientes apresentam qualidade vocal instável, ruidosa, com ressonância laríngea ou nasal, tempos de fonação reduzidos e incoordenação pneumofonoarticulatória.

Na paralisia cerebral os déficits motores podem ser agrupados em quatro categorias de acordo com a manifestação mais evidente, a saber: espasticidade, atetose, mista e ataxia. (Coombes, 1992; Boone & Plante, 1994).

A espasticidade é caracterizada por contração simultânea tanto dos músculos principais quanto dos antagonistas, produzindo grave estiramento e hipertonicidade. A voz é tensa, estrangulada, emitida sob esforço e com prolongamento de vogais associados à espasticidade. A fala é, na maioria dos casos, interrompida por pausas respiratórias e fonatórias. A articulação é muito deficiente.

Já na paralisia cerebral dominada pela atetose observa-se uma série de contrações involuntárias e muitas grimaças faciais, há marcante variação de hipertonicidade e falta de controle respiratório, que gera uma qualidade vocal monótona, bem como possíveis distorções dos sons da fala. A voz é irregular.

Na paralisia cerebral mista temos sintomas de rigidez espástica e atetose.

Finalmente, a ataxia caracteriza-se pela falta de equilíbrio corporal, com graves problemas de coordenação de movimentos; o comportamento motor é hipotônico e a fala das crianças com paralisia cerebral atáxica é similar à fala indistinta, arrítmica e de qualidade vocal pastosa.

Clarke & Hoops (1980) investigaram a relação entre proficiência de fala e certas medidas quantitativas em pacientes portadores de paralisia cerebral. Concluíram que há relação entre a proficiência de fala e as habilidades articulatórias, entre a inteligibilidade da fala e o grau de leitura do paciente. Além disso, os sujeitos espásticos tendem a ter melhor habilidade articulatória, inteligibilidade e grau de leitura do que os atetóides.

Farmer (1980) pesquisou o tempo de início de sonorização em indivíduos com paralisia cerebral, concluindo que esses tempos são maiores do que o grupo controle, havendo uma grande substituição de sons surdos por sonoros, devido à disfunção neuromuscular e não por dificuldades de discriminação desses sons.

Coombes (1992) escreveu um capítulo muito bem desenvolvido sobre a voz do indivíduo com paralisia cerebral, defendendo o ponto de vista de que o gerenciamento da disfonia desses pacientes não pode ser isolado do gerenciamento de todos os sintomas coexistentes. A autora reforça a necessidade do fonoaudiólogo conhecer as abordagens específicas de tratamento desse transtorno, para que possa lidar com o paciente corretamente, facilitando a instalação dos mecanismos musculares normais da comunicação oral. Portanto, o fenômeno de liberação cortical característico do indivíduo com paralisia cerebral influencia a base teórica de qualquer proposta de tratamento ou intervenção nesses pacientes. O envolvimento das funções extrapiramidais é evidente nas crianças com ataxia e atetose; desta forma, observa-se uma ruptura no monitoramento que normalmente oferece uma correção contínua de erros nos movimentos voluntários e, portanto, a criança tipicamente passa além do alvo, como, por exemplo, na tentativa de pegar um objeto ou abrir a boca para começar a falar. Os pacientes com espasticidade têm envolvimento das vias piramidais e apresentam contração simultânea de grupos musculares agonistas e antagonistas, o que causa a voz tensa e estrangulada. Além disso, o estado psicológico tem enorme influência na produção vocal das crianças com paralisia cerebral. Embora não haja indicações claras sobre os efeitos que as tentativas de vocalizar têm sobre o equilíbrio e a postura da criança com paralisia cerebral, a experiência clínica sugere que muitas crianças conseguem melhorar suas emissões, com uma qualidade vocal mais aceitável e melhor coordenação pneumofônica quando a postura do tronco é corrigida, o que proporciona maior estabilidade à criança.

O fonoaudiólogo que trabalha com o paciente paralítico cerebral deve coordenar cuidadosamente o programa de fala-linguagem e também o treinamento para alimentação, visando à adequação do controle de reflexos orais que podem se apresentar exacerbados. O trabalho deve ser desenvolvido em conjunto com outros especialistas, como o cirurgião ortopédico, o fisiatra, o fisioterapeuta, o terapeuta ocupacional, o psicólogo e o professor para alunos especiais.

O foco de trabalho do fonoaudiólogo é a linguagem do portador de paralisia cerebral, a voz não tem atenção principal, mas é evidente e importante a inclusão de estratégias para uma melhor produção vocal desse paciente. A atuação sobre a voz do indivíduo com paralisia cerebral é importante, porque vários marcadores de integridade cognitiva são expressos por meio da voz e da fala.

ALTERAÇÕES CONGÊNITAS EXTRALARÍNGEAS

As alterações congênitas extralaríngeas que podem interferir na produção vocal abarcam uma série de situações, tais como a atresia de coanas, a agenesia lingual e a micrognatia. Esta última situação pode estar associada à síndrome de Pierre Robin, na qual uma falha no desenvolvimento da mandíbula produz um deslocamento posterior da língua, o que reduz o tamanho da hipofaringe, dificulta a deglutição e limita a entrada de ar na laringe, podendo levar à cianose episódica. A fissura palatina pode estar associada.

Optamos apenas por comentar duas situações de maior expressividade clínica, a fissura palatina e a deficiência auditiva, lembrando, porém, que pode haver disfonia por alteração congênita de qualquer estrutura que compõe o aparelho fonador.

Fissura Palatina

Fissuras são deformidades do desenvolvimento que ocorrem quando um ou mais processos embriogênicos da face não se fundem com os processos adjacentes (Altmann, 1992). Cerca de uma a cada 750 crianças nascidas apresentam fissura palatina, a qual pode variar de fissura unilateral de véu palatino à fissura bilateral, incluindo palato duro e véu palatino, processo alveolar e lábios. Na presença de falha na função velofaríngea, a ressonância hipernasal pode ser observada precocemente no indivíduo, desde o choro e o balbucio. Quando a correção cirúrgica é prévia à instalação da fala, o prognóstico tende a ser melhor, com menor comprometimento da comunicação (Wilson, 1987). Além de correção cirúrgica e do tratamento fonoaudiológico, próteses de palato (bulbo) podem contribuir para melhorar tanto os aspectos vocais como articulatórios desses pacientes.

O desvio vocal básico da criança com fissura palatina é a hipernasalidade e, embora o paciente com inadequação velofaríngea apresente alteração na dimensão biológica de sua qualidade vocal, seja por alterações nas estruturas responsáveis pelo fechamento velar seja por inabilidade no controle desse mecanismo, os reflexos nas dimensões psicológica e socioemocional são muito profundos, já que a qualidade nasal é um estigma que o paciente quase sempre carrega por toda a vida, sendo que o ouvido humano reconhece imediatamente a nasalidade e lhe atribui uma interpretação psicodinâmica negativa (Behlau, Pontes, 1992). Apesar de a hipernasalidade ser o desvio mais freqüente nesses pacientes, pode também ser observada nasalidade mista, decorrente de edema das vias aéreas superiores, que absorve parte do som, ou até mesmo ressonância hiponasal, principalmente no período pós-operatório de cirurgias para a adequação do fechamento velofaríngeo. Segundo Tabith (1981), do ponto de vista espectrográfico, a ressonância nasal implica a alteração na energia dos harmônicos de alta freqüência, com comprometimento dos formantes das vogais, o que pode prejudicar a inteligibilidade de fala.

Algumas crianças com fissura palatina também apresentam desvio fonatório, além do ressonantal. De acordo com Brooks & Shelton (1963), cerca de 10% de 76 crianças com fissura palatina apresentaram disfonia associada à hipernasalidade. O estudo de McWilliams, Bluestone & Musgrave (1969) sugere que crianças com fissura palatina e rouquidão crônica têm grande possibilidade de apresentar distúrbios de pregas vocais (84% de achados positivos), particularmente nódulos bilaterais (71% dos casos). Bzoch (1989), por sua vez, encontrou voz soprosa em 31,3% de 1.000 pacientes com fissura estudados, explicando seu achado como uma alteração vocal e laríngea causada pelo ajuste habitual dos músculos intrínsecos da laringe, o que produz uma fenda glótica durante a produção da voz, a qual reduz a pressão subglótica e ocorre em associação com ajustes expiratórios durante a fala.

McWilliams, Morris & Shelton (1984) explicam que as alterações da voz do fissurado são decorrentes das acentuadas modificações nas cavidades de ressonância, determinadas pela falta do isolamento entre cavidades oral e nasal, tais como a introdução de uma ressonância nasal na produção oral, a absorção sonora pelos tecidos da cavidade nasal e a redução da energia global do sinal pela sua divisão entre as cavidades oral e nasal. Esses mesmos autores mencionam que a fala em fraca intensidade, um padrão freqüente em indivíduos fissurados, pode reduzir o impacto da hipernasalidade. Além disso, alertam que a presença de rouquidão, aspereza e soprosidade podem ser decorrentes da própria terapia dos distúrbios articulatórios, que sobrecarrega o mecanismo de fala com esforço e pode resultar em hiperfunção fonatória, com desenvolvimento de rouquidão e de nódulos nas pregas vocais, com presença de esforço respiratório, fonatório e grimaças.

Em alguns quadros de intensa tentativa de controle da oralidade é possível observar voz extremamente tensa e rouca, com fortes interrupções de vocalização. O exame laringoscópico mostra uma laringe normal, mas pode haver leve irritação de mucosa, edema discreto e, em algumas vezes, nódulos acompanhados de participação do vestíbulo laríngeo, por meio de compressão mediana, à fonação. Contudo, nossa impressão clínica não espelha as observações dos autores anteriormente citados, e a incidência real de alterações fonatórias em indivíduos fissurados merece um estudo mais aprofundado, pois a elevada ocorrência pode ser uma situação particular. Apesar dessa ressalva, a presença de nódulos em crianças fissuradas deve levar à suspeita de um mecanismo velofaríngeo inadequado e de esforço excessivo para oralizar a ressonância, já que tais crianças não são reconhecidamente extrovertidas e falantes como as que apresentam o quadro típico de disfonia infantil.

Assim, pode-se encontrar nasalidade e voz fraca, ou nasalidade e rouquidão, com esforço fonatório, com ou sem distorções articulatórias associadas, com presença de golpes de glote, turbulência ou fricção faríngea. Se a insuficiência velofaríngea for leve, poderá ocorrer apenas uma subarticulação dos sons da fala; no entanto, em casos mais severos, pode haver omissão dos sons ou articulação glótica intensa. A articulação glótica, mais conhecida como golpe de glote, ocorre no indivíduo fissurado como uma tentativa de contornar a redução da pressão intra-oral necessária para emissão dos plosivos e fricativos. A laringe oclui fortemente a saída do ar e tenta compensar a redução da pressão intra-oral.

McWilliams, Morris & Shelton (1984) ressaltam que a terapia vocal propriamente dita, na maioria dos casos, deve ter início quando as alterações do mecanismo velar já tiverem sido suficientemente tratadas, seja por procedimentos cirúrgicos, protéticos ou fonoterápicos. Behlau & Gonçalves (1992) sugerem que a atuação na reabilitação vocal desses pacientes, com foco fonatório, seja iniciada pelo desenvolvimento da consciência do paciente sobre seu problema, para então selecionar as possíveis estratégias capazes de reduzir os desvios fonatórios. Segundo Piccoli (1998), um programa de terapia fonoaudiológica deve priorizar a correção articulatória, enfatizando o trabalho de aumento de pressão intra-oral, o conhecimento psicomotor do modo articulatório e a instalação do engrama correto para que a articulação possa ser efetivamente corrigida. Apesar de essas considerações serem centrais no atendimento da criança fissurada, um trabalho vocal especificamente direcionado à fonte glótica pode ser necessário para adequar a produção vocal. Bzoch (1989) recomenda terapia vocal a todos os pacientes fissurados que apresentam rouquidão, apontando como necessárias a identificação de situações de fala estressantes em casa e na escola, a orientação aos pais e professores e a terapia direcionada à produção vocal sem esforço.

O trabalho vocal fonoaudiológico para a hipernasalidade tem sido centrado preferencialmente no aumento da oralização da qualidade vocal, reduzindo-se proporcionalmente a ressonância nasal pelo aumento da ressonância oral. Exercícios de sobrearticulação, assim como o uso da técnica mastigatória ou o som basal, têm-se mostrado clinicamente eficientes. Além do trabalho voltado para aspectos da ressonância, a reabilitação deve considerar a necessidade da redução da tensão laríngea e a normalização dos ataques vocais, além da eliminação do golpe de glote. Algumas dessas crianças têm muita dificuldade na execução dos exercícios das técnicas de vibração e de sons fricativos sonoros, levando-se a buscar estratégias alternativas com o uso direto de vogais e da própria fala encadeada para normalizar a qualidade vocal. A técnica do bocejo-suspiro e a voz salmodiada são estratégias potencialmente positivas.

Behlau & Pontes (1992) comentaram uma observação clínica referente à tendência de alguns pacientes com inadequação velar apresentarem muda vocal incompleta ou atraso neste processo. Provavelmente, apesar das mudanças anatômicas, a fixação dos ajustes motores funcionais laríngeos é decorrente de hábitos compensatórios adquiridos na tentativa de mascarar a nasalidade. Ao se tratar a alteração do processo de muda vocal, a nasalidade pode exacerbar-se, pois falar em um tom mais agudo ajuda a mascará-la; nestes casos, deve-se rever a competência do mecanismo velar.

O tratamento protético deve ser também considerado e pode contribuir em grande monta. Pegoraro-Krook (1995) analisou 22 pacientes com inadequação velofaríngea e tratados com prótese de palato. Foram avaliados três grupos: inadequação velar devido à fissura palatina congênita operada ou não, por ressecção total ou parcial do palato por causa de câncer ou por paralisia total ou parcial do palato mole por problemas neurológicos. Os dois primeiros grupos receberam prótese obturadora e o terceiro, prótese elevadora de palato. A autora concluiu que a prótese de palato foi um tratamento eficaz para melhorar a inteligibilidade de fala dos pacientes dos grupos avaliados, independentemente da etiologia da inadequação velofaríngea, havendo uma redução significante da hipernasalidade, tanto na fala espontânea como na leitura oral, e do escape de ar com a prótese, apesar da grande variabilidade individual.

Considerando que os indivíduos com fissura palatina apresentam grande incidência de problemas auditivos, principalmente perdas auditivas condutivas e quadros de otites de repetição, o desenvolvimento das habilidades auditivas pode estar prejudicado, culminando em um transtorno no processamento auditivo. Como apresentado no capítulo 13, uma alteração no processamento pode prejudicar, entre outras habilidades, a memória e a figura-fundo auditivas e, principalmente, o monitoramento que o indivíduo faz de sua voz e de sua fala. Diante de um indivíduo fissurado com queixas auditivas, sugere-se então a investigação de possíveis alterações na audição periférica e no processamento auditivo propriamente dito, situações que comprometem a evolução da terapia fonoaudiológica. Caso a alteração se confirme, estão indicados treinamento auditivo e administração de uma abordagem vocal que inclua o trabalho de processamento auditivo.

Deficiência Auditiva

A atuação do fonoaudiólogo na habilitação e na reabilitação de indivíduos portadores de deficiência auditiva pode ser considerada como uma das pioneiras dentro da própria profissão. Este pioneirismo objetivou durante muitos anos a fala destes indivíduos, ou seja, dentro dos programas de reabilitação, a terapia vocal não era priorizada.

A deficiência auditiva congênita pode ser sindrômica ou não-sindrômica, exigindo atenção multidisciplinar. Evidentemente, uma deficiência auditiva dentro de uma síndrome representa um problema mais complexo que requer maior experiência do terapeuta.

O foco desse item é abordar apenas a questão da voz do portador de deficiência auditiva congênita, freqüentemente esquecida nos textos sobre disfonia. O indivíduo com deficiência auditiva adquirida na idade adulta apresenta dificuldades mais centradas na inteligibilidade da emissão, na perda da naturalidade da produção da voz e da fala e na limitação da modulação de freqüência, intensidade e controle de volume da voz.

O perfil vocal alterado é um traço característico evidente nos indivíduos deficientes auditivos congênitos, ou com perda na primeira infância e, embora a qualidade vocal possa ter um efeito secundário no significado, uma voz desagradável ou anormal torna-se um importante bloqueio psicológico para a comunicação (Levitt & Nye, 1971).

Os problemas de voz dos deficientes auditivos estão diretamente relacionados ao grau e tipo de perda, além de outros fatores tangentes como: idade, gênero, tipo e adaptação de prótese auditiva. Wilson (1987) observou que a criança portadora de perda auditiva leve a moderada pode apresentar somente dificuldades no equilíbrio ressonantal, enquanto crianças com perdas mais severas podem ter, entre outras, dificuldades com o controle de freqüência e de intensidade. Giusti (2000) analisou 66 crianças, com idade compreendida entre 6 e 13 anos, portadoras de disacusia pré-lingual severa e profunda, estudantes de escola especial, comparando-as com 90 crianças ouvintes, da mesma faixa etária. O estudo concluiu que as crianças portadoras de deficiência auditiva possuem pobre controle laríngeo sobre a produção vocal e grande instabilidade fonatória, o que é traduzido por um tempo máximo de fonação encurtado e de característica entrecortada, pela intensidade vocal aumentada, pela freqüência fundamental elevada e pela sua extensa variabilidade. Esses marcadores vocais permitiram a identificação da deficiência auditiva pela voz, ou seja, tais marcadores vocais da deficiência auditiva fazem o indivíduo ser prontamente identificado como tal. Esta evidência reforça a noção de que a voz do deficiente auditivo deve ser especificamente enfocada para minimizar o impacto social da deficiência auditiva.

A questão central é que o monitoramento auditivo do portador de deficiência auditiva, para fins de posicionamento correto dos órgãos fonoarticulatórios, obviamente está prejudicado; no entanto, as sensações táteis-cinestésicas do aparelho fonador estão presentes e podem ser desenvolvidas durante a terapia fonoaudiológica, paralelamente ao trabalho de desenvolvimento de linguagem. Zaliouk (1960) ressalta que o efeito de um mecanismo deficiente de monitoramento da voz em crianças surdas leva à uma produção de voz tipo falsete, aguda e tensa.

Considerando-se especificamente o grau da perda auditiva, podemos traçar as principais tendências nos desvios vocais (Quadro 6-8).

Calvert & Silverman (1978) mencionaram como problemas comuns na fala de sujeitos deficientes auditivos a hipernasalidade, a tendência para prolongar excessivamente as vogais, a estridência, a freqüência fundamental elevada e a irregularidade de ritmo, sendo tais sintomas agravados com o aumento do grau da perda auditiva.

Quadro 6-8. Tendências de desvios vocais de acordo com o tipo e grau de perda auditiva

Tipo e Grau de Perda Auditiva	Principais Desvios Vocais
Tipo	
Perdas condutivas	Redução na intensidade da fala
Perdas neurossensoriais	Alterações variadas e múltiplas de acordo com o grau da perda
Grau	
Grau leve a moderado 25 a 40 dB de perda	Alterações de ressonância nasal
Grau moderado a severo 45 a 70 dB de perda	Alterações de freqüência (geralmente mais aguda)
	Alterações de intensidade, aumentada e irregular
	Desvios na qualidade vocal, com voz tensa
	Alterações de ressonância, com hipernasalidade e/ou foco faríngeo
	Velocidade e ritmo de fala inadequados
Grau severo acima de 75 dB de perda	Voz monótona
	Descontroles de freqüência e intensidade acentuados
	Alterações de ressonância, com hipernasalidade e/ou foco faríngeo
	Velocidade e ritmo reduzidos

Monsen (1979) ao estudar crianças de 5 anos de idade, com perdas auditivas de grau moderado e profundo observou tensão vocal, soprosidade e diplofonia. Posteriormente, Monsen (1983), estudou 30 adolescentes com perda auditiva em graus moderadamente severo e profundo e verificou excesso de tensão laríngea e freqüência fundamental elevada. Assim sendo, pode-se deduzir que as manifestações vocais modificam-se e acentuam-se com o passar dos anos, devendo ser, portanto, levadas em consideração em um programa precoce e preventivo de reabilitação fonoaudiológica. Pinho (1990) sugere um protocolo de avaliação de voz do portador de deficiência auditiva e ressalta a necessidade de uma atenção precoce e específica a esse aspecto da comunicação.

Wirz (1992) afirma que a voz do portador de deficiência auditiva é reconhecidamente alterada, embora a literatura seja confusa na descrição dessas vozes. Segundo essa autora, as principais características laríngeas deste indivíduo são: a inabilidade de controlar a laringe, o que resulta em freqüência e entonação pobres, com deslocamento da freqüência fundamental para os agudos e a limitação na gama tonal. A principal característica velofaríngea é a qualidade vocal nasal, de natureza diferente da observada na população com fissura palatina, sendo também independente do grau de perda auditiva.

O portador de deficiência auditiva tem dificuldade para direcionar o fluxo aéreo, não sincronizando o início da expiração com o início da fonação e tendendo a expelir ar antes de falar. Freqüentemente utiliza o ar de reserva e interrompe a frase em momentos inadequados. Também é comum a utilização de expiração fonatória excessiva, sendo que a respiração ruidosa presente em muitos deficientes auditivos pode ser explicada pela tensão generalizada do trato vocal.

Os tempos máximos de fonação são reduzidos, provavelmente por uma série de fatores que envolvem: uso reduzido da comunicação oral, incoordenação pneumofonoarticulatória e escape de ar nasal. Ressonância alta, nasal ou velofaríngea é bastante freqüente, devendo-se principalmente à grande tensão determinada pela posteriorização e abaixamento da base da língua. Outras vezes, a posteriorização e o abaixamento da língua são tão extremos que se observa uma ressonância laringofaríngea extrema, chamada ressonância *cul de sac*, com a língua tocando a parede posterior da faringe (Boone, 1976).

A hiponasalidade é mais rara no portador de deficiência auditiva e, ao diagnosticá-la, devem ser destacados fatores obstrutivos das vias aéreas superiores tais como: hipertrofia de adenóide, rinites, desvios de septo, etc.

Quanto à freqüência de voz, Boone (1976) não observou diferenças significativas na freqüência fundamental entre crianças com deficiência auditiva e crianças ouvintes. Já em adolescentes e adultos há uma acentuada tendência à elevação da freqüência fundamental, sobretudo no sexo masculino (Angelocci, Kopp & Holbrook, 1964 e Schneiderman & Kryski, 1978; Bommarito & Behlau, 1998). Apesar de a maioria dos deficientes auditivos apresentarem voz aguda, o contrário, ou seja, uma voz grave ou muito grave, não é raro e em geral está presente quando há tensão de abaixamento e posteriorização da língua, o que favorece o abaixamento da laringe.

Bommarito & Behlau (1998) observaram que as alterações na muda vocal são um aspecto muito importante na voz do portador de deficiência auditiva, estando alterada em 63% dos indivíduos do sexo masculino e em 72% dos indivíduos do sexo feminino. As freqüências fundamentais médias foram de 155 Hz para os homens e de 187 Hz para as mulheres. Assim sendo, os rapazes tendem a manter uma freqüência fundamental aguda na idade adulta, ao contrário das mulheres que apresentam uma freqüência mais grave que as ouvintes. Flutuações na freqüência por falta de controle da musculatura laríngea são muito comuns. A incidência de hipernasalidade foi significativa para ambos os sexos, com valores acima de 50%.

Metz, Whitehead & Whitehead (1984) concluíram que o portador de deficiência auditiva pode apresentar inabilidade em controlar certos músculos intrínsecos da laringe no que diz respeito à adução, o que significa emissão soprosa. Também pode ocorrer excessiva tensão na produção de fonemas plosivos que precedem as vogais, resultando em soprosidade das mesmas.

A intensidade vocal no portador de deficiência auditiva é quase sempre aumentada pela necessidade de se fazer ouvir e pela excessiva tensão de todo o trato vocal, o que pode ser reduzido em terapia com o desenvolvimento da conscientização desse padrão de intensidade elevado.

A rouquidão no portador de deficiência auditiva é comum como o resultado de alterações da mucosa das pregas vocais, tais como edema e nódulos vocais, por tensão ou estresse na comunicação (Wirz, 1992).

Tonisi (2002) observou que as crianças com perda auditiva severa e profunda, usuárias de implante coclear, apresentam variabilidade da freqüência fundamental – tendência à incoordenação pneumofonoarticulatória, instabilidade vocal moderada e grau de desvio global da voz moderado. Os objetivos terapêuticos para esta população devem incluir o controle da freqüência e da intensidade, o ajuste ressonantal, a estabilidade vocal, o controle dos abusos vocais e da tensão à fonação, o suporte respiratório e a coordenação pneumofonoarticulatória, bem como ritmo, velocidade de fala, precisão articulatória e inteligibilidade de fala.

É importante compreender que a voz do portador de deficiência auditiva é o resultado de desvios fonatórios e articulatórios que, juntos, afetam a inteligibilidade e a qualidade vocal (Subtelny, Whitehead & Orlando, 1980).

Como a literatura sobre a voz do portador de deficiência auditiva é ampla e confusa, Wirz (1992) sugere a utilização do protocolo de avaliação do perfil vocal de Laver para descrever de modo mais acurado as características encontradas. A autora avaliou 40 deficientes auditivos profundos, com idades entre 18 e 23 anos, estudantes de nível terciário, e com média de perda auditiva nas freqüências da fala em 85 dB na melhor orelha. Foram utilizados 40 indivíduos ouvintes como controle. O material de fala foi a leitura da Passagem do Arco-íris *(The Rainbow Passage)*, analisado por três ouvintes treinados, com confiabilidade intersujeitos acima de 80%. Os principais resultados indicaram que: (1) quanto à extensão dos movimentos, os deficientes auditivos apresentaram extensão reduzida de movimentos de língua (97,5%), de mandíbula (60%) e de lábios

(55%); (2) quanto ao *pitch* e à *loudness*, observou-se extensão fonatória reduzida (90%), pouca variabilidade de freqüência (87,5%), *loudness* reduzida (47,5%), extensão dinâmica reduzida (90%) e restrita variabilidade de intensidade (90%); (3) quanto à tensão, constatou-se que houve constrição faríngea importante (87,5%) e tensão laríngea (90%). É interessante comentar que o *pitch* em si não mostrou diferença estatisticamente significante entre os dois grupos.

Na avaliação vocal do portador de deficiência auditiva é importante considerar: o tipo e grau de perda, o tipo de prótese auditiva, incluindo margem de ganho em intensidade e freqüência, a idade em que foi protetizado e adaptação à prótese, além de dados da fonoterapia, incluindo a linha terapêutica utilizada.

Um trabalho recente sobre o efeito de um programa intensivo de técnica vocal na voz e inteligibilidade da fala de deficientes auditivos (Fomin & Behlau, 1999) mostrou que praticamente todas as vozes foram consideradas alteradas, sendo que apenas juízes experientes conseguiram detectar melhoras após o treinamento vocal realizado. Desta forma, verificou-se que é possível reduzir os desvios da voz do portador de deficiência auditiva, porém, acredita-se que essa preocupação deve receber atenção precoce e integrada ao trabalho de desenvolvimento da linguagem. Além disso, abordagens vocais mais eficazes para a atuação com esses pacientes devem ser desenvolvidas.

Condições facilitadoras para melhorar a oralidade da criança portadora de deficiência auditiva têm sido buscadas, por meio de outras vias sensitivas, tais como a visual, a tátil e a proprioceptiva. O trabalho de Guedes (2001) analisa o impacto dos movimentos corporais propostos pela metodologia verbotonal na fala do portador de deficiência auditiva em situações de produção simultâneas de fala e movimento associado ao som na terapia fonoaudiológica; a análise é complexa, mas indica que muitas crianças realmente podem se beneficiar da associação dos movimentos corporais à emissão. Já Bommarito (2000) realizou um estudo sobre o efeito de um método de terapia de voz, com a inclusão de jogos vocais computadorizados, e concluiu que a inserção do monitoramento visual foi essencial na melhora obtida nos parâmetros acústicos de freqüência fundamental, redução de ruído e aumento dos tempos máximos de fonação. A realidade clínica sugere fortemente que o emprego de uma única via, a auditiva, é artificial e pode comprometer o próprio desenvolvimento da comunicação oral.

Há várias síndromes que podem acompanhar a deficiência auditiva parcial ou total. Com o intuito de citar algumas dessas síndromes, podemos lembrar as seguintes: síndrome de Crouzon, síndrome otopalatodigital, síndrome de Tuner, síndrome de Waardenburg, síndrome de Klippel-Fiel, seqüência de Moebius e embriofetopatia rubeólica. A descrição dessas síndromes e suas implicações fogem ao objetivo do presente capítulo, mas existe literatura desenvolvida e organizada para consulta (Wiedeman, Kunze & Dibbern, 1992).

Embora o atendimento fonoaudiológico direcionado para a redução das alterações vocais do indivíduo portador de deficiência auditiva pareça ser de menor importância, o desvio vocal pode comprometer de modo acentuado o sucesso da comunicação e chama a atenção do interlocutor de modo negativo. A alteração vocal no portador de deficiência auditiva é de natureza global, com desvios presentes desde o suporte respiratório (que pode ser insuficiente ou excessivo), passando pelo nível glótico, geralmente caracterizado como tenso, e chegando à ressonantal, como aumento da ressonância faríngea, redução da ressonância oral e aumento da nasalidade. Ocorre, de modo evidente, uma incoordenação entre esses níveis.

Uma adaptação da terapia vocal clássica é essencial, uma vez que o trabalho com o portador de deficiência auditiva não poderá ser fundamentado no monitoramento auditivo. O uso de *softwares* que ofereçam monitoramento visual da produção vocal, como Speech Pitch, Dr. Speech, Vox Metria, Vox Games, entre outros disponíveis no mercado, é extremamente útil para o desenvolvimento e a fixação de parâmetros como a freqüência e a intensidade vocal. A precocidade do trabalho vocal com o portador de deficiência auditiva é imperioso, pois a efetividade da atuação vocal é reduzida quando a terapia é ministrada na idade adulta e o indivíduo já possui todos os ajustes motores da fonação engramados.

ALTERAÇÕES SINDRÔMICAS

Síndrome é definida como um "agregado de sinais e sintomas associados a qualquer processo mórbido e constituindo em conjunto o quadro clínico da doença" (Stedman Dicionário Médico, 1996). Inúmeras síndromes podem envolver os órgãos da comunicação, desde o aparelho auditivo até a laringe, sendo praticamente impossível realizar uma revisão suficientemente ampla e completa sobre o tema.

No presente capítulo, nosso objetivo é apresentar apenas as principais síndromes, nas quais é observado desvio vocal evidente, seja por alteração laríngea, auditiva ou do sistema nervoso central.

Síndrome de Down

A Síndrome de Down é uma síndrome malformativa, caracterizada por oligofrenia e aparência altamente típica, tendo como características principais: face achatada, macroglossia, estatura baixa, hipotonia muscular e hiperflexibilidade das articulações devido à frouxidão de ligamentos. Ocorrem cardiopatia congênita em quase todos os casos e estrabismo em grau leve.

Essa síndrome se deve à trissomia do cromossomo 21, ou seja, resulta da presença de dose tríplice do material genético localizado nesse cromossomo. O cromossomo supranumerário encontra-se em estado livre em mais de 95% dos casos, sendo que a translocação ocorre em apenas 3% dos casos. Tal síndrome ocorre em 1 de cada 650 recém-nascidos. Manifesta-se desde o nascimento e tem como etiopatogenia freqüente mãe idosa (Wiedemann, Kunze & Dibbern, 1992).

O choro de uma criança com síndrome de Down é monótono, grave e áspero. A voz de uma criança maior com esta síndrome pode ser tensa, rouca ou gutural. Segundo Montague & Hollien (1973), indivíduos portadores desta síndrome, além de apresentarem soprosidade e rouquidão, têm também uma forte prevalência de hipernasalidade. As alterações de ressonância encontradas nestes pacientes devem-se, principalmente, à forma alterada das cavidades de ressonância, agravada pela imprecisão do movimento de órgãos fonoarticulatórios.

Em um estudo realizado por Novak (1972) foi encontrado espessamento da mucosa das pregas vocais. A mucosa faríngea apresentou sinais de atrofia e tendência ao ressecamento, hipertrofia das amígdalas e palato profundo. A movimentação de palato mole em geral é normal e a vibração de pregas vocais também. A qualidade vocal tensa ou estridente foi atribuída à hipertonicidade das pregas vestibulares juntamente às pregas vocais durante a fonação.

Santiago (1999) realizou uma análise perceptivo-auditiva e acústica de 74 vozes de adolescentes com síndrome de Down, concluindo que a alteração vocal é facilmente identificável à análise perceptivo-auditiva, sendo principalmente caracterizada por instabilidade vocal (73%), seguida por nasalidade (68%) e rouquidão (43,2%). Os parâmetros acústicos selecionados mostraram valores dentro da normalidade, à exceção do desvio padrão da freqüência fundamental, que foi caracteristicamente maior que nos indivíduos normais, o que reflete a instabilidade vocal identificada auditivamente.

É importante atuar sobre a voz desses pacientes que, muitas vezes, apresentam a eficiência de comunicação prejudicada em função do desvio vocal. Uma voz instável pode comprometer a inteligibilidade da mensagem, além disso, tal parâmetro auditivo apresenta uma conotação psicodinâmica negativa, fazendo o falante ser subestimado em suas reais capacidades.

Síndrome do *Cri-du-Chat*

A síndrome do choro do gato *(Cri-du-chat)* é de ocorrência rara e foi relatada por Lejeune, Lafourcade & Berger (1963) a partir da descrição de crianças com choro fraco e parecido com a emissão de um gato. A incidência varia, de acordo com esses autores, entre 1/20.000 nascimentos (Niebuhr. 1978; Gilbert, 1994) e 1/50.000 nascimentos (Weidemann, Kunze, Dibbern, 1992).

A síndrome do miado de gato, como às vezes referida em língua portuguesa, trata-se da monossomia do cromossomo 5, ou seja, há deleção de parte do braço curto do cromossomo 5 do grupo B, mais freqüente no sexo feminino. Há deficiência do crescimento intra-uterino e incidem várias anomalias. O peso ao nascimento é geralmente inferior a 2.500 gramas e o retardo mental é severo, na maioria dos casos, sem relato de crianças com QI acima de 35. A freqüência do choro é aguda, ao redor de 860 Hz, com duração mais longa que a normal, com melodia monótona ou padrão ascendente e qualidade vocal tensa (Aronson, 1990). A causa desse choro tão agudo tem sido disputada na literatura, sendo que alguns autores acreditam que o choro alterado é decorrente de anormalidades laríngeas (Ward, Engel & Nance, 1968), enquanto outros atribuem a alteração no choro como o resultado de uma disfunção do sistema nervoso central (Manning, 1977). Além dessa controvérsia, a duração desse choro alterado também não é clara, com alguns relatos sugerindo normalização das emissões ao redor de 2 anos de idade e outros indicando persistência de tal alteração de 1 mês a 33 anos de idade (Niebuhr, 1978).

Como principais características dessa síndrome são encontradas múltiplas alterações da morfologia facial, com *facies* redonda e geralmente achatada no primeiro ano, hipertelorismo ocular, epicanto, fendas palpebrais em posição antimongolóide, atraso psicomotor e choro típico nos primeiros meses; pode ocorrer também maloclusão dental, palato em ogiva, úvula bífida, epiglote tubular (muito longa, redundante e um tanto flácida, displasia ou configuração anormal da orelha externa. Pode haver outras anomalias associadas como estrabismo divergente, fissuras labiopalatatinas, cardiopatia congênita e face semelhante à de pássaro. A laringe é caracteristicamente muito estreita, com a glote tomando a forma de losango na inspiração e de fenda triangular posterior na fonação forçada ou adução, com conseqüente perda de ar. A paralisia do músculo aritenóideo geralmente acompanha esse quadro, o que produz uma fenda posterior constante à fonação; na inspiração, observa-se uma fenda glótica característica, em forma de diamante (Lawson & Biller, 1985). O diagnóstico é suspeitado pelo choro e pelos achados associados, mas deve ser confirmado por análise genética; o estridor inspiratório em geral está associado ao choro típico, provavelmente como resultado de uma epiglote tipicamente tubular e flácida, sugada para dentro no esforço inspiratório (Gilbert, 1994). A obstrução nasal é quase sempre discreta e não requer tratamento. A medida em que a criança cresce, a configuração laríngea e a voz produzida tendem a ficar normais. A disfonia pode ser controlada, se necessário, com reabilitação vocal. O diagnóstico diferencial com a síndrome de Wolf (deleção do braço curto do cromossomo 4) deve ser considerada. As manifestações da síndrome de Wolf incluem: fissura palatina, presença de colobomas, cardiopatia e hipospádia (Wiedemann, Kunze & Dibbern, 1992).

Um estudo detalhado sobre as características fonatórias e fonéticas de um caso desta síndrome foi realizado, acompanhando-se e registrando-se as emissões de uma criança com essa síndrome, entre 8 e 26 meses de idade, que manteve a característica aguda da emissão por todo esse período (Sohner & Mitchell, 1991). A análise acústica realizada indicou que a freqüência fundamental média foi elevada, ao redor de 569Hz, com variações entre 521 e 622 Hz, sendo que crianças normais apresentam média de 357 Hz e variações entre 164 e 1366 Hz, no mesmo período, o que indica que, apesar da freqüência ser aguda, seu coeficiente de variação é inferior ao das crianças normais, com predominância de entonação monótona, ao contrário das crianças normais nas quais predomina a entonação ascendente e descendente. No caso analisado, observou-se um atraso muito grande no desenvolvimento de fala, incluindo o balbucio, sendo que a primeira palavra não foi emitida até os 26 meses, o que sugere que um atraso significante nos desenvolvimentos cognitivo e/ou motor podem influenciar o início do desenvolvimento vocal.

Síndrome de Pfaundler & Hurler – Gargolismo

A síndrome de Pfaundler & Hurler, também conhecida como gargolismo, é uma tesaurismose autossômica recessiva, caracterizada por uma alteração bioquímica hereditária de mucopolissacarídeos, de caráter recessivo ligado ao sexo. Alguns dos sinais e sintomas incluem (Gonzales, 1981; Wiedemann, Kunze & Dibbern, 1992): *facies* típica, com depressão e alargamento da ponta do nariz, narinas grandes, hipertelorismo, exoftalmia, opacificação da córnea, lábios espessos e salientes, cabelos densos, fortes e abundantes. Há também redução do crescimento, macrocefalia, macroglossia, hipertrofia das gengivas e dos processos alveolares, déficit intelectual, demência progressiva, deficiência auditiva, alteração da freqüência da voz e hiporrinofonia. A evolução é progressiva até a morte na segunda década de vida por processos infecciosos, insuficiência cardíaca ou pneumonia por aspiração.

Degeneração Hepatolenticular de Wilson

Trata-se de uma degeneração familiar progressiva do núcleo lenticular que leva à falta de uma proteína do plasma, a ceruloplasmina. A ausência desta proteína gera o acúmulo de íon de cobre no fígado, cérebro e principalmente na córnea. A sintomatologia da síndrome divide-se em manifestações neurológicas e não neurológicas. No quadro com alteração neurológica associada podem ser observadas alteração da freqüência vocal e reduções da ressonância e da intensidade. (Gonzales, 1981).

Glicogenose Tipo I – Enfermidade de von Gierke

Trata-se de uma doença hereditária autossômica recessiva que consiste na deficiência da enzima glucose-6-P-fosfatase no fígado, rins e mucosa do intestino delgado. A manifestação inclui face redonda, nariz e boca pequenos, hipotonia muscular generalizada, hiporreflexia, déficit intelectual e disfonia (Gonzales, 1981). É um erro inato do metabolismo, manifestando-se, nos casos não tratados por *facies* característica, por vezes definida como *facies* de boneca, deficiência estatural acentuada e protrusão do abdômen por hepatomegalia; ocorre também deficiência mental por episódios de hipoglicemia e crises convulsivas de origem hipoglicêmica. O tratamento é fundamentado em refeições freqüentes, ricas em hidratos de carbono e alimentação noturna contínua por sonda gástrica. A expectativa de vida é reduzida devido à acidose lática e, mais tarde, por nefrite gotosa (Wiedemann, Kunze & Dibbern, 1992).

Paralisia Periódica Familiar – Paralisia Periódica de Cavaré

Trata-se de alteração metabólica do potássio. A forma mais comum se desenvolve na puberdade, embora possa manifestar-se na infância. Alguns dos principais sinais e sintomas incluem: paralisia flácida com arreflexia, especialmente dos membros inferiores. Em casos mais graves, pode haver comprometimento da musculatura respiratória e enorme dificuldade fonatória (Gonzales, 1981).

Porfiria Eritropoiética

Trata-se de deficiência metabólica caracterizada pela dificuldade de síntese da porfirina tipo I nos normoblastos da medula óssea. Surge na primeira infância e na puberdade. Alguns dos principais sinais e sintomas incluem hipersensibilidade à luz, esplenomegalia e hipernasalidade devido à ausência das cartilagens nasais (Gonzales, 1981).

Síndrome Supra-Renogenital

Trata-se de deficiência metabólica hormonal do córtex da supra-renal. Existem três tipos de alterações, sendo que no tipo I ocorre a hiperplasia supra-renal com virilismo, tornando evidente a síndrome de virilização da mulher, associada também à alteração vocal (Gonzales, 1981).

Síndrome de Schwartz

É também chamada de síndrome de Schwartz-Jampel, caracterizando-se por uma miotomia condrodistrófica. Trata-se de uma doença autossômica recessiva com deficiência no desenvolvimento, de expressão variável, cujo erro básico é desconhecido. As alterações geralmente se manifestam a partir do segundo ano de vida por miotonia, *facies* típica, bochechuda, atraso no crescimento e distúrbios osteoarticulares. Alguns sinais e sintomas incluem: hipertrofia muscular, limitação articular e laringe pequena, com manutenção da qualidade vocal no padrão infantil (Gonzales, 1981). Ocorrem voz aguda e nasalidade, com estridor respiratório em alguns casos; a expressão facial é congelada, como se o paciente estivesse chorando ou com um sorriso triste, sendo o relaxamento praticamente impossível, com dificuldade de abertura dos olhos e da boca (Wiedemann, Kunze & Dibbern, 1992). Há dificuldades de movimentos, fadiga rápida e dores musculares que surgem precocemente, sobretudo nos membros inferiores.

Síndrome de Criptofalmia – Síndrome de Fraser

Esta síndrome é composta de atresia da fenda palpebral, uni ou bilateral. Trata-se de uma doença autossômica recessiva, com criptofalmia quase sempre combinada com agenesia de pálpebras e sobrancelhas, hipoplasia de fossas nasais, malformações do globo ocular, das orelhas, do nariz, dos membros, do aparelho urogenital e de outros aparelhos (Wiedemann, Kunze & Dibbern, 1992). Pode ocorrer malformação de genitália em ambos os sexos. Embora não seja freqüente, pode haver estenose laríngea, fissura palatina e malformação dos ouvidos externo e médio (Gonzales, 1981).

Síndrome do Nanismo Diastrófico

Trata-se de uma doença autossômica recessiva, com deformações múltiplas, incluindo o não-crescimento de laringe com qualidade vocal infantilizada. Também pode estar associada à estenose laringotraqueal, gerando o estridor laríngeo congênito (Gonzales, 1981).

Seqüência de Pierre Robin

A seqüência de Pierre Robin é também referida como anomalia de Pierre Robin, complexo de Pierre Robin, síndrome de Pierre Robin e tríade de Pierre Robin.

Trata-se de uma afecção geneticamente heterogênea; sendo a maioria dos casos esporádicos. Segundo a literatura, o defeito primário consiste no crescimento insuficiente da mandíbula durante o segundo mês de vida embrionária, de modo que a criança não consegue projetar a língua para diante e para baixo, impedindo assim o fechamento do palato. A síndrome é manifestada desde o nascimento, sendo caracterizada principalmente por micrognatismo quase sempre considerável, às vezes de grau extremo, resultando em retroglossia, glossoptose, oclusão parcial das vias aéreas, estridor e, eventualmente, sinais de hipoxia. Pode ser encontrada fissura palatina, às vezes apenas palato em ogiva ou úvula bífida.

A incidência não é baixa, sendo o tratamento de escolha, deixar a criança em decúbito ventral, realização de glossopexia e tratamento de extensão de mandíbula; a traqueostomia encontra indicação apenas nos casos desesperados. A alimentação é por sonda, eventualmente com realização de gastrostomia. A cirurgia para fissura palatina pode ser realizada. O prognóstico depende do grau da malformação. Há perigo de asfixia e de lesões cerebrais devido à anóxia. Após os dois primeiros meses de vida, o prognóstico é bom graças ao crescimento da mandíbula.

Síndrome de Brachmann-Lange

Também conhecida como síndrome de Cornelia de Lange, esta é uma síndrome malformativa e oligofrênica de etiologia desconhecida, sendo a maioria dos casos esporádicos, embora tenham sido observados casos sugestivos de transmissão hereditária, tanto autossômica dominante como autossômica recessiva. A hipótese de heterogeneidade não pode ser afastada. Esta síndrome apresenta uma larga escala de variações fenotípicas. Foram descritas anomalias cromossômicas diversas e inconstantes, as quais são quase sempre interpretadas como manifestações secundárias. As principais características encontradas são *facies* patognomônica, caracterizada por sobrancelhas hirsutas que se fundem na linha mediana, hipertelorismo ocular, posição antimongolóide das fendas palpebrais, anteversão das narinas, aumento da distância nasolabial, lábios estreitos e ângulos da boca voltados para baixo. A implantação dos cabelos é baixa. É possível observar microbraquicefalia. Em geral existe acentuado retardo psicomotor, hipertonia muscular muito intensa inicialmente, chegando a interferir com a alimentação. A voz caracteriza-se por qualidade rouca, monótona e de tom grave.

O tratamento é sintomático. A evolução e o prognóstico do quadro são estacionários. Há perigo de processos infecciosos durante o primeiro ano de vida, sobretudo na presença de acentuada deficiência mental e intensa hipertonia muscular. Há diminuição geral da expectativa de vida. O perigo de repetição da síndrome numa mesma família é reduzido.

Síndrome de Werner

Doença hereditária autossômica recessiva, esta síndrome é caracterizada por sinais de envelhecimento precoce, com perda de cabelos, catarata, atrofia da pele, acúmulo de gordura periférica, diabetes e espessamento fibrótico do tecido submucoso. A maior incidência desta doença ocorre no Japão, sendo que dos 1.100 pacientes reportados mundialmente, 810 são japoneses (Tsunoda, Takanosawa, Kurikawa, Nosaka & Niimi, 2002). A laringe mostra pregas vocais arqueadas, com incompetência glótica e freqüência aguda, de modo semelhante ao encontrado na senilidade. Há um interessante relato de um caso de um paciente com 42 anos de idade, cuja manifestação inicial da síndrome foi voz rouco-soprosa, tendo sido tratado por tireoplastia tipo I, bilateral, em que foi atestada a atrofia do músculo vocal (Tsunoda, Takanosawa, Kurikawa, Nosaka & Niimi, 2002). Em nosso meio, Auad, Pitaluga & Auad (2004) apresentam um caso de um rapaz de 16 anos, com diagnóstico de síndrome de Werner, evidentes manifestações dérmicas, fibrose de língua acentuada a ponto de limitar sua excursão para fora da boca e voz grave e rouca, acompanhado desde os 10 anos de idade (Fig. 6-9). No exame, o arqueamento das pregas vocais é evidente, assim como a imagem de ambas as máculas flavas, posteriores e anteriores. A fonação é feita com fonte supraglótica, com qualidade socialmente aceitável. Optou-se por tratamento fonoaudiológico para estabilizar essa fonte sonora e maximizar a produção vocal.

Síndrome de Plott

Plott (1964) reportou raro tipo de paralisia congênita da laringe: três irmãos com paralisia dos abdutores, muito provavelmente devido à disgenesia da porção abdutora do núcleo ambíguo. A síndrome de Plott é uma anomalia neuromuscular hereditária traduzida clinicamente por paralisia congênita adutora da laringe. Essa condição é uma anormalidade genética ligada ao cromossomo X e está associada com retardo mental.

Como comentário final sobre as disfonias congênitas por alterações sindrômicas, cabe lembrar que, embora as alterações vocais possam não ser o transtorno mais importante do quadro do paciente, o desenvolvimento da melhor comunicação possível deve ser meta e prioridade em qualquer tipo de atendimento, e uma melhor voz pode definitivamente contribuir para o sucesso da comunicação.

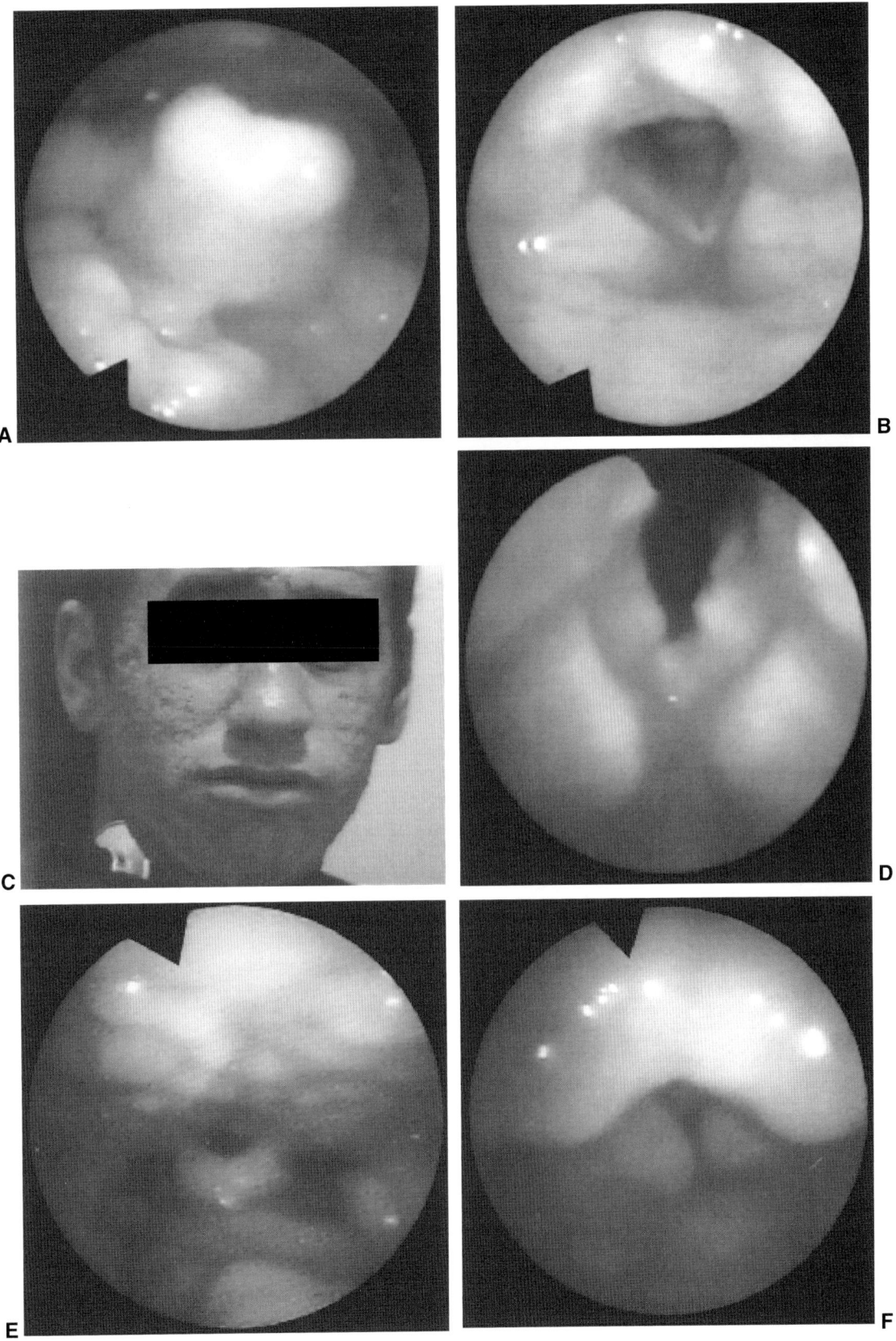

Fig. 6-9. Paciente com síndrome de Werner. ***A*** e ***B.*** Imagens do paciente aos 10 anos de idade, evidenciando em ***(A)*** início do espessamento fibrótico na base da língua e epiglote. ***B.*** Imagem da laringe sem alterações evidentes (cortesia do otorrinolaringologista Paulo César Reis). ***C*** e ***D.*** Imagens atuais do paciente, aos 16 anos de idade, mostrando em ***(C)*** o rosto com fibrose e envelhecimento precoce. ***D.*** Epiglote, base da língua e faringe fibrosadas. ***E.*** Laringe com pregas evidentemente arqueadas e máculas flavas aparentes. ***F.*** Fonação supraglótica (cortesia da otorrinolaringologista Ana Cristina Pitaluga).

SÍNTESE

1. Congênito significa nascido com o indivíduo e, portanto, disfonias congênitas são disfonias orgânicas que independem do uso da voz; os fatores etiológicos são múltiplos e incluem desde anomalias isoladas das cartilagens laríngeas até quadros globais como a paralisia cerebral.
2. As anomalias do suporte cartilagíneo laríngeo representam a categoria de disfonias mais facilmente identificadas como congênitas; há alterações na forma das cartilagens laríngeas que pouco interferem na função fonatória, porém há outras situações com grande prejuízo da produção vocal, da respiração e da deglutição.
3. As estenoses congênitas representam estreitamentos cartilagíneos laríngeos ou de tecidos moles, em graus variados, cujo tratamento médico comumente não garante uma emissão vocal adaptada, devendo-se lançar mão de estratégias que incluem o desenvolvimento de fontes sonoras supraglóticas.
4. Cistos e laringoceles podem ou não ser congênitos e apresentam manifestação vocal progressiva ou de início súbito, cuja conduta principal é a cirúrgica, podendo-se utilizar a reabilitação vocal como complementação.
5. As anomalias vasculares congênitas podem provocar impacto vocal importante, porém a atuação fonoaudiológica geralmente se restringe à orientação vocal.
6. As paralisias unilaterais congênitas são muitas vezes diagnosticadas tardiamente e raras vezes necessitam de intervenção fonoaudiológica, pois em geral ocorre uma compensação natural do quadro; contudo, pode haver dificuldades na muda vocal.
7. As paralisias bilaterais congênitas podem necessitar de traqueostomia para garantia da respiração, com orientação fonoaudiológica para oclusão da cânula durante a fala; pode haver boa evolução com voz aceitável socialmente.
8. A alteração vocal na paralisa cerebral é evidente e severa, porém pouca atenção é dada à reabilitação dos aspectos vocais; a intervenção fonoaudiológica deve seguir as normas posturais gerais para favorecer a emissão e evitar disparo de reflexos neurológicos primitivos.
9. O paciente com fissura palatina, além do conhecido distúrbio articulatório e ressonantal, pode apresentar alterações fonatórias por edema e nódulos em virtude do esforço fonatório para oralizar a emissão; atenção particular deve ser conferida ao nível laríngeo na avaliação desse paciente.
10. A voz do portador de deficiência auditiva pode ser um estigma severo e uma limitação importante à inteligibilidade da fala; o ideal é atuar sobre a voz desse paciente juntamente com o trabalho de desenvolvimento da linguagem, já que modificações na idade adulta parecem ser mais limitadas.
11. Inúmeras síndromes podem produzir alterações vocais por problemas nos órgãos efetores ou por problemas centrais; a síndrome de Down causa voz instável, de qualidade pastosa característica, com impacto vocal negativo, prejudicando a avaliação que o ouvinte faz do falante; de modo semelhante à reabilitação do portador de deficiência auditiva, deve-se atuar sobre a voz na terapia fonoaudiológica precocemente.

REFERÊNCIAS BIBLIOGRÁFICAS

Abulcasin (Séc. XI) – apud. Gonzales NJ. *Fonación y alteraciones de la laringe.* Buenos Aires: Panamericana, 1981.

Abramson AL, Zeilinski B. Congenital laryngeal saccular cysts of the newborn. *Laryngoscope* 1984;94:1580-2.

Alezais, J. De doublement de la corde vocale inferieure. *Marseille Méd* 1906;43:65-9.

Alezais, J. De doublement de la corde vocale inferieure droite. *Larynx Oreille nez* 1912;5:106-10.

Altmann E. *Fissuras labiopalatinas.* São Paulo, Pró-Fono, 1992.

Aronson A. Clinical voice disorders. An interdisciplinary approach. 3. ed. New York: Decker, 1990.

Angelocci AA, Kopp GA, Holbrock A. The vowel formants of deaf and normal-hearing eleven to fouteen-year-old boys. *J. Speech Hearing Disorders* 1964;29:156-170.

Auad A, Pitaluga AC, Auad A. Síndrome de Werner – progeria. Relato de caso. *Rev Bras Otorrinolaring* 2004 (no prelo).

Azevedo RR, Behlau M, Brasil O. Fissura laríngea posterior grau I: AEM da comissura posterior?. In: *O melhor que vi e ouvi II – atualização em laringe e voz.* São Paulo: Revinter, 2000. 147-51p.

Baker DC JR., Saventsky L. Congenital partial atresia of the larynx. *Laryngoscope* 1966;76:616-20.

Behlau MS, Gonçalves MIR. Terapia para as transtornos vocais propriamente ditas. In: Altmann EBC. *Fissuras labiopalatinas.* Barueri: Pró-Fono, 1992. 401-8p.

Behlau MS, Pontes PAL. Transtornos vocais no paciente com inadequação velofaríngica. In: Altmann EBC. *Fissuras labiopalatinas.* Barueri: Pró-Fono, 1992. 385-400p.

Beighton P. The dominant and recessive forms of cutis laxa. *J Med Genet* 1972;9:216-21.

Bell DW, Christiansen TA, Smith TE, Stucker FJ. Laryngotracheoesophageal cleft: the anterior approach. *Ann Otol* 1977;86:616.

Belmont JF, Grundfast K. Congenital laryngeal stridor laringomalácia: etiologic factors and associated disorders. *Ann Otol Rhinol Laryngol* 1984;93:430-7.

Benjamin B. Congenital laryngeal webs. *Ann Otol Rhinol Laryngol* 1983;92:317-26.

Benjamin B, Carter P. Congenital laryngeal hemangioma. *Ann Otol Rhinol Laryngol* 1983;92:448-55.

Benjamim B, Inglis A. Minor congenital laryngeal clefts: diagnosis and classification. *Ann Otol Rhinol Laryngol* 1989;98:417-20.

Bommarito S. Ocorrência de muda vocal em deficientes auditivos: análise perceptivo-auditiva e acústica da freqüência fundamental. *Monografia. Especialização. Centro de Estudos da Voz.* São Paulo, 1994.

Bommarito S. O efeito de um método de terapia de voz na qualidade vocal e na inteligibilidade da fala de indivíduos surdos. *Tese de Doutorado pela Universidade Federal de São Paulo.* São Paulo, 2000.

Bommarito S, Behlau M. Occurence of vocal mutation in hearing impaired individuals. In: Dejonckere Ph, Peters HFM (eds.) *Proceedings 24th. Congress of International Association for Logopedics and Phoniatrics.* vol. 2. Amsterdam: Nijmegen, 1998. 844-6p.

Boone DR. Modification of the voices of deaf children. *Volta Rev* 1976;68:686-92.

Boone D, Plante E. *Comunicação humana e seus distúrbios.* Porto Alegre: Artes Médicas, 1994.

Boudailiez B, Desprez P, Quintard JM, Deramond H, Goldfarb A, Piussan C. Panhypopituitarisme (revele par une hiponatremie) dans les suites immediates d'um traumatisme cranien. *Ann Padiatr* (Paris), 1985;32:461-3.

Brooks AR, Shelton RL. Incidence of voice disorders other than nasality in cleft palate children. *Cleft Palate Bull* 1963;13:63-4.

Bzoch KR. *Communicative disorferes related to cleft lip and palate.* 3. ed. Boston: College-Hill Publ., 1989. 115-177p.

Calvert DR, Silverman SR. *Speech and deafness.* Washington: Alexander Graham Bell Association for the Deaf, 1978.

Casper JK, Colton RH. *Compreendendo os problemas de voz.* Porto Alegre: Artes Médicas, 1996.

Civantos FC, Holinger LD. Laryngoceles and saccular cystis and infants and children. *Arch Otoryngol Head Neck Surg* 1992;118:296-300.

Clarke WM, Hoops HR. Predictive measures of speech proficiency in cerebral palsied speakers. *J Comum Disord* 1980;13:385-94.

Clarren SK, Alford EC, Hall JC. Congenital hypotalamic hamartoblastoma, hypopituitarism, imperforate anus, and postaxial polydactyly: a new syndrome? Part II: Neuropathological consideration. *Amer J Med Genet,* 7:75-83, 1980.

Cobeta I, Esteban ML, Woodeson JM. Lesione glóticas congénitas. In: Garcia-Tapia R, Cobeta I. *Diagnostico e tratamiento de los transtornos de la voz.* Madrid: Garsi, 1996. 219-22p.

Cohen SR. Cleft larynx. A report of seven cases. *Ann Otol Rhinol Laryngol,* 84: 747-56, 1975.

Cohen SR. Congenital glottic webs in children, a retrospective review of patients. *Ann Otol Rhinol Laryngol* (suppl) 1985;121:2-16.

Cohen SR, Eavey R, Desmond MS et al. Endoscopy and tracheotomy in the neonatal period. *Ann Otol Rhinol Laryngol* 1977;86:577-83.

Cohen SR, Thompson JW. Ventral cleft of the larynx: a rare congenital laryngeal defect. *Ann Otol Rhinol Laryngol* 1990;99:281-5.

Cohn AM, McFarllane JR, Knox J. Pachyonychia congenita with involvement of the larynx. *Arch Otolaryngol* 1976;102:233-5.

Colover J, Lucas M, Comley JA, Roe AM. Neurological abnormalities in the "cri-du-chat" syndrome. *J Neurol Neurosurg Psychiatr* 1972;35:711-9.

Coombes K. Voice in people with cerebral palsy. In: Fawcus M. *Voice disorders and their management.* 2. ed. San Diego: Singular, 1992. 202-237p.

Cordero JF, Holmes LB. Phenotypic overlap of the BBB and G syndromes. *Am J Med Genet* 1978;2:145-52.

Cote GB, Katsantoni A, Papadokou-Lagoyanni S, Costalos C, Timotheou T, Skordalakis A, Deligeorgis D, Pantelakis S. The G syndrome of the dysphagia, occular hypertelorism and hypospadias. *Clin Genet* 1981;19:473-8.

Cote GB, Katsantoni A, Papadokou-Lagoyanni J. The G syndrome of dysphagia, occular hipertelorism and hypospadias. *Clin Genet* 1981;19:473-8.

Cotton RT, Richardson MA. Congenital laryngeal anomalies. *Otolaryngol Clin North Amer* 1981;14:203-18.

Cotton RT, Gray SD, Miller RP. Update of the Cincinnati experience in pediatric laryngotracheal reconstruction. *Laryngoscope* 1989;99:1111-6.

Cotton RT, Seid AB. Management of the extubation problem in the premature child: anterior cricoid split as an alternative to tracheostomy. *Ann Otol Rhinol Laryngol* 1980;89:508-10.

Crooks J. Non- inflammatory laryngeal stridor in infants. *Arch Disord Child* 1954;29:12-7.

Cunningham MJ, Eavey RD, Shannon DC. Familial vocal cord dysfunction. *Pediatrics* 1985;76:750-3.

Desanto LW, Devine KD, Weiland LH. Cysts of the larynx – classification. *Laryngoscope* 1970;80:145-76.

Dedo HH. Endoscopic Teflon keel for anterior glottic web. *Ann Otol Rhinol Laryngol* 1979;88:467-73.

Dinetti D, Giachetti C, Romolini E, Bargagna S, Sbrana B, Marcheschi M, Cesaretti G. Uma diagnosi mancata: um caso di ipotiroidismo congenito trattato a 3 anni. *Minerva endocrinol* 1996;21:133-6.

Eliachar I, Lewin JS. Imaging evaluation of laryngotracheal stenosis. *J Otolaryngol* 1993;22:4.

Emery PJ, Feron B. Vocal cord palsy in pediatric practice: a review of 71 cases. *Int J Pediatr Otorhinolaryngol* 1984;8:147-54.

Engel E, Hastings CP, Merrill RE, McFarland BS, Nance WE. Aparent cri-du-chat and "antimongolism" in one patient. *Lancet* 1966;1:1130-2.

Evans JNG. Management of the cleft larynx and traqueo-esophageal clefts. *Ann Otol Rhinol Laryngol* 1985;94:627-30.

Evans JNG, Courtney-Harris R, Bailey M, Evans JNG, Parsons D. Management of posterior laryngeal and laryngotraqueoesophageal clefts. *Arch Otolaryngol Head Neck Surg* 1995;121:1380-5.

Farmer A. Voice onset time production in cerebral palsy speakers. *Folia phonitr* 1980;32:267-73.

Ferguson CF. Congenital abnormalities of the infant larynx. *Otolaryngol Clin North Amer* 1970;2:185-200.

Finlay HVL. Familial congenital stridor. *Arch Disord Child* 1979;24:219-23.

Fox H, Cocker MJ. Laryngeal atresia. *Arch Disord Child* 1964;39:641-5.

Fomin SCS, Behlau M. O efeito de um programa intensivo de técnica vocal na voz e na inteligibilidade da fala de deficientes auditivos. In: *Anais do VI congresso internacional de fonoaudiologia*. São Paulo: SBFa, 1999.

Fraser CR. Our genetical "Load". A Review of some aspects of genetical variation. *Ann Hum Genet* 1962;25:387-91.

Frazer JE. The development of the larynx. *J Anat* (Lond) 1990;44:156.

Friedman EM, Vastola AP, McGill TJ, Healy GB. Chronic pediatric stridor: etiology and outcome. *Laryngoscope* 1990;100:277-80.

Funderburk SJ, Stewart R. The G and BBB syndromes: Case presentations, genetics, and nosology. *Amer J Med Genet* 1978;2:131-44.

Gacek RR. Hereditary abductor vocal cord paralysis. *Ann Otol* 1976;85:90-3.

Gereau S, Leblanc E, Ruben R. Congenital anomalies of the larynx. In: Rubin J, Sataloff R, Korovin G, Gould W. *Diagnosis and treatment of voice disorders*. New York: Igaku-Shoin, 1995.

Gilbert P. *The A-Z reference book of syndromes and inherited disorders*. San Diego: Chappman & Hall, 1994.

Giusti MC. Análise comparativa dos parâmetros acústicos vocais em crianças ouvintes e portadoras de disacusia severa e profunda. *Monografia. Especialização. Centro de Estudos da Voz*. São Paulo, 2000.

Glossop LP, Smith RJH, Evans JNG. Posterior laryngeal cleft: an analysis of ten cases. *J Pediatr Otorhinolaryngol*, 1984;7:133-44.

Goltz RW, Hult AM, Goldfarb M, Gorlin RJ. Cutis laxa, a manifestation of generalized elastosys. *Arch Dermatol* 1965;92:373-87.

Gonzales CH, Herman J, Opitz JM. The hypertelorism-hypospadias BBB syndrome. *Eur J Pedriatr* 1977;125:1-13.

Gonzales G, Reilly JS, Bluestone CD. Synchronous airway lesions in infancy. *Ann Otol Rhinol Laryngol* 1987;96:77-80.

Gonzales NJ. *Fonación y alteraciones de la laringe*. Buenos Aires: Panamericana, 1981.

Goodman RE, Gorlin RJ. *Atlas of the face in genetic disorders*. St. Louis: Mosby, 1977.

Gorlin RJ, Chandhry AP. Oral lesions accompanying pachyonychia congenita. *Oral Surg* 1968;11:541-4.

Greene M, Mathieson L. Laryngeal Structural Anomalies, infection and trauma. In: _____ . *The voice and its disorders*. 5. ed. San Diego: Singular, 1989. 231-48p.

Grundfast KM, Milmore G. Congenital hereditary bilateral abductor vocal cord paralysis. *Ann Otol Rhinol Laryngol* 1982;91:564-6.

Gruters A, Krude H, Biebermann H, Liesenkotter KP, Schoneberg T, Gudermann T. Alterations of neonatal thyroid function. *Acta Paediatr* 1999;(Suppl)88:17-22.

Guedes FR. O impacto acústico-auditivo da utilização dos movimentos corporais na produção de fala do deficiente auditivo. *Dissertação de Mestrado. Pontífica Universidade Católica de São Paulo*. São Paulo, 2002.

Happle R. X-linked dominat chondrodysplasia punctata, review of the literature and report of a case. *Hum Genet* 1979;53:65-71.

Healy GB, Holt CB, Tucker JA. Bifid epiglottis" A rare laryngeal abnormality. *Laryngoscope* 1976;86:1459-86.

Hersan RC. A laringe infantil. In: Pinho S (ed.) *Fundamentos em fonoaudiologia – tratando os distúrbios da voz*. Rio de Janeiro: Guanabara-Koogan, 1998. 57-64p.

Hirschberg J. Dysphonia in infants. *Int J Pediatr Otorhinolaryngol* 1999;49(Suppl 1):SA293-6.

Hirschberg J, Szende T. *Pathological cry, stridor and cough in infants: a clinical acoustic study*. Budapest: Akademiai Kiado, 1982.

Holinger PH. Clinical aspects of the congenital anomalies of the larynx, trachea, bronchi and esophagus. *J Laryngol Otol*, 1961;75:1-44.

Holinger LD. Etiology of stridor in the neonate, infant and child. *Ann Otol Rhinol Laryngol* 1980;89:397-400.

Holinger LD. Treatment of severe subglottic stenosis without tracheotomy. A preliminary report. *Ann Otol Rhinol Laryngol* 1982;91:407-12.

Holinger PH, Brown WT. Congenital webs, cysts, laryngoceles and other anomalies of the larynx. *Ann Otol Rhinol Laryngol* 1967;76:744-52.

Holinger LD, Holinger PC, Holinger PH. Simultaneous glottic and supraglottic laryngeal webs. *Arch Otolaryngol* 1975;101:496-7.

Holinger LD, Holinger PC, Holinger PH. Etiology of bilateral abductor vocal cord paralisis: A review of 389 cases. *Ann Otol Rhinol Laryngol* 1976;85:428-36.

Holinger LD, Johnston KC. The infant with respiratory stridor. *Pediatr Clin North Amer* 1955;2:403-11.

Holinger LD, Johnston KC, Schiller F. Congenital anomalies of the larynx. *Trans Amer Laryngol Assoc* 75:65-71, 1954

Holinger LD, Tansek KM, Tucker GF. Cleft larynx with airway obstruction. *Ann Othol Rhinol Laryngol* 1985;94:622-6.

Hood OJ, Hartwell EA, Shatuck KE, Rosenberg HS. Multiple congenital anomalies associated with a 47, XXX chromossomy constitution. *Am J Med Genet* 1990;36:73-5.

Horton WA, Rimoin DL, Lachman RS, Skovby F, Hollister DW, Sprenger J, Scott CI, Hall JG. The phenotoypic variablity of distrophic dysplasia. *J Pediatr* 1978;93:609-13.

Jackson C. Laryngeal stenosis-growth of the larynx as a factor in treatment. *Laryngoscope* 1932;42:887-889.

Jackson AD, Lawler SD. Pachynochya congenita. A report of 6 cases in one family. *Ann Eugen* 1951;16:141-6.

Jani PJ, Koltai P. Ochi JW et al. Surgical treatment of laryngomalacia. *J Laryngol Otol* 1991;105:1040-5.

Johnson JP. Marshall-Smith syndrome. Two cases reports and a rewiew of pulmonary manifestations. *Pediatrics* 1983;71:219-23.

Jones KL. *Smith's recognizable patterns of human malformations.* 4. ed. Philadelphia: Saunders, 1987.

Kelemen, G. Congenital laryngeal stridor. *Arch Otolaryngol* 1953;58:245-68.

Pegoraro-Krook MI. Avaliação dos resultados da fala de pacientes com prótese de palato por inadequação velar. *Tese de Doutorado. Universidade Federal de São Paulo.* São Paulo, 1995. (Orientador: Prof. Dr. José Alberto de Souza Freitas).

Lane RW, Weider DJ, Steinem C et al. Laryngomalacia: a review and case report of surgical treatment with resolution of pectus excavatum. *Arch Otolaryngol* 1984;110:546-51.

Larsen LJ, Schottstaedt ER, Bost FC. Multiple congenital dislocations associated with characteristic facial abnormality. *J Pediatr* 1950;37:574-81.

Latta RJ, Graham CB, AASE J, Scham SM, Smith DW. Larsen's syndrome: a skeletal dysplasia with multiple joint dislocations and unusual facies. *J Pediatr* 1971;78:291-8.

Lawson W, Biller H. Congenital lesions of the larynx. In: Bailey B, Biller H (ed.) *Surgery of the larynx.* Philadelphia: Saunders, 1985.

Lejeune J, Lafourcadi J, de Grouchy J et al. Deletion partielle du bas court du chromossome 5. Individualisation d'un novel état morbide. *Sem Hope* (Paris) 1964;40:1069-72.

Lejeune J, LaFourcadi J, Berger R. Trois cases de deletion partielle du bras court d'um chromosome 5. *CR Acad Sci* (Paris), 1963;257:3098-102.

Leventon G, Kronenberg J, Goodman RI. Congenital webbing of the larynx plus multiple anomalies: A new genetic syndrome. *Ann J Otolaryngol* 1982;3:213-6.

Lewandowski RC, Yunis JJ. Phenotypic mapping in men. In: Yunia JJ (ed.) *New chromossomal syndromes.* New York: Academic, 1977. 369-94p.

Levitt H, Nye PW (eds.) *Sensory training aids for hearing impaired.* Washington: National Academy of Engineering, 1971.

Mace M, Willimason E, Morgan D. Autosomal dominantly inherited adductor laryngeal paralysis – a new syndrome with a suggestion to linkage to HLA. *Clin Genet* 1978;14:265-70.

Machin GA, Popkin JS, Zachs D, Newbegining J, Walther G, Bell D. Fetus with assymetric parietal encefalocele, and hydrops secundary to laryngeal atresia. *Am J Med Genet* 1987;3(Suppl):311-21.

Macintyre MN, Staples WI, Lapolla J, Hempel JM. The "cat cry" syndrome. *Am J Disord Child* 1964;108:538-42.

Mancuso RF, Choi SS, Zalzal GH. et al. Laryngomalacia. The search for the second lesion. *Arch Otolaryngol Head Neck Surg* 1996;122:302-6.

Manning K. The larynx in the cir du chat syndrome. *J Laryngol Otol* 1977;91:887-92.

Marshall RE, Graham CD, Scott CR, Smith DW. Syndromes of accelerated skeletal maturation and relative failure to thrive, a new recognized clinical growth disorder. *J Pediatr* 1971;78:95-101.

McArthur RG, Morgan K, Philips JA, Bala M, Klassen J. The natural history of familial hypopituitarism. *Amer J Med Genet* 1985;22:553-66.

McClurg FLD, Evans DA. Laser laryngoplasty for laryngomalacia. *Laryngoscope* 1992;104:247-252.

McHugh HE, Loch WE. Congenital webs of the larynx. *Laryngoscope* 1942;52:43-65.

McKusick VA. *Mendelian inheritance in man: catalogs of autosomal dominant, autosomal recessive, and X-Linked phenotypes.* 9. ed. Baltimore: John Hopkins, 1990.

McWilliams BJ, Bluestone CD, Musgrave RH. Diagnostic implications of vocal cord nodules in children with cleft palate. *Laryngoscope* 1969;79:2072-80.

McWilliams BJ, Morris HJ, Shelton RL. *Cleft palate Speech.* Philadelphia: Decker, 1984. 304-315p.

Meizner I, Sherizly I, Mashiach R, Shalev J, Kedron D, Ben-Rafael Z. Pre-natal sonographic diagnosis of laryngeal atresia in association with single umbilical artery. *J Clin Ultrasound* 2000;28:435-8.

Metz DE, Whitehead RL, Whitehead BH. Mechanics of vocal fold vibration and laryngeal articulatory gestures produced by hearing-impaired speakers. *J Speech Hear Res* 1984;27:62-9.

Monsen RB. Acoustic qualities of phonation in young hearing-impaired children. *J Speech Hear Res* 1979;22:270-88.

Monsen RB. Voice quality and Speech intelligibility among deaf children. *Amer Ann Deaf* 1983;128 :12-9.

Montague J, Hollien H. Perceived voice quality disorders in Down's syndrome children. *J Commun Disord* 1973;6:76-87.

Morelli G, Mesolella C, Cavaliere ML, Stabile M, Ventruto V. Autosomal dominant inheritance of Gerhardt's syndrome in three generations of family. *J Med Genet* 1980;17:325.

Morelli G, Mesolella C, Costa F, Testa B, Ventruto V, Santulli S. Familial laryngeal abductor paralysis with presumed autosomal dominant inheritance. *Ann Otol Rhinol Laryngol* 1982;91:323-4.

Morimitsu T, Matsumoto I, Okada S et al. Congenital cricoid stenosis. *Laryngoscope* 1981;91:1356-64.

Morris DWH. *Dictionary of communication disorders.* London: Whurr, 1993.

Moynahan EJ, Shrank WB. Pachyonychia congenita. *Proc R Soc Med* 1966;59:975-6.

Myer III CM, Cotton RT. Historical development of surgery for pediatric laryngeal stenosis. *Ear Nose Throat J* 1995;74:560-564.

Nakao M, Nakao EMH, Brasil MLR. Alteração congênita da epiglote associada a refluxo da válvula mitral, luxação congênita do quadril, doença de Hirschsprung e incompetência do esfíncter anal. In: Behlau M (Org.) *O melhor que vi e ouvi III: atualização em laringe e voz.* Rio de Janeiro: Revinter, 2001. 269-75p.

Narcy P, Bobin S, Coutencin P et al. Laryngeal anomalies in newborn infants. A propos of 687 cases. *Ann Otolaryngol Chir Cervicofac* 1984;101:363-73.

Nery M. Hipopituitarismo. In: Wajchenberg BL. Tratado de endocrinologia clínica. São Paulo: Roca, 1992. 97-107p.

Niebuhr E. The cri du chat syndrome: epidemiology, cytogenetics, and clinical features. *Hum Gen* 1978;44:22-75.

Novak A. The voice of children with Down's syndrome. *Folia Phoniatr* 1972;24:182-4.

Nussenbaum B, McClay JE, Timmons CF. Laryngeal duplication cyst. *Arch Otolaryngol Head Neck Surg,* 2002;128:1317-20.

Opitz JM, Smith DW, Summit RL. Hypertelorism and hypospadias. *J Pediatr* 1965;67:968.

Paes BA, de Sa DJ, Hitch DA. Fatal malformations of the larynx and upper traquea. *Laryngoscope* 1984;64:183-6.

Phelan PD, Landau LI, Olinsky A (eds.) *Respiratory illness in children.* London: Blackwell, 1976. 117-120p.

Phelan PD, Stocks JG, Willians HE et al. Familial occurrence of congenital laryngeal clefts. *Arch Disord Child* 1973;48:275-8.

Piccoli EMH. Fissura lábio-palatina: considerações na prática clínica. In: Pinho SMR (ed.) *Fundamentos em fonoaudiologia. tratando os distúrbios da voz.* Rio de Janeiro: Guanabara-Koogan, 1998. 89-98p.

Pinho SMR. Proposta de avaliação da voz no deficiente auditivo. *Pró-Fono* 1990;2:17-9.

Plott D. Congenital laryngeal-abductor paralysis due to nucleus ambiguous dysgenesis in three brothers. *N Engl J Med* 1964;271:593-7.

Prescott CAJ. The current status of corrective surgery for laryngomalacia. *Am J Otolaryngol* 1991;12:230-5.

Raes J, Michelsson K, Dehaen F, Despontin M. Cry analysis in infants with infectious and congenital disorders of the larynx. *Int J Pediatr Otorhinnolaryngol* 1982;4:157-69.

Rajatanavin R, Chailurkit L, Winichakoon P, Mahachoklertwattana P, Soranasatapom S, Wacharasin R, Chaisongrgkram V, Amatyakil P, Wanarata L. Endemic cretinism in Yhailand: a multidisciplinary survey. *Eur J Endocrinol* 1997;137:349-55.

Roberston FW, Kozlowski K, Middleton RW. Larsen's syndrome: Three cases with multiple congenital joint dislocations and distinctive facies. *Clin Pediatr* 1975;14:53.

Santiago D. Caracterização das vozes de adolescentes portadores de síndrome de Down. *Monografia. Especialização. Centro de Estudos da Voz.* São Paulo. 1999.

Scherer NJ, D'Antonio LL, Kalbfleisch JH. Early speech and language development in children with velocardiofacial syndrome. *Amer J Med Genet* 1999;88:714-23.

Schultz-Coulon HL. Klinik und Therapie der kongenitalen Fehlbildungen des Kehlkopfes. *HNO* 1984;32:135-48.

Schneiderman CR, Kryski JA. Fundamental frequency change in pre and postadolescent deaf males and females. *J Amer Audiol Soc* 1978;4:64-8.

Seid AB, Park SM, Kearns DB. et al. Laser division of the aryepiglottic folds for severe laryngomalacia. *Int J Pediatr Otorhinolaryngol* 1985;10:153-8.

Shulman JB, Hollister DW, Thibeault DW, Krugman ME. Familial laryngomalacia: a case report. *Laryngoscope* 1976;86:84-91.

Shohat M, Sivan Y, Taub E, Davidson S. Autosomal dominant congenital laryngomalacia. *Am J Med Genet,* 1992;42:813-4.

Smith II, Bain AD. Congenital atresia of the larynx. *Ann Otol Rhinol Laryngol* 1965;74:338-45.

Soderquist NA, Reed WB. Pachyonychia congenital with epidermal cysts and other dyskeratoses. *Arch Dermatol* 1968;97:31-33.

Sohner L, Mitchell P. Phonatory and phonetic characteristics of prelinguistyic vocal development in cri du chat syndrome. *J. Commun Disord* 24:13-20, 1991.

Spranger J, Grimm B, Weller M, Weissenbacher G, Herrmann J, Gilbert E, Krepler R. Short rib-polydactyly syndromes, types Majewiski and Saldino-Noonan. *Z Kinderheilkd* 1974;116:73-94.

Stedman Dicionário Médico. 25. ed. Rio de Janeiro: Guanabara Koogan, 1996.

Stemple JC, Glaze LE, Gerdeman DK. Management of medical pathologies of voice. In: _____. *Clinical voice patology. Theory and management.* San Diego: Singular, 1995. 229-51p.

Stoll C, Gerauldel A, Berland H, Roth MP, Dott B. Male to male transmission of the hypertelorism-hypospadias (BBB) syndrome. *Am J Med Genet* 1985;20:221-5.

Subtelny J, Whitehead RL, Orlando NA. Description and evaluation of an instructional program to improve speech and voice diagnosis of the hearing impaired. *Volta Rev* 1980;79:850-95.

Suen J, Stern S. Premalignant lesions of the larynx. In: Rubin J, Sataloff RT, Korovin G, Gould W. *Diagnosis and treatment of voice disorders.* New York: Igaku-Shoin, 1995. 152-60p.

Tabith A. *Foniatria.* São Paulo: Cortez, 1981.

Tang PT, Meagher SE, Khan AA, Woodward CS. Laryngeal atresia: antenatal diagnosis in a twin pregnancy. *Ultrasound Obstet Gynecol* 1996;7:371-3.

Templer J, Hast M, Davis WE. Congenital laryngeal stridor secondary to flaccid epiglottis, anomalous accessory cartilages and redundant aryepiglottic folds. *Laryngoscope* 91:394-7, 1981.

Thomas IT, Frias JL, Felix V, Sanchez de Leon L, Hernandez RA, Jones MC. Isolated and syndromic cryptophthalmos. *Am J Med Genet* 1986;25:85-98.

Thomé, R, Thomé DC, Cortina RAC. Lateral thyrotomy approach on the paraglottic space for laryngocele resection. *Laryngoscope* 2000;110:447-450.

Thomé R, Thomé DC, Behlau M. *Two posterior cricoid split augmentation techniques for subglottic stenosis.* Washington, D.C., U.S.A., American Academy of Otolaryngology, September 24-27. 2000.

Thomé R, Thomé DC, Behlau M. The use of buccal mucosa graft at posterior cricoid splitting for subglottic stenosis repair. *Laryngoscope* 2001;111:2191-4.

Tonisi GABR. Caracterização da voz da criança deficiente auditiva usuária de implante coclear. *Dissertação de Mestrado em Fonoaudiologia.* São Paulo: Pontifícia Universidade Católica, 2002.

Tordjeman N, Monnier JC, Vantyghem-Haudiquet MC, Bouthors-Ducloy AS, Vinatier D. Diabete insipide et insuffisance antehypophysiaire du post-partum. *J Ginecol Obstetr Biol Reprod* (Paris) 1993;22:549-56.

Tsunoda K, Takanosawa M, Kurikawa Y, Nosaka K, Niimi S. Hoarse voice resulting from premature ageing in Werner's syndrome. *J Laryngol Otol* 2002;114:61-3.

Tucker H. Laryngeal development and congenital lesions. *Ann Otol Rhinol Laryngol* 1980;89:142-5.

Tucker H. Congenital disorders of the larynx. In: _____ *The larynx.* 2. ed. New York: Thieme, 1993. 187-98p.

Tucker JA, Tucker G Jr, Vidic CB. Clinical correlation of anomalies of the supraglottic larynx with the staged sequence of normal human laryngeal development. *Ann Otol Rhinol Laryngol* 1978;87:636-44.

Tucker GH, Ossof RH, Newman AN et al. Histopathology of congenital subglottic stenosis. *Laryngoscope* 1979;89:866-76.

Van der Boogaard M-JH, Depater J, Hennekam RCM. A case with laryngeal atresia and partial trissomy 9 due to maternal. 9:16 translocation. *Genet Counsel* 1983;2:83-91.

Variot, Hatour (1900) apud Gonzales JN. *Fonacion y alteraciones de la laringe*. Buenos Aires: Panamericana, 1981.

Vieira JD. *Anomalias laríngeas congênitas*. Florianópolis: UFSC, 1996.

Visveshwara N, Rudolph N, Dragutsky D. Syndrome of accelerated skeletal maturation in infancy, peculiar faces and multiple congenital anomalies. *J Pediatr* 1974;84:553-6.

Walker BA, Scott CI, Hall JG, Murdock JL, McKusick VA. Diastrophic Dwarfisn. *Medicine* (Baltimore) 1972;51:41-59.

Ward P, Engel E, Nance W. The larynx in cri du chat (cat cry) syndrome. *Laryngoscope* 1968;78:1716-33.

Ward PH. Congenital malformations of the larynx. In: Paparella MM, Shumrick DA (ed.) *Otolaryngology head and neck*. vol. 3. Philadelphia: Saunders, 1973.

Watters GV, Fitch N. Familial laryngeal abductor paralysis and dysfunction. *Pediatrics* 1973;76:750-3.

Webb SM, Rigla M, Wagner A, Oliver B, Bartumeus F. Recovery of hypopituitarism after neurosurgical treatment of pituitary adenomas. *J Clin Endocrinol Metab* 1999;84:3696-700.

Wiedemann H, Kunze J, Dibbern H. *Atlas de síndromes clínicas dismórficas*. 3. ed. São Paulo: Manole, 1992.

Wilson K. *Voice problems of children*. 3. ed. Baltimore: Williams & Wilkins, 1987.

Wirz S. The voice of the deaf. In: Fawcus M. *Voice disorders and their management*. 2. ed. San Diego: Singular, 1992. 283-303p.

Zachery RB, Emery JL. Failure of separation of larynx and trachea from the esophagus, persistent esophagotracheal. *Surgery* 1961;49:525-9.

Zalzal GH, Anon JB, Cotton RT. Epiglottoplasty for the treatment of laryngomalacia. *Ann Otol Rhinol Laryngol* 1987;96:72-76.

Zaliouk A. Falseto voice in deaf children. *Curr Probl Phoniatr Logop* 1960;1:217-26.

Zurhelle (1869) – apud Gonzales NJ. *Fonación y alteraciones de la laringe*. Buenos Aires: Panamericana, 1981.

LEITURAS RECOMENDADAS

WIEDEMANN H-R, KUNZE J & DIBBERN, H. *Atlas de Síndromes clínicas Dismórficas*. 3. ed. São Paulo, Manole, 1992.

O Atlas de síndromes clínicas dismórficas recomendado é a terceira edição de uma publicação extremamente bem cuidada, traduzida do alemão, que apresenta as síndromes disfórmicas com grande detalhamento e fotos ilustrativas, além de bibliografia selecionada de cada uma das síndromes descritas. É um livro de consulta, com valor inquestionável para uma biblioteca clínica.

GEREAU S A, LEBLANC E M & RUBEN R J. Congenital anomalies of the larynx. IN: RUBIN, J.; S.; SATALOFF, R.; KOROVIN, G. & GOULD, W. (ed) – *Diagnosis and treatment of voice disorders*. New York, Igaku-Shoin, 1995. p. 34-54.

O capítulo recomendado apresenta, de forma clara, resumida e organizada, as anomalias congênitas da laringe com uma série de quadros que caracterizam as principais síndromes associadas à anomalia descrita. Tais quadros foram traduzidos e adaptados ao português e estão incluídos no presente capítulo sobre disfonias orgânicas. Os autores ressaltam que, apesar do conhecimento amplo sobre as síndromes, pouco se sabe sobre a relação das alterações laríngeas com outras características fenotípicas.

TUCKER H. Congenital disorders of the larynx. In: *The larynx*. 2 ed. New York, Thieme, 1993. p. 187-98.

O capítulo do livro do Prof. Harvey Tucker mais uma vez é caracterizado por belíssimas ilustrações que acompanham um texto resumido, direto e com várias indicações clínicas para o diagnóstico e tratamento dos transtornos laríngeos congênitos.

VIEIRA J D. *Anomalias laríngeas congênitas*. Florianópolis, UFSC, 1996.

O livro do Prof. Júlio Vieira é uma obra única em língua portuguesa, devendo servir de consulta e estudo a todos os interessados em embriologia, com foco direcionado para a laringe. O médico, natural de Santa Catarina, é especialista em oftalmotorrinolaringologia e endoscopia peri-oral. Lecionou embriologia na Universidade Federal de Santa Catarina e, recentemente, já aposentado, publicou o livro citado como fruto de mais de uma década de estudos e observações. O Prof. Vieira apresenta as anomalias laríngeas congênitas com detalhes, descrições e desenhos simplificados, incluindo ainda três anexos sobre luxação neonatal das cartilagens aritenóideas, proteinose lipóidica e traqueostomia.

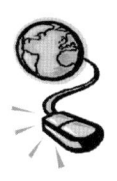

SÍTIOS RECOMENDADOS

☞ **http://ibis-birthdefects.org**

O sítio do *International Birth Defects Information Systems* é dedicado à malformação genética e teratologia. A página oferece informações para pacientes, público em geral, profissionais e pesquisadores em vários idiomas como inglês, português, espanhol, russo, polonês, etc. As informações apresentadas neste sítio são selecionadas exclusivamente por profissionais especialistas.
Idioma: inglês
Sítio visitado em: 9/2/2004

☞ **http://eclamc.ioc.fiocruz.br**

Este é o sítio do *Estudio Colaborativo Latino Americano de Malformacions Congénitas*. Embora a página forneça poucas informações científicas sobre as malformações, ela tem a grande vantagem de ser acessada em português, espanhol e inglês. Além disso, ela oferece recomendações de entidades, organizações de apoio e *links* internacionais.
Idioma: português, espanhol e inglês
Sítio visitado em: 9/2/2004

☞ **www.bdid.com**

Esta página é um diretório sobre transtornos congênitos – *Birth Disorder Information Directory* – e apresenta um mecanismo de busca muito simples, pesquisando-se por palavras e pelo nome da síndrome.
Idioma: inglês
Sítio visitado em: 9/2/2004

☞ **www.methodisthealth.com/audiology/congen.htm**

O serviço de audiologia do *The Methodist Hospital* desenvolveu esse sítio com informações para o público em geral sobre perda auditiva congênita. Por meio dessa página você pode obter informações sobre definição, etiologia e genética.
Idioma: inglês
Sítio visitado em: 9/2/2004

☞ **www.american-hearing.org/name/cong_hearing.html**

O sítio da *American Hearing Research Foundation* oferece uma ampla opção de consulta sobre perda auditiva. Você encontra informações específicas sobre perda auditiva congênita, surdez sindrômica e não-sindrômica. Além disso, a página apresenta referências e ótima seleção de pesquisa por palavras e tópicos.
Idioma: inglês
Sítio visitado em: 9/2/2004

☞ **www.sickkids.on.ca/otolaryngology/Educational Material/airway/Larycle.asp**

Este é a página do *The Hospital of Sick*. Oferece acesso a informações sobre definição e tratamentos da fissura laríngea, além de apresentar fotos com ilustrações laríngeas.
Idioma: inglês
Sítio visitado em: 9/2/2004

☞ **www.ndss.org**

Este é o sítio oficial da *National Down Syndrome Society*. Ele é um sítio bem amplo e atraente que oferece informações sobre a síndrome de Down, suporte para pacientes e familiares, avanços científicos mais recentes, pesquisas em desenvolvimento, novidades, eventos e *links* de comunidades para pais, amigos e profissionais.
Idioma: inglês
Sítio visitado em: 9/2/2004

☞ **www.criduchat.u-net.com**

Este é o sítio do *Cri-du-Chat Syndrome Support Group*. Além do suporte para pacientes e familiares, o sítio oferece definição da doença, eventos, *links* para informações dirigidas a profissionais e *links* para outras páginas.
Idioma: inglês
Sítio visitado em: 9/2/2004

☞ **www.criduchat.asn.au**

O *Cri-du-Chat Syndrome Support Group of Australia* desenvolveu este sítio que oferece definição da síndrome, fotografias, estórias e depoimentos de pacientes, além de apresentar *links* úteis, *links* específicos para estudantes e atualidades.
Idioma: inglês
Sítio visitado em: 9/2/2004

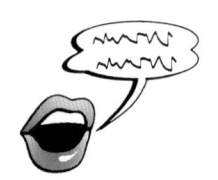

DE BOCA EM BOCA

1 HIRSCHBERG J. Dysphonia in infants. *Int. J. Pediatr. Otorhinolaryngol.*, 49 (suppl 1):SA293-6, 1999.

Propor uma definição de disfonia em bebês é difícil porque a fisiologia da fonação pode ser extremamente variável nos recém-nascidos. O autor faz uma revisão de sua contribuição e apresenta 20 tipos de fonações alteradas presentes nos recém-nascidos, relacionando-as com as causas mais comuns. As alterações vocais descritas como mais freqüentes pelo autor são: rouquidão, indicativa de inflamação ou tumor de pregas vocais; som oco, sugestivo de estenose traqueal; som agudo (guincho), sugestivo de lesão no sistema nervoso central; balido, patognóstico de síndrome de Down; som fraco, resultante de doenças miogênicas; e o choro em miado, característico da síndrome do *cri-du-chat*. As seguintes características apresentaram maior ocorrência no choro de crianças não-normais: segunda pausa, envelopes melódicos anormais (ascendente, ascendente e descendente, melodia plana e sem melodia), instabilidade na freqüência fundamental, bifonação, vibrato, intensidade fraca, concentração de ruído e estridor inspiratório. Além dessas características, nessas crianças foram também observados decréscimo na ocorrência de choro surdo, envelopes melódicos descendentes ou com elevação e queda de freqüência e trinados fonatórios. O estridor inspiratório foi a única característica de maior ocorrência nas alterações periféricas de trato vocal, sendo típico dessas alterações. Instabilidade de freqüência fundamental e concentração de ruído foram indicadores de transtornos neurológicos, mas tais dados necessitam de estudos mais aprofundados. Ressalta ainda a importância da avaliação perceptivo-auditiva, endoscópica e a análise acústica para obtenção de informações diagnósticas úteis.

2 RAES J, MICHELSSON K, DEHAEN F & DESPOTIN M. Cry analysis in infants with infectious and congenital disorders of the larynx. *Int. J. Pediatr. Otorhinlaryngol.*, 4:157-69, 1982.

Os autores compararam 30 choros de dor de crianças com doenças infecciosas ou congênitas da laringe com 120 choros de crianças saudáveis. As 30 crianças com doenças infecciosas ou congênitas da laringe apresentavam laringite infecciosa, laringomalácia, paresia do nervo laríngeo recorrente ou estenose subglótica, foram gravadas entre 8 dias e 24 meses de idade, no período de 1973 a 1981, no *Children's Hospital, University of Helsinki*, Finlândia, e no *Department of Pediatrics, University Hospital*, Bruxelas, Bélgica. Os 120 choros de bebês saudáveis haviam sido previamente registrados em 1968, também em Helsinki. De cada choro foram analisados 21 parâmetros. Nenhum bebê possuía outra alteração, que não a laríngea, e 28 dos 30 bebês nasceram com peso normal. Apenas dois bebês com estenose subglótica eram prematuros e tinham desenvolvido a estenose pós-intubação prolongada. O choro dos bebês foi induzido por um beliscão no braço ou puxão na orelha. O grupo de crianças com alteração laríngea mostrou maior ocorrência de: estridor inspiratório (77%), segunda pausa (intervalo entre o final do primeiro choro e o início do segundo – 80%), tipos anormais de melodia (ascendente, descendente e ascendente, melodia plana e sem melodia), instabilidade da freqüência fundamental (13%), bifonação (fundamental bifurcada – 10%), vibrato (10%), intensidade fraca, concentração de ruído e períodos curtos e rápidos de choro. Os autores concluem que o estridor inspiratório é o fenômeno mais típico de uma doença periférica do trato vocal, enquanto alterações na qualidade vocal durante o choro pode sugerir anormalidades glóticas. O estridor é geralmente associado a problemas glóticos, mas pode estar presente em alterações supraglóticas ou traqueais que envolvam um estreitamento do trato vocal. A significância de outros elementos, como freqüência fundamental, vibrato e ruído glótico têm que ser pesquisada. O valor máximo da freqüência fundamental é o melhor indicativo de uma doença neurológica (podendo atingir valores superiores a 2.000 Hz), além das medidas do valor mínimo, da ocorrência de bifonação e de padrão entonatório alterado que aparecem associados às crianças com alterações do sistema nervoso central. As características espectrográficas de concentração de ruído e instabilidade da freqüência fundamental necessitam de maiores investigações para serem consideradas elementos esclarecedores no choro de crianças com doenças neurológicas.

3 BENJAMIN B & INGLIS A. *Minor congenital laryngeal clefts: diagnosis and classification*. Ann Otol Rhinol Laryngol 98:417-20, 1989.

A fissura laríngea é uma alteração congênita rara. As fissuras laríngeas, de modo geral, podem ser subdivididas em maiores ou menores, parciais ou totais. As denominadas fissuras laríngeas menores podem ser subdiagnosticadas, ao contrário das maiores, mais fáceis de serem visualizadas.

Alguns achados clínicos como aspiração, refluxo gastresofágico, infecções respiratórias, tosses recorrentes e dificuldades na alimentação podem sugerir a presença de uma fissura laríngea. Como o estridor laríngeo é comum nesses casos pelo desabamento parcial das estruturas laríngeas, um diagnóstico errôneo comum é o de laringomalácia, que pode, contudo, estar associada à uma fissura laríngea, sendo que em alguns casos observa-se choro excessivamente fraco, de natureza anormal. Muitos pacientes com fissura laríngea também apresentam outras anormalidades estruturais, tais como fissura labial ou labiopalatina, defeitos cardíacos congênitos, anomalias gastrintestinais (particularmente no ânus), anomalias geniturinárias (particularmente hipospádia) e anomalias traqueobrônquicas menores.

Fissuras laríngeas ocorrem em duas síndromes: síndrome G, ou Opitz-Frias, e síndrome de Pallister-Hall. Os pacientes com síndrome G apresentam hipertelorismo, hipospádia, fissura labiopalatina e fissura laríngea; os pacientes com síndrome Pallister-Hall apresentam hamartoblastoma congênito do hipotálamo, hipopituitarismo, ânus não-perfurado, polidactilia pós-axial e fissura laríngea.

Neste estudo foram relatados quatro casos de fissuras laríngeas, sendo três casos de fissura supraglótica interaritenóidea e um de fissura parcial da cricóide em recém-nascidos.

Em todos os casos foi observada a presença de fístula traqueoesofágica, alterações da deglutição, sinais clínicos de aspiração e penetração, além de alguma outra anomalia associada.

Os autores classificaram as fissuras laríngeas em quatro tipos: tipo 1. fissura supraglótica interaritenóidea, somente na altura das pregas vocais; tipo 2. fissura parcial da cartilagem cricóidea, estendendo-se abaixo do nível das pregas vocais e parcialmente, mas não completamente, através da lâmina posterior da cartilagem cricóidea; tipo 3. fissura da cartilagem cricóidea, estendendo-se completamente por ela, com ou sem extensão na parede cervical traqueoesofágica; e, finalmente, tipo 4. fissura laringoesofágica ampla, que envolve uma maior parte da parede torácica traqueoesofágica.

Os casos relatados mostram que as fissuras do tipo 1 e 2 não requerem traqueostomia, apresentam um bom prognóstico e podem ser tratados de maneira conservadora ou reparadora por microcirurgia endoscópica. Ao contrário, fissuras maiores, dos tipos 3 e 4, que incluem parte ou toda parede traqueoesofágica, requerem cirurgias transcervicais ou transtorácicas e não apresentam um bom prognóstico.

Em casos de suspeita de fissura laríngea, uma avaliação detalhada da região posterior pode ser feita com a inserção de um tubo endotraqueal ou com o próprio laringoscópio pediátrico, procurando-se separar a região posterior da laringe, com o paciente sedado. Pode-se ainda perder o diagnóstico de uma fissura tipo 3 ou 4 por causa da condição instável da laringe, devido ao colabamento de suas estruturas, com uma mucosa esofágica redundante. Embora os achados clínicos de uma fissura interaritenóidea supraglótica possam sugerir a presença de laringomalácia, o diagnóstico definitivo, a natureza e o grau da doença podem ser determinados apenas por meio de um exame cuidadoso da laringe.

4 THOMÉ R, THOMÉ DC, BEHLAU M. *Two Posterior Cricoid Split Augmentation Techniques for Subglottic Stenosis*. American Academy of Otolaryngology, September 24-27, Washington, D.C., U.S.A., 2000.

O objetivo deste trabalho foi revisar a experiência dos autores em duas modificações realizadas nas técnicas de ampliação da região posterior da cricóide para o tratamento da estenose subglótica e/ou da região posterior da glote, ressaltando-se as vantagens e desvantagens de cada uma – sendo que as variáveis foram o tipo de enxerto e a duração do uso do molde laríngeo. Para isto, foram analisados 78 pacientes, sendo 59 adultos e 19 crianças, na faixa etária de 8 meses a 72 anos, com estenose subglótica e/ou da região posterior da glote, que foram atendidos a partir do ano de 1972, operados por meio de dois métodos modificados das técnicas de afastamento da região posterior da cricóide. Os procedimentos compreendidos incluíam: afastamento vertical posterior da cricóide e/ou do músculo aritenóideo; leve retração lateral da metade da cricóide; interposição do enxerto e molde laríngeo. Os pacientes foram divididos em dois grupos, conforme o tipo de enxerto e a duração do uso do molde laríngeo. O grupo 1 foi composto por 60 (77%) pacientes, sendo 15 crianças e 45 adultos, os quais foram submetidos a enxerto da mucosa bucal e uso de 8 semanas do molde laríngeo. O grupo 2 continha 18

(23%) pacientes, sendo quatro crianças e 14 adultos, nos quais foram utilizados enxerto da cartilagem costal e molde durante 4 semanas. Os fatores de evolução incluem remodelagem subglótica com taxa de decanulação, morbidades dos doadores e receptores, e teste de função fonatória. O grupo 1 obteve como resultado a taxa de decanulação em 93% dos sujeitos tendo sido esta taxa de 72% no grupo 2; nove (12%) dos pacientes adultos foram considerados fracasso de tratamento, pois houve retorno da estenose. O enxerto de mucosa foi considerado a melhor opção na cura das crianças e dos adultos; e o enxerto da cartilagem foi eficaz em três adultos, sendo que dois apresentavam diabetes e um possuía irradiação prévia. A qualidade vocal era aceita socialmente na maioria dos casos. Quando a ressecção do músculo interaritenóideo foi realizado, as características vocais apresentavam-se da seguinte forma: voz supraglótica, voz rouca-soprosa de grau leve a moderado, freqüência fundamental grave devido à fonte sonora supraglótica, intensidade habitual dentro dos parâmetros normais, mas com limitação em forte intensidade, além de tempo máximo de fonação encurtado devido à baixa resistência laríngea à saída do ar. Quando não foi realizada a ressecção do músculo aritenóideo, a alteração vocal era discreta, com rouquidão leve, normalidade dos outros parâmetros acústicos e fonte sonora glótica. Portanto, pode-se concluir que as duas modificações dos procedimentos de afastamento da região posterior da cricóide produziram bons resultados com a respectiva manutenção do lúmen subglótico. Nas crianças, ambos os tipos de enxerto promoveram resultados satisfatórios e, portanto, devem ser experimentados; nos adultos, os enxertos mostraram características diferentes, sendo que o enxerto da mucosa bucal tolera receptores vasculares pobres, sendo melhor que o enxerto de cartilagem. O uso do molde laríngeo mostrou-se importante para a obtenção dos resultados positivos.

5 PEGORARO-KROOK MI. *Avaliação dos resultados da fala de pacientes com prótese de palato por inadequação velar.* São Paulo, 1995/Tese. Doutorado. Universidade Federal de São Paulo. Orientação: Prof. Dr. José Alberto de Souza Freitas.

Para que um indivíduo produza os sons da fala de forma normal, além da boa articulação, um dos aspectos mais importantes que devem ser levados em consideração é o equilíbrio perfeito da ressonância oronasal, resultante do funcionamento adequado da válvula velofaríngea. Quando ocorre uma falha no fechamento velofaríngeo, há um acoplamento entre as cavidades oral e nasal, acarretando perda indesejada de fluxo de ar pela cavidade nasal, durante a produção da fala. Assim, o equilíbrio da ressonância oronasal estará comprometido e a ressonância nasal excessiva passará a ser predominante. Várias são as causas que levam à uma inadequação velofaríngea, sendo a principal delas a fissura palatina.

O objetivo do presente trabalho foi avaliar os resultados de fala de 22 pacientes, com idades variando entre 8 e 71 anos, que apresentavam inadequação velofaríngea (20 com insuficiência e dois com incompetência), devido à fissura palatina congênita operada ou não (grupo I = 18 pacientes), ressecção total ou parcial do palato por causa de câncer (grupo II = 2 pacientes) e paralisia total ou parcial do palato mole por problemas neurológicos (grupo III = 2 pacientes) após o tratamento protético do palato. Os pacientes dos grupos I e II receberam prótese do tipo obturadora e os do grupo III, prótese do tipo elevadora de palato.

A avaliação da fala de cada paciente foi realizada nas condições com e sem prótese utilizando-se os seguintes parâmetros para comparação: julgamentos de inteligibilidade e ressonância de fala (realizados a partir de gravações de emissões), emissão de ar nasal e articulação. Medidas objetivas de nasalidade (porcentagem de nasalância) também foram realizadas com e sem a prótese.

Os resultados revelaram que a maioria dos pacientes apresentou melhora significante na inteligibilidade de fala e uma redução significante da hipernasalidade e da emissão de ar nasal após o tratamento protético do palato. Apesar das diferenças na articulação e das medidas de nasalância não terem sido estatisticamente significantes para os três grupos como um todo, observamos que sete pacientes tiveram uma acentuada melhora na articulação da fala com o uso da prótese, cinco deles atingindo níveis de normalidade e 15 apresentando uma redução significante da nasalância com o uso da prótese.

Assim, concluímos que prótese de palato foi um tratamento eficaz para melhorar a inteligibilidade de fala dos pacientes dos grupos avaliados, independente da etiologia da inadequação velofaríngea. Houve uma redução significante da hipernasalidade, tanto na fala espontânea como na leitura oral, e do escape de ar com a prótese para os três grupos, apesar da grande variabilidade individual.

6 — GIUSTI MC. *Análise comparativa dos parâmetros acústicos vocais em crianças ouvintes e portadoras de disacusia severa e profunda.* São Paulo, 2000/Monografia. Especialização. CEV. Orientação: Profa. Dra. Mara Behlau.

O objetivo do presente trabalho foi analisar o efeito da deficiência auditiva em alguns parâmetros vocais, estabelecendo o seu desvio da normalidade. Foram avaliados o tempo máximo de fonação, a intensidade, a freqüência fundamental e sua variabilidade, em vozes de crianças portadoras de deficiência auditiva sensorioneural severa e profunda, comparando-se com os valores médios das vozes de crianças ouvintes normais. Participaram do estudo 66 crianças, sendo 33 do sexo masculino (51,6%) e 31 do sexo feminino (48,4%), residentes em São Paulo, com idade compreendida entre 6 e 13 anos, portadoras de disacusia pré-lingual severa e profunda, estudantes de escola especial. O grupo controle constou de 90 crianças, sendo 47 do gênero masculino (52,2%) e 43 do feminino (47,8%), sem histórico de distúrbios da comunicação. Cada indivíduo foi submetido à uma gravação da voz nas emissões sustentadas das vogais: "a", "i", "u", por meio de um *MiniDisc* da marca SHARP, modelo MD-MS702. O tempo máximo de fonação foi medido através de um cronômetro da marca KENWOOD. A intensidade da voz foi registrada por um medidor de intensidade sonora digital *Realistic Sound Level Meter* da marca RADIO SHACK. Os dados da análise acústica foram obtidos com o auxílio do programa *Dr. Speech*, TIGERS DRS, versão 4.0, utilizando-se o aplicativo *Real Analysis*. Os parâmetros acústicos analisados foram: média dos valores da freqüência fundamental, desvio-padrão da freqüência fundamental e F_0 *range* (número de semitons). Uma avaliação perceptivo-auditiva foi realizada por 14 fonoaudiólogas especialistas em voz que deveriam identificar as vozes como pertencentes a um deficiente auditivo ou a um ouvinte normal, além de seu sexo. A análise dos dados permitiu-nos concluir que a audição exerce uma importância fundamental no controle da produção vocal, visto que o deficiente auditivo severo ou profundo, quando comparado com o ouvinte normal, apresenta um pobre controle laríngeo e uma grande instabilidade fonatória, traduzidos pelos tempos máximos de fonação entrecortados e encurtados, pela intensidade aumentada, pela freqüência fundamental elevada e pela sua extensa variabilidade. Tais marcadores vocais da deficiência auditiva fazem com que o indivíduo seja prontamente identificado como tal. Este estudo reforça a noção de que a voz do deficiente auditivo deve ser especificamente enfocada para minimizar o impacto social da deficiência auditiva.

7 — BOMMARITO S. *Ocorrência de muda vocal em deficientes auditivos: análise perceptivo-auditiva e acústica da freqüência fundamental.* São Paulo, 1994/Monografia. Especialização. CEV. Orientação: Profa. Dra. Mara Behlau.

O objetivo do presente trabalho foi verificar a ocorrência da muda vocal fisiológica em 30 indivíduos portadores de deficiência auditiva de grau moderado a profundo na faixa etária entre 14 e 55 anos. Cada indivíduo foi submetido à uma gravação de voz, em fita cassete, contendo a emissão das vogais sustentadas "a", "i", "u" e a contagem de números de 1 a 30. A partir desses dados foi realizada uma análise perceptivo-auditiva por 12 especializandas do Centro de Estudos da Voz – CEV, São Paulo, na qual se verificou o tipo de voz desses indivíduos podendo ser classificada como voz pós-muda, muda vocal incompleta, muda vocal retardada e falsete mutacional. Foram também realizadas medidas fonatórias de eficiência glótica, os chamados tempos máximos de fonação (TMF). Na análise acústica, foi medida a freqüência fundamental (F_0) da vogal "a" sustentada, utilizando-se o programa SOUNDSCOPE II da GW INSTRUMENTS, instalado no computador MACINTOCH Modelo Quadra 700, no Laboratório de Voz do Instituto da Laringe – INLAR, São Paulo.

A partir dos dados obtidos, pôde-se concluir que: do ponto de vista perceptivo-auditivo, apenas 36,84% do sexo masculino e 27,27% do sexo feminino fizeram muda vocal, sendo que algumas mulheres apresentaram vozes muito graves. As medidas dos tempos máximos de fonação das vogais sustentadas apresentaram valores inferiores em ambos os sexos, quando comparadas à normalidade, o que não está diretamente relacionado com a ocorrência da muda vocal, mas sim com a própria deficiência auditiva. Provavelmente a limitação na utilização da comunicação oral não oferece um treinamento suficiente para desenvolver os tempos de fonação. Houve correlação positiva dos dados da análise perceptivo-auditiva e da freqüência fundamental, demonstrando uma correlação direta entre a F_0 e a voz adulta, no sexo masculino. No entanto, no sexo feminino parece haver uma interação complexa de outros parâmetros como tamanho do trato vocal e opção de ressonância, o que fez com que encontrássemos mulheres adultas com vozes muito graves ou muito agudas. Além disso, devemos lembrar que a muda vocal fisiológica na mulher, na adolescência, é mais discreta que no homem.

8

BOMMARITO S. *O efeito de um método de terapia de voz na qualidade vocal e na inteligibilidade da fala de indivíduos surdos.* São Paulo, 2000/Tese. Doutorado. Universidade Federal de São Paulo. Orientação: Profa. Dra. Marilena Manno Vieira.

O objetivo do presente estudo foi verificar o efeito de um método de terapia de voz na qualidade vocal e na inteligibilidade da fala de indivíduos surdos. A amostra foi constituída por 20 indivíduos com idades entre 8 e 28 anos, sendo 18 do sexo feminino e 2 do sexo masculino, com perda auditiva neurossensorial, bilateral, de grau severo a profundo, congênita ou adquirida até o segundo ano de vida. Foram realizadas avaliações acústicas da voz a cada 15 dias, ao longo de todo o processo de terapia. Além disso, foi realizada uma avaliação perceptivo-auditiva pré e pós-aplicação do método de terapia. O método foi composto por 16 sessões, sendo os primeiros 30 minutos destinados a exercícios de voz para adequar a qualidade vocal e os outros 30 minutos a exercícios de monitoramento visual por meio de jogos computadorizados. A análise dos dados permitiu concluir que, após a realização do método, houve diminuição estatisticamente significante das freqüências fundamental modal e máxima, das médias dos valores de *jitter* e *shimmer* e dos valores de energia do ruído glótico. Quanto à análise perceptivo-auditiva pós-terapia, foi verificada melhora significante do grau geral de alteração de voz em cerca da metade dos indivíduos surdos, enquanto a inteligibilidade da fala alcançou melhora significante em 80% do casos.

9

GUEDES FR. *O impacto acústico-auditivo da utilização dos movimentos corporais na produção de fala do deficiente auditivo.* São Paulo, 2002/Dissertação. Mestrado. Pontífica Universidade Católica de São Paulo – PUC. Orientação: Profa. Dra. Beatriz Cavalcanti de Albuquerque Caiuby Novaes.

Diante da perspectiva da oralidade no trabalho com a criança deficiente auditiva, buscam-se condições facilitadoras, por meio de outras vias sensitivas, como a visual, a tátil e a proprioceptiva, para o desenvolvimento da fala. O objetivo deste trabalho foi analisar o impacto dos movimentos corporais propostos pela metodologia verbotonal na fala do deficiente auditivo, em situações de produção simultâneas de fala e movimento associado ao som, na terapia fonoaudiológica.

Foram analisadas três crianças com deficiência auditiva por perda neurossensorial severa a profunda bilateral, que se encontravam em processo terapêutico e estavam familiarizadas com as atividades propostas. As amostras continham a gravação das emissões de cinco estruturas rítmicas da metodologia verbotonal, com e sem a sincronização do movimento corporal. Como instrumento de registro e análise dos dados foi utilizado o programa computadorizado de análise acústica GRAM (versão 6.0).

A análise dos dados apresentou três direções: análise acústico-espectrográfica, avaliação perceptivo-auditiva e análise da singularidade de cada sujeito. Os resultados encontrados na análise acústica espectrográfica demonstraram a melhora da produção de fala diante da sincronização do movimento corporal. Os resultados que foram obtidos por meio da avaliação perceptivo-auditiva demonstraram que a melhora da produção ocorreu sem a sincronia da fala e do movimento, o que determinou divergência entre ambas as análises e demonstrou a importância de se considerar a singularidade de cada sujeito, que pode atuar de inúmeras maneiras sob influência da história de sua deficiência auditiva, seu comportamento, seu *feedback* acústico-articulário e o desenvolvimento de sua motricidade, em busca de uma boa produção de fala.

As conclusões elucidadas nesse estudo foram: o movimento corporal causa impacto na fala do deficiente auditivo, mas, se para melhor ou pior, dependerá da singularidade de cada criança; o uso de estratégias complementares, como o movimento corporal, que visa à inteligibilidade de fala, deve ser considerado caso a caso, e a sensação perceptivo-auditiva nem sempre reflete transformações acústicas em diferentes contextos de produção.

10

TONISI GABR. *Caracterização da voz da criança deficiente auditiva usuária de implante coclear.*
São Paulo, 2002/Dissertação. Mestrado. Pontífica Universidade Católica de São Paulo.
Orientação: Dra. Maria Cecília Bevilacqua.

O presente trabalho teve como objetivo caracterizar as vozes das crianças deficientes auditivas usuárias de implante coclear, segundo os parâmetros acústicos e a análise perceptivo-auditiva da voz e compará-la com as vozes de crianças ouvintes.

Participaram deste estudo 62 crianças de 3 anos a 5 anos e 11 meses de idade, sendo 31 crianças ouvintes e 31 crianças usuárias de implante coclear. Para coleta dos dados foi solicitado que as crianças emitissem a vogal "a"; "i" e "u" no tempo máximo de fonação. As vozes foram analisadas acusticamente pelo programa *Dr. Speech, TIGER DRS,* versão 4.0, módulo *Real Analysis* e editadas de modo aleatório e com repetição de 10% das amostras das mesmas.

A avaliação perceptivo-auditiva foi submetida à análise de 10 fonoaudiólogas, especialistas em voz que, utilizando a escala *GRBASI* e avaliando os parâmetros *pitch* e *loudness,* julgaram se a voz pertencia a uma criança ouvinte ou a uma criança implantada. Na pesquisa do tempo máximo de fonação a média do tempo de sustentação da vogal "a" apresentou-se de forma semelhante para ambos os grupos (p = 0,2872). No entanto, para as vogais "i" (p = 0,0365) e "u" (p = 0,0353), as médias foram diferentes. Quanto à intensidade, os resultados mostraram que as médias dos dois grupos apresentaram-se de forma similar para as três emissões ("a" p = 0,0946; "i" p = 0,2239; "u" p = 0,2805), o que também aconteceu para a freqüência fundamental, cujas médias revelaram-se estatisticamente iguais para as diferentes tarefas ("a" p = 0,0803; "i" p = 0,3867; "u" p = 0,7160). Observou-se que a variabilidade da freqüência fundamental das crianças implantadas tem média maior do que a das ouvintes ("a" p = 0,0001 e "u" p = 0,0000). Na avaliação perceptivo-auditiva 32% das crianças implantadas foram avaliadas como ouvintes (erro 1). A classificação de crianças ouvintes como implantadas (erro 2) totalizou 22%. Os parâmetros de *pitch* e *loudness* não foram significativos para a caracterização e/ou identificação das vozes avaliadas. Por fim, concluiu-se que a voz da criança deficiente auditiva usuária de implante coclear é semelhante à voz da criança ouvinte.

11

SANTHIAGO D. *Caracterização das vozes de adolescentes portadores de síndrome de Down.*
São Paulo, 1999/Monografia. Especialização CEV.
Orientação: Dra. Mara Behlau.

A qualidade vocal do paciente portador de síndrome de Down é reconhecidamente alterada, podendo inclusive comprometer a inteligibilidade da fala. Contudo, pouca atenção tem sido dispensada ao comportamento vocal desses indivíduos. O objetivo deste estudo foi caracterizar a voz de um grupo de 74 adolescentes (27 meninas e 47 meninos, com faixa etária entre 15 e 29 anos) portadores da síndrome de Down, pertencentes à Associação de Pais e Amigos dos Excepcionais (APAE), de São Paulo, por meio de análise perceptivo-auditiva e acústica de amostras da voz. Para isto, foram realizadas cinco sessões de gravação da emissão da vogal sustentada "é" e da emissão automática de números, na contagem de 1 a 10, que foram submetidas às análises auditiva e acústica. A análise auditiva foi feita utilizando-se uma avaliação impressionística da qualidade vocal, e a análise acústica foi realizada com o auxílio do programa *Dr. Speech*, módulo *Voice Assessment* (TIGER, versão 3.0). Para a análise auditiva utilizou-se a vogal sustentada e a contagem de números e avaliou-se a presença dos seguintes parâmetros: rouquidão, soprosidade, tensão, nasalidade e instabilidade. Para a análise acústica, realizada com a emissão da vogal sustentada, foram selecionados os seguintes parâmetros: freqüência fundamental e seu desvio-padrão, índice de perturbação da freqüência fundamental a curto prazo *(jitter),* freqüência do tremor e proporção harmônico-ruído. Como resultado observou-se que as vozes apresentaram alteração vocal evidente, com maior desvio no sexo masculino. A análise auditiva evidenciou como principal característica a instabilidade vocal (73%), seguida por nasalidade (69%), rouquidão (43%), tensão (28%) e astenia (12%). Observou-se, também, nas vozes masculinas que, quanto maior soprosidade, maior é a astenia e que, quanto menor a tensão, maior é a rouquidão. Com relação às vozes femininas, nota-se que, quanto maior a soprosidade, maior é a astenia e, quanto menor a soprosidade, maior é a tensão. A análise acústica revelou parâmetros dentro da normalidade, à exceção do desvio-padrão da freqüência fundamental, que apresentou valores bastante elevados. Em conclusão, a voz do adolescente portador de síndrome de Down é geralmente alterada, sendo sua principal característica a instabilidade vocal, o que apareceu na análise acústica como um aumento no valor do desvio-padrão da freqüência fundamental.

12 SOHNER L & MITCHELL P. Phonatory and phonetic characteristics of prelinguistyic vocal development in cri-du-chat syndrome. *J. Commun. Disord.*, 24:13-20, 1991.

Cri-du-chat é uma síndrome genética que ocorre em aproximadamente 1:50.000 nascimentos. As características da síndrome incluem: baixo peso, microcefalia, hipotonia ou hipertonia dos membros, face arredondada e atraso mental severo. O choro característico dessa síndrome tem sido avaliado auditivamente e acusticamente como semelhante a um miado de gato, com freqüência fundamental entre 600-800 Hz, diminuição da energia nos harmônicos superiores e variação melódica restrita. Alguns autores atribuem tais características à uma anomalia estrutural da laringe, enquanto outros a associam à uma disfunção do sistema nervoso central. O objetivo do presente trabalho foi realizar um estudo detalhado sobre as características fonatórias e fonéticas de um caso desta síndrome, acompanhando-se e registrando-se 252 emissões de uma menina, de 8 a 26 meses de idade. A análise acústica realizada indicou que a freqüência fundamental média foi elevada, ao redor de 569 Hz, com variações entre 521 e 622 Hz, sendo que crianças normais apresentam média de 357 Hz e variações entre 164 e 1.366 Hz, no mesmo período, o que indica que, apesar de a freqüência ser aguda, seu coeficiente de variação é inferior ao das crianças normais, com predominância de entonação monótona, ao contrário das crianças normais, nas quais predomina a entonação ascendente e descendente. No caso analisado, foi observado um atraso muito grande no desenvolvimento de fala, incluindo o balbucio, sendo que a primeira palavra não foi emitida até os 26 meses, o que sugere que um atraso significante nos desenvolvimentos cognitivo e/ou motor podem influenciar o início do desenvolvimento vocal. A transição dos estágios de desenvolvimento de fala se deu lentamente quando comparado ao desenvolvimento de indivíduos normais. Maiores investigações são necessárias para que sejam mais bem caracterizados os aspectos pré-lingüísticos desta síndrome, em que são encontrados problemas cognitivos e motores.

13 TSUNODA K, TAKANOSAWA M, KURIKAWA Y, NOSAKA K & NIIMI S. Hoarse voice resulting from premature ageing in Werner's syndrome. *J. Laryngol. Otol.*, 114:61-3, 2002.

A síndrome de Werner é uma doença hereditária, caracterizada por sinais clínicos de envelhecimento precoce, que incluem perda de cabelos, catarata, atrofia de pele, acúmulo de gordura periférica e diabetes; alguns achados incomuns são ulcerações nas regiões das articulações e calcificação dos tecidos moles. A maior incidência desta doença ocorre no Japão, sendo que de 1.100 pacientes reportados mundialmente, 810 são japoneses. O gen causador da doença foi apontado recentemente, mas a síndrome ainda não está completamente descrita.

Os autores apresentam um caso de um homem de 42 anos, cuja primeira manifestação da síndrome foi uma voz rouco-soprosa, progressivamente pior nos últimos 3 anos, com elevação da freqüência fundamental. A avaliação estroboscópica revelou pregas vocais arqueadas, com incompetência glótica à fonação, de modo semelhante ao encontrado nas atrofias de prega vocal por senilidade. O paciente apresentava uma história de catarata operada há dois anos e de ulceração ao redor dos cotovelos; apresentava também atrofia de pele da face e das mãos. Foi feito o diagnóstico clínico de síndrome de Werner e indicado implante autólogo de fáscia do músculo temporal, em ambas as pregas vocais. Como resultado da cirurgia houve redução da rouquidão e da fadiga, e aumento do tempo máximo de fonação de 3 para 15 segundos em avaliação após 12 meses de terapia. Voz aguda já havia sido relatada como uma característica da síndrome de Werner, e o paciente descrito apresentava atrofia do músculo vocal, atestada na exploração cirúrgica, o que contribuía para a imagem de fenda fusiforme. A avaliação da fáscia do temporal também demonstrou uma degeneração das fibras musculares, comumente observada no envelhecimento.

Os autores concluem que a rouquidão característica da síndrome de Werner é o resultado do envelhecimento prematuro das pregas vocais.

7

Disfonias Endócrinas

Mara Behlau, Maria Inês Rehder & Orsine Valente

OBJETIVOS

O objetivo do presente capítulo é explorar a relação entre hormônios, voz e alterações do sistema endócrino, classificadas didaticamente em duas categorias: as disfonias endocrinológicas do desenvolvimento, manifestações vocais de natureza fisiológica, e os distúrbios hormonais que produzem as disfonias endocrinológicas propriamente ditas.

As manifestações vocais em processos de regulação hormonal do desenvolvimento, também chamadas de disfonias endocrinológicas fisiológicas, dizem respeito a duas situações específicas: maturação e desenvolvimento sexual, com maior interesse na muda vocal, e fatores relacionados com o ciclo feminino de reprodução humana, o que inclui a menstruação, a gestação e a menopausa. Particularmente quanto ao efeito do ciclo hormonal feminino sobre a voz, as alterações vocais decorrentes são complexas e parecem ser mais acentuadas em cantoras do que em não-cantoras, podendo comprometer de modo importante a produção vocal profissional. Contudo, é necessária a realização de estudos controlados e bem desenhados para se compreender melhor tais relações.

As manifestações vocais nos distúrbios hormonais podem apresentar causas variadas, advindas de fatores congênitos, adquiridos, sindrômicos, tumorais, por lesões várias ou idiopáticos. Apesar da descrição detalhada dessas enfermidades, o conhecimento das manifestações vocais e laríngeas relacionadas é ainda bastante limitado. Podemos encontrar distúrbios decorrentes de alterações na hipófise, como o hipopituitarismo; na glândula tireóide, como o hipo e o hipertireoidismo; nas glândulas supra-renais, como a enfermidade de Addison; nas glândulas sexuais, como o hermafroditismo; e relacionados ao metabolismo, como o diabetes.

A atuação fonoaudiológica parece ser útil em reduzir as alterações encontradas nos processos fisiológicos, como na menstruação e na menopausa, podendo tornar a voz mais estável e ampliando a tessitura. Quanto aos distúrbios endocrinológicos, não há estudos científicos sobre a eficácia do trabalho vocal, embora haja descrições de atuação fonoaudiológica em alguns casos. Seguramente existe um lugar para a reabilitação vocal, que deve lançar mão de estratégias de manipulação das características espectrais da qualidade vocal, já que muitas vezes não se pode atuar de modo efetivo sobre a fonte glótica.

INTRODUÇÃO

As funções homeostáticas e metabólicas do organismo são reguladas pelos sistemas nervoso e endócrino, que interagem diretamente entre si. Desta forma, muitas secreções endócrinas influenciam e são influenciadas pelo sistema nervoso central, o que faz o processo de regulação do organismo ser bastante complexo.

Endócrino significa o que secreta internamente e, desta forma, o sistema endócrino é composto por uma série de glândulas de secreção interna, sem ducto. Tais glândulas produzem hormônios, que passam diretamente para o sangue e são transportados para certos locais, chamados células-alvo, que possuem receptores específicos.

As glândulas endócrinas são órgãos isolados ou parte de órgãos, estando e localizadas em várias regiões do organismo, geralmente próximas às redes capilares, o que auxilia a distribuição hormonal na corrente sangüínea. Exemplos de glândulas endócrinas isoladas são a pituitária, na base do cérebro, e a glândula tireóide, no pescoço; exemplos de glândulas endócrinas que formam parte de órgãos e sistemas são o hipotálamo, o pâncreas e as gônadas.

Hormônios, por sua vez, são moléculas mensageiras, sintetizadas por células glandulares em um local e distribuídas em partes distantes do corpo. Tais mensageiros químicos eliciam respostas físicas, como o crescimento, o desenvolvimento, a reprodução, o controle de temperatura corporal; auxiliam o armazenamento e a utilização dos substratos ou metabólicos energéticos, além de mobilizarem o sistema imunológico contra o estresse. É importante compreender que os hormônios são apenas disparadores das células-alvo e não carregam informações sobre a tarefa a ser executada; alguns hormônios são apenas disparadores de outros hormônios. A secreção hormonal é interrompida por um processo de *feedback* negativo por meio de controles de níveis predeterminados.

O sistema endócrino tem como função transmitir informações entre as células e o faz com o auxílio de mecanismos que regulam a liberação dos hormônios. Tais mecanismos permitem a elevação ou a diminuição dos níveis de alguns hormônios, e a inibição ou a liberação de outros, em resposta a estímulos fisiológicos ou alterados.

Uma das etapas mais importantes da regulação hormonal normal é o mecanismo de liberação-inibição que controla diversos processos (maturação e desenvolvimento sexual, menstruação, gestação, menopausa e outros). Alterações neste controle podem produzir ou manter condições como o hipertireoidismo, o hipogonadismo e o pseudo-hermafroditismo masculino.

São considerados órgãos endócrinos principais a hipófise, a glândula tireóide, as glândulas supra-renais, os ovários e os testículos. Contudo, além destes, há células endócrinas espalhadas pelo corpo em órgãos não-endócrinos. Alguns exemplos são: as células endócrinas encontradas no coração, responsáveis pela secreção do fator natriurético atrial (FNA), que reduz o volume e a pressão sangüínea, assim como a concentração de sódio, quando em níveis elevados; as células endócrinas na placenta, que ajudam a sustentar o feto e influenciam no próprio curso da gravidez; as células endócrinas dos rins, que secretam a renina que sinaliza o córtex adrenal para secretar a aldosterona; e as células endócrinas na pele, que produzem vitamina D, importante para o metabolismo do cálcio a partir dos raios ultravioleta do sol.

A voz humana é sensível às variações do sistema endócrino. Durante muitas décadas, as manifestações vocais oriundas de processos de regulação hormonal, fisiológicos ou alterados, foram desconsideradas ou consideradas secundárias. Nos casos fisiológicos específicos, acreditava-se serem discretas e passageiras e, nas doenças endócrinas, inevitáveis. Estudos contemporâneos têm oferecido uma compreensão mais precisa desta área e apontado a possibilidade de redução no impacto vocal decorrente de doenças endócrinas, assim como nas situações fisiológicas (Baker, 1999; Abitbol, Abitbol & Abitbol, 1999; Dacakis, 2000).

O clínico vocal deve conhecer a relação entre os hormônios e a voz para não subestimar as manifestações vocais que possam estar relacionadas, orientando principalmente os profissionais da voz, mais sensíveis a esse impacto.

O presente capítulo tem como objetivo discutir as manifestações vocais decorrentes de alterações da função hormonal. São consideradas disfonias endocrinológicas tanto aquelas relacionadas com os processos hormonais fisiológicos, as disfonias endocrinológicas do desenvolvimento ou as disfonias endocrinológicas fisiológicas, quanto as relacionadas com os processos hormonais alterados e as disfonias endocrinológicas propriamente ditas.

PRINCIPAIS ÓRGÃOS ENDÓCRINOS

Os principais órgãos endócrinos são: o hipotálamo, a hipófise, a glândula tireóide, as glândulas supra-renais, os ovários e os testículos e o pâncreas (Fig. 7-1).

Apresentaremos a seguir um resumo dos principais órgãos endócrinos, ressaltando sua localização e função.

- O *hipotálamo* é uma pequena área no diencéfalo, localizado abaixo do tálamo. A principal função do hipotálamo é controlar todas as glândulas endócrinas do corpo. Para tanto, o hipotálamo possui diversos núcleos que controlam variadas funções internas do organismo, tais como a função cardiovascular, a temperatura do corpo, a quantidade de água no organismo, a contração uterina e a lactação, a regulação gastrintestinal e a saciedade alimentar, a manutenção do peso de acordo com uma configuração pré-programada, além do controle da própria hipófise. O hipotálamo apresenta muitas conexões, comunicando-se com o tronco cerebral, com as áreas superiores do diencéfalo e encéfalo (tálamo e córtex límbico) e com o infundíbulo, para controlar a hipófise. O hipotálamo secreta os seguintes hormônios: hormônio liberador de corticotrofina (ACTH); hormônio liberador de gonadotrofinas (GnRH); hormônio liberador do hormônio do crescimento (GHRH); hormônio inibidor da liberação do hormônio do crescimento (GHRIH); hormônio liberador da corticotrofina (CRH); hormônio liberador de prolactina (PRH); fator inibidor da liberação da prolactina (PIF); e, fator inibi-

7 ✓ DISFONIAS ENDÓCRINAS

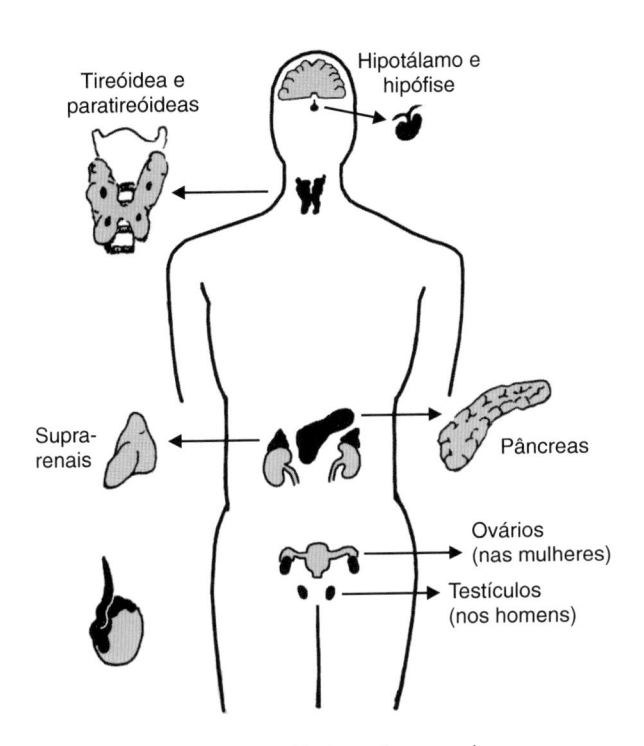

Fig. 7-1. Principais órgãos endócrinos do corpo humano.

dor da liberação do hormônio estimulante do melanócito (MIF) (Fig. 7-2).

- A *hipófise*, também chamada de **glândula pituitária**, está encaixada numa cavidade chamada sela túrcica do osso esfenóide, logo abaixo do hipotálamo e por ele controlada (Fig. 7-2). Essas duas estruturas são interligadas pelo infundíbulo, através da haste hipofisária, ou pedúnculo hipofisário, constituindo-se no importante sistema hipotálamo-hipofisário. Embora a hipófise seja conhecida como glândula mestra, é altamente regulada pelo hipotálamo. A hipófise é formada por duas porções, de origens diversas, uma anterior de natureza glandular, chamada adeno-hipófise, e outra posterior de natureza nervosa, chamada neuro-hipófise. Os hormônios adenohipofisários regulam o crescimento do indivíduo e muitas funções do sistema genital; os neuro-hipofisários agem sobre a função renal e sobre a musculatura lisa. Os principais hormônios secretados pela hipófise são:

1. **GH** (hormônio do crescimento): é também chamado de somatotrofina; uma deficiência dessa substância leva ao nanismo, enquanto o aumento leva ao gigantismo ou acromegalia.
2. **PRL** (prolactina): ativa a produção de leite nas mamas, logo após o nascimento; uma deficiência na prolactina impede a produção do leite, enquanto seu aumento produz galactorréia, amenorréia, infertilidade, na mulher, e impotência, no homem.
3. **Hormônio tireoestimulante**: estimula a glândula tireóide para que ela produza hormônios tireoidianos.
4. **ACTH** (hormônio adrenocorticotrófico): estimula a produção de glicocorticóides e hormônios sexuais pela glândula supra-renal.
5. **MSH** (hormônio de estimulação de melanócitos): aumenta a pigmentação da pele.
6. **FSH** (hormônio de estimulação folicular): estimula a maturação folicular e a produção estrogênica na mulher; é responsável pela espermogênese nos homens.
7. **LH** (hormônio luteinizante): é responsável pela ovulação, na mulher, e pela produção da testosterona, no homem.
8. **ADH** (hormônio antidiurético): aumenta na desidratação e nas situações com altas taxas de sódio no corpo.

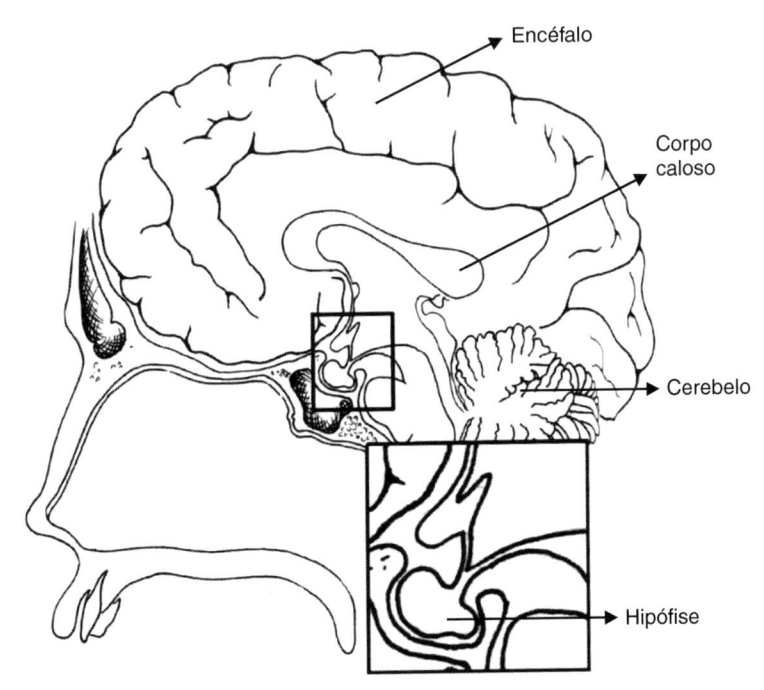

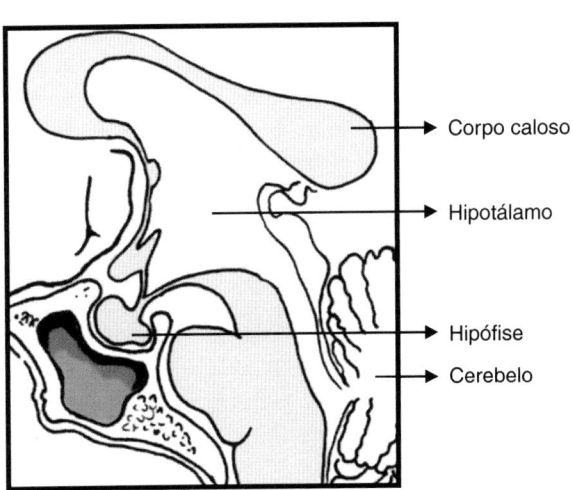

Fig. 7-2. Hipotálamo e hipófise.

9. **Oxitocina** (OXT): auxilia o útero a se contrair durante o parto e mantém a secreção do leite durante o aleitamento natural.
   - A *glândula tireóide* encontra-se na região cervical, anterior à porção alta da traquéia e às cartilagens cricóidea e tireóidea, pesando entre 20 e 30 g (Fig. 7-3). A produção excessiva do hormônio dessa glândula causa o hipertireoidismo e sua diminuição, hipotireoidismo.
   - As *glândulas paratireóideas* estão localizadas lateralmente à glândula tireóide, mas se constituem em órgãos distintos desta (Fig. 7-3). O hormônio paratiróideo regula o nível de cálcio no sangue, aumentando sua reabsorção no intestino, nos ossos e nos rins. A calcitocina aumenta no sangue em situações em que o cálcio está elevado.
   - As *glândulas supra-renais* ou *adrenais* são duas, direita e esquerda, situadas sobre os respectivos pólos superiores dos rins, chegando a pesar 4 g (Fig. 7-4). Cada glândula consiste em córtex e medula. O córtex é responsável pela produção de aldosterona, glicocorticóides e hormônios sexuais. A medula produz as catecolaminas, ou seja, a adrenalina e a noradrenalina.
   - Os *ovários* secretam estrógeno e são responsáveis pela ovulação.
   - Os *testículos* secretam a testosterona, um hormônio responsável pelo desenvolvimento e manutenção dos caracteres sexuais secundários masculinos, além de serem responsáveis também pela produção de esperma.
   - O *pâncreas* é um órgão situado atrás do estômago, com grande influência na digestão e nos processos metabólicos, especialmente em relação aos glicídeos (Fig. 7-5). No pâncreas encontramos as células A e B. As células A são responsáveis pela produção de glucagon que aumenta os níveis de açúcar no sangue, enquanto as células B são responsáveis pela produção de insulina, a qual diminui os níveis de açúcar no sangue.

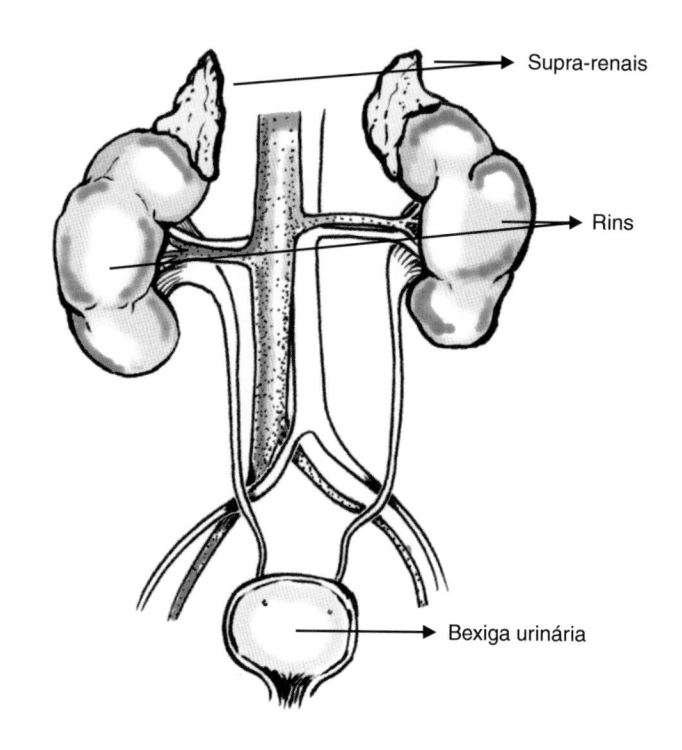

Fig. 7-4. Glândula supra-renais.

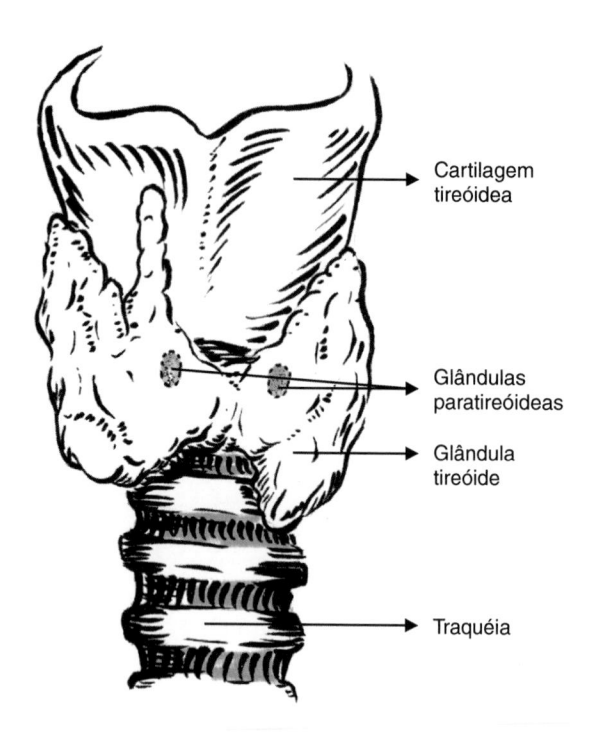

Fig. 7-3. Glândulas tireóide e paratireóideas.

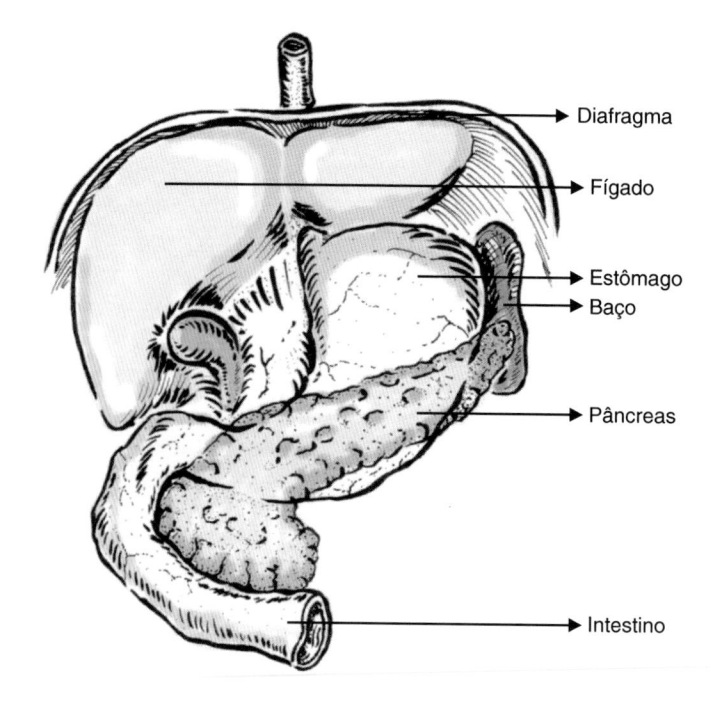

Fig. 7-5. Pâncreas.

Uma lista da fonte dos hormônios humanos e seus principais efeitos está no Quadro 7-1.

MANIFESTAÇÕES VOCAIS EM PROCESSOS DE REGULAÇÃO HORMONAL FISIOLÓGICA

Os processos fisiológicos de regulação hormonal estão relacionados com a maturação e o desenvolvimento sexual, tendo particular interesse a puberdade, assim como o ciclo feminino de reprodução humana, que envolve a menstruação, a gestação e a menopausa.

Os principais hormônios relacionados com a regulação fisiológica são os estrogênios, os androgênios, a progesterona, o FSH e o LH.

- *Estrogênios:* estimulam o desenvolvimento dos caracteres sexuais secundários femininos. Os estrogênios têm efeito hipertrófico e proliferativo sobre a mucosa.

- *Androgênios:* estimulam o desenvolvimento dos caracteres sexuais secundários masculinos. O mais importante é a **testosterona**, formada em maiores quantidades pelas células intersticiais dos testículos. São essenciais para a sexualidade masculina, mas em indivíduos do sexo feminino podem produzir efeitos masculinizantes irreversíveis se ministrados em doses elevadas. Derivados de cortisona tendem a aumentar o efeito dos hormônios androgênicos (Abitbol, Abitbol & Abitbol, 1999).

- *Progesterona:* hormônio que governa o crescimento do útero, promove a gestação. Este hormônio age apenas se houver impregnação prévia de estrogênio nos tecidos. Aparentemente este é o único caso de interdependência hormonal no organismo humano. O impacto do estrogênio é um pré-requisito para a ação da progesterona. A progesterona produz efeitos masculinizantes sobre a voz feminina.

- *FSH:* hormônio folículo estimulante, mediador químico para a função hipofisária. Tem papel importante no crescimento dos folículos ovarianos na mulher e dos túbulos seminíferos no homem.

- *LH:* hormônio luteinizante, mediador químico para a função hipofisária da ovulação.

Maturação e Desenvolvimento Sexual: Puberdade

A puberdade é o período de transição entre a infância e a idade adulta, durante a qual ocorrem em especial o aparecimento e o desenvolvimento dos caracteres sexuais secundários e o início da fertilidade conseqüentes a alterações hormonais e acompanhados de alterações emocionais. Este processo complexo tem por finalidade capacitar o indivíduo para a procriação e a perpetuação da espécie.

Os caracteres sexuais secundários masculinos sofrem ação direta da testosterona, principal andrógeno, secretado pelos testículos. Dentre estes caracteres estão o aumento da cartilagem da laringe, o abaixamento da freqüência fundamental e o aumento da massa muscular, responsáveis pela ocorrência da muda vocal fisiológica (ver Capítulo 2). O desenvolvimento dos caracteres secundários femininos estão relacionados com os hormônios secretados pelos ovários, que, por sua vez, dependem de outros secretados pela hipófise. Os principais caracteres sexuais femininos são o desenvolvimento das mamas e o aparecimento dos pêlos pubianos.

Alterações vocais durante a puberdade fazem parte do desenvolvimento sexual masculino e feminino e são geralmente discretas ou moderadas. A muda vocal é mais evidente no sexo masculino, devido provavelmente a grande variação em torno da freqüência fundamental. Principalmente nos rapazes, ao redor dos 13 anos e meio, a voz torna-se mais grave e o registro predominante passa a ser o de peito (Ruiz, 1993); as mudanças vocais são rápidas e produzem uma certa instabilidade por seis meses, em média, mas em geral não há maiores intercorrências. Nas meninas, a muda vocal não é tão marcada na freqüência fundamental e provavelmente envolve aspectos supra-segmentais, incluindo mudanças de ressonância e das freqüências dos formantes das vogais, para configurar a voz da mulher adulta (Defina, 2000).

As disfonias relacionadas com o processo de maturação e desenvolvimento sexual estão apresentadas no Capítulo 4 (volume I) e fogem ao objetivo do presente capítulo.

Quadro 7-1. Hormônios humanos, sua fonte e os principais efeitos
(adaptado de ucdavis.edu/bis10/endocrine.htm e de internet.com/~jkimball/ BiologyPages/Hormones.html)

Fonte	Hormônio	Estrutura	Efeitos Principais
Hipotálamo	Hormônios liberadores		Regulam a secreção de hormônios pela pituitária anterior
Hipófise Adeno-hipófise (pituitária anterior)	Hormônio de crescimento (GH)	Proteína	Estimula o crescimento, a síntese de proteína, hidrolisa a gordura, aumenta a concentração de glicose sangüínea
	Prolactina	Proteína	Estimula a secreção do leite pelas glândulas mamárias
	Hormônio tireotrófico (TSH)	Proteína	Estimula a glândula tireóide
	Hormônio adrenocorticotrófico (ACTH)	Proteína	Estimula o córtex adrenal
	Hormônio estimulante dos folículos (FSH)	Proteína	Estimula o crescimento dos folículos ovarianos e dos túbulos seminíferos dos testículos
	Hormônio luteinizante (LH)	Proteína	Estimula a ovulação, a conversão de óvulos em corpo lúteo e a secreção de hormônios sexuais
	Oxitocina	Peptídeo	Estimula a contração dos músculos uterinos e a liberação de leite pelas glândulas mamárias
Neuro-hipófise (pituitária posterior)	Vasopressina		Estimula o aumento da reabsorção de água pelos rins e a constrição dos vasos sangüíneos
Glândula tireóide	Tiroxina (T4) e triiodotironina (T3) (chamados em conjunto hormônio tireoidiano)		Estimulam a elevação do oxigênio e do metabolismo de oxidação, ajudam a regular o crescimento e o desenvolvimento físico
	Calcitonina	Peptídeo	Previne o aumento excessivo de cálcio no sangue
Glândulas paratireóideas	Hormônio paratireóideo (PTH)	Proteína	Regula o equilíbrio cálcio-fosfato; age no aumento dos níveis de íons cálcio no sangue
Supra-renal Medula adrenal	Adrenalina	Derivada da tirosina (peptídeo)	Estimula a elevação da concentração de glicose sangüínea e as reações de ataque ou fuga
	Noradrenalina	Derivada da tirosina (peptídeo)	Estimula reações similares às produzidas pela adrenalina, porém com maior vasoconstrição; produz também efeitos secundários na conversão de glicogênio em glicose
Córtex adrenal	Glicocorticóides (cortisol, cortisona etc.)	Esteróides	Estimulam a formação de carboidratos a partir de proteínas, elevando os níveis de glicogênio armazenado, o que ajuda na manutenção dos níveis normais de açúcar no sangue
	Mineralocorticóides (aldosterona etc.)	Esteróides	Estimulam os túbulos renais a reabsorver mais sódio e água e menos potássio
	Hormônios sexuais	Esteróides	Estimulam o desenvolvimento das características sexuais secundárias, particularmente no sexo masculino
Pâncreas	Insulina	Proteína	Estimula a formação e o armazenamento de glicogênio, a oxidação da glicose, a elevação dos aminoácidos e dos ácidos de gordura na célula, pela síntese de proteína e gordura
	Glucagon	Peptídeo	Estimula a conversão de glicogênio em glicose, acarretando um aumento de glicose no sangue
Testículos	Testosterona	Esteróide	Estimula o desenvolvimento e a manutenção da estruturas acessórias reprodutivas masculinas, características sexuais e comportamentais secundárias
Ovários	Estrogênio	Esteróide	Estimula o desenvolvimento e a manutenção das estruturas acessórias reprodutivas femininas, das características sexuais e comportamentais secundárias e o crescimento do útero
	Progesterona	Esteróide	Prepara o útero para a implantação embriológica e ajuda a manter a gestação

Ciclo Feminino de Reprodução Humana: Menstruação, Gestação e Menopausa

As mudanças vocais inerentes ao sexo feminino estão relacionadas com a menstruação, a gestação e a menopausa, que, por sua vez, são influenciadas pelos hormônios sexuais: estrogênio, progesterona e testosterona, determinantes nas manifestações e mudanças vocais.

Menstruação

A menstruação é o epílogo de uma série de eventos endocrinológicos dinâmicos, dependentes e inter-relacionados. O ciclo menstrual tem início no primeiro dia de uma menstruação e término no dia anterior à próxima.

Para fins didáticos, podemos dividir o ciclo menstrual em três fases: fase folicular, ovulação e fase lútea. A fase folicular corresponde aos primeiros 13 dias do ciclo, quando é observado um aumento nos níveis de estrogênio e diminuição nos de progesterona. Há um aumento do hormônio androgênico na segunda metade da primeira fase, atingindo o máximo na peri-ovulação (Lima, 1975). A ovulação corresponde ao 14º dia do ciclo, durante o qual há um pico de concentração de estrogênio. A fase lútea envolve a segunda metade do ciclo, do 15º ao 28º dia, em que ocorre o aumento dos níveis de progesterona e a diminuição dos níveis de estrogênio.

Os efeitos da menstruação sobre a voz não são evidentes e parecem depender da exigência vocal do indivíduo. A queda nos níveis de produção de estrogênio e progesterona é apontada como a causa das modificações laríngeas encontradas: alterações vasculares, edema e aumento de massa das pregas vocais (Silverman & Zimmer, 1978); retenção de água na laringe, edema do tecido intersticial e dilatação venosa (Abitbol, Brux, Millot, Masson, Mimoun, Pau & Abitbol, 1989); além de hipotensão muscular laríngea (Chernobelski, 1998).

No período da ovulação parece não haver alterações na voz de mulheres com ou sem treinamento vocal (Silverman & Zimmer, 1978; Abitbol, Brux, Millot, Masson, Mimoun, Pau & Abitbol, 1995; Figueiredo, Gonçalves, Pontes, Pontes, 2004); contudo, na época da menstruação, mulheres cantoras referem várias mudanças vocais (Silverman & Zimmer, 1978). Desta forma, a flutuação do nível dos hormônios ovarianos parece ser mais importante que o nível dos hormônios em si, particularmente em cantoras (Abramson, Steinberg Gould, Bianco, Kennedy & Stock, 1984).

Davis & Davis (1993), estudando os efeitos da síndrome pré-menstrual em cantoras, apontaram como queixa principal dificuldades na flexibilidade vocal e na produção de notas agudas, além de mudanças na qualidade vocal. Pode-se usar o termo laringopatia pré-menstrual para designar os fenômenos secundários às mudanças endócrinas inerentes à menstruação causados por fatores fisiológicos, anatômicos e psicológicos (Sataloff, 1991; Sataloff, Emerich & Hoover, 1997). A síndrome pré-menstrual ocorre de 4 a 5 dias antes da menstruação, em um terço das mulheres, afetando principalmente as que usam suas vozes profissionalmente (Abitbol, Abitbol & Abitbol, 1999).

Dentre os sintomas vocais pré-menstruais, são considerados os mais comuns a perda das notas agudas e uma freqüência habitual ligeiramente mais grave (Brodnitz, 1971), além de diminuição na eficiência vocal, fadiga e rouquidão discreta (Sataloff, Emerich & Hoover, 1997). Tais sintomas têm sido especialmente relatados por cantoras; algumas divas da ópera procuram não agendar apresentações nos dias que precedem o início da menstruação *(grace days)*. O esforço para compensar a hipotensão muscular laríngea durante esses dias parece ser um fator importante no desenvolvimento de um transtorno vocal em cantoras (Chernobelski, 1998).

Comumente, quando a paciente disfônica é questionada sobre a influência da menstruação sobre a voz, quase nunca essa associação é realizada. Contudo, se pedirmos para que a qualidade vocal seja observada no período pré-menstrual, uma média de 30% de mulheres refere alguma alteração, principalmente se ocorre o uso profissional, artístico ou não, da voz. Orientações quanto à hidratação adequada, uso vocal limitado, exercícios de flexibilidade vocal e aquecimento vocal cuidadoso podem minimizar as alterações vocais inerentes a esse período.

Um estudo, com 200 estudantes e profissionais de Fonoaudiologia, enfocando a incidência de alterações vocais durante o ciclo menstrual, mostrou que a maioria das mulheres estudadas não percebe modificações vocais relacionadas com o ciclo menstrual. Apenas 28,5% referiram alterações vocais discretas, esporádicas, e presentes antes e durante a menstruação, sendo o cansaço vocal e a rouquidão as manifestações vocais mais freqüentes. As mulheres que apresentam alterações vocais durante a menstruação também relataram outros sintomas associados à síndrome de tensão pré-menstrual, como irritabilidade, nervosismo, dores na mama, no abdômen e nas costas (Forte, 1995).

Com o objetivo de relacionar hormônios e voz durante o ciclo menstrual, recentemente um grupo de pesquisadores estudou a influência de contraceptivos orais sobre o ciclo menstrual (Amir, Kishon-Rabin & Muchnik, 2002). Contraceptivos orais são hormônios sintéticos administrados com o objetivo de manter o nível de hormônios durante o ciclo menstrual. No referido estudo foram avaliadas dez mulheres, cinco usuárias de contraceptivos orais e cinco não-usuárias, analisando-se diversas amostras de fala durante o ciclo menstrual. As principais conclusões da análise acústica indicam que, ao contrário do que anteriormente se acreditava, foi verificada uma maior estabilidade vocal no grupo de mulheres usuárias de pílulas anticoncepcionais. Embora o número de mulheres estudadas seja muito limitado e, apesar de a análise ter-se restringido à uma avaliação acústica, sem correlação perceptivo-auditiva ou otorrinolaringológica, os achados são bastante interessantes e consistentes para orientarmos a mulher usuária de contraceptivo oral e acalmar a profissional da voz.

Recentemente, Figueiredo, Gonçalves, Pontes, Pontes (2004) compararam as vozes de 30 alunas do curso de Fonoaudiologia da UNIFESP, nos períodos de ovulação e menstrual. Os autores observaram piora na voz na menstruação, com mudanças auditivas e acústicas caracterizadas por vozes roucosoprosas e instáveis, *shimmer* aumentado e proporção harmônico-ruído reduzida, apesar das mulheres pesquisadas não observarem mudanças em suas vozes.

Gestação

Mudanças vocais decorrentes da gestação têm sido observadas e parecem ser mais evidentes com a proximidade do parto. Exames laringológicos de gestantes revelaram hiperemia e edema de pregas vocais, com tendência a pequenas hemorragias submucosas, acompanhadas de rouquidão e voz de freqüência grave (Brodnitz, 1971).

Um estudo sobre vozes de 40 gestantes nos períodos pré e pós-parto (Rehder, 1995) foi realizado mediante análises clínica e laboratorial computadorizada das vozes, no pré e no pós-parto, incluindo tempos máximos de fonação das vogais "a, i, u", tempos máximos de emissão de consoantes "s" e "z", relação s/z e freqüência fundamental. Os resultados foram bastante alterados: os tempos máximos de fonação tiveram valores abaixo do esperado, tanto no pré como no pós-parto, com alta significância; a relação s/z mostrou-se alterada no pré e normal no pós-parto, indicando coaptação glótica insuficiente no pré-parto; e, finalmente, a freqüência fundamental também se mostrou abaixo do esperado no pré e normal no pós-parto. É importante ressaltar que as gestantes analisadas mostraram alterações vocais no pré-parto em todos os parâmetros analisados. As alterações vocais das gestantes são muitas vezes percebidas pelas próprias mulheres, como verificou Domingos (2003), a partir de questionários respondidos por 105 gestantes em diversas fases do período gravídico-puerperal. Tal estudo concluiu que as próprias mulheres percebem alterações vocais e respiratórias, algumas desde os primeiros meses (33,3%), com queixa de cansaço vocal (67,6%) e falta de ar (76,2%), além de rouquidão (24,8%) e voz mais grave (16,2%), sendo que as mulheres que cantam mostraram-se mais sensíveis a tais modificações. Contudo, uma porcentagem pequena de mulheres (15,2%) avaliou sua voz como tendo melhorado durante a gravidez.

Mulheres com uso profissional da voz falada e cantada devem ser, portanto, conscientizadas quanto à possibilidade de alteração vocal no final da gravidez, com voz rouca por edema, além de dificuldade de apoio e coordenação respiratórios, com possibilidade de piora de alergia nasal e aumento de refluxo gastresofágico, tanto por deslocamento do esfíncter esofágico inferior para dentro do esôfago como pelo relaxamento de seu tono.

Menopausa

A menopausa sinaliza o início de um período da vida, sendo definida como a suspensão espontânea da menstruação, resultado do desaparecimento dos folículos ovarianos; neste período, a progesterona atinge o nível zero. Há um grande distúrbio no eixo hipotálamo-hipofisário e, com isso, ocorre um aumento na secreção de FSH e LH, além de mudanças nas secreções dos hormônios masculinos, aumentando o nível dos androgênios livres para agir no organismo (Abitbol, Abitbol & Abitbol, 1999).

A média da idade em que a menopausa ocorre é em torno dos 50 anos. Durante a transição para a menopausa, a diminuição do ciclo menstrual é o achado clínico mais precoce. A média da duração do ciclo menstrual aos 30 anos de idade é de cerca de 30 dias e, por volta dos 45 anos, é encurtada para 23 dias. Embora algumas mulheres inicialmente apresentem ciclos curtos, outras desenvolvem ciclos longos e anovulatórios, intercalados com ciclos curtos e ovulatórios. Por existirem receptores de estrogênio em vários tecidos, sua deficiência afeta diversos sistemas, entre eles o sistema nervoso central, o sistema nervoso autônomo, o trato genitourinário, o sistema ósseo e o sistema cardiovascular (Griz, 1998). Dentre os sintomas mais comuns da menopausa estão: fogachos, sudorese noturna, urgência e incontinência urinária, cistite, atrofia vaginal, dispareunia, perda da libido, osteoporose e doença coronariana.

O tratamento adotado na atualidade é a terapia de reposição hormonal, que consiste na administração de doses de estrogênio durante determinados períodos de tempo.

Abitbol, Abitbol & Abitbol (1999) observaram alterações vocais durante a menopausa, as quais denominaram síndrome vocal da menopausa. Segundo esses autores, estas alterações envolvem diminuição da intensidade vocal, fadiga vocal, diminuição da extensão vocal e perda de notas agudas. Embora algumas mulheres mantenham suas vozes jovens por um longo tempo, é possível observar um abaixamento expressivo na freqüência fundamental, particularmente nas mulheres magras e longilíneas, o que pode ser minimizado por reabilitação vocal. O aumento do nível dos androgênios provoca conseqüente atrofia na mucosa das pregas vocais, além de redução nas glândulas laríngeas, ocasionando redução na hidratação da borda livre, cujo ressecamento leva à rápida fadiga vocal e à disfonia.

MANIFESTAÇÕES VOCAIS NOS DISTÚRBIOS HORMONAIS

Se considerarmos a relação entre o sistema endócrino e a laringe, compreendemos que as alterações endócrinas podem incidir sobre a produção vocal, alterando em maior ou menor grau o desenvolvimento somático e funcional da laringe (González, 1981).

A relação entre sexo e voz depende de uma série de fatores, tais como o mapeamento genético, os cromossomos e os hormônios. O mapeamento genético indica cromossomos XX nas mulheres e XY nos homens, mas o genótipo não corresponde necessariamente ao sexo e à voz (Abtibol, Abtibol, Abitbol, 1999).

Nesse item descreveremos os principais distúrbios hormonais que apresentam manifestações vocais. É importante ressaltar que os dados vocais nessas alterações são escassos e não há literatura suficiente para consulta e estudo pormenorizado.

Os quadros hormonais podem ser bastante complexos. Por exemplo, nos distúrbios do hipotálamo, em razão de sua inter-relação anatômica e funcional com a hipófise, pode ser difícil determinar se a função pituitária alterada é primeiramente causada pela hipófise ou tem origem no hipotálamo. Entretanto, a presença de diabetes insípido, por deficiência de vasopressina, sugere fortemente a presença de lesão hipotalâmica ou da haste hipofisária. As características clínicas das doenças hipotalâmicas são: evidências de hipogonadismo, distúrbios menstruais, puberdade precoce, crescimento retardado ou insuficiente, diabetes insípido central e anormalidades no comportamento alimentar, como obesidade e hiperfagia (Bouloux, 1998). Distúrbios hipotalâmicos podem ocorrer por tumores, traumas cranioencefálicos, hemorragias, malformações, aneurismas, inflamações, anorexia nervosa, depressão, entre outros. Uma alteração nos hormônios hipotalâmicos manifesta-se como deficiência no hormônio hipofisário correspondente, com exceção da prolactina, cujo *déficit* resulta em hiperprolactinemia. Pode haver deficiência isolada de cada um dos hormônios, embora nas lesões orgânicas, como nas secundárias a tumores, seja mais comum o comprometimento de vários hormônios (Nery, Golonan & Wajchenberg, 1992). O sintoma vocal nos transtornos hipotalâmicos pode ser uma alteração na freqüência fundamental em decorrência de puberdade precoce ou a *déficits* de crescimento.

Dividimos as alterações endocrinológicas em: relacionadas com a hipófise, com a glândula tireóide, com a supra-renal, com as glândulas sexuais, com os processos metabólicos, com a administração de medicamentos esteróides e com o transexualismo.

Distúrbios Relacionados com a Hipófise

Os principais distúrbios vocais relacionados com as doenças da hipófise são a acromegalia, o gigantismo, o hipopituitarismo, puberdade precoce, a síndrome de Pellize, a síndrome de Frölich e a enfermidade de Simmonds.

Acromegalia

A acromegalia é uma doença crônica caracterizada pelo aumento das partes moles das extremidades, secundária à uma produção excessiva do hormônio do crescimento, o GH. Observa-se desfiguração facial, aumento das extremidades e alterações metabólicas, com freqüente envolvimento sistêmico e orgânico. Essas manifestações são decorrentes do aumento da produção do hormônio de crescimento. Tal alteração acomete igualmente ambos os sexos, entre a terceira e a quinta década de vida (Semer, Knoepfelmacher & Liberman, 1992).

A acromegalia geralmente aparece na fase pós-puerperal, levando a aumento de pés, mãos e face, amenorréia, diminuição da potência sexual e da libido e, às vezes, a diabetes. Pacientes acromegálicos vêm de famílias com média de estatura mais alta que a da população, sugerindo uma tendência familiar para a secreção elevada de GH.

Do ponto de vista vocal, encontramos laringe com aumento de tamanho, especialmente no diâmetro transversal, voz áspera e opaca e diminuição da extensão vocal. Língua volumosa, epiglote aumentada, prognatismo e má oclusão dentária também são freqüentes, alterando as características ressonantais, além de provocar estreitamento das vias aéreas superiores.

Wright, Hill, Lowy & Fraser (1970) mostraram que os pacientes acromegálicos têm uma incidência de mortalidade três vezes maior em relação à população normal, devido às repercussões da doença no trato respiratório. Os pulmões aumentam de tamanho e há um estreitamento das vias aéreas superiores, em razão do aumento da língua, a epiglote e a laringe, além de miopatia laríngea caracterizada por fraqueza muscular, muitas vezes associada à redução nos movimentos das pregas vocais; tais fatores favorecem a apnéia do sono, uma das causas de mortalidade nesses indivíduos (Harrison, Millhouse, Harrington & Nabarro, 1978).

O tratamento pode ser cirúrgico e/ou farmacológico.

Gigantismo

Quando a acromegalia acomete crianças e adolescentes, antes do fechamento das epífises dos ossos longos, é acompanhada de alta estatura e recebe o nome de gigantismo ou acrogigantismo (Semer, Knoepfelmacher & Liberman, 1992).

O gigantismo pode ser também o resultado da presença de um adenoma (tumor benigno não infiltrativo) que origina uma hiperfunção somatotrópica (substância contida na célula da adeno-hipófise que exerce efeito estimulante sobre o crescimento do corpo). Há crescimento anormal excessivo de todo corpo ou de suas partes. É mais comum no sexo masculino na fase pré-puberal. As consequências do hiperdesenvolvimento pôndero-estatural afetam a laringe, levando a uma voz de freqüência grave e diplofônica.

A acromegalia e o gigantismo estão associados em 98% a adenoma hipofisário secretor de GH (Costa & Moreira, 1998), mas pode haver outras causas, como neoplasia e história familiar.

Hipopituitarismo

A deficiência dos hormônios da hipófise pode envolver um único hormônio (deficiência isolada), dois ou mais (deficiência múltipla), ou todos os hormônios secretados por essa glândula, o chamado pan-hipopituitarismo. O pan-hipopituitarismo é uma redução global dos hormônios da hipófise. A hipófise exerce um papel regulador sobre os diversos eventos fisiológicos, metabólicos e comportamentais do organismo. Desta forma, uma redução no funcionamento dessa glândula causa alterações sistêmicas globais, com problemas no crescimento geral e desenvolvimento das características sexuais.

As causas do hipopituitarismo podem ser congênitas, adquiridas ou idiopáticas, provavelmente decorrentes de alterações funcionais, estruturais, lesões na hipófise, no hipotálamo ou em ambos. Uma das principais causas de hipopituitarismo são os tumores na hipófise (Nery, 1992). Além disso, também foi descrita uma forma de hipopituitarismo familiar, caracterizada por herança autossômica recessiva, que envolve uma perda seqüencial dos hormônios tróficos da hipófise anterior, com deficiências nos hormônios do crescimento e nas gonadotrofinas (Mcarthur, Morgan, Phillips, Bala & Klassen, 1985). Há formas adquiridas, como o pan-hipopituitarismo após traumatismo cranioencefálico (Boudailiez, Desprez, Quintard, Deramond, Goldfarb & Piussan, 1985), o pan-hipopituitartismo pós-parto, chamado de síndrome de Sheehan (Nery, 1992; Tordjeman, Monnier, Vantyghem-Haudiquet, Bouthors-Ducloy & Vinatier, 1993), e o pan-hipopituitarismo por tumores, como o adenoma da pituitária (Webb, Rigla, Wagner, Oliver & Bartumeus, 1999).

O pan-hipopituitarismo congênito ou por tumor na primeira infância pode provocar uma redução global no desenvolvimento, deixando o indivíduo com estatura reduzida. Como conseqüência vocal, pode haver manutenção de uma voz aguda por toda a vida, devido à persistência de uma laringe pequena, infantil, com pregas vocais curtas. Os rapazes não realizam a muda vocal fisiológica. Neste caso, o trabalho fonoaudiológico deve focalizar as modificações passíveis de serem introduzidas no trato vocal, incluindo mudança da ressonância, a fim de modificar os filtros do som laríngeo, e aspectos supra-segmentais da fala, do momento em que a fonte de som apresenta possibilidades limitadas. Pode-se alongar funcionalmente o trato vocal para favorecer a ressonância de freqüências mais graves, utilizando-se um ajuste quase constante de protrusão de lábios e abaixamento de laringe. É possível modificar também a curva melódica para que a emissão seja mais compatível com o sexo e a idade do falante.

O hipopituitarismo adquirido é de evolução lenta, com queixas iniciais mais freqüentemente relacionadas à deficiência de esteróides sexuais: diminuição da libido, da potência e da velocidade de crescimento dos pêlos sexuais (ou barba no homem) ou amenorréia. O exame clínico mostra um paciente envelhecido, com pele fina e pequenas rugas, especialmente em torno da boca e dos olhos, palidez, com diminuição de pêlos corporais, atrofia genital e hipotensão ortostática.

O tratamento do hipopituitarismo inclui a terapêutica específica da doença primária, como o tratamento médico ou cirúrgico de tumores hipofisários, além da reposição adequada dos hormônios deficientes (Nery, 1992).

Puberdade precoce

Esta síndrome caracteriza-se por macrogenitossomia masculina precoce, ou seja, desenvolvimento genital e corporal excessivo e nos primeiros anos da vida, em meninos. Assim, nesta síndrome, observam-se maturação antecipada das gônadas, explosão do crescimento e desenvolvimento precoce de características sexuais secundárias durante a primeira década. A etiologia está relacionada com tumoração de caráter histológico que pode estar situada na hipófise, nos testículos ou no córtex supra-renal. As manifestações vocais acompanham o desenvolvimento da síndrome, levando a um desenvolvimento laríngeo prematuro e, conseqüentemente, à muda vocal antecipada, com voz grave e profunda antes dos 10 anos de idade.

Síndrome de Fröhlich

Esta síndrome foi descrita pela primeira vez por Fröhlich (1901) e é também denominada distrofia adiposogenital. Caracteriza-se por tumor hipofisário que destrói e comprime as células produtoras de gonadotrofinas (substâncias estimulantes da glândula sexual que produz os gametas e segrega os hormônios). A síndrome de Fröhlich é ligada ao sexo masculino, sendo mais comum na fase pré-puberal. Caracteriza-se por hipogonadismo, obesidade e hemianopsia temporal. Quanto à produção vocal, observam-se diplofonia, voz monótona, fadiga vocal e muda vocal tardia.

Enfermidade de Simmonds

Esta entidade clínica foi apresentada pela primeira vez por Simmonds (1914), caracterizando-se por insuficiência da hipófise anterior, resultante em geral de tumor ou oclusão vascular. Acomete adultos de ambos os sexos. Os sintomas são: amenorréia, diminuição da potência sexual, azoospermia, atrofia genital, hipotireoidismo e fadiga muscular generalizada. O paciente apresenta disfonia progressiva, por vezes, culminando em afonia, as pregas vocais perdem tono e tensão, levando à uma voz de qualidade monótona.

Distúrbios Relacionados com a Glândula Tireóidea

A glândula tireóide possui uma peculiaridade sobre as outras glândulas por requerer aporte cotidiano de iodo na nutrição para poder realizar convenientemente a síntese de seus hormônios, ou seja, nenhuma outra glândula endócrina é tão dependente de um micronutriente como esta. A atividade da glândula tireóide é controlada pelo hormônio TSH da hipófise anterior (veja Quadro 7-1). Os distúrbios desta glândula são conseqüência de seu aumento, de sua consistência (bócio) ou da quantidade de hormônio secretado. Os sintomas decorrem de distúrbios na gênese hormonal que produzem hipotireoidismo ou hipertireoidismo, de tumores malignos ou ainda da compressão local no pescoço e no mediastino superior. Além dos distúrbios metabólicos, a proximidade dessa glândula com a laringe pode trazer outros transtornos laríngeos e vocais conseqüenciais, especialmente no tratamento dessa glândula, quando realizado por radioterapia ou tireoidectomias. Pode haver alteração na inervação laríngea, com comprometimento dos nervos laríngeos superiores e/ou inferiores, produzindo quadros de paralisias de prega vocal pós-cirúrgica, uma das principais causas de disfonia paralítica (veja capítulo de disfonias neurológicas).

Os principais transtornos hormonais relacionados com a glândula tireóide são o hipotireoidismo e o hipertireoidismo.

Hipotireoidismo

O termo hipotireoidismo refere-se a um estado metabólico do corpo em que há concentração insuficiente de hormônio tireoidiano nas células. Pode ser primário (insuficiência da glândula tireóide) ou secundário (insuficiência na hipófise anterior). A causa mais freqüente do hipotireoidismo espontâneo é atrofia idiopática da glândula tireóide. O hipotireoidismo pode ser ainda classificado em congênito ou adquirido (Ritter, 1967).

O hipotireoidismo primário congênito recebe o nome de cretinismo. Nesses quadros há grande deficiência metabólica, decorrente de uma falha enzimática, com acentuado atraso no desenvolvimento físico e mental, que gera alteração nas várias etapas do metabolismo do hormônio tireoidiano. O paciente com cretinismo é caracterizado por *facies* típica, com nariz largo e chato, olhos afastados, lábios grossos e língua protusa, ventre volumoso e diminuição acentuada do nível intelectual (Fig. 7-6). O cretinismo endêmico é encontrado em filhos de

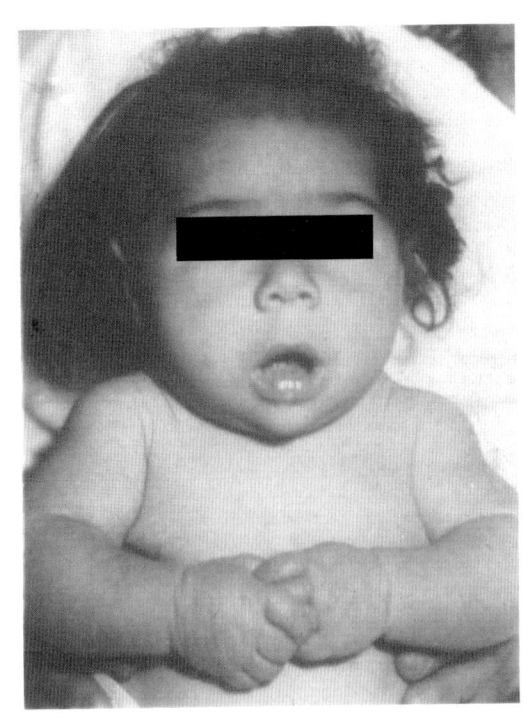

Fig. 7-6. Hipotireoidismo congênito; observar *fácies* típica, com nariz largo e chato, olhos afastados, lábios grossos e língua protrusa (arquivo Orsine Valente).

mães com bócio. Nesses casos observamos também um atraso no desenvolvimento da laringe, levando, conseqüentemente, à muda vocal extremamente atrasada.

Os sintomas do cretinismo podem surgir logo no primeiro mês de vida com disfagia, macroglossia com protrusão da língua e hiporreflexia. Posteriormente ocorre alteração vocal associada à implantação dentária deficiente. Em caso de diagnóstico precoce, pode haver reversão do quadro; caso contrário, os danos físicos e mentais são irreversíveis (Gonzales, 1981). O diagnóstico precoce e o tratamento em neonatos com hipotireoidismo é altamente recomendável e pode reverter o quadro. Infelizmente, ainda são encontrados casos de diagnóstico tardio, como o descrito pelo grupo italiano da Universidade de Pisa, que apresenta uma menina com hipotireoidismo congênito, diagnosticado aos 3 anos de idade, quando a medicação correta produziu melhoras dramáticas, tanto no crescimento como na linguagem, nas habilidades motoras e no desempenho cognitivo (Dinetti, Giachetti, Romolini, Bargagna, Sbrana, Marcheschi & Cesaretti, 1996).

Recentemente foram realizados progressos na compreensão da patogênese dos transtornos neonatais da glândula tireóide, sendo que uma herança autossômica recessiva foi descrita em alguns pacientes com hipotireoidismo congênito e história familiar de hipotireoidismo (Gruters, Krude, Biebermann, Liesenkotter, Schoneberg & Gudermann, 1999).

Há ainda o cretinismo endêmico, não-congênito, por deficiência de iodo, descrito em certas regiões do globo, como na Tailândia, e que produz deficiência mental profunda, com QI médio de 30 e alterações neurológicas severas, caracterizadas por espasticidade, hiporreflexia, presença de reflexos primitivos, distúrbio da marcha e perda auditiva profunda (Rajatanavin, Chailurkit, Winichakoon, Mahachoklert-Wattana, Soranasatapom, Wacharasin, Chaisongrgkram, Amatyakil & Wanarata, 1997).

O hipotireoidismo primário é um problema médico comum, ocorrendo em 1 a 3% da população, em qualquer idade, porém mais freqüente na mulher na pós-menopausa (Bandeira, 1998). No hipotireoidismo do adulto há acúmulo de glicosaminoglicanos, uma substância hidrófila mucopolissacarídea, nos espaços intersticiais, principalmente na pele e nos músculos, causando um edema que se denomina mixedema. No hipotireoidismo adquirido do adulto, a rouquidão é o sintoma cardinal do envolvimento laríngeo (Ritter, 1967); é possível encontrar edema localizado, com imagem semelhante à nódulos, associado à fadiga vocal. Nesses casos, a análise do comportamento vocal, não abusivo, e a investigação de outros sinais e sintomas comumente associados ao hipotireoidismo levam a suspeita dessa alteração endocrinológica.

O adulto com mixedema tem *fácies* típica caracterizada por expressão desinteressada, palidez e inchaço na face (Fig. 7-7). Há intumescimento da língua e da laringe e uma fala claudicante, pastosa, rouca, com retardamento das atividades mentais e físicas. Pode haver fragilidade capilar, evidenciada pela formação fácil de equimoses e edemas. O diagnóstico de mixedema quase sempre é sugerido pelo aspecto facial do paciente.

A sintomatologia inclui ainda fraqueza, letargia, pele seca e áspera, inchaço de extremidades, intolerância ao frio, redução da sudorese, ganho de peso, diminuição da memória, cãibras musculares e voz mais grossa ou mais rouca. No hipoti-

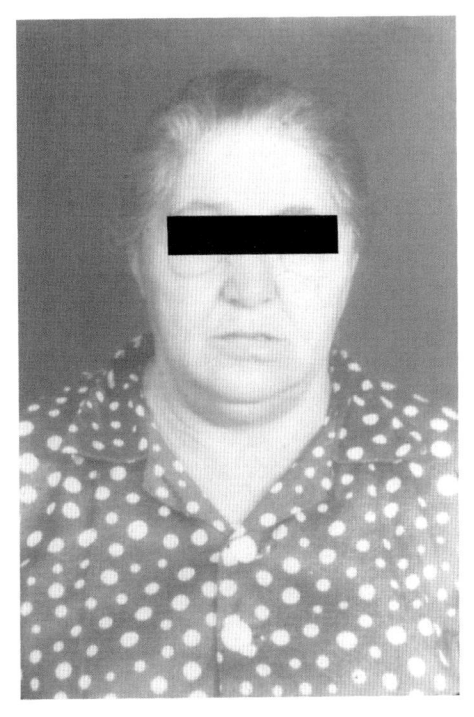

Fig. 7-7. Hipotireoidismo no adulto; observar *facies* mixedematosa típica, caracterizada por expressão desinteressada, palidez e inchaço na face (arquivo Orsine Valente).

reoidismo adquirido do adulto não se observam problemas de crescimento ou transtornos mentais, porém ocorre diminuição das funções corporais devido a um decréscimo no metabolismo.

Sintomas laríngeos ocorrem em uma fase adiantada do hipotireoidismo e são caracterizados por acúmulo de ácido mucopolissacarídeo (mixedema) nas pregas vocais e ventriculares. O mixedema dificulta a vibração das pregas vocais e há queixa de fadiga, além de rouquidão e voz grave. A rouquidão, com freqüência grave, é considerada o sintoma cardinal do envolvimento laríngeo no hipotireoidismo adquirido (Ritter, 1967); pode-se encontrar edema localizado, semelhante a nódulos, uni ou bilateral, associado à fadiga vocal. Os sintomas vocais incluem ainda diminuição na extensão vocal, evidenciada pela dificuldade de manutenção da freqüência fundamental e redução nos tempo máximos de fonação.

O tratamento do hipotireoidismo é a regularização correta da dosagem hormonal. Loureiro (2003) colheu relatos de 21 mulheres portadoras de hipotireoidismo e analisou sintomas vocais e relacionados pré e pós-uso de medicação para controle da alteração hormonal. Embora os dados tivessem sido difíceis de se analisar, devido à ampla faixa etária do grupo pesquisado (de 20 a 80 anos), a análise auditiva revelou desvios evidentes na qualidade vocal e modificações nos sinais e sintomas de disfonia, dificuldade articulatória e outros (como o refluxo gastresofágico) com a medicação. Desta forma, um seguimento fonoarticulatório nessas pacientes parece ser importante não somente em função da própria doença, mas também como acompanhamento do impacto da administração de hormônios.

Hipertireoidismo

O hipertireoidismo consiste na hiperatividade da glândula tireóide, produzindo tireotoxicose, síndrome clínica decorrente da exposição a altos níveis circulantes de hormônio tireoidiano (Bandeira & Nóbrega, 1998). Ocorre, portanto, um excesso de hormônio tireoidiano circundante, podendo apresentar muitos distúrbios associados.

O hipertireoidismo caracteriza-se pelo aumento da glândula tireóide, tremor, agitação, insônia, labilidade emocional, nervosismo, emagrecimento, distúrbios menstruais e às vezes exoftalmia. Pode acontecer em qualquer idade, especialmente na puberdade, na gravidez e na menopausa. É mais freqüente em mulheres que em homens (Fig. 7-8). Em alguns pacientes o hipertireoidismo ocorre sem evidência clínica de bócio. As causas mais comuns do hipertireoidismo são o adenoma tóxico e o bócio multinodular tóxico. Pode ser causado também pela ingestão de hormônio tireoidiano em altas doses, na fase aguda de tireoidites ou tireotoxicose factícia.

A doença de Graves (síndrome clínica que inclui hipermetabolismo, aumento difuso da glândula tireóide e exoftalmia) se responsabiliza por 85% dos casos de hipertireoidismo. A literatura aponta relação significativa entre estresse e desencadeamento da doença de Graves. As manifestações vocais mais comuns são presença de fadiga vocal e instabilidade da freqüência fundamental.

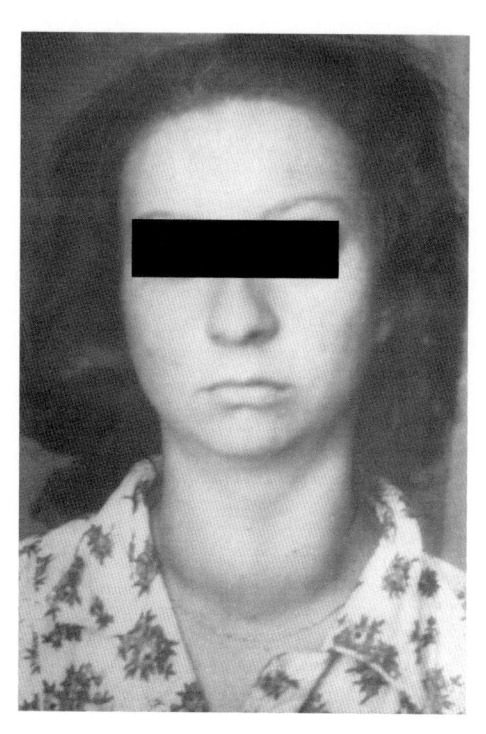

Fig. 7-8. Hipertireoidismo por doença de Graves; observar o bócio (arquivo Orsine Valente).

O tratamento do hipertireoidismo pode ser medicamentoso com agentes antitireoidianos, por radiodo ou cirurgia, por meio de tireoidectomia.

Hipoparatireoidismo

As glândulas paratireóideas originam-se das metades posteriores do terceiro e quarto pares de bolsas faringeanas e regulam o metabolismo do cálcio e do fósforo mantendo o equilíbrio sangüíneo. A insuficiência extrema dessa glândula é denominada hipoparatireoidismo ou tetania. A tetania caracteriza-se por excitabilidade permanente dos nervos periféricos, levando a um estado de espasmo tônico de extremidades absolutamente singular, em que a musculatura é atacada de maneira simétrica, com as mãos em forma de cone, os pulsos em flexão e os dedos ligeiramente dobrados. Os espasmos duram de poucos minutos a algumas horas.

Os sintomas vocais incluem laringoespasmos, presentes especialmente em crianças. A fonação de característica espasmódica vem muitas vezes acompanhada de sensação de pressão laríngea e fadiga vocal. Espasmos brônquicos podem acontecer concomitantes aos laringoespasmos.

O hipoparatireoidismo pode ser também encontrado como seqüela de cirurgias de cabeça e pescoço, com ressecção das glândulas tireóide e paratireóideas, com complicações importantes no pós-operatório, como a hipocalcemia. Os sintomas vocais podem ser devastadores e requerem grande habilidade fonoaudiológica para que seja conseguida melhor produção vocal (Carrara, Cervantes, Rodrigues & Behlau, 1993).

Distúrbios Relacionados com as Glândulas Supra-Renais

O córtex supra-renal está sob controle direto do lobo anterior da hipófise, secretando glicocorticóides e hormônios sexuais. Na hipofunção temos a diminuição da secreção dos hormônios esteróides, dando origem a doenças como a de Addison. Na hiperfunção, por outro lado, o córtex supra-renal secreta excesso de glicocorticóides ou hormônios sexuais, dando origem a diversas doenças.

Os tumores adrenocorticais devem ser lembrados no diagnóstico diferencial das causas de precocidade sexual (Fig. 7-9). Estes tumores são mais comuns na primeira década de vida, podendo estar associados a outras anormalidades especialmente as malformações do trato urogenital. Os tumores adrenocorticais podem acometer indivíduos de ambos os sexos. As principais doenças relacionadas com a supra-renal que apresentam alteração vocal são a enfermidade de Addison, a síndrome de Cushing, o tumor adrenal virilizante e o tumor adrenal feminilizante.

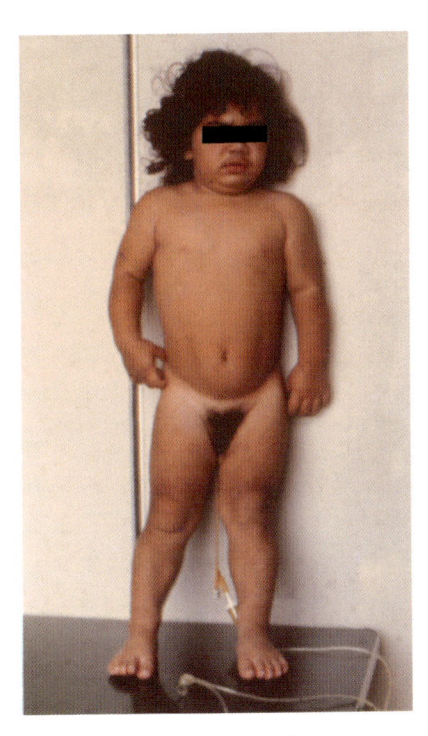

Fig. 7-9. Tumor virilizante de supra-renal em menina de 4 anos de idade; observar o crescimento precoce dos pêlos pubianos (arquivo Orsine Valente).

Enfermidade de Addison (Insuficiência Adrenal Primária)

A insuficiência adrenal primária foi descrita pela primeira vez por Addison (1855) e é relacionada com insuficiência supra-renal crônica, de etiologia diversa. É uma enfermidade rara, apresentando-se em adultos de ambos os sexos com os seguintes sinais e sintomas: hiperpigmentação e hipotonia muscular generalizada, hipotensão arterial, anorexia, vômitos e diarréia. Os sintomas iniciais não são específicos e podem ser interpretados como infecção viral, fadiga crônica ou depressão. As causas de insuficiência adrenal primária são: adrenalite auto-imune, tuberculose, carcinoma metastático (pulmão, mama, rim), infecções fúngicas sistêmicas, AIDS e adrenoleucodistrofia (Tattersall, 1998). As manifestações vocais estão relacionadas com a hipotonia generalizada já referida. As pregas vocais se apresentam com paresia miopática, levando a uma voz de característica astênica e soprosa.

Síndrome de Cushing

Esta síndrome foi descrita pela primeira vez por um neurocirurgião americano, Cushing, em 1912. Esta síndrome é caracterizada pela hiperprodução crônica de cortisol e por quantidades variadas de androgênios adrenais, o que determina anormalidades metabólicas (Goldman, 1992). As causas da síndrome de Cushing são variadas, incluindo tumor pituitário, neoplasia adrenal e causas exógenas. A mais freqüente é iatrogênica, por administração terapêutica de glicocorticóide, o que provoca uma condição debilitante com elevada mortalidade.

Sua freqüência é três a cinco vezes maior nas mulheres que nos homens, ocorrendo preferencialmente na terceira ou na quarta década de vida. As principais características da síndrome de Cushing são obesidade, *facies* redonda (*facies* em lua cheia), miopatia, fatigabilidade e fraqueza, diabetes *mellitus*, osteoporose, estrias cutâneas violáceas, acne, hipertensão, diminuição da tolerância aos carboidratos, amenorréia e hirsutismo no sexo feminino (Fig. 7-10). A laringe torna-se hipertrófica, levando à megafonia. O tratamento pode ser cirúrgico ou medicamentoso, dependendo da etiologia da síndrome.

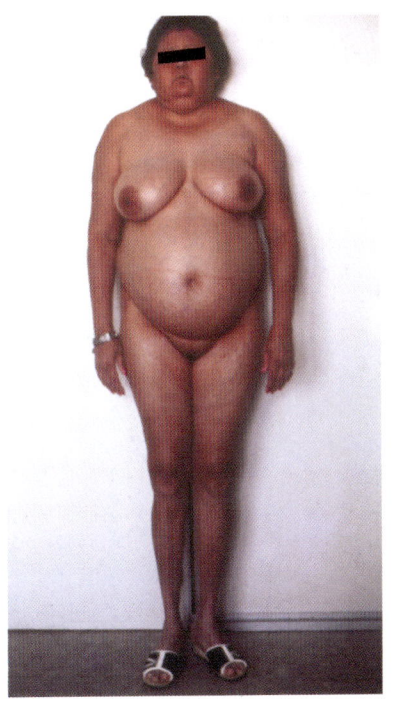

Fig. 7-10. Síndrome de Cushing; observar obesidade, *facies* redonda e estrias cutâneas violáceas (arquivo Orsine Valente).

Tumor adrenal virilizante

O tumor da supra-renal secretor de grandes quantidades de andrógenos acomete mulheres normalmente entre os 30 e os 40 anos de idade, levando a oligomenorréia, menstruação escassa, hipertrofia clitoriana, hirsutismo, hiperpigmentação dos grandes lábios e atrofia uterina. A voz apresenta-se grave e com características masculinas.

Tumor adrenal feminilizante

A etiologia é a mesma do tumor virilizante, porém acomete homens entre 25 e 45 anos de idade. Nestes casos encontramos como o sintoma mais comum a ginecomastia, mas também estão presentes a atrofia testicular, a diminuição da libido e a impotência sexual. A voz apresenta-se com características femininas.

Distúrbios Relacionados com as Glândulas Sexuais

As principais alterações relacionadas com as glândulas sexuais são o hipogonadismo, o hipergonadismo, o hermafroditismo e o pseudo-hermafroditismo. Incluímos ainda nesse caso o transexualismo, embora não haja distúrbio hormonal comprovado.

Hipogonadismo

Refere-se à uma diminuição na função endócrina e/ou na gametogênese dos testículos, culminando em atrofia ou desenvolvimento deficiente de características sexuais secundárias. A gravidade dos sinais clínicos da deficiência de androgênio, dependem da idade do paciente quando da instalação do problema, da severidade e da duração da deficiência.

A perda total da função androgênica testicular pré-puerperal, habitualmente secundária à castração cirúrgica ou a defeitos congênitos dos tecidos testiculares, leva a deficiências múltiplas no desenvolvimento de caracteres sexuais masculinos, resultando no que denominamos eunucoidismo. Em indivíduos eunucos, a laringe permanece pequena e o resultado vocal conseqüente é único. Esta voz de qualidade especial é caracterizada por freqüência uma oitava acima do esperado e com registros dentro da faixa de extensão feminina; a intensidade e o efeito ressonantal são semelhantes aos dos adultos, uma vez que o sistema respiratório, envolvendo caixa torácica e pulmão, e o sistema ressonantal, principalmente a face, têm seu desenvolvimento normal.

Em virtude de um resultado vocal de qualidade absolutamente singular, nos últimos anos do século XV o governo de Roma promulgou um decreto que convocava todos os pais que tivessem mais de quatro filhos a entregarem um para que este fosse castrado a serviço da igreja, sendo que esta se comprometia a instruir estes jovens em um instituto musical. Os indivíduos submetidos à castração foram denominados *castrati* e durante décadas festejados cantores de coro e ópera. A prática da castração durou até a metade do século XVI. A voz do eunuco não é natural, quase imaterial, como se fosse uma voz alheia ao indivíduo. A popularidade e o apreço desta qualidade vocal foram provavelmente responsáveis pela castração anual de mais de 3.000 indivíduos na Itália do século XV (Perelló, Caballé & Guitart, 1975).

A castração com o intuito de manter a beleza da voz foi uma excentricidade da igreja do século XV, para a qual a voz era mais importante que a virilidade. Para garantir que o indivíduo castrado tivesse uma voz feminina, a castração tinha de ser feita antes de qualquer sinal de puberdade, ou seja, antes de qualquer secreção de testosterona. Desde esta época, a influência hormonal da testosterona já era reconhecida. O *castrati* possuía voz cristalina, potente e com uma extensão excepcional. A voz era de um indivíduo do sexo masculino que nunca tinha sido influenciado pela testosterona, por isso o não desenvolvimento das características vocais masculinas típicas. Avaliando os mecanismos vocais dos *castrati*, observamos capacidade respiratória masculina, incluindo musculatura abdominal para sustentação da voz e caixas de ressonância típicas da arquitetura do corpo masculino. O músculo vocal, por sua vez, sendo altamente sensível aos hormônios masculinos, especialmente a falta de estrogênio, permanece com características infantis. A qualidade vocal, nos *castrati*, é então definida por pregas vocais de tamanho infantil, vibrando em registro tipicamente feminino e com potência dada por um esqueleto masculino. De acordo com a literatura, os *castrati* possuíam vozes com registros entre 3,5 e 4,5 oitavas e conseguiam sustentar notas em até 90 segundos (Abitbol, Abitbol & Abitbol, 1999).

Tratamos um caso interessante de hipogonadismo-hipogonadotrófico por um acometimento central hipotalâmico-hipofisário, em um rapaz de 21 anos, com a queixa de "minha voz parece de mulher", sem histórico familiar de disfonia (Behlau, Medrado, Brasil & Valente, 2001). O paciente compareceu à clínica fonoaudiológica, referindo o problema da voz aguda e expressando o quanto isto o prejudicava. A voz apresentava freqüência de 184 Hz, intensidade média de 68 dB, com índices de perturbação e medidas de ruído dentro da normalidade, apesar de leve instabilidade no traçado espectrográfico (com presença de bifurcação ocasional de freqüência) e tempo máximo de fonação de 34,8 segundos. A presença de uma voz aguda, infantil, com ressonância delgada, extensão vocal restrita às freqüências agudas, ataque brusco e intensidade elevada caracterizava um atraso na muda vocal. Contudo, a qualidade vocal não era de emissão em falsete, e o paciente parecia bastante adaptado às condições de sua emissão, uma voz aguda, forte e com elevado tempo de fonação. A falta de desenvolvimento de caracteres sexuais secundários, apesar de estatura física normal, e a presença de voz aguda, e não de falsete, direcionou a suspeita para uma alteração hormonal, tendo-se encaminhado o paciente para avaliação otorrinolaringológica e endocrinológica. Na avaliação laringológica (Fig. 7-11) foi constatada laringe infantil, com proporção glótica de 1,0; na avaliação endocrinológica foi constatado o hipogonadismo e a falta de produção de testosterona, em nível hipofisário, de natureza idiopática. O paciente foi submetido à terapia hormonal (com administração de testosterona, o que deverá ser continuado por toda a vida) e à terapia fonoaudiológica por 3 meses. O desenvolvimento corporal foi rápido e evidente: a

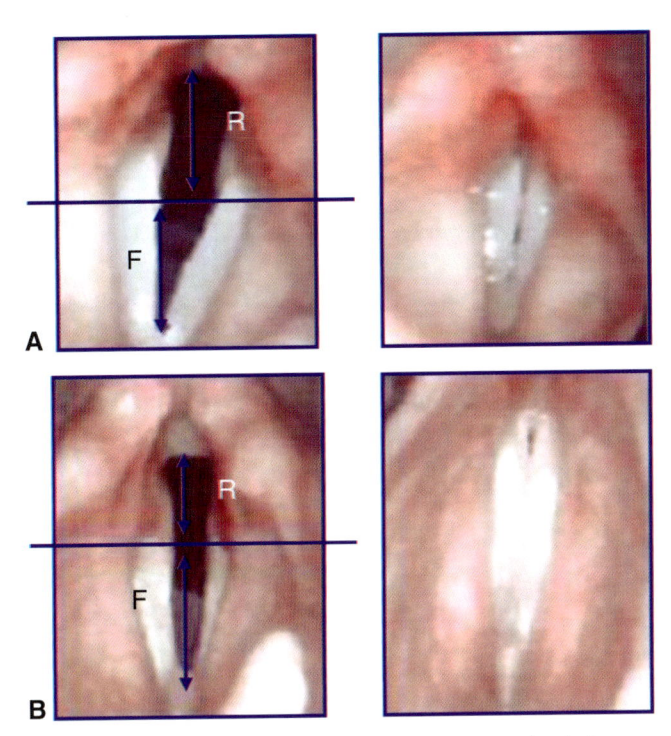

Fig. 7-11. Imagem da laringe de paciente de 21 anos de idade e com queixa de voz aguda, hipogonadismo-hipofisário, com ausência total de produção de testosterona. **A.** Imagem laríngea pré-tratamento hormonal mostrando padrão infantil (proporção glótica 1,0), com dimensões fonatória (F) e respiratória (R) de tamanho semelhante.
B. Imagem laríngea pós-tratamento hormonal mostrando padrão adulto (proporção glótica 1,2), com dimensão fonatória (F) maior que a respiratória (R) (arquivo Osíris do Brasil).

configuração física sofreu rápidas transformações, adquirindo o paciente um rosto e corpo de adulto masculino, com presença de barba e aumento da distribuição de pêlos, tórax alargado e modificação nas medidas da estatura física de 172 cm para 177 cm e da massa corporal de 52 kg para 65 kg. A freqüência fundamental deslocou-se para 97 Hz, com estabilidade no traçado. A imagem laríngea evidenciou as mudanças obtidas, adquirindo uma proporção glótica característica de homens adultos, ao redor de 1,2. O paciente mostrou-se muito satisfeito com as mudanças físicas e vocais obtidas. O relato deste caso é um alerta para as possibilidades de transtornos endócrinos cujo impacto pode ser essencialmente vocal, levando o paciente a consultar um fonoaudiólogo, como primeira opção, que deverá ter conhecimento suficiente para o adequado manejo do quadro.

Puberdade precoce

A puberdade precoce diz respeito ao quadro clínico que resulta da produção androgênica aumentada, ou prematura, ou ainda decorrente de tumores. Os sintomas envolvem o desenvolvimento precoce de todos os caracteres masculinos, incluindo crescimento excessivo do pênis, com desenvolvimento dos pêlos pubianos e das axilas, barba e bigode, além de libido excessiva. O desenvolvimento precoce inclui os caracteres secundários laríngeos caracterizando-se especialmente por voz de freqüência grave, dentro da extensão vocal masculina adulta.

Hermafroditismo, pseudo-hermafroditismo e transexualismo

As anomalias do desenvolvimento sexual são classificadas de acordo com o sexo gonadal.

Hermafrodita verdadeiro é o indivíduo que apresenta tecido ovariano e testicular; pseudo-hermafrodita masculino é aquele que apresenta gônada masculina e ambigüidade dos genitais internos e/ou externos; já o pseudo-hermafrodita feminino é aquele que apresenta gônada feminina e virilização dos genitais externos (Mendonça, Arnhold & Bloise, 1992). No pseudo-hermafroditismo há sempre concordância entre o sexo cromossômico e o gonadal, isto é, no pseudo-hermafroditismo masculino o cariótipo é XY e no pseudo-hermafroditismo feminino, XX (Federman, 1967). No hermafroditismo, o ovotestis, gônada com tecidos ovariano e testicular, é a gônada mais comumente encontrada, seguida do ovário e, mais raramente, do testículo (Van Niekerk, 1976).

Quando o diagnóstico de hermafroditismo é feito no recém-nascido, o registro civil deve ser feito de acordo com o desenvolvimento dos genitais externos. A genitália externa pode ser feminina, ambígua ou masculina normal, sendo geralmente ambígua e assimétrica. Tendo optado pelo sexo masculino, as estruturas femininas devem ser retiradas e instituída terapêutica com hormônio masculino na época da puberdade; tendo optado pelo feminino, deve ser instituída reposição de estrogênio e progesterona quando a paciente não tiver ovário normal funcionante (Mendonça, Arnhold & Bloise, 1992).

O pseudo-hermafroditismo masculino pode ser considerado uma forma de hipogonadismo fetal, porque as estruturas fetais que são normalmente responsivas ao androgênio tem desenvolvimento incompleto ou nenhum. A forma mais comum do pseudo-hermafroditismo masculino é denominada síndrome do testículo feminilizante (resistência congênita aos androgênios), caracterizada por amenorréia primária, ausência ou poucos pêlos axilar e pubiano, genitália externa feminina, saco vaginal pequeno e cego, ausência de útero e, habitualmente, dois ductos genitais masculinos e testículos criptorquídicos ou labiais. O fenótipo é feminino, incluindo desenvolvimento mamário.

O pseudo-hermafroditismo feminino é caracterizado pela presença de gônadas femininas com cariótipo XX e virilização dos genitais externos. Pode estar associado à produção ou ingestão materna de substâncias virilizantes, a malformações genitais e a causas idiopáticas.

Não há relatos sobre as vozes desses pacientes, embora se comente sobre os riscos de virilização nas mulheres tratadas com hormônio (Mendonça, Arnhold & Bloise, 1992).

Por outro lado, o transexualismo é uma alteração na identidade sexual psicológica do indivíduo, não compatível com sua identidade biológica ou física. Não há malformações de genitália nem síndromes associadas, embora não seja ainda totalmente evidente até que ponto a identidade cruzada é o resultado de exposições pré e perinatal a níveis atípicos de hormônios sexuais (Cohen-Kettenis, Van Goozen, Doorn & Gooren, 1998). O termo transexual foi introduzido pelo psiquiatra Harry Benjamin, em 1966, no relato de diversos casos. O transexual pode ser definido como um indivíduo que acredita que sua mente está em um corpo sexualmente errado; é um conflito entre a identidade e sexo (Chaloner, 1992). Pode haver o transexual de masculino para feminino, assim como de feminino para masculino, embora o primeiro tipo seja bem mais comum, como atestado na análise de 1.637 candidatos a mudança de sexo nos Estados Unidos (Roback, Felleman & Abramowitz, 1984). Não raro esses indivíduos passam por um intenso e difícil processo de aceitação social como um membro de seu sexo psicológico (Gelfer & Schofield, 2000).

Essa busca da realização física e social da identidade psicológica envolve múltiplos tratamentos, que incluem medicamentos hormonais, cirurgias para mudança de sexo e transformação da voz, um dos marcadores sexuais mais importantes. Do momento em que o uso de hormônios feminilizantes e a castração em adultos produzem efeitos muito discretos sobre a freqüência da voz (Rosanowski & Eysholdt, 1999), que geralmente permanece na tessitura masculina, várias estratégias vocais têm sido experimentadas para que a apresentação vocal seja do sexo desejado, geralmente o feminino. Técnicas cirúrgicas como glotoplastia, aproximação cricotireóidea, avanço da comissura anterior e redução da proeminência laríngea têm sido empregadas com sucesso parcial, pois apenas o deslocamento da freqüência fundamental para os agudos não garante que o indivíduo será percebido como mulher.

A identidade sexual através da voz é multifatorial e ainda não totalmente compreendida. Embora alguns estudos apontem que uma freqüência fundamental acima de 156 Hz seja suficiente para o transexual ser percebido como mulher (Spencer, 1988; Wolfe, Ratusnik, Smith & Northrop, 1990), esses dados não foram confirmados em estudos mais recentes (Gelfer & Schofield, 2000). Além disso, também os valores da freqüência do segundo formante, considerado chave na identificação do sexo pela voz (Mount & Salmon, 1988), também não apresentaram significância estatística no estudo de Gelfer & Schofield (2000).

Uma análise interessante foi feita com a fala de 11 travestis, em duas situações de apresentação de sexo, homens vestidos como homens e como mulheres, a fim de investigar as características perceptuais e acústicas da apresentação vocal feminina e masculina (Andrews & Schmidt, 1997). Foram usados 2 exemplos de fala de cada participante, um com sua voz típica masculina e outro com sua voz típica feminina. Os resultados indicaram que houve grande diferença na apresentação das vozes masculina e feminina pelos 11 falantes. O item que mais se diferenciou foi a variação de freqüência. Neste estudo, ainda foram associadas à emissão feminina, *pitch* agudo, soprosidade e brilho, sendo que a soprosidade e o brilho foram as características mais fáceis de serem produzidas por falantes do sexo masculino. Os autores comentam ainda, que a terapia vocal deveria enfocar a concepção do sexo ambíguo, incluindo a percepção do paciente sobre sua própria voz e a aceitação da mais apropriada a uma imagem vocal mais feminina, explorando as variações naturais da voz e evitando-se parâmetros vocais exagerados ou estereotipados.

Assim sendo, além das reconhecidas opções semânticas, morfossintáticas e de discurso, há características puramente vocais que são importantes na identificação do sexo. Provavelmente a freqüência fundamental é o marcador de sexo mais imediato, apesar de não ser o único parâmetro envolvido nessa identificação. A variabilidade da freqüência na fala encadeada, assim como seus limites superior e inferior e, provavelmente, as características ressonantais também desenvolvem um papel importante na configuração do padrão feminino de fala (Fig. 7-12). Entretanto, apesar de transexuais procurarem manipular tais parâmetros para serem percebidos como mulheres, as características vocais masculinas parecem ser mais salientes que as femininas, sendo facilmente apontadas pelos ouvintes (Gelfer & Schofield, 2000).

A atuação fonoaudiológica é complexa e de longa-duração, envolvendo grande dedicação do paciente (Vasconcellos & Gusmão, 2001). Chaloner (1992) enfatiza alguns parâmetros básicos a serem trabalhados: avaliação, relaxamento, experimentação de tipos de voz, respiração para a fala, estabelecimento de um novo *pitch*, eliminação da ressonância de peito no caso do transexual masculino, entonação, expressão, comunicação não-verbal, projeção da personalidade e habilidades de comunicação.

Masson (2002), em estudo de caso sobre um transexual homem para mulher, revelou possibilidade de feminização da voz por meio de terapia fonoaudiológica. Em 4 meses de terapia (19 sessões), a paciente apresentou uma voz bastante satisfatória, com aumento de F_0 de 119 Hz para 147 Hz, diminuição de *loudness*, elevação do *pitch*, leve soprosidade, ampla variação de registro e entonação, características do sexo feminino. Após 34 sessões a paciente recebeu alta e passou a ser acompanhada mensalmente. Na 39ª sessão sua F_0 chegou a 184 Hz, após aquecimento vocal.

Distúrbios Relacionados com os Processos Metabólicos

O principal distúrbio metabólico com impacto vocal é o diabetes.

Diabetes Mellitus

Diabetes é a doença resultante do aumento da glicemia, ou seja, da taxa de açúcar presente na corrente sangüínea, podendo estar relacionada com diversos fatores. É uma doença de grande importância devido à sua alta incidência e ao longo período durante o qual a maioria dos pacientes necessita de supervisão médica. É mais freqüente em mulheres, entre a terceira e quarta décadas de vida, sendo a incidência particularmente elevada em mulheres que tiveram filhos. O denominador etiológico comum é a deficiência absoluta ou relativa da insulina, a relação com hereditariedade, obesidade e perturbações hormonais também parecem evidentes.

Dentre os sintomas mais comuns estão: sede e apetite exagerado, fraqueza geral, diminuição de peso corporal, gan-

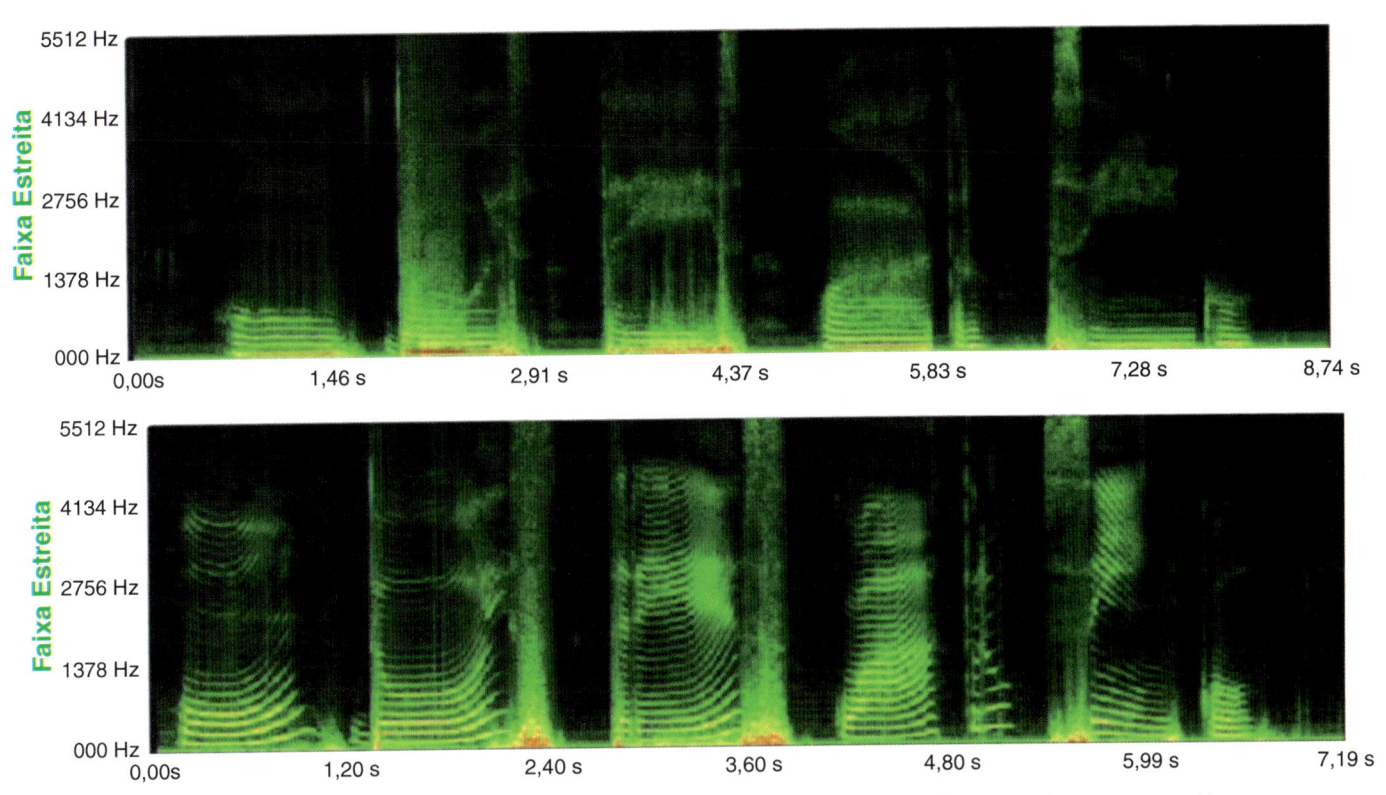

Fig. 7-12. Análise espectrográfica (VOX METRIA, CTS) da fala encadeada (contagem de 1 a 5) de uma paciente transexual homem para mulher pré e pós-fonoterapia; observar o deslocamento da freqüência para os agudos (evidenciado por maior separação entre os harmônicos) e modulação mais expressiva pós-terapia, além de consoantes mais marcadas e prolongadas (arquivo Mara Behlau).

grena atingindo os pés e artelhos e infecções crônicas com escassa tendência para cura.

Quanto à laringe, pode-se observar ressecamento da mucosa, que se estende até a faringe, hiperemia, atrofia do epitélio e das glândulas mesenquimais e as vezes, lesões edematosas e ulcerosas. A alteração vocal resultante foi nomeada xerofonia, por IMRE (1968), ou seja, disfonia por desidratação (*xeros,* do grego, significa seco, secura), apontada como uma alteração importante por Sataloff, Emerich & Hoover (1997).

Distúrbios Relacionados com Medicamentos Hormonais

Alterações vocais relacionadas a medicamentos hormonais são várias, porém, ressaltamos aqui a questão dos anabolizantes esteróides, principalmente pelo crescimento no emprego não-controlado dessas drogas.

Os anabolizantes esteróides são medicamentos à base de androgênios e têm sido administrados durante a puberdade e a menopausa como terapêutica para diversas condições, porém nem sempre levando em consideração os efeitos secundários de virilização. Um uso recente e não-terapêutico é a administração dessas drogas para fins de aumento de massa muscular em pessoas de ambos os sexos e de idades diferentes, insatisfeitas com a forma de seu corpo. A literatura aponta para os perigos da administração indiscriminada e prolongada destes anabolizantes, sendo que o efeito vocal negativo é descrito há mais de 40 anos. Berendes (1962) adverte sobre os sintomas de virilização com o uso de testosterona; contudo, considera que o uso de anabólicos esteróides em doses normais não produz alterações vocais. Ao contrário, outros autores fazem observações opostas e consideram os pacientes analisados verdadeiras vítimas dos anabólicos esteróides (Pommez, 1962; Damsté, 1964).

Nas mulheres, as manifestações mais comuns são sensação de insegurança na voz, instabilidade vocal com quebras de freqüência, qualidade vocal alterada, dificuldade em gritar, perda de notas agudas, perda de potência vocal, fadiga e redução na freqüência fundamental (Baker, 1999). Apesar de a mudança na freqüência da voz ser o sintoma típico da alteração vocal hormonal, a primeira alteração parece ser uma instabilidade na qualidade vocal. Também podem estar presentes aspereza e crepitação. Em casos mais avançados, há saltos de freqüência entre os registros de peito e cabeça. As alterações vocais induzidas quimicamente por hormônios são apontadas como semelhantes à instabilidade pré-menstrual referida pelas cantoras profissionais (Abitbol, Brux, Millot, Massoin, Mimoun, Pau & Abitbol, 1989). Em homens, os anabolizantes esteróides podem causar atrofia testicular e redução acentuada da freqüência fundamental.

Esta constelação de sintomas vocais induzida quimicamente por hormônios é apresentada na descrição de inúmeros casos que sofreram virilização vocal por agentes androgênicos (Barbieri, Evands & Kistner, 1982; Buttram, Belve & Reiter, 1982; Wardle, Whitehead & Milles, 1983; Mercaitis, Peaper & Schwartz, 1985; Boothroyd & Lepre, 1990; Gerritsma, Brocaar, Hakkesteegt & Birkenhäger, 1994). O início dos sintomas vocais não é imediato e podem ter-se passado muitos meses entre a administração da medicação e o efeito vocal androgênico. Geralmente não há sinais laríngeos específicos (Damsté, 1964 e 1967; Baker, 1999) e a voz não necessariamente ficará na faixa masculina, mas deslocada para uma freqüência mas grave que a habitual do paciente, às vezes dois ou três tons abaixo, com instabilidade e saltos de registro, tipicamente fora de controle. Tais alterações são consideradas irreversíveis e acredita-se que, na verdade, não ocorre um alongamento da prega vocal em si, mas um aumento nas propriedades de extensibilidade das pregas vocais devido às mudanças nos tecidos conectivos (Damsté, 1964).

A conduta é a reabilitação vocal, procurando-se evitar o registro de peito típico da voz virilizada e desenvolvendo-se um registro médio estável e sob controle; os resultados são limitados e consegue-se apenas uma adaptação à nova situação (Damsté, 1964 e 1967).

Outras drogas hormonais, como a testosterona, também produzem efeitos quimicamente induzidos de virilização vocal, com a instabilidade e a falta de controle anteriormente descritas, com melhora vocal limitada e após seis meses de reabilitação; os desvios vocais reduzem em grau, o que parece indicar que as alterações musculares, a disfunção na coordenação e na propriocepção sejam permanentes (Baker, 1999).

Embora a terapia hormonal tenha benefícios substanciais, os efeitos colaterais devem ser cuidadosamente avaliados antes de sua administração, principalmente os relacionados com projeção vocal e voz cantada, em profissionais da voz.

SÍNTESE

1. Disfonias endocrinológicas são transtornos vocais que podem ser didaticamente classificados em duas categorias: os relacionados com os processos hormonais fisiológicos, as chamadas disfonias endocrinológicas do desenvolvimento, ou disfonias endocrinológicas fisiológicas; e os relacionados com os distúrbios hormonais, as disfonias endocrinológicas propriamente ditas.
2. A disfonia da muda vocal é a mais marcante alteração fisiológica na voz, com particular interesse nos homens, transformando a voz infantil em adulta, em decorrência dos novos níveis hormonais; por outro lado, as disfonias relacionadas com o ciclo reprodutor feminino, quer se considerando a menstruação, a gestação ou a menopausa, apesar de serem discretas na maior parte dos casos, podem produzir sintomas vocais importantes nas profissionais da voz, em especial nas cantoras.
3. A hipófise, particularmente a adeno-hipófise produz hormônios que regulam o crescimento e muitas funções genitais; embora seja considerada a glândula mestra, é extremamente controlada pelo hipotálamo; alterações nessa glândula, como a acromegalia e o gigantismo, podem provocar voz muito grave e megafonia, enquanto o hipopituitarismo produz voz aguda pela persistência da laringe infantil na idade adulta.
4. Os distúrbios relacionados com a glândula tireóide prejudicam a manutenção normal do metabolismo geral do organismo; além disso, a proximidade com a laringe pode trazer outros transtornos, geralmente de natureza neural, tanto no desenvolvimento da alteração como em decorrência de seu tratamento.
5. O hipotireoidismo produz voz grave e edema laríngeo localizado, uni ou bilateral, que pode ser facilmente confundido com nódulos vocais; o hipertireoidismo pode produzir fadiga vocal e instabilidade na freqüência fundamental; por sua vez, o hipoparatireoidismo pode produzir espasmos laríngeos, com sensação de pressão laríngea e fadiga vocal.
6. As alterações nas glândulas adrenais podem apresentar manifestações vocais variadas, com voz astênica e soprosa, pela hipotonia generalizada encontrada na enfermidade de Addison, ou alterações vocais virilizantes ou feminilizantes, como nos tumores adrenais.
7. As principais alterações relacionadas com as glândulas sexuais são o hipogonadismo, que nos homens causa voz aguda; a puberdade precoce, que provoca um desenvolvimento precoce, com voz grave e adulta; o hermafroditismo e o pseudo-hermafroditismo, sobre os quais não há relatos vocais.
8. O transexualismo, embora não haja comprovação sobre a influência hormonal, apresenta particular interesse, devido à importância do padrão vocal na reafirmação social do gênero, particularmente no transexual masculino para feminino; nesses casos, o trabalho vocal é complexo e envolve o desenvolvimento de estratégias para modificação do produto da fonte e dos filtros de ressonância, além do trabalho com a sintaxe e a semântica.
9. O diabetes é um distúrbio metabólico que pode provocar a chamada xerofonia, ou seja, disfonia por ressecamento laríngeo.
10. O papel da reabilitação fonoaudiológica nas disfonias endocrinológicas não está ainda definido, porém, certamente, há um lugar importante para a administração de procedimentos de reabilitação vocal.

REFERÊNCIAS BIBLIOGRÁFICAS

Amir O, Kishon-Rabin L, Muchnik C. The effect of oral contraceptives on voice: preliminary observations. *J Voice* 2002;16:267-73.

Andrews ML, Schmidt CS. Gender presentation: perceptual and acoustical analysis of voice. *J Voice* 1997;11:307-13.

Abitbol J, Brux J, Millot G, Masson M, Mimoun OL, Pau H, Abitbol B. Does a hormonal vocal cord cycle exist in women? Study by videostroboscopy-glottography and cytology on 38 women. *J Voice* 1989;3:157-62.

Abitbol J, Abitbol P, Abtibol B. Sex hormones and the female voice. *J Voice* 1999;13:424-46.

Abramson AL, Steinberg BM, Gould WJ, Bianco E, Kennedy P, Stock R. Estrogen receptors in the human larynx: clinical study of the singing voice. In: Lawrence VL (ed.) *Transcripts of the thirteenth symposium on care of the professional voice.* New Tork: The Voice Foundation, 1984. 409-13p.

Baker J. A report on alterations to the speaking and singing voices of four women following hormonal therapy with virilizing agents. *J Voice* 1999;13:496-507.

Bandeira C. Hipotireoidismo. In: Bandeira F, Macedo G, Caldas G, Griz L, Fatia M (eds.) *Endocrinologia. Diagnóstico e tratamento.* Rio de Janeiro: Medsi, 1998. 93-102p.

Bandeira F, Nóbrega LH. Hipertireoidismo. In: Bandeira F, Macedo G, Caldas G, Griz L, Fatia M (eds.) *Endocrinologia. Diagnóstico e tratamento.* Rio de Janeiro: Medsi, 1998. 93-102p.

Barbieri RL, Evans S, Kistner RW. Danazol in the treatment of endometriosis: analysis of 100 cases with a 4 year follow-up. *Fertil steril* 1982;37:737-46.

Berendes J. Veränderungen der weiblichen Stimme durch virilisierende und anabole Hormone. *Folia Phoniat* 1962;14:265-71.

Boothroyd CV, Lepre F. Permanent voice change resulting from danazol therapy. *Aus N Z J Obstet Gynaecol* 1990;30:275-6.

Boudailiez B, Desprez PH, Quintard JM, Deramond H, Goldfarb A, Piussan CH. Panhypopituitarisme (Révélé par une hyponatrémie) dans les suites immédiates d´un traumatisme crânien. *Ann Pediatr* 1985;32(5):461-463.

Bouloux PM. Investigação dos distúrbios hipotálamo-hipofisários. In: Bandeira F, Macedo G, Caldas G, Griz L, Fatia M (eds.) *Endocrinologia. Diagnóstico e tratamento.* Rio de Janeiro: Medsi, 1998. 93-102p.

Brodnitz F. Hormones and the human voice. *Bull N Y Acad Med* 1971;47:183-91.

Buttram V, Belve J, Reiter R. Inrerim report of a study of danazol for the treatment of endometriosis. *Fertil Steril* 1982;37:478-83.

Carrara E, Cervantes O, Rodrigues S, Behlau M. Disfonia parética por tireoidectomia associada a hipotireoidismo e hipoparatireoidismo. In: *Anais do VIII Encontro Nacional de Fonoaudiologia, 1993.* Santos, Sociedade Brasileira de Fonoaudiologia, 1993. TL76 (resumo)

Chaloner J. The voice of the transexual. In: Fawcus M (ed.) *Voice disorders and their management.* 2. ed. San Diego: Singular, 1992. 314-32p.

Cohen-Kettenis PT, Van Goozen SH, Doorn CD, Gooren LJ. Cognitive ability and cerebral lateralisation in transsexuals. *Psychoneuroendocrinology* 23:631-41, 1998.

Costa A, Moreira AC. Acromegalia e gigantismo. In: Bandeira F, Macedo G, Caldas G, Griz L, Fatia M (eds.) *Endocrinologia. Diagnóstico e tratamento.* Rio de Janeiro: Medsi, 1998. 55-62p.

Chernobelski S. Effect of the menstrual cycle on laryngeal muscle tension of singers and nonsingers. *Log Phon Vocol* 1998;23:128-32.

Dacakis, G. Long-term maintenance of fundamental frequency increases in male-to-female transsexuals. *J Voice* 2000;14:549-56.

Damsté P. Virilization of the voice due to anabolic steroids. *Folia phoniat* 1964;16:10-18.

Damsté P. Voice changes in adult woman caused by virilizing agents. *J Speech Hhear Disord* 1967;32:126-32.

Davis C, Davis M. The effects of pré-menstrual syndrome (PMS) on the female singer. *J Voice* 1993;7:337-53.

Defina A. Caracterização de vozes femininas durante a adolescência. *Monografia – Especialização – Centro de Estudos da Voz.* São Paulo, 2000.

Dinetti D, Giachetti C, Romolini E, Bargagna S, Sbrana B, Marcheschi M, Cesaretti G. Una diagnosi mancata: un caso di ipoptiroidismo congenito trattato a 3 anni. *Minerva Endocrinol* 1996;21:133-6.

Domingos CM. Auto-avaliação vocal de gestantes. *Monografia. Especialização. CEV.* São Paulo, 2003.

Federman DD. *Abnormal sexual development, a genetic and endocrine approach to differential diagnosis.* Philadelphia: Saunders, 1967.

Figueiredo LC, Gonçalves MIR, Pontes A, Pontes, P. Estudo do comportamento vocal no ciclo menstrual: avaliação perceptivo-auditiva, acústica e auto-perceptiva. *Rev. Brasil. Otorrinolaringol,* 2004, 70:306-10.

Forte AP. Incidência de alterações vocais durante o ciclo menstrual em estudantes e profissionais de Fonoaudiologia. *Tese de Mestrado – UNIFESP-EPM.* São Paulo, 1995.

Gelfer MP, Schofield KJ. Comparison of acoustic and perceptual measures of voice in male-to-female transsexuals perceived as female versus those perceived as male. *J Voice* 2000;14:22-33.

Gerritsma EJ, Brocaar MP, Hakkesteegt MM, Birkenhägewr JC. Virilization of voice in post-menopausal women due to anabolic steroid nandrolone decanoate (deca-durabolin). The effects of medication for one year. *Clin Otolaryngol* 1994;19:69-74.

Goldman J. Síndrome de cushing. In: Wajchenberg BL (ed.). *Tratado de endocrinologia clínica.* São Paulo: Roca, 1992.

González J. Transtornos fonatórios de origem endocrino. In: _____. *Fonación y alteraciones de la laringe.* Buenos Aires: Panamericana, 1981. 96-102p.

Griz L. Menopausa. In: Macedo G, Caldas G, Griz L, Fatia M (eds.) *Endocrinologia. Diagnóstico e tratamento.* Rio de Janeiro: Medsi 1998. 351-55p.

Gruters A, Krude H, Biebermann H, Liesenkotter KP, Schöneberg T, Gudermann, T. Alterations of neonatal thyroid function. *Acta Pediátrica* 1999;88(428):17-22.

Harrison BD, Millhouse KA, Harrington M, Nabarro JDN. Lung function in acromegaly. *Quart J Méd* 1978;47:517-29.

Imre V. Hormonell bedingte stimmestörungen. *Folia Phoniatric.* 1968; 20:394-404.

Lima GR. *Funções e disfunções endócrinas em ginecologia e obstetrícia.* São Paulo: Manole, 1975.

Loureiro E. Perfil vocal de mulheres portadoras de hipotireoidismo. *Monografia de Especialização. Centro de Estudos da Voz.* São Paulo, 2003.

McArthur RG, Morgan K, Phillips III JA, Bala M, Klassen J. The natural history of familial hypopituitarism. *American Journal of Medical Genetics* 1985;22:553–566.

Masson MLV. Análise perceptivo-auditiva e acústica da voz de transexual homem-para-mulher no decorrer de terapia fonoaudiológica. *Monografia. Especialização. Centro de Estudos da Voz*. São Paulo, 2002.

Behlau M, Medrado R, Brasil O, Valente O. Hipogonadism-hipogonadotrophic and delayed vocal mutation – a case presentation. *J Voice* 2004 (no prelo)

Mendonça BB, Arnhold IJ, Bloise W. Anomalias do desenvolvimento sexual. In: Wajchenberg BL (ed.) *Tratado de endocrinologia clínica*. São Paulo: Roca, 1992. 639-76p.

Mercaitis PA, Peaper RE, Schwartz PA. Effect of danazol on vocal pitch: a case study. *Obstet Gynecol* 1985;65:131-5.

Mount KH, Salmon SJ. Changing the vocal characteristics of a postoperative transexual patient: a longitudinal study. *J Commun Disorder* 1988;21:229-38.

Nery M. Hipopituitarismo. In: Wajchenberg BL (ed.) *Tratado de endocrinologia clínica*. São Paulo: Roca, 1992. 97-114p.

Nery M, Goldman J. Wajchenberg – hipotálamo fisiologia e fisiopatologia das moléstias hipotalâmicas. In: Wajchenberg BL (ed.) *Tratado de endocrinologia clínica*. São Paulo: Roca, 1992. 33-70p.

Perelló J, Caballé M, Guitart E. *Canto-dicción foniatría estética*. Barcelona: Científico-Médica, 1975. 8-11p.

Pommez J. Les dysphonies fonctionelles. *Rev laryngol* 1962;(Paris)83:689.

Rajatanavin R, Chailurkit L, Winichakoon P, Mahachoklert-Wattana P, Soranasatapom S, Wacharasin R, Chaisongrgkram V, Amatyakil P, Wanarata L. Endemic cretinism in Thailand: a multidisciplinary survey. *Eur J Endocrinol* 1997;137:349-55.

Rehder MI. Avaliação vocal em gestantes no pré e pós-parto. *Monografia – Especialização – Centro de Estudos da Voz*. São Paulo, 1995.

Ritter FN. The effects of hypothyroidism upon the ear, nose and throat. Montreal, Canada: Annual Meeting of the American Laryngological, Rhinological and Otological Society, Inc., May 23, 1967.

Roback HB, Felleman ES, Abramowitz SI. The mid-life male sex-change applicant: a multiclinic survey. *Arch Sex Behav* 1984;13:141-53.

Rosanowski F, Eysholdt U. Phoniatrische begutachtung vor de stimmangleichung bei mann-zu-frau-transsexualismus. *HNO* 1999;47:556-62.

Ruiz DM. Ocorrência da muda vocal fisiológica e relação com a estatura física. *Monografia – Especialização – Universidade do Sagrado Coração*. Bauru, São Paulo, 1993.

Sataloff RT. Endocrine dysfunction. In: Sataloff RT (ed.) *Professional voice – the science and art of clinical care*. New York: Raven, 1991. 201-205p.

Sataloff R, Emerich K, Hoover C. Endocrine dysfunction. In: Sataloff RT (ed.) *Professional voice. The science and art of clinical care*. 2. ed. San Diego: Singular, 1997. 291-8p.

Semer M, Knoepfelmacher M, Liberman B. Acromegalia e Gigantismo. In: Wajchenberg BL (ed.) *Tratado de endocrinologia clínica*. São Paulo: Roca, 1992. 115-34p.

Silverman E, Zimmer CH. Effect of the menstrual cycle on voice quality. *Arch Otolaryngol* 1978;104:7-10.

Spencer LE. Speech characteristics of male-to-female transexual: a perceptual and acoustic study. *Folia Phoniatr* 1988;40:31-42.

Tattersall R. Insuficiência adrenal primária. In: Bandeira F, Macedo G, Caldas G, Griz L, Fatia M (eds.) *Endocrinologia. Diagnóstico e tratamento*. Rio de Janeiro: Medsi, 1998. 255-60p.

Tordjeman N, Monnier JC, Vantyghem-Haudiquet MC, Bouthors-Ducloy AS, Vinatier D. Diabete insipide et insuffisance antehypophysaire du post-partum. *J. Gynecol Obstet Biol Reprod* (Paris) 1993;22:549-56.

Van Niekerk WA. True hermaphrodism. An analytic review with a report of 3 cases. *Am J Obstet Gynecol* 1976;126:890.

Vasconcellos L, Gusmão R. Terapia fonoaudiológica de um transsexual masculino. In: Behlau M (Org.) *O melhor que vi e ouvi III. Atualização em laringe e voz*. Rio de Janeiro: Revinter, 2001. 327-33p.

Wardle PG, Whitehead RA, Mills P. Non-reversible and wide ranging voice changes after treatment with danazol. *Br Med J* 1983;287:946.

Webb SM, Rigla N, Wagner A, Oliver B, Bartumeus F. Recovery of hypopituitarism after neurosurgical treatment of pituitary adenomas. *J Clin Endocrinol Metab* 1999;84:3696-700.

Wolfe VI, Ratusnik DL, Smith FH, Northrop GE. Intonation and fundamental frequency in male-to-female transexuals. *J. Speech Hear Disorder* 1990;55:43-50.

Wright AD, Hill DM, Lowy C, Fraser TR. Mortality in acromegaly. *Quart J Med* 1970;39:1-12.

LEITURAS RECOMENDADAS

ABITBOL J, ABITBOL P, ABITBOL B. Sex hormones and the female voice. *J Voice* 1999;13:424-46.

O artigo, recém-publicado no *Journal of Voice*, faz uma revisão da contribuição dos autores na área da voz humana e hormônios, com destaque na voz feminina profissional. Embora faltem informações mais precisas e cientificamente controladas, é o texto mais atual e completo sobre hormônios e o ciclo de reprodução feminino.

BANDEIRA F, MACEDO G, CALDAS G, GRIZ L, FARIA M. *Endocrinologia – diagnóstico e tratamento.* Rio de Janeiro: MEDSI, 1998.

Este livro refere-se às condições endócrinas mais freqüentemente encontradas na clínica médica, sendo assim uma excelente fonte de pesquisa teórica básica. Os autores enfatizam pormenores do diagnóstico e do tratamento endocrinológico de maneira didática e objetiva. O livro traz diversos quadros e diagramas que facilitam a compreensão do leitor.

BRODNITZ FS. Hormones and the human voice. *Bull N Y Acad Med* 1971;4:183-91.

Este texto, apesar de não tão recente é um dos clássicos na área de hormônios e voz, principalmente em razão de sua originalidade. Trata-se de uma descrição da correlação entre hormônios e voz considerando a disfunção tireoidiana, os hormônios sexuais, a menstruação e a gravidez. Cita ainda a terapêutica hormonal e o uso de anabolizantes esteróides.

MARINHO A. Disfonias e alterações hormonais. *In* COSTA HO, DUPRAT AC, ECKELY CA (Eds.) *Laringologia Pediátrica.* São Paulo: Roca, 1999, pp 23-38.

O presente capítulo é um dos poucos encontrados na literatura brasileira que relaciona de forma clara e objetiva disfonias e alterações hormonais dando ênfase à primeira infância que é o objetivo do próprio livro. Traz especialmente um quadro explicativo que mostra de maneira extremamente didática as alterações vocais mais freqüentes de acordo com as alterações hormonais.

CHALONER J. The voice of the transexual. *In* FAWCUS M (Ed.) *Voice Disorders and Their Management.* 2. ed. San Diego: Singular, 1992 pp. 314-32.

A autora aborda as complexas questões da condição transexual, com foco no tratamento fonoaudiológico e base em considerações acústicas e lingüísticas. Discute a reponsabilidade do fonoaudiólogo em corrigir a comunicação em geral, e não somente os aspectos vocais, trabalhando sobre a articulação, fala, prosódia e projeção da personalidade, construindo autoconfiança na comunicação. Explora ainda as questões psicológicas do envolvimento pessoal do clínico com esse paciente, assim como os aspectos morais relacionados. Ressalta que a posição do fonoaudiólogo, se tiver restrições a esses indivíduos, deve ser respeitada, porém reforça os benefícios que a atuação fonoaudiológica pode oferecer no processo de aceitação social do transexual.

SATALOFF R, EMERICH K, HOOVER C. Endocrine dysfunction.

SATALOFF RT (Ed.) *Professional Voice. The Science and Art of Clinical Care.* 2. ed. San Diego: Singular, 1997, pp 291-8.

Os autores abordam, de forma resumida, neste capítulo, a questão dos hormônios sexuais, a disfunção da glândula tireóide, e alterações em outros hormônios, com destaque para a diabetes. Ressaltam que o desequilíbrio hormonal geralmente afeta a voz e o otorrinolaringologista deve ter isto em mente sempre que analisar um paciente com queixa vocal, sendo que cantores e atores são particularmente sensíveis aos desequilíbrios hormonais.

WAJCHENBERG BL (Ed.) *Tratado de Endocrinologia Clínica.* São Paulo: Roca, 1992.

Esse tratado de endocrinologia clínica conta com a participação de inúmeros colaboradores, nacionais e do exterior, com capítulos didaticamente organizados sobre os diversos temas da área. Apresenta a fisiologia das glândulas e tecidos endócrinos, com os respectivos distúrbios, alterações e síndromes. Ressaltamos os capítulos de acromegalia e gigantismo, de transtornos da pituitária, da glândula tireóide, diabetes, distúrbios do crescimento, distúrbios da puberdade e distúrbios hormonais sexuais. É uma leitura recomendada para busca de descrição de alterações endocrinológicas específicas, porém questões vocais e laríngeas raramente são mencionadas, apesar do detalhamento dos distúrbios apresentados, com quadros, ilustrações e fotos.

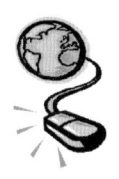

SÍTIOS RECOMENDADOS

☞ **www.aace.com/pub/ep**

Sítio da *American Association of Clinical Endocrinology*, é um dos mais completos em publicações e pesquisas recentes, os assuntos são divididos por distúrbios endocrinológicos. Mantém também uma sessão tira-dúvidas bastante eficiente.
Idioma: Inglês
Sítio visitado em: 9/2/2004

☞ **www.sbem.org.br/**

Este é o sítio da Sociedade Brasileira de Endocrinologia e Metabologia que congrega 2.500 profissionais da área. Traz notícias sobre publicações e pesquisas recentes, além de manter um canal aberto para resolução de dúvidas. É o sítio brasileiro mais completo na área de endocrinologia.
Idioma: Português
Sítio visitado em: 9/2/2004

☞ **www.slep.com.br/**

Este sítio da Sociedade Latino-Americana de Endocrinologia Pediátrica traz diversas opções de educação continuada, incluindo cursos, congressos, conferências e encontros. Não possui referências de publicações e pesquisas.
Idioma: Português
Sítio visitado em: 9/2/2004

☞ **www.methodisthealth.com/spanish/endocrin/**

O sítio do Hospital Metodista Espanhol traz uma página completa na área de endocrinologia. Os assuntos estão divididos por doenças e são abordados de maneira bastante didática. Os sintomas vocais são valorizados e discutidos.
Idioma: Espanhol
Sítio visitado em: 9/2/2004

☞ **www.sbrash.org.br/**

Este é o sítio da Sociedade Brasileira de Estudos em Sexualidade Humana, que apresenta textos e publicações sobre os mais variados temas da sexualidade e *links* interessantes.
Idioma: Português
Sítio visitado em: 9/2/2004

☞ **http://eserver.org/gender**

Este sítio, criado em 1990 com o nome de *English Server*, oferece um nicho alternativo de diversos tópicos como arte contemporânea, drama, raça, estudos sobre internet, questões políticas e sociais, inclusive sobre sexo e sexualidade. Nesta entrada, além de transcrição de artigos e leis, há variadas opções de consulta e busca como identidade sexual e sexualidade nas práticas culturais e aspectos da comunicação entre os sexos.
Idioma: Inglês
Sítio visitado em: 9/2/2004

☞ **www.universosexual.com.br**

Este sítio apresenta a Resolução do Conselho Federal de Medicina com a licitude e regulamentação do tratamento do transexualismo e seus fundamentos. Além disso, oferece definição do transexualismo, psicoterapia e tipos de exames que são realizados nesses casos.
Idioma: Português
Sítio visitado em: 9/2/2004

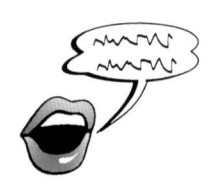

DE BOCA EM BOCA

1 DAVIS CB & DAVIS ML. The effects of premenstrual syndrome (PMS) on the female singer. *J. Voice*, 7:337-53, 1993.

Este texto traz primeiramente uma revisão de literatura bastante completa sobre aspectos psicológicos e físicos do período pré-menstrual, para em seguida detalhar os sintomas mais comuns, incluindo distúrbios laríngeos, respiratórios, auditivos, oftálmicos e metabólicos envolvidos. A definição da síndrome pré-mesntrual é ampla e abrangente, incluindo condutas medicamentosas e terapêuticas mais comuns. Os autores ainda citam algumas *prima donnas* como Maria Callas e Caterina Gabrielli que sofriam da síndrome pré-menstrual.

O estudo propriamente dito, consistiu na avaliação de 67 sintomas físicos e psicológicos e 20 sintomas especificamente vocais em 104 cantoras. O critério de seleção de sujeitos envolveu a necessidade da cantora estar exercendo esta atividade por pelo menos 2 anos. As variáveis como idade, ciclo menstrual, tipo de voz e experiência no canto foram examinadas. Foi aplicado um questionário que consistia não só na constatação dos sintomas, como também na determinação de sua regularidade e severidade.

As conclusões indicam uma média de 33 sintomas gerais da síndrome e de três sintomas vocais. O sintoma geral mais observado foi inchaço abdominal. Os três sintomas vocais mais citados, em ordem crescente, foram dificuldade de cantar em freqüências altas, dificuldade na flexibilidade vocal durante o canto e qualidade vocal rouca. A regularidade dos sintomas foi de moderada a severa. Com o avanço da idade, os sintomas diminuíram em número e severidade.

2 AMIR O, KISHON-RABIN L & MUCHNIK C. The effect of oral contraceptives on voice: preliminary observations. *J. Voice*, 16:267-73, 2002.

A maior parte dos estudos disponíveis sobre a influência dos hormônios na voz focalizam-se nos períodos da menopausa e durante o ciclo menstrual, havendo falta de estudos relacionados com a influência dos contraceptivos orais sobre a voz. A qualidade vocal durante o ciclo menstrual já foi foco de outros estudos. Os estudos apontam que as mudanças na qualidade vocal ocorrem antes da menstruação ou no período da ovulação, quando os níveis hormonais modificam-se rapidamente, o que tem sido chamado de TPMV (tensão pré-menstrual na voz), afetando um terço das mulheres profissionais da voz. A introdução das pílulas contraceptivas modifica o ciclo menstrual. Desta forma, em mulheres que tomam pílula não se observam as mudanças hormonais típicas da ovulação e do período pré-menstrual. A pergunta dos autores é se essa modificação no equilíbrio hormonal das mulheres que tomam pílula anticoncepcional afeta a qualidade vocal de modo diverso do que ocorre durante o ciclo menstrual fisiológico.

Os autores realizaram uma tentativa inicial de comparar a qualidade vocal de dez mulheres de Israel, nativas e sempre residentes no país, falantes do hebraico, sem problemas prévios ou atuais de comunicação, sem ensino formal de canto ou treinamento vocal, não-fumantes, sem desequilíbrio hormonal, sem histórico de gravidez e sem problemas neurológicos. Das dez mulheres escolhidas, cinco mulheres usavam contraceptivos orais (grupo pílula, média de idade de 23,8 anos, dois tipos diferentes de pílulas) e cinco mulheres não usavam contraceptivos (grupo natural, 22,2 anos). Foram registradas emissões das vogais /i/ e /a/, repetidas duas vezes, por 40 dias com o CSL 4300B, da KAY ELEMETRICS.

Os resultados mostraram menores valores de *jitter* (0,81%) e *shimmer* (0,22%) no grupo pílula que no grupo natural (*jitter* [1,09%] e *shimmer* [0,35%]), sendo todos os outros valores semelhantes entre os grupos; portanto, os índices de perturbação a curto prazo parecem ser sensíveis às variações hormonais, ao contrário da PHR, não sendo dependente da vogal estudada. Além disso, o grupo pílula mostrou menor variabilidade nos parâmetros testados. Não foram encontradas diferenças estatisticamente significantes nos outros parâmetros, embora os valores da freqüência fundamental tivessem sido tipicamente mais elevados para o grupo natural. Interessante comentar que foi encontrado um andamento diferente da freqüência fundamental para os dois grupos no meio do ciclo menstrual, no qual os valores de F_0 decresceram no grupo natural e aumentaram no grupo pílula.

Portanto, as principais conclusões do estudo são que o grupo natural mostra maiores valores de perturbação assim como de variabilidade nos parâmetros extraídos, portanto os resultados indicaram que o uso da pílula pode aumentar a estabilidade vocal. Um dado adicional e não esperado foi o fato de que, no meio do ciclo menstrual, provavelmente próximo ao período de ovulação, a F_0 do grupo pílula apresentou variações mais evidentes, contrariando a hipótese de que maiores variações nos parâmetros vocais deveriam ocorrer nas mulheres que sofrem maiores alterações hormonais. Estudos prévios mostraram que a freqüência da voz não se alterou ao longo do ciclo menstrual. Logo, talvez os resultados obtidos não sejam relacionados com questões hormonais mas a outras características dos grupos.

Os autores sugerem que estudos futuros incluam testes perceptivo-auditivos, avaliação otorrinolaringológica, inclusão de sujeitos com diferentes tipos de contraceptivos e medidas hormonais precisas, além de um maior número de sujeitos.

3 REHDER MI. *Avaliação vocal de gestantes no pré e pós-parto.* São Paulo, 1995/Monografia. Especialização. CEV. Orientação: Dra. Mara Behlau.

O objetivo deste trabalho foi analisar parâmetros clínicos e acústicos de vozes de gestantes no pré e pós-parto, incluindo tempos máximos de fonação das vogais "a", "i" e "u", tempos máximos de emissão das consoantes "s" e "z", relação s-z e freqüência fundamental. Participaram do estudo 40 gestantes, não-fumantes e sem uso de medicamentos durante a gestação. O material de fala foi obtido no pré-parto após 38 semanas de gestação e no pós-parto com pelo menos 2 meses após o nascimento da criança.

Por meio deste estudo, obtivemos as seguintes conclusões: os tempos máximos de fonação de vogais estavam abaixo do esperado tanto no pré quanto no pós-parto sendo maiores no pós; os tempos máximos de fonação de vogais no pré-parto estavam abaixo do mínimo esperado, indicando valores não-normais de alta significância; os valores dos tempos máximos de sustentação da consoantes "s" e "z" mostraram-se abaixo do esperado no pré e no pós-parto com valores significantemente mais altos no pós-parto; os valores abaixo do esperado encontrados para os parâmetros tempos máximos de fonação de vogais e tempos máximos de sustentação de consoantes no pós-parto podem ser indicativos de reavaliação precoce no pós-parto; a relação s-z encontrou-se alterada no pré-parto e normal no pós-parto, sugestiva de coaptação glótica insuficiente no pré-parto; a freqüência fundamental revelou valores abaixo do esperado no pré-parto e normais no pós-parto; a freqüência mais grave no pré-parto poderia indicar edema de pregas vocais; as gestantes analisadas mostraram alterações vocais no pré-parto em todos os parâmetros analisados.

4 DOMINGOS CM. *Auto-avaliação vocal de gestantes.* São Paulo, 2003/Monografia. Especialização. CEV. Orientação: Dra. Mara Behlau.

O objetivo do presente trabalho foi identificar as alterações vocais ocorridas durante o período gestacional, por meio de uma auto-avaliação da voz de gestantes. Foram realizadas entrevistas com 105 gestantes, com idades de 14 a 42 anos, provenientes de diversos lugares da cidade de Goiânia. Cada gestante respondeu a um questionário, na presença da avaliadora, explorando dados sobre sinais e sintomas vocais percebidos durante a gravidez, além de dados pessoais como idade, profissão, período gestacional, hábito de fumar, uso de medicamentos e prática de canto com ou sem treinamento vocal.

As gestantes referiram perceber alterações de voz, mesmo não associando os sinais e sintomas apontados com a mudança vocal. Mulheres que se encontram a partir do sétimo mês de gestação apresentaram maiores queixas vocais, mas uma porcentagem elevada (33%) de gestantes que estavam no início do ciclo gravídico-puerperal também identificaram alterações vocais que as acometem, principalmente presença de rouquidão. Cansaço ao falar (67,6%) e falta de ar (76,2%) foram as queixas mais freqüentes, mas também houve referências à rouquidão (24,8%) e presença de voz mais grave (16,2%). Contudo, algumas gestantes identificaram melhora da voz (15,2%) durante o período gestacional. Todas as gestantes que já perderam a voz fora de períodos gripais (6,7%) identificaram problemas emocionais como principal causa da afonia, sendo que a maior ocorrência foi na faixa etária de 14 a 20 anos. As gestantes que praticam o canto e recebem treinamento vocal apresentaram maior sensibilidade quanto às modificações observadas na voz (20,8% das 24 gestantes que cantam).

Desta forma, as gestantes percebem mudanças em sua voz, durante o período da gravidez, desde os primeiros meses, sendo que foram relatadas queixas respiratórias e mudanças na qualidade vocal. O estado emocional e o hábito de fumar podem provavelmente agravar as queixas apontadas. Gestantes com maior consciência vocal, como as cantoras, além de associarem os sinais e sintomas vocais às mudanças na qualidade vocal, também apresentaram maior sensibilidade neste aspecto. Algumas mulheres, contudo, identificaram uma melhora na voz com a gravidez.

5
LOUREIRO EMB. *Perfil vocal de mulheres portadoras de hipotireoidismo.* São Paulo, 2003/Monografia. Especialização. CEV. Orientação: Dra. Mara Behlau. Co-orientação: Dra. Maria Inês Rehder.

A glândula tireóide é responsável pelo controle do metabolismo do corpo. Um dos processos alterados de seu funcionamento é o hipotireoidismo, uma síndrome clínica caracterizada por deficiência dos hormônios tireoidianos. Resultante de uma redução generalizada dos processos metabólicos, pode ocorrer em lactentes, crianças e adultos de ambos os sexos.

O objetivo do presente trabalho foi analisar a percepção das vozes de mulheres portadoras de hipotireoidismo, colhendo informações sobre diversos aspectos da qualidade e do uso da voz, com especial atenção para a influência da medicação hormonal na voz. Foi também realizada uma avaliação auditiva das vozes por meio da escala GIRBAS para verificar a ocorrência de desvios vocais. Esse estudo foi realizado com 21 mulheres, na faixa etária entre 20 e 80 anos, diagnosticadas como portadoras de hipotireoidismo. Com base em um questionário, foram colhidos dados para a descrição da própria percepção da voz, com atenção especial aos períodos pré e pós-tratamento medicamentoso, além de dados pessoais, sinais, sintomas e hábitos nocivos à sua voz. A análise perceptivo-auditiva foi realizada por meio de uma amostra de fala de vogais "a", "é" e "i", contagem de números de 1 a 20 e a emissão da frase padrão: "um homem e uma mulher viram um anjo"; este material de fala foi ouvido por um grupo de 20 fonoaudiólogas especializandas em voz, que analisaram cada amostra nos parâmetros da escala GIRBAS: grau global, instabilidade, rugosidade, soprosidade, astenia e tensão. A análise dos resultados é bastante complexa mas permitiu identificar algumas características. Dos dados da autopercepção, as participantes afirmaram que após o uso da medicação houve extinção dos seguintes sintomas: dificuldade para deglutir e língua edemaciada. Houve também referência de redução da voz, grossa/rouca (4,8%) porém aumento dos sintomas de refluxo gastresofágico e/ou laringofaríngeo (66,7%) e substituição de palavras na emissão oral (38,1%). Verificou-se que quanto maior a idade houve relato de maior dificuldade para ouvir, ausência de voz pastosa e grossa sem o tratamento medicamentoso e dificuldade de emissão em intensidade elevada, independentemente da fase do tratamento. A análise perceptivo-auditiva mostrou um desvio vocal global de discreto a moderado, com instabilidade e rugosidade discretas, soprosidade e tensão de normais para discretas e ausência de astenia. Um número expressivo de mulheres relatou presença de alterações vocais, que reduziram ou pioraram com a medicação. Os fatores correlatos provavelmente são responsáveis por tais mudanças, como a presença de refluxo laringofaríngeo e gastresofágico decorrente de medicação ou em função da ampla faixa etária pesquisada. Não podemos afirmar, entretanto, que as alterações encontradas sejam exclusivas do hipotireoidismo pelos fatores levantados nesse trabalho.

6
DACAKIS G. **Long-term maintenance of fundamental frequency increases in male-to-female transexuals** – *J. Voice*, 14:549-56, 2000.

O objetivo deste estudo foi examinar mudanças na freqüência fundamental média em transexuais homem-para-mulher durante intervenção terapêutica fonoaudiológica e ainda avaliar a manutenção dos resultados obtidos com terapia. Um objetivo adicional foi determinar o nível de satisfação do paciente com os resultados terapêuticos. Os sujeitos eram dez transexuais homem-para-mulher, com idade entre 32 e 58 anos. O material de fala consistiu na gravação de 2 minutos de fala espontânea no início, durante a terapia, no momento da alta e em um controle terapêutico, que variou de 1 a 8,9 anos, com uma média de 4,3 anos. Os indivíduos receberam entre dez e 90 sessões de terapia de voz. A freqüência fundamental foi extraída através do material de fala e comparada acusticamente. Foi também aplicado um questionário sobre a satisfação dos indivíduos com sua voz; esses indivíduos responderam a duas questões relativas à satisfação com a voz obtida com o tratamento e com o nível de deslocamento da freqüência fundamental na fala espontânea.

Os resultados indicam que houve aumento da freqüência fundamental em todos os sujeitos estudados. A freqüência fundamental média para o grupo era inicialmente de 125,5 Hz, passando a 168,1 Hz no momento da alta e reduzindo para 146,5 Hz, quando do controle a longo prazo. A manutenção dos resultados terapêuticos foi diretamente relacionada com o número de sessões às quais o indivíduo foi submetido, ou seja, quanto maior o número de sessões, mais consistente foi a manutenção da freqüência. O estudo ainda indicou que a maioria dos sujeitos ficou plenamente satisfeita com a freqüência fundamental e com a manutenção do deslocamento obtido por meio de fonoterapia.

7 — MASSON MLV. *Análise perceptivo-auditiva e acústica da voz de transexual homem-para-mulher no decorrer de terapia fonoaudiológica.* São Paulo, 2002/Monografia. Especialização. CEV. Orientação: Dra. Mara Behlau.

O caso analisado a seguir relata o processo de terapia fonoaudiológica em uma transexual de 34 anos de idade, cabeleireira profissional, em acompanhamento médico. A paciente queixava-se de voz grossa e medo de falar com as pessoas pois os interlocutores a identificavam como homem. Referia que isto a incomodava sobremaneira, uma vez que se sentia mulher. Revelou ter descoberto sua verdadeira sexualidade aos 5 anos de idade, época em que começou a gaguejar. Recordações comuns referem-se a um grande estresse comunicativo, velocidade de fala acelerada, bloqueios e movimentação associada, caracterizada por vibração intensa de lábios e movimentos oculares.

Situações comunicativas foram evitadas ao máximo até que, aos 15 anos de idade, assumiu-se mulher e parou de gaguejar (sic). Nesta mesma época, começou a tomar hormônios e a usar roupas e nome femininos; todas essas medidas conferiram-lhe caracteres sexuais secundários femininos, mas não alteraram a qualidade vocal e sua identificação sexual pela comunicação.

A avaliação fonoaudiológica revelou qualidade vocal levemente hipernasal, F_0 em 119 Hz, *pitch* discretamente elevado para padrão masculino, *loudness* aumentada, tempo máximo de fonação significativamente reduzido (5 s), registro modal de peito, com passagem direta para falsete. A paciente usava prótese dentária completa na arcada superior e parcial na arcada inferior que, em razão do seu desgaste, foi substituída por uma nova, estando em período de adaptação. Apresentava leve projeção de língua, com discreto ceceio frontal nos fonemas apicais e voz levemente nasalizada devido a características regionais, típicas do nordeste brasileiro. Estes aspectos não foram modificados, uma vez que promoviam elevação da laringe e, conseqüentemente, amplificação dos formantes agudos do som, produzindo uma voz de *pitch* mais agudo.

No exame laringológico foi constatada laringe adulta em padrão masculino, sem alterações estruturais de pregas vocais, com fechamento glótico completo. Na terapia fonoaudiológica foram trabalhados diversos aspectos, tais como percepção auditiva de vozes (graves/agudas, masculinas/femininas), auto-imagem vocal, ressonância de cabeça, soprosidade, controle de intensidade e freqüência, modulação, articulação, sobrearticulação dos sons da fala, redução da velocidade de fala, fala em sorriso. Foi desenvolvido, ainda, programa de aquecimento vocal personalizado, o qual era praticado diariamente pela paciente.

Um resultado bastante satisfatório foi obtido em 4 meses de terapia (19 sessões). A paciente apresentou uma voz identificada como feminina, com freqüência fundamental em 147 Hz, leve soprosidade, fala mais pausada e maior precisão articulatória, com melodia e ressonância características. Adquiriu maior autoconfiança e prazer em situações comunicativas. Após 34 sessões a paciente recebeu alta e se iniciaram os registros mensais de sua voz. Na 39ª sessão a freqüência da vogal sustentada chegou a 184 Hz.

Não se verificou correlação perfeita entre os dados da análise auditiva e acústica, sendo que somente o deslocamento da freqüência fundamental não garante a percepção da voz como sendo feminina, com isso faz-se necessário trabalhar os aspectos supra-segmentais na fala encadeada e as manifestações fonatórias não-verbais, como a risada.

8 — FIGUEIREDO LC, GONÇALVES MIR, PONTES A, PONTES, P. Estudo do comportamento vocal no ciclo menstrual: avaliação perceptivo-auditiva, acústica e auto-perceptiva. *Rev. Brasil. Otorrinolaringol,* 2004, 70:306-10.

Durante o período pré-menstrual é comum a ocorrência de alteração vocal, que geralmente aparece quatro a cinco dias antes do fluxo menstrual, o que regride 24 a 48 horas após o início do fluxo, devolvendo à mulher o domínio sobre sua voz. O objetivo do presente trabalho foi verificar se há diferença no padrão vocal de mulheres no período de ovulação em relação ao primeiro dia do ciclo menstrual, utilizando-se da análise perceptivo-auditiva, da espectrografia acústica, da medida de parâmetros acústicos selecionados e da própria percepção das mulheres sobre a variação da voz durante o ciclo menstrual.

A amostra coletada foi de 30 estudantes de Fonoaudiologia, na faixa etária de 18 a 25 anos, não fumantes, com ciclo menstrual regular e sem o uso de contraceptivo oral. As vozes foram gravadas no primeiro dia de menstruação e no décimo terceiro dia pós-menstruação (ovulação), para posterior comparação. Após as gravações, as vozes foram transferidas para um computador Macintosh, com sistema 7.5, utilizando o programa *SoundScope* (GW).

A análise dos resultados mostrou que durante o período menstrual as vozes estão rouco-soprosa de grau leve a moderado, instáveis, sem a presença de quebra de sonoridade, com *pitch* e *loudness* adequados e ressonância equilibrada. A análise espectrográfica mostrou pior qualidade de definição dos harmônicos, maior quantidade de ruído entre eles e menor extensão dos harmônicos superiores. Os índices de perturbação *jitter* e *shimmer* mostraram-se aumentados, enquanto a proporção harmônico-ruído (PHR) esteve diminuída.

Da avaliação perceptivo-auditiva, acústica e auto-perceptiva nos períodos menstrual e de ovulação, podemos concluir que ocorreu modificação na voz no período menstrual, com elevação nos valores de *shimmer* e diminuição na proporção harmônico-ruído, maior instabilidade da emissão e menor alcance dos harmônicos superiores, embora não houvesse a percepção de tais modificações pelas mulheres avaliadas.

8

Disfonias Psiquiátricas

Mara Behlau, Maria Inês Rehder, Renata Azevedo & Edson Luiz Bortolotti

OBJETIVOS

Distúrbios na comunicação oral em doenças psiquiátricas podem envolver manifestações complexas, com desvios na voz, articulação da fala, fluência e linguagem. Em certas situações, tais desvios podem ser suficientemente específicos a ponto de auxiliar na categorização do próprio transtorno mental, como ocorre com o uso de neologismos freqüentes na esquizofrenia. Por outro lado, manifestações na comunicação oral podem ser apenas um sintoma associado à conseqüência desses transtornos, como ocorre nas alterações laríngeas e vocais de indivíduos com bulimia nervosa.

O objetivo deste capítulo é apresentar os principais distúrbios psiquiátricos que apresentam manifestações vocais, características ou conseqüentes, ressaltando os dados dos poucos estudos disponíveis. Selecionamos para análise os transtornos psiquiátricos mais freqüentes, com interesse particular na área de voz, mas ressaltamos que há outros com impacto variável na linguagem que foram excluídos do presente capítulo.

As alterações de voz na esfera psiquiátrica podem ser encontradas nos seguintes quadros: transtornos do humor, dos quais ressaltamos os depressivos e bipolares; transtornos relacionados com a dependência e com o abuso de substâncias, com destaque particular para o alcoolismo, com conseqüências vocais e laríngeas típicas; transtornos da ansiedade, principalmente no pânico e na ansiedade generalizada, comuns nas sociedades competitivas; esquizofrenia, com manifestações de linguagem desorganizada e inúmeros desvios típicos na comunicação; demência, que requer cuidadoso diagnóstico diferencial com a afasia; transtornos alimentares, representados pela anorexia e bulimia nervosa, com elevada ocorrência em mulheres jovens; e, finalmente, os transtornos somatoformes, com particular interesse nos quadros de somatização e conversão, nos quais a voz pode ser a manifestação cardinal.

Relatos de atuação fonoaudiológica são ainda escassos para a maior parte desses transtornos. Contudo, em virtude da importância da comunicação oral na integração social e pela natureza dos desvios observados, a intervenção fonoaudiológica é promissora tanto para contribuição diagnóstica como para o tratamento desses pacientes.

INTRODUÇÃO

Transtornos psiquiátricos são multifatoriais e de apresentação complexa; nesses transtornos diversos aspectos da comunicação oral podem estar desviados. Alterações vocais em doenças psiquiátricas geralmente representam uma parcela de um quadro mais amplo do distúrbio da comunicação oral, que pode envolver a voz, a articulação dos sons da fala, a fluência e a própria linguagem. Do momento em que na produção da voz e da fala convergem aspectos fisiológicos, comportamentais, cognitivos e emocionais, desvios na esfera mental podem provocar nítidas conseqüências vocais, sendo algumas características de distúrbios específicos, como ocorre com a voz infantilizada, o descarrilamento e o uso de neologismos na esquizofrenia. Por outro lado, as alterações vocais podem ser a conseqüência de quadros psiquiátricos, como no alcoolismo, ou de fármacos empregados no tratamento, como na própria esquizofrenia. Finalmente, algumas alterações vocais representam apenas sintomas associados a determinados transtornos, como ocorre nas disfonias após os vômitos freqüentes de pacientes com bulimia nervosa.

Embora não exista um modelo definitivo para as doenças mentais, acredita-se que haja uma complexa interação entre fatores genéticos e ambientais, o que é a base do raciocínio moderno em tais distúrbios. A expressão transtorno mental implica uma distinção reducionista e inadequada do dualismo mente/corpo, já que existe muito de físico nos transtornos mentais e muito de mental nos transtornos físicos; contudo, tal expressão tem sido mantida por não se encontrar um substituto adequado, reconhecendo-se ainda que não há uma definição operacional consistente de transtorno mental, que cubra todas as situações apresentadas (DSM-IV, 2000).

Há vários estudos psicofisiológicos com pacientes portadores de transtornos mentais, entretanto, estas análises raramente têm incluído a comunicação como um parâmetro de estudo (Darby, 1981), talvez pela falta de tradição da intervenção fonoaudiológica com essa população. Assim, a atuação fonoaudiológica nesses casos é ainda uma exceção, e os textos científicos geralmente se limitam a comentar as principais alterações vocais encontradas (Perelló & Miguel, 1973; Darby, 1981; Garcia-Tapia & Cobeta, 1996). Em crianças, os dados são ainda mais escassos, porém alguns estudos pioneiros apontam a presença de um distúrbio primário no autocontrole da voz e da fala em crianças psicóticas (Goldfarb, Goldfarb & Braunstein, 1972), assim como a presença de uma linguagem idiossincrática, com falta de relação funcional entre as palavras, além de freqüência fundamental e entonação acentuadamente desviadas em crianças esquizofrênicas (Hirsch, 1967).

Evidentemente, os aspectos psiquiátricos são prioritários na análise desses quadros, contudo, as alterações da comunicação oral podem ser tão típicas a ponto de auxiliarem no diagnóstico e prognóstico do paciente. Se, por um lado, a doença mental pode se manifestar inicialmente como um problema de comunicação oral, como no mutismo eletivo, por outro os distúrbios da comunicação muitas vezes direcionam a etiologia da doença psiquiátrica, como, por exemplo, presença de voz comprimida como manifestação de mania ou o uso freqüente de neologismos na esquizofrenia (Frank, 1998). Alterações psiquiátricas secundárias, como ansiedade e depressão, podem ainda ocorrer como conseqüência de alterações persistentes na comunicação oral, como observado em alguns quadros de disfonia espasmódica, em pacientes laringectomizados, ou ainda em afásicos. O reconhecimento das principais características desses quadros auxilia o atendimento e o encaminhamento apropriado desses pacientes, embora o tratamento do transtorno fuja do domínio do fonoaudiólogo.

Um resumo das principais alterações da comunicação oral presente nos transtornos psiquiátricos abordados no presente capítulo está no Quadro 8-1.

NOÇÕES BÁSICAS DO DIAGNÓSTICO PSIQUIÁTRICO

Como qualquer outro diagnóstico médico, o psiquiátrico tem como objetivo a identificação de um transtorno em um organismo, o qual está inserido em um determinado tipo de ambiente físico e social. Ele se divide em três fases: (1) diagnóstico do sintoma, realizado mediante exame psicopatológico; (2) diagnóstico sindrômico, caracterizado pelo conjunto de sinais e sintomas que mantêm a relação temporal do paciente; e (3) diagnóstico nosológico, construído por meio da consideração da evolução e da etiopatogenia do caso.

Exame Psicopatológico

A anamnese e o exame clínico do paciente podem ser realizados através de uma entrevista livre ou de um questionário padronizado. Na prática, o melhor método a ser empregado é ter a estrutura de um questionário em mente, mas permitir que o paciente conte a sua própria história.

O exame é realizado por um corte longitudinal da vida do paciente, obtendo, assim, dados de sua biografia e história de sua doença atual, e por um corte transversal que focaliza o estudo do paciente no momento do exame.

Os itens a serem pesquisados incluem: atitude geral, atividades expressas em palavras, pensamentos, consciência neurológica, atenção e concentração, orientação, consciência do eu, memória, sensopercepção, inteligência, afetividade e humor, e por fim, vontade e psicomotilidade.

A atitude geral é observada a partir de como o paciente se apresenta, por sua gesticulação, sua postura, suas roupas, seus cuidados próprios e sua colaboração, o que nos traz indícios do possível transtorno.

Atividades expressas em palavras serão investigadas por intermédio de como o doente se comunica, o tom do discurso que utiliza, a modulação e o fluxo de expressão verbal empregados. Por exemplo, o depressivo pode caracterizar uma fala lenta e monótona, enquanto o eufórico pode apresentar um tom elevado e uma fala acelerada.

O pensamento é o resultado da capacidade de organizar idéias e será dividido em três distúrbios, o da forma, o do curso e o do conteúdo. No distúrbio da forma podem ser encontradas as seguintes alterações: descarrilhamento (desvio do tema), substituição, omissão, fusão, prolixidade (rodeios para atingir o objetivo), perseveração, concretude (dificuldade de abstrair o pensamento), neologismo (criação de palavras novas),

8 ✔ DISFONIAS PSIQUIÁTRICAS

Quadro 8-1. Características da comunicação oral dos principais transtornos psiquiátricos com desvio na produção vocal

Transtorno	*Aspecto Fonoarticulatório*
Transtorno do humor	
Depressão	Voz grave, qualidade fluida ou soprosa, às vezes rouca e basal; modulação restrita, monotom, entonação descendente, hipofonia, falta de volume e projeção, velocidade lenta, com pausas e hesitações; na depressão melancólica pode haver precisão articulatória. Lentidão no discurso, demora de mudança nos turnos de falantes
Bipolar	Voz clara e viva, ênfase marcada, modulações amplas, pausas rítmicas, longas e interpretativas, ressonância oral ou faríngea, com articulação marcada e vigorosa; sintaxe rica, mudanças imediatas nos turnos de falantes. Na fase de depressão tal padrão se perde
Transtornos relacionados com substâncias	
Alcoolismo	Voz rouca, instável, grave, qualidade pastosa, intensidade reduzida ou elevada, entonação e prosódia irregulares, com prolongamentos nos sons da fala; disfluência, imprecisão articulatória, com substituição ou omissão de sons da fala
Outras substâncias	
Tabagismo	Voz rouca e grave, pigarro constante
Anfetaminas, sedativos, hipnóticos e ansiolíticos	Voz pastosa, descontrole de freqüência e intensidade, imprecisão articulatória e lentidão nas respostas
Cannabis	Descontrole de freqüência e intensidade; distorções articulatórias, particularmente nas fricativas mediais
Cocaína	Voz rouca, fadiga vocal, descontrole de freqüência e intensidade
Anabólicos esteróides	Voz tensa, áspera, nasalidade, freqüência grave
Transtornos de ansiedade	
Pânico	Voz tensa-estrangulada, comprimida, aguda ou soprosa, mutismo transitório, velocidade de fala elevada e disfluência; pode haver disfonia por tensão muscular
Ansiedade generalizada	Voz aguda, intensidade e velocidade de fala elevadas; pode haver síndrome de tensão muscular e movimentos paradoxais das pregas vocais
Esquizofrenia	Depende do tipo de esquizofrenia, com ajustes vocais hipocinéticos ou hipercinéticos; qualidade vocal infantilizada, com registro de cabeça, risos freqüentes, grunhidos, gargalhadas e grimaças no tipo desorganizado; mutismo, ecolalia e ecopraxia no tipo catatônico, pode haver também voz rouca, monótona, qualidade destimbrada e hipofonia; alterações articulatórias complexas com nasalidade, imprecisão, distorções e substituições de sons; rupturas no discurso, disfluência; fala desorganizada, incoerente, jargão incompreensível, linguagem confusa, descarrilamento, emprego freqüente de neologismos ou uso diferente de palavras conhecidas, além de perseverações
Demência	Afasia, apraxia, agnosia e mutismo
Transtornos alimentares	
Anorexia	Voz rouca ou soprosa, com fadiga vocal, principalmente se há estratégias purgativas
Bulimia nervosa	Voz rouca, soprosa, pigarros constantes, fadiga e tensão vocal, episódios de afonia, freqüência grave e perda de tessitura nos agudos, acompanhada de variada manifestação laríngea, com hiperemia, edema retrocricóideo e de laringe, hipertrofia da região posterior, obliteração do ventrículo laríngeo, telangiectasia, muco espesso, secreção retronasal e sensação de sufocamento
Transtornos somatoformes	
Somatização	Manifestação vocal variada, podendo haver voz rouca e tensa, acompanhada de síndrome de tensão musculoesquelética e queixa de odinofonia; afonia com voz sussurrada, fala articulada ou perda total dos movimentos de produção fonoarticulatória
Conversão	Afonia com voz sussurrada ou fala articulada, além de manifestação variada nos parâmetros auditivos, monossintomática

tangenciabilidade (tangencia o tema, fala ao redor do assunto) e circunstanciabilidade (fala sobre diversos assuntos e se perde). Já o distúrbio do curso se caracteriza por lentidão do discurso (inibição ou retardo), aceleração (fuga de idéias) e interrupção (roubo de pensamento). Por fim, o distúrbio do conteúdo implica os delírios (percepções delirantes, representação delirante, idéias sobrevalorizadas), o pensamento fantástico e o pensamento público (sensação de que os outros sabem o que o paciente está pensando ou que é dotado de telepatia). O pensamento considerado normal é aquele que apresenta constância, organização e continuidade. O delírio é um distúrbio do pensamento (por exemplo, acreditar que todos o estão perseguindo), enquanto a alucinação é um distúrbio da percepção (por exemplo, ouvir vozes ou ver discos voadores).

A consciência é a capacidade neurológica de captar o ambiente e se orientar através deste de forma adequada, ou seja, variando do estado de vigília ao de coma, tendo como possíveis anormalidades o estreitamento, o entorpecimento (perda de lucidez da consciência) e a obnubilação (escurecimento da consciência, com *delirium*).

Atenção é a capacidade de nos concentrarmos em determinados objetos ou situações. Esta e a concentração podem ser divididas em passiva (vigilante) e ativa (tenacidade). Um transtorno de atenção é observado na hiperatividade e na depressão.

Nos transtornos da orientação são observadas as alterações alopsíquica (alteração da noção do espaço e do tempo), cronopsíquica (apenas do tempo) e autopsíquica (do próprio eu). Este distúrbio pode ocorrer na esquizofrenia.

A consciência do eu é a sensação de convicção da sua existência pessoal, sendo os distúrbios identificados na atividade, na unidade, na identidade e na relação eu-mundo (não há diferenças entre o eu e o mundo, alguns objetos são como uma continuidade de partes do corpo). Esses transtornos são tipicamente encontrados em quadros psicóticos.

Os transtornos da memória são comumente encontrados em quadros demenciais e podem ocorrer como distúrbios da memória de fixação, imediata e evocação (maciça, lacunar e seletiva).

Sensopercepção, que significa a consciência do objeto, pode apresentar como alterações as ilusões, as pareidolias (por exemplo, imagens de pessoas em manchas na parede), alucinações elementares (por exemplo, escutar ruídos), alucinações complexas (por exemplo, escutar vozes) e pseudo-alucinações (por exemplo, vozes internas e imagens internas).

Inteligência é a capacidade de compreensão e adaptação às novas situações mediante o emprego consciente de meios e de ativos, sendo seu distúrbio encontrado no retardo mental e no quadro demencial.

Na análise da afetividade e do humor considera-se o afeto a capacidade em vivenciar novas emoções e o humor o estado mais duradouro e basal do afeto. Como distúrbios do afeto são encontrados: incontinência afetiva (mudança brusca do humor), embotamento afetivo (diminuição da capacidade de reação emocional) e rigidez afetiva (perda da capacidade de modular o afeto). Quanto ao humor, este pode ser classificado como: depressivo, eufórico e ansioso ou irritado.

Vontade é a capacidade de associar o livre arbítrio e o determinismo inerente à condição humana. A psicomotilidade reflete o estado da vontade. Como distúrbio da vontade encontra-se: estupor (ausência de movimentos espontâneos), negativismo, que pode ser passivo (por exemplo, mutismo na histeria) ou ativo, e obediência automática (por exemplo, ecolalia). Com relação à psicomotilidade, observam-se como distúrbios a catatonia (anomalias motoras sem causa orgânica, tais como atitudes estereotipadas), a imobilidade flácida, a flexibilidade cérea (a pessoa mantém uma posição rígida) e a discinesia (movimentos involuntários e repetitivos anormais, como por exemplo, discinesia tardia, como na síndrome bucolinguomastigatória, que ocorre como efeito colateral de medicamentos).

TRANSTORNOS PSIQUIÁTRICOS MAIS FREQÜENTES

Optamos por oferecer um panorama com transtornos psiquiátricos mais comuns, que apresentam implicações na comunicação oral, considerando nesta descrição as alterações de voz, fala e linguagem associadas. Podemos considerar sete grupos: transtornos do humor ou afeto (depressivos e bipolares), transtornos relacionados a substâncias (alcoolismo e outras substâncias), transtornos de ansiedade (pânico e ansiedade generalizada), esquizofrenia, demência, transtornos alimentares (anorexia e bulimia nervosa) e transtornos somatoformes (somatização e conversão).

Passaremos a descrever esses transtornos selecionados, com destaque para os estudos que analisaram os aspectos da comunicação oral, apresentando ainda os critérios diagnósticos do DSM-IV (2000), para auxiliar o fonoaudiólogo a compreender melhor a caracterização do transtorno. Ressaltamos que o diagnóstico médico é, evidentemente, da competência do médico psiquiátrico; contudo, do momento em que o desvio na comunicação oral pode ser um sintoma inicial, existe a possibilidade do fonoaudiólogo avaliar este paciente antes do médico, podendo suspeitar do transtorno e devendo realizar o encaminhamento necessário. Síndromes psiquiátricas são freqüentemente descritas ou definidas por um uso específico de linguagem (FINE, 2001), sendo que os exemplos mais claros são bloqueios, fala pobre, fala incoerente e descarrilamento na esquizofrenia. Embora o mapeamento dos transtornos mentais pela caracterização dos variados aspectos da comunicação oral esteja longe de ser compreensivo ou completo, certos aspectos recorrentes podem chamar a atenção do fonoaudiólogo, que tem sua formação focalizada nas diferentes funções e uso da linguagem.

Transtornos do Humor

Os transtornos do humor ou do afeto são bastante comuns, tendo sido descritos desde a antiguidade; incluem os transtornos que têm como característica predominante uma perturbação no humor. Esses transtornos podem ser classificados em depressivos (depressão unipolar), bipolares e de humor por uma condição médica geral ou em decorrência do uso de certas substâncias. Como causa desses transtornos, acredita-se que haja uma inter-relação de fatores genéticos e psicossociais, com maior participação dos fatores genéticos no transtorno bipolar, mais comum em gêmeos monozigóticos.

Transtornos depressivos

Dos transtornos do humor, seguramente os transtornos depressivos são as que mais afligem a população. Embora a depressão seja uma doença médica, o estigma profundo de falta de boa vontade, preguiça e inatividade é ainda muito presente na sociedade moderna. Na verdade, a depressão, por si, é um sintoma e não um distúrbio.

Os sintomas mais comumente associados à depressão são: tristeza, ansiedade, diminuição ou perda de interesse, sentimento de culpa, dificuldade de atenção, concentração e memorização, dificuldade de tomar decisões, transtornos do sono, transtornos do apetite e transtornos da libido. Pode ainda haver movimentos mais lentos ou, ao contrário, dificuldades para se acalmar, além de pessimismo e pensamentos recorrentes de suicídio e morte. Observa-se ainda a persistência de sintomas físicos que não respondem satisfatoriamente aos tratamentos clínicos ministrados, tais como dores de cabeça, transtornos digestivos, dores crônicas, fadiga ou perda de energia, mudanças de peso ou de apetite. As principais manifestações periféricas da ansiedade são: diarréia, tonturas, hiperidrose (sudorese excessiva), hiper-reflexia, hipertensão, palpitações, midríase pupilar, inquietação, síncope (perda da consciência), taquicardia, formigamento das extremidades, tremores, desconforto abdominal e alterações urinárias caracterizadas por aumento na freqüência, retenção ou urgência de urinar. Quando se detecta a depressão é importante determinar se ela ocorre por uma resposta normal a um estressor específico (por exemplo, morte do cônjuge), se é uma doença psiquiátrica primária, ou ainda, se é devida a um problema orgânico (por exemplo, depressão após câncer).

A chamada depressão maior é o distúrbio de humor mais comum, atingindo duas vezes mais mulheres do que homens. Os fatores de risco para a instalação desse distúrbio incluem um histórico positivo de perdas prematuras, pobre suporte social, problemas relacionados ao sexo, estressores psicossociais e história familiar de depressão. O fator genético é muito importante, pois o risco de depressão maior é duas a cinco vezes maior em parentes de indivíduos depressivos. Desta forma, a depressão maior é claramente um distúrbio biológico, com fatores psicossociais precipitantes e conseqüentes; é também uma doença crônica em que mais da metade dos indivíduos portadores apresenta pelo menos um segundo episódio durante a vida.

Vários distúrbios antes classificados de outro modo são atualmente incluídos na categoria diagnóstica de depressão maior, tais como depressão psicótica, depressão involutiva, doença afetiva unipolar recorrente e reação depressiva psiconeurótica. A depressão maior pode ser subclassificada como: episódio isolado, episódio recorrente ou como depressão melancólica e/ou psicótica. Há ainda uma forma crônica de depressão, a distimia, antes chamada de neurose depressiva, na qual os pacientes se encontram deprimidos, na maior parte dos dias, nos últimos dois anos. Estes pacientes são tratados de modo similar aos pacientes com depressão maior.

Os critérios para o diagnóstico médico de um episódio depressivo maior envolvem as seguintes características: humor deprimido na maior parte do dia, em quase todos os dias, de acordo com o referido em relato subjetivo ou por descrição de familiares e amigos; interesse ou prazer diminuído em todas ou quase todas as atividades; perda ou ganho de peso significativo, não relacionado com a dieta; insônia ou hipersonia quase todos os dias; agitação ou retardo psicomotor quase todos os dias; fadiga ou perda de energia quase todos os dias; capacidade de pensar ou concentrar-se diminuída e pensamentos recorrentes de morte ou suicídio.

A *American Psychiatric Association* (1994, 2000) propõe alguns critérios específicos para o diagnóstico da depressão maior, esclarecendo que os sintomas citados devem estar presentes durante um período de pelo menos duas semanas, além de indicarem mudanças no funcionamento prévio do indivíduo (Quadro 8-2). Devem estar presentes cinco ou mais sintomas da lista de nove itens, por um período mínimo de 2 semanas, e, dentre os sintomas referidos pelo indivíduo, humor depressivo (1) ou perda de interesse (2) devem necessariamente estar incluídos. Os sintomas apresentados devem causar um distresse (estresse negativo) ou uma limitação clinicamente significante na vida do indivíduo, e não podem ser a conseqüência de medicações, abusos de substância (por exemplo, uso de drogas ou medicamentos) ou de uma outra condição médica (por exemplo, hipotireoidismo). Os sintomas devem causar sofrimento clinicamente significativo ou prejuízo no funcionamento social, ocupacional ou em outros aspectos da vida do indivíduo.

A depressão maior, um distúrbio do humor vital, quando diagnosticada, é tratável em 65 a 70% dos indivíduos. O tratamento é psicofarmacológico e psicoterápico.

A voz do paciente com depressão carece de expressividade, com freqüência fundamental grave, variabilidade de freqüência restrita e raras mudanças de tom, entonação descendente mais acentuada no final das frases, que podem ser inaudíveis. A intensidade global mostra-se reduzida, com falta de volume e projeção, podendo haver hipofonia constante. A qualidade vocal é geralmente fluida ou soprosa, podendo ser rouca e em registro basal, acompanhada de ressonância faríngea ou nasal. A velocidade de fala é lenta, com pausas longas e hesitações freqüentes. O padrão clássico mostra a presença de intensidade fraca, extensão vocal limitada, perda da entonação expressiva, velocidade de fala reduzida e demora na mudança de turnos dos falantes. Os pacientes com depressão melancólica e/ou psicótica vivenciam estados crônicos de tristeza, autopiedade e insatisfação, com um padrão fonoarticulatório diferente da depressão clássica. Nesses casos, a articulação mostra-se bastante clara, trabalhada e a extensão dinâmica é mais ampla.

Moses (1954), em seu livro clássico sobre a psicodinâmica vocal, caracterizou a voz depressiva como exibindo uma rara uniformidade, com uma repetição regular de mesma modulação para os tons graves. A intensidade decresce proporcionalmente à descida da freqüência, e o padrão de entonação repe-

Quadro 8-2. Critérios para episódio depressivo maior (DSM-IV, 2000)

A. Cinco (ou mais) dos seguintes sintomas estiveram presentes durante o mesmo período de 2 semanas e representaram uma alteração a partir do funcionamento anterior; pelo menos um dos sintomas é (1) humor deprimido ou (2) perda do interesse ou prazer. Nota: Não incluir sintoma nitidamente decorrente de uma condição médica geral ou alucinações ou delírios incongruentes com o humor

(1) Humor deprimido na maior parte do dia, quase todos os dias, indicado por relato subjetivo (por exemplo, sente-se triste ou vazio) ou observação feita por outros (por exemplo, chora muito). Nota: Em crianças e adolescentes, pode ser humor irritável

(2) Interesse ou prazer acentuadamente diminuídos por todas ou quase todas as atividades na maior parte do dia, quase todos os dias (indicado por relato subjetivo ou observação feita por outros)

(3) Perda ou ganho significativo de peso sem estar em dieta (por exemplo, mais de 5% do peso corporal em um mês), ou diminuição ou aumento do apetite quase todos os dias. Nota: Em crianças, considerar falha em apresentar os ganhos de peso esperados

(4) Insônia ou hipersonia quase todos os dias

(5) Agitação ou retardo psicomotor quase todos os dias (observáveis por outros, não meramente sensações subjetivas de inquietação ou de estar mais lento)

(6) Fadiga ou perda de energia quase todos os dias

(7) Sentimento de inutilidade ou culpa excessiva ou inadequada (que pode ser delirante), quase todos os dias (não meramente uma auto-recriminação ou culpa por estar doente)

(8) Capacidade diminuída de pensar ou concentrar-se, ou indecisão, quase todos os dias (por relato subjetivo ou observação feita por outros)

(9) Pensamentos de morte recorrentes (não apenas medo de morrer), ideação suicida recorrente sem um plano específico, tentativa de suicídio ou plano específico para cometer suicídio

B. Os sintomas não satisfazem os critérios para um episódio misto

C. Os sintomas causam sofrimento clinicamente significativo ou prejuízo no funcionamento social ou ocupacional ou em outras áreas importantes da vida do indivíduo

D. Os sintomas não se devem aos efeitos fisiológicos diretos de uma substância (por exemplo, droga de abuso ou medicamento) ou de uma condição médica geral (por exemplo, hipotireoidismo)

E. Os sintomas não são mais bem explicados por luto, ou seja, após a perda de um ente querido, os sintomas persistem por mais de 2 meses ou são caracterizados por acentuado prejuízo funcional, preocupação mórbida com desvalia, ideação suicida, sintomas psicóticos ou retardo psicomotor

Reprodução autorizada do livro DSM-IV Manual Diagnóstico de Transtornos Mentais. 4. ed.: Porto Alegre: Artmed Editora SA, 2000. p. 312.

---

titivo é o principal responsável pela qualidade vocal monótona atribuída ao estado depressivo.

Karelisky (2001) estudou mulheres com depressão e concluiu que elas apresentam uma auto-imagem vocal negativa, considerando suas vozes ruins, desagradáveis, tristes, abafadas, sujas, velhas, inexpressivas e monótonas. A avaliação perceptivo-auditiva expressou a condição afetiva, sendo que as mulheres com manifestações depressivas apresentaram freqüência grave, intensidade fraca, modulação sem expressividade, pobre, repetitiva e monótona; ao contrário, as mulheres do grupo controle, que não apresentavam depressão, apresentaram qualidade vocal adaptada, freqüência normal, modulação adequada e com expressividade. Já a análise acústica não se mostrou tão reveladora como a auditiva e a auto-avaliação vocal, as quais ofereceram dados mais ricos sobre os indivíduos analisados.

É importante lembrar que a forma agitada de sintomatologia depressiva geralmente contém níveis importantes de ansiedade. Por essa razão, a depressão agitada representaria uma combinação de dois estados emocionais: ansiedade e depressão.

Especificamente com relação à fonoterapia, sabemos que, por vezes, exercícios vocais de modulação e expressividade auxiliam o paciente a comunicar-se e a sentir-se melhor, podendo-se acompanhar a evolução vocal mediante análise acústica, em que se observa principalmente um maior número de harmônicos e uma maior definição dos formantes do som. Uma voz mais modulada é mais atraente e produz um melhor impacto sobre o interlocutor, que reage de modo positivo à essa comunicação.

Transtornos bipolares

Um tipo particular de transtorno depressivo é o chamado distúrbio bipolar, anteriormente conhecido como psicose maníaco-depressiva (PMD). Este distúrbio tem a mania como uma característica cardinal, contudo pacientes bipolares também apresentam episódios proeminentes de depressão.

A mania é descrita como um período distinto no qual o humor do paciente é tanto elevado e expansivo, como irritável, com sintomas associados severos incluindo fala comprimida, pensamentos rápidos, grandiosidade ou egolatria, agitação motora, hiperatividade e envolvimento em atividades que podem ser potencialmente perigosas.

Pode haver sintomas psicóticos, como delírios, alucinações, transmissão de pensamentos (o paciente acredita que os outros podem ler seus pensamentos) ou inserção de pensamentos (refere também que os outros podem colocar pensamentos em sua cabeça) acompanhados de transtornos do humor, em grau suficiente para produzir prejuízos no funcionamento social ou ocupacional, ou até mesmo requerer hospitalização. Os pacientes podem ter episódios de mania, hipomania (quando os sintomas não causam um prejuízo determinado) e depressão com característica mista.

O DSM-IV (1994, 2000) propõe alguns critérios para caracterizar os episódios maníacos, salientando que durante o período de mudança de humor, que deve durar pelo menos uma semana, ou um período menor, se for necessária hospitalização, devem ser persistentes três ou mais dos sintomas relacionados no Quadro 8-3. Tais sintomas devem estar presentes em grau significativo e severos o suficiente para causar prejuízos no funcionamento ocupacional ou em atividades sociais e relacionamentos com outros, ou ainda para requerer hospitalização para prevenir danos a si mesmo e aos outros, especialmente quando existem características psicóticas. Além disso, os sintomas do indivíduo não têm relação direta com a ingestão de nenhuma substância farmacológica e nem são o resultado de uma condição de saúde geral, como doenças da tireóide.

O diagnóstico de transtorno bipolar é feito quando um paciente tem uma história de mania isolada ou associada à hipomania. O indivíduo apresenta mudanças rápidas de humor, com tristeza, irritabilidade e euforia, acompanhadas por sintomas de um episódio maníaco. Os principais aspectos diagnósticos compreendem um período bastante definido de humor elevado, expansivo ou irritável, acompanhado de aumento de atividade, euforia, urgência de fala, fuga de idéias, idéias grandiosas e sentimentos de grandeza, desregulagem do apetite, necessidade de sono diminuída e/ou freqüentes distrações, execução de atos que proporcionam bem-estar a si mesmo, mas que apresentam conseqüências negativas aos outros, erros de julgamento e comportamento social inapropriado.

Alguns episódios maníacos são caracterizados pelo predomínio de sintomas de euforia-grandeza, enquanto outros apresentam um padrão de disforia-paranóia. O início da mania é freqüentemente súbito e dramático, entretanto pode ser gradual. A outra face dessa manifestação excessiva é a depressão, com seus sinais característicos.

Os indivíduos com transtorno bipolar são descritos como bons falantes, com articulação marcada e vigorosa, apresentando uma comunicação oral atraente ao interlocutor. A voz é descrita como clara e viva, com ênfase e modulação freqüentes; as pausas são rítmicas, mas exageradas nos comprimentos. A ressonância é oral ou faríngica. A sintaxe é descrita como rica, e as mudanças nos turnos entre os falantes são imediatas. Com a piora do quadro, os pacientes mostram um relaxamento da articulação, uma redução na extensão de freqüências e na ênfase das palavras; com aparecimento de pausas e hesitações. Moses (1954) descreveu vozes maníacas como exibindo uma extensão fonatória ampla e descontrole da intensidade.

O subgrupo composto por ansiedade e agitação exibe achados opostos ao padrão clássico. Os pacientes maníacos podem apresentar um padrão de freqüência, intensidade e velocidade anormais, caracteristicamente elevados. Assim, os pacientes com transtornos depressivos apresentam efeitos vocais que espelham seu estado de humor, inclusive os períodos de flutuação de seu distúrbio. A emissão vocal acompanha a característica do momento e, muitas vezes, o paciente não consegue fazer uma análise realista sobre sua comunicação oral. A atuação fonoaudiológica é bastante limitada. A combinação de tratamento psiquiátrico e terapêutica medicamentosa tem sido empregada com sucesso.

Quadro 8-3. Critérios para episódio maníaco (DSM-IV, 2000)

A. Um período distinto de humor anormal e persistente elevado, expansivo ou irritável, durante pelo menos 1 semana (ou qualquer duração, se a hospitalização é necessária)

B. Durante o período de perturbação do humor, três (ou mais) dos seguintes sintomas persistiram (quatro, se o humor é apenas irritável) e estiveram presentes em um grau significativo:

  (1) Auto-estima inflada ou grandiosidade
  (2) Necessidade de sono diminuída (por exemplo, sente-se repousado depois de apenas 3 horas de sono)
  (3) Mais loquaz do que o habitual ou pressão por falar
  (4) Fuga de idéias ou experiência subjetiva de que os pensamentos estão correndo
  (5) Distratibilidade (isto é, a atenção é desviada com excessiva facilidade para estímulos externos insignificantes ou irrelevantes)
  (6) Aumento em uma atividade dirigida a objetivos (socialmente, no trabalho, na escola ou sexualmente) ou agitação psicomotora
  (7) Envolvimento excessivo em atividades prazerosas com um alto potencial de conseqüências dolorosas (por exemplo, surtos incontidos de compras, indiscrições sexuais ou investimentos financeiros tolos)

C. Os sintomas não satisfazem os critérios para Episódio Misto

D. A perturbação do humor é suficientemente severa para causar prejuízo acentuado no funcionamento ocupacional, nas atividades sociais ou relacionamentos costumeiros com outros, ou para exigir a hospitalização, como um meio de evitar danos a si mesmo e a outros, ou existem aspectos psicóticos

E. Os sintomas não se devem aos efeitos fisiológicos diretos de uma substância (por exemplo, uma droga de abuso, um medicamento ou outro tratamento) ou de uma condição médica geral (por exemplo, hipertireoidismo)

Nota: episódios do tipo maníaco nitidamente causados por um tratamento antidepressivo somático (por exemplo, medicamentos, terapia eletroconvulsiva, fototerapia) não devem contar para um diagnóstico de Transtorno Bipolar

Reprodução autorizada do livro DSM-IV Manual Diagnóstico de Transtornos Mentais. 4. ed.: Porto Alegre: Artmed Editora SA, 2000. p. 317.

Transtornos Relacionados com Substâncias

Os transtornos relacionados à substância envolvem abuso de consumo, o que é definido como um padrão mal-adaptado de uso de substância, que causa prejuízo significante no funcionamento social ocupacional e de saúde do indivíduo. Pesquisas apontam que aproximadamente 90% da população norte-americana usa o álcool e que 37% usaram drogas ilícitas pelo menos uma vez na vida (National Household Survey of Drug Abuse, 1998, www.nihm.nih.gov). Além dos transtornos relacionados com o uso de uma droga de abuso, como o álcool, o termo substância refere-se também à dependência de medicamentos e toxinas, como metais pesados (chumbo ou alumínio), raticidas, pesticidas e gases nervosos. O DSM-IV (2000) agrupa as substâncias que causam dependência em 11 classes: álcool; anfetaminas ou simpaticomiméticos de ação similar; cafeína; canabinóides, cocaína; alucinógenos; inalantes; nicotina; opióides; fenciclidina (PCP) ou arilcicloexalaminas de ação similar e sedativos, hipnóticos ou ansiolíticos, podendo haver dependência de múltiplas substâncias. Uma série de medicamentos vendidos sem prescrição médica, como analgésicos, xaropes e relaxantes musculares também podem causar transtornos relacionados com substâncias.

A dependência de uma substância incorpora o seu abuso e acrescenta os seguintes fatores: necessidade e aumento da tolerância (é preciso aumentar a quantidade de ingestão da substância para obter o mesmo efeito conseguido anteriormente com uma quantidade menor), retraimento social, tentativas malsucedidas de controle de uso, grande gasto de tempo em atividades que forneçam necessariamente a substância ou produzam efeitos similares, redução e até mesmo o ato de ignorar atividades ocupacionais ou sociais, por causa do uso da substância. São inúmeros os agentes psicoativos que podem causar uma grande variedade de transtornos psiquiátricos que incluem: dependência, intoxicação, recolhimento, delírio, transtornos de humor, psicose ou demência.

Os critérios para dependência de substância incluem um padrão mal-adaptado de uso de substância, levando a prejuízo ou sofrimento clinicamente significativo, é manifestado por três (ou mais) dos critérios apresentados no Quadro 8-4, ocorrendo a qualquer momento no mesmo período de 12 meses.

Já o abuso de substância envolve um padrão mal-adaptado de uso de substância, manifestado por conseqüências adversas recorrentes e significativas relacionadas ao uso repetido da substância (DSM-IV, 2000). Essa categoria não se aplica à cafeína nem à nicotina. Tais problemas também devem ocorrer de modo recorrente, em um período de 12 meses. A diferença de abuso e dependência é que o abuso não inclui tolerância, abstinência ou um padrão de uso compulsivo, observando-se apenas as conseqüências prejudiciais do uso repetitivo. Se o padrão de uso satisfaz os critérios de dependência, o diagnóstico de abuso deve ser substituído pelo de dependência. Os critérios para abuso de substância estão apresentados no Quadro 8-5.

Alcoolismo

O alcoolismo é a forma mais comum de dependência por substâncias, afetando de 5 a 7% dos indivíduos norte-americanos, atingindo três vezes mais homens que mulheres (Frank, 1998). É um distúrbio familiar, com marcador genético claro que traz sérias implicações biológicas, psicológicas e sociais. As complicações biológicas envolvem cirrose hepática, demência alcoólica, disfunção cerebelar e hematoma subdural, entre outras. O impacto psicológico é significativo com uma grande co-morbidade de outros distúrbios, incluindo depressão, transtornos de ansiedade, esquizofrenia, e outros transtornos de abuso e dependência de substâncias. As implicações sociais incluem uma grande relação com homicídios, acidentes, síndrome fetal por álcool e divórcio. O álcool é con-

Quadro 8-4. Critérios para dependência de substância (DSM-IV, 2000)

Um padrão mal-adaptado de uso de uma substância, levando a prejuízo ou sofrimento clinicamente significativo, manifestado por três (ou mais) dos seguintes critérios, ocorrendo a qualquer momento no mesmo período de 12 meses:

(1) Tolerância, definida por qualquer um dos seguintes aspectos:
   (a) necessidade de quantidades progressivamente maiores da substância para adquirir a intoxicação ou efeito desejado;
   (b) acentuada redução do efeito com o uso continuado da mesma quantidade de substância

(2) Abstinência, manifestada por quaisquer dos seguintes aspectos:
   (a) Síndrome de abstinência característica para a substância (consultar os Critérios A e B dos conjuntos de critérios para abstinência das substâncias específicas);
   (b) A mesma substância (ou uma substância estreitamente relacionada) é consumida para aliviar ou evitar sintomas de abstinência

(3) A substância é freqüentemente consumida em maiores quantidades ou por um período mais longo do que o pretendido
(4) Existe um desejo persistente ou esforços malsucedidos no sentido de reduzir ou controlar o uso da substância
(5) Muito tempo é gasto em atividades necessárias para a obtenção da substância (por exemplo, consultas a múltiplos médicos ou fazer longas viagens de automóvel), na utilização da substância (por exemplo, fumar em grupo) ou na recuperação de seus efeitos
(6) Importantes atividades sociais, ocupacionais ou recreativas são abandonadas ou reduzidas em virtude do uso da substância
(7) O uso da substância continua, apesar da consciência de ter um problema físico ou psicológico persistente ou recorrente que tende a ser causado ou exacerbado pela substância (por exemplo, uso atual de cocaína, embora o indivíduo reconheça que sua depressão é induzida por ela, ou consumo continuado de bebidas alcoólicas, embora o indivíduo reconheça que uma úlcera piorou pelo consumo de álcool)

Reprodução autorizada do livro DSM-IV Manual Diagnóstico de Transtornos Mentais. 4. ed.: Porto Alegre: Artmed Editora SA, 2000. pp. 176-7.

Quadro 8-5. Critérios para abuso de substância
(DSM-IV, 2000)

A. Um padrão mal-adaptativo de uso de substância levando a prejuízo ou sofrimento clinicamente significativo, manifestado por um (ou mais) dos seguintes aspectos, ocorrendo dentro de um período de 12 meses:

(1) Uso recorrente da substância resultando em um fracasso em cumprir obrigações importantes relativas a seu papel no trabalho, na escola ou em casa (por exemplo, repetidas ausências ou fraco desempenho ocupacional relacionados com o uso de substância; negligência dos filhos ou dos afazeres domésticos)

(2) Uso recorrente da substância em situações nas quais isso representa perigo físico (por exemplo, dirigir um veículo ou operar uma máquina quando prejudicado pelo uso da substância)

(3) Problemas legais recorrentes relacionados com a substância (por exemplo, detenções por conduta desordeira relacionada com a substância)

(4) Uso continuado da substância, apesar de problemas sociais ou interpessoais persistentes ou recorrentes causados ou exacerbados pelos efeitos da substância (por exemplo, discussões com o cônjuge acerca das conseqüências da intoxicação, lutas corporais)

B. Os sintomas jamais satisfizeram os critérios para Dependência de Substâncias para esta classe de substância

Reprodução autorizada do livro DSM-IV Manual Diagnóstico de Transtornos Mentais. 4. ed.: Porto Alegre: Artmed Editora SA, 2000. p. 178.

Quadro 8-6. Critérios diagnósticos para intoxicação com álcool
(DSM-IV, 2000)

A. Ingestão recente de álcool

B. Alterações comportamentais ou psicológicas clinicamente significativas e mal-adaptadas (por exemplo, comportamento sexual ou agressivo inadequado, instabilidade do humor, prejuízo no julgamento, prejuízo no funcionamento social ou ocupacional) desenvolvidas ou logo após a ingestão de álcool

C. Um ou mais dos seguintes sinais, desenvolvendo-se durante ou logo após o uso de álcool:

(1) Fala arrastada
(2) Falta de coordenação
(3) Marcha instável
(4) Nistagmo
(5) Prejuízo na atenção ou memória
(6) Estupor ou coma

D. Os sinais não se devem a uma condição médica geral nem são mais bem explicados por outro transtorno mental

Reprodução autorizada do livro DSM-IV Manual Diagnóstico de Transtornos Mentais. 4. ed.: Porto Alegre: Artmed Editora SA, 2000. p. 192.

siderado o depressor cerebral mais freqüentemente utilizado e uma causa considerável de morbidade e mortalidade. Estima-se que 90% dos adultos norte-americanos tiveram alguma experiência com álcool e que um grande número (60% de homens e 30% de mulheres) tiveram algum acontecimento vital adverso relacionado com o álcool (dirigir alcoolizado, perder aulas, trabalhos e compromissos por ressaca); contudo, a maioria dos indivíduos aprende a moderar o consumo e não desenvolve dependência ou abuso de álcool (DSM-IV, 2000).

Os critérios diagnósticos para intoxicação com álcool envolvem ingestão recente de álcool, presença de alterações comportamentais ou psicológicas clinicamente significativas e mal-adaptativas, como comportamento sexual ou agressivo inadequados, instabilidade de humor, prejuízo no funcionamento social ou ocupacional, durante ou logo após a ingestão de álcool e um ou vários dos sinais apresentados no Quadro 8-6.

O diagnóstico diferencial é a chave para o diagnóstico do alcoolismo, ou qualquer outro distúrbio relacionado a abuso de substâncias. O exame clínico pode mostrar sinais de doença hepática, telangiectasias da face, aumento da glândula parótida, edema facial e neuropatia periférica. Pacientes intoxicados podem parecer sonolentos, com incoordenação motora, fala com omissão de palavras, distorcida e arrastada, com elevada irritabilidade. Testes laboratoriais podem comprovar o diagnóstico de anemia macrocítica e aumento das isoenzimas do fígado.

O maior foco de tratamento desta doença crônica é a abstinência, e a prevenção das recaídas futuras, além dos grupos de apoio de pacientes e familiares, são considerados o esteio do tratamento. A psicoterapia oferece um suporte importante, explorando o relacionamento com familiares e comportamento social, ajudando na redução do estresse por meio de estratégias de controle pessoal e relaxamento. O tratamento de qualquer distúrbio co-mórbido, como a depressão e a ansiedade, é essencial. Existem ainda alguns agentes farmacológicos que têm oferecido algum sucesso, tanto na prevenção quanto no limite de controle de álcool.

As manifestações da comunicação vocal dos pacientes alcoolistas são complexas e incluem voz rouca, instável, intensidade reduzida ou elevada, falta de precisão articulatória, substituição ou omissão de sons, alterações na entonação, prosódia, fluência da fala e qualidade vocal pastosa. O descontrole motor na produção fonoarticulatória pode comprometer de modo evidente a voz cantada.

Johnson, Pisoni & Bernacki (1990) fizeram uma extensa revisão sobre os efeitos do álcool no mecanismo de produção fonoarticulatória, considerando que os efeitos dessa substância sobre a comunicação oral são únicos e diferem das alterações provocadas por estresse, fadiga, tristeza ou registro de emissão de um indivíduo que acaba de acordar. Os autores fazem uma análise das emissões de fala do capitão do navio que provocou um acidente ecológico de dimensões catastróficas, com o derramamento de petróleo na costa do Alasca, o que ficou conhecido como o caso Exxon Valdez. Neste episódio, mediante detalhada análise perceptivo-auditiva e acústica da voz do capitão, foi possível detectar a elevada ingestão de álcool e o estado de embriaguez. Este foi um dos trabalhos pioneiros na área, constituindo-se em prova perante a justiça, para detectar falha humana por efeito de álcool. Os autores apontam que a voz do indivíduo alcoolizado apresenta um aumento dos picos de entonação, maiores valores de *jitter* e algumas distorções articulatórias como a troca do som "esse" por "xis" e a ausência de "ele" nos finais de palavras.

Existem evidências de diferenças genéticas quanto às doses necessárias para a intoxicação por álcool. Boone (1992) mencionaque um consumo de três drinques por dia pode ter efeito negativo sobre os tecidos da laringe e a qualidade vocal. Behlau & Pontes (1998) relatam que o consumo de álcool causa irritação no aparelho fonador, com uma reação principal de imunodepressão. Aparentemente, uma ou duas doses provocam uma sensação de melhora na voz e na articulação, o que pode ser decorrente de uma certa liberação no controle cortical. Watanabe, Shin, Matsuo, Okuno, Tsuji, Matsuoka, Fukuara & Matsunaga (1994), em estudo controlado em laboratório, identificaram uma qualidade vocal rouca e freqüência fundamental mais grave em indivíduos de ambos os sexos, após a ingestão de álcool, na proporção de 1 g/kg, passando a voz das mulheres de 262 Hz a 246 Hz, e dos homens de 115 para 108 Hz.

Em nosso meio, Xavier, Freitas & Behlau (2001) estudaram as alterações fonoarticulatórias de 13 indivíduos alcoolistas, hospitalizados para participarem de um programa de desintoxicação, analisando as emissões pré e durante as oito semanas do programa da instituição. Os familiares referiram reconhecer quando o indivíduo estava alcoolizado pela sua fala, que apresentava voz mais grave, pastosa, articulação imprecisa e alterações na velocidade. Os autores identificaram várias trocas, distorções e prolongamentos dos sons da fala, nas diversas semanas de análise perceptivo-auditiva, realizadas nesse processo de desintoxicação e sem a ingestão de bebidas alcoólicas, sendo que a alteração mais freqüente foi a distorção e o prolongamento da fricativa medial surda "s". Os autores também observaram que durante o processo de desintoxicação a fala do alcoolista tende a normalizar-se, com exceção dos indivíduos que são alcoolistas há mais de 15 anos, em que a alteração mostrou-se irreversível, pelo menos até a oitava semana do programa de desintoxicação.

Recentemente, Araújo (2004) realizou análise acústica da freqüência fundamental e seus índices de perturbação, assim como a taxa de diadococinesia, em 11 fonoaudiólogas especializandas em voz, consumidoras ocasionais de álcool, antes e após 30 e 60 minutos de ingestão de 1 ml de álcool por quilo de massa corpórea. A autora não encontrou alterações nos parâmetros acústicos avaliados, concluindo que falantes com treinamento fonoarticulatório podem mostrar melhor domínio que falantes não-profissionais, nas tarefas de voz e fala. Desta forma, o nível de controle da fonoarticulação pode interferir nos desvios observados pós-consumo de álcool.

Após a cessação completa ou redução acentuada do consumo de álcool, pôde ainda ser observada em pacientes alcoolistas a síndrome de abstinência de álcool, que começa quando a concentração de álcool no sangue reduz rapidamente, ao redor de 4 a 12 horas após seu consumo, durando por 3 a 4 dias, com manifestações corporais bastante sérias. A síndrome de abstinência de álcool inclui dois ou mais sintomas dos apresentados no Quadro 8-7, com sintomas causando sofrimento ou prejuízo clinicamente significativos no funcionamento social, ocupacional ou em outras áreas da vida do indivíduo. Tais sintomas não podem decorrer de uma condição médica geral e nem podem ser mais bem explicados por outro transtorno mental, como o de ansiedade generalizada. Tais sintomas são aliviados por qualquer depressor cerebral.

Quadro 8-7. Critérios diagnósticos para abstinência de álcool (DSM-IV, 2000)

A. Cessação (ou redução) do uso pesado ou prolongado de álcool
B. Dois (ou mais) dos seguintes sintomas, desenvolvendo-se dentro de algumas horas a alguns dias após o Critério A: (1) Hiperatividade autonômica (por exemplo, sudorese ou taquicardia) (2) Tremor intensificado (3) Insônia (4) Náuseas ou vômitos (5) Alucinações ou ilusões visuais, táteis ou auditivas transitórias (6) Agitação psicomotora (7) Ansiedade (8) Convulsões de grande mal
C. Os sintomas no critério B causam sofrimento ou prejuízo clinicamente significativo no funcionamento social, ocupacional ou em outras áreas importantes da vida do indivíduo
D. Os sintomas não se devem à uma condição médica geral nem são mais bem explicados por outro transtorno mental

Reprodução autorizada do livro DSM-IV Manual Diagnóstico de Transtornos Mentais. 4. ed.: Porto Alegre: Artmed Editora SA, 2000. p. 193.

Outras substâncias

Além do álcool, existe um grande número de substâncias com agentes psicoativos que implicam abuso e dependência, tais como: anfetamina, cafeína, canabinóides, cocaína, alucinógenos (LSD, psilocibina – cogumelos), inalantes (óxido nitroso), nicotina, opióides (ópio, morfina, heroína, meperidina, metadona e pentazocina), fenciclidina (PCP), sedativos, hipnóticos, ansiolíticos, e outros, como os anabólicos esteróides (American Psychiatric Association, 1994, 2000).

Os pacientes podem não admitir prontamente o abuso de substância, mas certamente padrões de comportamento como impulsividade, mudanças inexplicáveis e freqüentes de emprego, violência e instabilidade familiar, podem sugerir abuso de substâncias. O foco do tratamento em todos os casos de abuso de substâncias é médico, comportamental e social.

As manifestações na comunicação dependem da substância e do grau de ingestão em questão, sendo que os efeitos do tabagismo são amplamente conhecidos e difundidos, com sérias conseqüências para a saúde do indivíduo, além de implicações na saúde vocal, estando fortemente correlacionado ao câncer de laringe. A voz do tabagista é geralmente rouca e grave, podendo estar na faixa masculina para as mulheres, com presença de pigarro constante. As anfetaminas, os sedativos, os hipnóticos e os ansiolíticos podem causar descontroles na freqüência fundamental e na intensidade da fala, podendo produzir voz pastosa, imprecisão articulatória, lentidão nas respostas, além de queixa de ressecamento no trato vocal; em razão do descontrole na freqüência e intensidade, tais substâncias podem interferir negativamente também na produção da voz cantada. A cafeína também produz ressecamento e induz o refluxo gastresofágico, cujos efeitos negativos na produção da voz são conhecidos. A *cannabis* produz conjuntivas injetadas, apetite aumentado, boca seca e taquicardia; do ponto de vista vocal, há queixa de ressecamento do trato, podendo haver alterações de mucosa das pregas vocais, com descontrole de freqüência e intensidade, além de distorções articulatórias variadas, particularmente nas fricativas mediais. São também bastante conhecidos os efeitos de redução de memória do usuário de *cannabis*. O uso da cocaína pode desenvolver uma série de sintomas, durante ou imediatamente após seu consumo, o que inclui taquicardia ou bradicardia, dilatação das pupilas, pressão sangüínea elevada ou abaixo do normal, perspiração ou calafrios, náusea ou vômitos, evidências de perda de peso, agitação ou retardo psicomotor, fraqueza muscular, depressão respiratória, dor torácica ou arritmias cardíacas, confusão mental, convulsões, discinesias, distonias ou coma; do ponto de vista da comunicação, observam-se voz rouca, fadiga vocal e descontrole de freqüência e intensidade. São conhecidas diversas lesões no trato vocal pelo consumo de cocaína, tais como com perfuração de septo nasal e alterações na mucosa das pregas vocais. Há relatos de que os anabólicos esteróides podem produzir voz tensa, áspera e alteração de nasalidade, embora seus efeitos não sejam totalmente compreendidos e descritos.

Transtornos de Ansiedade

Os transtornos de ansiedade englobam todos os distúrbios que têm a ansiedade como seu sintoma cardinal, incluindo a síndrome do pânico, a agorafobia (medo de estar sozinho em lugares públicos), a fobia social, as fobias específicas, o transtorno de ansiedade generalizada, os distúrbios obsessivo-compulsivos, os transtornos por estresse agudo e os transtornos de estresse pós-traumático (Frank, 1998).

Assim como ocorre na depressão, é importante lembrar que a ansiedade não é uma síndrome, mas sim um sintoma, podendo ser uma resposta esperada em algumas situações específicas (medo de ser assaltado em sinal de trânsito à noite, em uma grande cidade); ou o sintoma chave em um distúrbio primário de ansiedade (por exemplo, crise de pânico na síndrome do pânico); ou representar uma doença orgânica de base (por exemplo, taquicardia por arritmia cardíaca).

Transtorno de pânico

O transtorno de pânico apresenta como marca característica episódios de ansiedade aguda, que podem durar de minutos a horas, afetando duas vezes mais mulheres do que homens. Esta ansiedade descontrolada é acompanhada por um grande número de sintomas somáticos, tais como: respiração insuficiente, transpiração excessiva, tremor, náusea, dores no peito, vertigens, parestesia ou palpitações. Essa síndrome aparece geralmente na segunda metade da quarta década de vida, restringindo a vida dos pacientes por medo de se colocarem em situações que possam provocar os ataques de pânico. Os pacientes também podem desenvolver uma fobia de fuga secundária, antecipatória à ansiedade.

Os critérios para um ataque de pânico e para a síndrome do pânico foram apresentados pelo DSM-IV (American Psychiatric Association, 1994) e estão nos Quadros 8-8 e 8-9. Salientamos que quatro ou mais sintomas devem estar presentes e ter seu desenvolvimento abrupto, alcançando o pico de desenvolvimento rapidamente, em 10 minutos, para serem caracterizados como componentes de uma crise de pânico, e que ataques de pânico recorrentes devem acontecer para caracterizarem a síndrome do pânico.

Atualmente, na etiologia do transtorno do pânico, é reconhecida a existência de fatores biológicos, genéticos e psicossociais. Quanto aos fatores biológicos, alterações na estrutura e função cerebral têm sido consideradas, principalmente nos sistemas neurotransmissores, com transtornos associados do sistema nervoso autônomo, o que produz um tono simpático aumentado, uma adaptação mais lenta a estímulos repetitivos e uma resposta exagerada a estímulos moderados. Quanto aos fatores genéticos, parece que o transtorno de pânico com agorafobia (medo de estar sozinho em locais públicos) tem maior propensão genética que o transtorno de pânico sem agorafobia. Finalmente, o sucesso dos enfoques cognitivo-comportamentais no tratamento desses pacientes oferece crédito às teorias cognitivo-comportamentais nesse transtorno, ressaltando a importância dos fatores psicossociais (Kaplan, Sadock & Grebb, 1997).

Os ataques de pânico podem ser apenas eventos isolados que não evoluem para o transtorno de pânico propriamente dito, ou podem fazer parte deste distúrbio, ou ainda compor o quadro de um estresse pós-traumático, após um violento acidente de carro, tragédia de violência urbana ou morte de parente. Os ataques de pânico apresentam duração curta, geralmente com menos de uma hora. Somente devem ser considerados parte do transtorno de pânico os sintomas que não são conseqüência do uso de drogas ou medicamentos, ou ainda o

Quadro 8-8. Critérios para ataque de pânico (DSM-IV, 2000)

Nota: Um ataque de pânico não é transtorno codificável. Codificar o diagnóstico específico no qual o ataque de pânico ocorre (por exemplo, transtorno de pânico com agorafobia)
Um período distinto de intenso temor ou desconforto, no qual quatro (ou mais) dos seguintes sintomas desenvolveram-se abruptamente e alcançaram um pico em 10 minutos: (1) Palpitações ou ritmo cardíaco acelerado (2) Sudorese (3) Tremores ou abalos (4) Sensações de falta de ar ou sufocamento (5) Sensações de asfixia (6) Dor ou desconforto torácico (7) Náusea ou desconforto abdominal (8) Sensação de tontura, instabilidade, vertigem ou desmaio (9) Desrealização (sensações de irrealidade) ou despersonalização (estar distanciado de si mesmo) (10) Medo de perder o controle ou enlouquecer (11) Medo de morrer (12) Parestesias (anestesia ou sensações de formigamento) (13) Calafrios ou ondas de calor

Reprodução autorizada do livro DSM-IV Manual Diagnóstico de Transtornos Mentais. 4. ed.: Porto Alegre: Artmed Editora SA, 2000. p. 377.

Quadro 8-9. Critérios diagnósticos para transtorno de pânico sem agorafobia (DSM-IV, 2000)

A. (1) e (2):
  (1) Ataques de pânico recorrentes e inesperados
  (2) Pelo menos um dos ataques foi seguido por 1 mês (ou mais) de uma (ou mais) das seguintes características:
    (a) Preocupação persistente acerca de ter ataques adicionais
    (b) Preocupação acerca das implicações do ataque e suas conseqüências (por exemplo, perder o controle, ter um ataque cardíaco, ficar louco)
    (c) Uma alteração comportamental significativa relacionada com os ataques

B. Ausência de agorafobia

C. Os ataques de pânico não se devem aos efeitos fisiológicos diretos de uma substância (por exemplo, droga de abuso, medicamento) ou de uma condição médica geral (por exemplo, hipertireoidismo)

D. Os ataques de pânico não são mais bem explicados por outro transtorno mental, como fobia social (por exemplo, ocorrendo quando da exposição a situações sociais temidas), fobia específica (por exemplo, ocorrendo quando da exposição a uma situação fóbica específica), transtorno obsessivo-compulsivo (por exemplo, quando da exposição à sujeira, em alguém com uma obsessão de contaminação), transtorno de estresse pós-traumático (por exemplo, em resposta a estímulos associados a um estressor severo) ou transtorno de ansiedade de separação (por exemplo, em resposta a estar afastado do lar ou de parentes queridos)

Reprodução autorizada do livro DSM-IV Manual Diagnóstico de Transtornos Mentais. 4. ed.: Porto Alegre: Artmed Editora SA, 2000. pp. 383-4.

resultado de uma condição médica geral, como o hipertireoidismo. Além disso, também serão considerados sintomas de transtorno de pânico, aqueles que não puderem ser explicados por outras condições, tais como fobia social (por exemplo, medo de se expor em situações sociais), fobias específicas (claustrofobia), transtornos obsessivo-compulsivos (exposição à sujeira em pessoas com obsessão à contaminação), ou transtornos de ansiedade por separação (como por estar longe de casa ou ter mudado de país). Os critérios diagnósticos propostos para um ataque de pânico encontram-se no Quadro 8-8 e para o transtorno de pânico sem agorafobia no Quadro 8-9.

Manifestações vocais e de fala podem acompanhar os ataques de pânico como qualidade vocal desviada, tensa-estrangulada, comprimida, aguda ou soprosa, mutismo transitório, alterações na velocidade e fluência da fala. Pode haver sintomas vocais residuais após o ataque de pânico, assim como disfonia por tensão muscular.

O tratamento dos transtornos de pânico é realizado com medicamentos antidepressivos e benzodiazepinas, associados à psicoterapia cognitivo-comportamental, terapia familiar ou terapia orientada para o insight.

Transtorno de ansiedade generalizada

Este distúrbio caracteriza-se por um medo excessivo e incontrolável com relação a diversas circunstâncias da vida (Frank, 1998). A incidência na população é de duas mulheres para um homem, porém a busca por tratamento psiquiátrico é de 1 para 1, estando os pacientes ao redor dos 20 anos de idade, sendo comumente associado a outro transtorno mental, como um outro transtorno de ansiedade ou transtorno do humor, o que dificulta o tratamento (Kaplan, Sadock & Grebb, 1997). Acredita-se que a ansiedade generalizada seja um problema químico de neurotransmissores. Os critérios diagnósticos para transtorno de ansiedade generalizada estão no Quadro 8-10, sendo que ansiedade e preocupação excessiva (expectativa apreensiva) devem ocorrer na maioria dos dias por pelo menos 6 meses, com diversos eventos ou atividades (tais como desempenho escolar ou profissional), com o indivíduo considerando difícil controlar a preocupação. A ansiedade e a preocupação estão associadas com três (ou mais) dos seis sintomas apresentados no Quadro 8-10, sendo que apenas um item é exigido para crianças.

Além da ansiedade e do medo, o paciente é acometido de correlatos físicos como tensão muscular, perturbação do sono, agitação, fatigabilidade, dificuldade de concentração, insônia e irritabilidade. Pode haver manifestações de tensão motora através de cefaléias, tremores, inquietações, ou por alterações do sistema nervoso autônomo como falta de ar, sudorese excessiva, palpitações e vários sintomas gastrintestinais. O indivíduo com transtorno de ansiedade generalizada pode também apresentar manifestações vocais como síndrome de tensão muscular, movimentos paradoxais das pregas vocais e modificações monossintomáticas como freqüência aguda, intensidade elevada e velocidade de fala acelerada.

Os pacientes não conseguem livrar-se de seus medos e usufruem muito pouco da vida, mesmo nas situações sob controle. O tratamento é medicamentoso e por psicoterapia de apoio ou na linha cognitivo-comportamental.

Esquizofrenia

Esquizofrenia é uma doença que afeta aproximadamente 1% da população, com freqüência maior em adolescentes e jovens adultos em fase de desenvolvimento (Frank, 1998), acometendo homens entre 15 e 20 anos de idade e um pouco mais tarde nas mulheres, entre 20 e 25 anos. Embora no passado a esquizofrenia tenha sido classificada como uma doença funcional, pela incapacidade de se reconhecer os mecanismos neuropatológicos envolvidos, estudos na última década revelam avanços significativos no reconhecimento do envolvimento de alterações em regiões neurológicas, mais precisamente no sistema límbico e gânglios da base, embora relatos controversos apontem para anormalidades neuropatológicas ou neuroquímicas no córtex, no tálamo e no tronco cerebral (Kaplan, Sadock & Grebb, 1997). De qualquer forma, reconhece-se o envolvimento de fatores genéticos e psicossociais.

A incidência da esquizofrenia varia em diferentes culturas e populações, podendo a recuperação ser completa ou quase-completa. Ambos os sexos são afetados na mesma proporção, porém o início tende a ser mais tardio nas mulheres.

É uma doença orgânica cerebral, com efeitos amplos sobre o pensamento, o afeto e o comportamento. A esquizofre-

Quadro 8-10. Critérios diagnósticos para transtorno de ansiedade generalizada (DSM-IV, 2000)

A. Ansiedade e preocupação excessivas (expectativa apreensiva), ocorrendo na maioria dos dias por pelo menos 6 meses, com diversos eventos ou atividades (tais como desempenho escolar ou profissional)

B. O indivíduo considera difícil controlar a preocupação

C. A ansiedade e preocupação estão associadas com três (ou mais) dos seguintes seis sintomas (com pelo menos alguns deles presentes na maioria dos dias nos últimos 6 meses). Nota: Apenas um item é exigido para crianças

   (1) Inquietação ou sensação de estar com os nervos à flor da pele
   (2) Fatigabilidade
   (3) Dificuldade de concentrar-se ou sensações de "branco" na mente
   (4) Irritabilidade
   (5) Tensão muscular
   (6) Perturbação do sono (dificuldades em conciliar ou manter o sono, ou sono insatisfatório ou inquieto)

D. O foco da ansiedade ou preocupação não está confinado a aspectos de um transtorno do Eixo I; por exemplo, a ansiedade e preocupação não se refere a ter um ataque de pânico (como no transtorno de pânico), ser embaraçado em público (como na fobia social), ser contaminado (como no transtorno obsessivo-compulsivo), ficar afastado de casa ou de parentes próximos (como no transtorno de ansiedade de separação), ganhar peso (como na anorexia nervosa), ter múltiplas queixas físicas (como no transtorno de somatização) ou ter uma doença grave (como na hipocondria), e a ansiedade ou preocupação não ocorre exclusivamente durante o transtorno de estresse pós-traumático

E. A ansiedade, a preocupação ou os transtornos físicos causam sofrimento clinicamente significativo ou prejuízo no funcionamento social ou ocupacional ou em outras áreas importantes da vida do indivíduo

F. A perturbação não se deve aos efeitos fisiológicos diretos de uma substância (droga de abuso, medicamento) ou de uma condição médica geral (por exemplo, hipertireoidismo) nem ocorre exclusivamente durante um transtorno do humor, transtorno psicótico ou transtorno invasivo do desenvolvimento

Reprodução autorizada do livro DSM-IV Manual Diagnóstico de Transtornos Mentais. 4. ed.: Porto Alegre: Artmed Editora SA, 2000. p. 415.

nia é uma das doenças mais devastadoras para o indivíduo e para a sociedade. Os pacientes geralmente vivem muitos anos após seu início e sofrem continuamente na medida em que ela debilita suas faculdades emocionais e cognitivas. Além do impacto devastador sobre o indivíduo e suas famílias, a conseqüente carga econômica é enorme. Apesar de seu ônus emocional e econômico, a esquizofrenia ainda não foi reconhecida como um problema de saúde maior, não recebendo o apoio de pesquisa necessário para a investigação de suas causas, tratamento e prevenção. De modo geral, os transtornos esquizofrênicos são caracterizados por distorções típicas do pensamento e da percepção, além de comportamento emocional inapropriado. A consciência e a capacidade intelectual são usualmente preservadas, embora possa envolver um déficit cognitivo com o decorrer do tempo. As funções básicas de individualidade e direção própria estão perturbadas. O indivíduo sente-se o pivô de tudo o que acontece ao seu redor. A percepção é freqüentemente distorcida de duas maneiras: cores e sons podem parecer alterados em qualidade, e aspectos irrelevantes dos objetos ou situações podem parecer mais importantes que o todo do objeto ou da situação. A perplexidade também é muito comum, freqüentemente levando o indivíduo a acreditar que as situações do dia-a-dia possuem intenções especiais, normalmente sinistras, com a única intenção de prejudicá-lo. O pensamento torna-se vago e obscuro, e sua expressão na fala algumas vezes fica incompreensível. O início pode ser súbito, com sério distúrbio do comportamento, ou insidioso, com desenvolvimento gradual de idéias estranhas e conduta suspeita. O percurso da doença é amplamente individual e pode-se evitar a deterioração com tratamento adequado.

Os marcadores desta doença incluem os chamados sintomas positivos, como alucinações, delírios, comportamento desorganizado ou catatônico, além de fala desorganizada; e, os chamados sintomas negativos, como o distúrbio de comunicação, a perda total de sensação de prazer, monotonia, apatia e perda de motivação. A esquizofrenia representa um grupo heterogêneo de transtornos, identificados de acordo com suas características: tipo paranóide, tipo desorganizado, tipo catatônico, tipo indiferenciado, tipo residual e tipo simples. No tipo paranóide há preocupações com um ou mais delírios, ocorrem muitas alucinações auditivas e a fala pode ser bastante desorganizada. No tipo desorganizado, anteriormente chamado de hebefrênico (infantilizado), há uma regressão acentuada a comportamentos primitivos, desinibidos e desorganizados, sendo que a fala pode aparecer extremamente desestruturada, com risos incongruentes, gargalhadas e grimaças (caretas). O tipo catatônico é atualmente bastante raro pela evolução no tratamento medicamentoso desta condição. As características dos pacientes catatônicos são uma acentuada perturbação psicomotora, com estupor, negativismo, rigidez, excitação ou manutenção de posturas específicas; pode ocorrer imobilidade motora dos órgãos da fala, acompanhada de mutismo, alternado com ecolalia ou ecopraxia. No tipo indiferenciado são classificados os pacientes que não se encaixam em nenhum dos subtipos descritos.

A evidência principal para o diagnóstico diferencial é a presença de um distúrbio formal do pensamento, com anormalidades na forma do pensamento. Exemplos de transtornos formais do pensamento incluem a fala desconexa, a tangencialidade e a incoerência. A fala desconexa é evidenciada pela perda de associações, ou seja, o paciente apresenta fala por fluxo de assuntos totalmente desconectados; a tangencialidade é observada pela emissão de pensamentos em conexões perdidas, sendo que os pacientes são incapazes de retornarem ao ponto principal; e, a incoerência pode ser observada pela impossibilidade de seguir uma linha de pensamento. A fala pode ser incompreensível devido a grunhidos, palavras misturadas, mal-articuladas e presença de neologismos. A esquizofrenia pode ser confundida com afasia pelas rupturas da linguagem freqüentes em ambos os transtornos (Gerson, Benson & Frazier, 1977), porém uma anamnese bem realizada auxilia no diagnóstico diferencial, que conta com o fato de que as alterações no comportamento são características dos indivíduos esquizofrênicos, e não dos afásicos. O esquizofrênico pode tanto criar novas palavras como fazer novos usos de palavras já existentes (por exemplo, "cortaram meu *feedback* no hospital, aqui, na perna"). Além disso, os indivíduos esquizofrênicos tem bons resultados em testes de linguagem simples, se forem capazes de se concentrar, e seus déficits de linguagem não podem ser atribuídos a problemas de nomeação, sintaxe ou compreensão (Di Simoni, Darley & Aronson, 1977). Uma revisão comparativa sobre os problemas de linguagem na afasia, delírio, demência e esquizofrenia (Kitselman, 1981) reforça a importância da contribuição fonoaudiológica nesses casos.

De acordo com o relato de Moses (1954), já no trabalho clássico de Bleuler, em 1911, são descritas as principais características dos desvios da comunicação oral no paciente esquizofrênico, tais como alterações na velocidade da fala, na entonação, na seleção de palavras, perseverações e neologismos freqüentes. Esta última característica, embora ocorra raramente, pode ser tão acentuada a ponto de criar um jargão incompreensível, o que foi observado nas situações em que o paciente esquizofrênico manteve-se isolado por muito tempo (Benson, 1973).

Na esquizofrenia há ausência de uma síndrome depressiva ou maníaca completa, sendo que esse transtorno é caracterizado principalmente por delírios bizarros e alucinações. Pacientes com esquizofrenia desenvolvem inúmeros sintomas, tais como: pensamento ostentoso, comportamento desorganizado, deteriorização de personalidade, ausência de insight, afeto embotado, anti-sociabillidade, delírios, autismo, desleixo, falta de interesse, alucinações auditivas, táteis, gustativas, olfativas ou visuais, apatia, descarrilamento de pensamento, desconfiança, bloqueio e maneirismos. Os critérios para o diagnóstico de esquizofrenia, apresentados pelo DSM-IV (American Psychiatric Association, 1994), encontram-se no Quadro 8-11.

É importante observar que somente um sintoma é necessário para caracterizar a esquizofrenia, especialmente se o indivíduo apresentar delírios bizarros, ou ter alucinações onde ouve uma voz que insiste em fazer um comentário sobre um pensamento ou comportamento do indivíduo, ou onde ouve duas ou mais vozes conversando entre si. Além disso, o indivíduo deve apresentar uma disfunção social ou ocupacional, com distúrbios em uma ou mais áreas de funcionamento, como no trabalho, relações interpessoais, ou cuidados pessoais, que se apresentam em um nível inferior de funcionamento quando comparado ao nível anterior do indivíduo, persistindo as alterações por mais de 6 meses.

A maioria dos estudos relata que mais de três quartos dos pacientes esquizofrênicos fumam, talvez porque possivelmente o hábito de fumar aumenta o metabolismo das drogas antipsicóticas (Kaplan, Sadock & Grebb, 1997). Este fato concorre para um elevado índice de alterações na qualidade vocal desses pacientes. Gutierrez (2004) estudou as características fonoarticulatórias de dez pacientes esquizofrênicos e também constatou o tabagismo disseminado; verificou ainda que há desvios evidentes nos subsistemas da fala, com alteração de voz, prosódia, articulação dos sons, fluência e linguagem, sendo que a análise acústica caracterizou os desvios observados, mas não se mostrou específica do transtorno. A autora ressalta a importância da psicodinâmica vocal que expressou a instabilidade emocional, refletindo o impacto negativo das vozes desses indivíduos sobre o interlocutor.

A comunicação oral do paciente depende do tipo da esquizofrenia e acompanha a manifestação corporal e emocional global, podendo passar de um ajuste hipocinético a um hipercinético, com alterações complexas de voz, fala, fluência e linguagem. Não existem estudos fonoaudiológicos extensos sobre esses pacientes, embora os indivíduos esquizofrênicos sejam caracterizados por uma típica impressão perceptiva de monotonia, relacionada com uma freqüência fundamental constante, com entonação limitada, freqüentemente associada a todos os tipos desse transtorno.

Moskowitz (1952) pesquisou as vozes de um grupo de 40 esquizofrênicos, comparando-os com um grupo controle de 40 indivíduos normais. O autor concluiu que certas características vocais aparecem de modo mais acentuado na população esquizofrênica, tais como: instabilidade vocal, monotonia, hipofonia, melancolia audível e qualidade vocal destimbrada.

Moses (1954) realizou várias observações clínicas de mudanças vocais na esquizofrenia e sugere similaridade com vozes infantis devido à marcada regressão. O autor notou característica andrógina em pacientes do sexo masculino, que usavam freqüentemente registro de cabeça, típico das mulheres. Notou ainda acentuação e ênfase inapropriados, além de padrões de modulação e ritmo repetitivos. O autor enfatizou a repetição rítmica de padrões vocais e de fala como um traço básico da expressão esquizofrênica.

Ostwald (1964), um dos pioneiros no estudo dos distúrbios da comunicação oral de pacientes psiquiátricos, publicou um estudo detalhando oito diferentes padrões acústicos de produção sonora em pacientes psiquiátricos. Neste estudo, um adolescente esquizofrênico mostrou padrões de modificações de freqüência ultra-rápida e produção sonora rápida e intermitente. Dois anos mais tarde, Ostwald & Skolnikoff (1966) publicaram um estudo com adolescentes esquizofrênicos tendo encontrado uma fala surpreendentemente anormal, com qualidade vocal nasal constante e indistinta, articulação prejudicada em razão de um fechamento insuficiente da boca, com consoantes subarticuladas e imprecisas. O controle respiratório era pobre e a velocidade, ritmo e entonação estavam disturbados. Ainda, Spoerri (1966) caracterizou a voz esquizo-

Quadro 8-11. Critérios diagnósticos para esquizofrenia (DSM-IV, 2000)

A. Sintomas característicos: dois (ou mais) dos seguintes, cada qual presente por uma porção significativa de tempo durante o período de um mês (ou menos, se tratados com sucesso):

(1) Delírios

(2) Alucinações

(3) Discurso desorganizado (por exemplo, freqüente descarrilamento ou incoerência)

(4) Comportamento amplamente desorganizado ou catatônico

(5) Tensão muscular

(6) Sintomas negativos, isto é, embotamento afetivo, alogia ou avolição

B. Disfunção social/ocupacional: por uma porção significativa do tempo desde o início da perturbação, uma ou mais áreas importantes do funcionamento, tais como trabalho, relações interpessoais ou cuidados pessoais, estão acentuadamente abaixo do nível alcançado antes do início (ou, quando o início ocorre na infância ou adolescência, fracasso em atingir o nível esperado de aquisição interpessoal, acadêmica ou ocupacional)

C. Duração: sinais contínuos da perturbação persistem por pelo menos 6 meses. Este período de 6 meses deve incluir pelo menos um mês de sintomas (ou menos, se tratados com sucesso) que satisfazem o Critério A (isto é, sintomas da fase ativa) e pode incluir períodos de sintomas prodrômicos ou residuais. Durante esses períodos prodrômicos ou residuais, os sinais da perturbação podem ser manifestados apenas por sintomas negativos ou por dois ou mais sintomas relacionados no Critério A presentes de uma forma atenuada (por exemplo, crenças estranhas, experiências perceptuais incomuns)

D. Exclusão de transtorno esquizoafetivo e transtorno de humor. O transtorno esquizoafetivo e o transtorno do humor com aspectos psicóticos foram descartados, porque (1) nenhum episódio depressivo maior, maníaco ou misto ocorreu concomitantemente aos sintomas da fase ativa; ou (2) seus episódios de humor ocorreram durante os sintomas da fase ativa, sua duração total foi breve relativamente à duração dos períodos ativo e residual

E. Exclusão de substância/condição médica geral: a perturbação não se deve aos efeitos fisiológicos diretos de uma substância (por exemplo, uma droga de abuso, um medicamento) ou à uma condição médica geral

F. Relação com um transtorno invasivo do desenvolvimento: se existe uma história de transtorno autista ou um outro transtorno invasivo do desenvolvimento, o diagnóstico adicional de esquizofrenia é feito apenas se delírios ou alucinações proeminentes também estão presentes por pelo menos 1 mês ou menos, se tratados com sucesso

Reprodução autorizada do livro DSM-IV Manual Diagnóstico de Transtornos Mentais. 4. ed.: Porto Alegre: Artmed Editora SA, 2000. p. 274.

frênica como melancólica, escura ou metálica, com melodia monótona e idiossincrática. Neste estudo com 350 pacientes esquizofrênicos, encontrou as seguintes características: desarticulação (90%), deficiência na produção das consoantes (56%), alterações do tempo de início da sonorização (25%), desvios na melodia (23%), no volume (20%) e no ritmo da fala (18%).

Quanto aos efeitos do tratamento na voz e fala, Ostwald (1961, 1963) observou várias modificações, tais como curva de energia espectral, aumento na intensidade vocal, redução da aspereza e aumento na velocidade da leitura após cinco semanas de hospitalização, medicação psicotrópica e terapia psicológica. Há evidências de que a terapia social intensiva, quando utilizada, diminui o número de irregularidades da fala (Spoerri, 1966).

Sabe-se que entre os indivíduos esquizofrênicos, as alterações de fala não apresentam modificações importantes dependendo do grau da doença. No entanto, quando comparados ao grupo de normais, o grupo severo representa um extremo e o de normais, o extremo oposto (Saxman & Burk, 1968). Estudos de discriminação demonstraram que indivíduos esquizofrênicos são identificados como portadores de vozes alteradas, a partir de trechos de 8 a 10 segundos de fala encadeada (Hollien & Darby, 1979).

Esquizofrenia é uma doença crônica e uma das que tem as piores respostas aos tratamentos, especialmente na presença de sintomas negativos. O tratamento inclui terapia farmacológica e psicossocial. Os medicamentos antipsicóticos são efetivos na presença dos sintomas positivos como as alucinações e delírios, mas menos efetivos para os sintomas negativos. O enfoque do tratamento psicológico muda de acordo com o curso da doença, incluindo hospitalização, terapia familiar, terapia comportamental, terapia de suporte e intervenções em crises (Frank, 1998). Os médicos concordam que as melhores abordagens ao tratamento combinam medicação e várias formas de tratamento psicossocial, enquanto os pesquisadores integram genética, neuroquímica e neuropatologia.

Demência

Demência é um grupo de transtornos etiologicamente heterogêneos, que apresentam em comum dificuldades progressivas de memória, com deterioração de pelo menos um dos domínios cognitivos, como a inteligência geral, aprendizagem e memória, linguagem, solução de problemas, orientação, percepção, atenção e concentração, julgamento e habilidades sociais, porém, sem comprometimento da consciência (Kaplan, Sadock & Grebb, 1997). Quando se observa o comprometimento da consciência, é mais provável que o paciente se encaixe na categoria de delírio. A demência atinge indivíduos idosos, com idade superior a 65 anos. Os fatores de risco são: ser do sexo feminino, ter parente com demência e histórico positivo de traumatismo craniano.

Os déficits da demência podem causar prejuízos no funcionamento social ou ocupacional, com um declínio significativo a partir do nível anterior de funcionamento. A prevalência na população é de uma demência severa, conhecida como doença de Alzheimer, que ocorre de 50 a 60% dos casos de demência (Frank, 1998). A demência se desenvolve insidiosamente e progride gradativamente, podendo, porém, ser estática e reversível, em 15% dos casos, quando o tratamento é iniciado precocemente (Kaplan, Sadock & Grebb, 1997). Desta forma, uma avaliação inicial pode regular ou reverter as causas, em algumas situações, como por exemplo no hipotireoidismo.

A demência inclui déficits significativos de memória, que geralmente começam pela memória recente, progredindo para déficits cognitivos mais globais, o que pode incluir afasia, apraxia e agnosia, com suas manifestações específicas de distúrbios da comunicação, podendo chegar ao mutismo. A doença de Alzheimer, descrita pela primeira vez por Alois Alzheimer, em 1907, em uma paciente com 51 anos de idade e histórico de demência progressiva há quatro anos, é o tipo de demência mais comum, uma doença terminal, progredindo para a morte em uma média de sete anos após o diagnóstico. A causa da doença de Alzheimer é desconhecida, e a observação clássica da neuroanatomia macroscópica é de atrofia cerebral difusa, com aplainamento dos sulcos corticais e aumento dos ventrículos cerebrais. A demência por alterações vasculares, multiinfartos, é a segunda causa mais comum de demência, porém, outras causas incluem o alcoolismo, traumatismo craniano, coréia de Huntington e doença de Parkinson. Os déficits cognitivos na demência de origem vascular são similares aos da doença de Alzheimer, mas diferem desta por ser acompanhada de sinais e sintomas neurológicos focais (como por exemplo reflexo plantar e transtornos de marcha), além de evidências laboratoriais de alterações vasculares encefálicas, consideradas a etiologia da doença. A demência por multiinfartos cerebrais progride de acordo com a doença vascular.

Existem ainda outros tipos de demência, tais como a demência por SIDA (síndrome de imunodeficiência adquirida – AIDS), por doença de Pick, por doença de Parkinson, e por esclerose múltipla, entre outras.

O paciente com demência freqüentemente apresenta um distúrbio psiquiátrico associado, como depressão, paranóia e delírio, que são passíveis de tratamento farmacológico. O tratamento para a demência depende do suporte médico, do apoio emocional para o paciente e a família e do controle das condições co-mórbidas e dos problemas de comportamento, como os delírios. Além do tratamento psicofarmacológico agressivo para as doenças co-mórbidas, existem alguns medicamentos sendo usados especificamente para controlar a deterioração cognitiva da doença de Alzheimer, contudo, com sucesso limitado.

Os critérios para o diagnóstico da doença de Alzheimer encontram-se no Quadro 8-12. O curso da doença é caracterizado por um declínio cognitivo gradual, sendo que os déficits cognitivos definidos pelos critérios 1 e 2 causam um prejuízo significativo no funcionamento social e ocupacional do indivíduo, e representam um declínio em relação ao nível de funcionamento anterior do indivíduo. Tais déficits devem ainda ocorrer na exclusão de outras condições do sistema nervoso central que também podem causar problemas progressivos de memória e cognição (acidentes vasculares encefálicos, doença de Parkinson, coréia de Huntington, hematoma subdural, aumento da pressão hidrocefálica e tumores cerebrais), além das condições sistêmicas que também podem causar demência (como o hipotireoidismo, deficiência de vitamina B12 ou ácido fólico, deficiência de niacina, hipercalculemia, neurossífilis e infecção por HIV).

Quadro 8-12. Critérios diagnósticos para demência do tipo Alzheimer (DSM-IV, 2000)

A. Desenvolvimento de múltiplos déficits cognitivos manifestados tanto por (1) quanto por (2):

   (1) Comprometimento da memória (capacidade prejudicada de aprender novas informações ou recordar informações anteriormente aprendidas)

   (2) Uma (ou mais) das seguintes perturbações cognitivas

      (a) Afasia (perturbação da linguagem)

      (b) Apraxia (capacidade prejudicada de executar atividades motoras, apesar de um funcionamento motor intacto)

      (c) Agnosia (incapacidade de reconhecer ou identificar objetos, apesar de um funcionamento sensorial intacto)

      (d) Perturbação do funcionamento executivo (isto é, planejamento, organização, seqüencialização, abstração)

B. Os déficits cognitivos nos Critérios A1 e A2 causam, cada qual, prejuízo significativo no funcionamento social ou ocupacional e representam um declínio significativo em relação a um nível anteriormente superior de funcionamento.

C. O curso caracteriza-se por um início gradual e um declínio cognitivo contínuo

D. Os déficits cognitivos nos Critérios A1 e A2 não se devem a quaisquer dos seguintes fatores:

   (1) Outras condições do sistema nervoso central que causam déficits progressivos na memória e cognição (por exemplo, doença cerebrovascular, doença de Parkinson, doença de Huntington, hematoma subdural, hidrocefalia, de pressão normal, tumor cerebral)

   (2) Condições sistêmicas que comprovadamente causam demência (por exemplo, hipotireoidismo, deficiência de vitamina B12, ou ácido fólico, deficiência de niacina, hipercalcemia, neurossífilis, infecção com HIV)

   (3) Condições induzidas por substâncias

E. Os déficits não ocorrem exclusivamente durante o curso de um delírio

F. A perturbação não é mais bem explicada por outro transtorno do eixo 1 (por exemplo, transtorno depressivo maior, esquizofrenia)

Reprodução autorizada do livro DSM-IV Manual Diagnóstico de Transtornos Mentais. 4. ed.: Porto Alegre: Artmed Editora SA, 2000. p. 139.

Transtornos Alimentares

Transtornos alimentares têm sido relatados em 4% de estudantes adultas jovens nos Estados Unidos da América (Kaplan, Sadock & Grebb, 1977). Os principais transtornos alimentares são a anorexia e a bulimia nervosas, em incidência crescente nas últimas décadas. Embora não haja manifestações de voz e de fala diretamente relacionadas a esses transtornos, a literatura descreve alterações laríngeas e vocais conseqüenciais à presença de refluxo gastresofágico e às crises de vômitos comuns da anorexia e da bulimia nervosas. As chamadas manifestações purgativas para controlar o peso, ou seja, auto-indução de vômito, uso indevido de laxantes, diuréticos ou enemas, são comuns aos dois quadros de transtornos alimentares.

Anorexia nervosa

A anorexia nervosa é um distúrbio profundo da imagem corporal, por uma busca incessante de magreza, podendo chegar a ponto de inanição, sendo que fatores biológicos, psicológicos e ambientais estão implicados na gênese desta doença. A anorexia nervosa tem prevalência maior nas sociedades industrializadas, onde existe abundância de alimentos e uma cobrança social de que ser atraente está diretamente ligado à magreza. Geralmente inicia-se nos primeiros anos da adolescência ou no início da idade adulta, sendo que mais de 90% dos casos ocorrem em mulheres (DSM-IV, 2000).

O termo anorexia é incorreto, uma vez que a perda do apetite é rara, contudo, o indivíduo se recusa a manter um peso corporal na faixa normal mínima, para sua idade e estatura física, apresentando uma perturbação significativa na percepção da forma e do tamanho do corpo. A perda de peso é obtida por uma redução drástica na ingestão de alimentos. Mulheres com anorexia pós-menarca são amenorréicas devido à redução na secreção de estrógenos; tal redução é secundária à diminuição na secreção do hormônio foliculoestimulante (FSH) e do hormônio luteinizante (LH), indicadores da disfunção fisiológica na anorexia nervosa. Métodos adicionais de perda de peso podem incluir a chamada purgação, ou seja, indução de vômito ou uso constante de laxantes e diuréticos, além de exercícios físicos intensos e excessivos. A autopercepção do corpo é tão distorcida que a preocupação com o ganho ponderal aumenta (e não diminui) à medida que o indivíduo constata uma redução no peso real; o indivíduo pode até reconhecer que está magro, mas aponta regiões do corpo com concentração de gordura. Não há alterações vocais características deste transtorno, contudo, as estratégias purgativas como a indução de vômito e o uso indiscriminado de laxantes e diuréticos podem provocar voz rouca, soprosa e fadiga vocal, podendo ser observadas alterações na mucosa das pregas vocais.

Os critérios para o diagnóstico de anorexia nervosa estão no Quadro 8-13.

Bulimia nervosa

Já a bulimia nervosa, mais comum que a anorexia nervosa, consiste de uma compulsão alimentar periódica, com consumo exagerado de alimentos, em quantidades muito maiores que em condições habituais. Tal compulsão é seguida por uma sensação de perda de controle, com a utilização de métodos compensatórios inadequados para evitar o ganho de peso, tais como a indução de vômitos repetitivos, empregada por 80 a 90% dos indivíduos com bulimia nervosa (DSM-IV, 2000), o uso de laxantes e de diuréticos. A quase totalidade de pacientes bulímicos são mulheres (90%) e o início dos sintomas ocorre geralmente no final da adolescência e início da fase adulta. Estima-se que 2 a 4 % da população feminina adulta sofra deste transtorno (Morrison & Morris, 1990).

Para caracterizar esse transtorno, a compulsão alimentar e os comportamentos compensatórios devem ocorrer pelo menos duas vezes por semana, por um período mínimo de três meses. O ato de ingerir alimentos, em pequenas quantidades, durante todo o dia, não é considerado uma compulsão periódica. O tipo de alimento selecionado durante os ataques de hiperfagia podem variar, mas geralmente incluem doces, sorvetes e bolos com alto teor calórico. Tais indivíduos envergonham-se de sua compulsão e tendem a esconder seus sintomas. Esses pacientes podem jejuar por um dia ou exercitar-se compulsivamente para procurar compensar a compulsão ali-

---

Quadro 8-13. Critérios diagnósticos para anorexia nervosa (DSM-IV, 2000)

A.	Recusa a manter o peso corporal em um nível igual ou acima do mínimo normal adequado à idade e à altura (por exemplo, perda de peso levando à manutenção do peso corporal abaixo de 85% do esperado; ou fracasso em ter o ganho de peso esperado durante o período de crescimento, levando a um peso corporal menor que 85% do esperado)
B.	Medo intenso de ganhar peso ou de se tornar gordo, mesmo estando com peso abaixo do normal
C.	Perturbação no modo de vivenciar o peso ou da forma do corpo, influência indevida do peso ou da forma do corpo sobre a auto-avaliação, ou negação do baixo peso corporal atual
D.	Nas mulheres pós-menarca, amenorréia, isto é, ausência de pelo menos três ciclos menstruais consecutivos. (Considera-se que uma mulher tem amenorréia se seus períodos ocorrem apenas após a administração de hormônio, por exemplo, estrógeno)

Especificar tipo:
Tipo restritivo: durante o episódio atual de anorexia nervosa, o indivíduo não se envolveu regularmente em um comportamento de comer compulsivamente ou de purgação (isto é, auto-indução de vômito ou uso indevido de laxantes, diuréticos ou enemas)
Tipo compulsão periódica/purgativo: durante o episódio atual de anorexia nervosa, o indivíduo envolveu-se regularmente em um comportamento de comer compulsivamente ou de purgação (isto é, auto-indução de vômito ou uso indevido de laxante, diuréticos ou enemas)

Reprodução autorizada do livro DSM-IV Manual Diagnóstico de Transtornos Mentais. 4. ed.: Porto Alegre: Artmed Editora SA, 2000. p. 516.

mentar. Os indivíduos com bulimia nervosa apresentam características semelhantes aos indivíduos com anorexia nervosa, principalmente pelo medo em ganhar peso, desejo em perder peso e insatisfação com o corpo, mas apresentam uma compulsão alimentar episódica, não observada na anorexia nervosa. A indução do vômito como mecanismo de perda de peso é geralmente realizada com a introdução de dedo na garganta (podendo ser observadas lesões nas mãos por traumatismos repetitivos), ou objetos tais como canetas e hastes de óculos, contudo, com o passar dos episódios, o indivíduo geralmente desenvolve um disparo imediato do vômito, podendo fazê-lo quando deseja. Os pacientes podem provocar mais de 20 episódios de vômito por dia.

Os critérios para o diagnóstico de bulimia nervosa estão no Quadro 8-14.

A presença de disfonia orgânica em mulheres com bulimia nervosa tem sido relatada na literatura e observada clinicamente (Morrison & Morris, 1990; Rothstein, 1998), com uma apresentação bastante variável. A principal queixa vocal é rouquidão e voz grave, acompanhada de alterações laríngeas semelhantes às apresentadas por pacientes com doença do refluxo gastresofágico. Morrison & Morris (1990) analisaram dez mulheres com idade média de 31 anos e história de bulimia nervosa com média de 11 anos, com queixa de voz rouca e grave, encontrando hemorragia subepitelial de prega vocal, hemangioma adquirido, telangiectasia, edema de prega vocal, pólipo, eritema posterior, além de laringe normal em menor ocorrência. Rothstein (1998) estudou oito mulheres com idades entre 24 e 34 anos e diagnóstico de bulimia nervosa entre 5 e 20 anos, todas em tratamento psiquiátrico e com queixa de rouquidão, pigarro, secreção retronasal, tensão vocal, sensação de sufocamento, voz grave, afonias recorrentes e ardência na laringe, encontrando também alterações semelhantes às já descritas, como edema retrocricóideo, muco espesso, irritação laríngea, edema, pólipo de prega vocal, hipertrofia de região posterior, obliteração do ventrículo laríngeo e telangiectasia. Pode ainda ser relatada fadiga vocal, com qualidade vocal soprosa e perda de tessitura em agudos, principalmente nas mulheres profissionais da voz.

Tais quadros podem requerer tratamento medicamentoso, cirúrgico e reabilitação vocal, de acordo com a necessidade. Se considerarmos a alta incidência de alterações alimentares em cantores e atores, assim como o ideal de um corpo magro amplamente reforçado pela mídia e pelo social, devemos nos preocupar com as possíveis alterações vocais e laríngeas nesses indivíduos. Pacientes que parecem ter preocupação acima do normal com sua imagem corporal devem ser diretamente argüidos sobre seus hábitos alimentares e de controle de peso.

O tratamento para os transtornos alimentares consiste em psicoterapia e farmacoterapia, além de, evidentemente, tratamento das graves conseqüências dessas alterações, o que pode incluir intervenção fonoaudiológica.

Transtornos Somatoformes

Os transtornos somatoformes incluem um grupo de alterações nos quais os pacientes apresentam sintomas físicos sem explicação médica adequada, sugerindo uma condição médica que não pode ser identificada. O paciente com transtornos somatoformes apresenta sintomas e queixas sérias o suficiente para causar prejuízo social, emocional e/ou ocupacional. Além disso, tais sintomas não podem ser explicados por efeito de uma determinada substância ou outra condição mental e não são o resultado de simulação consciente e nem de transtornos factícios. A classificação desses transtornos em uma única categoria é mais uma questão de utilidade clínica que em premissas que envolvam uma etiologia ou mecanismo comum, sendo freqüentemente encontrados em contextos médicos gerais (DSM-IV, 2000).

O DSM-IV (2000) reconhece cinco transtornos somatoformes específicos: transtornos de somatização (múltiplas quei-

Quadro 8-14. Critérios diagnósticos para bulimia nervosa (DSM-IV, 2000)

A. Episódios recorrentes de compulsão periódica. Um período de compulsão periódica é caracterizado por ambos os seguintes aspectos:
   (1) Ingestão, em um período limitado de tempo (por exemplo, dentro de um período de 2 horas) de uma quantidade de alimentos definitivamente maior do que a maioria das pessoas consumiria durante um período similar e sob circunstâncias similares
   (2) Um sentimento de falta de controle sobre o comportamento alimentar durante o episódio (por exemplo, um sentimento de incapacidade de parar de comer ou de controlar o que ou quanto está comendo)

B. Comportamento compensatório inadequado e recorrente, com o fim de prevenir o aumento de peso, como auto-indução de vômito, uso indevido de laxantes, diuréticos, enemas ou outros medicamentos, jejuns ou exercícios excessivos

C. A compulsão periódica e os comportamentos compensatórios inadequados ocorrem, em média, pelo menos duas vezes por semana, por 3 meses

D. A auto-avaliação é indevidamente influenciada pela forma e peso do corpo

E. O distúrbio não ocorre exclusivamente durante episódios de anorexia nervosa

Especificar tipo:

Tipo purgativo: durante o episódio atual de bulimia nervosa, o indivíduo envolveu-se regularmente na auto-indução de vômitos ou no uso indevido de laxantes, diuréticos ou enemas

Tipo sem purgação: durante o episódio atual de bulimia nervosa, o indivíduo usou outros comportamentos compensatórios inadequados, tais como jejuns ou exercícios excessivos, mas não se envolveu regularmente na auto-indução de vômitos ou no uso de laxantes, diuréticos ou enemas

Reprodução autorizada do livro DSM-IV Manual Diagnóstico de Transtornos Mentais. 4.ed.: Porto Alegre: Artmed Editora SA, 2000. p. 521.

xas físicas em vários sistemas orgânicos), transtorno conversivo (uma ou duas queixas neurológicas), hipocondria (crença de ter doenças), transtorno dismórfico corporal (crença de que uma parte do corpo é deformada) e transtorno doloroso (sintomas dolorosos psicológicos), dos quais, para a clínica vocal, os dois primeiros apresentam interesse especial, pois podem incluir sintomas vocais como disfonia e afonia.

Transtorno de somatização

Os transtornos de somatização são caracterizados por múltiplos sintomas somáticos, recorrentes e clinicamente significantes, crônicos e flutuantes, que não podem ser adequadamente explicados com base em exames físicos e laboratoriais (DSM-IV, 2002; Kaplan, Sadock & Grebb, 1997). As queixas são múltiplas, os pacientes são polissintomáticos, ao contrário do transtorno conversivo, onde a queixa é focalizada sobre um órgão ou sistema. Quando há uma condição médica diagnosticada associada, a magnitude dos sintomas excede a esperada para o quadro.

O transtorno de somatização era conhecido por histeria, ou Síndrome de Briquet, e erroneamente atribuído somente a mulheres, embora a prevalência de 5 mulheres para 1 homem ateste a predominância neste gênero, sendo inversamente relacionado com a posição social, mais freqüente em indivíduos com pouca educação e de classe social baixa, com início geralmente durante a adolescência (Kaplan, Sadock & Grebb, 1997). A prevalência desse transtorno varia de 0,2 a 2% entre as mulheres e menos de 0,2% em homens (DSM-IV, 2002). Pode haver uma base neuropsicológica nesse transtorno e alguma carga genética. Muitas vezes usa-se o termo histeria como sinônimo de reação conversiva ou mesmo dissociativa, mas o transtorno de conversão tem características diferentes do transtorno de somatização. A ocorrência pouco freqüente do diagnóstico de histeria em pacientes com afonia ou disfonia de conversão parece estar em conflito com a impressão que geralmente se tem deles; desta forma, quando os critérios para esse diagnóstico psiquiátrico não são preenchidos deve-se preferir o uso do termo afonia de conversão ou psicogênica e não afonia histérica.

Roy (1979) revisou os protocolos de 31 pacientes com o diagnóstico de neurose histérica, internados no *Clarke Institute of Psychiatry*, em um período de 7 anos, e identificou a afonia como o segundo sintoma histérico mais comum, perdendo apenas para a paralisia.

Pacientes com transtorno de somatização apresentam inúmeras queixas somáticas e uma longa e complicada história médica, confusa e sem distinção clara dos sintomas, com tratamentos anteriores que podem incluir diversos tipos de tratamentos e internações, com ansiedade e depressão associadas. Os sintomas estão presentes por longos anos e caracterizam-se por queixas de dores, alterações gastrintestinais (geralmente náusea e inchaço abdominal), sexuais (indiferença sexual e, particularmente em mulheres alterações menstruais e em homens disfunção erétil ou ejaculatória) e pseudoneurológicas (problemas de coordenação, equilíbrio, paralisia, dificuldades de deglutição, afonia, nó na garganta, cegueira, surdez, perda da sensação de tato ou dor). São pacientes de natureza histriônica, freqüentemente exibicionistas, sedutores e cativantes, manipuladores e egocêntricos.

Sintomas vocais, como disfonia e afonia podem estar presentes em quadros de somatização. Pode haver uma ampla manifestação vocal, com voz rouca e tensa, acompanhada de síndrome de tensão musculoesquelética e queixa de odinofonia (dor à fonação). Quando há afonia, pode-se observar voz sussurrada, fala articulada ou perda total dos movimentos da produção fonoarticulatória.

Aronson, Peterson & Litin (1966) descreveram os achados de entrevistas psiquiátricas de 27 pacientes com afonia ou disfonia psicogênica e encontraram problemas relacionados à agressão em 25 casos, sendo que 12 pacientes apresentaram características de personalidade histérica. Em um outro estudo, Pfau (1975) examinou 46 mulheres e oito homens com afonia ou disfonia psicogênica e encontrou em 16 pacientes um perfil do tipo neurótico, em nove casos uma reação do tipo histérica, em 17 casos um perfil de difícil interpretação e 13 casos com perfil normal; o denominador comum a esses casos foi uma falta de integração social. Gerritsma (1991) avaliou 82 pacientes, 75 mulheres e 7 homens, com afonia ou disfonia psicogênica, cujo diagnóstico foi baseado no início agudo da doença e falta de achados na avaliação laríngea. O autor, ao contrário de outros estudos, encontrou muitos pacientes com caráter introvertido, sendo que a disfonia ou afonia psicogênica foi avaliada como um sinal de reação de extrema introversão, com altos escores de neuroticismo e reações de somatização neurótica.

Os critérios diagnósticos para o transtorno de somatização estão no Quadro 8-15.

O transtorno de somatização é freqüentemente crônico e debilitante, flutuante, com episódios de exacerbação, busca freqüente de atendimento médico e raras remissões completas. O uso excessivo de exames e consultas com diversos especialistas tendem a piorar e fixar os sintomas. O tratamento inclui a psicoterapia e medicamentos.

Transtorno de conversão

Freud, em 1896 (Freud, 1973), apresentou o conceito de conversão como a transposição de um conflito psicológico inconsciente para um sintoma físico de valor simbólico, não reconhecendo diferenças entre conversão, histeria e personalidade histérica. Nas últimas décadas, porém, várias tentativas têm sido feitas de se definir tais situações e analisar suas relações mútuas (Gerritsma, 1991). Hoje acredita-se que reações de conversão e personalidade histérica são duas instâncias diferentes, devendo a reação de conversão ser vista apenas como um sintoma e não como uma doença, podendo ocorrer em pacientes com histeria, com outras doenças psiquiátricas ou ainda na ausência destas (Ford & Folks, 1985; Rooijmans, 1986; DSM-IV, 2000).

A constatação de que um evento de conversão pode ocorrer na ausência de histeria ou de outros quaisquer distúrbios da personalidade (Rooijmans, 1986) é um dos fatores que interferem nas diferenças encontradas na literatura das disfonias de conversão, que varia de 3% (Gerritsma, 1991) a 44%

Quadro 8-15. Critérios diagnósticos para transtorno de somatização (DSM-IV, 2000)

A. Uma história de muitas queixas físicas com início antes dos 30 anos de idade, que ocorrem por um período de vários anos e resultam em busca de tratamento ou prejuízo significativo no funcionamento social ou ocupacional ou em outras áreas importantes de funcionamento do indivíduo

B. Cada um dos seguintes critérios deve ter sido satisfeito, com os sintomas individuais ocorrendo em qualquer momento durante o curso do distúrbio:

(1) Quatro *sintomas dolorosos:* história de dor relacionada com pelo menos quatro locais ou funções diferentes (por exemplo, cabeça, abdome, costas, articulações, extremidades, tórax, reto, menstruação, intercurso sexual ou micção)

(2) Dois *sintomas gastrintestinais*: história de pelo menos dois sintomas gastrintestinais outros que não dor (por exemplo, náusea, inchaço, vômito outro que não durante a gravidez, diarréia ou intolerância a diversos alimentos)

(3) Um *sintoma sexual:* história de pelo menos um sintoma sexual ou reproduzido outro que não dor (por exemplo, indiferença sexual, disfunção erétil ou ejaculatória, irregularidades menstruais, sangramento menstrual excessivo, vômitos durante toda a gravidez)

(4) Um *sintoma pseudoneurológico:* história de pelo menos um sintoma ou testes sugerindo uma condição neurológica não limitada a dor (sintomas conversivos, tais como prejuízo de coordenação ou equilíbrio, paralisia ou fraqueza localizada, dificuldade para engolir ou nó na garganta, afonia, retenção urinária, alucinações, perda da sensação de tato ou dor, diplopia, cegueira, surdez, convulsões; sintomas dissociativos, tais como amnésia ou perda da consciência outra que não por desmaio)

C. (1) ou (2):

(1) Após investigação apropriada, nenhum dos sintomas no critério B pode ser completamente explicado por uma condição médica geral conhecida ou pelos efeitos diretos de uma substância (por exemplo, droga de abuso, medicamento)

(2) Quando existe uma condição médica geral relacionada, as queixas físicas ou prejuízo social ou ocupacional resultante excedem o que seria esperado a partir da história, exame físico ou achados laboratoriais

D. Os sintomas não são intencionalmente produzidos ou simulados (como no transtorno factício ou na simulação)

Reprodução autorizada do livro DSM-IV Manual Diagnóstico de Transtornos Mentais. 4. ed.: Porto Alegre: Artmed Editora SA, 2000. pp. 429-30.

(Aronson, Peterson & Litin, 1966), o que depende também dos critérios de avaliação utilizados no diagnóstico dos sujeitos. Eventos isolados de conversão vocal são bastante comuns e apresentam bom prognóstico clínico, submetendo-se à remoção sintomática, geralmente de rápida duração (ver Capítulo 4), sendo facilmente tratados por fonoaudiólogos, otorrinolaringologistas ou foniatras, por meio de exercícios com sons vegetativos, manobras musculares, aconselhamento, monitoramento visual ou intervenções multimodais, contudo, os transtornos de conversão são mais complexos e exigem tratamento psiquiátrico.

O transtorno de conversão propriamente dito é caracterizado pela presença de um ou mais sintomas de tipo neurológico, como, por exemplo, paralisia, cegueira, parestesias, afonias e mutismo (DSM-IV, 2000), as quais não podem ser explicadas por um transtorno neurológico ou médico conhecido. Os sintomas de conversão podem ser de natureza motora, sensorial voluntária, com ataques ou convulsões (pseudoconvulsões), ou ainda de apresentação mista. Paralisia, cegueira e mutismo são considerados os sintomas conversivos mais freqüentes. Como já apontava Freud, em 1896 (Freud, 1973) no texto em que propõe o conceito de conversão, o início da conversão deve ser súbito e precedido por fatores emocionais. Estes casos requerem que fatores psicológicos estejam associados com seu início ou a exacerbação dos sintomas.

Assim sendo, a ansiedade gerada por um conflito interno manifesta-se em sintomas sensoriais, motores ou convulsivos, que representam a conversão de conflitos intrapsíquicos não resolvidos. Tais sintomas psicológicos são associados às noções de ganho primário, ganho secundário, *la belle indifference* e identificação, freqüentemente identificados nesses pacientes.

O ganho primário caracteriza os conflitos internos que deixam de ser focalizados na consciência, ou seja, o indivíduo adia enfrentar um problema. No ganho secundário o paciente recebe vantagens e benefícios reais em função do sintoma, ou seja, por exemplo, ele consegue proteção e justificativa para o estado em que se encontra, livra-se de obrigações sociais, consegue licença de trabalho, entre outros.

La belle indifference pode ser observada quando o paciente não demonstra preocupação com o sintoma e nem com o progresso da cura; embora bastante característico de pacientes conversivos, pode estar ausente em alguns pacientes com conversão, ou presente em pacientes com doenças muito graves.

Já a identificação ocorre quando o paciente modula seus sintomas a partir de uma pessoa importante para ele, ou seja, ele começa a viver a vida do outro, como, por exemplo, quando um ente querido falece o paciente toma suas características de vida e passa a vivê-la como se fosse sua.

Os sintomas de conversão são mais associados a pacientes não-assertivos e com dificuldades no relacionamento social, o que indica que o sintoma de afonia assegura um escape das situações que produzem ansiedade na comunicação; tais pacientes mostram-se silentes, colaboradores e dependentes no consultório; quando tais comportamentos são interpretados como conversivos, o otorrinolaringologista e o fonoaudiólogo podem reagir com respostas agressivas ou extremamente protetivas; ao contrário, quando o paciente é interpretado como sofrendo de ansiedade social e não-assertividade em situações familiares, de emprego ou escolares, os clínicos tendem a reagir de modo mais adequado aos pedidos de ajuda do paciente (Gerritsma, 1991).

Há dificuldades no diagnóstico de transtornos conversivos, principalmente quanto a descartar um outro distúrbio médico, já que uma doença orgânica concomitante pode estar presente. Estima-se que de 25 a 50% dos pacientes classificados como tendo transtorno conversivo acabam por receber diagnósticos médicos neurológicos ou não-psiquiátricos que poderiam ter causado seus sintomas anteriores e, portanto, um exame médico e particularmente neurológico é essencial nesses casos (Kaplan, Sadock, Grebb, 1997).

No tratamento do transtorno conversivo a remissão pode ocorrer espontaneamente, ou através de psicoterapia de apoio associado ou não a medicamentos. Quanto mais tempo os sintomas estão presentes, mais restrito é o diagnóstico. No tratamento desses pacientes, acredita-se que o aspecto mais importante da terapia seja um relacionamento terapêutico repleto de calor humano e autoridade profissional, sendo que dizer a esses pacientes que seus sintomas são imaginários geralmente piora em vez de melhorar a situação (Kaplan, Sadock, Grebb, 1997).

Pode ocorrer sintomas conversivos em outras doenças psiquiátricas, como na esquizofrenia, depressão e ansiedade, contudo, os sintomas típicos desses transtornos levam ao diagnóstico correto. Em alguns casos é difícil o diagnóstico diferencial entre a conversão, os transtornos factícios e os casos de simulação. Porém, os simuladores e os indivíduos com transtornos factícios exibem sintomas sob controle consciente e voluntário, sendo que o comportamento do simulador é dirigido a um objetivo específico e a história de sua queixa é inconsistente e contraditória. Há, porém, casos mistos, com a presença de sintomas de somatização e sintomas factícios ou de simulação.

Quadro 8-16. Critérios diagnósticos para transtorno conversivo (DSM-IV, 2000)

A. Um ou mais sintomas ou déficits afetando a função motora ou sensorial voluntária, que sugerem uma condição neurológica ou outra condição médica geral

B. Fatores psicológicos são julgados como associados com o sintoma ou déficit, uma vez que o início ou a exacerbação do sintoma ou déficit é precedido por conflitos ou outros estressores

C. O sintoma ou déficit não é intencionalmente produzido ou simulado (como no transtorno factício ou na simulação)

D. O sintoma ou déficit não pode, após investigação apropriada, ser completamente explicado por uma condição médica geral, pelos efeitos diretos de uma substância ou por um comportamento ou experiência culturalmente sancionados

E. O sintoma ou déficit causa sofrimento clinicamente significativo ou prejuízo no funcionamento social ou ocupacional ou em outras áreas importantes da vida do indivíduo, ou indica avaliação médica

F. O sintoma ou déficit não se limita à dor ou disfunção sexual, não ocorre exclusivamente durante o curso de um transtorno de somatização, nem é mais bem explicado por outro transtorno mental

Reprodução autorizada do livro DSM-IV Manual Diagnóstico de Transtornos Mentais. 4. ed.: Porto Alegre: Artmed Editora SA, 2000. pp. 436-7.

Quanto às alterações vocais, muitas das chamadas disfonias ou afonias psicogênicas são geralmente consideradas sintomas de conversão. Além dos quadros mais evidentes de emissão sussurrada ou fala articulada, podem haver uma manifestação variada e monossintomática. Os critérios diagnósticos para o transtorno conversivo estão no Quadro 8-16.

SÍNTESE

1. Disfonias nos transtornos mentais podem ser um sintoma de uma manifestação mais abrangente de um distúrbio complexo na comunicação oral, a conseqüência das alterações psiquiátricas ou apenas um sintoma associado.
2. As alterações vocais podem estar relacionadas a diferentes categorias de doenças psiquiátricas, como os transtornos do humor ou afeto, os transtornos relacionados com a dependência e com o abuso de substâncias, os transtornos de ansiedade, a esquizofrenia, a demência, os transtornos alimentares e os transtornos somatoformes.
3. Os transtornos do humor incluem os transtornos depressivos e os transtornos bipolares (antes conhecidos como maníaco-depressivos). Nos quadros depressivos a voz do paciente é de uniformidade excepcional, freqüência e intensidade reduzidas, modulação restrita, falta de volume e projeção, com velocidade lenta, pausas e hesitações. Já os indivíduos com transtornos bipolares apresentam a voz de acordo com seu humor, sendo que nas fases de mania são considerados bons falantes, com voz clara, ressonância oral ou faríngea, modulação ampla, articulação marcada e vigorosa, pausas rítmicas e prolongadas.
4. Os transtornos relacionados com dependência e abuso de substância podem ter diversas manifestações vocais; destacamos o alcoolismo, cujas alterações incluem voz rouca ou pastosa, instável, intensidade reduzida ou elevada, falta de precisão articulatória, substituição, omissão ou prolongamento de sons da fala, alterações na entonação, prosódia e fluência da fala, facilmente reconhecidas.
5. As manifestações vocais nos transtornos de ansiedade, tanto o transtorno do pânico como o de ansiedade generalizada, podem incluir alterações vocais monossintomáticas ou desvios globais na qualidade vocal, com tensão-estrangulamento, compressão à emissão, voz aguda, soprosidade, mutismo transitório e alterações na velocidade e fluência da fala; pode haver ainda síndrome de tensão muscular e movimentos paradoxais das pregas vocais.
6. A comunicação oral na esquizofrenia depende do tipo do transtorno, mas esses indivíduos são caracteristicamente identificados como tendo qualidade vocal monótona ou destimbrada, com entonação limitada, hipofonia e freqüente uso de registro de cabeça; pode ainda haver voz infantilizada, grunhidos e fala surpreendentemente anormal, idiossincrática, com presença de neologismos e descarrilamento do pensamento e fala incoerente.
7. A demência representa um grupo de transtornos etiologicamente heterogêneos, com déficits cognitivos importantes, incluindo a linguagem, podendo o paciente apresentar afasia, apraxia e agnosia, com suas manifestações específicas, chegando ao mutismo.
8. Os transtornos alimentares não possuem efeito direto na comunicação oral, porém, várias alterações vocais e laríngeas podem ser a conseqüência das manifestações purgativas dos pacientes com anorexia e bulimia nervosas, tais como voz rouca, pigarro, edema de laringe, pólipos, telangiectasia, por vômitos repetitivos e refluxo gastresofágico intenso.
9. Os transtornos somatoformes são aqueles nos quais os pacientes apresentam sintomas físicos sem explicação médica adequada, causando prejuízo social, emocional e/ou ocupacional ao paciente, devendo ser diferenciados de quadros de simulação ou transtornos factícios; destes, os transtornos de somatização, com múltiplos sintomas somáticos, e os de conversão, geralmente mais específicos, têm interesse especial por poderem se manifestar por meio de disfonia ou afonia, podendo ter ampla manifestação vocal, incluindo a odinofonia.
10. Os dados disponíveis sobre a contribuição fonoaudiológica no diagnóstico e tratamento dos indivíduos com transtornos psiquiátricos são muito limitados, mas a área indica ser promissora.

REFERÊNCIAS BIBLIOGRÁFICAS

American Psychiatric Association – DSM-IV. *Diagnostic and statistical manual of mental disorders.* 4. ed. Washington: APA, 1994.

American Psychiatric Association – DSM–IV – *Manual diagnóstico e estatístico de transtornos mentais.* 4. ed. Porto Alegre: Artes Médicas, 2000.

Araújo ML. Freqüência fundamental e velocidade silábica de fonoaudiólogas pré e pós-ingestão de álcool. *Monografia. Especialização.* Centro de Estudos da Voz São Paulo, 2004.

Aronson A, Peterson HW, Litin EM. Psychiatric symptomatology in functional dysphonia and aphonia. *J Speech Hear Disord* 1966;31:115-27.

Behlau M, Pontes P. *Higiene vocal: cuidando da voz.* 2. ed. Rio de Janeiro: Revinter, 1998.

Benson DF. Aphasia, alexia and agraphia. *Br J Pshychiatr* 123:555-6,1973.

Boone DR. Inimigos biológicos da voz natural. *Rev Pró-fono* 1992;4:3-8.

Darby JK. *Speech evaluation in psychiatry.* New York: Grune & Straton, 1981.

Di Simoni FG, Darley FL, Aronson AE. Patterns of dysfunction in schizophrenic patients on an aphasia test battery. *J Speech Hear Disorder* 1977;42:498-513.

Engel GL. The new for a new medical model: a challenge for biomedicine. *Science* 1977;196:129-36.

Fine J. Using language in psychiatry. *Can J Psychiatry* 2001;46:916-922.

Ford CV, Folks DG. Conversion disorders: an overview. *Psychosomatics* 1985;26:371-83.

Freud S, 1896. La etiologia de la hysteria. In: Freud S. *Obras completas.* 3. ed. Tomo I, Madrid: Nueva, 1973.

Garcia-Tapia R, Cobeta IM. *Diagnostico y tratamento de los trastornos de la voz.* Garsi, 1996.

Gerritsma EJ. An investigation into some personality characteristics of patients with psychogenic aphonia and dysphonia. *Folia Phoniatr Logop* 1991;43:13-20.

Gerson SN, Benson DF, Frazier SH. Diagnosis: schizophrenia versus posterior aphasia. *Amer J Psychiatr* 1977;134:966-69.

Goldfarb W, Goldfarb N, Braunstein P. Speech and language faults of schizophrenic children. *J Autism Childh Schizophr* 1972;2:219-33.

Gutierrez AC. Considerações sobre a voz de pacientes com diagnóstico de esquizofrenia. *Monografia. Especialização.* Centro de Estudos da Voz. São Paulo, 2004.

Hirsch K. Differential Diagnosis between aphasic and schizophrenic language in children. *J Speech Hear Disord* 1967;32:3-10.

Hollien H, Darby JK. Acoustic comparsions of psychotic and non-psychotic voices. In: Hoollien H, Hollien P (eds.) *Current in the phonetic sciences 9.* Amsterdam: John Benjamins, 1979. 609-15p.

Frank C. Overview of psychiatric disease for the speech-language practitioner. In: Johnson AF, Jacobson BH. *Medical speech-language pathology. A practitioner's guide.* New York: Thieme, 1998. 637-54p.

Johnson K, Pisoni, DB, Bernacki R. Do voice recordings reveal whether a person is intoxicated? A case study. *Phonetica* 1990;47:215-37.

Kaplan HI, Sadock BJ, Grebb JA. Compêndio de psiquiatria. 7. ed. Porto Alegre: Artmed, 1997.

Karelisky M. Caracterização auditiva e acústica das vozes de mulheres adultas com manifestações depressivas. Monografia — Especialização — Centro de Estudos da Voz. São Paulo, 2001.

Kitselman K. Language impairment in aphasia, delirium, dementia, and schizophrenia. In: Darby JK (ed.) *Speech evaluation in medicine.* New York: Grune & Stratton, 1981. 199-214p.

Morrison MD, Morris DM. Dysphonia and bulimia: vomiting laryngeal injury. *J Voice* 1990;4:76-80.

Moses P. *The voice of neuroses.* New York, Grune & Stratton, 1954.

Moskowitz E. Voice quality in the schizophrenic reaction type. *Speech Monogr* 1952;19:118-9.

Ostwald PF. The sounds of emotion disturbance. *Arch Gen Psychiatr* 5:587-92, 1961.

Ostwald PF. *Soundmaking. The acoustic communication of emotion.* Springfield: Charles C. Thomas, 1963.

Ostwald PF. Acoustic manifestations of emotional disturbance. *Disorder Commun* 1964;42:1-12.

Ostwald PF, Skolnikoff A. Speech disturbances in a schizophrenic adolescent. *Postgrad Med* 1966;40:40-9.

Perelló J, Miguel JAS. *Alteraciones de la voz.* Barcelona: Científico Médica, 1973.

Pfau EM. Psycologische Untersuchingsergebnisse zur Ätiologie der psychogenen Dysphonien. *Folia Phoniatr Logop* 1975;27:298-306.

Rooijmans HGM. Onbegrepen lichamelijke klachten en conversie. *Ned Tijdschr Geneeskd* 1986;130:2174-78.

Roy A. Hysteria: a case note study. *Can J Psychiatry* 1979;24:157-60.

Rothstein SC. Reflux and vocal disorders in singers with bulimia. *J Voice* 1998;12:89-90.

Saxman JM, Burk KW. Speaking fundamental frequency and rate characteristics of adult female schizophrenics. *J Speech Hear Res* 1968;11:194-203.

Spoerri TH. Speaking Voice of the schizophrenic patient. *Arch Gen Psych* 1966;14:518-5.

Stoudemire A. *Clinical psychiatry for the medical student.* Philadelphia, Lippincott, 1994.

Watanabe H, Shin T, Matsuo H, Okuno F, Tsuji T, Matsuoka M, Fukuara J, Matsunaga H. Studies on vocal fold ingestion and changes in pitch associated with alcohol intake. *J Voice* 1994;8:340-6.

Xavier SD, Freitas SV, Behlau M. Avaliação fonoarticulatória antes, durante e após período de desintoxicação hospitalar em pacientes alcoolistas. In: Behlau M (Org.) *A voz do especialista.* vol. 1. Rio de Janeiro: Revinter, 2001.

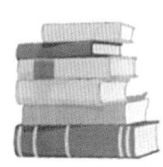

LEITURAS RECOMENDADAS

AMERICAN PSYCHIATRIC ASSOCIATION – DSM IV. *Manual Diagnóstico e Estatístico de Transtornos Mentais.* 4. ed. Porto Alegre: Artes Médicas, 2000.

Este é o manual mais completo sobre diagnóstico e caracterização dos transtornos psiquiátricos, sendo o principal livro de consulta na área, com apêndices relativos às árvores para decisão de diagnósticos diferenciais e glossários de termos técnicos. Esta é a tradução da publicação de 1994.

KAPLAN HI, SADOCK BJ, GREBB JA. *Compêndio de Psiquiatria.* 7. ed. Porto Alegre: Artmed, 1997.

Este é o mais conhecido compêndio de psiquiatria, já em sua sétima edição, consistente com a terminologia do DSM – IV, revisado e atualizado em sucessivas edições desde 1972. Apresenta enfoque eclético e multidisciplinar, o que facilita a leitura para os mais variados profissionais da saúde. Apresenta capítulos extremamente interessantes que oferecem bases para a compreensão dos transtornos psiquiátricos, como o Capítulo 3; cérebro e comportamento; Capítulo 4; contribuição das ciências psicossociais para o comportamento humano; Capítulo 6; teorias da personalidade e psicopatologia, além de capítulos detalhados sobre os mais diversos transtornos mentais.

MOSES P. *The Voice of Neuroses.* New York: Grune & Stratton, 1954.

Publicação única na área, o livro de Paul Moses representa a base da psicodinâmica vocal. Embora escrito em linguagem quase coloquial, oferece dados auditivos e acústicos do fundamento da análise vocal, com inúmeros exemplos de vozes da segunda metade do século XX. O conhecimento e a intuição do médico Paul Moses são, ainda hoje, surpreendentes.

DARBY JK. *Speech Evaluation in Psychiatry.* New York: Grune & Straton, 1981.

A publicação organizada por John K, Darby, embora já com 20 anos, representa a mais completa coletânea de estudos relacionando o comportamento vocal e verbal aos mais variados distúrbios psicológicos e psiquiátricos, explorando os diversos métodos de avaliação da voz e da fala, oferecendo uma proposta de avaliação do comportamento de fala como mais um instrumento da avaliação psiquiátrica. Vários colaboradores importantes, como Klaus Scherer, Harry Hollien e John Laver desenvolveram capítulos sobre comportamento de fala e personalidade, indicadores vocais do estresse e estados emocionais e fala, assim como estudos de voz e fala em populações psiquiátricas.

FRANK C. Overview of psychiatric disease for the speech-language practitioner. *In* JOHNSON AF, JACOBSON BH. *Medical Speech-Language Pathology. A Practitioner's Guide.* New York: Thieme, 1998, pp 637-54.

Este capítulo do manual de fonoaudiologia médica, em oposição à fonoaudiologia educacional, apresenta o mais atual panorama das doenças psiquiátricas para o fonoaudiólogo clínico. A autora apresenta a prevalência dos transtornos psiquiátricos, classificação dos transtornos mentais, aspectos mais importantes da avaliação e dos transtornos psiquiátricos, assim como as situações que levam o fonoaudiólogo a encaminhar um paciente ao psiquiatra. Totalmente atualizado de acordo com o DSM – IV, é um capítulo pioneiro em um manual de fonoaudiologia.

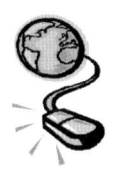

SÍTIOS RECOMENDADOS

☞ **www.nimh.nih.gov**

Sítio do *National Institue of Mental Health,* que faz parte do *National Institute of Health,* dos Estados Unidos, de fácil navegação, constantemente atualizado, confiável, com informação para o público leigo, disponível em inglês e espanhol. Apresenta também lista de publicações e brochuras que podem ser remetidas por correio ou em formato eletrônico, com informação abrangente sobre os transtornos mentais, filmes sobre perda da substância cinzenta em indivíduos com esquizofrenia, resumos de publicações, notícias sobre congressos, livros e material científico.

Idioma: inglês
Sítio visitado em: 9/2/2004

☞ **www.psiqweb.med.br**

Sítio da Sociedade Paulista de Psiquiatria Clínica, em português, com a classificação completa do DSM-IV e do CID-10, com resumos de congressos e workshops, dicionário em psiquiatria, diversos *links* e informação sobre as mais variadas doenças psiquiátricas. De fácil navegação, mostra atualidades e resumos sobre os transtornos mentais, como depressão, doença de Alzheimer, demência, além de entradas sobre a psiquiatria forense, além de informação segundo autores, como Adler, Rogers, Freud, Jung, Reich etc.

Idioma: português
Sítio visitado em: 9/2/2004

☞ **www.mayoclinic.com**

Sítio da Mayo Clinic, em Rochester, nos Estados Unidos, com entrada para aspectos da saúde mental, com sessões excelentes sobre depressão e ansiedade, além de perguntas e respostas mais freqüentes. Há vários *links*, indicadores de leituras, revistas, livros, informações para o público leigo e avanços no diagnóstico e tratamento.

Idioma: inglês
Sítio visitado em: 9/2/2004

☞ **www.medscape.com/psychiatry**

Sítio da Medscape, com informações sobre 25 especialidades médicas. A sessão de psiquiatria e saúde mental apresenta temas especiais como transtornos alimentares, depressão, transtornos bipolares, esquizofrenia, com informação clara e organizada. Há resumos disponíveis e *links*. Requer registro *on-line,* mas é gratuito.

Idioma: inglês
Sítio visitado em: 9/2/2004

☞ **www.abpbrasil.org.br**

Sítio oficial da Associação Brasileira de Psiquiatria, com dados sobre a diretoria, estatuto, associados e informações relacionadas. Apresenta também dados sobre revistas da área, com informações sobre os sítios onde elas estão disponíveis *on-line* e a base de dados onde estão indexadas. A página também inclui *links* variados, bibliotecas e lista de organizações psiquiátricas, além de sítios especiais e calendários de eventos.

Idioma: português
Sítio visitado em: 9/2/2004

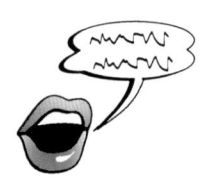

DE BOCA EM BOCA

1 FINE J. Using language in Psychiatry. *Can J Psychiatry*, 46:916-922, 2001.

O trabalho da clínica psiquiátrica diária depende fortemente da linguagem para impressões, diagnósticos e algumas formas de tratamento. De fato, aspectos cruciais de algumas síndromes psiquiátricas podem ser identificados e definidos pela linguagem utilizada pelos indivíduos.

A linguagem é um sistema de sinais usados em grupos sociais para se alcançar propósitos sociais definidos pelos grupos. Síndromes psiquiátricas são freqüentemente descritas ou definidas por um uso específico de linguagem. Os exemplos mais claros incluem: bloqueios, fala pobre, incoerente e descarrilamento de linguagem, particularmente observado na esquizofrenia; interações sociais de uma via ou fala de característica pedante nos distúrbios de desenvolvimento difuso; ou ainda interrupções constantes de conversas por transtorno de déficit de atenção e/ou hiperatividade (TDAH).

Se o falante fizer alguma coisa que a cultura não reconhece como típico, ele será categorizado como estranho. Num nível mais baixo de abstração, é esperado que as atividades na cultura cumpram com a coordenação familiar de assunto, turnos de comunicação e relacionamentos interpessoais. Em um outro nível de análise, a linguagem é usada para cumprir os objetivos sociais estabelecidos pela cultura. Estes objetivos podem ser institucionalizados (por exemplo, pedidos de passaporte, vestibular) ou pode ser extremamente informal (por exemlo, comprar jornal, organizar um jogo de pingue-pongue). A linguagem pode ser os meios primários ou secundários para se atingir tais objetivos. Para cada objetivo, portanto, há algumas características padrões de linguagem que são utilizadas e esperadas. O próximo nível de análise é o contexto, ou seja, a atividade social é uma atividade *on-line* que deve se constantemente monitorada e para se ajustar ao contexto.

A linguagem de uma comunicação típica é formada por uma série de palavras que constroem padrões gramaticais. O vocabulário e a gramática escolhidos colocam em palavras as funções e os significados determinados em outros níveis. Finalmente, sons são colocados nas palavras, controlando-se o fluxo de ar. A visão da linguagem aqui apresentada é funcional: está baseada no que a linguagem cumpre durante a interação social. É muito importante observar alterações de linguagem para que encaminhamentos psiquiátricos sejam devidamente realizados.

Análises lingüísticas em vários níveis possuem um papel prático em psiquiatria, podendo descrever aspectos dos distúrbios, e mais formalmente, ser critério diagnóstico. No caso dos distúrbios depressivos, por exemplo, as características lingüísticas, tais como a falta de adjetivos descritivos e sentenças negativas podem representar uma diminuição do interesse nas atividades.

A linguagem abrange três grandes áreas de significados: uso da linguagem para falar sobre o mundo (significados ideacionais), uso da linguagem para influenciar outros (significados interpessoais) e linguagem relacionada ao contexto (significado textual). Estes tipos de significados estão todos presentes simultaneamente no discurso. A função ideacional possibilita o falante a falar sobre o mundo experiencial. O mundo pode ser visto como coisas, eventos, circunstâncias de tempo, lugares e maneiras. A função interpessoal envolve os papéis de se iniciar ou responder a uma interação. Ao tomar o papel de iniciar a comunicação (por exemplo, dando ordens ou fazendo perguntas), o falante estabelece que ele está no controle da conversação, em conjunto com os papéis dos outros. Um terceiro tipo de significado interpessoal lida com o grau de compromisso do falante com a mensagem. Em diversos distúrbios, pode haver um forte compromisso atípico em alguns tipos de mensagens, tais como nas alucinações e nas ilusões nas psicoses. Também pode haver um atípico baixo grau de compromisso em doenças como na letargia e na depressão. Um outro aspecto de compromisso é o estado emocional codificado no discurso pelo falante.

Revisando os aspectos da linguagem, pode-se afirmar que os significados ideacional, textual e interpessoal estão sempre combinados em cada mensagem. Pode ser que haja alguma atipia em um ou mais desses significados que pode ser detectado para apontar um desvio social, levando para um possível diagnóstico. A avaliação da linguagem é baseada na freqüência ou na combinação de certos tipos de significados atípicos no contexto. É claro que não há a necessidade de uma análise lingüística específica para se chegar nesses julgamentos.

Há duas direções envolvidas nesta relação entre categorias psiquiátricas e lingüísticas. De um lado há a direção das categorias lingüísticas para as psiquiátricas: Como o que eu estou ouvindo sugere critérios, características ou distúrbios? De outro lado, há a direção das categorias psiquiátricas para as lingüísticas: Quais os tipos de linguagem eu deveria estar ouvindo se eu suspeitasse de distúrbio específico?

A extensão pela qual os distúrbios psiquiátricos são relacionados com o processamento dos problemas lingüísticos não é ainda muito clara. No entanto, é evidente que muitos distúrbios são reconhecidos e definidos por intermédio do uso da linguagem. A importância da linguagem não exclui causas emocionais, neurobiológicas ou outras.

A especificação das características lingüísticas de distúrbios psiquiátricos, seus aspectos individuais e seus critérios diagnósticos são um passo em direção ao reconhecimento mais claro do fenômeno dos distúrbios e um passo para a hipótese das causas dos distúrbios. Ainda resta muito trabalho para mapear os detalhes dos distúrbios psiquiátricos. Esse mapeamento eventualmente oferecerá aos clínicos um modo organizado de avaliar tais distúrbios.

2   WATANABE H, SHIN T, MATSUO H, OKUNO F, TSUJI T, MATSUOKA M, FUKAURA J, MATSUNAGA H. Studies on Vocal Fold injection and Changes in Pitch Associated with Alcohol Intake. *J. Voice*, 8: 340-6, 1994.

O estudo teve como objetivo associar testes de função fonética e alterações na aparência da mucosa hipofaríngea e laríngea, como dilatação dos vasos, edema e injeção em prega vocal após intoxicação por álcool encontrando a relação entre a visão fibroscópica da laringe e o teste de função fonética. Os resultados mostraram a ocorrência de mudanças patofisiológicas associadas com função fonética com o uso de álcool. Os níveis de concentração de etanol e aldeídeos foram avaliados após 2 horas e 30 minutos da ingestão de álcool.

Os sujeitos desta pesquisa incluíam 48 médicos residentes, incluindo 11 mulheres e 37 homens com idades entre 25 e 37 anos. O álcool foi administrado por via oral (40% de vodca diluída em quantidade equivalente de suco de laranja), consumidos em um período de 30 minutos para uma concentração final de 1 g/kg de peso corpóreo. A concentração de etanol no sangue foi medida antes e depois de 30 minutos da ingestão. Inicialmente, para provocar o efeito e o nível de etanol produzidos nos sujeitos, foi observado nistagmo espontâneo, teste de nistagmo optognético e teste de movimento foi realizado.

Os valores da média da freqüência fundamental nas mulheres antes da ingestão de álcool foi de 262 Hz, uma hora depois os valores de freqüência fundamental decresceram para 246 Hz. Nos homens a média antes foi de 115 Hz e, após a ingestão de álcool, de 108. Os resultados mostraram a tendência dos sujeitos pesquisados a terem voz mais grave após a ingestão de álcool, bem como conseguir elevar a freqüência mais facilmente após a ingestão de álcool. O espectrograma indica que a vogal "u" muda seu primeiro e segundo formante depois da ingestão de álcool.

As imagens laríngeas mostraram alterações na comissura anterior, região aritenóidea, ventrículos, e margem livre de prega vocal. À fonação foram observadas movimentos compensatórios resultando em uma diminuição do diâmetro ântero-posterior da laringe. As fotografias da visão fibroscópica da laringe femininas mostraram mudanças ocorridas na região posterior, região aritenóidea e ventrículos, mas não nas pregas vocais. Edema de região subglótica pôde ser comparado ao encontrado nas laringes masculinas 1 hora e 30 minutos após a ingestão de álcool em alguns sujeitos.

3   JOHNSON K, PISONI DB, BERNACKI RH. Do voice recordings reveal whether a person is intoxicated? A case study. *Phonetica*; 47:215-37, 1990.

Este estudo aborda os efeitos do álcool e de outros fatores ambientais na fala. Os autores tinham como objetivo tentar identificar através da análise acústica da voz se um indivíduo estava intoxicado ou não. Uma grande dificuldade encontrada pelos autores foi a escassez de publicações sobre o tema. O presente estudo analisou cinco diferentes amostras de fala e uma entrevista de televisão do capitão Hazelwood, antes, durante e depois do acidente em *Prince William Sound*.

Os efeitos do álcool nas células do sistema nervoso não são completamente entendidos, porém é claro que há uma alteração progressiva e simultânea de suas funções em diversos níveis. A excitabilidade da célula nervosa é aumentada quando submetida à baixa concentração do álcool, enquanto altas concentrações podem produzir uma redução progressiva da excitabilidade nervosa. Testes de coordenação motora geralmente são aplicados para verificar se o indivíduo está intoxicado. A produção da fala é uma atividade motora complexa que requer um alto nível de coordenação e que pode estar afetada pelo álcool.

Os efeitos do álcool no sistema nervoso central, nos músculos e nos receptores do aparato vocal, associados à complexidade da produção da fala, sugerem que possíveis alterações de fala podem ser encontradas em indivíduos intoxicados pelo álcool.

Mediante uma revisão de literatura os autores encontraram as seguintes alterações de fala relacionadas com o álcool:

- *Aspectos gerais:* omissão, interjeição e repetição de palavras; quebra de prefixos.
- *Aspectos segmentares:* alteração articulatória dos fonemas /r/ e /l/; dessonorização dos finais das palavras, por exemplo, /iz/ /is/; substituição de fonemas plosivos por fricativos.
- *Aspectos supra-segmentares:* redução da velocidade de fala, aumento da proporção dos sons surdos em relação aos

sonoros, deslocamento de freqüência e maior variabilidade da mesma.

Os autores também pesquisaram os efeitos de fatores ambientais e emocionais na fala. O resultados variam de pesquisa para pesquisa, porém resumidamente pode-se verificar as seguintes alterações:

- *Fala sob ruído:* produz alteração de F_0, desvio padrão de F_0, intensidade, queda espectral, duração dos segmentos e freqüências dos formantes.
- *Fala sob aceleração:* produz alteração de F_0, duração e formantes.
- *Fala sob vibração:* produz alteração de F_0, duração e formantes.
- *Fala após alta carga de trabalho:* produz alteração de F_0, desvio padrão de F_0, intensidade, queda espectral e formantes.
- *Fala após estresse:* produz alteração de F_0, *jitter*, duração e intensidade.
- *Fala sob medo:* produz alteração de F_0, desvio-padrão de F_0, *jitter*, intensidade, queda espectral, duração e formantes.
- *Fala sob raiva:* produz alteração de F_0, desvio-padrão de F_0, intensidade, queda espectral, duração e formantes.
- *Fala sob tristeza:* produz alteração de F_0, desvio-padrão de F_0, *jitter*, queda espectral, duração e formantes.
- *Fala sob depressão:* duração e formantes.
- *Fala sob intoxicação:* produz alteração de F_0, desvio-padrão de F_0, intensidade, queda espectral, duração e formantes.

Como resultado, o presente estudo obteve os seguintes dados:

- *Erros de fala:* os autores ressaltam o fato de que tais erros ocorrem na fala espontânea com qualquer indivíduo, e que para a avaliação da condição do falante é preciso uma grande amostra de fala para que se possa comparar a ocorrência dos erros.
- *Mudanças segmentares:* mudança na articulação do fonema /s/.
- *Mudanças supra-segmentares:* diminuição da velocidade de fala, diminuição da F_0, aumento do *jitter*.

Na conclusão do trabalho, os autores comentam que foram apresentados argumentos que sugerem que o álcool produz alterações na produção da fala, em princípio, devido aos efeitos fisiológicos locais e gerais do álcool e à complexidade do controle motor da fala, porém a literatura não revela resultados consistentes. Apontam ainda para o fato de que os efeitos ambientais e emocionais do acidente podem ter interferido nos resultados obtidos. São necessárias pesquisas adicionais para determinar os limites e a utilidade da aplicação da análise acústica-fonética na intoxicação.

4 ARAÚJO ML. *Freqüência fundamental e velocidade silábica de fonoaudiólogas pré e pós-ingestão de álcool.* São Paulo, 2004/Monografia. Especialização. CEV. Orientação: Profa. Dra. Mara Behlau.

O objetivo do presente trabalho é verificar a qualidade vocal e as possíveis alterações em parâmetros acústicos selecionados após 30 e 60 minutos de ingestão de bebida alcoólica destilada, em fonoaudiólogos especialistas em voz. Participaram da pesquisa onze especializandas em voz, não alcoolistas, usuárias eventuais de álcool, alunas do Centro de Estudos da Voz (CEV), São Paulo e sem alterações vocais, com faixa etária média de 30 anos. Os parâmetros selecionados para análise foram a freqüência fundamental e seu respectivo desvio-padrão através de emissão sustentada da vogal "é", velocidade e intensidade média da emissão silábica das seqüências de diadococinesia: PATAKA, FASSACHA, BADAGA, VAZAJA e seus coeficientes de variação no período. O programa utilizado para a análise foi o *Sona Speech,* Model 3600, módulo *Motor Speech Profile* (KAY ELEMETRICS). Os resultados foram submetidos à análise estatística, através do Teste de Friedman. As médias da freqüência fundamental foram para as situações pré, após 30 minutos e após 60 minutos, respectivamente, 194,8 Hz, 196,4 Hz e 202,4 Hz. Do mesmo modo, a intensidade média ficou em 52,9 dB, 52,2 dB e 52,6 dB e a média de velocidade de fala foi de 6,4 sps, 5,9 sps e 6,1 sps. Estatisticamente, as diferenças entre os três momentos de observação não foram significantes.

Os parâmetros selecionados para análise acústica não revelaram modificações com a ingestão do álcool tanto após 30 como após 60 minutos, provavelmente em razão das habilidades fonoarticulatórias deste grupo profissional.

5 SAXMAN JM & BURK KW. Speaking fundamental frequency and rate characteristics of adult female schizophrenics. *J. Speech Hear. Res.*, 11:194-203,1968.

O objetivo da pesquisa era comparar a freqüência fundamental e características de velocidade de fala de um grupo de mulheres esquizofrênicas (n = 37) com um grupo controle (n = 22) de mulheres sem história de distúrbios psicológicos, com idades entre 20 e 50 anos. As pacientes esquizofrênicas foram distribuídas em subgrupos de acordo com seu diagnóstico: esquizofrenia indiferenciada, paranóide e hebefrênica. Os pacientes foram solicitados a realizar a leitura de uma passagem de texto seguida de fala espontânea, que para os esquizofrênicos consistia de um relato das atividades e rotinas do hospital, enquanto que para os indivíduos do grupo controle foi solicitada a descrição de suas famílias, *hobbies* ou outros tópicos.

As amostras de fala colhidas foram analisadas acusticamente e os seguintes parâmetros foram extraídos: freqüência fundamental média, média do desvio da F_0, média global, média da velocidade de leitura de sentenças. A média da freqüência fundamental do grupo controle foi menor do que a do grupo de esquizofrênicas em ambas as tarefas de fala. A média da freqüência fundamental da fala espontânea foi menor do que a média da freqüência fundamental da leitura para os dois grupos. A média do desvio da freqüência fundamental do grupo controle foi estatisticamente diferente ($p < 0,05$) da média dos subgrupos hebefrênico e indiferenciado, mas não do subgrupo paranóide. Não houve diferença significante entre os três subgrupos. A média da velocidade de leitura e média global do grupo controle foram maiores do que as médias obtidas no grupo de esquizofrênicas ou em qualquer subgrupo.

Os resultados sugerem que as medidas de fala obtidas podem ter implicações diagnósticas e prognósticas nesses casos. As diferenças observadas entre o grupo de esquizofrênicas e o grupo controle provavelmente refletem a desintegração da personalidade e não simplesmente as características de fala. Tais achados justificam a hipótese de que as características de fala de mulheres adultas esquizofrênicas hospitalizadas mostram diferenças mensuráveis em relação às características de fala em mulheres sem histórico de distúrbios psiquiátricos, e de que estas diferenças se refletem no aumento do desvio da freqüência fundamental e diminuição da velocidade de leitura de pacientes esquizofrênicos como um todo, com variações de acordo com os subdiagnósticos e com a severidade do distúrbio do paciente.

6 XAVIER SD. *Avaliação fonoarticulatória pré e pós-período de desintoxicação hospitalar em pacientes alcoolistas*. São Paulo,1994/Monografia. Especialização. CEV. Orientação: Dra. Mara Behlau.

O alcoolista é a pessoa viciada na ingestão de bebida alcoólica. Este termo é preferido para evitar o estigma associado à palavra alcoólatra. O objetivo do presente estudo foi avaliar as alterações fonoarticulatórias de 33 indivíduos alcoolistas, pacientes de clínicas de desintoxicação, com idades entre 22 e 70 anos, sendo todos do sexo masculino, com tempo de uso de bebida alcoólica variando de 5 a 30 anos, com média de 15 anos.

Todos os sujeitos eram pacientes internados no hospital psiquiátrico do Vale do Ivaí e no Abrigo Santa Maria, na cidade de Londrina, Paraná, a fim de se submeterem a um programa de desintoxicação. Cada indivíduo foi entrevistado em três momentos: na internação, após 4 semanas e na oitava semana do programa de desintoxicação, quando da alta hospitalar. A amostra analisada foi composta de emissão de fala encadeada, fala espontânea e nomeação de palavras com todos os sons do português, então foi submetida às análises fonoarticulatória e perceptivo-auditiva.

Pôde-se concluir, que a ingestão do álcool provocou alterações articulatórias em toda a população estudada, sendo que as alterações mais freqüentes foram a distorção e o prolongamento da fricativa medial surda "s". Além disso, paralelamente ao programa de desintoxicação, a articulação tende a normalizar-se. Contudo, indivíduos com um maior tempo de intoxicação alcoólica, ou seja, com mais de 15 anos de consumo continuado de álcool, tendem a permanecer com alterações articulatórias características, mesmo após a conclusão do programa de desintoxicação.

7 KARELISKY MG. *Caracterização auditiva e acústica das vozes de mulheres adultas com manifestações depressivas*. São Paulo, 2001/Monografia. Especialização. CEV. Orientação: Dra. Mara Behlau.

A voz é a ferramenta mais poderosa e mágica que o ser humano possui para se comunicar com o mundo. Por intermédio da voz podemos transmitir nossos sentimentos, nosso estado emocional, além de expormos aos nossos interlocutores características de nossa personalidade.

Assim, a voz sendo suscetível a variações constantes de acordo com a situação em que nos encontramos e principalmente com o nosso estado emocional despertou-nos imenso interesse em aprofundarmos nossos conhecimentos pesquisando possíveis alterações e modificações vocais em indivíduos portadores de transtornos psiquiátricos.

Os transtornos depressivos podem ser classificados e subdivididos de acordo com o grau de severidade como leve, moderado e grave, com o tempo de permanência dos sintomas e recorrências e com os fatores etiológicos. Os transtornos depressivos são os transtornos do humor mais comuns atingindo duas vezes mais mulheres adolescentes e adultas do que em adolescentes e adultos do sexo masculino.

A base causal para os transtornos do humor é desconhecida. Os fatores causais podem ser divididos artificialmente em fatores biológicos, genéticos e psicossociais.

Os sintomas mais comumente associados à depressão são tristeza, diminuição ou perda de interesse, sentimento de culpa, dificuldade de atenção, concentração e memorização, dificuldade de tomar decisões e transtornos do sono. Pode ainda haver lentificação de movimentos, dificuldade de controle emocional e pessimismo.

Os tratamentos realizados para os transtornos depressivos são psicofarmacológico e psicoterápico.

O objetivo do presente trabalho foi caracterizar auditiva e acusticamente as vozes de mulheres adultas com manifestações depressivas (n = 30) mediante questionário de auto-análise vocal, análise perceptivo-auditiva e análise acústica vocal, comparando os dados obtidos com os dados de um grupo controle formado pelo mesmo número de mulheres adultas, de mesma faixa etária, sem queixas psiquiátricas e vocais.

As mulheres do grupo experimental estavam se submetendo a tratamentos psiquiátrico clínico e psicoterápico e necessitavam preencher requisitos para estarem inseridas em categorias diagnósticas selecionadas a partir da classificação de transtornos mentais e de comportamento do CID-10. As categorias selecionadas foram: transtornos do humor, transtornos relacionados com o estresse e transtornos específicos de personalidade.

O questionário de auto-análise vocal elaborado continha duas partes: a primeira parte composta por itens quanto à caracterização da amostra, como nome, idade, data de nascimento, profissão, diagnóstico psiquiátrico, medicação atual e tempo de tratamento psiquiátrico clínico e psicoterápico, e a segunda parte composta por 13 duplas de termos descritivos de diferentes vozes. Cada dupla era composta por dois adjetivos antônimos denotando uma opinião positiva ou negativa da voz, em que a entrevistada avaliava cada dupla através de julgamento pessoal e respondia de acordo com uma escala pontuada de 0 a 8 representada numericamente. Os 16 termos descritivos escolhidos foram selecionados a partir de características vocais que pudessem espelhar a auto-imagem vocal de pacientes com manifestações depressivas. As duplas foram apresentadas na seguinte ordem: feia e bonita; ruim e boa; fraca e forte; fina e grossa; desagradável e agradável; triste e alegre; desafinada e afinada; abafada e clara; lenta e rápida; suja e limpa; velha e jovial; inexpressiva e expressiva; monótona e animada.

Na análise perceptivo-auditiva foram observados os seguintes parâmetros: qualidade vocal através dos tipos de voz e seus graus de manifestação, ressonância, *pitch*, *loudness*, articulação, velocidade de fala, modulação e entonação, pela emissão da vogal sustentada "é" e pela emissão de fala encadeada por intermédio da contagem de números de 1 a 20 e leitura de texto.

A análise acústica vocal foi realizada através do sistema computadorizado *Dr. Speech Software Group*, versão 4.0, da *Tiger DRS, Inc.*, módulos *Voice Assessment e Real Analysis*. Para a análise dos dados acústicos, os grupos experimental e controle foram subdivididos em duas faixas etárias, até 45 anos inclusive e acima de 45 anos. Os parâmetros acústicos analisados foram: freqüência fundamental e seu desvio-padrão, *jitter*, *shimmer*, freqüência do tremor, amplitude do tremor, energia do ruído glótico, média da freqüência fundamental e seu desvio-padrão, freqüência máxima, freqüência mínima e variabilidade da freqüência fundamental em Hz e número de semitons através do mesmo material de voz e fala coletado, sendo que os inícios e finais das amostras de fala foram eliminados.

Do questionário aplicado pudemos concluir que as mulheres com manifestações depressivas avaliaram suas vozes como ruins, desagradáveis, tristes, abafadas, sujas, velhas, inexpressivas e monótonas quando comparadas com a auto-análise das mulheres do grupo controle.

Na avaliação perceptivo-auditiva, as mulheres com manifestações depressivas apresentaram freqüência grave, intensidade fraca, modulação sem expressividade, pobre, repetitiva e monótona. As mulheres do grupo controle apresentaram qualidade vocal adaptada, freqüência normal, modulação adequada e com expressividade.

Os resultados dos parâmetros vocais analisados acusticamente não apresentaram diferenças estatisticamente significantes entre os dois grupos estudados.

O estudo realizado permite-nos concluir que mulheres com manifestações depressivas apresentam auto-imagem vocal extremamente negativa, além de parâmetros perceptivo-auditivos que espelham fielmente seu estado afetivo. Sendo assim, a atuação fonoaudiológica torna-se imprescindível nos transtornos afetivos enfatizando o trabalho de psicodinâmica vocal bem como a adequação e o aprimoramento da voz e fala desta população.

8

GUTIERREZ AC. Considerações sobre a voz de pacientes com diagnóstico de esquizofrenia.
São Paulo, 2004/Monografia – Especialização. CEV.
Orientação: Dra. Mara Behlau.

Um dos grandes desafios para os profissionais da saúde mental é o exercício constante da análise criteriosa do que seja de fato manifestação de um transtorno ou de condição normal, junto à necessidade da otimização constante de um tratamento o mais adequado no que se refere à uma busca máxima da capacidade ativa como ser social que o paciente representa. Logo, como seria poder lidar com um método investigativo fonoaudiológico, considerada a vontade, o interesse do próprio paciente e as possíveis dificuldades de interação devido aos diferentes graus de compensação da doença?

O presente estudo teve como objetivo descrever os aspectos fonoarticulatórios em pacientes com diagnóstico de esquizofrenia sob tratamento de hospital-dia em duas situações, fala automática e fala espontânea. Participaram deste estudo dez pacientes com o diagnóstico de esquizofrenia (CID F20) que se encontram sob tratamento do Hospital Dia do Serviço de Saúde Dr. Cândido Ferreira, em Campinas, São Paulo, sendo nove do sexo masculino e um do sexo feminino, com idades variando de 20 a 60 anos. O protocolo de avaliação aplicado constou de gravação da emissão da vogal "é" sustentada, contagem de números, música "parabéns a você" cantada e ainda do registro de um trecho de fala espontânea com depoimento sobre a autopercepção vocal. Foram avaliadas a psicodinâmica vocal e os parâmetros acústicos como tempo, freqüência fundamental e seus índices de perturbação, alem da extração da energia de ruído glótico. Foi utilizado o programa *Doctor Speech*, módulo *Vocal Assessment* (versão 4.1). Foi também realizada a avaliação da psicodinâmica vocal por um grupo de fonoaudiólogas especialistas em voz.

Os resultados indicam que há desvios evidentes nos subsistemas da fala, com alteração de voz, prosódia, articulação dos sons, fluência e linguagem. A análise acústica caracterizou os desvios observados, mas não se mostrou específica do transtorno. A instabilidade emocional foi expressa de modo bastante freqüente na análise da psicodinâmica vocal, refletindo o impacto negativo das vozes desses indivíduos sobre o interlocutor. Fatores relacionados, como o tabagismo disseminado, concorrem para explicar muitas das alterações observadas, além das características inerentes ao transtorno vocal.

9

MORRISON MD & MORRIS DM. Dysphonia and bulimia: vomiting laryngeal injury –
***J. Voice*, 4:76-80, 1990.**

Há décadas vários estudiosos têm se dedicado a estudar os transtornos alimentares como a anorexia e a bulimia nervosas. A bulimia é um transtorno psiquiátrico caracterizado por ingestão excessiva de alimentos, seguida de crise e autopunição que culminará no episódio de vômito induzido. A bulimia nervosa é observada tanto em pessoas de peso adequado como em indivíduos obesos. Estima-se que 2 a 4% da população feminina sofra deste transtorno que interessa tanto aos psiquiatras e psicólogos como ao otorrinolaringologista e ao fonoaudiólogo, já que o vômito induzido pode estar muitas vezes associado à uma disfonia.

O presente estudo foi realizado com dez pacientes, todas mulheres, com idade média de 31 anos e que utilizavam a bulimia nervosa como controle de peso, há 11 anos em média. Foi realizada a avaliação da laringe por meio de laringoestroboscopia com telescópio rígido, tendo as vozes dessas pacientes sido gravadas em fita cassete.

Os principais achados físicos dos exames foram: hemorragia subepitelial de prega vocal, hemangioma adquirido, telangiectasia, leve alteração do tipo polipóide, edema de prega vocal, eritema na região posterior da laringe e laringe normal. Também foram investigados os sinais e os sintomas vocais que essas pacientes apresentavam logo após o vômito, tendo sido encontrado: rouquidão, freqüência fundamental mais grave e ausência de sintomas.

Os autores concluíram que a bulimia nervosa é um transtorno freqüente, onde vômitos são provocados pelos pacientes em uma média de 20 vezes ao dia, sendo utilizado introdução de dedo ou da haste dos óculos na garganta, para auxiliar no disparo do vômito. Os autores verificaram que, quanto maior o número e o vigor dos vômitos provocados, maior e mais difuso o grau da telangiectasia na laringe; contudo, o número de sujeitos da presente pesquisa não foi suficiente para que pudessem ser derivadas conclusões mais precisas.

10 ROTHSTEIN SC. Reflux and vocal disorders in singers with bulimia. *J. Voice*, 12:89-90, 1998.

A literatura apresenta estudos relacionando disfonia e bulimia nervosa, sendo que as principais manifestações vocais encontradas são edema de prega vocal, lesões polipóides, telangiectasias e granulomas. Sabe-se, no entanto, que o refluxo gastresofágico é um dos fatores que contribuem para o surgimento destes tipos de lesões; logo, a bulimia nervosa, sendo um transtorno alimentar caracterizado como episódios recorrentes do consumo de grande quantidade alimentar acompanhado de vômitos auto-induzidos, uso de laxantes ou diuréticos, pode também causar várias manifestações laríngeas, orais ou faríngeas.

Participaram desse estudo oito mulheres entre 24 e 34 anos, com média de idade de 28 anos e diagnóstico de bulimia nervosa entre 5 e 20 anos, todas em tratamento psiquiátrico, avaliadas por meio de laringoscopia direta e pHmetria de esôfago.

Como resultado de queixas vocais foram encontrados: rouquidão (8 mulheres), dor laríngea (8), gotejamento nasal posterior (8), fadiga vocal (8), pigarro (8), freqüência grave (6), perda recorrente de voz (6) e ardor (4). Os achados físicos mais comuns encontrados foram edema posterior de cricóidea (8 mulheres), edema de prega vocal (6), hipertrofia de região posterior (6), telangiectasias (4), lesão polipóide (4), fonação com pregas vestibulares (6) e aumento de muco (8).

A pHmetria indicou refluxo gastresofágico em quatro mulheres e o tratamento utilizado foi com omeprazol e cisaprida com associação de medidas anti-refluxo, sendo efetivo em todos os sujeitos. No entanto, após tratamento, as oito mulheres apresentaram recidiva nos episódios de bulimia nervosa, conseqüentemente podendo reaparecer os sinais e os sintomas vocais.

9

Disfonias Neurológicas

Mara Behlau, Glaucya Madazio, Renata Azevedo, Osíris do Brasil & Luiz Celso Vilanova

OBJETIVOS

Disfonias neurológicas representam desvios vocais complexos que acompanham lesões ou alterações no sistema nervoso e que podem comprometer, além da produção fonatória, a respiração, a deglutição, a ressonância, a articulação dos sons da fala e a prosódia.

As alterações vocais neurológicas podem ser inseridas nos transtornos motores da fala, pertencendo a duas naturezas distintas: disartrias e dispraxias. As disartrias referem-se a problemas de execução motora e as apraxias, às alterações na programação motora dos atos da fala.

O objetivo do presente capítulo é apresentar os principais quadros neurológicos que possuem disfonia como um dos sintomas ou como seu sintoma principal, desde as alterações periféricas, como lesões nos terminais nervosos, até as alterações centrais. Diversas classificações têm sido propostas, mas optamos por apresentar os trasntornos vocais neurológicos divididos em cinco categorias, de acordo com o tipo de manifestação na produção vocal, a saber: os transtornos relativamente constantes, dos quais destacamos a disfonia flácida, a espástica por disartria pseudobulbar, a mista flácida-espástica (ELA) e a hipocinética por lesões nos gânglios da base (doença de Parkinson); os transtornos flutuantes arrítmicos, como a ataxia por lesão cerebelar, a hipercinesia por coréia de Huntington e a distonia; os transtornos flutuantes rítmicos, representados pelo tremor vocal essencial e pela mioclonia palatofaringolaríngea; os transtornos paroxísticos, com o bizarro quadro da Síndrome de Gilles de la Tourette e a esclerose múltipla; e, finalmente, os transtornos por perda do controle volitivo, que englobam a disfonia ou afonia apráxica (apraxia de fala), o mutismo acinético e o quadro pouco conhecido de disprosódia ou dialeto pseudoestrangeiro.

Uma vez que desvios sutis na produção da voz e da fala podem ser os primeiros sintomas de uma doença neurológica, exige-se do fonoaudiólogo um conhecimento mínimo para suspeitar tal etiologia, principalmente nos quadros iniciais, que podem ser confundidos com alterações funcionais.

INTRODUÇÃO

Disfonias neurológicas são distúrbios vocais que acompanham lesões ou alterações no sistema nervoso, podendo ser descritas sob o nome genérico de transtornos motores da fala. Embora nem todos os pacientes com problemas neurológicos apresentem disfonia, muitas vezes um desvio vocal é o primeiro sinal de uma alteração do sistema nervoso, já que o mecanismo laríngeo está sujeito a um controle neurológico complexo e excepcional. Aronson (1987) comenta que a contribuição do diagnóstico fonoaudiológico ao diagnóstico médico neurológico "é um dos segredos melhores mantidos de nosso tempo" (pág. 36), freqüentemente ignorado tanto pelos médicos como pelos próprios fonoaudiólogos. Felizmente essa situação está mudando nas últimas duas décadas.

Os transtornos motores da fala podem ser classificados em dois grupos principais, de acordo com a natureza do déficit neurológico apresentado. Podemos observar alterações por um déficit neurológico que afeta a execução neuromuscular ou a programação dos atos motores da voz e da fala, o que leva às duas categorias de disartria e dispraxia.

As alterações de execução motora da fala, ou seja, as disartrias, podem ocorrer por alterações no sistema nervoso central ou periférico, produzindo desvios do controle muscular do mecanismo da fala em diversos níveis. Desta forma, podem coexistir, em um mesmo indivíduo, alterações motoras da respiração, fonação, articulação, ressonância e prosódia. Inúmeras alterações neurológicas podem estar associadas à presença de uma disartria, desde transtornos centrais, como a demência, até transtornos periféricos, como a paralisia laríngea.

Do ponto de vista clássico, as disfonias neurológicas receberam o nome genérico de disartrofonias (Peacher, 1949). De acordo com a descrição original, disartrofonia é um termo clínico empregado para as alterações com desvios na fonação e articulação dos sons da fala. Uma extensão desse termo foi proposta por Grewel (1957), que sugere o verbete disartropneumofonia, a fim de incluir o nível respiratório; porém, o uso manteve o termo disartrofonia para indicar esse tipo específico de alteração, em que são observados comprometimentos outros além da fonação.

A definição de disartria universalmente aceita pela fonoaudiologia é a oferecida por Darley, Aronson & Brown (1969 a & b, 1975): "disartria é um nome coletivo para as alterações da fala resultantes de distúrbios no controle de seu mecanismo, devido a danos no sistema nervoso central ou periférico; designa problemas na comunicação oral devido à paralisia, fraqueza ou incoordenação da musculatura da fala" (Darley, Aronson & Brown 1969a, p.246). Do ponto de vista médico, alguns textos usam o termo disartria para se referir genericamente a qualquer distúrbio da articulação da fala (Metter, 1985), enquanto outros ainda o usam incluindo sob esse verbete qualquer distúrbio neurológico de fala ou linguagem (Duffy, 1995). Mais recentemente, Freed (2000) conceitua disartria como um déficit na produção da fala resultante de alteração no sistema nervoso central ou periférico que afeta um ou vários dos cinco componentes da produção da fala: respiração, fonação, ressonância, articulação e prosódia.

Já a apraxia da fala, como anteriormente mencionado, embora também seja um transtorno motor da fala, está especificamente relacionada com incapacidade de programação e não de execução dos sons, com outro tipo de localização e alterações associadas. Portanto, o conceito moderno de apraxia da fala, ao contrário do conceito amplo de disartria, é bastante particular e envolve a caracterização de uma alteração de fala neurológica resultante da incapacidade de programar os comandos sensório-motores para o posicionamento e movimentação adequada dos músculos, no controle volitivo da voz e da fala (Darley, Aronson & Brown, 1975). A existência da apraxia de fala é raramente reconhecida além das fronteiras da literatura fonoaudiológica, ficando muitas vezes mesclada nas categorias de afasia e disartria. Freed (2000) esclarece que o déficit na apraxia da fala reside na inabilidade de seqüencializar os comandos motores necessários para posicionar corretamente os articuladores, durante a produção voluntária dos sons da fala. Ao contrário da disartria, o problema nesse caso não reside na fraqueza ou lentidão dos movimentos articulatórios. Enquanto uma disartria geralmente corresponde a alterações de diversas regiões do sistema nervoso, a apraxia de fala está quase sempre associada à alteração no hemisfério esquerdo (dominante) do cérebro.

Arnold Aronson, da *Mayo Clinic*, de Rochester, é seguramente o fonoaudiólogo pioneiro na descrição detalhada das disfonias neurológicas. Desde suas publicações iniciais adota o sistema clássico de classificação das disartrias (Darley, Aronson & Brown, 1969a e b, 1975) em seis categorias: flácida, espástica, hipocinética, hipercinética, atáxica e disartrias mistas. As disfonias flácidas têm sua localização no neurônio motor inferior e produzem fraqueza muscular, ou seja, falta de tono muscular normal; esse tipo de disfonia incluiria lesões no tronco, núcleos cranianos, ou no trajeto periférico do nervo. As disfonias espásticas têm localização bilateral, no neurônio motor superior, produzindo rigidez, movimentos com extensão limitada, tono muscular maior que o normal e reflexos hiperativos; as lesões podem ocorrer nos sistemas piramidal ou extrapiramidal. As disfonias hipocinéticas têm localização nos gânglios da base, sistema extrapiramidal, e produzem rigidez e extensão reduzida de movimentos, dificuldades em iniciar os movimentos e tremor de repouso. As disfonias hipercinéticas podem apresentar alterações em qualquer local do sistema extrapiramidal, do córtex aos gânglios da base, e produzem movimentos involuntários, acelerados e descontrolados, podendo haver mioclonia. As disfonias atáxicas são relativamente raras e tem localização no cerebelo, produzindo incoordenação, com dificuldade na regulagem da força, velocidade, extensão, *timing* e direção dos movimentos. As disfonias mistas apresentam localização geralmente difusa no sistema nervoso central, com comprometimento em mais de um sítio e apresentam, portanto, manifestação mista, flácida e espástica, podendo haver predomínio de uma delas.

Um esquema global, apresentando a classificação etiológica dos transtornos vocais neurológicos, disartrias e apraxia, e os quadros mais comuns é apresentado no Quadro 9-1.

Quadro 9-1. Classificação tradicional etiológica dos transtornos vocais motores

Etiologia dos Transtornos Vocais Motores	Base Neuromotora	Quadros Mais Comuns
I. Disartrias – disartrofonias		
1. Paresia ou paralisia flácida (lesões do neurônio motor inferior – unidade motora)	Fraqueza muscular	
Muscular	Fraqueza muscular	Miopatias e distrofias musculares
Junção mioneural	Fraqueza muscular	*Miastenia gravis*
Nervo periférico	Fraqueza muscular	Trauma, tumor, iatrogênico, viral, idiopático, vascular, síndrome de Guillain-Barré
Nervo vago	Fraqueza muscular	Idem acima
Núcleos do tronco	Fraqueza muscular	Derrame, tumor, trauma, malform. de Arnold-Chiari, siringobulbia
2. Paresia espástica (bilateral, neurônio motor superior, sistemas de ativação direta e indireta: piramidal ou extrapiramidal)	Espasticidade	Paralisia pseudobulbar
3. Transtornos hipocinéticos (circuito dos gânglios da base, sistema motor extrapiramidal)	Extensão reduzida de movimentos e rigidez	Doença de Parkinson
4. Transtornos hipercinéticos (circuito dos gânglios da base, sistema motor extrapiramidal)	Movimentos involuntários e hipercontração	Coréia, mioclônus e distonias
5. Ataxias (cerebelar)	Incoordenação	Degeneração, hemorragia e tumores
6. Transtornos mistos (várias localizações)	Várias	Esclerose lateral amiotrófica, esclerose múltipla, Shy-Drager
II. Apraxias (corticais: hemisfério cerebral dominante e subcorticais)	Programação motora	Traumas, derrames, tumores, paralisia cerebral

Posteriormente, Aronson (1980) propôs uma classificação adicional de acordo com a natureza da informação auditiva e acústica associada ao distúrbio vocal. O autor baseia-se em sua vivência clínica, afirmando que as alterações de fala podem ser perceptivamente distintas, e que seu reconhecimento pode contribuir para a localização e o diagnóstico da doença neurológica. Sob esta dimensão, as disfonias neurológicas classificam-se em cinco categorias: relativamente constantes, flutuantes arrítmicas, flutuantes rítmicas, paroxísticas e com perda da fonação volitiva.

Os transtornos vocais neurológicos relativamente constantes apresentam qualidade vocal, intensidade ou alterações de freqüência praticamente constantes durante a fala e a produção de vogais sustentadas, com mínimas flutuações; essa categoria inclui os transtornos neurológicos flácidos, espásticos (pseudobulbares), mistos e hipocinéticos. Os transtornos flutuantes arrítmicos apresentam uma fisiologia muscular anormal que produz manifestações vocais irregulares e imprevisíveis, com alteração de qualidade vocal, freqüência e intensidade, de trecho a trecho na produção da fala encadeada, sendo ainda mais acentuadas na emissão de vogais sustentadas; neste grupo podemos incluir as disfonias distônicas, coréicas e atáxicas. Por outro lado, os transtornos vocais neurológicos ritmicamente flutuantes apresentam alterações na qualidade, freqüência e intensidade, de natureza rítmica durante a produção da fala encadeada, o que é também mais evidente na emissão das vogais sustentadas; fazem parte dessa categoria o tremor vocal essencial e o mioclônus palatofaringolaríngeo. Os transtornos vocais paroxísticos ocorrem em episódios, com alterações repentinas e aberrantes, freqüentemente com desvios extremos, como o que se observa na síndrome de Gilles de la Tourette. Finalmente, os transtornos vocais neurológicos por perda da fonação volitiva não são classificados como disartrias, mas são transtornos motores da fala e, desta forma, podem incluir a apraxia de fala ou de fonação, na qual se observa a perda do controle volitivo sobre os movimentos laríngeos e respiratórios, sem perda da força muscular e da coordenação, o mutismo acinético e o quadro pouco conhecido de disprosódia ou dialeto pseudo-estrangeiro.

Já a proposta de Ward, Hanson & Berci (1981) parte da topografia da lesão para a classificação das alterações vocais neurológicas. Desta forma, teríamos as disfonias do neurônio motor superior (córtex e via piramidal), disfonias extrapiramidais (substância reticular), disfonias cerebelares e disfonias nucleares (neurônio motor inferior).

Partindo de uma diferente perspectiva, Ramig & Scherer (1992) propuseram um sistema de classificação centrado nas características vocais e laríngeas, a fim de orientar o tratamento fonoaudiológico proposto. Os autores propõem três categorias de disfonias neurológicas laríngeas: problemas de adução (hipoadução e hiperadução) problemas de estabilidade (a curto prazo rouquidão e a longo prazo tremor) e problemas de coordenação (incoordenação fonatória, como na disprosódia). A classificação dos transtornos vocais neurológicos baseada na disfunção fonatória, com exemplos nas diferentes categorias, é apresentada por Smith & Ramig (1996) no Quadro 9-2. A conseqüência primária dessa classificação é uma mudança no paradigma da atuação fonoaudiológica, que passa a ser sobre a laringe, modificando a configuração observada, a fim de que sejam produzidas mudanças perceptivas na voz, ao contrário de se trabalhar sobre a produção articulatória, como era tradicionalmente realizado. Desta forma, como objetivos e técnicas de reabilitação nas alterações neurológicas que envolvem hipoadução devemos aumentar a intensidade, melhorar a adução e o suporte respiratório, o que pode ser feito com técnicas de esforço (empuxo), ataques bruscos, manipulação digital da laringe e trabalho com escalas musicais, entre outros; já nos quadros de hiperadução, temos de reduzir a qualidade tensa, relaxando a laringe e a musculatura respiratória, o que pode ser feito por meio de técnicas de massagem na cintura escapular ou manipulação laríngea, técnica mastigatória, sons nasais, técnica do bocejo e suspiro e voz salmodiada; finalmente, nos quadros de instabilidade fonatória, o objetivo principal é promover a estabilidade e limpar a fonação, a partir da maximização da coordenação respiratória e laríngea, com trabalho de tempo máximo de fonação e sons fricativos prolongados.

Recentemente, Dworkin & Meleca (1997) ofereceram uma proposta bastante simplificada, agrupando o que chamaram de alterações neurológicas de pregas vocais em duas grandes categorias primárias, de acordo com o tipo de dificuldades vocais que exibem: pacientes com alterações auditivo-acústicas consistentes e previsíveis, que incluem os pacientes com disartria espástica, flácida e hipocinética; e pacientes com alterações auditivo-acústicas variáveis, flutuantes e imprevisíveis, como os pacientes com disartria hipocinética e atáxica.

INCIDÊNCIA E ETIOLOGIA DAS DISFONIAS NEUROLÓGICAS

A incidência e a prevalência dos transtornos motores de fala na população é desconhecida, porém com base nas estatísticas de acidentes vasculares encefálicos (AVE), estima-se que 30% (Sarno, Buonagura & Levita, 1986) a 60% (Weinfeld, 1981) dos indivíduos não comatosos tenham problemas de fala.

Quadro 9-2. Classificação dos transtornos vocais neurológicos baseada na disfunção fonatória (Smith & Ramig, 1996)

Classificação	Exemplos
1. Problemas de adução ou abdução	
A. Hipoadução	Todas as paresias ou paralisias do neurônio motor inferior Doença de Parkinson Parkinsonismo (Shy-Drager e paralisia supranuclear progressiva [PSP]) Traumatismo cranioencefálico
B. Hiperadução	Paralisia pseudobulbar Coréia de Huntington Distonia laríngea de adução (disfonia espasmódica de adução)
C. Má-abdução	Distonia laríngea de abdução (disfonia espasmódica de abdução)
2. Problemas de instabilidade fonatória	
A. No curto prazo (perturbação ciclo-a-ciclo, aperiodicidade e subharmônicos)	Quase todas as alterações vocais neurológicas
B. No longo prazo (tremor) ou flutuação da F_0	Tremor vocal essencial Doença de Parkinson – tremor de 4 a 6 Hz Tremor distônico Tremor cerebelar Tremor rápido (20 Hz) da esclerose lateral amiotrófica Mioclonia palatofaringolaríngea
3. Transtornos mistos (adução, abdução e instabilidade)	Esclerose lateral amiotrófica Esclerose múltipla Disfonia atáxica (cerebelar) Disfonia espasmódica mista (abdutora-adutora-tremor) Paralisia supranuclear progressiva Shy-Drager
4. Miscelânea	Disfonia apráxica por disfunção cortical Fonação involuntária por síndrome de Tourette

A incidência individual das alterações neurológicas com comprometimento vocal varia de rara a comum, de acordo com a doença envolvida. A paralisia unilateral de prega vocal pode ser considerada um problema comum na prática fonoaudiológica e otorrinolaringológica, mas casos como ataxia cerebelar e coréia de Huntington são mais raros na clínica vocal. Acredita-se que de 1,5 milhão de pacientes com doença de Parkinson nos EUA, 89% apresentem disfonia (Logemann, Fisher, Boshesl & Blonsky, 1978); já o tremor essencial, o transtorno do movimento mais comum, parece comprometer a voz de 4 a 20% dos pacientes (Elbe & Koller, 1990). Não se conhecem dados específicos de outras alterações neurológicas, porém alguns estudos apontam incidências muito elevadas de disartrofonia, como 80% de alteração de voz e fala encontrada em pacientes com esclerose lateral amiotrófica (Carrow, Rivera, Mauldin & Shamblin, 1974).

A etiologia das disfonias neurológicas é multifatorial e pode envolver qualquer lesão ou alteração nos componentes periféricos ou centrais do sistema nervoso, que participam na produção da voz e da fala. As causas mais comuns são traumatismos, acidentes vasculares encefálicos, tumores, doenças degenerativas, distrofias musculares, mecanismos autoimunes, infecções virais, neurotoxinas e fatores ambientais.

Duffy (1995) ressalta a importância de o fonoaudiólogo compreender que os sinais neurológicos e os sintomas do paciente refletem a localização aproximada da lesão. De modo geral, a localização de uma alteração neurológica pode ser: focal, envolvendo uma área ou um grupo de estruturas; multifocal, envolvendo mais de uma área ou grupos de estruturas contíguas; e difusa, envolvendo porções aproximadamente simétricas, bilateralmente. Já o desenvolvimento dos sintomas pode ser: agudo, em minutos; subagudo, em dias; crônico, em meses; transiente, sintomas com resolução completa; com melhora, quando a severidade reduz, mas o sintoma persiste; com exacerbação e remissão, os sintomas se desenvolvem, desaparecem ou melhoram, então reaparecem e pioram, e assim por diante; e estacionários, sintomas constantes após atingirem sua máxima severidade. Um resumo da localização, ao desenvolvimento e das características evolutivas das diversas etiologias de uma doença neurológica foi elaborado por esse autor e é apresentado no Quadro 9-3.

Quanto à etiologia genérica das doenças neurológicas, as causas vasculares representam a etiologia mais comum dos transtornos motores da fala, sendo o derrame (infarto ou acidente vascular encefálico) o principal evento precipitante, ocorrendo interrupção do suprimento sangüíneo, o que leva à isquemia dos tecidos neurais por privação de oxigênio e de glicose, o que é chamado de acidente vascular encefálico isquêmico. As doenças traumáticas são bastante comuns e constitui-se na causa mais comum de morte na adolescência e no início da idade adulta. Os transtornos traumáticos são facilmente identificáveis pois possuem um evento precipitante, como desastre automobilístico, queda, acidente em esportes ou com arma de fogo; o início é quase sempre agudo, com máxima severidade, reduzindo e melhorando. As doenças traumáticas do sistema nervoso central são freqüentemente difusas, com resolução ou melhoria, podendo haver sinais residuais; embora os traumatismos cranioencefálicos geralmente produzam problemas cognitivos, a disartria ocorre em um terço dos sobreviventes (Sarno, Buonagura & Levita, 1986); as lesões traumáticas do sistema nervoso periférico, de ocorrência bastante comum na laringe, podem ser focais ou multifocais. Já as doenças neurológicas degenerativas são caracterizadas por um declínio progressivo na função neuronal, de causa desconhecida, podendo haver atrofia, desaparecimento ou alterações de neurônios; são geralmente crônicas, progressivas e difusas, como, por exemplo, a doença de Alzheimer. Doenças inflamatórias são caracterizadas por uma resposta inflamatória a microrganismos, toxinas químicas ou reações imunológicas; o desenvolvimento dos sinais e sintomas é geralmente subagudo; as doenças inflamatórias são geralmente difusas, como a encefalite, mas quando se trata do sistema nervoso periférico podem ser focais. As doenças tóxico-metabólicas podem ocorrer por deficiências de vitaminas, alterações genéticas bioquímicas, complicações renais ou hepáticas, ou toxicidade por drogas; os efeitos tendem a ser difusos, porém algumas vezes focais, com

Quadro 9-3. Localização comum, desenvolvimento e características evolutivas de acordo com a etiologia da doença neurológica (Duffy, 1995)

	Etiologia da Doença Neurológica					
	Degenerativa	**Inflamatória**	**Tóxico-Metabólica**	**Neoplásica**	**Traumática**	**Vascular**
Localização	Difusa	Difusa Focal	Difusa	Focal	Disfusa Multifocal Focal	Focal Multifocal Difusa
Desenvolvimento	Crônico	Subagudo	Agudo Subagudo Crônico	Crônico Subagudo	Agudo	Agudo
Evolução	Progressiva	Progressiva Exacerbação e remissão	Progressiva Estacionária	Progressiva	Com melhora Estacionária	Com melhora Estacionária Transiente Progressiva

desenvolvimento agudo, subagudo ou crônico. Finalmente, as doenças neoplásicas podem ocorrer em qualquer localização do sistema nervoso, sendo geralmente focais, com sintomas progressivos, e comumente não produzem metástase fora do sistema nervoso. Aspectos etiológicos específicos das diferentes alterações serão apresentados junto com a descrição da lesão, nos itens correspondentes.

ASPECTOS PARTICULARES DAS AVALIAÇÕES FONOAUDIOLÓGICA E LARINGOLÓGICA NAS DISFONIAS NEUROLÓGICAS

Um dos aspectos mais específicos das disfonias neurológicas é que nesta categoria de alteração vocal podemos observar a associação de desvios dos outros subsistemas da fala, ou seja, da respiração, da articulação e da prosódia. Além desses aspectos relacionados com a produção da fala propriamente dita, disfonias neurológicas também podem vir acompanhadas de alterações na deglutição, como engasgos e dificuldade de propulsão do bolo, além de aspiração silente, o que reforça a suspeita neurológica.

Assim sendo, embora algumas alterações vocais psicogênicas possam vir acompanhadas de dificuldades articulatórias, as disfonias acompanhadas de problemas na produção dos sons da fala categorizam-se principalmente como neurológicas. Um outro exemplo é que, apesar de problemas de deglutição também poderem acompanhar tumores laríngeos, nessa situação a queixa do paciente é de odinofagia, ou seja, dor à deglutição, e não alteração em seu mecanismo.

A coexistência de alteração dos diversos subsistemas deve levar o clínico a dirigir a avaliação fonoaudiológica para testes específicos de exploração de aspectos neurológicos da emissão do indivíduo. Por outro lado, a presença de estresse no disparo da alteração não exclui, por si, o diagnóstico de alteração neurológica, uma vez que muitos desses quadros são acompanhados de alterações psicológicas conseqüenciais aos transtornos impostos pelos sintomas neurológicos.

Acima de tudo os efeitos de uma alteração neurológica são freqüentemente previsíveis, obedecendo a regras e padrões e sendo únicos do ponto de vista clínico. O reconhecimento e a compreensão dos padrões neurológicos de desvios de fala e as bases neurofisiológicas subjacentes são de extrema valia, principalmente por três razões (Duffy, 1995): (1) para a compreensão da organização do sistema nervoso no controle motor da fala; (2) para contribuir no diagnóstico diferencial e localização da doença neurológica; e (3) para direcionar a conduta.

A avaliação de um paciente com alteração vocal neurológica é essencialmente auditiva, podendo ser complementada por análise acústica e métodos fisiológicos de avaliação vocal e laríngea. A avaliação auditiva pode ser tão rica a ponto de indicar precisamente a localização do distúrbio neurológico, e mais do que em qualquer outro tipo de disfonia a análise perceptivo-auditiva deve ser empregada de modo consciente pelo clínico. As principais dimensões de análise podem ser agrupadas em sete categorias: qualidade vocal (função fonatória e de ressonância), freqüência, intensidade, respiração, prosódia, articulação, velocidade de fala e outras duas dimensões relacionadas com a inteligibilidade da fala e aspectos bizarros (Duffy, 1995; Chenery, 1998). A análise acústica, sempre complementar à auditiva, auxilia na quantificação dos dados e na descrição das correlações dos julgamentos perceptivos de inteligibilidade de fala, qualidade vocal e tipo de disartria (Kent, Weismer, Vorperian & Duffy, 1999).

Uma anamnese abrangente oferecerá indícios sobre o início do problema e sua caracterização; nas alterações neurológicas, embora possa haver flutuação no grau dos sintomas, inclusive piora em situações de estresse, nunca há remissão total dos mesmos (Rosenfield, 1987). Por outro lado, embora os diferentes quadros neurológicos tenham características relativamente particulares, pacientes com a mesma enfermidade, porém, em grau diferente, podem apresentar manifestações vocais que confundem os clínicos pouco experientes. O roteiro de avaliação fonoaudiológica pode seguir o esquema geral apresentado no Capítulo 3, com atenção particular a determinados aspectos. Uma das principais estratégias de avaliação nas suspeitas de alterações vocais neurológicas é a observação cuidadosa da qualidade da emissão durante o teste de tempo máximo da fonação, analisando-se variações na estabilidade fonatória, as características de manutenção de freqüência e intensidade, assim como quebras de sonoridade, além de observações macroscópicas dos movimentos das estruturas do aparelho fonador durante a emissão. A observação da articulação dos sons é essencial na suspeita de uma alteração vocal neurológica.

As principais características neuromusculares da fala e as alterações comumente associadas aos transtornos motores da fala foram estudadas por Darley, Aronson & Brown (1975) e resumidas por Duffy (1995) e apresentadas nos Quadros 9-4 e 9-5. Tais características contribuem diretamente na categorização do diagnóstico e representam o substrato neuromuscular dos transtornos vocais neurológicos.

Quadro 9-4. Características neuromusculares da fala e anormalidades encontradas nos transtornos motores da fala (com base em Darley, Aronson & Brown, 1975, e Duffy, 1995)

Característica	Anormalidade Associada
Força	Reduzida, geralmente constante, mas pode haver perda progressiva
Velocidade	Reduzida ou variável, sendo aumentada somente na disartria hipocinética
Extensão de movimentos	Reduzida ou variável, sendo predominantemente excessiva somente na disartria hipercinética
Estabilidade	Instável, rítmica ou arrítmica
Tono	Aumentado, diminuído ou variável
Acurácia	Prejudicada, consistente ou inconsistentemente

Quadro 9-5. Déficits neuromusculares associados aos diferentes tipos de disartria
(adaptado de Darley, Aronson & Brown, 1969b, por Duffy, 1995, modificado)

	Direção	*Ritmo*	*Velocidade*		*Extensão*		*Força*	*Tono Muscular*
	Movimento Individual	Movimento Repetido	Movimento Individual	Movimento Repetido	Movimento Individual	Movimento Repetido	Movimento Individual	
Disartria flácida	Normal	Regular	Normal	Normal	Reduzido	Reduzido	Fraco	Reduzido
Disartria espástica	Normal	Regular	Lento	Lento	Reduzido	Reduzido	Reduzido	Excessivo
Disartria atáxica	Imprecisa	Irregular	Lento	Lento	Excessivo a normal	Excessivo a normal	Normal a Excessivo	Reduzido
Disartria hipocinética	Normal	Regular	Lento	Rápido	Reduzido	Muito reduzido	Reduzido (parético)	Excessivo
Disartria hipercinética (coréia)	Imprecisa por movimentos involuntários rápidos > lentos	Irregular	Lento	Lento	Reduzido a excessivo	Reduzido a normal	Normal	Excessivo
Disartria hipercinética distônica	Imprecisa por movimentos involuntários lentos	Irregular	Lento	Lento	Reduzido a excessivo	Reduzido a excessivo	Reduzido a excessivo	Freqüentemente excessivo

As diferentes disartrias apresentam déficits neuromusculares associados que auxiliam sua identificação, o que é resumido no Quadro 9-5. Desta forma, por exemplo, um paciente que apresenta uma disartria atáxica por uma lesão cerebelar mostrará na avaliação de fala movimentos individuais com direção inacurada e movimentos repetitivos de ritmo irregular, ambos com velocidade lenta, extensão excessiva ou normal, força normal ou excessiva e tono muscular reduzido.

Desta forma, indícios de comprometimento neurológico na produção da fala podem ser identificados em uma avaliação fonoaudiológica de rotina, devendo o fonoaudiólogo estar atento a esses aspectos sugestivos. Uma lista dos principais desvios que podem ser identificados na avaliação fonoaudiológica, com o principal significado clínico correspondente, encontram-se no Quadro 9-6.

Há diversos protocolos de avaliação fonoaudiológica com o objetivo de identificar aspectos neurológicos, porém o protocolo de avaliação de Duffy (1995), baseado nos procedimentos de rotina empregados na *Mayo Clinic*, Rochester, é um protocolo conciso e, ao mesmo tempo, abrangente o suficiente para avaliar os transtornos motores da voz e da fala (Quadro 9-7). Tal protocolo baseia-se em uma dimensão de análise essencialmente auditiva, considerando os diferentes aspectos da freqüência, intensidade, qualidade vocal, ressonância e pressão intra-oral, inteligibilidade de fala, respiração, prosódia, articulação e avaliação da diadococinesia, além de assinalar a presença de tiques vocais simples, palilalia e coprolalia, como explicaremos a seguir.

Quanto à avaliação das características auditivas da freqüência da emissão, deve-se identificar se a freqüência é adequada ao sexo e à idade, se ocorrem saltos de freqüência ou se, ao contrário, não se observa modulação de freqüência (monofreqüência), além da presença de tremor vocal, mioclônus ou dois tons à emissão (bitonalidade ou diplofonia). Já quanto à intensidade, geralmente é observada sua redução mas pode haver variação excessiva, quedas progressivas, monointensidade ou uso de intensidade alternada.

Os principais tipos de voz que caracterizam os pacientes neurológicos são a voz áspera e a voz rouca. Por vezes, observamos o que é chamado de "rouquidão molhada", um tipo de voz que, além da irregularidade vocal, permite ouvir a característica molhada por estase de saliva sobre as pregas vocais ou nos seios piriformes, podendo ocorrer aspiração traqueal. Ainda presente nas vozes neurológicas, podemos observar soprosidade constante ou ocasional, emissão de característica comprimida, tensa-estrangulada, falhas na produção vocal e presença de tremor rápido, o que é denominado *flutter*. Os aspectos ressonantais dessas vozes podem-se apresentar bastante desviados, com presença de hipernasalidade (raramente hiponasalidade) ou redução da pressão intra-oral na produção das consoantes. O desvio vocal pode prejudicar a inteligibilidade da fala em diversos graus, podendo haver comprometimento discreto nos casos leves de

Quadro 9-6. Indícios de comprometimento neurológico na avaliação clínica fonoaudiológica, com seu provável significado clínico

Indícios Neurológicos na Avaliação Fonoaudiológica	Provável Significado Clínico
Incoordenação pneumofônica com inspiração ou expiração fora do momento adequado	Alterações respiratórias centrais, geralmente no centro pneumotáxico do tronco cerebral
Ausência de tosse reflexa	Perda do mecanismo esfinctérico da laringe, comprometimento laríngeo bilateral, geralmente paralisia imediata de recorrente ou completa de laríngeos superiores e inferiores
Impossiblidade de pigarrear	Comprometimento da função esfinctérica da laringe, envolvimento laríngeo bilateral
Hipernasalidade e/ou reflexo de vômito diminuído ou ausente	Alteração da movimentação do véu, por lesão no plexo faríngeo ou nos núcleos da base, sistema piramidal ou extrapiramidal
Voz muito grave	Incapacidade de alongar pregas vocais, geralmente por paralisia de laríngeos superiores
Voz muito aguda	Incapacidade de encurtar as pregas vocais, predomínio da ação do cricotireóideo, geralmente compensatória à paralisia de recorrente
Bitonalidade	Regime vibratório duplo, diferença de tensão entre as pregas vocais, por desnervação
Monoaltura	Perda do controle de variação de freqüência (TA e CT) por alterações extrapiramidais
Monointensidade	Perda do controle de variação de intensidade (resistência glótica), por alterações extrapiramidais ou cerebelares
Intensidade reduzida	Redução da ativação neural por lesões nos gânglios da base
Saltos de freqüência ou intensidade	Perda de controle fino de freqüência e intensidade, com alteração central cerebelar
Voz com rouquidão molhada	Estase de saliva na laringe, comprometimento da função de deglutição, geralmente por alteração do neurônio motor inferior
Voz com soprosidade	Fenda glótica por falta de coaptação adequada, paresia ou paralisia laríngea
Tremor vocal, lento ou rápido	Falta de estabilidade laríngea, geralmente central, podendo ser extrapiramidal ou periférica
Voz áspera, comprimida, tensa-estrangulada	Predomínio da ação esfinctérica da laringe, geralmente por transtorno do neurônio motor superior
Qualidade vocal pastosa com consoantes imprecisas	Alteração na execução dos sons da fala, de origem central, por fraqueza ou alteração na velocidade
Erros consonantais – trocas articulatórias	Alteração na programação motora, de origem central, por dispraxia
Regurgitação de líquidos pelas narinas	Incompetência velar, por paralisia periférica do plexo faríngeo ou alterações centrais ou neurônio motor inferior
Sinais de disfagia orofaríngea	Alteração por predominância de ação esfincteriana ou por disartria flácida
Disfluência com voz comprimida, tensa-estrangulada	Predomínio da função esfincteriana da laringe, alterações altas

doença de Parkinson, ou severo, nos casos mais avançados dessa mesma doença, ou nos casos extremos de disartria hipercinética distônica. A respiração pode ser característica, com inspiração e expiração forçadas, fora da hora adequada durante a emissão da fala, com inspiração sonora, presença de estridor ou ruídos ao final da expiração.

A avaliação da prosódia envolve a combinação da respiração, voz e articulação. Desta forma, uma série de considerações sobre ritmo, pausas e silêncios inapropriados, variação inadequada de velocidade, jatos de fala (como em alguns pacientes com doença de Parkinson), excesso ou inadequação de acentuação ou, ainda, prosódia não compatível com a língua falada pelo indivíduo (o que pode caracterizar um quadro de disprosódia ou dialeto pseudo-estrangeiro) observada. A articulação dos sons da fala pode estar imprecisa, como no Parkinson, com presença de prolongamento de sons, como na distonia focal laríngea, ou repetição de sons ou interrupções articulatórias irregulares, com distorções das vogais. Muitas vezes, o comprimento das frases está alterado, quase sempre reduzido, e não há suporte aéreo suficiente para a emissão.

Os testes de diadococinesia (DDC), realizados por meio da repetição de movimentos rápidos e alternados (*alternate motion rates [AMR]*, repetição de "pa pa pa", "ta ta ta", "ca ca ca"); ou de movimentos sequenciais (*sequencial motion rates [SMR]*, repetição de "pa ta ca, pa ta ca, pa ta ca") podem ser executados com velocidade lenta, rápida ou irregular. A avaliação da diadococinesia em geral oferece informações importantes sobre o quadro (Freed, 2000): pacientes com disartria flácida ou espás-

Quadro 9-7. Protocolo da *Mayo Clinic* para a avaliação de desvios da fala de indivíduos com transtornos motores da fala (Duffy, 1995, com base em Darley, Aronson & Brown, 1969a e b)

Formulário de Avaliação para Características Desviantes da Fala	
Nome:	Diagnóstico fonoaudiológico: ....
	Diagnóstico neurológico: ....
Idade:	Data do exame: ....

Escala de Classificação de Disartria

Classifique assinalando um valor de 0 a 4 para cada uma das dimensões abaixo, sendo: 0 = normal; 1 = discreto; 2 = moderado; 3 = severo; e 4 = extremamente desviado. O sinal de "+" deve ser utilizado para indicar excessivo ou alto enquanto o sinal de "–" deve ser usado para indicar reduzido ou baixo, nos parâmetros apropriados.

Pitch	Nível de *pitch* (+/–)		Respiração	Inspiração/expiração forçadas ....
	Quebras de freqüência			Inspiração audível ....
	Monofreqüência			Estridor inalatório ....
	Tremor vocal			Grunhido ao final da expiração ....
	Mioclonus			
	Diplofonia		Prosódia	Ritmo ....
				Frases curtas ....
Loudness	Monointensidade			Aumento da velocidade em alguns segmentos ....
	Variação excessiva de intensidade			Velocidade elevada em toda a fala
	Queda de intensidade			Redução de ênfase
	Intensidade alternada			Variação de velocidade ....
	Loudness global (+/–)			Intervalos prolongados ....
				Pausas inapropriadas ....
Qualidade vocal	Voz áspera			Jatos de fala
	Voz rouca (molhada)			Excesso ou mesma ênfase/acentuação ....
	Voz soprosa (constante)			
	Voz soprosa (ocasional)		Articulação	Imprecisão de consoantes ....
	Voz tensa-estrangulada			Prolongamento de sons ....
	Quebras de sonoridade			Repetição de sons ....
	Flutter			Interrupções articulatórias irregulares ....
				Distorções de vogais ....
Ressonância e pressão intra-oral	Hipernasalidade			
	Hiponasalidade		Outros	DDC lenta ....
	Emissão nasal			DDC rápida ....
	Consoantes com pouca pressão intra-oral			DDC irregular ....
				Tiques vocais simples ....
Inteligibilidade				Palilalia ....
Aspectos bizarros				Coprolalia ....

tica geralmente apresentam a diadococinesia de movimentos alternados lenta e irregular; já os pacientes com disartria atáxica e hipercinética apresentam as sílabas repetidas de modo lento, mas irregular; finalmente, alguns indivíduos com disartria hipocinética podem repetir sílabas mais rápido que o normal, a ponto das emissões serem indistintas. Por outro lado, enquanto a avaliação da diadococinesia para movimentos alternados ("pa, pa, pa, pa") é reveladora para a caracterização de uma disartria, a observação da diadococinesia para movimentos seqüenciais ("pataca, pataca, pataca"), que envolve a habilidade de mover os articuladores dos sons da fala de modo seqüencial, expõe as dificuldades do paciente apráxico, o qual pode substituir os sons ou deslocar a ordem da seqüência, de modo mais acentuado que o observado na diadococinesia de movimentos alternados.

Podem ser ainda observados tiques vocais, como cliques laríngeos, grunhidos ou estalos; palilalia, ou seja, repetição de sons ou segmentos de fala, com aumento de velocidade e diminuição de intensidade; e coprolalia, um sintoma devastador que se constitui na emissão de palavras obscenas e relacionadas com as funções excretórias do corpo, como ocorre na síndrome de Gilles de la Tourette.

Desta forma, a avaliação perceptivo-auditiva da emissão do paciente disártrico pode auxiliar a categorizar o tipo de disartria (Quadro 9-8), o que pode ser uma importante contribuição para o diagnóstico neurológico e na orientação da conduta fonoaudiológica. Evidentemente, os estudos com análise perceptivo-auditiva variam quanto à especificidade e à sensitividade da tarefa e devem ser avaliados com cautela, mas a contribuição oferecida é inegável (Chenery, 1998).

Pelo Quadro 9-8 depreende-se que alterações na produção da fala, tais como voz tensa-estrangulada e nasalidade, imprecisão consonantal, alterações na velocidade e variações de freqüência são comumente observadas nos diversos tipos de disartria, na maioria dos casos. Por outro lado, algumas características como suporte respiratório pobre e comprometimento na inteligibilidade global de fala aparecem mais comumente em apenas alguns subtipos. Contudo, como muitas das características de fala desviadas se sobrepõem nos diferentes tipos de disartria, o raciocínio clínico e a experiência com esses diferentes tipos de emissões é essencial. Além disso, a severidade do desvio vocal pode confundir o avaliador, uma vez que uma disartria específica, em grau discreto, pode ser avaliada auditivamente como muito diferente da mesma disartria, em grau severo.

Quanto à avaliação laringológica, os mesmos procedimentos de rotina são empregados. Como regra geral, quando ne-

Quadro 9-8. Desvios nos diversos aspectos da produção da fala, de acordo com o tipo de disartria, com ocorrência maior de 80% (adaptado de Chenery, 2000)

Aspectos da Produção da Fala	Dimensão da Fala	Disartria Hipocinética	Disartria Atáxica	Disartria Espástica	Disartria por Traumatismo Cranioencefálico
Respiração	Suporte para a fala	x			
	Inspiração audível				
	Inspiração forçada				
	Grunhidos				
Fonação	Rouquidão	x			
	Soprosidade intermitente	x		x	
	Soprosidade contínua	x			
	Voz tensa-estrangulada	x	x	x	
	Aspereza	x	x	x	
	Rouquidão molhada				
	Crepitação			x	
Ressonância	Nasalidade	x	x	x	x
	Nasalidade mista				x
Articulação	Precisão das vogais		x		
	Duração dos sons		x		
	Precisão das consoantes	x	x	x	x
Prosódia					
Acentuação	Padrão geral de acentuação	x	x		x
Velocidade	Manutenção da velocidade	x			
	Velocidade geral	x	x	x	x
	Jatos de fala	x			
	Intervalos		x		
	Flutuações na velocidade	x			
Frases	Comprimento das frases	x	x	x	
Freqüência	Estabilidade				
	Variação	x	x	x	x
	Nível de freqüência	x	x	x	
	Flutuações				
	Quebras				
Intensidade	Estabilidade				
	Variação excessiva	x	x	x	
	Nível de intensidade				
	Flutuações				
	Quebras				
Inteligibilidade	Inteligibilidade global				x

nhuma lesão é observada na laringe de um paciente disfônico, causas funcionais, psicogênicas ou neurológicas devem ser investigadas, o que exige a visualização dinâmica das estruturas laríngeas, beneficiada pela nasofibrolaringoscopia (Smith & Ramig, 1996). Deve-se observar redução de movimentos, movimentos excessivos ou descontrolados, participação das estruturas supraglóticas, presença de tremor ou mioclonia e sinais de aspiração; na fala encadeada, merece atenção especial a forma como é realizada a coordenação dos movimentos articulatórios da fala.

Dos testes especiais de avaliação laringológica, destaca-se a eletromiografia, particularmente útil nos casos de imobilidade laríngea, em que se pode diferenciar entre fixação da articulação cricoaritenóidea e paralisia de prega vocal (Miller & Rosenfield, 1984; Koufman, 1993).

As principais características vocais, com a correspondente imagem laríngea, nas disartrias, estão no Quadro 9-9, informação organizada a partir da observação de diversos autores.

TRANSTORNOS VOCAIS NEUROLÓGICOS

A classificação tradicional dos transtornos vocais neurológicos baseia-se na causa. Embora tal sistema seja indubitavelmente útil, do ponto de vista fonoaudiológico, a classificação de acordo com a manifestação perceptivo-auditiva é mais prática.

Desta forma, apresentaremos os principais transtornos neurológicos, utilizando a taxonomia proposta por Aronson (1980).

Transtornos Vocais Neurológicos Relativamente Constantes

As alterações relativamente constantes apresentam a manutenção dos desvios da qualidade vocal, intensidade ou freqüência tanto na fala encadeada como na produção de vogais sustentadas, com flutuações em pouca extensão. Essa categoria foi classificada em quatro tipos, de acordo com Aronson (1980):

A) Disfonia flácida:
- Lesão no X par (nervo vago): paralisia
  - Lesões altas.
  - Nervo faríngeo.
  - Nervo laríngeo superior.
  - Nervo laríngeo inferior.
- Alteração na junção mioneural: *miastenia gravis*.
- Transtorno muscular.

B) Disfonia espástica pseudobulbar.
C) Disfonias mistas flácidas-espásticas por esclerose lateral amiotrófica (ELA).
D) Disfonias hipocinéticas por doença de Parkinson.

Disfonia flácida

As disfonias neurológicas flácidas produzem fraqueza muscular e são basicamente de dois tipos, envolvendo o nervo vago ou a junção mioneural. As alterações, portanto, podem localizar-se nos núcleos, nos axônios ou nas junções mioneurais, que formam a chamada unidade motora. A característica diferencial da disfonia flácida é que, ao contrário de outros tipos de disartria, o dano neural é geralmente isolado a um grupo específico de músculos. As principais características desses quadros são fraqueza muscular, hipotonia e reflexos diminuídos, podendo-se observar no exame do paciente atrofia, fasciculações e fibrilações, principalmente quando os corpos celulares neuronais estão danificados (Duffy, 1995). Logo, fasciculações e fibrilações em geral não estão presentes quando a alteração é especificamente muscular.

As principais manifestações e implicações clínicas das disfonias flácidas estão no Quadro 9-10.

Lesão no X par (nervo vago): paralisia

O nervo vago origina-se no núcleo ambíguo e emerge através do forame jugular na base do crânio, junto aos nervos cranianos IX e XI. Próximo à saída, o nervo vago divide-se em três ramos:

1. **Nervo faríngeo:** junta-se a ramos do tronco simpático dos nervos glossofaríngeos e laríngeos externos, formando o plexo faríngeo. Estas fibras nervosas são distribuídas pela faringe e para todos os músculos do palato mole, exceto o tensor do véu palatino, inervado pela parte motora do V par craniano.
2. **Nervo laríngeo superior:** origina-se no gânglio inferior e se divide em dois ramos: interno, com fibras sensórias, e externo, com fibras motoras.
   a) Nervo laríngeo superior, ramo interno, entra pela membrana tireóidea e se divide em dois ramos adicionais: superior, com fibras aferentes da mucosa laríngea das pregas vocais à região supraglótica, incluindo a epiglote, a valécula e o vestíbulo da laringe; e inferior, que supre as pregas ariepiglóticas e o dorso da cartilagem aritenóidea.
   b) Nervo laríngeo superior, ramo externo: é um ramo eferente ou motor e inerva o músculo cricotireóideo e também o constritor inferior da faringe.
3. **Nervo laríngeo inferior ou recorrente:** o laríngeo inferior é o ramo terminal do recorrente e não é um nervo simétrico, sendo que o lado direito ascende na frente da artéria subclávia e o esquerdo, na frente do arco da aorta. Ambos inervam todos os músculos intrínsecos da laringe, exceto o cricotireóideo.

As lesões no X par, em qualquer lugar do seu trajeto, causam paresia ou paralisia dos músculos laríngeos, bem como disfonia ou afonia. Essas disfonias neurológicas são as mais comuns da clínica fonoaudiológica e podem ter uma apresentação bastante variável, de acordo com a localização da lesão, no plexo faríngeo, no nervo laríngeo superior ou no nervo recorrente.

A incidência de paralisia de prega vocal na população em geral não é conhecida. Em crianças, as paralisias atingem cerca de 10% de todas as anomalias congênitas de laringe, perdendo somente para laringomalácia.

Quadro 9-9. Características vocais e imagem laríngea nas principais alterações neurológicas

Doença Neurológica	Características Vocais	Imagem Laríngea
Miastenia gravis	Estridor inalatório, voz soprosa, rouquidão, tremor e tremor rápido; extensão fonatória e dinâmica reduzidas (1); pode ocorrer nasalidade (2); tipicamente os desvios aumentam enquanto o indivíduo fala	Pregas vocais arqueadas e movimentos lentos durante a produção da voz; pode haver inadequação velar (12)
Distrofia muscular miotônica	Voz fraca, rouca e nasal (3)	Pregas arqueadas e musculatura intrínseca hipotônica (12)
Paralisia pseudobulbar – espástica	Aspereza, qualidade vocal tensa-estrangulada, freqüência muito grave, monoaltura, quebras de freqüência e tremor vocal (4); podem ocorrer nasalidade, monoaltura e intensidade reduzida (5); desvios aparecem conjuntamente aos sinais disártricos corporais	Hiperadução das pregas vocais e vestibulares (6)
Ataxia	Voz normal ou rouco-áspera, com disparos repentinos de intensidade e freqüência, tremor vocal; ou ainda, monoaltura, freqüência muito grave, com qualidade tensa-estrangulada e quebras de freqüência (6)	
Doença de Parkinson	Voz com intensidade reduzida, monoaltura, soprosidade, rouquidão e, em menor grau, tremor vocal (7,8)	Pregas vocais arqueadas, grande amplitude de vibração, assimetria laríngea e tremor (18)
Coréia de Huntington	Inspiração ou expiração forçada repentinas, voz áspera, qualidade vocal tensa-estrangulada, variações excessivas de intensidade, monoaltura, monointensidade, acentuação reduzida das palavras, soprosidade transiente e bloqueios (4,9,10)	Tremor em diversas estruturas, como a parte posterior da língua, as paredes da faringe e as estruturas laríngeas (19)
Tremor essencial	Voz e fala trêmulas, de freqüência e intensidade variáveis, podendo haver bloqueios na fonação (6, 11,12)	Tremor de tireoaritenóideos e outros músculos da laringe (20,21)
Esclerose lateral amiotrófica	Voz áspera, soprosa e/ou trêmula, podendo haver qualidade vocal tensa-estrangulada, inspiração audível e freqüência muito aguda ou muito grave (13); pode também haver rouquidão molhada e hipernasalidade (14), ou tremor rápido na vogal sustentada (15)	Na variante espástica pode ocorrer hiperadução com participação de pregas vestibulares; na variante flácida há redução dos movimentos de adução e abdução (6)
Esclerose múltipla	Controle de intensidade limitado, freqüência inadequada e soprosidade (16); pode também aparecer voz áspera e hipernasalidade (17)	Hipoadução de pregas vocais (22)

1. Walton (1977)
2. Aronson (1971)
3. Ramig, Scherer, Titze & Ringel, 1988
4. Aronson, Brown, Litin & Pearson (1968)
5. Aring (1965)
6. Aronson (1990)
7. Logemann, Fisher, Boshes & Blonsky (1978)
8. Darley, Aronson & Brown (1969a)
9. Aronson (1985)
10. Ramig (1986)
11. Brown & Simonson (1963)
12. Colton & Casper (1996)
13. Carrow, Rivera, Mauldin & Shamblin (1974)
14. Darley, Aronson & Brown (1975)
15. Aronson, Ramig, Winholtz & Silber (1992)
16. Darley, Brown & Goldstein (1972)
17. Farmakides & Boone (1960)
18. Smith, Ramig, Dromey, Perez & Samandari, 1995
19. Ardran, Kinsbourne & Rushworth (1966)
20. Koda & Ludlow (1992)
21. Ludlow, Bassich, Connor & Coulter (1986)
22. Ramig, Pawlas & Countryman, 1995

A prega vocal esquerda é mais freqüentemente paralisada do que a direita na razão de 2:1, estando provavelmente associada ao fato de o nervo laríngeo inferior esquerdo, responsável pela sua inervação, apresentar um percurso maior do que o direito e, desta maneira, estar mais exposto a possíveis lesões (Greene & Mathieson, 1989; Stockley, 1992).

Nas paralisias unilaterais, as causas mais freqüentemente observadas na literatura incluem trauma mecânico, quadros inflamatórios e tóxicos, neoplasma, traumas externos, traumas cirúrgicos e causas idiopáticas (Johns & Rood, 1987). Se considerarmos as paralisias bilaterais, apesar de as causas centrais serem mais comuns, a tireoidectomia responde por cerca de 70% dos casos (Tucker, 1980).

O exame otorrinolaringológico tem o objetivo de estabelecer um diagnóstico do quadro apresentado pelo paciente, assim como o diagnóstico diferencial de outras lesões de laringe. A imagem mais comum é a da paralisia unilateral de laríngeo inferior, com prega em posição paramediana (Fig. 9-1A e B); contudo, imagens mais atípicas como a de paresia bilateral de laríngeo superior podem ser encontradas e confundidas com quadros funcionais (Fig. 9-1C). Brewer & Gould (1974) acreditam que a falta de variação de abertura da cavidade do seio piriforme é habitualmente um sinal de paralisia laríngea, diferenciando o diagnóstico de uma anquilose ou deslocamento da cartilagem aritenóidea. Na anquilose, a rigidez na articulação cricoaritenóidea impede a movimentação da aritenóide e produz uma imobilidade na prega vocal, à semelhança do que ocorre na paralisia de prega vocal, entretanto o seio piriforme apresenta configuração normal. De acordo com Johns & Rood (1987), o clínico deverá observar os seguintes aspectos: posição da prega vocal na inspiração e na fonação, tensão e alongamento da prega vocal durante a produção de diversas freqüências, posição e mobilidade das aritenóideas tanto na inspiração quanto na fonação, nível da prega vocal durante a fonação, simetria da laringe e ausência ou presença de rotação ântero-posterior, mobilidade de epiglote durante a fonação e ocorrência de aspiração ou acúmulo de líquidos e secreção nos seios piriformes.

O provável grau de fibrose da prega vocal paralisada também deve ser considerado na compreensão da imagem laríngea observada e no *output* vocal resultante. Devemos lembrar que a túnica mucosa da prega vocal apresenta vibração passiva, enquanto seu corpo, ou seja, o músculo tireoaritenóideo apresenta tanto vibração passiva como ativa. Assim sendo, após a desnervação, a prega vocal fica flácida e com predomínio de uma vibração única no plano vertical, deslocando-se como uma bandeira ao vento, pela simples passagem do ar. À fonação, a qualidade vocal é rouco-soprosa, com grande turbulência e incoordenação e, o paciente queixa-se de falta de ar em virtude da necessidade constante de recarga respiratória.

Como a prega vocal paralisada tende a sofrer atrofia pelo comprometimento da inervação, dependendo do grau desta atrofia muscular, pode haver variação importante quanto ao formato da borda livre da prega vocal, podendo se apresentar arqueada ou retilínea. Em casos de borda livre arqueada, esta assume o aspecto de arco com lateralização da parte central. Há ainda um maior prejuízo na coaptação glótica, sendo possível observar a presença de fenda fusiforme (hemifuso). Já em casos de borda livre retilínea, não são observados desvios desde a comissura anterior até o processo vocal, sendo que a coaptação glótica pode ser facilitada pela compensação da prega vocal sadia.

É possível a necessidade de exames adicionais para complementação de diagnóstico como avaliação radiológica e eletromiográfica. De acordo com De Biase, Pontes & Nóbrega (1999), a eletromiografia é um procedimento extremamente útil para o correto diagnóstico da paralisia e deveria ser realizado em todos os músculos adutores da laringe na hipótese da paralisia. Verhulst, Lecoq, Marraco & Maurice (1997) acreditam que ela deva ser realizada sempre antes da indicação cirúrgica.

A preocupação quanto à posição da prega vocal paralisada e a tentativa de compreensão deste fenômeno datam dos primórdios da laringologia, quando Sir Felix Semon, em 1881 (Kirchner, 1982), descreveu a chamada lei de Semon, afirmando que "uma lesão incompleta do nervo laríngeo resulta numa paralisia abdutora, enquanto que uma lesão completa resulta numa paralisia abdutora e adutora". No entanto, a teoria de Wagner-Grossmann suplementou a lei de Semon e afirma que uma interrupção isolada do nervo laríngeo recorrente resulta em paralisia de prega vocal em posição paramediana. Isto ocorre porque o músculo cricotireóideo possui uma função adutora e não está comprometido. Ainda de acordo com Wagner-Grossmann, quando ocorre paralisia combinada de laríngeo superior e inferior pode ser observada uma paralisia em posição intermediária, ou seja, mais afastada da linha média. Cody (1946) afirmava ser impossível diagnosticar o local da lesão do nervo com base exclusiva na posição da prega vocal paralisada.

Ainda hoje a posição da prega vocal paralisada é um tema controverso e, de acordo com Greene & Mathieson (1992), não está sujeita a nenhuma lei neurológica fixa, ou lei evolucionária, ou qualquer outro tipo de norma, mas é determinada inteiramente por uma combinação de fatores anatômicos e neuropatológicos. Destes, podemos destacar a inervação residual e o grau de reinervação, bastante variável no nervo laríngeo, bem como a fibrose dos músculos desnervados (Crumnley, 1984 e 1994; Schiratzki & Fritzell, 1988). Além disso, o envolvimento do nervo laríngeo superior deve ser considerado, já que a contração do músculo cricotireóideo contribui para a adução das pregas vocais e para a forma da borda livre da prega vocal paralisada. Contudo, aspectos mais simples, como a retração muscular e a substituição das fibras musculares desnervadas por tecido de fibrose, podem ter igual ou maior influência no resultado final da configuração glótica.

Geralmente a posição da prega vocal paralisada é tão mais afastada da linha mediana quanto maior o comprometimento neural. Assim sendo, nas paralisias unilaterais com envolvimento apenas do nervo laríngeo recorrente, a prega vocal paralisada situa-se em posição mediana ou paramediana. Já nas paralisias unilaterais completas, com envolvimento comprovado dos nervos laríngeos superior e inferior, ocorre remissão

Quadro 9-10. Efeitos da lesão do nervo vago na fonação e na ressonância (Aronson, 1990)

Nível da Lesão	Efeito nas Pregas Vocais Unilateral	Efeito nas Pregas Vocais Bilateral	Efeito na Fonação Unilateral	Efeito na Fonação Bilateral	Efeito no Palato Mole Unilateral	Efeito no Palato Mole Bilateral	Efeito na Ressonância Nasal	Sinais Associados	Conduta Unilateral	Conduta Bilateral
I. Acima da origem dos nervos faríngeo, laríngeo superior e inferior	Uma prega vocal fixada em abdução	Ambas as pregas vocais fixadas em abdução	Soprosidade moderada, freqüência e intensidades reduzidas	Soprosa acentuada, sussurrada (afonia)	Um lado rebaixado, imóvel	Ambos os lados rebaixados, imóveis	Hipernasalidade, emissão nasal	Pigarro e tosse ausentes, fracos ou diminuídos; atraso no início da fase faríngea da deglutição, regurgitação nasal, aspiração de secreções, paralisia faríngea	Possibilidade de compensação por fonoterapia, que, por vezes, precisa ser auxiliada por procedimentos cirúrgicos ou protéticos	Fonoterapia isolada não é efetiva
II. Acima da origem do laríngeo superior e inferior, mas abaixo da origem do faríngeo	Uma prega vocal fixada em abdução	Ambas as pregas vocais fixadas em abdução	Soprosidade moderada; freqüência e intensidade reduzidas	Soprosa extrema à sussurrada (afonia)	Nenhum	Nenhum	Nenhum	Pigarro e tosse ausentes, fracos ou diminuídos; aspiração de secreções	Idem acima	Idem acima
III. Nervo laríngeo superior	Pregas vocais hábeis para aduzir prega afetada encurtada; pode haver imagem de glote oblíqua com rotação da comissura anterior para o lado sadio	Ausência de inclinação na cartilagem tireóidea e cricóidea; dificuldade para visualizar o comprimento das pregas vocais pela inclinação da epiglote	Soprosa, rouca; com dificuldade de afinação	Soprosa, rouca, intensidade reduzida, extensão vocal reduzida; freqüência muito grave	Nenhum	Nenhum	Nenhum	Pode haver aspiração	Geralmente há compensação que pode ser auxiliada por terapia	Resultados pouco efetivos no controle de freqüência e deslocamento para agudos; necessária intervenção cirúrgica
IV. Nervo laríngeo inferior	Uma prega vocal fixada em posição paramediana ou mediana	Ambas as pregas vocais fixadas em posição paramediana ou mediana	Soprosidade, rouquidão, intensidade reduzida e bitonalidade em alguns casos	Soprosidade, rouquidão e intensidade reduzida. A freqüência tende ao agudo	Nenhum	Nenhum	Nenhum	UNI: fluxo aéreo marginal, tosse fraca. BIL: dificuldades respiratórias graves, estridor inalatório, necessidade de traqueostomia	Excelente, podendo ser limitado quando há arqueamento importante por atrofia muscular ou nos raros casos de posição intermediária	É possível conseguir equilíbrio fonatório e respiratório dependendo da personalidade do paciente e de suas atividades físicas
V. Junção mioneural (miastenia gravis)	Não aplicável	Restrição dos movimentos de adução-abdução	Não aplicável	Soprosidade, rouquidão e intensidade reduzida, piora dos sintomas com fala continuada	Não aplicável	Ambos os lados rebaixados ou com mobilidade reduzida	Hipernasalidade; emissão nasal com piora dos sintomas na fala continuada	Dificuldade na deglutição, regurgitação nasal de alimentos, estridor inalatório, alteração na articulação	A fonoterapia pode contribuir para maximizar a produção fonoarticulatória e deve ser realizada em sessões muito curtas	

9 ✓ DISFONIAS NEUROLÓGICAS

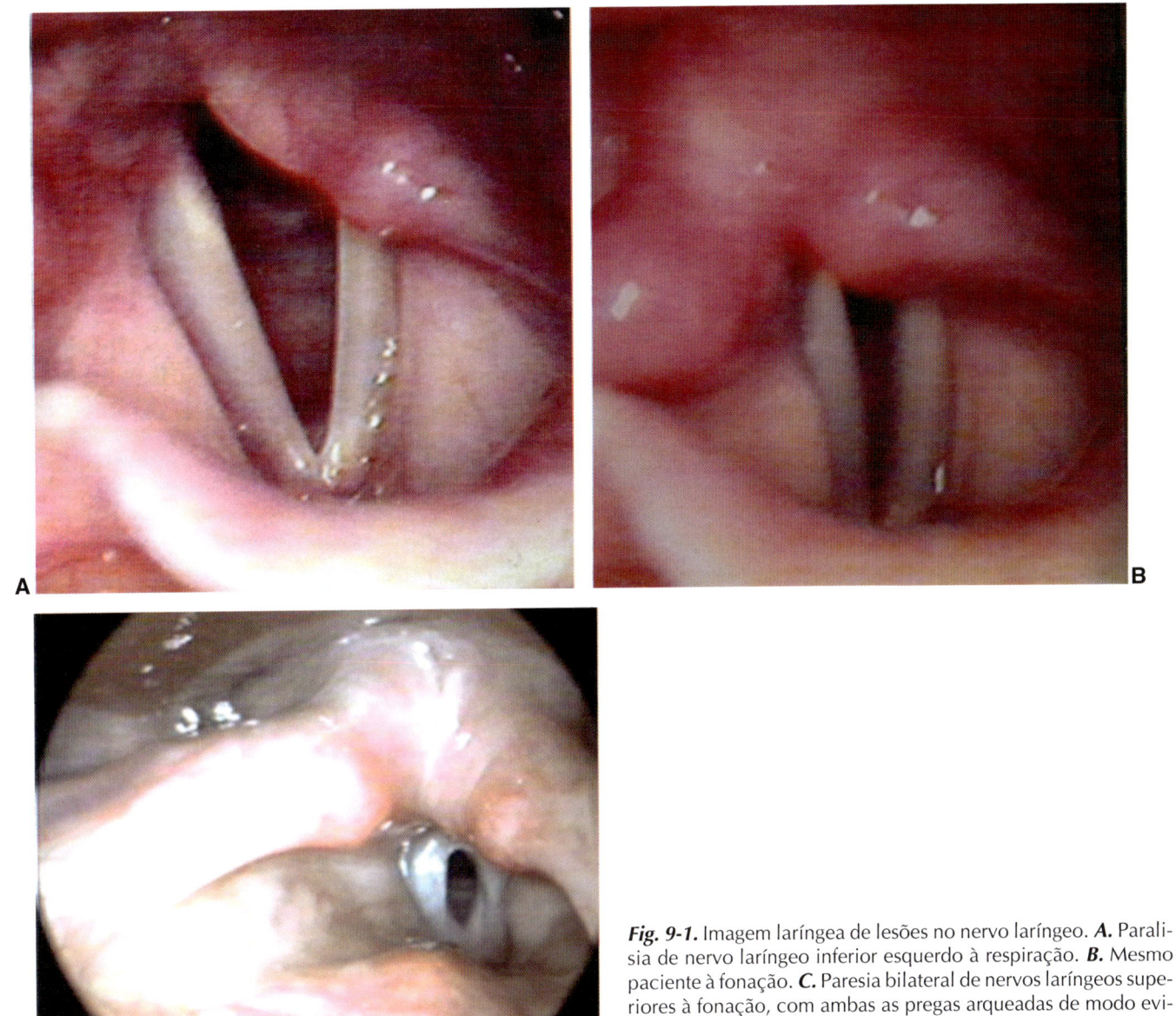

Fig. 9-1. Imagem laríngea de lesões no nervo laríngeo. **A.** Paralisia de nervo laríngeo inferior esquerdo à respiração. **B.** Mesmo paciente à fonação. **C.** Paresia bilateral de nervos laríngeos superiores à fonação, com ambas as pregas arqueadas de modo evidente (arquivo Paulo Pontes).

total das forças de adução, além de ausência da atividade do cricotireóideo (Tucker & Lavertu, 1992), gerando maior afastamento das pregas vocais da linha mediana e maiores dificuldades de reabilitação vocal. Nestes casos, de acordo com Dedo (1970), a posição da prega vocal paralisada é intermediária, com forma de borda livre arqueada. Por outro lado, uma situação interessante ocorre na paralisia do nervo laríngeo superior, na qual o diagnóstico é favorecido pela história típica (Tucker & Lavertu, 1992), e, em alguns casos, observando-se uma imagem referida como glote oblíqua (Aronson, 1990). Nesta situação, ambas as pregas vocais aduzem à fonação, porém a porção anterior da laringe gira para o lado sadio.

Assim sendo, a posição típica da prega vocal paralisada por lesão de nervo laríngeo inferior é mediana ou, em segundo lugar, paramediana. Na casuística de Bortoncello (2000), a prega vocal paralisada foi observada em posição mediana na metade da amostra (52,44%), seguida pela posição paramediana (28,05%), intermediária (14,65%) e por poucos casos de paralisia em posição de abdução (4,87%).

Quanto à borda livre da prega paralisada, podemos observar uma forma retilínea ou arqueada. A imagem de arqueamento de prega vocal é muitas vezes considerada erroneamente um sinal patognomônico de envolvimento do nervo laríngeo superior, mas pode ser decorrente exclusivamente da atrofia muscular do músculo tireoaritenóideo da prega vocal paralisada (Tanaka, Hirano & Cjijiwa, 1994).

De acordo com Brewer, Woo, Casper & Colton (1991), as descrições clássicas da aparência e posição da prega vocal paralisada variam. A fixação da prega vocal paralisada pode ocorrer, de modo geral, em cinco posições diferentes, de acordo com Thomson, Negus & Bateman (1955), a saber: posições mediana, paramediana, intermediária, de abdução e de abdução forçada. As posições mais freqüentes são as duas primeiras, observando-se ainda alguns indivíduos com prega paralisada em posição intermediária e, raramente, em posição de abdução ou abdução forçada.

- *Posição mediana, adutora ou fonatória (Fig. 9-2A):* a prega vocal encontra-se na posição mediana, com excelente prognóstico de estabilização vocal através de fonoterapia, podendo haver recuperação vocal espontânea. Nos casos de paralisia bilateral em posição mediana, embora a voz possa ser socialmente aceita (apesar de levemente aguda), a respiração pode ficar bastante comprometida, podendo ser necessária uma traqueostomia. Nessa situação de paralisia bilateral com restrição respiratória, qualquer que seja o procedimento empregado para o alívio respiratório, evidentemente, produzirá um decréscimo na qualidade vocal.
- *Posição paramediana (Fig. 9-2B):* a prega vocal encontra-se ligeiramente lateralizada em relação à linha mediana. Sua ocorrência é bastante freqüente, com bom prognóstico para reabilitação vocal; nos casos de paralisia bilateral em posição paramediana, o espaço posterior é, em média, de 4 mm, possibilitando uma respiração suficiente para as atividades de vida diária.
- *Posição intermediária ou cadavérica (Fig. 9-2C):* a prega vocal paralisada encontra-se entre a posição paramediana e a de abdução, conforme observado em cadáveres; ocorre grande limitação vocal, com qualidade soprosa e intensidade vocal reduzida; nesta situação, uma intervenção cirúrgica é geralmente considerada, com poucas chances de evolução satisfatória por meio de fonoterapia.
- *Posição em abdução (Fig. 9-2D):* a prega vocal encontra-se em posição além da cadavérica, como é observado na respiração silenciosa; é uma posição pouco freqüente e com grande limitação vocal.
- *Posição em abdução forçada (Fig. 9-2E):* a prega vocal está lateralizada ao máximo, como se observa na situação de máxima inspiração quando se requer grande volume de ar nos pulmões. Sua ocorrência é rara e a intervenção cirúrgica é mandatória.

Um esquema básico das diferentes posições da prega vocal paralisada é apresentado na Fig. 9-2.

Situações específicas podem ainda ocorrer, como um caso interessante de paralisia unilateral de prega vocal, com movimentação bilateral da cartilagem aritenóidea, descrito por De Biase, Pontes & Nóbrega (1999), que emitiram um diagnóstico específico de paralisia do músculo cricoaritenóideo lateral com o auxílio de avaliação eletromiográfica.

Além dos fatores diretamente relacionados com a ocorrência da paralisia, uma série de compensações naturais pode ocorrer, modificando a configuração laríngea inicialmente esperada. Vários autores observam o envolvimento da musculatura extrínseca da laringe provavelmente para auxiliar no fechamento glótico (Behlau & Pontes, 1995; Riad & Kotby, 1995; Spina & Crespo, 1999). Pinho, Pontes, Gadelha & De Biase (1999) relataram que a medialização das pregas vestibulares

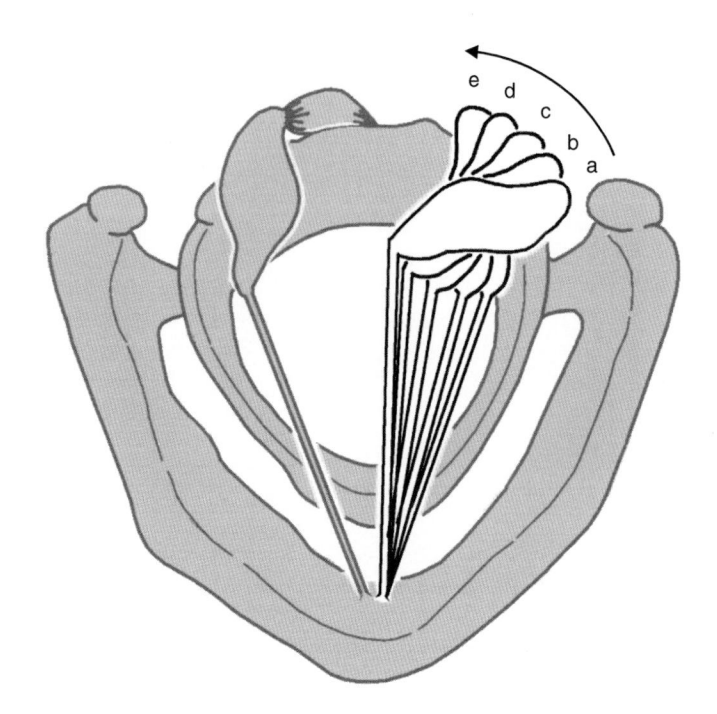

Fig. 9-2. Esquema das diferentes posições da prega vocal paralisada; *a,* mediana; *b,* paramediana; *c,* intermediária; *d,* em abdução; *e,* em abdução forçada.

auxilia no fechamento glótico, mesmo sem sua vibração, podendo ocorrer apenas no lado da prega vocal paralisada ou bilateralmente, em virtude de uma atividade remanescente do músculo vocal do lado paralisado, ou, considerando que a prega vocal está totalmente paralisada, por causa de uma contração da musculatura extrínseca. Bortoncello (2000) observou maior ocorrência de aproximação de estruturas supraglóticas no lado contralateral ao lado paralisado.

Alguns autores acreditam que haja também um comportamento compensatório da prega vocal sadia, ou seja, que ela seja capaz de ultrapassar a linha média da glote (Woodson, 1993; Benninger & Schwimmer, 1995; Spina & Crespo, 1999). Bortoncello (2000), em análise visoperceptiva de exames clínicos de paralisia de prega vocal, concluiu que o cruzamento da prega vocal sadia pode ser visualmente observado em 42,50% dos casos, quando a posição da prega vocal paralisada situa-se em posição paramediana, ou nos casos de paralisia em posição mediana com borda livre arqueada. Luchsinger & Arnold (1965) afirmam que o mecanismo exato deste cruzamento depende da posição da aritenóide paralisada; contudo, este dado é controverso. Outros autores afirmam não haver dados suficientes para comprovar o cruzamento da prega vocal sadia (Casper, Colton & Brewer, 1985; Riad & Kotby, 1995; Colton & Casper, 1996).

Ainda quanto às observações visuais dos exames desses pacientes, na maior parte das vezes, a aritenóide paralisada encontra-se praticamente no mesmo nível horizontal da outra aritenóide, porém algumas vezes aparece anteriorizada, com seu ápice rebaixado, criando uma imagem de deslocamento anterior sobre a prega vocal comprometida, como se houvesse desabado sobre ela. Tais casos parecem apresentar um comprometimento neurológico mais global, com envolvimento de todos os ramos do nervo laríngeo.

- *Causas das disfonias flácidas por lesões no X par ou em seus ramos:* traumas cirúrgicos (cirurgias cervicais, otorrinolaringológicas ou cardíacas) ou não-cirúrgicos (traumas cranianos e de pescoço), processos degenerativos, inflamatórios, infecciosos, tóxicos, metabólicos, tumorais, virais, vasculares e malformações anatômicas.
- *Efeitos das lesões no X par ou em seus ramos na produção vocal:* disfonia ou afonia.
- *Anormalidades laríngeas:* paralisia ou paresia de prega vocal, uni ou bilateral.
- *Tratamentos:* reabilitação vocal e/ou cirurgia.

Lesões altas

As lesões altas do nervo vago são lesões acima da origem dos ramos faríngeo, laríngeo superior, laríngeo inferior e podem ser intramedulares, extramedulares ou ainda extracranianas, quando já fora do crânio, porém afetando o nervo vago como um todo, antes da separação em seus ramos. Um exemplo de lesão alta é a síndrome de Wallenberg, uma alteração vascular que leva à uma disartria flácida por isquemia da artéria cerebelar posterior inferior. O quadro é de instalação súbita, como a maioria das isquemias cerebrais, acometendo indivíduos com idade superior a 40 anos, com manifestações iniciais que se caracterizam por paresia do palato mole e da prega vocal; ocorre ainda nesta síndrome em hipoestesia superficial em tronco e membros e na face ipsilateral (Aronson, 1990; Brazis, 1992).

- *Causas das disfonias por paralisias por lesões altas:* doenças vasculares, tais como hemorragia, trombose e malformação arteriovenosa; doenças traumáticas; neoplasias primárias ou metástase; alterações congênitas dos ossos, tais como "malformação Arnold-Chiari"; doenças inflamatórias, tais como poliomielite e síndrome Guillain-Barré; doenças degenerativas, tais como esclerose lateral amiotrófica; doenças metabólicas, tais como *miastenia gravis*; doenças tóxicas, tais como o envenenamento por arsênico ou botulismo, e outras.
- *Efeito de lesão nesse nível na produção vocal:* efeitos são homolaterais à lesão e múltiplos, consistindo em nasalidade por paralisia do véu; disfonia com voz rouco-soprosa, podendo ocorrer tremor e bitonalidade por prega paralisada afastada da linha média e por ausência de suprimento nervoso em todos os músculos da laringe; e engasgos por ausência de aferência sensorial. Em casos de lesões bilaterais pode haver afonia e disfagia severa.
- *Anormalidades laríngeas:* paralisia em abdução ou paralisia adutora uni ou bilateral.
- *Palato mole:* rebaixado uni ou bilateral.
- *Sinais associados:* ausência de tosse e golpe de glote, dificuldade para engolir, regurgitação nasal, aspiração e paralisia faríngea.
- *Tratamentos:* medicamentoso, reabilitação vocal e/ou cirurgia.

Nervo faríngeo

Segundo Aronson (1990), as lesões abaixo do ramo do nervo faríngeo acometem principalmente o músculo cricotireóideo e a musculatura intrínseca da laringe.

- *Causas das disfonias por paralisia no nervo faríngeo:* trauma cirúrgico, infecções e doenças idiopáticas.
- *Efeito de lesão nesse nível na produção vocal:* em casos de lesão unilateral, soprosidade moderada, freqüência grave e intensidade reduzida; nos casos bilaterais, pode-se chegar à afonia.
- *Anormalidades laríngeas:* paralisia em abdução ou paralisia adutora uni ou bilateral.
- *Tratamentos:* reabilitação vocal e/ou cirurgia.

Nervo laríngeo superior

A paralisia do nervo laríngeo superior é bem menos freqüente que a do nervo laríngeo inferior. O músculo acometido é o cricotireóideo.

- *Causas de paralisia de laríngeo superior:* trauma cirúrgico (tireoidectomia ou cirurgias na carótida), traumas perfurantes no pescoço (tiros ou objetos cortantes), virais, idiopáticas.

PARALISIA DO NERVO LARÍNGEO SUPERIOR UNILATERAL

- *Sinais e sintomas:* paralisia do músculo cricotireóideo com voz pouco alterada na emissão coloquial, podendo haver perda parcial da emissão e controle dos agudos, além de voz rouca, bitonalidade, diplofonia ou soprosidade, em grau leve. Pode haver comprometimento da afinação da voz, o que é particularmente limitante em cantores (Fig. 9-3), mas, a emissão não fica grave, já que uma das pregas vocais apresenta seu funcionamento normal, compensando o déficit contralateral. Em virtude da alteração no controle proprioceptivo da laringe, com uma redução da sensibilidade laríngea, pode haver engasgos e pequena aspiração.

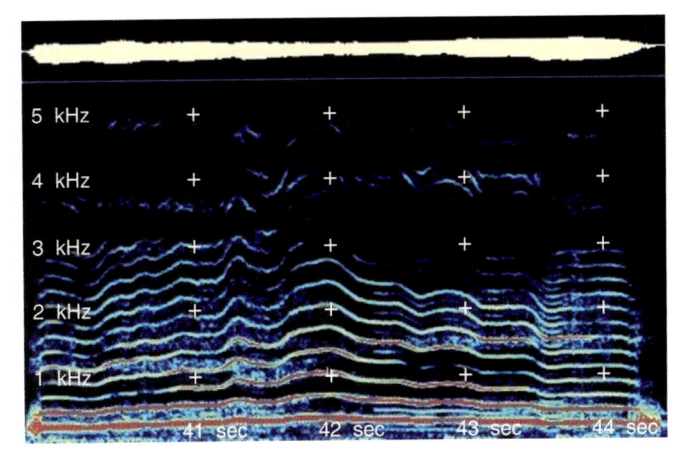

Fig. 9-3. Espectrografia de paciente com paralisia de laríngeo superior durante a produção de escala ascendente e descendente (GRAM 5.1.7); observar a irregularidade no deslocamento das freqüências e a restrição para os agudos.

- *Imagem laríngea:* arqueamento da prega vocal e glote oblíqua, com rotação da região posterior para o lado paralisado ou da comissura anterior para o lado sadio; porém, esta imagem não é freqüentemente observada; pode ser diagnosticada erroneamente como disfonia funcional com fenda do tipo fusiforme ou irregular, o que justificaria queixa de fadiga vocal.
- *Fonoterapia:* objetivo de tentar estabilizar a emissão; tratamento pouco efetivo, com resultados questionáveis; aproximadamente 60% dos casos de paralisia unilateral do nervo laríngeo superior apresentam recuperação espontânea no período de ano. A terapia vocal para a reabilitação destes quadros pode ser limitada, uma vez que há um comprometimento da sensibilidade laríngea e da ação do músculo cricotireóideo. Trabalho de escalas musicais e de aumento de resistência glótica, incluindo controle de tempo máximo de fonação, podem oferecer bons resultados.
- *Cirurgia:* não há indicação.
- Paralisia do ramo externo do nervo laríngeo superior unilateral
- *Sinais e sintomas:* diplofonia e fadiga vocal; dificuldade em modulação.
- *Imagem laríngea:* glote oblíqua com rotação da região posterior para o lado paralisado.
- *Fonoterapia:* pouco efetiva, podem ser tentadas as técnicas apontadas anteriormente.
- *Cirurgia:* não há indicação.

Paralisia do Nervo Laríngeo Superior Bilateral

Lesões bilaterais deste nervo são raras em razão de seu trajeto mais profundo, que o protege de traumas cirúrgicos quando da remoção de tumores da tireóide; porém, nas raras situações em que a lesão é bilateral, a limitação vocal é irreversível, contudo pode haver comprometimento menor, como nas paresias (Fig. 9-1C). Não há tratamento efetivo para esta lesão (Stockley, 1992; Cernea, Ferraz & Furlani, 1992).

- *Sinais e sintomas:* perda dos sons agudos e redução da tensão das pregas vocais, com qualidade vocal rouca severa crepitante, freqüência fundamental grave e praticamente nenhuma modulação, baixa intensidade vocal; engasgos e aspiração constantes; a disfonia pode ser muito severa.
- *Imagem laríngea:* arqueamento bilateral amplo de pregas vocais, com aspiração severa visível.
- *Fonoterapia:* resultados questionáveis, sem nenhuma opção de tratamento satisfatória.
- *Cirurgia:* implante de prótese de hidrongel em casos selecionados; traqueostomia para evitar aspiração, com inserção de válvula fonatória.

Paralisia do Ramo Externo do Nervo Laríngeo Superior Bilateral

- *Sinais e sintomas:* diplofonia e fadiga vocal em graus severos; comprometimento importante da modulação vocal para o canto.
- *Imagem laríngea:* glote oblíqua com rotação da região posterior para o lado paralisado; arqueamento de prega vocal pode ser observado.
- *Fonoterapia:* pouco efetiva, pode-se tentar controle vocal com exercícios repetitivos de exigência progressiva.
- *Cirurgia:* não há indicação.

Nervo laríngeo inferior ou recorrente

É um nervo assimétrico bilateralmente, sendo o percurso do nervo esquerdo bem mais longo que o direito, contornando o direito a artéria subclávia e o esquerdo o arco da aorta, antes de entrar na laringe. Lesões nesse nervo produzem paralisia ipsilateral de todos os músculos intrínsecos da laringe, à exceção do aritenóideo, que recebe inervação contralateral e do músculo cricotireóideo, inervado pelo nervo laríngeo superior. Esse nervo também é responsável pela inervação sensorial da mucosa abaixo do nível das pregas vocais.

- *Causas da paralisia do nervo laríngeo inferior:* traumas durante cirurgias, tumores do próprio nervo ou que afetam o mesmo, doenças vasculares, infecções, doenças metabólicas e disfunções idiopáticas.

Paralisia do nervo laríngeo inferior unilateral

É a paralisia laríngea mais comum em decorrência do próprio trajeto desse ramo, o que oferece maiores chances de lesão no transoperatório de tumores da glândula tireóide, ou ainda por tumores de mediastino. A prega paralisada está em adução e apresenta dificuldade de abdução.

- *Sinais e sintomas:* variam de acordo com a posição da prega vocal paralisada, podendo haver maior ou menor grau de soprosidade, rouquidão e diplofonia. A qualidade vocal rouco-soprosa em grau severo é mais observada na paralisia recente; uma voz com qualidade de normal à soprosa discreta é comum nas paralisias antigas compensadas, e, às vezes, é possível observar também voz aguda, em registro de falsete, em uma média de 5% dos casos, o que é uma compensação conhecida pelo nome de falsete paralítico (Behlau, Pontes & Gananças, 1988). O componente soprosidade é geralmente mais presente nos casos de posição mais afastada da prega vocal paralisada; por outro lado, a presença de bitonalidade indica pregas vocais próximas entre si, porém desniveladas verticalmente, ou com diferença de tensão. Pode haver recuperação espontânea da atividade neural em até um ano após a paralisia (Stoicheff, 1992), embora excepcionalmente já tenhamos observado uma reinervação após três anos de paralisia por cirurgia de descompressão de vértebra cervical.
- *Imagem laríngea:* paralisia da prega vocal direita ou esquerda, com ou sem compensação supraglótica, contralateral ou global, com ou sem desnivelamento vertical da prega paralisada.
- *Fonoterapia:* pode haver recuperação espontânea em até um ano, entretanto, a conduta expectante não é aconselhável, sendo cada vez menos utilizada; à exceção dos casos em que os desvios vocais são discretos, ou quando a demanda vocal é reduzida e não há sinais de aspiração. O

encaminhamento precoce para a reabilitação vocal é vantajoso, mesmo nas situações que se espera o retorno ao funcionamento normal, para evitar o desenvolvimento de compensações vocais e laríngeas potencialmente negativas. O resultado da fonoterapia é geralmente bastante rápido e satisfatório (Fig. 9-4).

Quando de fato ocorreu secção do nervo laríngeo inferior, como nas cirurgias de câncer de tumor de glândula tireóide, podem ser utilizados exercícios que estimulem diretamente a coaptação glótica, visando à compensação pela estimulação da prega vocal sadia, ou por uma resposta global da musculatura laríngea, intrínseca e extrínseca. Tradicionalmente, a reabilitação dos casos de paralisia envolve exercícios de esforço, com diferentes variações da técnica clássica de empuxo. Contudo, o emprego desse tipo de exercício deve ser cuidadosamente acompanhado, pois há riscos potenciais decorrentes do uso excessivo da técnica, com o possível desenvolvimento de compensação supraglótica negativa, hemorragia submucosa, edema de borda livre ou até mesmo nódulos vocais. Embora exercícios de empuxo e deglutição incompleta sonorizada possam ser bastante efetivos, nos casos de maior grau de afastamento da prega vocal paralisada, técnicas mais suaves são preferidas nos casos de menor comprometimento. Como um primeiro passo na terapia desses pacientes, procuramos a produção de uma voz menos alterada, a partir da exploração do campo dinâmico do paciente, testando a emissão com intensidade reduzida e em diferentes freqüências, observando em que região a voz é produzida com menor desvio. O paciente é orientado a falar nessa região, em casa e no trabalho, enquanto paralelamente trabalha-se na compensação do déficit de coaptação. Dentre as técnicas suaves empregadas nas paralisias unilaterais, nossa experiência aponta para os trabalhos de sons hiperagudos, fonação inspiratória e trabalho de escalas musicais; além do trabalho de unidades fonatórias (emissões muito curtas e repetidas sucessivamente, procurando-se manter a qualidade vocal, de um som específico, como o nasal "m": m../m../m./m../m../m./m../m../). Em casos selecionados e com prova terapêutica positiva, a técnica de som basal apresenta bons resultados. Finalmente, o trabalho de mudança de posição de cabeça, com cabeça rodada e inclinada, nas paralisias unilaterais de laríngeo inferior, pode apresentar resultados surpreendentes, sobretudo quando a reabilitação ocorre logo após a instalação da paralisia. A mudança vocal pode ser surpreendente e muito rápida durante a realização do exercício. Nos casos em que o nervo foi realmente seccionado, o trabalho vocal deve ser preferencialmente realizado com a cabeça deslocada para o lado da lesão, a fim de estimular a ação da prega vocal sadia. Já nas situações em que pode ocorrer a recuperação funcional da prega paralisada, deve-se realizar os exercícios em ambos os lados, tanto para compensar a estimulação pela prega vocal sadia como para favorecer o retorno da função da prega vocal comprometida. Em casos de paresia de prega vocal, a terapia deverá ser realizada com a cabeça rodada para o lado oposto da paresia, na tentativa de estimular a prega vocal comprometida a retomar suas funções. Em alguns casos, podemos observar a presença de disfagia por atraso da abertura do esfíncter esofágico superior. Trata-se de um quadro de difícil diagnóstico, com achados laríngeos bastante sutis. A terapia fonoaudiológica é quase sempre muito bem-sucedida nos casos de paralisia unilateral de nervo laríngeo

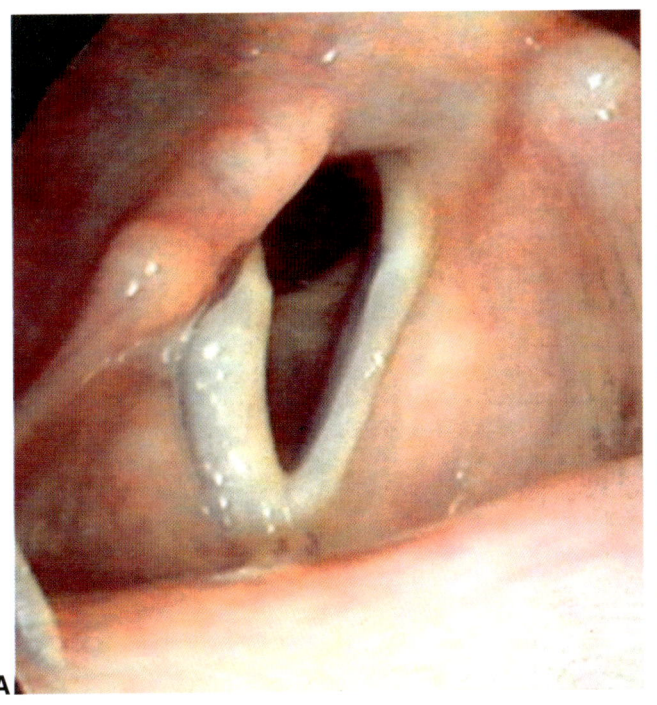

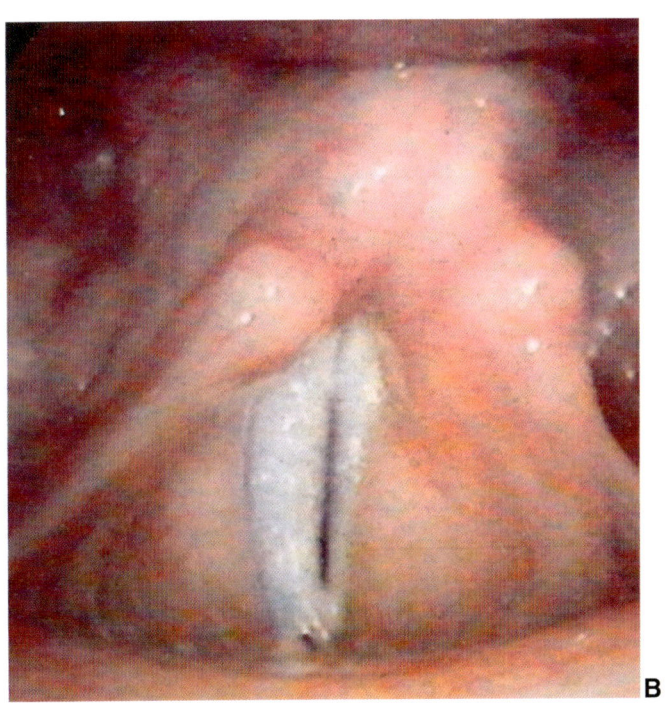

Fig. 9-4. Paralisia de prega vocal direita, em paciente de 39 anos de idade, pós-cirurgia de glândula tireóide, compensada por reabilitação vocal; *(A)* durante a respiração e *(B)* durante a fonação; observar o fechamento glótico completo e uma discreta medialização da prega vestibular contralateral à prega vocal paralisada.

inferior, e, quando ocorre atraso em sua evolução, deve-se verificar o comprometimento do nervo laríngeo superior. A fonoterapia pode ser empregada de modo isolado ou associada à cirurgia laríngea; sendo sempre a primeira opção nos casos de paralisia mediana ou paramediana, com uma média de oito a 12 sessões, com bons resultados (Figs. 9-5 e 9-6).

As situações de falsete paralítico ou de tendência ao emprego do falsete devem ser imediatamente modificadas por meio de fonoterapia intensiva e direcionada ao deslocamento da emissão para o registro modal, o que produzirá uma voz em grau de alteração mais acentuado que a emissão em falsete, biomecanicamente mais eficiente; após o deslocamento para o registro modal, pode-se trabalhar a compensação vocal, que geralmente atinge bons resultados (Fig. 9-4). As razões pelas quais apenas um pequeno número de pacientes busca essa compensação atípica não estão ainda esclarecidas, porém parece haver influência de fatores psicológicos; tal fixação pode ser extremamente enraizada, sendo refratária ao emprego das técnicas de esforço (empuxo), deglutição incompleta sonorizada e som basal, representando desafios na reabilitação e na cirurgia, podendo-se requerer tireoplastia tipo III, a fim de que seja produzida uma retração na comissura anterior, ou a inclusão de material aloplástico na prega vocal paralisada, a fim de produzir um efeito de aumento de massa e favorecer a desativação do falsete.

- *Cirurgia:* indicada em casos de fracasso fonoterápico, nas paralisias com grandes fendas ou nas pregas vocais atrofiadas e com grande arqueamento; podem ser empregados três tipos principais: 1.injeção de material aloplástico (gordura); 2. tireoplastia tipo I (medialização da prega vocal); 3. rotação de aritenóide. Podem ocorrer deslocamento ou extrusão do material injetado ou, ainda, formação de granuloma. Nos casos das tireoplastias realizadas em paralisias antigas, a medialização pode não compensar a atrofia muscular e a voz astênica.

- *Fonoterapia pós-cirúrgica:* pode ser necessária, com o objetivo de estabilizar a qualidade vocal, com o auxílio do trabalho de ataques vocais, controle da qualidade vocal e do tempo máximo na sustentação dos sons, além da desativação da participação do vestíbulo laríngeo, o que nem sempre ocorre de modo automático após o procedimento cirúrgico (Kiralyhegy, 2003).

Paralisia do Nervo Laríngeo Inferior Bilateral

São casos mais graves e pouco freqüentes na clínica fonoaudiológica. A paralisia ocorre em adução, com dificuldade de abdução das pregas vocais, o que provoca evidentes restrições respiratórias.

- *Sinais e sintomas:* a qualidade vocal pode estar normal ou extremamente soprosa, dependendo da posição das pregas vocais paralisadas; com freqüência fundamental geralmente aguda, extensão vocal reduzida e limitação respiratória de discreta a severa, com estridor laríngeo à inspiração; fadiga vocal e limitação de atividade física, por comprometimento respiratório. Nas situações de pós-paralisia bilateral imediata, pode haver extrema soprosidade, que vai sendo substituída paulatinamente por sonoridade aguda, por ação da musculatura cricotireóidea, que assume o tono da prega vocal. A qualidade vocal pode chegar a ser muito boa, aceita socialmente, porém, com comprometimento respiratório importante, que se acentua nas tarefas físicas. Já nos casos de qualidade vocal mais limitada, com presença de soprosidade, devido à uma posição levemente mais afastada das pregas vocais, a respiração apresenta-se mais livre.
- *Imagem laríngea:* paralisia de ambas as pregas vocais, com fenda glótica variando de severa (nas paralisias imediatas) a ausente (nos casos tardios), com ou sem participação supraglótica.
- *Fonoterapia:* deve-se avaliar cuidadosamente a prioridade entre qualidade vocal e liberdade respiratória (Fig. 9-7), o que depende da demanda vocal e tipo de personalidade do paciente, além das condições de saúde geral e de uma pos-

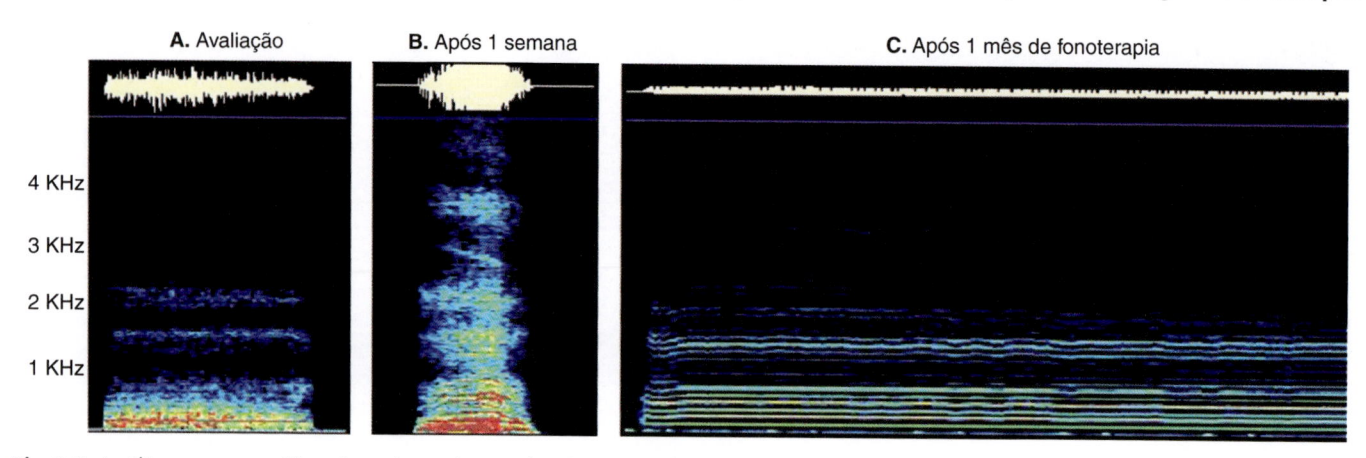

Fig. 9-5. Análise espectrográfica da emissão da vogal "é", sustentada, de um paciente de 23 anos de idade, com paralisia de prega vocal esquerda, pós-intubação prolongada (GRAM 5.7, VOICE TOOLS). *A.* Na primeira avaliação; observar que ocorre apenas registro de emissão sussurrada, sem componente harmônico. *B.* Após uma semana de fonoterapia; observar o início do registro do componente harmônico, na região grave do espectrograma, onde se observam algumas linhas vermelhas, com freqüência fundamental de 230 Hz, com tendência para deslocamento em registro de falsete. *C.* Após um mês de fonoterapia; observar a predominância do componente harmônico e o deslocamento da freqüência para o registro modal, em 122 Hz.

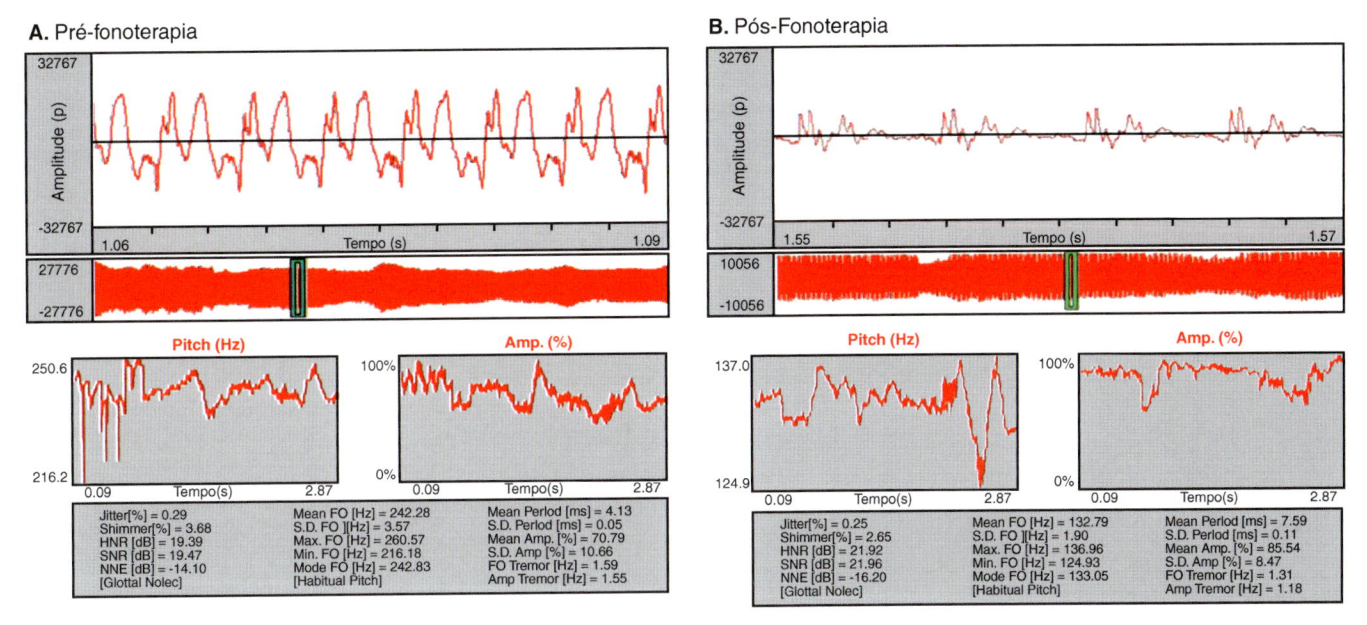

Fig. 9-6. Avaliação acústica de um paciente de 72 anos de idade, com paralisia unilateral de prega vocal, provável etiologia viral. **A.** Pré-fonoterapia; observar o valor da freqüência fundamental, em 242 Hz, configurando o quadro de falsete paralítico. **B.** Após um mês de fonoterapia; observar o deslocamento da freqüência fundamental para 132 Hz, em registro modal (Dr. Speech 4.0, TIGER DRS).

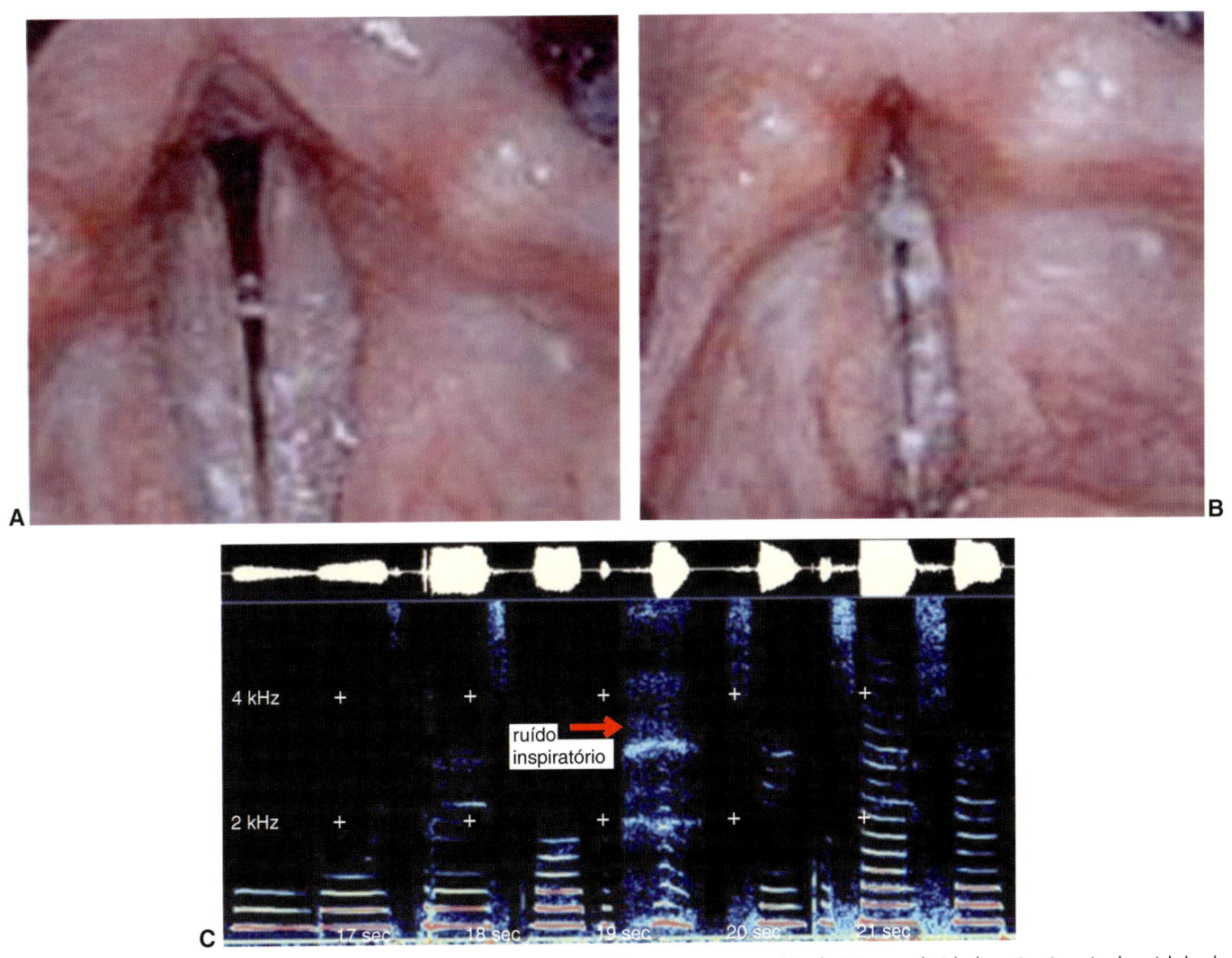

Fig. 9-7. Paralisia bilateral de pregas vocais, em adução (paralisia abdutora), em secretária de 32 anos de idade; pós-cirurgia de nódulo de glândula tireóidea. **A.** Pregas vocais à respiração, mostrando apenas pequena abertura glótica. **B.** Imagem laríngea, mostrando pregas paralisadas próximas à linha média (arquivo Osíris do Brasil). **C.** Imagem espectrográfica, com registro de números de um a sete, mostrando ruído inspiratório após a palavra "quatro", freqüência fundamental ao redor de 238 Hz (GRAM 5.7, VOICE TOOLS).

sível sobrecarga cardiorrespiratória com os exercícios vocais. Desta forma, a terapia deve ser desenvolvida considerando-se que uma melhora da voz geralmente corresponde uma piora na respiração, e vice-versa. O trabalho com o auxílio de técnica de vibração, em escalas descendentes, é particularmente indicado, assim como as técnicas de ressonância com som nasal; em alguns casos selecionados, o uso de técnica de empuxo com socos no ar, realizada de modo pouco intenso, por mais controverso que possa parecer, já foi apontado no próprio artigo da descrição original desta técnica (Froeschels, Kastein & Weiss, 1955) como um poderoso auxiliar no reposicionamento das pregas vocais, conseguindo-se um mínimo afastamento, essencial para o conforto respiratório do paciente. A personalidade do paciente tem importância crucial na determinação da conduta. Pacientes calmos, com atividade profissional de pouca demanda de fala e que realizam pouca atividade física podem sentir-se confortáveis, com uma voz de freqüência um pouco mais aguda que sua habitual, coordenando adequadamente a respiração. Pacientes mais extrovertidos e com maiores exigências de fala terão queixas vocais importantes, limitações físicas sérias, ruído inspiratório audível, incoordenação pneumofônica acentuada, dificuldade de conversar ao realizar tarefas físicas, como subir escadas, ou durante a alimentação; podendo apresentar sobrecarga cardiorrespiratória a longo prazo.

- *Cirurgia:* é a conduta de eleição quando há dificuldades respiratórias evidentes, sendo os procedimentos mais comumente empregados a ressecção de uma aritenóide (aritenoidectomia), ou a rotação e fixação lateral de uma aritenóide (aritenopexia); uma traqueostomia de alívio pode ser requerida. Nos casos mais graves, com paralisia bilateral em posição mediana e comprometimento respiratório, não há solução cirúrgica ideal, pois, quanto mais se melhora a respiração, mais comprometida ficará a porção fonatória da prega vocal.

Paralisia combinada dos nervos laríngeo superior e inferior unilateral

São casos graves e freqüentemente estão associados a quadros centrais. O paciente pode apresentar toda a sintomatologia associada dos quadros unilaterais de laríngeo superior e inferior.

- *Sinais e sintomas:* o grau dos sinais e sintomas varia de acordo com a posição da prega vocal paralisada. A qualidade vocal soprosa com bitonalidade pode estar associada à fadiga vocal e ao ataque vocal soproso, podendo apresentar dificuldade em modulação.
- *Imagem laríngea:* a prega vocal perde totalmente a tonicidade, apresentando forma arqueada evidente; pode-se observar glote oblíqua com rotação da região posterior para o lado paralisado.
- *Fonoterapia:* resultados questionáveis e dependentes do grau de arqueamento da prega vocal; deve-se trabalhar com modulação, escalas e mudanças posturais de cabeça.
- *Cirurgia:* injeção de material aloplástico, *Gore-Tex*, implante de hidrongel ou tireoplastia tipo I, com rotação de aritenóideo.

Os resultados são limitados e de difícil previsão na avaliação do caso.

Paralisia combinada dos nervos laríngeo superior e inferior bilateral

Casos freqüentemente associados a lesões centrais, extremamente raros e de importante comprometimento laríngeo. O prognóstico terapêutico é muito reservado e nem sempre a terapia fonoaudiológica é prioridade, devendo ser avaliada a condição geral do paciente.

- *Sinais e sitomas:* voz soprosa extrema, tosse deficiente, aspiração constante, acentuada fadiga vocal e dispnéia.
- *Imagem laríngea:* ampla abdução das pregas vocais e presença de secreção em toda a laringe, inundando os seios piriformes (Fig. 9-8).
- *Fonoterapia:* resultados pouco relevantes; em certos casos, com compensação parcial por meio da mobilização das estruturas faríngeas.
- *Cirurgia:* é o tratamento de eleição, mas os resultados dependem da interação complexa de diversos fatores.

É freqüente a pneumonia por aspiração e a incapacidade vocal quando não se consegue uma solução cirúrgica adequada.

Desta forma, temos duas situações de imagem laríngea oposta no que diz respeito à paralisia bilateral de pregas vocais: em adução e em abdução. Na paralisia bilateral de pregas vocais em adução (paralisia abdutora), as pregas vocais estão na linha média (Fig. 9-9A), pois o dano neural envolveu apenas os nervos laríngeos inferiores, o que indica que a inervação dos superiores define a imagem glótica de pregas vocais em aposição, tanto na respiração como na fonação. Na paralisia bilateral de pregas vocais em abdução (paralisia abdutora), as pregas vocais estão lateralizadas (Fig. 9-9A), pois o dano neural envolveu os nervos laríngeos inferiores e os superiores, estando as pregas vocais abertas, tanto na respiração como na fonação (Fig. 9-9B).

Os efeitos da lesão no nervo vago, em diversos níveis de seu trajeto, assim como os sinais associados, foram agrupados por Aronson (1990) e são apresentados no Quadro 9-10.

COMENTÁRIOS SOBRE A CONDUTA CIRÚRGICA NAS PARALISIAS DE PREGAS VOCAIS

Embora a fonoterapia seja o tratamento de eleição na maior parte das paralisias laríngeas, há várias possibilidades de tratamento cirúrgico, não havendo consenso sobre um procedimento ideal. Há duas linhas de procedimentos básicos para reduzir o impacto de uma paralisia, sendo uma a medialização da prega paralisada e outra a reinervação da prega desnervada. Evidentemente, em razão da maior facilidade associada ao procedimento, a medialização da prega vocal foi realizada historicamente com a inclusão de diferentes materiais, inclusive

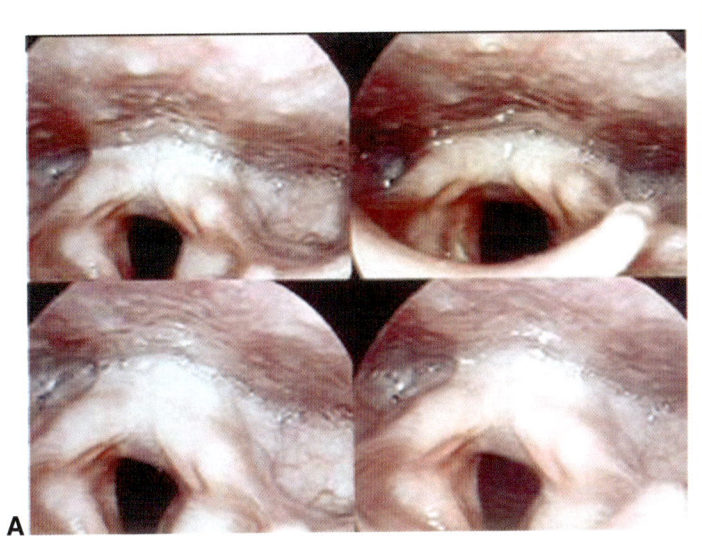

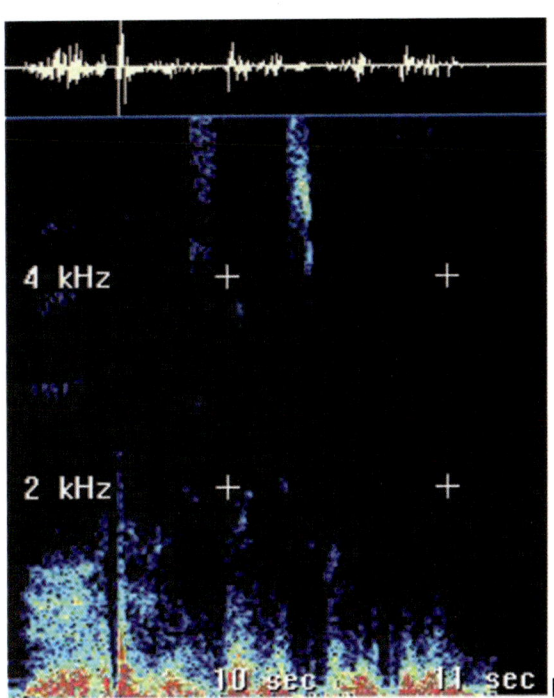

Fig. 9-8. Paralisia bilateral das pregas vocais (combinada dos nervos laríngeo superior e inferior bilateral) em abdução, paciente de 41 anos de idade, pós-cirurgia de carcinoma de glândula tireóide. **A.** Imagem laríngea mostrando pregas vocais paralisadas em abdução, com secreção nos seios piriformes e na região retrocricóidea (arquivo Osíris do Brasil). **B.** Imagem espectrográfica, com registro de números de um a cinco, mostrando apenas registro de componenente ruído, devido à voz sussurrada, sem presença de sonorização laríngea, evidenciada pela presença da freqüência fundamental e seus harmônicos (GRAM 5.7, VOICE TOOLS).

de parafina líquida, para reposicionar a prega desnervada em uma localização que contribua para o fechamento glótico. Após as tentativas iniciais de inclusão de diversos materiais líquidos, com o auxílio de seringas especiais, mais recentemente foram desenhadas cirurgias de deslocamento da prega vocal paralisada por meio de modificações no esqueleto laríngeo, com o auxílio de blocos de silicone inseridos pela cartilagem tireóidea. Por fim, mais recentemente voltou-se à concepção de corrigir o defeito anatômico pela inclusão de diversos materiais, tais como gordura, ou ainda por implante de outros tecidos, como a inclusão de fáscia do músculo temporal em um bloco inteiro ou processada. Portanto, as técnicas de medialização podem envolver procedimentos de injeção intracordal ou técnicas de medialização por modificações no esqueleto laríngeo. Já a segunda linha de procedimento para a correção do desvio de uma paralisia de prega vocal advoga exatamente a recuperação da inervação interrompida por meio de técnicas de reinervação. Assim, há dois tipos principais de procedimentos cirúrgicos para as paralisias de pregas vocais: técnicas de medialização da prega paralisada por injeções intracordais ou modificações no esqueleto laríngeo e técnicas de reinervação.

Injeções intracordais ou implante de tecidos: existem várias possibilidades disponíveis, todas com vantagens e desvantagens inerentes ao material ou procedimento.

- *Teflon (politef):* injeção de teflon no músculo tireoaritenóideo já foi considerado o tratamento de eleição em casos de paralisias definitivas, tendo sido introduzido por Arnold (1962), transformando-se no procedimento preferido para o tratamento das paralisias laríngeas por mais de 30 anos. O teflon, material clássico de introdução em prega vocal paralisada, era considerado um procedimento fácil, rápido e seguro, por meio do qual se obtinha a medialização da borda livre da prega vocal e a redução do desvio vocal. As principais complicações observadas incluem: injeção excessiva de teflon, de difícil remoção, podendo exigir via de acesso pela cartilagem tireóidea, ou remoção por *laser* de CO_2, o que nem sempre é fácil, podendo resultar em piora da qualidade vocal; alteração da consistência da prega vocal, com aumento da rigidez da mucosa, o que pode produzir voz de qualidade vocal áspera; migração do material injetado para a subglote, produzindo sintomas respiratórios. Foi também obervada formação de granuloma, muitas vezes tardiamente, após mais de uma década da injeção de teflon, sobretudo quando o material foi injetado superficialmente. Atualmente há melhores opções no mercado, como o implante de *Gore-Tex.*

- *Gore-Tex (expanded polytetrafluoroethylene [e-PTFE]):* o *Gore-Tex* é um material implantável, biocompatível, inerte, de inclusão permante (porém permite revisão cirúrgica) apresentado em fitas macias de diversas larguras (de 0,4 a 0,6 mm) e comprimentos (de 20 a 40 cm), com espessura média de 0,6 mm. O *Gore-Tex* é utilizado desde a década de 1970 por cirurgiões vasculares, como prótese vascular, com bons

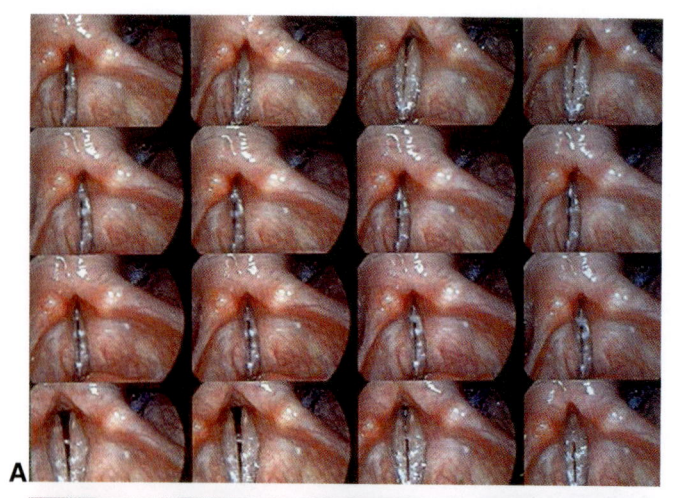

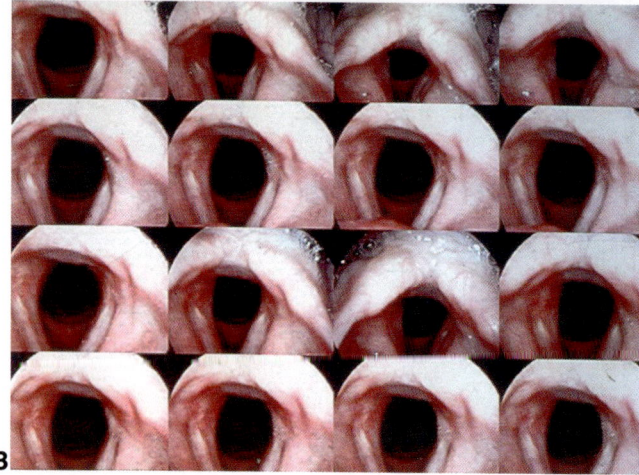

Fig. 9-9. Paralisia bilateral das pregas vocais. **A.** Em adução (paralisia abdutora), com envolvimento apenas dos nervos laríngeos inferiores, o que produz boz voz e limitação respiratória. **B.** Em abdução (paralisia adutora), com envolvimentos dos nervos laríngeos superiores e inferiores, o que produz boa respiração, mas voz fraca, sussurrada e aspiração pulmonar.

resultados; contudo, seu uso para medialização de prega vocal paralizada ocorreu apenas recentemente (McCulloch & Hoffman, 1998). O *Gore-Tex* permite a correção de um defeito local, por meio de sua introdução através de uma pequena abertura na cartilagem tireóidea, próxima ao processo vocal da cartilagem aritenóidea, estando o paciente sob anestesia local e podendo vocalizar durante o procedimento, a fim de se buscar a melhor correção possível. Tal procedimento não exige a localização exata de uma janela na cartilagem tireóidea, o que é imprescindível na tireoplastia (veja a seguir) e também não apresenta os inconvenientes do teflon; contudo, pode haver extrusão do material injetado ou formação de granuloma.

- *Gelfoam*: o *gelfoam* é um material derivado da gelatina, uma esponja absorvível que pode ser cortada em diversos tamanhos, disponível também em pó, utilizada inicialmente como um agente para embolia sangüínea, em cirurgias vasculares. A injeção de *gelfoam* nas pregas vocais é indicada em casos de suspeita de paralisia temporária, com quadros de aspiração e paresia, pelo fato do material ser biodegradável e reabsorvido pelo organismo no prazo de 2 a 10 semanas. Em alguns casos, podem ser requeridas injeções múltiplas até a recuperação da função. As principais complicações observadas foram a formação de granuloma de prega vocal e comprometimento do espaço respiratório.

- *Gordura*: a inclusão de gordura na prega vocal, processada ou em bloco, tem o mesmo objetivo da inclusão dos outros materiais, com boa segurança e flexibilidade cirúrgica (Brandenburg, Kirkham & Koschkee, 1992). Pode ser injetada em casos de paralisia definitiva ou temporária e em pregas vocais arqueadas, podendo ser realizadas injeções múltiplas, sem que tenham sido observadas quaisquer reações do organismo, como rejeição do material ou quadros inflamatórios. A injeção de gordura é especialmente indicada para fendas fusiformes, a fim de que sejam corrigidos defeitos focais. Pode-se usar gordura processada, liquefeita ou enxerto de bloco de gordura, tanto do abdômen como do lóbulo da orelha (Sataloff, Spiegel, Hawkshaw, Rosen & Heuer 1997). Na inclusão de gordura, em razão de ter sido observada reabsorção de 50% ou mais do material injetado, em um período médio de seis meses, os cirurgiões geralmente realizam uma sobrecorreção de até 100%. As principais complicações observadas foram a presença de hematoma e o comprometimento do espaço respiratório por excesso de sobrecorreção.

- *Implante de fáscia muscular:* introduzida recentemente por cirurgiões japoneses (Tsunoda, Takanosawa & Niimi, 1999; Tsunoda & Niimi, 2000) a inclusão de fáscia muscular, processada e injetada, ou implantada diretamente no músculo vocal parece oferecer resultados promissores na correção de grandes fendas glóticas por paralisia ou sulco vocal. A principal complicação observada até então é a extrusão da fáscia muscular, não tendo sido relatadas outras complicações. Faltam, contudo, estudos no médio e longo-prazo.

- *Técnicas de medialização:* são as cirurgias mais empregadas atualmente na correção das paralisias, mas requerem habilidade cirúrgica desenvolvida.

As cirurgias para o deslocamento da prega vocal paralisada através da manipulação da cartilagem tireóidea são conhecidas desde a década de 1950, contudo Isshiki (1980 e 1989) organizou os diversos procedimentos apresentados na literatura, detalhando a indicação e a seqüência cirúrgica, o que passou a ser conhecido como cirurgias do esqueleto laríngeo (*laryngeal framework surgeries*), designadas genericamente por tireoplastias. O resultado vocal é evidente, mas em geral tais procedimentos precisam ser acompanhados de fonoterapia no pós-operatório para otimização do resultado vocal.

Embora haja inúmeras variações nas técnicas empregadas nesses procedimentos cirúrgicos, as tireoplastias podem ser classificadas em quatro tipos principais (Fig. 9-10):

- *Tipo I:* medialização da prega vocal é a tireoplastia mais utilizada, com indicação principal para o tratamento das paralisias unilaterais com prega vocal em posição abdutora, ou seja, afastada da linha média. Este procedimento consiste

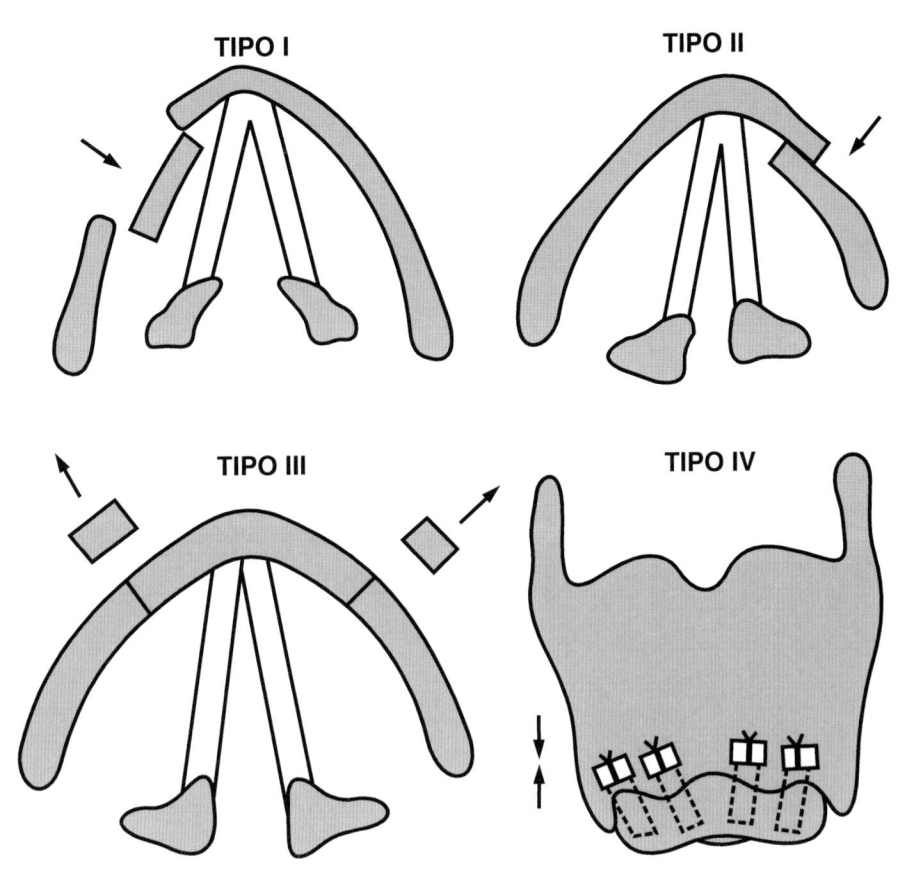

Fig. 9-10. Tipos de tireoplastia: tipo I – medialização da prega vocal; tipo II – lateralização da prega vocal; tipo III – encurtamento das pregas vocais; tipo IV – alongamento das pregas vocais.

em realizar uma janela na lâmina da cartilagem tireóidea (média de 1,5 × 1,0 cm), na altura da prega vocal, deslocando-se o próprio fragmento da cartilagem para dentro da janela e medializando-se a prega vocal paralisada. Este procedimento pode ser feito sob anestesia geral ou local, sendo que nesta última situação é possível monitorar o deslocamento da prega por meio do controle da qualidade vocal do paciente. O impacto desta cirurgia consiste em redução da soprosidade e astenia vocais, já no pós-operatório imediato. Este procedimento pode também ser utilizado em casos de atrofias, cicatrizes e sulco vocal, mas com resultados limitados.

- *Tipo II:* lateralização da prega vocal é uma cirurgia raramente utilizada, com indicação para o tratamento do fechamento glótico excessivo, como ocorre nas disfonias espasmódicas. Este procedimento consiste em realizar uma incisão vertical em uma das lâminas da cartilagem tireóidea, paralelamente à linha mediana (cerca de 1 cm), lateralizando-se a parte posterior da cartilagem e sobrepondo-a à região anterior, deslocando-se assim a prega vocal para a lateral da glote, o que reduz a tensão laríngea. O resultado vocal é apenas satisfatório e muito variável.
- *Tipo III:* encurtamento das pregas vocais, também pouco utilizado, com indicação principal nas disfonias espasmódicas e nos casos de freqüência vocal muito aguda, como no falsete paralítico resistente à fonoterapia ou no sulco vocal.

Este procedimento consiste em remover duas tiras verticais da cartilagem tireóidea, uma de cada lado, paralelamente à linha média (afastadas a cerca de 1 cm), retraindo-se a comissura anterior em direção à região posterior da glote; ocorre um relaxamento das pregas vocais, com diminuição da tensão e do tamanho de prega vocal, o que produz uma voz mais grave e mais relaxada.

- *Tipo IV:* alongamento das pregas vocais, pouco utilizado, com indicação principal quando se quer elevar a freqüência fundamental da voz, quando há necessidade de feminização vocal, como nos transexuais ou ainda quando ocorreu virilização vocal decorrente da administração de hormônios; pode ainda ser empregado em casos selecionados de atrofia de prega vocal, fenda fusiforme e presbilaringe. Este procedimento consiste em promover o alongamento das pregas vocais por meio da aproximação das cartilagens cricóidea e tireóidea entre si, mantidas unidas por pontos de aproximação. Embora a voz fique mais aguda, quase sempre há um componente soproso adicional.

A tireoplastia tipo I ou medialização de prega vocal é uma cirurgia bastante empregada, principalmente em casos de aspiração e de incompetência glótica. Pode ser indicada em casos de paralisia temporária ou definitiva, pois a técnica é reversível. A anestesia pode ser local, o que permite que seja realizada uma espécie de sintonia vocal fina durante o procedimento, com a participação vocal ativa do paciente e os monitoramentos auditivo e/ou acústico, o que pode ser realizado por fonoaudiólogo no centro cirúrgico. Realiza-se uma pequena janela na lâmina da cartilagem tireóidea, homolateral à prega paralisada, empurrando-se a prega vocal em direção à linha mediana da glote, com o auxílio de diversas próteses de silástico, titânio ou sistemas bioimplantáveis pré-moldados. As principais complicações observadas são: mau posicionamento da janela, que pode ficar muito alta, deslocando a prega vestibular para a linha mediana; infecção; extrusão ou deslocamento do implante; fístulas; e comprometimento do espaço respiratório.

A medialização da prega vocal pode ser acompanhada ou não por rotação da cartilagem aritenóidea, um procedimento cirúrgico introduzido por Isshiki (1980), para compensar as fendas glóticas posteriores responsáveis geralmente por uma voz fraca e tosse pouco eficiente. Tal procedimento caracteriza-se pela rotação da ponta da cartilagem aritenóidea em direção à sua posição adutora em casos de paralisia de laríngeo inferior e superior associadas, ou, em casos de desnível vertical, entre as pregas vocais. É contra-indicada em pacientes com possibilidade de recuperação da mobilidade laríngea por ser um procedimento irreversível. Em alguns casos apenas a rotação da cartilagem aritenóidea pode ser suficiente para retificar a prega vocal e fechar a insuficiência glótica posterior, sendo desnecessária a tireoplastia. As principais complicações da rotação da cartilagem aritenóidea são: infecção; fístulas; e, comprometimento do espaço respiratório.

Técnicas de reinervação: tais ténicas, em vez de corrigir o espaço glótico produzido pela paralisia, procuram recuperar o tono muscular da prega desnervada, a fim de evitar a atrofia progressiva.

A chance de ocorrer certo grau espontâneo de reinervação na laringe é grande e músculos totalmente desnervados são excepcionalmente raros. Tentativas de reinervação cirúrgica têm sido propostas ao longo das últimas décadas (Tucker, 1976 e 1978; Crumley, 1990 e 1994), porém com resultados controvertidos e pouco consistentes, o que não tem animado diversos grupos a utilizarem tal procedimento cirúrgico de forma rotineira. Laringes reinervadas produzem potenciais neurais registrados por meio de eletromiografia; contudo, não se sabe se os registros obtidos são da reinervação provocada ou espontânea, podendo ser observadas sincinesias favoráveis ou desfavoráveis, com espasmos e torsões musculares. Os autores que defendem a necessidade da reinervação baseiam-se no fato de que, embora a medialização ofereça resultados imediatos muito bons, a longo prazo, sendo a atrofia muscular irreversível, haverá descompensação do quadro e piora vocal progressiva.

A reinervação pode ser indicada como procedimento alternativo ou complementar a uma medialização laríngea (por tireoplastia ou *gelfoam*), o que tem sido sugerido principalmente nas crianças. A literatura sugere anastomose entre alça do hipoglosso *(ansa cervicalis)* e do nervo laríngeo recorrente como uma boa técnica de reinervação (Tucker, 1976 e 1978).

O objetivo da reinervação é aumentar a tonicidade muscular e a capacidade de contração muscular, contudo, o movimento da prega vocal reinervada não é totalmente normal e não corresponde aos estímulos fonatórios. A recuperação da função muscular ocorre entre 3 e 6 meses, não havendo ganhos imediatos.

Alteração na junção mioneural: *Miastenia gravis*

O comprometimento da junção mioneural pode ocorrer por diversos mecanismos como na *miastenia gravis* adquirida, uma doença auto-imune, cujo mecanismo etiopatogênico é a formação de anticorpo anti-receptor de acetilcolina na membrana muscular. No botulismo, a toxina impede a liberação de acetilcolina na junção mioneural, enquanto na síndrome de Eaton-Lambert, afecção paraneoplásica geralmente associada a carcinoma de células pequenas do pulmão, ocorre uma diminuição da quantidade de acetilcolina liberada pelo impulso nervoso decorrente da presença de anticorpos anticanais de cálcio voltagem-dependente nos terminais nervosos.

A *miastenia gravis* é uma alteração neuromuscular caracterizada por fraqueza e faticabilidade anormal após atividade muscular dos músculos estriados e por melhora após repouso. É a alteração mais comum na junção mioneural e pode ser adquirida, neonatal transitória ou, ainda, desencadeada por uso de medicamentos. A miastenia pode ser sistêmica ou localizada, especialmente com alteração ocular caracterizada por diplopia e ptose, ou comprometimento da musculatura bulbar, levando a dificuldades para mastigar, deglutir e falar. Com a atividade muscular os sintomas pioram devido à fraqueza muscular progressiva, rápida e evidente com o uso contínuo da voz. Entretanto, com a intensidade da sintomatologia, a alteração pode variar de um momento para outro; muitas vezes, os pacientes são inicialmente diagnosticados como portadores de somatizações neuróticas. Quando restrita à laringe e ao palato mole, os sinais são apenas vocais, mas pode haver comprometimento de outros sistemas, como o oculomotor. A miastenia gravis é uma doença relativamente rara, com incidência de 2 a 10 por 100.000 indivíduos, ocorrendo duas vezes mais em mulheres que em homens. Nas mulheres, a *miastenia gravis* também ocorre muito mais precocemente (na terceira década de vida) que nos homens (na sexta década de vida) (Garfinkle & Kimmelman, 1982). Há outras alterações da junção mioneural, como a síndrome de Eaton-Lambert, nas quais se encontram níveis de acetilcolina inadequados, que são ativados com o uso, com comprometimento maior na cinturas escapular e pélvica e raramente nos músculos bulbares. A fraqueza muscular aparece com os exercícios, mas no início da atividade física pode haver até um aumento temporário da força, em um padrão contrário à *miastenia gravis*. No botulismo ocorre o bloqueio da transmissão neuromuscular por ação da toxina botulínica, geralmente por alimentos contaminados, podendo provocar paralisia facial, orofaríngea e respiratória. A miastenia pode ser ainda o resultado da não-involução do timo na adolescência.

Casos discretos de *miastenia gravis* podem ser facilmente confundidos com disfonia psicogênica ou fadiga vocal por estresse; contudo, o padrão de deterioração rápida progressiva com o uso e recuperação rápida com o repouso é bastante característico desta alteração neurológica. Casos mais avançados envolvem todos os níveis da produção da fala, ou seja, fonação, ressonância e articulação, sendo facilmente identificáveis. O estresse pode ter sido o fator desencadeante desta alteração. Ptose palpebral pode ser um sintoma precoce, podendo também haver diplopia, visão embaralhada, fraqueza nas pernas, fadiga geral, além de disfonia e disfagia (Colton & Casper, 1996). Em um estudo, 60% dos pacientes com *miastenia gravis* apresentaram sintomas vocais (Rontal, Rontal, Leuchter & Rolnick, 1978).

Utiliza-se tensilon endovenoso para prova diagnóstica, pois ocorre recuperação da função muscular comprometida, quase que imediata. O tratamento farmacológico pode ser eficaz, melhorando a condição motora geral e muitas vezes também a fala (Rontal, Rontal, Leuchter & Rolnick, 1978).

- *Causas da miastenia gravis:* deficiência nos mecanismos autoimunes que não disponibilizam a acetilcolina para ser utilizada nos receptores das juntas neuromusculares, ou, ainda, presença do timo na adolescência (glândula retroesternal importante na transmissão neuromuscular e em diversos processos imunológicos, e que deve involuir até a puberdade).
- *Efeito dessa alteração na produção vocal:* voz fraca, rouca, soprosa, com tremor rápido e hipernasalidade, com progressão de acordo com o uso; pode haver fonação inspiratória. Extensão fonatória e dinâmica prejudicadas, tempo máximo de fonação encurtado, freqüência fundamental aumentada durante a fala e intensidade reduzida (Toth, Pap, Dioszeghy & Sziklai, 1999).
- *Anormalidades laríngeas:* lentidão na abdução das pregas vocais e redução dos movimentos com a fonação continuada, retornando após repouso; pregas vocais arqueadas e insuficiência velar (Smith & Ramig, 1996).
- *Tratamento:* na miastenia gravis por presença do timo, a timectomia pode tratar completamente essa doença, principalmente em adolescentes (Seybold, 1983); tratamento farmacológico por tensilon/pridostigmina (Mestinon®).

Transtornos musculares

Além dos transtornos neurais propriamente ditos, podemos encontrar doenças musculares, como as distrofias musculares ou miopatias, geralmente genéticas e degenerativas, que causam disfonia flácida. Há vários tipos como a distrofia muscular pseudohipertrófica (Duchenne) e a distrofia fascioescapuloumeral (Landouzy-Deherine), além da distrofia muscular miotônica, uma miopatia heredofamiliar que produz atrofia muscular seletiva, que pode atingir a laringe. A atrofia muscular produz uma face alongada e sem expressão, como se o paciente não tivesse emoções, com alterações na fonação, articulação e ressonância (Salomonson, Kawamoto & Wilson, 1988). As principais características são história familiar da doença, início na juventude ou na idade adulta jovem, com atrofia ou distrofia muscular.

- *Causas das disfonias flácidas por alterações musculares:* a distrofia miotônica é uma doença autossômica dominante com expressão variável.
- *Efeitos das alterações musculares na produção vocal:* voz fraca, soprosa, hipernasal, com sons subarticulados e imprecisos.
- *Anormalidades laríngeas:* atrofia muscular generalizada, com redução da movimentação e fenda fusiforme.
- *Tratamentos:* reabilitação vocal sem efeito duradouro comprovado

Disfonia espástica por disartria pseudobulbar

A disartria espástica ou pseudobulbar ocorre por hiperadução espástica das pregas vocais e vestibulares, devido à falta de inibição do mecanismo de excitação dos impulsos nervosos do nervo vago. O mecanismo envolvido é menos compreendido que na disartria flácida. As lesões ocorrem nas vias de ativação direta (piramidal), um mecanismo essencialmente facilitador, ou indireta (extrapiramidal), essencialmente inibidor, bilateralmente, com manifestações geralmente confinadas a um determinado aspecto da produção da fala, mas, podendo envolver a respiração, fonação, ressonância e articulação. Por este motivo, o termo paralisia pseudobulbar é inadequado, pois a localização da lesão é supranuclear, nas diversas vias que controlam a fonação. As alterações unilaterais são raras e geralmente não provocam grandes efeitos devido à extensa redundância neurológica desse sistema. O desbloqueio da inibição dos impulsos nervosos excitatórios ao núcleo do vago provocam a hiperadução laríngea (Aronson, 1985).

A alteração vocal acompanha sinais de espasticidade no corpo, os movimentos são forçados, lentos e com tono muscular excessivo. Observa-se freqüentemente associada à síndrome do riso e do choro imotivados, na qual o paciente apresenta um limiar reduzido para rir e chorar, um dos aspectos que mais facilmente identifica essa alteração, representando um sintoma constrangedor (Kreindler & Pruskauer-Apostol, 1971). Tais manifestações, de início abrupto e com alternância rápida, ocorrem acompanhadas de grimaças faciais excessivas, sem causa adequada e sem representarem o estado emocional interno do indivíduo, sendo absolutamente involuntários e difíceis de serem interrompidos.

É importante compreender que a disfonia espástica por lesão bilateral do neurônio motor superior é um quadro diferente da disfonia espasmódica, muitas vezes erroneamente chamada de disfonia espástica.

- *Causas das disfonias espásticas:* lesões nas vias piramidais, principalmente nos tratos corticobulbares ou acima deles, freqüentemente nas cápsulas internas, ou extrapiramidais, doenças degenerativas ou vasculares (causas mais comuns) que envolvam as áreas motoras corticais bilateralmente, tumores, infecções, doenças metabólicas, tóxicas, traumáticas e vasculares; paralisia cerebral é uma causa freqüente da disfonia espástica.
- *Efeitos da disartria espástica na produção vocal:* voz comprimida, tensa-estrangulada, emitida com grande esforço, podendo haver mecanismo laríngeo hipervalvular, com este-

nose fonatória e estridor inalatório, nasalidade. Queixas de deglutição na fase oral e faríngea são comuns, assim como excesso articulatório e alterações na prosódia.
- *Anormalidade laríngea:* não foram relatadas na literatura, mas pode haver hiperadução de pregas vocais e vestibulares.
- *Tratamento:* próteses com elevadores palatais parecem oferecer uma melhora global na inteligibilidade da fala, pois reduzem a nasalidade (Aten, McDonald, Simpson & Gutierrez, 1984), assim como o uso de técnicas de massagem supralaríngea e o uso de vibradores elétricos (De Jersey, 1975; Rosenbek & La Pointe, 1978). Podem ser ainda tentados exercícios articulatórios e técnicas de relaxamento.

Disfonia mista flácida-espástica: esclerose lateral amiotrófica

Disfonias com disartria mista apresentam evidência flácida e espástica, em alguns casos com predomínio de um desses aspectos. A doença mais comum nessa categoria é a esclerose lateral amiotrófica (ELA), ou doença de Lou Gehrig, uma alteração degenerativa progressiva que atinge tanto os tratos corticobulbares bilateralmente, assim como os núcleos dos neurônios motores inferiores. A incidência é de 0,4 a 1,8 por 100.000, com uma prevalência maior (2:1) para o gênero masculino. Apesar de ser uma doença mais frequente em indivíduos com idade superior a 50 anos, é possível acometer o adulto jovem. A evolução é variável: geralmente os pacientes sobrevivem aproximadamente três anos após o início das manifestações, existindo casos de evolução mais arrastada, chegando a mais de 10 anos e ainda casos de evolução para a morte em menos de 1 ano. O quadro inicia-se com cansaço fácil, câimbras aos esforços, fraqueza e fasciculação nos membros ou na musculatura bulbar. Com o passar do tempo, independentemente do início, a fraqueza torna-se global. O comprometimento do sistema piramidal está presente em quase todos os casos, apesar de ser mais evidente o comprometimento do neurônio motor inferior devido à atrofia muscular. Nos dias atuais não existe tratamento que interrompa o curso inexorável da doença. Se a alteração se expressa principalmente por espasticidade, podemos encontrar hiperconstrição glótica e supraglótica, e o paciente apresenta-se basicamente como tendo paralisia pseudobulbar; se o predomínio é das alterações do neurônio motor inferior, as manifestações serão de incompetência glótica, com flacidez da musculatura laríngea, e o paciente apresenta-se principalmente como se tivesse uma disartria flácida. As mesmas considerações podem ser feitas para os outros músculos do corpo.

Darley, Aronson & Brown (1975) descreveram o impacto global da esclerose lateral amiotrófica na imprecisão articulatória tanto de consoantes como vogais, transformando a fala em absolutamente ininteligível, com produção laboriosa, acentuada hipernasalidade e pobre adução e abdução das pregas vocais.

A literatura, por vezes, usa o termo esclerose lateral amiotrófica quando os sinais piramidais predominam, preferindo o termo atrofia muscular progressiva quando os sinais do neurônio motor inferior são os mais evidentes (Aronson, 1990).

- *Causas das disartrias mistas flácida-espástica (ELA):* etiologia indefinida; pode ser causada pela excitotoxidade do glutamato, ou desencadeada talvez por traumatismo, natureza viral, fatores ambientais ou ainda, nos casos familiares, por déficit genético de enzimas neuronais.
- *Efeitos da disartria mista flácida-espástica na produção vocal:* qualidade vocal áspera, tensa-estrangulada, podendo apresentar soprosidade, rouquidão, rouquidão molhada (por estase de saliva no seio piriforme decorrente de redução na frequência da deglutição) e inspiração audível, frequência grave, intensidade reduzida, monoaltura e monointensidade; pode haver tremor rápido, ao redor de 10-20 Hz, chamado de *flutter* (Fig. 9-11) e hipernasalidade. Fala com déficit inicial nos sons bilabiais, redução de força nas plosivas, dificuldade de assobiar, seguindo com déficit nas emissões linguodentais e, por fim, nas linguopalatais; nos casos avançados, perde-se até mesmo a identidade das vogais.
- *Anormalidade laríngea:* configuração geralmente normal, podendo haver hiperconstrição de vestíbulo, ou fechamento incompleto, com fenda fusiforme.
- *Tratamento:* não há tratamento efetivo; do ponto de vista fonoaudiológico, nas fases iniciais, pode-se procurar melhorar as dificuldades de deglutição, com estimulação fria e de escovas na cavidade da boca, assim como o uso de movimentos de língua, flexão e extensão da cabeça e rotação da cabeça para estimular os movimentos laterais da língua (Scott &

Fig. 9-11. Exemplo de tremor rápido, em espectrografia acústica (GRAM 5.7, VOICE TOOLS), de paciente do sexo feminino, com 64 anos de idade e diagnóstico de esclerose lateral amiotrófica, com emissão caracterizada por voz tensa-estrangulada, rouquidão discreta a moderada e presença de tremor rápido (*flutter*).

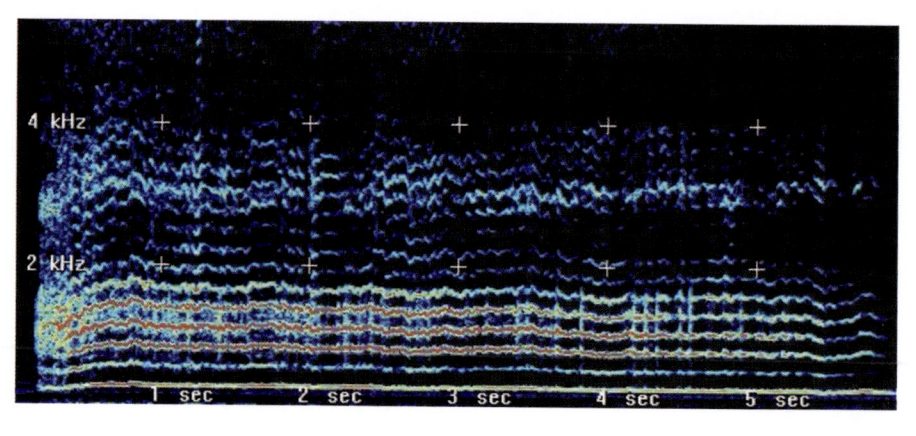

Williams, 1992). Deve-se procurar estimular a comunicação, utilizando recursos não-orais como a escrita.

Disfonia hipocinética por lesões nos gânglios da base: doença de Parkinson e parkinsonismo

As disartrias hipocinéticas representam alterações no circuito de controle dos gânglios da base e suas conexões corticais. As atividades dos gânglios da base estão fortemente associadas às vias de ativação indireta, ou seja, ao sistema extrapiramidal, modulando os impulsos nervosos para os neurônios motores inferiores. Os gânglios da base incluem os núcleos caudado, putâmen e/ou globo pálido, além da substância negra e os núcleos subtalâmicos, anatômica e funcionalmente relacionados aos gânglios da base. As funções desse circuito são regular o tono muscular, os movimentos e os ajustes de postura, além de ajudar no aprendizado de novos movimentos (Duffy, 1995). Lesões nesse circuito inibem os impulsos nervosos ao neurônio motor inferior, causando rigidez e redução na velocidade de movimentos.

A principal disartria hipocinética é a doença de Parkinson, uma alteração neurológica idiopática nigroestriatal lentamente progressiva por deficiência de dopamina. A incidência dessa doença aumenta com a idade, sendo que a metade dos pacientes está acima de 70 anos (Scott & William, 1992). Aproximadamente 50% dos pacientes com Parkinson têm problemas de fala e, não existe nenhuma relação aparente entre a duração da doença e o grau de envolvimento do mecanismo de produção de voz e fala (Scott & William, 1992).

São também exemplos de disartrias hipocinéticas a paralisia supranuclear progressiva (PSP), a síndrome Shy-Drager e a atrofia de múltiplos sistemas, considerados parkinsonismos atípicos. A paralisia supranuclear progressiva caracteriza-se por comprometimento predominante da musculatura bulbar, podendo haver ou não comprometimento do sistema piramidal. Disartria e disfagia, além de atrofia da língua e fraqueza da musculatura cervical, são sintomas freqüentes e podem estar associados à labilidade emocional. A doença de Alzheimer, uma degeneração global da memória, da cognição, da linguagem e da personalidade, pode também apresentar sinais semelhantes à doença de Parkinson, desenvolvendo, em alguns casos, uma disartria hipocinética.

As principais características da doença de Parkinson são: tremor de repouso, rigidez, bradicinesia (às vezes referida genericamente como acinesia) e anormalidades posturais. O tremor estático ou de repouso, de 4 a 7 Hz, é mais evidente quando o corpo está relaxado, tendendo a desaparecer com realização de movimentos. O ato de mover o polegar e o indicador, como se estivesse rodando um comprimido, é bastante característico. A rigidez dá ao indivíduo a sensação de endurecimento dos músculos e, muitas vezes, de congelamento; evidentemente, a rigidez provoca uma redução na velocidade dos movimentos. A bradicinesia caracteriza-se por redução na velocidade, atraso ou falsa iniciação do movimento e redução na sua velocidade após seu início. A hipocinesia é responsável pela face pouco expressiva, chamada *facie cerea*, uma das características clássicas dessa disartria (Fig. 9-12). Outros sinais característicos são a micrografia, ou seja, escrita de tamanho diminuto, e a festinação, marcha com passos pequenos e rápidos. Alterações de voz e fala são comuns e podem levar o indivíduo ao isolamento social (De Angelis, Mourão, Ferraz, Behlau, Pontes & Andrade, 1997). A doença de Parkinson pode ainda estar associada à demência em um terço dos pacientes (Beal, Richardson & Martin, 1991). A disfagia é outro sinal bastante comum e importante, sendo considerada por alguns autores como a principal causa de morbidade e mortalidade na doença de Parkinson (Johnston, Castell & Castell, 1995)

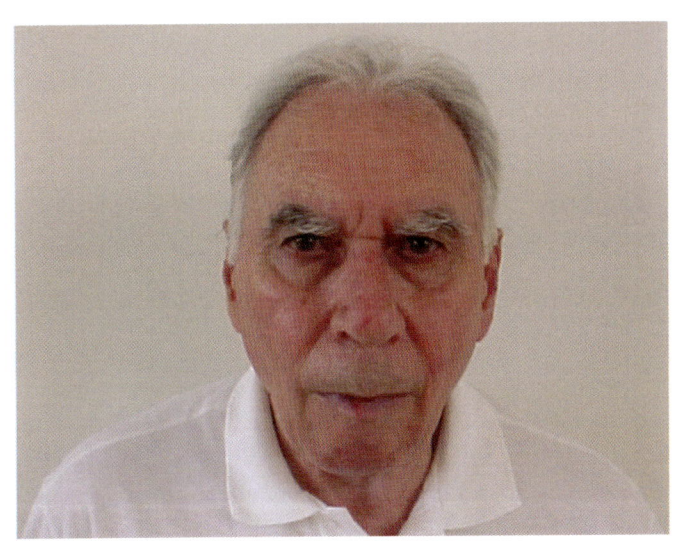

Fig. 9-12. Paciente com doença de Parkinson, com pouca expressividade, por rigidez muscular, a chamada *facie cerea* (arquivo CLINCEV).

Doença de Parkinson e parkinsonismo não são sinônimos. Parkinsonismo é um termo genérico que designa uma série de doenças com causas diferentes e que têm em comum a presença de sintomas parkinsonianos (ou seja, aqueles encontrados na doença de Parkinson). A doença de Parkinson é uma das muitas formas de parkinsonismo e também a mais freqüente (Limongi, 2000). Usa-se o termo doença de Parkinson para o parkinsonismo de causa desconhecida, ou parkinsonismo primário, utilizando-se a designação de parkinsonismo secundário quando a causa é conhecida.

- *Causas do parkinsonismo:* idiopática (80% dos casos); 1 ou 2% é familiar (Beal, Richardson & Martin, 1991), fatores genéticos e ambientais; no parkinsonismo são apontadas as seguintes causas: encefalite viral, alterações tóxico-metabólicas, traumatismos cranianos de repetição (lutadores de boxe) e hidrocefalia; as síndromes Parkinson Plus (Shy-Drager – doença progressiva do sistema nervoso autônomo e parkinsonismo; paralisia supranuclear progressiva – doença do tronco cerebral com parkinsonismo progressivo e distúrbio da motilidade ocular) são transtornos que envolvem uma alteração neurológica adicional ao parkinsonismo (Smith & Ramig, 1996).

- *Causas da doença de Parkinson:* atualmente mesmo com todo avanço tecnológico, a doença de Parkinson tem etiopatogenia obscura, sendo considerada idiopática. Nesta entidade, há uma perda neuronal progressiva no grupo de células ventrolaterais da parte compacta da substância negra do mesencéfalo. Admite-se ser necessária uma perda superior a 50% destes neurônios para termos sinais clínicos. Esta perda neuronal causa uma deficiência de um neurotransmissor denominado dopamina, causando uma disfunção da via nigroestriatal. A comprovação desta hipótese tem sido feita por estudos de PET-SCAN, que demonstram a deficiência do neurotransmissor. Do ponto de vista neuropatológico, na doença de Parkinson encontramos corpos de Lewy, que são corpos de inclusão citoplasmática eosinofílica, na substância negra do mesencéfalo.

O que determina a doença de Parkinson em um indivíduo parece ser a combinação de diversos fatores, sendo os mais importantes: papel das neurotoxinas ambientais, alterações mitocondriais, envelhecimento cerebral, predisposição genética.

O papel das neurotoxinas ambientais é controverso mas tem sido considerado pelos relatos de maior ocorrência desta doença em pacientes que vivem na zona rural e que utilizam água de poço, com maior exposição a herbicidas e pesticidas. Por outro lado, apesar de não existir consenso, fumantes parecem ter menor risco de desenvolver a doença de Parkinson. Após a descrição de Ballard, Tetrud & Lagnston (1985), que encontraram uma substância citotóxica em narcóticos derivados da heroína sintética, capaz de inibir o processo de respiração mitocondrial, começou-se a considerar importante o conceito de terapia antioxidante utilizando-se a selegelina (l-deprenil), especialmente nos estágios iniciais da doença de Parkinson. Diversos trabalhos têm discutido este tema, ainda controverso, e na verdade não se sabe qual o real papel do óxido nitroso e das enzimas removedoras de radicais livres na doença de Parkinson, ou mesmo, se a própria terapia com levodopa não contribuiria para aumentar este estresse oxidativo.

Por sua vez, as alterações mitocondriais observadas, especialmente a redução da atividade do complexo I mitocondrial, têm sido questionadas como causadoras de uma insuficiência no processo respiratório da mitocôndria e morte neuronal progressiva, ou ainda se seriam apenas epifenômenos dentro deste processo degenerativo (causa ou conseqüência).

Quanto ao envelhecimento cerebral, a doença de Parkinson acomete, em maior freqüência, pessoas com mais idade, o que demonstra o real papel deste fator. Entretanto, a perda neuronal na velhice ocorre com maior intensidade nas regiões ventromedial e dorsal da parte compacta do mesencéfalo, enquanto a perda neuronal na doença de Parkinson ocorre nas células ventrolaterais da substância negra do mesencéfalo.

Finalmente, quanto à predisposição genética, sabemos que cerca de 20% dos indivíduos com doença de Parkinson apresentam parentes em primeiro grau com essa doença.

A partir de 1990 tem surgido na literatura a descrição de algumas poucas famílias com doença de Parkinson em vários membros de gerações distintas, sendo inclusive identificados, em algumas delas pontos de mutação. O denominado Park1 foi o ponto de mutação encontrado em um grupo de famílias com doença de Parkinson, acreditando-se que esta mutação determine a presença de uma proteína anormal que teria toxidade para os neurônios dopaminérgicos, com formação de radical livre, estresse oxidativo, disfunção mitocondrial a apoptose neuronal.

Existem algumas síndromes parkinsonianas geneticamente determinadas, como a síndrome ligada ao cromossomo X (Lubag); a síndrome associada à distonia (localizada no cromossomo 14, gene DYT5 (distonia dopa responsiva); a associação de parkinsonismo, demência, desinibição e amiotrofia, localizada no cromossomo17; e o Parkinson juvenil, ligado ao cromossomo 6.

- *Efeitos da doença de Parkinson na produção vocal:* intensidade reduzida e monointensidade, monoaltura, qualidade vocal rouca, soprosa, discretamente tensa, com instabilidade fonatória, velocidade irregular, com trechos acelerados, articulação reduzida e imprecisa, repetição de fonemas, com graus variados de redução de inteligibilidade. Freqüentemente observa-se a palilalia, uma repetição compulsiva de sons ou segmentos de fala, com aumento progressivo de velocidade e redução de intensidade (La Pointe & Horner, 1981). A alteração da fluência da fala manifesta-se, por exemplo, na aceleração repentina da fala, que ocorre em pequenos grupos, conhecidos como jatos de fala; outras alterações são as hesitações e as pausas inadequadas no início de frases e palavras (Limongi, 2000). O tremor não é uma característica freqüente, tendo aparecido em 14% de 200 pacientes com Parkinson (Logemann, Fisher, Boshes & Blonsky,1978), mas observa-se uma instabilidade geral na produção da fala. De modo similar, alterações na ressonância também não são comuns, mas observou-se hipernasalidade discreta em 10% (Logemann, Fisher, Boshes & Blonsky, 1978) a 25% (Darley, Aronson & Brown; 1975) dos pacientes. Dificuldades de deglutição e sinais de disfagia, em geral orofaríngea, não são raros, embora tenham sido mais valorizados apenas recentemente (Hartelius & Svensson, 1994). Os primeiros sintomas de disfagia incluem engasgos eventuais, tosse durante ou logo após as refeições e dificuldade para mastigar, porém não são considerados suficientemente significativos pelos pacientes para procurar orientação (Limongi, 2000). Pode haver ainda perda de peso, episódios de febre sem motivo aparente.

- *Anormalidades laríngeas:* movimentos reduzidos de pregas vocais, mucosa com movimentos amplos, fenda tipo fusiforme, tremor de aritenóides; pode haver constrição ântero-posterior e mediana. Redução na duração do tempo de elevação laríngea durante a deglutição.

- *Tratamento da doença de Parkinson:* farmacológico com precursores de dopamina (levodopa) ou agonistas (bromocriptina ou mesilato pergólido); o uso da levodopa oferece resultados funcionais positivos no paciente, mas sem resposta consistente na fala, apesar da redução nos sintomas motores corporais (Wolfe, Garvin, Bacon & Waldrop, 1975; Scott & Caird, 1983; Hanson, Gerratt & Ward, 1984; Larson, Ramig & Scherer, 1994). Não obstante diversos procedimentos cirúrgicos terem sido desenvolvidos para os doentes com Parkinson, como a talamotomia (Manen, Van Speelman & Tans, 1984), o transplante de células da glândula adrenal ou de células fetais (Freed, Breeze, Rosenberg, Schneck, Kriek, QI & Lane, 1992) e a palidotomia (Iacono & Lonser, 1994), os resultados vocais não são ainda totalmente compreendidos (Countryman & Ramig, 1993). Schulz & Grant (2000) acreditam que a palidotomia e a estimulação cerebral profunda podem ser uma opção de tratamento para alguns indivíduos portadores da doença de Parkinson. Mourão (2002), em seu estudo com 12 pacientes submetidos à cirurgia de palidotomia póstero-ventral, observou apenas pequeno impacto no uso funcional da fonoarticulação nos pacientes após a cirurgia. As fonocirurgias de medialização de prega vocal por tireoplastia (Isshiki, 1980 e 1989), implante de gordura (Sataloff, Spiegel, Hawkshaw, Rosen & Heuer, 1997) ou de colágeno (Ford & Bless, 1993) apresentam resultados variáveis e questionáveis. Quanto à reabilitação vocal, anteriormente o tratamento fonoaudiológico abrangia três níveis: mioterapia, coordenação das estruturas da fala e respiração. As abordagens clássicas de fonoterapia incluíam o uso do método mastigatório, euritmia, exercícios de empuxo, fala silábica, amplificação, uso de metrônomo e terapia em grupo; as abordagens mais recentes incluem monitoramento auditivo retardado, técnicas proprioceptivas, método prosódico, monitoramento visual e auditivo (Scott & William, 1992). Destas, o uso da amplificação parecia ser bem aceito, reduzindo a tensão (Greene & Watson, 1968). O método prosódico (Scott & Caird, 1984) enfatiza a necessidade de se deslocar o tratamento dos componentes respiratório, fonatório e articulatório para as características prosódicas e segmentais da fala. De modo geral, a reabilitação vocal produzia resultados imediatos que não se generalizavam e era considerada ineficaz, mas a recente abordagem do método Lee Silverman parece bastante promissora (Ramig, 1995).

O tratamento de pacientes neurológicos pelo método Lee Silverman (Lee Silverman Voice Treatment – LSVT®) foi descrito por Ramig (1995), com o objetivo de ser utilizado na reabilitação de pacientes com distúrbios motores da fala, como o que ocorre na doença de Parkinson. O principal estímulo para a criação do método foi a alta incidência de pacientes com problemas de voz, cerca de 75%, com comprometimento da inteligibilidade da fala.

O método baseia-se no fato de que, durante a fonação, não ocorre coaptação glótica completa em pacientes parkinsonianos, sendo, pois, o objetivo da terapia de reabilitação estimular o fechamento glótico, o que gera aumento de intensidade (Fig. 9-13). Da mesma forma, o aumento do esforço fonatório possibilita uma melhora no padrão global de comunicação. Portanto, o tratamento focaliza exclusivamente a voz, mesmo com comprometimento da articulação e velocidade de fala. O aumento na intensidade vocal proporciona automaticamente uma melhora no padrão articulatório (Dromey, Ramig & Johnson, 1995).

Os pacientes são treinados a aumentar o esforço fonatório por meio de fala em forte intensidade. O programa de terapia possui quatro elementos básicos: 1. foco exclusivo na fonação; 2. terapia intensiva com quatro sessões semanais durante um mês, perfazendo um total de 16 sessões; 3. programa simples para a aprendizagem, aplicação em curto espaço de tempo, esforço mental mínimo e mudança vocal rápida e duradoura; 4. recalibração do paciente, ou seja, o paciente aprende que está emitindo em intensidade normal mesmo quando acredita estar em intensidade muito elevada, em decorrência de prováveis deficiências no monitoramento sensorial.

Mais especificamente, o fechamento glótico é estimulado através de prolongamento da vogal "a", com o apoio de mãos em gancho, associado à variação de freqüência. Aos poucos, a terapia evolui para tarefas mais complexas, sendo solicitado ao paciente a emissão de palavras isoladas e frases funcionais em forte intensidade e rica variação melódica (Ramig, 1996). A alta fonoaudiológica ocorre quando o paciente mantém intensidade adequada, por 90% do tempo da fala espontânea. Segundo os autores, não há relato na literatura de efeitos colaterais negativos como formação de lesões de massa ou participação supraglótica durante a fonação pelo uso intensivo de voz. No entanto, é recomendada pelos autores a realização de exame otorrinolaringológico pré e pós-terapia. A melhoria da qualidade vocal, uma vez estabelecida, perdura por cerca de 6 a 12 meses sem necessidade de tratamento adicional. Alguns fatores facilitam um bom prognóstico, como motivação do paciente, pacientes tidos como bons comunicadores, condições cognitivas suficientes e ausência de outras patologias associadas.

O mecanismo envolvido neste método baseia-se no fato de que a produção vocal deve melhorar a adução glótica, enquanto que variação de freqüência feita isoladamente estende-se para a fala coloquial. Ambas as características descritas costumam apresentar-se comprometidas em pacientes portadores da doença de Parkinson. Segundo os autores do método, a articulação da fala, embora não seja diretamente trabalhada, apresenta melhoras significativas, com maior clareza à emissão. Esses mesmos autores avaliaram os efeitos de duas modalidades de tratamento vocal, método LSVT e terapia respiratória, e concluíram que o grupo que recebeu o LSVT obteve melhores resultados tanto imediatamente após o término do tratamento como no controle depois de 2 anos (Ramig, Sapir, Countryman, Pawlas, O'Brien, Hoehn & Thompson, 2001).

Recentemente foi concluído um belíssimo estudo para investigar os correlatos neurais de hipofonia em pacientes com doença de Parkinson, antes e depois de tratamento vocal com o método LSVT, utilizando-se análises por PET SCAN (Liotti, Ramig, Vogel, New, Cook, Ingham, Ingham & Fox, 2003). Os resultados indicaram que a melhora obtida na hipofonia foi acompanhada por uma redução de ativação cortical nas áreas motora e pré-motora do cérebro, o que sugere modificação de uma atividade cerebral anormal e com esforço (córtex pré-motor) para uma atividade mais automática (gânglios da base e ínsula anterior) com o tratamento pelo método LSVT.

Deve-se ressaltar que, para a aplicação do método, o fonoaudiólogo deve estar habilitado e certificado no método Lee Silvermann (LSVT).

Fig. 9-13. Imagem espectrográfica da vogal sustentada "é" (GRAM 5.7, VOICE TOOLS) de um paciente de 74 anos de idade, do sexo masculino, portador de doença de Parkinson, tratado por fonoterapia com o método LSVT®. **A.** Pré-fonoterapia; observar o fraco sinal de áudio, o número reduzido dos harmônicos e vários trechos com bifurcação de freqüência. **B.** Pós-fonoterapia; observar o evidente aumento do sinal de áudio, da energia acústica do espectrograma e do número de harmônicos; é possível observar também presença de tremor na emissão.

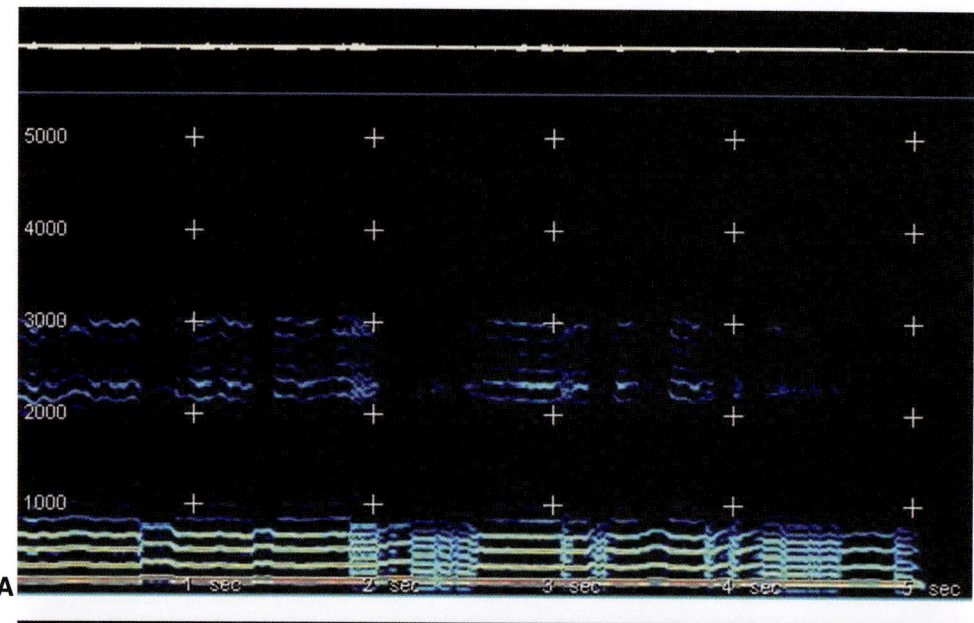

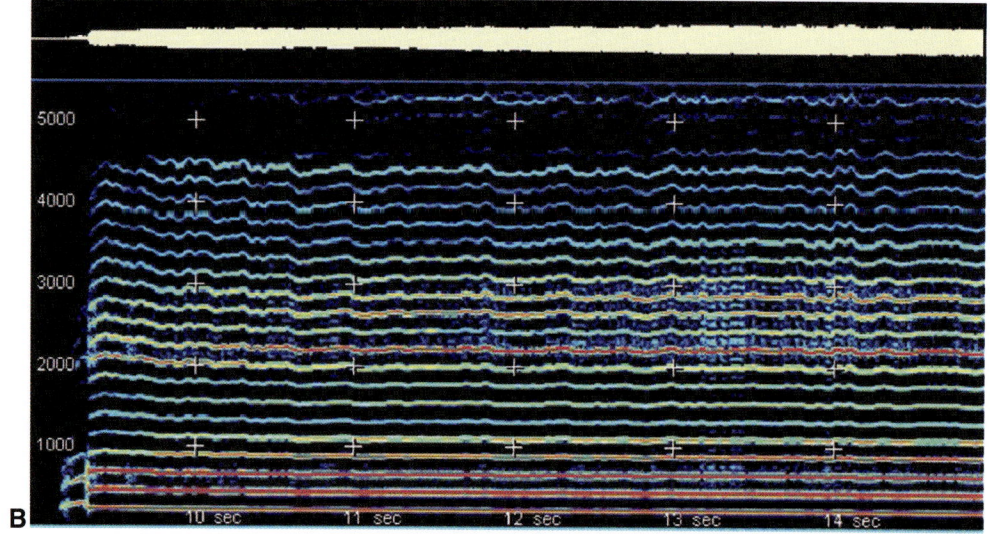

Boone & Mcfarlane (1988) sugerem que seja observado o efeito de comportamentos volitivos ou não na produção da voz e da fala de pacientes disártricos. Segundo os autores, algumas disartrias produzem maiores sintomas em atividades não-intencionais ou automáticas, como a doença de Parkinson; enquanto outras são exacerbadas por ações intencionais, como a esclerose múltipla. Solicita-se ao paciente que conte de 1 a 15, em ordem crescente e decrescente. O paciente com Parkinson contará para a frente com uma voz fraca, velocidade elevada e articulação pobre; entretanto, ao contar de trás para frente, o que exige maior controle intencional, produzirá uma emissão menos disártrica. A situação oposta é observada no paciente com esclerose múltipla. O teste da emissão intencional ou não-intencional pode ser também usado como uma estratégia em terapia, para ajudar o paciente a reduzir sua manifestação disártrica.

Ramig & Scherer (1992) advogam uma terapia fonaudiológica com abordagem direta, nos casos neurológicos, geralmente de linha sintomática. A reabilitação vocal deve ser intensiva, vigilante e coordenada com outras formas de tratamento.

A reabilitação vocal nos transtornos neurológicos limitava-se principalmente aos casos de paralisias laríngeas, para as quais a fonoterapia tradicionalmente oferece bons resultados; porém, quanto às alterações laríngeas centrais, a atuação fonoaudiológica era considerada de valor limitado e não-realística, especialmente nas doenças progressivas (Peacher, 1949; Sarno, 1968). Contudo, o desenvolvimento de procedimentos sistemáticos e com eficiência comprovada cientificamente, em grande parte centralizados nos esforços de se reabilitar o indivíduo com Parkinson (Ramig & Scherer, 1992, Smith & Ramig, 1996; Ramig, 1995b; De Angelis, Mourão, Ferraz, Behlau, Pontes & Andrade, 1997; Schulz & Grant, 2000), parecem estar modificando essa situação. A contribuição da fonoaudióloga americana Lorraine Ramig mudou a credibilidade da reabilitação vocal nesses casos, que antes era vista como uma terapia de apoio ou com função paliativa. Ramig, Countryman, Thompson & Horii (1995) e Ramig, Countryman, O'brien, Hoehn & Thompson (1996) demonstraram a superioridade do método Lee Silverman (LSVT), comparando com uma terapia clássica de respiração, no aumento da intensidade vocal e na diminuição do impacto da fonação nos parkinsonianos.

Mais recentemente Busch (2002), comparou os efeitos da terapia tradicional e o método LSVT® para reabilitação das alterações de deglutição, em 16 pacientes com doença de Parkinson, concluindo que ambos os métodos de reabilitação apresentam melhora do processo de deglutição. Os dois métodos reduziram o grau de penetração ou aspiração e de disfagia.

Talvez, futuros estudos provem a superioridade de tratamentos combinados, envolvendo recursos farmacológicos, cirúrgicos e fonoterápicos, melhorando assim as habilidades de comunicação do paciente parkinsoniano (Schulz & Grant, 2000).

Transtornos Vocais Neurológicos Flutuantes Arrítmicos

Os transtornos flutuantes arrítmicos apresentam manifestações vocais irregulares e imprevisíveis, com alterações mais evidentes na produção das vogais sustentadas que na fala encadeada. Esta categoria pode ser subdividida em três tipos:

A) Disfonia atáxica por lesão cerebelar.
B) Disfonia hipercinética por coréia de Huntington: lesões nos gânglios da base.
C) Disfonia hipercinética distônica: lesões nos gânglios da base.

Disfonia atáxica por lesão cerebelar

As disartrias atáxicas são causadas por lesões no circuito de controle cerebelar, manifestando-se principalmente por alteração na articulação e prosódia, embora possam ser observados desvios em todos os outros subsistemas da fala. Há alterações na marcha, de base alargada, bastante característica dos pacientes com lesões envolvendo o cerebelo.

O cerebelo tem como funções o equilíbrio, a postura e a marcha, sendo que os lobos posteriores estão envolvidos na coordenação dos movimentos voluntários. As alterações refletem o déficit na organização e controle motores, e não mais especificamente na execução neuromotora, como ocorre nos outros tipos de disartria, dando a impressão perceptiva de descontrole e não de fraqueza ou esforço muscular. Lesões no cerebelo produzem dissinergia, dismetria e tremor. A dissinergia é uma alteração no controle muscular, de qualquer parte do corpo, com dificuldade em executar componentes de movimentos, no tempo e seqüência corretos, com precisão. A dismetria é a inabilidade de calcular a extensão do movimento, com distúrbio em sua trajetória. Já o tremor cerebelar ocorre durante os movimentos voluntários, conhecido como tremor de intenção. Devido às extensas conexões do cerebelo com as outras estruturas do sistema nervoso, em diferentes níveis, as ações que dependem de monitoramento e coordenação poderão estar afetadas.

- *Causas das disartrias atáxicas:* doenças hereditárias degenerativas são as mais comuns, mas pode haver infartos, causas inflamatórias, neoplásicas, tóxicas, metabólicas, traumáticas e vasculares (aneurismas).

As ataxias hereditárias apresentam uma prevalência que varia de 1,5 a 22,1 por 100.000 habitantes, dependendo da região do estudo. A *American Academy of Neurology* (1996) propõe uma classificação em quatro tipos: 1. ataxias autossômicas recessivas: ataxia de Friedreich – cromossomo 9, ataxia por deficiência seletiva de vitamina E – cromossomo 8, ataxia telangiectasia – cromossomo 11, ataxia associada à mioclonia – cromossomo 21, hipogonadismo e ataxia recessiva de início no adulto; 2. ataxia autosômica dominante: ataxia espinocerebelar dos tipos 1, 2, 3, 4, 5, 6, 7 e 8, ataxia dentatorrubropalidosylviana, ataxias periódicas – tipo 1 e tipo 2; 3. ataxias ligadas ao X; 4. ataxias mitocondriais.

Em nosso meio, das ataxias hereditárias, a autossômica recessiva de Friedreich e a autossômica dominante do tipo 3 (doença de Machado-Joseph) parecem ser as mais freqüentes. A ataxia de Friedreich é uma enfermidade heredodegenerativa que se inicia na infância ou adolescência e caracteriza-se pelo comprometimento da sensibilidade proprioceptiva consciente, com alteração da sensibilidade vibratória e cinético-postural, síndrome cerebelar com ataxia e sinais de liberação do sistema piramidal, com espasticidade predominante em membros inferiores. Já a doença de Machado-Joseph foi inicialmente descrita em descendentes portugueses da ilha dos Açores que viviam no EUA. A enfermidade apresenta, de modo variável, ataxia cerebelar, associada a sinais piramidais, amiotrofia periférica, fasciculações em face, língua e membros, distonia, parkinsonismo e oftalmoplegia externa progressiva.

- *Efeitos da disartria atáxica na produção vocal:* as alterações de voz e fala mais comuns representam dificuldades de coordenação de padrões de movimentos, sem déficits em músculos individuais, dando a impressão de fala intoxicada. Observamos freqüentemente a dismetria, a disdiadococinesia e a dissinergia na fala; podendo haver também a presença de tremor. A dismetria pode ocorrer na produção da voz e na articulação dos sons da fala, dando a impressão típica de descontrole da emissão. É comum o paciente apresentar uma acentuação reduzida ou excessiva das palavras, assim como explosões de intensidade, além de falta de controle na freqüência fundamental e instabilidade na velocidade da fala. A disdiadococinesia é uma decomposição do movimento, com erros na seqüencialização e velocidade da tarefa, o que pode ser observado na repetição de seqüências articulatórias, como "pa ta ca" (Fig. 9-14). A dissinergia na fala observa-se na emissão de sons prolongados com intervalos alterados. O tremor vocal não é muito freqüente, mas pode ocorrer nos músculos respiratórios e laríngeos, sendo caracteristicamente irregular e muito lento, ao redor de 3 Hz (Ackerman & Ziegler, 1991). Alterações de ressonância são raras, mas pode ocorrer hiponasalidade por alteração no controle temporal da contração do véu (Duffy, 1995).

Desta forma, é na fala encadeada que os sintomas da disartria atáxica são mais evidentes. As alterações na fala ocor-

Fig. 9-14. Análise espectrográfica (GRAM 5.7, VOICE TOOLS) da diadococinesia de movimentos seqüencializados, na repetição de "pa ta ca". **A.** Avaliação normal, falante do sexo masculino, 51 anos de idade; observar a regularidade na emissão e no ritmo. **B.** Disartrofonia atáxica, com disdiacocinesia, evidenciada por traçado de ritmo alterado, inversão na ordem das sílabas e prolongamentos de vogais, em paciente de 47 anos de idade, do sexo feminino, pós-aneurisma vascular, afetando o cerebelo.

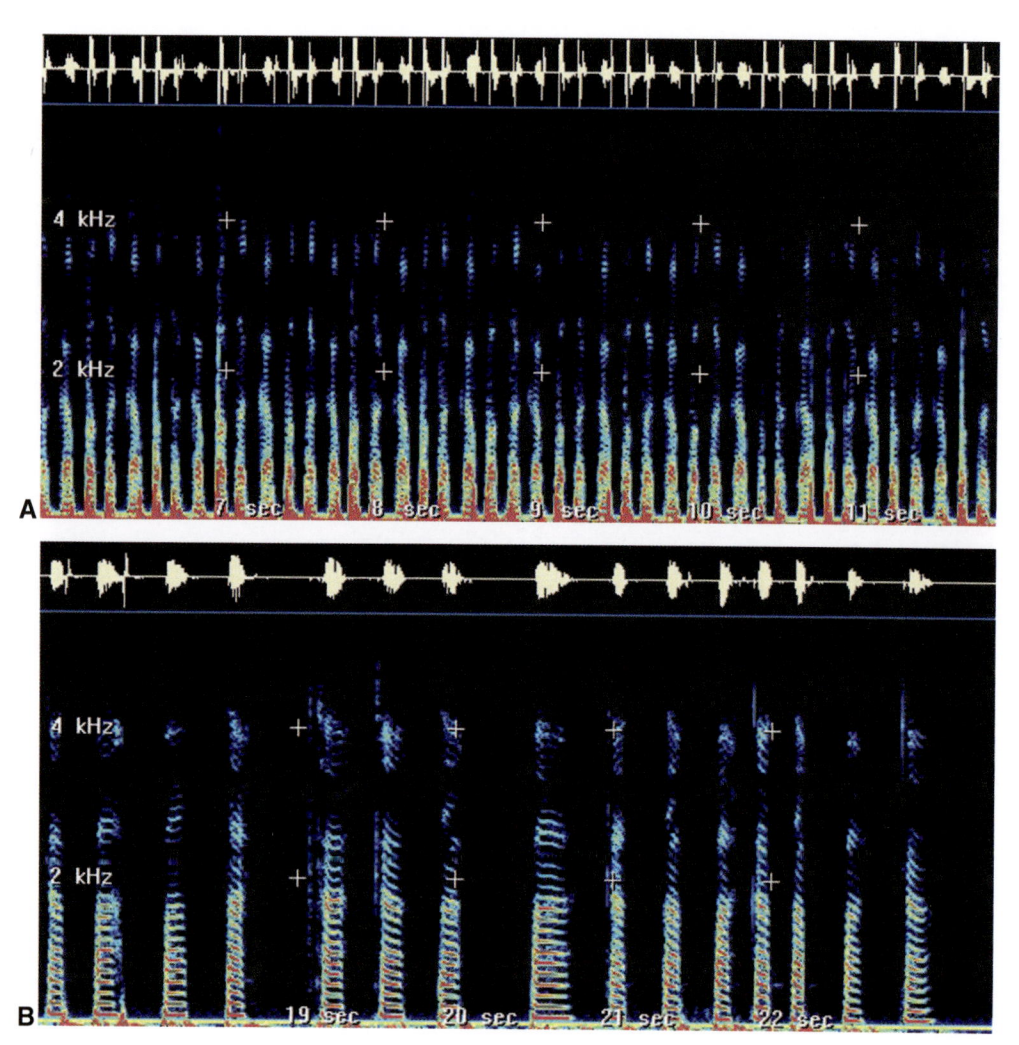

rem concomitantemente a outros sinais de alteração cerebelar, como marcha atáxica e o nistagmo ocular.

- *Anormalidades laríngeas:* não há dados disponíveis, mas parece haver redução na velocidade dos movimentos de adução e abdução das pregas vocais.
- *Tratamento:* cirúrgico ou farmacológico; na reabilitação vocal pode-se trabalhar com metrônomo para melhorar o ritmo e a inteligibilidade da fala, o que é chamado de terapia melódica ou de ritmo; pode ainda ser utilizado o marca-passo vocal, que produz um ritmo guia de velocidade ajustável (FONO TOOLS, CTS ou FACILITATOR, KAY ELEMETRICS INC., ou ainda um metrônomo).

Disfonia hipercinética por coréia de Huntington: lesões nos gânglios da base

Na coréia, o indivíduo não consegue ter controle sobre os movimentos, que são irregulares e podem ocorrer em qualquer parte do corpo, incluindo extremidades, tronco e face (Fig. 9-15). Não é raro o paciente tentar disfarçar essa dificuldade segurando os braços ou pernas ou mantendo os braços para trás. A impersistência motora é uma manifestação importante e reflete a incapacidade de manter a postura por meio da contração muscular. Isto pode ser observado na dificuldade de manter a língua protusa e pelo sinal da ordenha (incapacidade do paciente manter os dedos constantemente fechados ao redor do dedo do avaliador, com movimento semelhante ao de ordenha de leite). A hipotonia muscular também faz parte da síndrome. As disartrias hipercinéticas são transtornos motores por alterações nos circuitos dos gânglios da base, ou, algumas vezes, em associação com os circuitos cerebelares. De modo distinto das outras disartrias, pode ocorrer alterações em um único nível dos sistemas da fala, comprometendo apenas alguns músculos.

A característica básica dessa disartria é a movimentação, bizarra e muito diferente das outras alterações neurológicas, podendo-se facilmente acreditar que se trata de uma alteração psicogênica. Uma das causas de disartria hipercinética no adulto é a coréia de Huntington, uma alteração neurológica hereditária progressiva, de caráter autossômico dominante, geralmente de penetrância completa, com início na quarta ou quinta década de vida, levando à morte em uma média de 15 anos. Essa doença caracteriza-se por perda de neurônios do núcleo caudado e do putámen, e perda neuronal difusa no córtex. A incidência da coréia de Huntington é de 4 a 7 por 100.000 (Merrit, 1979), com início ao redor dos 38 anos de

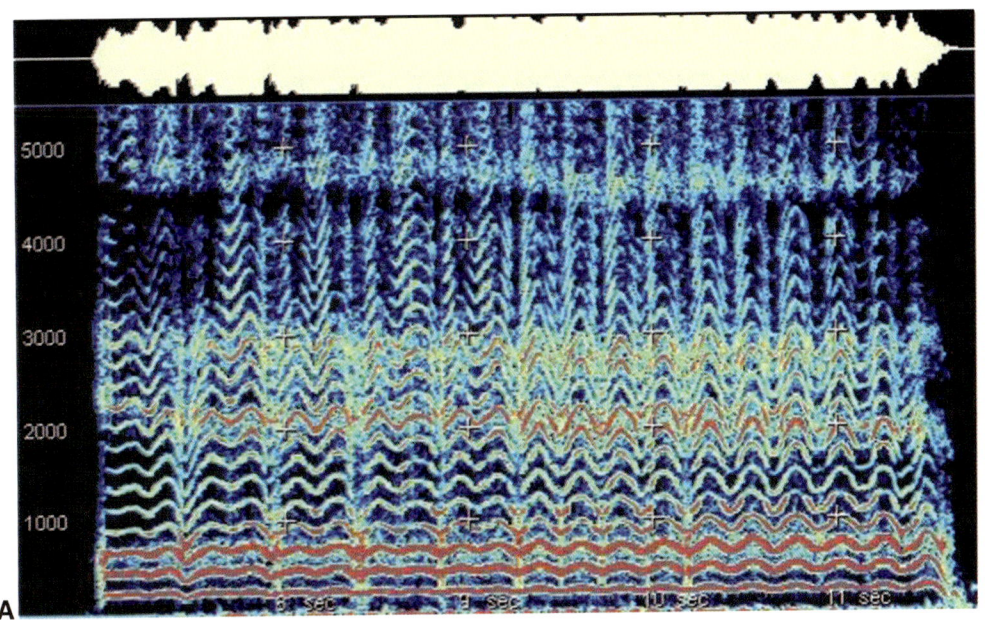

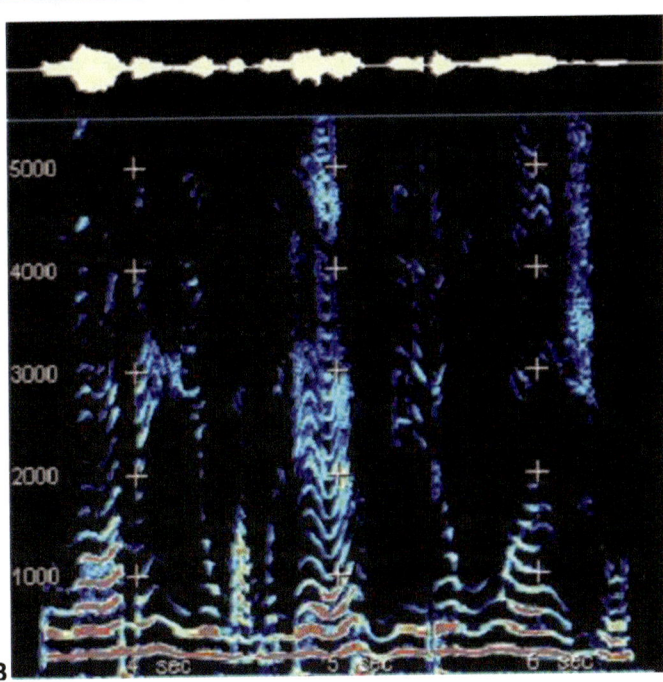

Fig. 9-15. Análise espectrográfica (GRAM 5.7, VOICE TOOLS). Tremor vocal essencial familiar em paciente com 68 anos de idade, do sexo feminino. **A.** Vogal sustentada; perceber a característica cíclica e bastante evidente do tremor. **B.** Fala encadeada; perceber a redução da evidência do tremor na emissão da frase-padrão "um homem e uma mulher viram um anjo".

idade (Brin, Fan, Blitzer, Ramig & Stewart, 1992). Alterações de personalidade e quadro demencial progressivo são características, além da presença de disfagia. Em famílias com coréia de Huntintgton pode haver o fenômeno da antecipação acometendo, em cada geração, pessoas mais jovens. Casos esporádicos podem ocorrer devido a mutações novas.

- *Causas da coréia de Huntington:* doença degenerativa por herança autossômica dominante com penetrância completa e localização do gene no braço curto do cromossomo 4 (4p16.3).
- *Efeitos da coréia de Huntington na produção vocal:* podem ser observados movimentos involuntários, com inspiração e expiração forçadas, bloqueios adutores e abdutores, soprosidade transiente, qualidade vocal tensa-estrangulada, nítido esforço fonatório e variações de intensidade e freqüência excessivas, com hipernasalidade intermitente. As mesmas alterações ocorrem na articulação, que se apresenta distorcida, irregular e lenta. Com relação à prosódia, observam-se intervalos prolongados, sons de duração irregular, pausas inadequadas, acentuação excessiva ou inadequada. Ocorrem também problemas na mastigação e deglutição. Movimentos involuntários de todo o corpo são também observados em repouso ou durante atividades.

- *Anormalidades laríngeas:* configuração essencialmente normal, podendo haver instantes atípicos de movimentação adutora ou abdutora, com deslocamento abrupto da freqüência para os graves e deslocamento bruscos das pregas vocais e laringe.

- ***Tratamento:*** farmacológico, com agentes antidopaminérgicos, fenotiazinas, benzodiazepinas ou anticonvulsivantes (Brin, Fahn, Blitzer, Ramig & Stewart, 1992), porém, os efeitos sobre a voz não foram documentados; toxina botulínica parece ser efetiva (Smith & Ramig, 1996).

Além da coréia de Huntington, gostaríamos ainda de ressaltar dois quadros, a coréia reumática e a paroxística.

A presença de coréia na infância, geralmente de fácil resolução, é conhecida pelo nome de coréia de Sydenham, ou reumática. Esta é uma das manifestações clínicas da febre reumática, podendo ser encontrada em um terço dos pacientes com esta doença. Contudo, a infeção por *Streptococcus* raramente é diagnosticada no episódio da coréia, geralmente ocorrendo seis meses antes da manifestação da doença. O quadro clínico se instala entre 5 e 15 anos de idade, manifestando-se de modo insidioso com alteração comportamental e labilidade emocional; os movimentos involuntários podem ser tão sutis dificultando apenas a escrita quando os membros superiores são atingidos, ou até mesmo, tão intensos, fazendo-se necessário conter o paciente para que ele não caia do leito e impedindo qualquer atividade normal. A hipotonia pode estar associada à essa alteração, sendo por vezes tão intensa que dá a impressão de paralisia, especialmente quando limitada a um dimídio (coréia mole ou paralítica). A manifestação coréica dura de algumas semanas a poucos meses, mas pode se cronificar especialmente nas crianças com idade inferior a 12 anos, na vigência de cardite.

Já as coréias paroxísticas, também denominadas de coreoatetose paroxística ou distonia paroxística, caracterizam-se por episódios coreatetósicos e distônicos, de início súbito e duração variável, sem comprometimento da consciência. Habitualmente são consideradas duas formas distintas: a cinesiogênica (desencadeada pelo movimento após período de repouso) e a não cinesiogênica (desencadeadas geralmente por alimentos). A forma cinesiogênica ocorre mais em meninos e manifesta-se principalmente entre 5 e 15 anos, com história familiar (forma dominante e recessiva). Os episódios são de curta duração, de 1 a 2 minutos, mas ocorrem inúmeras vezes ao dia e respondem a medicamentos anticonvulsivantes. Na forma não-cinesiogênica, o início se dá entre 1 e 5 anos, com episódios de maior duração (geralmente acima de 5 minutos), transmissão dominante e respondem ao clonazepan e à acetazolamida – Diamox. Estas entidades, por serem raras e, às vezes, desconhecidas mesmo por especialistas, são inicialmente diagnosticadas como de origem psiquiátrica especialmente quando afetam a capacidade de comunicação oral.

Disfonia hipercinética distônica: lesões nos gânglios da base

A distonia é um tipo de movimento caracterizado por uma contração muscular involuntária, sustentada, provocando torção, posturas anormais ou movimentos repetitivos. Pacientes com distonia apresentam posturas distônicas, com manutenção de uma deformidade, pelo menos por alguns minutos, ou de modo mais permanente. Desta forma, movimentos distônicos são movimentos repetitivos de torção, com freqüência variável. A distonia pode atingir um único segmento (distonia focal), dois segmentos contíguos (distonia segmentar), os membros inferiores e alguma outra região do corpo (generalizada) ou apenas um lado do corpo (hemidistonia).

Quanto ao fator etiológico, as distonias podem ser classificadas em primária (idiopática), ou secundária (sintomática). Na distonia primária não há evidência de lesão cerebral na avaliação clínica, nem nos exames de neuroimagem, podendo ocorrer de modo esporádico ou ser determinada geneticamente (as mais freqüentes são autossômicas dominantes). A distonia de torção generalizada primária (distonia muscular deformante) inicia-se entre os 5 e os 16 anos de idade, habitualmente com comprometimento inicial no pé, que se generaliza tornando-se incapacitante após alguns anos. A fala pode ser mais ou menos atingida, com capacidade intelectual do indivíduo intacta. A distonia dopa-responsiva também atinge a criança, geralmente iniciando-se pela marcha, para depois se generalizar, com resposta extremamente favorável ao uso de L-Dopa em doses baixas. O torcicolo espasmódico é uma forma de distonia focal que acomete a musculatura cervical, particularmente o músculo esternocleidomastóideo. O início dos sintomas pode ocorrer em qualquer idade, mas geralmente entre os 20 e 40 anos. A distonia oromandibular é uma distonia que atinge a musculatura perioral, mastigatória e da língua, que pode afetar a fala e a deglutição. Quando a hipercinesia ocorre primordialmente na face ou boca, recebe o nome de discinesia orofacial ou distonia focal do tipo oromandibular, o que pode ocorrer como o resultado de lesões vasculares, degenerativas, tumorais, ou devido ao uso prolongado de medicação psicotrópica ou anti-parkinsoniana. Nesses dois últimos casos, a discinesia aparece tardiamente, recebendo o nome de discinesia tardia (Portnoy, 1979). Tanto nas formas focais como nas segmentares da distonia cranial o quadro atinge mais as mulheres, após os 50 anos de idade e correspondem a uma distonia de etiologia idiopática.

Quando atinge especificamente a fonação, a disfonia hipercinética distônica é conhecida por disfonia espasmódica, sendo uma das alterações vocais mais incapacitantes e desafiadoras. O termo disfonia espasmódica é, na verdade, apenas um verbete descritivo para várias alterações. Embora a literatura apresente muitas vezes essa disfonia com o nome de disfonia espástica, evidentemente tal designação é inadequada pois não reflete o sintoma do paciente (espasticidade e rigidez são dois subtipos de hipertonia) nem representa a provável localização da lesão, já que a espasticidade é basicamente uma alteração do sistema piramidal, dos tratos corticobulbares ou corticoespinais. A associação de disfonia espasmódica com outras doenças neurológicas é bastante comum, como ocorre com o tremor vocal e a doença de Meige. A doença de Meige, caracteriza-se por um quadro de distonia oromandibular associada a blefaroespasmo. O blefaroespasmo é uma distonia focal da musculatura palpebral acarretando movimentos involuntários repetitivos de fechamento forçado dos olhos, que podem ser tão intensos a ponto do paciente apresentar uma incapacidade de manter os olhos abertos.

A disfonia espasmódica não é uma doença, mas sim uma constelação de sinais e sintomas, com a caracterização geral de uma emissão tensa-estrangulada, com esforço vocal e quebras fonatórias (Fig. 9-16). Alguns pacientes podem apresentar dispnéia pela contração excessiva e/ou dissincronizada do diafragma e vias aéreas superiores (Braun, Abd, Baer, Blitzer, Stewart & Brin, 1995). Em razão das dificuldades diagnósticas, a real incidência é ainda desconhecida, sendo que sua manifestação ocorre geralmente por volta dos 40 anos de idade, com prevalência para o sexo feminino. Apesar da ocorrência incomum, a disfonia espasmódica recebeu enorme atenção dos pesquisadores durante as duas últimas décadas (Colton & Casper, 1996). Observam-se geralmente três tipos de disfonia espasmódica: adutora, abdutora e mista, sendo a forma adutora a mais comum. A etiologia da disfonia espasmódica pode ser neurológica, psicológica ou idiopática. A evolução tortuosa da compreensão dessa doença, desde sua primeira descrição (Behlau & Pontes, 1997) levou-nos ao reconhecimento atual de que, na maior parte dos casos, essa alteração é uma distonia focal, tarefa-dependente, induzida por sonorização. A evidência de que a disfonia espasmódica é uma distonia vem de diversos estudos e observações clínicas (Blitzer, Brin, Fahn & Lovelace, 1985; Blitzer, Brin, Fahn & Lovelace, 1988). Já nos quadros de disfonia espasmódica abdutora, o que se observam não são espasmos de abdução, mas, como ressaltado por Smith & Ramig (1996), uma alteração de mau abdução das pregas vocais durante a fonação, o que produz uma dificuldade de manter a adução fonatória, provocando segmentos soprosos ou roucos, com dificuldade de se iniciar a fonação. Esses quadros são bastante incomuns, sendo que em uma série de 100 pacientes consecutivos com o diagnóstico de disfonia espasmódica, quatro apresentavam disfonia abdutora pura e 11 mista, combinada com espasmos de adução ou tremor (Koufman & Blalock, 1992).

Embora na clínica fonoaudiológica a presença de pacientes com distonia seja quase sempre limitada aos indivíduos que apresentam comprometimento distônico da laringe (de adução, abdução ou misto), é importante lembrar que pode haver alteração vocal por distonia extralaríngea, como secundária às distonias cervicais que comprometem o trato vocal (Vilanova, 2003).

Em testes psicométricos, a performance dos pacientes com disfonia espasmódica encontra-se dentro dos limites da normalidade, no que diz respeito à instabilidade emocional, hipocondria, somatização e depressão (Kiese-Himmel & Zwirner, 1996).

- *Causas das disfonias hipercinéticas distônicas:* lesões nos gânglios da base ou nas estruturas associadas; ruptura nas conexões entre o córtex, subcórtex e os gânglios da base (Finitzo & Freeman, 1989); falta de supressão nos reflexos laríngeos durante a vocalização (Larson, Yoshida & Sessile, 1993).
- *Efeitos da disfonia hipercinética distônica – disfonia espasmódica:* na variante adutora observa-se qualidade vocal tensa, esforço fonatório e espasmos, podendo haver rouquidão, aspereza e tremor; segmentos sussurrados e emissão em som basal são freqüentemente associados, representando, na maior parte das vezes, compensações fonatórias (Fig. 9-16). As vocalizações emocionais como choro, riso e canto geralmente não estão alteradas, assim como o sussurro. O registro modal e a expressão voluntária são as mais comprometidas, categorizando a alteração como tarefa-dependente. Na variante abdutora observa-se certa soprosidade, com dificuldade para iniciar e manter a sonorização, na fala encadeada; desta forma, ouve-se um prolongamento dos sons surdos que antecedem um som sonoro, como o "s" da palavra "sono", pela dificuldade em se realizar uma adução glótica suficiente.
- *Anormalidades laríngeas:* pregas vocais parecem essencialmente normais na respiração, podendo haver grande compressão mediana em nível glótico, com ou sem ação do vestíbulo laríngeo; podem ser observados laringoespasmos; na variante abdutora, observa-se dificuldade de manter a adução glótica.
- *Tratamento:* reabilitação vocal nos quadros discretos; toxina botulínica (Thompson, 1994), principalmente nos quadros de graus maiores (Fig. 9-16), sendo que os efeitos colaterais incluem soprosidade e tosse em pacientes com disfonia espasmódica adutora e leve estridor em alguns pacientes com disfonia abdutora (Blitzer, Brin & Stewart, 1998). Gielow (2002), ao realizar um estudo retrospectivo em 122 indivíduos com distonia focal laríngea de adução, submetidos a tratamento por injeções bilaterais de toxina botulínica, observou que houve relação direta entre a dose de toxina botulínica administrada e o tempo de seu benefício, havendo uma dose-limite máxima para ocorrência do maior benefício, além de uma diferença significante entre os sexos (2,1 a 8,0 U, homens, e 4,1 a 8,0 U, mulheres). Além disso, cirurgias de ressecção (Dedo, 1976) ou avulsão do nervo recorrente (Neterville, Stone & Rainey, 1991) apresentam resultados imediatos bons, mas controversos e com recorrência dos sintomas a médio prazo (Dedo & Behlau, 1991); tireoplastias parecem não produzir resultados previsíveis e estáveis (Isshiki, 1989).

Transtornos Vocais Neurológicos Flutuantes Rítmicos

Os transtornos vocais neurológicos flutuantes rítmicos apresentam alterações de natureza periódica tanto na produção das vogais sustentadas como na fala encadeada, sendo, porém, mais evidente na tarefa de sustentação das vogais. Esta categoria pode ser dividida em dois tipos:

A) Tremor vocal essencial.
B) Mioclônus palatofaringolaríngeo.

Tremor vocal essencial

Tremor é definido como qualquer movimento involuntário, aproximadamente rítmico e grosseiramente sinusoidal (Elbe & Koller, 1990).

O tremor essencial consiste em um tremor misto, cinético e postural, com melhora no repouso, não associado à nenhu-

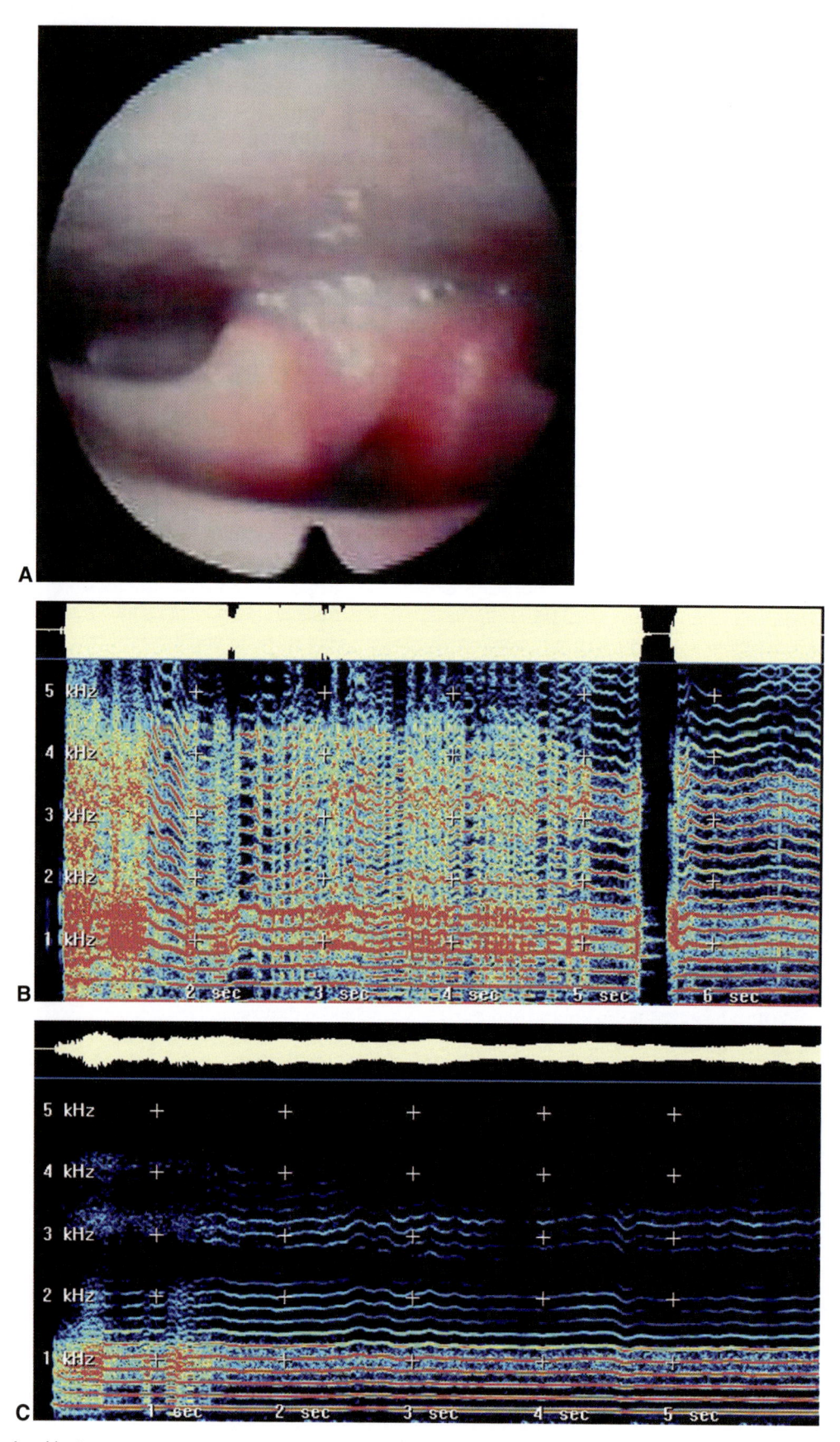

Fig. 9-16. Distonia focal laríngea. **A.** Imagem ao exame, com constrição supraglótica (arquivo Paulo Pontes). **B.** Espectrografia evidenciando os espasmos, interrupções e modulações da freqüência fundamental. **C.** Pós-toxina botulínica, com emissão mais livre de espasmos e com maior estabilidade (GRAM 5.7, VOICE TOOLS).

ma outra alteração neurológica. É o mais comum transtorno do movimento, com uma prevalência de 4 a 60 em 1.000 (Elbe & Koller, 1990). Aparece em todas as faixas etárias, mas com pico de incidência no final da adolescência e próximo aos 50 anos de idade. O tremor varia de 5 a 7Hz e sua intensidade costuma flutuar por influência de fatores emocionais, acarretando prejuízos sociais e profissionais (Fig. 9-15). O tremor essencial geralmente envolve tremor da cabeça e das mãos, sendo que a voz apresenta-se alterada em 4 a 20% dos casos. História de tremor familiar é mencionada em 50% dos casos e reflete uma transmissão autossômica dominante, com penetrância incompleta (Murray, 1981), porém a verdadeira relação entre hereditariedade e tremor essencial esporádico não é conhecida (Elbe, 2000).

Estudos genéticos puderam identificar dois *loci* nos cromossomos desses pacientes (2p denominado ETM e 3q denominado FET1). Neurologistas especialistas em transtornos do movimento apresentam pontos de concordância e de divergência quando o assunto abrange os critérios de diagnóstico do tremor essencial (Chouinard, Louis & Fahn, 1997).

O tremor vocal pode ser monossintomático, sem evidência de tremor em nenhuma outra parte do corpo, ou pode haver uma manifestação completa de tremor dos membros superiores, cabeça, mandíbula e musculatura do pescoço. Esta alteração pode ainda coexistir com outros sinais neurológicos (Hubble, Busenbark, Pahwa, Lyons & Koller, 1997). No tremor vocal há envolvimento dos músculos tireoaritenóideos e de outros músculos extrínsecos da laringe (Koda & Ludlow, 1992). Ele é observado durante a fonação, a respiração e em repouso, sendo muitas vezes também evidente na observação visual externa do pescoço, quando pode-se perceber o deslocamento vertical da laringe. Isto auxilia a distinção do tremor psicogênico, que ocorre somente à fonação. O tremor pode-se restringir às pregas vocais, atingir toda a laringe e envolver a língua. Acredita-se que o tremor possa ser o resultado de uma contração alternada dos músculos adutores e abdutores, produzindo o sinal vocal típico; contudo, se os movimentos adutores são mais amplos que os abdutores, as pregas vocais vão se chocar na linha média, produzindo bloqueios fonatórios, o que se pode configurar no tremor distônico adutor (Fig. 9-17); por outro lado, se os movimentos abdutores são mais extensos, pode-se produzir o tremor distônico abdutor (Aronson, 1990).

Na tentativa de diferenciar o tremor encontrado nos transtornos neurológicos do tremor normal, Jiang, Lin & Hanson (2000) fizeram um estudo acústico e uma análise espectral de pacientes com tremor vocal. Os achados sugeriram que a relação entre a intensidade vocal e a corrente aérea, diferenciam o tremor dos transtornos neurológicos do normal.

- *Causas da disfonia por tremor vocal:* idiopática, sem localização uniforme, com suspeita de envolvimento do núcleo olivar inferior.
- *Efeitos do tremor vocal essencial na produção vocal:* a fala é descrita como trêmula, sendo que o sintoma é mais aparente na emissão sustentada das vogais, que apresentam flutuação de freqüência e amplitude entre 5 e 7 Hz; a manifestação é reduzida na fala encadeada e piora sob tensão e estresse.
- *Anormalidades laríngeas:* as estruturas laríngeas têm aparência normal, porém observam-se movimentos rítmicos de uma ou mais estruturas durante a fonação e o repouso
- *Tratamento do tremor vocal:* a farmacoterapia apresenta resultados variáveis com propanolol, primidona e fenobarbital, entre outros (Brin, Fahn, Blitzer, Ramig & Stewart, 1992); a aplicação de toxina botulínica oferece bons resultados, em alguns casos (Brin, Fahn, Blitzer, Ramig & Stewart, 1992; Stager & Ludlow, 1994).

Mioclônus palatofaringolaríngeo

O mioclônus palatofaringolaríngeo é uma forma rara de mioclonia, na qual se observa uma movimentação lenta, rítmica ou semi-rítmica, de 1 a 4 Hz, no repouso e durante a fonação, que envolve o véu, a faringe, a língua, a laringe, o globo ocular e, muitas vezes, o diafragma, geralmente bilateralmente, podendo porém, ser unilateral. O paciente queixa-se também de um clique nos ouvidos, resultado do movimento do véu e da musculatura faríngea que controla a abertura da tuba faringotimpânica, podendo ser forte o suficiente para ser ouvido pelo examinador. Quando sua amplitude é grande, pode-se confundir com o tremor vocal ou com disfonia espasmódica, prejudicando inclusive a respiração e a deglutição. O mioclônus palatofaringolaríngeo pode aparecer em qualquer idade, porém, é mais comum após os 50 anos.

- *Causas do mioclônus palatofaringolaríngeo:* mais freqüentemente de origem vascular, lesões no trato tegmental central, nas vias olivodenteadas ou núcleo denteado, nas conexões do núcleo rubro, geralmente por degeneração idiopática ou infarto no tronco cerebral.
- *Efeitos do mioclônus palatofaringolaríngeo na produção vocal:* voz de qualidade instável, com flutuações lentas e rítmicas, mais evidentes na emissão sustentada das vogais, podendo haver bloqueios de sonoridade, com duração de 60 a 240 ciclos (Aronson, 1990)
- *Anormalidades laríngeas:* deslocamentos verticais acompanhando os deslocamentos de outras regiões, o que pode interromper os ciclos glóticos.
- *Tratamento:* muito resistentes ao tratamento, os sintomas podem responder, de modo variado, aos precursores de serotonina, carmazepina, clonazepam, e a diversas abordagens cirúrgicas (Brin, Fahn, Blitzer, Ramig & Stewart, 1992).

Transtornos Vocais Neurológicos Paroxísticos

As alterações vocais paroxísticas ocorrem em episódios, podendo haver alterações repentinas e aberrantes, como na síndrome de Gilles de la Tourette, ou crises de exacerbação e remissão da doença, como na esclerose múltipla. Assim sendo, esta categoria pode ser dividida em dois tipos:

A) Síndrome de Gilles de la Tourette.
B) Esclerose múltipla.

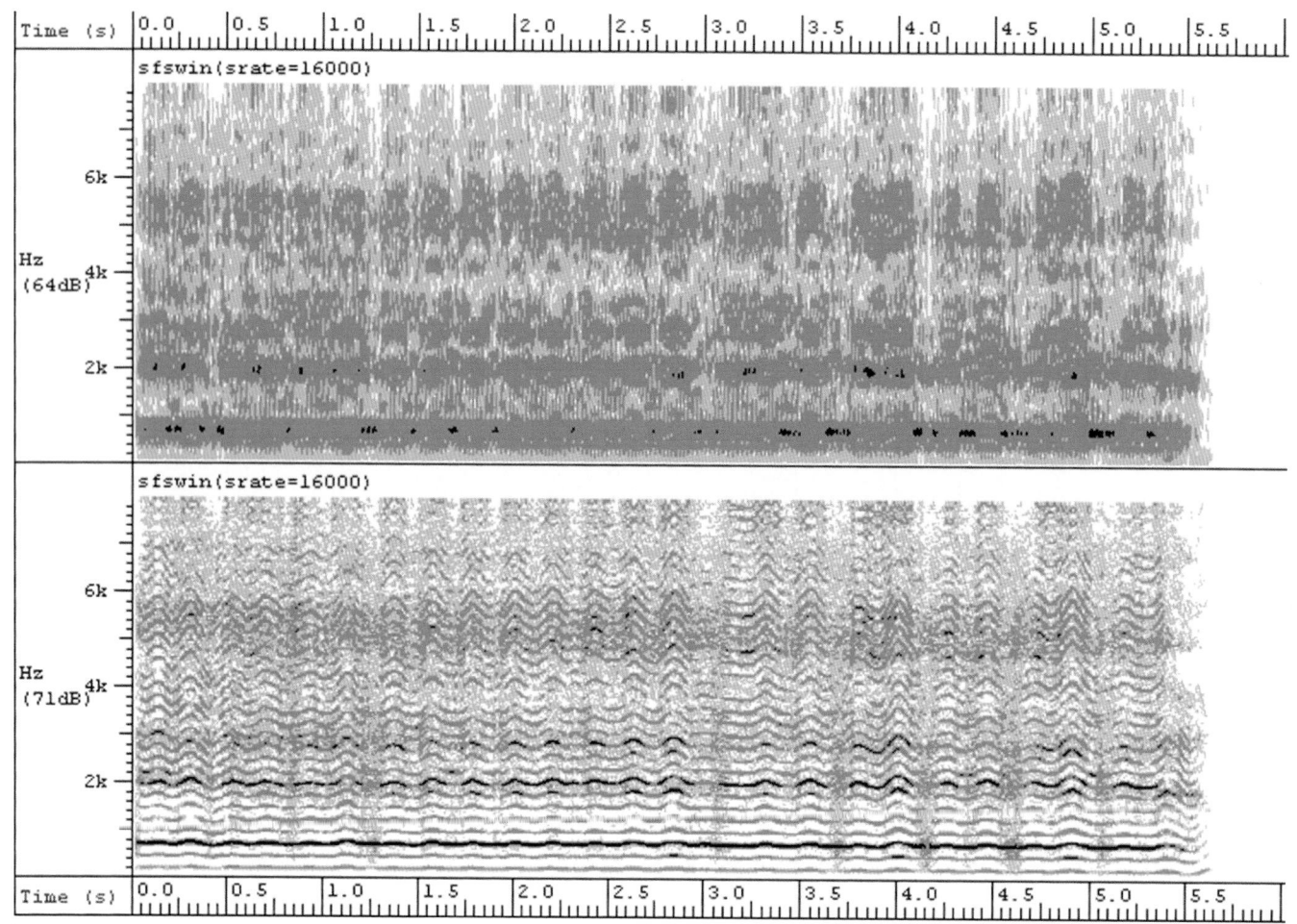

Fig. 9-17. Imagem espectrográfica mostrando presença de tremor distônico de adução, na vogal sustentada "é", em espectrograma de faixa-larga (superior) e faixa estreita (inferior), em que se pode observar a interrupção do registro pelo choque entre as pregas vocais na sustentação da vogal (SFSWIN 4.25).

Síndrome de Gilles de la Tourette

A síndrome de Gilles de la Tourette consiste em múltiplos tiques e vocalizações involuntárias, que podem incluir coprolalia e ecolalia; a doença começa na infância ou na adolescência, podendo tanto piorar como reduzir seus sintomas na idade adulta. Esta síndrome se caracteriza por tiques motores crônicos e um ou mais tiques vocais presentes em algum momento da doença.

Tiques são definidos como movimentos estereotipados que predominantemente envolvem os olhos, o rosto, pescoço e ombros, podendo ser simples ou mais complexos, estando ou não associados a comportamentos obscenos ou de automutilação (Goetz, 1997). Pode haver pulos, saltos, chacoalhadas, toques em partes do corpo, toques nos outros, além de uma variada manifestação vocal como pigarro excessivo, tosse, grunhidos, estalos, latidos ou ruídos guturais, além de manifestações mais complexas como repetições de palavras ou frases – ecolalia, ou emissão descontrolada de palavrões, palavras obscenas e várias palavras relacionadas com as funções excretoras e sexuais do corpo – a chamada coprolalia.

O início da doença ocorre entre 2 e 13 anos de idade, com maior prevalência para homens, de 3 (Goetz, 1997) ou 4:1 mulher, (Shapiro, Shapiro & Wayne, 1973), seguindo na idade adulta e podendo representar uma herança autossômica dominante (Tolosa & Peña, 1983), provavelmente associada à uma lesão dos gânglios da base (Goetz, 1997). Observou-se uma alta incidência de traçados eletroencefalográficos alterados nestes pacientes, além de uma história de parto difícil (Cohen, Shaywitz, Caparulo, Young & Bowers, 1978).

- *Causas da síndrome de Gilles de la Tourette:* idiopática, com base neurológica não definida, pode ser herança autossômica dominante, com lesão nos gânglios da base. Tem sido descrita uma associação com infecções pelo *streptococcos*, sendo utilizado o termo PANDAs (*pediatric autoimmune neuropsychiatric disorder associated with streptococcal infections*) para se referir a essa condição.

- *Efeitos da síndrome de Gilles de la Tourette na produção vocal:* emissões fonatórias e verbais descontroladas, com pigarros, grunhidos, latidos, estalos, cliques bucais etc., além de palavrões e palavras com conteúdo sexual.

- *Anormalidades laríngeas:* estrutura e função normais das pregas vocais.
- *Tratamento*: farmacológico com haloperidol ou drogas antagonistas de dopamina (Tolosa & Pena, 1983) e, recentemente, inibidores da recaptação de serotonina. O uso de toxina botulínica nas pregas vocais tem sido também proposto (Crespo, Wolfe, Quagliato & Viana 2000); não há relatos de eficiência com fonoterapia, do momento em que as manifestações vocais não são passíveis de controle.

Esclerose múltipla

A esclerose múltipla é uma doença inflamatória de provável caráter autoimune com comprometimento da mielina da substância branca do cérebro, tronco e medula, podendo provocar uma ruptura na função neural em qualquer nível. A suscetibilidade individual determinada geneticamente e a influência ambiental combinadas desencadeiam a doença, cuja sintomatologia é variável dependendo do local do SNC afetado. Nos EUA, a incidência dessa doença é de 50 em 100.000, a prevalência para o gênero não é clara e ela se desenvolve em adultos jovens. Os sintomas variam em severidade, com início muito discreto, e na maior parte dos pacientes ocorre em crises de exacerbação e remissão; em apenas um terço os sintomas são progressivos.

Aproximadamente 50% dos pacientes com esclerose múltipla têm sintomas otorrinolaringológicos, tais como tontura, nistagmo, disartria ou disfagia, podendo ocorrer paralisia bilateral adutora de pregas vocais (Garfinkle & Kimmelman, 1982). Os sintomas cardinais da esclerose múltipla são a fala escandida, a presença de nistagmo e o tremor de intenção (Ivers & Goldstein, 1963).

A esclerose múltipla é uma disartria mista, espástico-atáxica, porém, mais do que é observado em qualquer outra doença degenerativa, suas manifestações são imprevisíveis e, virtualmente, qualquer tipo de disartria ou de combinação delas pode ocorrer nesses pacientes.

A freqüência de pacientes com esclerose múltipla que apresentam disfonia é amplamente variada, de 23% (Beukelman, Kraft & Freal, 1985) a 78% (Jensen, 1960), sendo que, quando a voz é afetada, a qualidade é áspera e sem controle de intensidade, o que é, às vezes, descrito como disartria espástico-atáxica (Darley, Brown & Goldstein, 1972), havendo desmielinização do neurônio motor superior e do neurônio cerebelar. O estudo de Kurtzke, Beebe, Nagler, Auth & Kurland (1972) identificou fala escandida em apenas 18,9% de 525 pacientes do sexo masculino com esclerose múltipla; porém, a severidade do déficit de fala aumentou com a gravidade da doença.

A emissão típica é de uma fala escandida, hesitante, produzida de modo silábico, em que cada sílaba é produzida lentamente, seguida de pausa (Garfinkle & Kimmelman, 1982); nesses casos, observam-se problemas de adução (hipo ou hiper) e instabilidade fonatória (Smith & Ramig, 1996). A intensidade apresenta-se reduzida e pode haver hipernasalidade proeminente (Farmakides & Boone, 1960).

Hartelius & Svensson (1994) relatam que 33% dos pacientes com esclerose múltipla apresentam prejuízo na mastigação e deglutição.

O local de envolvimento do sistema nervoso não é evidente, podendo haver envolvimento de múltiplos sistemas (Garfinkle & Kimmelman, 1982); em um estudo com 234 pacientes, 85% tinham envolvimento piramidal, 77% cerebelar e 73% do tronco cerebral (Kurtzke, Beebe, Nagler, Auth & Kurland, 1972).

- *Causas da esclerose múltipla:* esclerose disseminada da substância branca do cérebro, tronco e medula, levando ao envolvimento de múltiplos sistemas motores e da sensibilidade geral e especial, com alterações piramidais, cerebelares e do tronco; acredita-se que a esclerose múltipla seja determinada por fatores ambientais e em uma população geneticamente suscetível, comprometendo mais mulheres que homens.
- *Efeitos da esclerose múltipla na produção vocal:* fraca intensidade, emissão silabada, escandida, voz áspera, soprosa e hipernasal, velocidade lenta e articulação imprecisa.
- *Anormalidades laríngeas:* configuração normal, na maior parte dos pacientes, porém, pode haver outras configurações quando há paralisia de prega vocal.
- *Tratamento*: o tratamento requer abordagem ampla e multidisciplinar com objetivo de diminuir as seqüelas e incapacidades neurológicas e melhorar a qualidade de vida dos pacientes com esta doença crônica. O tratamento fonoaudiológico pode ser útil para alguns pacientes, tanto no que diz respeito aos desvios fonoarticulatórios, como às dificuldades de deglutição (Farmakides & Boone, 1960), contudo, o tratamento medicamentoso das manifestações agudas (novos sintomas ou piora dos preexistentes) para prevenir novos surtos são essenciais para um melhor prognóstico desta doença.

Transtornos Vocais Neurológicos por Perda do Controle Volitivo

Essas alterações são caracterizadas como dispraxia ou especificamente como disprosódia, e indicam uma perda no controle volitivo da produção vocal. Podemos incluir nessa categoria três tipos: a. disfonia ou afonia apráxica; b. mutismo acinético; c. disprosódia ou dialeto pseudo-estrangeiro.

Disfonia ou afonia apráxica: apraxia de fala

A apraxia de fala apresenta uma história extremamente controversa na literatura, centrada no fato de ser uma entidade isolada ou parte integrante das afasias. Na verdade, pode haver co-ocorrência de afasia e apraxia de fala pela sobreposição das regiões anatômicas, o que dificulta a identificação correta desses casos. Vários termos foram usados para designar essa condição, como afasia de Broca, afemia, afasia fonológica, apraxia verbal oral, afasia fonemática, afasia periférica, apraxia verbal primária, afasia motora pura, disartria apráxica, entre outros (Darley, Aronson & Brown, 1975; Wetrz, La Pointe &

Rosenbeck, 1984). Duffy (1995) considera que apraxia de fala, apraxia verbal oral e talvez afemia sejam sinônimos; já a afasia de Broca é um quadro mais amplo que a apraxia de fala.

Apraxia fonatória e respiratória para a fala são o resultado de lesões na área de Broca no hemisfério cerebral dominante. As manifestações podem ser variadas, tendo-se descrito na literatura ausência completa de movimentos articulatórios e sons laríngeos, surdos ou sonoros, emissão em fala sussurrada, ou presença de fala articulada. O interessante nesses casos é que o paciente não é capaz de tossir voluntariamente, procurando fazê-lo através de várias tentativas; contudo, a tosse involuntária presente é de qualidade normal.

De acordo com Duffy (1995), as principais características articulatórias da apraxia de fala são: substituições, distorções, omissões, adições e repetições de sons. As substituições respeitam a seguinte seqüência de ocorrência: ponto, modo, traço de sonoridade e traço de nasalidade, sendo as consoantes bilabiais ou linguoalveolares produzidas com menos erros, e as africadas ou fricativas com maiores erros; tanto consoantes como vogais são emitidas incorretamente, logatomas e sílabas produzem mais erros que palavras, e palavras longas produzem mais erros que palavras curtas; os falantes são freqüentemente conscientes de seus erros, podendo muitas vezes predizer sua ocorrência, tentando corrigi-los. As anormalidades de velocidade, prosódia e fluência incluem: velocidade lenta, prolongamento de vogais e consoantes, pausas entre sílabas e palavras, disprosódia (por vezes percebida como um sotaque), equalização na acentuação, extensão de freqüência e intensidade restritas, início articulatório difícil, falso e com repetidas tentativas de produzir palavras, nítido esforço de tentativa-e-erro, com grimaças. Quadros severos de apraxia de fala podem levar ao mutismo, ou a um repertório de sons muito restrito, com a fala limitada a poucas palavras significativas e emissões ininteligíveis, podendo ser acompanhado de afasia. De modo geral, observamos que os pacientes com quadros de apraxia de fala possuem os automatismos preservados e sua evolução freqüentemente segue para quadros de disartrofonia.

- *Causas da apraxia de fala:* tumores, traumas cirúrgicos, doenças inflamatórias, distúrbio vascular e tóxico-metálicas no hemisfério esquerdo (dominantes).
- *Efeitos da apraxia de fala na produção vocal:* ausência de movimentos articulatórios ou vocalizações, sonoras ou não; articulação sussurrada, movimentos articulatórios sem acompanhamento do fluxo expiratório. Os pacientes são incapazes de tossir voluntariamente, apesar de fazê-lo automaticamente (Aronson, 1990).
- *Tratamento:* não há descrições detalhadas; pode-se tentar reabilitação fonoaudiológica partindo-se das situações em que a sonoridade ocorre e expandindo-se as emissões; controle muscular e produção associada de sons pode ser um caminho. O trabalho com repetição de sons, sílabas, palavras e frases é a base do processo terapêutico. Além disso, o fornecimento do ponto articulatório visual e cinestésico pode facilitar a emissão do indivíduo, além de monitoramento auditivo.

Mutismo acinético

Mutismo pode ocorrer por diversas causas que envolvem anartria, afasia e apraxia, além das causas psicogênicas. Pode haver mutismo por derrames de tronco (provocando anartria), derrames múltiplos, doenças degenerativas como a esclerose lateral amiotrófica e a paralisia pseudobulbar, por esclerose múltipla, por encefalopatia anóxica e, raramente, por lesão cerebelar (Duffy, 1995).

O mutismo acinético é um termo que se refere à ausência de linguagem oral num paciente que não está afásico nem anártrico. Isso quer dizer que não há perda da linguagem nem um déficit motor que impeça a articulação das palavras. Pode-se observar o mutismo acinético por lesões bilaterais do cíngulo anterior ou da área motora suplementar e pode ser considerado o grau extremo de uma síndrome neurológica que compreende lentidão, diminuição da capacidade de resposta, apatia, etc., anteriormente denominada abulia (Fisher, 1983). É um quadro no qual o paciente apresenta-se mudo, sem responder a qualquer questão ou comentário e, embora pareça estar alerta e possa fazer contato visual, é indiferente ao examinador. O paciente pode ficar totalmente mudo e parado, sem movimentos de natureza voluntária, como se estivesse em transe (Klee, 1961), sofrendo do que é chamado de abulia, ou seja, falta de iniciativa, como se o paciente não tivesse nada a informar ou comunicar. Pode ainda apresentar um mutismo relativo, respondendo quando estimulado, com uma emissão normal, apráxica, disártrica ou afásica, dependendo da lesão. Há vários graus de severidade, podendo o paciente responder a estímulos repetitivos e insistentes, com atraso de até alguns minutos (Lebrun, 1990), mas geralmente não se observa atividade espontânea que envolva a fala, o que pode durar de minutos a meses. Deve-se diferenciar da síndrome do encarcerado em si próprio (*the locked-in syndrome*), em conseqüência de lesões na porção ventral da ponte, é a causa mais freqüente desta rara condição. Nela, os pacientes estão totalmente paralisados, e os movimentos oculares são a única forma de expressar plena consciência dos fatos.

Em resumo, o paciente com mutismo acinético tipicamente fica sentado, com os olhos abertos, aparentemente alerta e pronto para responder, porém apático e não-responsivo. Pode seguir movimentos, mas não interage, podendo responder somente a estímulos dolorosos. Muitas vezes há movimentos vegetativos de mandíbula e face, com deglutição da comida quando colocada na boca, freqüentemente após um certo intervalo de tempo (Lebrun, 1990).

Indivíduos com lesão de lobo frontal podem apresentar soprosidade extrema, afonia e mutismo, quase sempre associados a transtornos no afeto ou personalidade, em decorrência de lesões do sistema límbico e suas conexões cortical e subcortical; o paciente apresenta-se apático e com vocalização afônica ou hipofônica.

- *Causas do mutismo acinético:* demência pré-senil e senil, como doença de Alzheimer ou Pick, hidrocefalia, lesões de lobo frontal, síndrome pré-frontal, síndrome da artéria cerebral anterior, traumatismos de tronco, pós-convulsões na infância, anóxia, doenças metabólicas, hematomas subdurais com compressão, acidente vascular encefálico, em quadros avançados de Parkinsonismo, pós-talamotomia, pós-comissurotomia (secção de corpo caloso), tumores no terceiro ventrículo, trombose da artéria basilar, encefalopatia de Wernicke, encefalite e lesões de lobo frontal por projéteis de arma de fogo.

- *Efeitos do mutismo acinético na produção vocal*: mutismo, com grau de severidade dependente da lesão.
- *Anormalidades laríngeas*: não há relatos.
- *Tratamento*: o paciente pode apresentar recuperação espontânea em dias ou meses, pelo menos parcial, o que pode ser facilitado por reabilitação fonoaudiológica, insistindo em estímulos poderosos e repetitivos. O tratamento farmacológico é empregado de acordo com a situação.

Disprosódia ou dialeto pseudo-estrangeiro

A disprosódia ou dialeto pseudo-estrangeiro é uma alteração de voz e fala bastante atípica, em que o indivíduo apresenta desvios na articulação dos sons, na acentuação das palavras e na inflexão do discurso de forma que o ouvinte acredita que o falante possui um sotaque de outra língua (Yamasaki, Behlau, Kuhn, Silva & Spozito, 1998). Tal alteração pode ser embaraçosa em algumas situações, como nos casos relatados nos períodos de guerra, em que suecos, após ferimentos de bala, apresentavam dialeto pseudo-estrangeiro com sotaque identificado como alemão (Aronson, 1990).

O quadro é bastante interessante, atípico e subdiagnosticado (devido ao desconhecimento deste transtorno), sendo apresentado quase que exclusivamente na literatura fonoaudiológica (Aronson, 1990; Duffy, 1995).

Provavelmente este transtorno ocorre com mais freqüência do que é diagnosticado, devido ao desconhecimento desta alteração. Em nossa casuística contamos com cinco pacientes com o diagnóstico de dialeto pseudoestrangeiro, um do português para o árabe (após remoção de aneurisma cerebral), outro do português para o italiano (após cirurgia cardíaca); outro do português para o chinês (após remoção de tumor cerebral), e dois do português para o espanhol (Fig. 9-18), uma moça pós-traumatismo cranioencefálico em acidente automobilístico e um rapaz após cirurgia neurológica. Três desses pacientes submeteram-se à reabilitação fonoaudiológica, sendo que em dois deles os resultados foram considerados bons e em um deles apenas satisfatório.

Duffy (1995) descreve as seguintes características do dialeto pseudo-estrangeiro: 1. a alteração não ocorre em língua específica; 2. não existe homogeneidade entre características específicas da fala; 3. há déficits motores de fala e linguagem freqüentemente acompanhando o quadro.

Casos de dialeto pseudoestrangeiro podem estar associados com disartria, apraxia ou afasia. O paciente com disprosódia encaixa-se melhor na categoria das dispraxias, devido às alterações encontradas, porém as alterações nos padrões de entonação fazem com que esses casos sejam especiais. Muitas vezes, após uma afasia importante, o paciente pode apresentar uma disprosódia remanescente, com grande chance de ser subdiagnosticada, por ser considerada uma alteração menor face ao quadro de linguagem que a antecedeu.

- *Causas do dialeto pseudo-estrangeiro:* acidente vascular encefálico, traumatismos cranianos, pós-cirurgias cerebrais ou pós-anestesia, por lesões de projéteis de arma de fogo, ou ainda devido a lesões na área de Broca.
- *Efeitos do dialeto pseudo-estrangeiro na produção vocal:* alteração da articulação e prosódia, impressão de que o paciente fala a língua materna com sotaque estrangeiro.
- *Anormalidades laríngeas:* não há descrição.
- *Tratamento*: fonoterapia para maior efetividade da comunicação; por vezes um trabalho fonológico específico pode ser auxiliar para redução dos desvios apresentados.

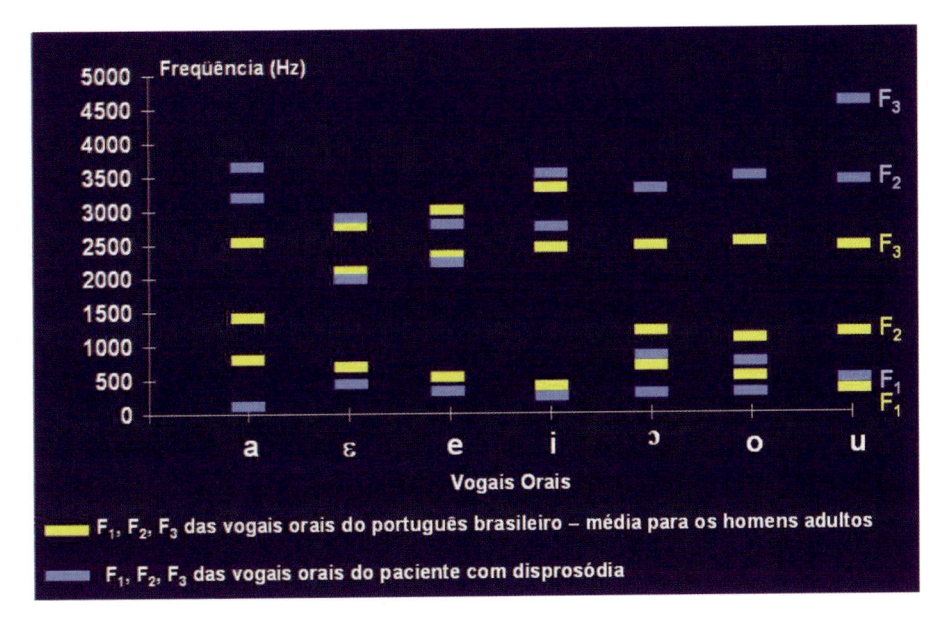

Fig. 9-18. Formantes das vogais orais de um paciente com dialeto pseudo-estrangeiro para o espanhol, com 16 anos de idade, pós-cirurgia, mostrando o deslocamento das freqüências das vogais, em relação à média do português brasileiro (Yamasaki, Behlau, Kuhn, Silva & Spozito, 1998).

SÍNTESE

1. As disfonias neurológicas podem ser descritas como transtornos motores da fala que envolvem dificuldades na execução neuromuscular (disartria) ou na programação motora (apraxia) da voz e da fala.
2. Disfonias neurológicas apresentam a coexistência de desvios em vários subsistemas envolvidos na produção fonoarticulatória e na deglutição, o que pode produzir alterações respiratórias, fonatórias, ressonantais, de articulação dos sons da fala, de prosódia e sintomas disfágicos.
3. As disfonias neurológicas podem ser classificadas de acordo com sua causa, pela localização da lesão, a partir das características auditivas e acústicas e baseada na disfunção fonatória apresentada pelo paciente, o que auxilia a direção da reabilitação vocal.
4. A classificação de acordo com a manifestação perceptivo-auditiva da alteração vocal categoriza esses desvios de um modo bastante prático, para o fonoaudiólogo, em cinco categorias principais: os transtornos vocais neurológicos relativamente constantes, os transtornos vocais neurológicos flutuantes arrítmicos, os transtornos vocais neurológicos flutuantes rítmicos, os transtornos vocais neurológicos paroxísticos e os transtornos vocais neurológicos por perda do controle volitivo.
5. Os transtornos vocais neurológicos relativamente constantes podem ser subdivididos em quatro tipos: disfonia flácida, disfonia espástica, disfonia mista flácida-espástica e disfonia hipocinética; destas, as disfonias flácidas por lesão no nervo laríngeo e a disfonia hipocinética por Parkinson são os quadros neurológicos mais comuns da clínica fonoaudiológica.
6. As paralisias do nervo vago podem ocorrer em diversos níveis, envolvendo apenas um ou vários de seus ramos, com conseqüências auditivamente distintas; a atuação fonoaudiológica oferece boa resolução na maior parte desses casos, e a tendência moderna é evitar a conduta expectante e guiar a reabilitação por meio da flexibilização das estruturas laríngeas e modificações no campo dinâmico vocal, raramente sendo necessário um trabalho intensivo com técnicas de esforço (empuxo).
7. A atuação fonoaudiológica na disartria hipocinética por Parkinson, antes vista como um tratamento paliativo, ou produzindo resultados de curta duração, hoje se apresenta promissora com o emprego de uma metodologia focalizada na voz, o chamado Método Lee Silverman.
8. Os transtornos vocais neurológicos flutuantes arrítmicos podem ser classificados em disfonia atáxica por lesão cerebelar, disfonia hipercinética por coréia de Huntington e disfonia hipercinética distônica; esta última, conhecida erroneamente como disfonia espástica, ou referida pelo verbete sintomático de disfonia espasmódica, é um dos maiores desafios na área de voz, sendo que o melhor tratamento disponível, até o presente momento, é o controle dos sintomas com o uso periódico de toxina botulínica injetável na prega vocal acompanhado de fonoterapia.
9. Fazem parte dos transtornos vocais neurológicos flutuantes rítmicos os quadros de tremor vocal essencial e mioclônus palatofaringolaríngeo; o tremor vocal pode aparecer isolado, ou acompanhar tremor de outras estruturas do corpo, sendo a alteração neurológica motora mais comum.
10. Finalmente, na categoria dos transtornos vocais neurológicos por perda do controle volitivo podemos incluir a disfonia ou afonia apráxica, o mutismo acinético e os quadros atípicos de disprosódia ou dialeto pseudo-estrangeiro, no qual o indivíduo passa a falar sua língua nativa com desvios articulatórios e prosódicos que fazem com que o ouvinte identifique a alteração como sotaque de uma outra língua.

REFERÊNCIAS BIBLIOGRÁFICAS

Ackerman H, Ziegler W. Cerebellar voice tremor: an acoustic analysis. *J Neurol Neurosurg Psychiatr* 1991;54:74-20.

Ardran GM, Kinsbourne M, Rushworth G. Dysphonia due to tremor. *J Neurol Neuros Psychiatr* 1966;29:219-23.

Aring CD. Supranuclear (pseudobulbar) palsy. *Arch. Intern. Med.,* 1965;115:198-9.

Arnold GE. Vocal rehabilitation of paralytic dysphonia. IX. Technique of intracordal injection. *Arch Otolaryngol* 1962;76:358-68.

Aronson AE. Early motor unut disease masquerading as psychogenic breathy dysphonia: a clinical case presentation. *J Speech Hear Disord* 1971;36:116-24.

Aronson AE. *Clinical voice disorders: an interdisciplinary approach.* New York: Thieme, 1980.

Aronson AE. *Clinical voice disorders: an interdisciplinary approach.* 2. ed. New York: Decker, 1985.

Aronson AE. The clinical Ph. D., implication for the survivak and liberation of communicative dorsorders as a health care profession. *ASHA Rep* 1987;35:1-9.

Aronson AE. *Clinical voice disorders: an interdisciplinary approach.* 3 ed. New York, Thieme, 1990.

Aronson AE, Brown JR, Litin EM, Pearson JS. Spastic dysphonia. I. Voice, neurologic and psychiatric aspects. *J Speech Hear Disorder* 1968;33:203-18.

Aronson AE, Ramig LO, Winholtz WS, Silber S. Rapid voice tremor, or "flutter", in amyotrophic lateral sclerosis. *Ann Otol Rhinol Laryngol* 1992;101:511-8.

Aten JL, McDonald A, Simpson M, Gutierrez J. Efficacy of modified palatal lifts for improving resonance. In: McNeil T et al. (ed.) *The dysarthrias: physiology, acoustics, perception and management.* San Diego: College-Hill, 1984.

Ballard Tetrud, Lagnston. Permanent human Parkinsonism due 1-methyl-4-phenil1,2,3,6 tetrahydropyridine-MPTP Seven cases. *Neurology* 1985;25:935-49.

Beal MF, Richardson EP, Martin JB. Degenerative disease of the nervous system. In: Wilson JD (ed.) *Harrison's principles of internal medicine.* 12. ed. New York: McGraw Hill, 1991.

Behlau M, Pontes P. *Avaliação e tratamento das disfonias.* São Paulo: Lovise, 1995. 312p.

Behlau M, Pontes P. As chamadas disfonias espasmódicas: dificuldades de diagnóstico e tratamento. *Rev Bras Otorrinolaringol* 1997;63(Suppl. 1):1-27.

Behlau M, Pontes P, Ganança MM. Falsete paralítico: caos atípicos de paralisia unilateral de corda vocal - relato de cinco casos. *Acta AWHO* 1988;7:116-8.

Benninger MS, Schwimmer CS. Functional neurophysiology and vocal fold paralysis. In: Rubin JS, Sataloff RT, Korovin GS, Gould WJ (ed.) *Diagnosis and treatment of voice disorders.* New York: Igaku-Shoin, 1995.

Beukelman DR, Kraft GH, Freal J. Expressive communication disorders in persons with multiple sclerosis: A survey. *Arch Phys Med Rehab* 1985;66:675-677.

Blitzer A, Brin M, Stewart CF. Botulinum toxin management of spasmodic dysphonia (laryngeal dystonia): a 12-year experience in more than 900 patients. *Laryngoscope* 1998;108:1435-41.

Blitzer A, Brin M, Fahn S, Lovelace RE. Clinical and laboratory characteristics of focal laryngeal dystonia: study of 110 cases. *Laryngoscope* 1988;98:636-40.

Blitzer A, Brin M, Fahn S, Lovelace RE. Electromyographic findings in focal laryngeal dystonia (spastic dysphonia). *Ann Otol Rhinol Laryngol* 1985;94:591-4.

Boone D, McFarlane S. *The voice and the voice therapy.* 4. ed. Englewood Cliffs, Prentice-Hall, 1988.

Bortoncello S. Paralisia unilateral de prega vocal: configurações laríngeas na avaliação clínica de rotina. *Monografia de especialização em voz - Centro de Estudos da Voz,* São Paulo, 2000.

Brandenburg J, Kirkham W, Koschkee D. Vocal cord augmentation with autologous fat. *Laryngoscope* 1992;102:495-500.

Braun N, Abd A, Baer J, Blitzer A, Stewart C, Brin M. Dyspnea in dystonia. A functional evaluation. *Chest* 1995;107:1309-16.

Brazis PW. Ocular motor abnormalities in Wallenberg's lateral medullary syndrome. *Mayo Clin Proc* 1992;67:365-72.

Brewer DW, Gould LV. Pyriform sinus: functional visualization. *Ann. Otol.,* 83:720-4, 1974.

Brewer DW, Woo P, Casper JK, Colton RH. Unilateral recurrent laryngeal nerve paralysis: a re-examination. *J Voice* 1991;5:178-85.

Brin, M.F; Fahn, S.; Blitzer A, Ramig L, Stewart C. Movement disorders of the larynx. In: Blitzer A, Brin MF, Sasaki CT, Harris K (eds.) *Neurologic disorders of the larynx.* New York: Thieme, 1992. 248-78p.

Brown Jr., Simonson: organic voice tremor: a tremor of phonation. *Neurology* 1963; 13:520-519.

Bush RF. Avaliação Videofluoroscópica da deglutição de pacientes com doença de Parkinson submetidos a programas de reabilitação fonoaudiológica pelo método "Lee Silverman" ou por Fonoterapia tradicional para deglutição. *Tese de Mestrado pela Universidade Federal de São Paulo.* São Paulo, 2002.

Carrow E, Rivera V, Mauldin M. Shamblin: deviant speech characteristics in motor neuron disease. *Arch Otolaryngol* 1974;100:212-8.

Casper JK, Colton RH, Brewer DW. Selected therapy techniques and laryngeal physiological changes in patients with vocal fold immobility. In: Lawrence V (ed.) *Transcripts of the Fourteenth Symposium: Care of the professional voice* (Part II). New York: The Voice Foundation, 1985. 318-23p.

Cernea CR, Ferraz AR, Furlani J et al. Identification of the external branch of the SNL during thyrodectomy. *Amer J Surg* 1992;164:634-9.

Chenery HJ. Perceptual analysis of dysarthric speech. In: Murdoch BE (ed.) *Dysarthria. A physiological approach to assessment and treatment. motor speech disorders - diagnosis and treatment.* Cheltenham, Stanley Thomes, 1998. 36-67p.

Chouinard S, Louis ED, Fahn S. Agreement among movement disorder specialists on the clinical diagnosis of essential tremor. *Mov Disord* 1997;12:973-6.

Cody CC. Associated paralyses of the larynx. *Ann Otol Rhinol Laryngol* 1946;55:549-61.

Cohen DJ, Shaywitz BA, Caparulo B, Young G, Bowers MD. Chronic, multiple tics of Gilles de la Tourette's disease. *Arch Gen Psychiatr* 1978;35:245-50.

Colton R, Casper J. Voice problems associated with nervous system involvement. *Understanding voice problems. A pshysiologic perspective for diagnosis and treatment.* 2. ed. Baltimore, Williams & Wilkins, 1996.

Countryman S, Ramig LA. Effects of intensive voice therapy on voice deficits associated with bilateral thalamotomy in Parkinson's disease: A case study. *J Med Speech Lang Pathol* 1993;1:233-249.

Crespo A, Wolfe A, Quagliatto E, Viana M. Toxina botulínica no tratamento de tique vocal na Síndrome de Giles de la Tourette - relato de caso. In: Behlau M. (Org.). *O melhor que eu vi e* ouvi II: atualização em laringe e voz. Rio de Janeiro: Revinter, 2000. 79-85p.

Crumley RL. Teflon versus thyroplasty versus nerve transfer: a comparison. Ann Otol Rhinol Laryngo 1990;99:759-63.

Crumley RL. Selective reinnervation of vocal cord adductors in unilateral vocal cord paralysis. Ann Otol Rhinol. Laryngol 1984;93:351-6.

Crumley RL. Unilateral recurrent laryngeal nerve paralysis. J Voice 1994;8:79-83.

Darley FL, Aronson AE, Brown JR. Clusters of deviant speech dimensions in disarthrias. J Speech Hear Res 1969a;12:262-96.

Darley FL, Aronson AE, Brown JR. Differential diagnostic patterns of dysarthria. J Speech Hear Res 1969b; 12:246-69.

Darley FL, Brown JR, Goldstein NP. Dysarthria in multiple sclerosis. J Speech Hear Res 1972;15:229-45.

Darley FL, Aronson AE, Brown JR. Motor speech disorders. New York: Saunders, 1975.

de Angelis EC, Mourão LF, Ferraz HB, Behlau M, Pontes P, Andrade LA. Effect of voice rehabilitation on oral communication of Parkinson's disease patients. Acta Neurol Scand 1997;96:199-205.

de Biase N, Pontes PAL, Nóbrega JA. Paralysis of lateral cricoarytenoid muscle: case report. In: 5. International Symposium on Phonosurgery. 2nd World Voice Congress. São Paulo: Scientific Program, 1999. 123-4p.

de Jersey MC. An approach to the problems of oral facial dysfunction in the adult. Aust J Physiother 1975;21:5-10.

Dedo H. The paralyzed larynx: an electromygraphic study in dogs and humans. Laryngoscope 1970;80:1455-1517.

Dedo H. Recurrent laryngeal nerve section for spastic dysphonia. Ann Otol Rhinol Laryngol 1976;85:451-9.

Dedo H, Behlau M. Recurrent laryngeal nerve section for spastic dysphonia: 5- to 14-year preliminary results of the first 300 patients. Ann Otol 1991;100:274-9.

Dromey C, Ramig LO, Johnson AB. Phonatory and articulatory changes associated with increased vocal intensity in Parkinson disease: a case study. J Speech Hear Res 1995;38(4):751-64.

Duffy JR. Motor speech disorders. Substrates, differential diagnosis, and management. St. Louis: Mosby, 1995.

Dworkin JP, Meleca RJ. Pathologies of the larynx: voice disorders. In: _____. Vocal pathologies. Diagnosis, treatment and case studies. San Diego: Singular, 1997. 78-83p.

Elbe RJ. Diagnostic criteria for essential tremor and differential diagnosis. Neurology 2000;54:2-6.

Elbe RJ, Koller WC. Tremor. Baltimore: Johns Hopkins, 1990.

Farmakides MN, Boone DR. Speech problems of patients with multiple sclerosis. J Speech Hear Disord 1960;25:385-90.

Finitzo T, Freeman F. Spasmodic dysphonia, whether and where: results of seven years of research. J Speech Hear Res 1989;32:541-55.

Fisher CM. Honored guest presentation: abulia minor vs. agitated behavior. Clin Neurosurg 1983;31:9-31.

Ford CN, Bless DM. Selected problems treated by vocal fold injection of collagen. Amer J Otolaryngol 1993;14:257-61.

Freed C, Breeze R, Rosenberg M, Schneck SA, Kriek E, Qi J, Lane T. Survival of implanted fetal dopamine cellsand neurologic improvement 12 to 46 months after transplantation for Parkinson's disease. New Engl J Med 1992;327:1549-55.

Freed D. Motor speech disorders. Diagnosis and treatment. San Diego: Singular, 2000.

Froeschels E, Kastein S, Weiss D. A method of therapy for paralytic conditions of the mechanisms of phonation, respiration and glutination. J Speech Hear Disord 1955;20:365-70.

Garfinkle TJ, Kimmelman CP. Neurologic disorders: amyotrophic lateral sclerosis, myasthenia gravis, multiple sclerosis, poliomyelitis. Amer J Otolaryngol 1982;3:204-12.

Gielow I. Distonia focal laríngea de adução tratada por injeções bilaterais de toxina botulínica: estudo retrospectivo da relação entre dose, tempo de benefício e efeitos adversos. Tese de Doutorado pela Universidade Federal de São Paulo. São Paulo, 2002.

Goetz CG. Eye signs and tic disorders: Gille de la Tourette's syndrome. J Amer Optom Assoc 1997;68:688-92.

Greene MCL, Mathieson L. The voice and its disorders. London: Whurr, 1989.

Greene MCL, Mathieson L. The voice and its disorders. 5. ed. San Diego: Singular, 1992.

Greene MLC, Watson BW. The value of speech amplification in Parkinson's disease patients. Folia Phoniatr 1968;20:250-8.

Grewel, F. Classification of dysarthrias. Acta Psychiatr Neurol Scand 1957;32:325-7.

Hanson DG, Gerratt BR, Ward PH. Cineradiographic observations of laryngeal function in Parkinson's disease. Laryngoscope 1984;94:348-53.

Hartelius L, Svensson P. Speech and swallowing symptoms associated with Parkinson disease and multiple sclerosis: a survey. Folia Phoniatr Logop 1994;46:9-17.

Hubble JP, Busenbark KL, Pahwa R, Lyons K, Koller WC. Clinical expression of essential tremor: effects of gender and age. Movement Disorders 1997;12:969-72.

Iacono RP, Lonser RR. Posteroventral pallidotomy in Parkinson's disease. J Clin Neurosc 1994;2:140-5.

Isshiki N. Recent advances in phonosurgery. Folia Phoniatr 1980;32:119-54.

Isshiki N. Phonosurgery: theory and practice. New York: Springer-Verlag, 1989.

Ivers RR, Goldstein NP. Multiple sclerosis: a current appraisal of symptoms and signs. Proc Staff Meetings Mayo Clinic 1963;38:457-66.

Jensen JR. A study of certain motor-speech aspects of the speech of multiple sclerotic patiens. Tese de Doutorado pela University of Wisconsin. Madison, 1960.

Jiang J, Lin E, Hanson DG. Acoustic and airflow spectral analysis of voice tremor. J Speech Lang Hear Res 2000;43:191-204.

Johns M, Rood S. Vocal cord paralysis: diagnosis and management. Washington American Academy of Otolaryngology – Head and Neck Surgery Foundation, 1987.

Johnston BT, Castell JA, Castell DO. Swallowing and esophageal function in Parkinson's disease. Amer J Gastroenterol 1995;10:1741-6.

Kent RD, Weismer G, Vorperian HK, Duffy JR. Acoustic studies of dysarthric speech: methods, progress and potential. J Commun Disorder 1999;32:141-80.

Kiese-Himmel C, Zwierner P. Psychologhische faktoren bei spamodischer dysphonie. Laryngorhinootologie 1996;75:397-402.

Kiralyhegy D. Paralisia unilateral de prega vocal: qualidade vocal e configuração laríngea no pré e pós-imediato à tireoplastia. Monografia. Especialização. Centro de Estudos da Voz São Paulo, 2003.

Kirchner JA. Semon's law a century later. J Laryngol Otol 1982;96:645-57.

Klee A. Akinetic mutysm: review of the literature and report of a case. J Nerv Ment Dis 1961;133:536-53.

Koda J, Ludlow CL. An evaluation of laryngeal muscle activation in patients with voice tremor. *Otolaryngol. Head Neck Surg* 1992;107:684-96.

Koufman J: Management of vocal fold paralysis. *Visible Voice* 1993;2:50-3.

Koufman JA, Blalock PD. Classification of laryngeal dystonias. *Visible Voice* 1992;1:4-5.

Kreindler A, Pruskauer-Apostol B. Neurologic and psychopathologic aspects of compulsive crying and laugher in pseudobulbar palsy patients. *Rev Rouman Neurol* 1971;8:125-39.

Kurtzke JF, Beebe G, Nagler B, Auth TL, Kurland LT. Studies on the natural history of multiple sclerosis. *Acta Neurol Scad* 1972;48:19-46.

La Pointe LL, Horner. Palilalia: a descriptive study of pathological reiterative utterances. *J Speech Hear Res.*, 1981;46:34-42.

Larson CR, Yoshida Y, Sessile BJ. Higher level motor and sensory integration. In: Titze I (ed.) *Vocal fold physiology: frontiers in basic science.* San Diego: Singular, 1993. 227-5p.

Larson KK, Ramig L, Scherer RC. Acoustic and glottographic voice analysis during drug-related fluctuations in Parkinson's disease. *J Med Speech Lang Pathol* 1994;2:227-39.

Lebrun Y. *Mutism.* London: Whurr, 1990.

Liotti M, Ramig LO Fº, Vogel D, New P, Cook CI, Ingham RJ, Ingham JC, Fox PT. Hypophonia in Parkinson's disease: neural correlates of voice treatment revealed by PET. *Neurology* 2003;60:432-40.

Limongi JCP. *Conhecendo melhor a doença de Parkinson - uma abordagem multidisciplinar com orientações práticas para o dia-a-dia.* São Paulo, 2000.

Logemann JA, Fisher HB, Boshes B, Blonsky ER. Frequency and coocurrence of vocal tract dysfunctions in the speech of a large sample of Parkinson patients. *J Speech Hear Disord* 1978;42:47-57.

Luchsinger R, Arnold GE. *Clinical communicology: its physiology and pathology.* Califórnia: Wadsworth, 1965. 218-49p.

Ludlow CL, Bassich CJ, Connor NP, Coulter DC. Phonatory characteristics of vocal fold tremor. *J Phonet* 1986;14:509-16.

Manen J, van Speelman JD, Tans RJ. Indications for surgical treatment1of Parkinson´s disease after levodopa therapy. *Clinical Neurol Neurosurg* 1984;86:207-12.

Mcculloch TM, Hoffman HT. Medialization laryngoplasty with expanded polytetrafluoroethylene: surgical technique and preliminary results. *Ann Otol Rhinol Laryngol* 1998;107:427-32.

Merrit H. *A textbook of clinical neurology.* 6. ed. Philadelphia: Lea & Febiger, 1979.

Metter EJ. *Speech disorders.* New York: Saunders, 1985.

Miller RH, Rosenfield DB. The role of electromyography in clinical laryngology. *Otolaryngol Head Neck Surg* 1984;92:287-291.

Mourão LF. Avaliação da fonoarticulação de pacientes com doença de Parkinson pré e pós palidotomia. *Tese - Doutorado pela Universidade Federal de São Paulo.* São Paulo, 2002.

Murray TJ. Essential tremor. *Can Med Assoc J* 1981;124:1559-70.

Neterville JL, Stone RF, Rainey C. Recurrent laryngeal nerve avulsion for treatment of spastic dysphonia. *Laryngoscope* 1991;92:240-5.

Peacher WG. Aetiology and differential diagnosis of dysarthria. *J Speech Hear Disord* 1949;15:252-65.

Pinho SMR, Pontes PAL, Gadelha MEC, de Biase N. Vestibular vocal fold behavior during phonation in unilateral vocal fold paralysis. *J Voice* 1999;13:36-42.

Portnoy RA. Hyperkinetic dysarthria as an early indicator of impending tardive dyskinesia. *J Speech Hear Res* 1979;23:41-50.

Ramig LO. Acoustic analyses of phonation in patients with Huntington`s disease: Preliminary report. *Ann Otol Rhinol Laryngol* 1986;95:288-293.

Ramig LO. Voice therapy for neurologic disease. *Curr Opin Otolaryngol. Head Neck Surg* 1995;3:174-82.

Ramig LO, Countryman S, Thompson L, Horii Y. A comparison of two forms of intensive speech treatment for Parkinson disease. *J Speech Hear Res* 1995;38:1232-51.

Ramig LO, Pawlas A, Countryman S. *The Lee Silverman voice treatment: a practical guide for treating the voice and speech disorders in Parkinson disease.* Iowa City: NCVS, 1995.

Ramig LO, Scherer RC. Speech therapy for neurologic disorders of the larynx. In: Blitzer A, Brin M, Sasaki S, Fahn S, Harris KS (eds.) *Neurologic disorders of the larynx.* New York: Thieme, 1992. 163-81p.

Ramig LO. Speech therapy for patients with Parkinson's disease. In: Koller WC, Paulson G (eds.) *Therapy of Parkinson's disease.* New York: Decker, 1995. 539-50p.

Ramig L. Voice Tratment for patients with Parkinson´s disease. In: Clemente MP (ed.) *Voice update.* Amsterdan: Elsevier, 1996. 205-15p.

Ramig LO, Countryman S, O'Brien C, Hoehn M, Thompson LL. Intensive speech treatment for patients with Parkinson's disease: short- and long-term comparison of two techniques. *Neurology* 1996;47:1496-504.

Ramig LO, Sapir S, Countryman S, Pawlas AA, O'Brien C, Hoehn M, Thompson LL. Intensive voice treatment (LSVT®) for patients with Parkinson's disease: a 2 year follow up. *J Neurol Neurosurg Psychiatr* 2001;71:493-8.

Ramig LO, Scherer RC, Titze IR, Ringel SP. Acoustic analysis of voices of patients with neurologic disease: rational and preliminary data. *Ann Otol Rhinol Laryngol* 1988;97:164-72.

Riad MA, Kotby MN. Mechanism of glottic closure in a model of unilateral vocal fold palsy. *Acta Otolaryngol* 1995;115:311-3.

Rontal M, Rontal E, Leuchter W, Rolnick, M. Voice spectrography in the evaluation oif myasthenia gravis of the çarynx. *Arch Otolaryngol* 1978;87:722-8.

Rosenbek JC, la Pointe LL. The dysarthrias: description diagnosis, and treatment. In: Johns DF (ed.) *The clinical management of neurogenic communicative disorders.* Boston: Little Brown, 1978. 251-310p.

Rosenfield DB. Neurolaryngology. *Ear Nose Throat J* 1987;66:323-6.

Salomonson J, Kawamoto H, Wilson L. Velopharyngeal incompetence ad the presenting symptoms in myotoniuc dystrophy. *Cleft Palate J* 1988;25:296-303.

Sarno AM, Buonagura A, Levita E. Characteristics of verbal impairment in closed head injured patients. *Arch Phys Med Reabil* 1986;67:400-8.

Sarno MT. Speech impairment and Parkinson´s disease. *Arch Phys Med Rehabil* 1968;49:269-75.

Sataloff R, Spiegel J, Hawkshaw M, Rosen D, Heuer R. Autologous fat implantation for vocal fold scar: a preliminary report. *J Voice* 1997;11:238-46.

Schiratzki H, Fritzell B. Treatment of spasmodic dysphonia by means of resection of the recurrent laryngeal nerve. *Acta Otolaryngol* (Stockh) 1988;(Suppl.)449:115-7.

Schulz GM, Grant MK. Effects of speech therapy and pharmacologic and surgical treatments on voice and speech in Parkinson's disease: a review of the literature. *J. Commun. Disorder* 2000;33:59-88.

Scott S, Williams BO. Voice problems in the dysarthric patient. In: Fawcus M (ed.) *Voice disorders and their management.* 2. ed. San Diego: Singular, 1992. 119-36p.

Scott S, Caird FL. Speech therapy for Parkinson's disease. *J. Neurol. Neurosurg Psychiatr* 1983;46:140-4.

Scott S, Caird FI. The response of the apparent receptive speech disorder of Parkinson`s disease to speech therapy. *J Neurol Neurosurg Psychiatry* 1984;47:302-3.

Seybold ME. Myasthenia gravis. A clinical and basic science review. *J Amer Med Assoc* 1983;250:2516-21.

Shapiro AK, Shapiro E, Wayne HL. The symptomatology and diagnosis of Gilles de la Tourette's syndrome. *J Child Psichol* 1973;12:702-23.

Smith ME, Ramig LO. Neurological disorders and the voice. In: Rubin RT, Sataloff GS, Korovin JS, Gould WJ (eds.) *Diagnosis and treatment of voice disorders.* New York: Igaku-Shoin. 1996. 203-224p.

Smith ME, Ramig LO, Dromey C, Perez KS, Samandari R. Intensive voice treatment in Parkinson`s disease: Laryngostroboscopic findings. *J Voice* 1995;9:453-9.

Spina AL, Crespo AN. Alterations glottals and supra glottals in unilateral paralyses of vocal fold. In: *2nd World Voice Congress, 5th International Symposium on Phonosurgery.* São Paulo: Scientific Program, 1999. 112-3p.

Stager SV, Ludlow CL. Responses of stutterers and vocal tremor patients to treatment with botulinum toxin. In: Jankovic J, Hallett M (eds.) *Therapy with botulinum toxin.* New York: Dekker, 1994. 481-9p.

Stockley MD. Vocal cord paralysis. In: Fawcus M (ed.) *Voice disorders and their management.* 2. ed. San Diego: Singular, 1992. 259-71p.

Stoicheff M. Spastic dysphonia: diagnosis and management. In: Fawcus M. *Voice disorders and management.* San Diego: Singular, 1992. 272-82p.

Tanaka S, Hirano M Cjijiwa K. Some aspects of vocal bowing. *Ann. Otol Rhinol Laryngol* 1994;103:357-62.

Thomson St. SC, Negus VE, Bateman GH. *Diseases of the nose and throat.* 6. ed. London: Cassel, 1955.

Thompson AR. Botulinum toxin in the treatment of adductor spasmodic dysphonia. *J Arkansas Med Soc* 1994;90:383-5.

Tolosa E, Peña J. Involuntary vocalizations in movement disorders. *Adv Neurol* 1983;49:343-63.

Toth L, Pap U, Dioszeghy P, Sziklai I. Phoniatric studies in myasthenia gravis patients. *HNO* 1999;47:981-5.

Tsunoda K, Takanosawa M, Niimi S. Autologous transplantation of fascia into the vocal fold: a new phonosurgical technique for glottal incompetence. *Laryngoscope* 109:504-8, 1999.

Tsunoda K, Niimi S. Autologous transplantation of fascia into the vocal fold. *Laryngoscope* 2000;110:680-2.

Tucker H. Human laryngeal reinervation. *Laryngoscope* 86:769-79, 1976.

Tucker H. Human laryngeal reinnervation: long-term experience with the nerve-muscle pedicle technique. *Laryngoscope* 1978;88:598-604.

Tucker HM, Lavertu P. Paralysis and paresis the vocal folds. In: Blitzer A, Brin MF, Sasaki CT, Fahn S, Harris KS. *Neurologic disorders of the larynx.* New York: Thieme, 1992.

Tucker HM. Vocal cord parlysis-1979: etiology and management. *Laryngoscope* 1980;90:585-90.

Verhulst J, Lecoq M, Marraco M, Maurice C. Paralysie recurrentielle idiopathique. Analyse retrospective de 67 cas. *Rev Laryngol Otol Rhinol* (Bord.) 1997;118:263-5.

Vilanova TF. Distonia de torção generalizada: identificação das alterações de voz. *Monografia. Especialização. Universidade Federal de São Paulo.* São Paulo, 2003.

Walton J. Muscular dystrophy: Some recent developments in research. *Israel J Med Sc* 1977;13:152-8.

Ward PH, Hanson D, Berci G. Observations on central neurologic etiology for laryngeal disfunction. *Ann. Otolaryngol* 1981;90:430-41.

Weinfeld F. The 1981 survey of stroke. *Stroke* 1981;1:1 27.

Wertz RT, La Pointe LL, Rosenbeck JC. *Apraxia of speech: the disorder and its treatment.* New York: Grune & Stratton, 1984.

Wolfe VI, Garvin JS, Bacon M, Waldrop W. Speech changes in Parkinson's disease during treatment with L-dopa. *J Commun Disord* 1975;8:271-9.

Woodson GE. Configuration of the glottis in laryngeal paralysis. I: clinical study. *Laryngoscope* 1993a;103:1227-34.

Yamasaki R, Behlau M, Kuhn AMB, Silva N, Spozito M. Disprosódia - dialeto pseudo-estrangeiro. In: Behlau M (Org.) *O melhor que eu vi e ouvi – atualização em laringe e voz.* Rio de Janeiro: Revinter, 1998. 1-4p.

LEITURAS RECOMENDADAS

ARONSON AE. Organic voice disorders. In_____. *Clinical voice Disorders: an Interdisciplinnary Approach.* 3. ed. New York: Thieme, 1990, pp 71-115.

O capítulo do livro do professor Aronson, da *Mayo Clinic*, dos Estados Unidos, é um resumo sobre os transtornos vocais neurológicos que, publicado desde a primeira edição desse livro, em 1980, tornou-se um marco na dimensão fonoaudiológica dos transtornos vocais neurológicos. Os principais quadros das caraterísticas laringofonatórias dessas alterações constituem-se em uma valiosa fonte de consulta para o fonoaudiólogo e estão traduzidos na sessão *De Boca em Boca* do presente capítulo.

DUFFY JR. *Motor Speech Disorders. Substrates, Differential Diagnosis, and Management.* St. Louis: Mosby, 1995.

O livro do fonoaudiólogo Joseph Duffy, aluno, assistente e sucessor de Aronson, na *Mayo Clinic,* é uma obra única na literatura, inteiramente dedicada aos transtornos motores da fala. O autor explora desde os substratos neurológicos dessas alterações, apresentando uma excelente revisão do sistema nervoso, até as manifestações clínicas e princípios da terapia fonoaudiológica. Recomendamos particularmente os capítulos II, sobre as bases neurológicas dos transtornos motores da fala; o capítulo XV, sobre o diagnóstico diferencial; e os capítulos XVI, XVII e XVIII, que exploram a conduta fonoaudiológica nos transtornos motores da fala, nas disartrias e na apraxia da fala, respectivamente.

BEHLAU M, PONTES (ED As chamadas disfonias espasmódicas: dificuldades de diagnóstico e tratamento. *Rev Bras Otorrinolaringol* 63(Suppl. 1):1-27, 1997.

O texto sugerido inaugurou a publicação de suplementos da Revista Brasileira de Otorrinolaringologia, e foi inteiramente dedicado às dificuldades de diagnóstico e tratamento das chamadas disfonias espasmódicas. O texto apresenta a evolução do conceito dessa doença, apresentando o paralelismo entre o funcional e o orgânico, comentando os diferentes tipos de tratamento disponível e explorando o menu das disfonias com espasmo ou similar: disfonia espasmódica neurológica *versus* psicológica de adução, disfonia espasmódica neurológica *versus* psicológica de abdução, distonia respiratória neurológica *versus* psicológica laríngea de adução, disfonia por tremor vocal, disfonia por pregas vestibulares. Em cada um desses itens são apresentadas as características e compensações vocais do quadro, os aspectos gerais, provas diagnósticas, notas sobre a literatura e leitura sugerida. Na sessão *De Boca em Boca* deste capítulo, apresentamos as principais catacterísticas vocais e as provas diagnósticas das alterações vocais que envolvem espasmos ou similares, apresentadas nesse texto recomendado.

FREED D. *Motor Speech Disorders. Diagnosis and Treatment.* San Diego: Singular, 2000.

Este livro foi escrito para alunos de pós-graduação e profissionais recém-formados, para contemplar as dificuldades específicas de leitores dessa categoria, no aprendizado das alterações motoras da fala. Esta obra dedica seus dois primeiros capítulos à história das alterações motoras da fala e à avaliação fonoaudiológica, descrevendo a avaliação do paciente neurológico e indicando provas específicas para diferenciação dos quadros de disartrofonia e apraxia (verbal e nãoverbal), além de um roteiro de perguntas e respostas. Todo o restante do livro refere-se à apresentação da fisiologia do sistema motor da fala e à fisiopatologia de suas alterações, seguindo a classificação de disartria flácida, espástica, por lesão unilateral do neurônio motor superior, atáxica, hipocinética, hipercinética, mista, com um último capítulo dedicado aos quadros de apraxia de fala. O grande diferencial do livro é o CD-ROM em anexo, trazendo casos ilustrativos dos quadros citados.

MURDOCH BE (Ed.) *Dysarthria. A Physiological Approach to Assessment and Treatment. Motor Speech Disorders – Diagnosis and Treatment.* Cheltenham: Stanley Thornes, 1998.

Como organizador do livro, Bruce Murdoch reúne capítulos escritos por ele e seus colegas na *University of Queensland*, Austrália. O livro possui 12 capítulos, a saber: neuroanatomia envolvida na produção oral, análise perceptiva da disartria, acesso instrumental à disartria, análise acústica da disartria, tratamentos da disartria, disartria flácida, disartria espástica, disartria atáxica, disartria hipocinética, disartria hipercinética, disartria mista e por fim, disartrias adquiridas e do desenvolvimento na infância. A descrição detalhada dos elementos alterados nos quadros de disartria, como articulação, fonação, respiração, ressonância e prosódia, associada aos dados de análise acústica, são o grande ponto positivo do livro. O capítulo 2, escrito por Helen J. Chenery sobre análise perceptivo-auditiva da fala disártrica é particularmente bem desenvolvido. O livro é uma importante referência para aqueles que trabalham com pacientes neurológicos em uma visão clínico-científica.

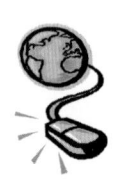

SÍTIOS RECOMENDADOS

☞ www.vision.ime.usp.br/~gaspar/neurof.html

Este sítio é, na verdade, uma compilação de mais de 300 *links* para páginas, portais, coleções de imagem sobe neurociências, organizado pela USP. É a lista mais completa do gênero, básica para consultas na área.
Idioma: português
Sítio visitado em: 9/2/2004

☞ www.neurology.org

Este é o sítio da revista oficial da *American Academy of Neurology*. Nele você pode selecionar artigos atuais e já publicados, e obter o texto completo de muitos deles, sem taxa de cobrança. Dentro da busca em tópicos, você encontra assuntos como transtornos do movimento, afasia, apraxia, agnosia, entre outros. Há ainda a possibilidade de impressão *online* de várias publicações.
Idioma: inglês
Sítio visitado em: 9/2/2004

☞ www.aan.com

O sítio oficial da *American Academy of Neurology* funciona como um indicador profissional, oferecendo sugestões sobre como lidar com pacientes neurológicos, além de um guia de prática clínica, projetos científicos em andamento, com informações para leigos sobre as variadas doenças neurológicas.
Idioma: inglês
Sítio visitado em: 9/2/2004

☞ www.thebrainmatters.org

Embora este sítio seja mais voltado para leigos, oferece ampla informação e depoimentos de pacientes sobre várias doenças neurológicas, tais como as doenças de Parkinson e de Alzheimer, esclerose múltipla, trauma encefálico, acidente vascular encefálico, enxaqueca e outras. Amplamente ilustrado, esse sítio é extremamente atraente. Possuiu vários *links*.
Idioma: inglês
Sítio visitado em: 9/2/2004

☞ http://neuro-www.mgh.harvard.edu

Este é o sítio do departamento de neurologia da *Harvard University*. Ele apresenta a classificação dos melhores hospitais nos EUA, informações para pacientes, suporte para profissionais da saúde, grupos de auto-ajuda, além de arquivos de vídeo *online*.
Idioma: inglês
Sítio visitado em: 9/2/2004

☞ www.1uphealth.com/medical/disease/communication-disorder/spasmodic-dysphonia.html

Este é outro sítio da *Harvard University* e oferece informações específicas sobre disfonia espasmódica: definição, tipos, carcterísticas, etiologia, diagnóstico e *links* variados.
Idioma: inglês
Sítio visitado em: 9/2/2004

☞ www.wemove.org

O sítio "We Move" é bastante abrangente na área de neurologia e de fácil navegação. Ele apresenta informações sobre diversos transtornos neurológicos, tais como, doença de Parkinson, coréia de Huntington, tremor essencial, distonia, além de oferecer suporte e *links*.
Idioma: inglês
Sítio visitado em: 9/2/2004

☞ www.dystonia-foundation.org/nsda/

Este é o sítio da *National Spasmodic Dysphonia Association*. Ele oferece navegação simples e rápida. Nele você encontra informações especícas sobre disfonia espasmódica: definição, diagnóstico, tratamento, suporte, publicações, eventos, novidades etc. Você também tem acesso a arquivos de vídeo e de áudio.
Idioma: inglês
Sítio visitado em: 9/2/2004

☞ www.voicedoctor.net/therapy/dystonia.html

Este sítio abrange aspectos gerais sobre distonia nas diversas estruturas do corpo e aspectos mais específicos sobre distonia laríngea, como diagnóstico, tratamento, cirurgia e *links*.
Idioma: inglês
Sítio visitado em: 9/2/2004

☞ www.LSVT.org

Sítio oficial da Lee Silverman Foundation, com informações sobre a fundação e o método Lee Silverman para tratamento vocal, referências bibliográficas, calendários de eventos e *links* sobre a doença de Parkinson.
Idioma: inglês
Sítio visitado em: 9/2/2004

☞ **www.parkinson.org.br**

Este é o sítio oficial da Associação Brasil Parkinson, que apresenta o histórico da instituição, assim como os serviços oferecidos, pequenas matérias, eventos para os associados e *links* interessantes. Ideal para indicar aos pacientes, cuidadores e familiares.

Idioma: português
Sítio visitado em: 9/2/2004

☞ **www.michaeljfox.org**

Sítio oficial da *Foundation for Parkinson's Research*, fundada no ano 2000 pelo ator canadense Michael J. Fox, com o objetivo de dedicar-se ao desenvolvimento da cura para a doença de Parkinson, nesta década, por meio de uma agenda agressiva de arrecadação de fundos e custeio de oito principais pesquisas na área. O sítio apresenta a fundação, dados sobre a doença de Parkinson, calendário de eventos e notícias, com alguma informação também em espanhol.

Idioma: inglês e partes em espanhol
Sítio visitado em: 9/2/2004

☞ **www.tudosobreela.com.br**

Este sítio reúne informações sobre a esclerose lateral amiotrófica, remetendo a outros sítios e oferecendo um localizador profissional.

Idioma: português
Sítio visitado em: 9/2/2004

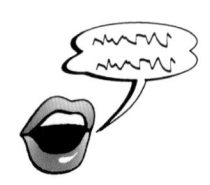

DE BOCA EM BOCA

1 ARONSON AE. Organic voice disorders. IN: ———— *Clinical voice disorders: an interdisciplinnary approach.* 3 ed. New York, Thieme, 1990. p. 71-115.

Incluímos aqui os quadros das principais características laringofonatórias dos transtornos vocais neurológicos motores apresentados no livro de Arnold Aronson, um material essencial para estudo e consulta (Quadros 9-11 a 9-21).

Quadro 9-11. Características laringofonatórias na disartria flácida por *miastenia gravis*

Sinais perceptivos	
Fonação	Qualidade vocal soprosa, fraca intensidade. Deteriorização da fonação durante contagem de números ou outras atividades continuadas de fala; fadiga vocal ou tosse após esforço vocal. A *miastenia gravis* pode existir na ausência de outros sinais de disartria
Ressonância	Inicialmente normal; hipernasalidade se desenvolve após o esforço vocal
Articulação	Inicialmente normal; imprecisão articulatória se desenvolve após o esforço vocal
Linguagem	Normal
Sinais físicos	
Laringe	Em casos leves, as pregas vocais podem parecer normais em estrutura e função, a despeito da disfonia; a ausência de achados laringológicos positivos não exclui a presença de fraqueza adutora das pregas vocais em grau leve. Em casos severos, pode-se observar dificuldade de adução ou abdução completa das pregas vocais. Podem-se observar pregas vocais arqueadas
Velofaringe	Inicialmente normal; insuficiência velofaríngea após o esforço vocal. Reflexo nauseoso hipoativo
Língua	Inicialmente normal; fraqueza após esforço vocal
Lábios	Inicialmente normal; fraqueza após esforço vocal; sorriso lateral
Dentes	Normais
Palato duro	Normal
Mandíbula	Inicialmente normal; fraqueza dos músculos mandibulares após esforço
Estado clínico geral	O paciente pode queixar-se de fadiga generalizada, particularmente após exercícios físicos. Os achados podem ser não-específicos, levando a falso diagnóstico de doenças funcionais
Outros sinais neurológicos	
Sistema nervoso periférico	Fraqueza da musculatura controlada pelo bulbo, teste positivo com tensilon
Sistema nervoso central	Normal
Psiquiátrico/psicológico	O paciente pode queixar-se de fadiga, perda de energia ou interesse, que pode ser erroneamente diagnosticado como sinal de depressão primária. Os pacientes podem tornar-se secundariamente deprimidos, por falta de energia

9 ✓ DISFONIAS NEUROLÓGICAS

Quadro 9-12. Características laringofonatórias na disartria espástica pseudobulbar

Sinais perceptivos	
Fonação	Rouquidão ou aspereza, com qualidade tensa-estrangulada. Freqüência anormalmente grave. Monoaltura. Intensidade reduzida. Monointensidade. Quase nunca ocorre sem sinais associados de disartria. Pode haver choro ou riso inadequados
Ressonância	Hipernasalidade
Articulação	Consoantes imprecisas; velocidade de fala anormalmente lenta
Linguagem	Normal, quando não envolve as áreas da linguagem
Sinais físicos	
Laringe	Pregas vocais parecem normais em estrutura. Pode haver hiperadução das pregas vocais e vestibulares, bilateralmente
Velofaringe	Insuficiência velofaríngea bilateral. Reflexo nauseoso hiperativo
Língua	Topograficamente normal. Pode ser menor e mais contraída que a normal. Fraqueza. Velocidade de movimentos alternados lenta, tanto para a lateralização da língua como na repetição de "ta" e "ca"
Lábios	Fraqueza, velocidade de movimentos alternados lenta para "pa"
Dentes	Normais
Palato duro	Normal
Mandíbula	Velocidade de movimentos alternados lenta
Estado clínico geral	Não específico
Outros sinais neurológicos	
Sistema nervoso periférico	Normal
Sistema nervoso central	Sinais de espasticidade
Psiquiátrico/psicológico	Não específico. Choro e riso pseudobulbar podem dar a impressão errônea de labilidade emocional e deteriorização intelectual

Quadro 9-13. Características laringofonatórias na disartria mista flácida-espástica por esclerose lateral amiotrófica

Sinais perceptivos	
Fonação	Rouquidão ou aspereza com qualidade tensa-estrangulada; com componente molhado ou borbulhante (estase de muco). Tremor rápido na vogal prolongada. Soprosidade quando há componente predominante de flacidez; freqüência muito grave. Monoaltura. Intensidade reduzida Monointensidade. Estridor inspiratório, no estágio severo. Redução da tosse. Choro e riso inapropriados podem estar presentes
Ressonância	Hipernasalidade; emissão nasal
Articulação	Consoantes imprecisas; velocidade de fala anormalmente lenta
Linguagem	Normal
Sinais físicos	
Laringe	Pregas vocais parecem normais. Se o componente predominante for o espástico, as pregas vocais e vestibulares terão adução normal, ou hiperadução. A adução pode ser simétrica ou assimétrica. Se o componente predominante for flacidez, haverá menor excursão de adução e abdução das pregas vocais
Velofaringe	Insuficiência velofaríngea bilateral, possivelmente assimétrica. Reflexo nauseoso hiperativo
Língua	Topograficamente anormal. Sulcada e reduzida em tamanho devido à atrofia. Fasciculações e fraqueza. Velocidade de movimentos alternados lenta para a lateralização da língua e na emissão de "ta" e "ca"
Lábios	Fracos. Velocidade lenta de movimentos alternados para "pa"
Dentes	Normais
Palato duro	Normal
Mandíbula	Movimentos reduzidos
Velocidade	Lenta
Estado clínico geral	Não específico
Outros sinais neurológicos	
Sistema nervoso periférico	Sinais de paralisia flácida
Sistema nervoso central	Sinais de espasticidade
Psiquiátrico/psicológico	Não específico. A presença de choro e riso pseudobulbar podem acarretar uma interpretação errônea de labilidade emocional e deterioração intelectual

Quadro 9-14. Características laringofonatórias na disartria hipocinética por doença de Parkinson

Sinais perceptivos	
Fonação	Monoaltura, redução da ênfase, monointensidade; intensidade reduzida, qualidade vocal áspera e soprosa. Nota: intensidade reduzida e soprosidade, na ausência de outros sinais neurológicos, podem indicar início de um quadro de parkinsonismo
Ressonância	Normal
Articulação	Consoantes imprecisas; jatos de fala, velocidade acelerada; repetição de sílabas, palavras e frases semelhantes à gagueira (palilalia)
Linguagem	Geralmente normal. As funções de linguagem podem estar diminuídas como parte do quadro de redução na velocidade geral dos processos intelectuais
Sinais físicos	
Laringe	As pregas vocais são normais em estrutura. Movimentos adutores e abdutores bilateralmente simétricos, podendo existir fechamento glótico incompleto, acompanhando qualidade vocal soprosa
Velofaringe	Normal
Língua	Topograficamente normal, velocidade de movimentos alternados rápida para "ta" e "ca", mas com amplitude dos movimentos reduzida
Lábios	Velocidade de movimentos alternados para "pa" mais rápida, mas com amplitude dos movimentos reduzida
Dentes	Normais
Palato duro	Normal
Mandíbula	Amplitude de movimentos reduzida durante a articulação dos sons
Estado clínico geral	Não específico
Outros sinais neurológicos	
Sistema nervoso periférico	Normal
Sistema nervoso central	Sinais de hipocinesia em todo o corpo. Nota: presença de disartria hipocinética na forma de disfonia pode ser um sinal inicial de parkinsonismo
Psiquiátrico/psicológico	Não específico. *Fácies* em máscara pode dar a impressão errônea de depressão ou desânimo

Quadro 9-15. Características laringofonatórias na disartria atáxica por lesão cerebelar

Sinais perceptivos	
Fonação	Geralmente normal. Pode haver qualidade vocal áspera, monoaltura, monointensidade; ênfase excessiva ou acentuação constante em sílabas ou palavras átonas, intensidade excessiva, explosões de intensidade e tremor vocal grosseiro
Ressonância	Normal
Articulação	Consoantes imprecisas; quebras articulatórias irregulares; vogais distorcidas; velocidade lenta
Linguagem	Normal
Sinais físicos	
Laringe	As pregas vocais parecem normais em estrutura e função
Velofaringe	Normal
Língua	Topograficamente normal. Velocidade de movimentos alternados lenta e irregular para "ta" e "ca", e para os movimentos de lateralização da língua
Lábios	Velocidade de movimentos alternados irregular e lenta para "pa"
Dentes	Normais
Palato duro	Normal
Mandíbula	Normal
Estado clínico geral	Não específico. Nota: a disartria atáxica pode ser um sinal de hipotireoidismo moderado a severo, assim como de abuso de álcool e drogas
Outros sinais neurológicos	
Sistema nervoso periférico	Normal
Sistema nervoso central	Sinais de ataxia
Psiquiátrico/psicológico	Não específico

Quadro 9-16. Características laringofonatórias na disartria atáxica por coréia de Huntington

Sinais perceptivos	
Fonação	Aspereza intermitente, qualidade vocal tensa-estrangulada, soprosidade intermitente, distorção de vogais; monoaltura; variações excessivas de intensidade; monointensidade; acentuação constante em sílabas ou palavras átonas; inspiração ou expiração forçadas súbitas
Ressonância	Hipernasalidade intermitente
Articulação	Consoantes imprecisas, vogais distorcidas, intervalos prolongados entre sílabas e palavras, velocidade variável, silêncio inadequado, sons prolongados, frases rases encurtadas, quebras articulatórias
Linguagem	Normal. Alterada em pacientes com deterioração intelectual
Sinais físicos	
Laringe	Pregas vocais normais na aparência; hiperadução intermitente.
Velofaringe	Normal na aparência
Língua	Topograficamente normal. Movimentos rápidos, irregulares e sem padrão no repouso e na repetição de "ta" e "ca"
Lábios	Movimentos rápidos e sem padrão definido no repouso e para "pa"
Dentes	Normais
Palato duro	Normal
Mandíbula	Movimentos assimétricos rápidos, no repouso e durante a fala
Estado clínico geral	Não específico
Outros sinais neurológicos	
Sistema nervoso periférico	Normal
Sistema nervoso central	Movimentos coréicos por todo o corpo
Psiquiátrico/psicológico	Mudanças intelectuais e comportamentais associadas à demência, quando presente

Quadro 9-17. Características laringofonatórias na disartria hipercinética distônica

Sinais perceptivos	
Fonação	Lenta, mudanças contínuas na qualidade vocal rouca-tensa; soprosidade; variações de intensidade; bloqueios de sonoridade, monoaltura, monointensidade, ênfase reduzida; acentuação constante em sílabas ou palavras átonas
Ressonância	Normal
Articulação	Consoantes imprecisas; vogais distorcidas; frases curtas; pausas silenciosas inapropriadas
Linguagem	Normal. Pode estar alterada se a disartria estiver associada a alterações focais de linguagem ou alterações intelectuais difusas
Sinais Físicos	
Laringe	Pregas vocais aparentemente normais em sua estrutura e função; hiperadução intermitente
Velofaringe	Normal
Língua	Topograficamente normal, movimentos de protrusão, rotação e lateralização sem padrão, durante o repouso e fala. Velocidade de movimentos alternados lenta e altamente irregular para "ta" e "ca"
Lábios	Movimentos de arredondamento e estiramento sem padrão definido. Velocidade de movimentos alternados lenta e altamente irregular para "pa"
Dentes	Normais
Palato duro	Normal
Mandíbula	Manbíbula deprimida, lateralizada e elevada sem padrão específico
Estado clínico geral	Não específico
Outros sinais neurológicos	
Sistema nervoso periférico	Normal
Sistema nervoso central	Sinais de distonia podem estar confinados à laringe ou espalhados por todo o corpo
Psiquiátrico/psicológico	Não específico. Aberrações intelectuais e comportamentais podem estar presentes se há lesão difusa do sistema nervoso central

Quadro 9-18. Características laringofonatórias na disartria por tremor vocal essencial

Sinais perceptivos	
Fonação	Tremor ou intermitência vocal, com interrupções durante a fala encadeada. Tremor rítmico e/ou bloqueio de sonoridade durante a vogal prolongada, com variação aproximada de 4 a 7 ciclos por segundo. Nota: no tremor vocal orgânico severo, os bloqueios vocais assumem a forma de um laringoespasmo severo, o que pode ser confundido com a síndrome de disfonia espasmódica. Pacientes com bloqueio de sonoridade podem apresentar redução do bloqueio e substituição por tremor na sustentação de freqüências agudas. Ocorre rouquidão tensa flutuante nos casos de tremor severos
Ressonância	Normal
Articulação	Normal. Podem ocorrer quebras articulatórias irregulares semelhantes à disartria atáxica
Linguagem	Normal
Sinais físicos	
Laringe	Pregas vocais aparentemente normais em sua estrutura. Na vogal sustentada ocorrem oscilações abdutoras/adutoras, síncronas ao tremor vocal, facilmente observadas na parede faríngea. O tremor na laringe pode ser visto pela pele do pescoço, com oscilação vertical da laringe. Os bloqueios de sonoridade ocorrem na elevação máxima da laringe, em cada oscilação
Velofaringe	Normal. O palato mole pode se movimentar em sincronia com o tremor da laringe e da faringe
Língua	Topograficamente normal, na vogal prolongada os movimentos de tremor de língua podem ser vistos em sincronia com o tremor da laringe
Lábios	Normal. Podem ser trêmulos
Dentes	Normais
Palato duro	Normal
Mandíbula	Normal. Pode ser trêmula
Estado clínico geral	Não específico
Outros sinais neurológicos	
Sistema nervoso periférico	Normal
Sistema nervoso central	Pode estar presente o tremor de cabeça e mão, uni ou bilateralmente. Nota: o tremor vocal pode ser um sinal isolado, o que tende a ser interpretado erroneamente como psicogênico
Psiquiátrico/psicológico	Muitos pacientes relatam o início do tremor vocal, de mãos ou de cabeça, seguido de episódios de estresse emocional. Corre-se o risco de interpretar essa associação como uma prova da natureza psicogênica do tremor

Quadro 9-19. Características laringofonatórias na disartria por mioclonia palatofaringolaríngea

Sinais perceptivos	
Fonação	Voz momentaneamente interrompida durante a fala encadeada, se a mioclonia for severa; porém, é freqüentemente indetectável nesta condição. Nas vogais prolongadas, as interrupções na voz ocorrem ritmicamente, variando de 60 a 240 batidas por minuto (1 a 4 ciclos/s). Nota: geralmente não se identifica a mioclonia na fala encadeada; a emissão sustentada deve ser testada em todos os casos suspeitos
Ressonância	Normal
Articulação	Normal. Podem ocorrer alterações na articulação de natureza flácida, espástica ou atáxica
Linguagem	Normal
Sinais físicos	
Laringe	As pregas vocais aduzem de forma rítmica e momentânea na vogal sustentada, em sincronia com os bloqueios de sonoridade. Podem ser vistos movimentos mioclônicos de laringe e faringe, por sob a pele do pescoço
Velofaringe	O palato mole se desloca, elevando-se e caindo; a parede lateral de faringe movimenta-se em sincronia com os movimentos laríngeos
Língua	Normal. Pode entrar em movimentação mioclônica em sincronia com as demais estruturas
Lábios	Normal
Dentes	Normais
Palato duro	Normal
Mandíbula	Normal
Estado clínico geral	Não específico
Outros sinais neurológicos	
Sistema nervoso periférico	Normal
Sistema nervoso central	Outros sinais de lesão de tronco cerebral podem estar presentes
Psiquiátrico/psicológico	Normal

Quadro 9-20. Características laringofonatórias na disartria por síndrome de Gilles de La Tourette

Sinais perceptivos	
Fonação	Grunhido involuntário, tosse, pigarro, som agudo e curto, grito agudo, riso alto, murmúrio e gemidos
Ressonância	Bufante, com ruídos de inspiração nasal rápida *(sniff)*
Articulação	Com assobios, cliques, estalos de lábios, cuspe, repetição de sons como na disfluência de fala
Linguagem	Ecolalia, coprolalia
Sinais físicos	
Laringe	Pregas vocais apresentam estrutura e função normais
Velofaringe	Normal
Língua	Normal
Lábios	Normal
Dentes	Normais
Palato duro	Normal
Mandíbula	Normal
Estado clínico geral	Não específico
Outros sinais neurológicos	
Sistema nervoso periférico	Normal
Sistema nervoso central	Movimentos corporais bruscos
Psiquiátrico/psicológico	Problemas comportamentais e emocionais secundários aos efeitos sociais adversos

Nota: os achados variam entre os pacientes, nem todos são encontrados no mesmo paciente.

Quadro 9-21. Características laringofonatórias na apraxia de fala

Sinais perceptivos	
Fonação	Variável, de normal ao mutismo. Pode ser impossibilitada devido à aparente perda de memória de integração dos movimentos laríngeos e respiratórios resultando em esforço de tentativa-e-erro para produzir som. Pode ocorrer fala sussurrada. Pode também haver inabilidade para tossir ou pigarrear voluntariamente
Ressonância	Normal
Articulação	Omissões, substituições, inversões e adições de sons da fala; bloqueio semelhante ao da disfluência de fala
Linguagem	Relativamente normal ou afasia
Sinais físicos	
Laringe	Pregas vocais apresentam estrutura e função normais
Velofaringe	Normal
Língua	Topograficamente normal. Pode haver sinais associados de disartria. Há movimentos voluntários da língua, fora das tarefas de fala (praxia não verbal oral)
Lábios	Pode haver movimentos voluntários dos lábios, fora das tarefas de fala. A velocidade de movimentos seqüenciais, como em "pa ta ca", pode estar prejudicada em grau leve a severo
Dentes	Normais
Palato duro	Normal
Mandíbula	Normal
Estado clínico geral	Não específico
Outros sinais neurológicos	
Sistema nervoso periférico	Normal
Sistema nervoso central	Pode coexistir uma extensa variedade de sinais disártricos, apráxicos e outros sinais anormais
Psiquiátrico/psicológico	Não específico

2 RAMIG LO. Neurological disorders of voice. In: BROWN W, VINSON BP & CRARY M (ed). *Organic voice disorders – assessment and treatment.* San Diego, Singular, 1997.

Revisão da evolução das seguintes definições:

- *Disartrias ou transtornos motores da fala:* classicamente disartrofonia.
- *Classificação clássica:* disfonia flácida, espástica, atáxica, hipocinética e mista.
- Inclusão das subcategorias da eferência motora do neurônio motor superior (córtex e tratos piramidais), extrapiramidal (substância reticular), cerebelar e nuclear (neurônio motor inferior).
- *Classificação adicional baseada na constância ou variabilidade dos sinais acústicos:* transtornos relativamente constantes (flácidos, espásticos e pseudobulbar), transtornos mistos flácido-espásticos e transtornos hipocinéticos; transtornos flutuantes arrítmicos (atáxicos, coréicos e distônicos), transtornos flutuantes rítmicos (mioclônus palatofaringolaríngeo e tremor essencial), transtornos paroxísticos (Gilles de la Tourette) e com perda do controle volitivo (apraxia, mutismo acinético e disprosódia ou dialeto pseudo-estrangeiro).
- *Classificação moderna de acordo com a aplicação específica do tratamento:* com foco na alteração laríngea e na característica da voz resultante: problemas de adução, de estabilidade e de coordenação.

Patogênese

- Etiologias variadas, sendo as mais comuns: traumas, acidentes vasculares cerebrais, tumores e transtornos do sistema nervoso central.
- *Transtornos laríngeos neurais flácidos:* lesões em um ou mais componentes da unidade motora (núcleo ambíguo, nervo

vago, junção mioneural ou músculos laríngeos). Por exemplo, infecções virais, tumores, traumas etc.; *miastenia gravis* – mecanismos auto-imunes que reduzem a quantidade de receptores disponíveis de acetilcolina na junção neuromuscular, reduzindo a transmissão do impulso. Disfonias musculares ou miopatias, como distrofia miopática, podem causar atrofia dos músculos laríngeos.

- Transtornos laríngeos neurais espásticos (pseudobulbar): lesões bilaterais no neurônio motor superior. Por exemplo, acidentes vasculares encefálicos múltiplos e bilaterais, qualquer lesão nos tratos corticobulbares bilateralmente e doenças vasculares ou degenerativas envolvendo as áreas motoras corticais bilateralmente. Também podem ser decorrentes de tumores, doenças infecciosas e congênitas como a paralisia cerebral.
- Mecanismo subjacente: ausência de inibição dos impulsos nervosos de excitação para os núcleos do vago, ocasionando hiperadução das pregas vocais e das pregas vestibulares.
- É essencial a diferenciação entre os transtornos vocais neurais laríngeos espásticos, resultado de lesão bilateral do neurônio motor superior e disfonia espasmódica adutora.
- Transtornos neurais laríngeos atáxicos por danos cerebelares. Por exemplo, derrames, traumas, toxinas, tumores etc.
- Transtornos neurais laríngeos hipocinéticos por doenças do sistema nervoso extrapiramidal, particularmente o Parkinsonismo idiopático, com associação de fatores genéticos e ambientais – alterações degenerativas na substância negra com redução do neurotransmissor dopamina. Por exemplo, vírus, trauma, envenenamento por monóxido de carbono, pós-influenza etc.
- Transtornos neurais laríngeos hipercinéticos por doenças do sistema nervoso extrapiramidal, por exemplo, coréia de Huntington, tremor orgânico essencial, discinesia orofacial, distonia, atetose, mioclônus palatofaringolaríngeo e Gilles de La Tourrette.
- Transtornos neurais laríngeos mistos por lesões ou doenças nos múltiplos subsistemas neurais. Por exemplo, esclerose lateral amiotrófica – disartrias mistas flácida e espástica, de origem desconhecida.

Avaliação de voz

- Ao contrário das outras disfonias, as alterações vocais neurológicas podem existir em conjunto com alterações nos subsistemas da respiração, articulação e ressonância ou ainda com problemas de deglutição.
- Transtornos cognitivos ou emocionais também podem acompanhar as disfonias neurológicas.
- Muitas vezes a alteração vocal é o primeiro sintoma.

Características vocais dos principais transtornos neurológicos

- *Miastenia gravis:* estridor inalatório, voz soprosa, rouquidão, *flutter* e tremor; disfonia progressiva durante a fala, podendo apresentar hipernasalidade.
- *Distrofia muscular miotônica:* voz fraca, rouca e nasal.
- *Disfonia espástica* (paralisia pseudobulbar): voz áspera, tensa-estrangulada, freqüência grave, monoaltura, quebras de sonoridade e tremor – grande labilidade emocional.
- *Transtorno atáxico:* voz nos limites normais ou de qualidade rouco-áspera, com aumentos repentinos de intensidade, alterações inadequadas de freqüência e intensidade, e tremor vocal; pode haver monoaltura, voz grave, qualidade tensa-estrangulada e quebras de freqüência.
- *Doença de Parkinson:* redução de intensidade, monoaltura, soprosidade, rouquidão, aspereza, tremor e crepitação em alguns casos com depressão associada.
- *Coréia de Huntington:* flutuações irregulares de freqüência e interrupções da fala; pode haver inspiração ou expiração forçada e qualidade vocal tensa-estrangulada.
- *Tremor essencial:* entonação trêmula, podendo haver a presença de interrupções de fala.
- *Esclerose lateral amiotrófica:* voz áspera, soprosa, tremor, qualidade tensa-estrangulada, inalação excessiva, inspiração audível, freqüência aguda, *flutter* (oscilação rápida) é um sinal vocal importante – sintomas dependem do local da lesão.
- *Esclerose múltipla:* limitação de intensidade, aspereza e hipernasalidade, em episódios disfônicos.

Tratamentos

- *Cirúrgicos:* miastenia gravis (timectomia), PKS (transplante de células da glândula adrenal, fetais, palidotomia e talamotomia).
- *Farmacológico:* miastenia gravis – tensilon/piridostigmina; PKS – precursores de dopamina ou agonistas; coréia de Huntington – agentes antidopaminérgicos, fenotiazinas, benzodiazepinas ou medicações anticonvulsivantes; tremor essencial – propranolol, primidona, fenobarbital, outras drogas e Botox.

Resultados vocais com medicação são inconsistentes e inconclusivos.

3 BENNINGER MS, GILLEN JB, ALTMAN J. Changing Etiology of Vocal Fold Immobility. *Laryngoscope*, 108:1346-49, 1998.

O presente texto discute o fato de que a imobilidade de pregas vocais é sinal de uma patologia associada, sendo necessário um diagnóstico preciso. Quando a etiologia permanece obscura, a avaliação poderá apresentar um custo muito alto além de consumir muito tempo. Este texto estuda as etiologias da imobilidade de pregas vocais a partir de uma revisão retrospectiva de casos com definição etiológica.

Foram estudados 397 casos com etiologia determinada, sendo 280 com imobilidade unilateral e 117 casos com imobilidade bilateral. A etiologia responsável pela imobilidade unilateral de prega vocal em 24,7% dos casos foi lesão maligna extralaríngea, sendo 80% localizados em pulmão e região de mediastino seguido de 23,9% de imobilidade devido a traumas cirúrgicos. Tireoidectomia foi responsável somente por 8,2% dos casos. Nos casos de imobilidade bilateral de pregas vocais a trauma cirúrgico foi o responsável pela maioria dos casos – 25,7%, sendo que 18% haviam sido submetidos à tireoidectomia. Lesões agudas e crônicas causadas por entubação foram responsáveis por 7,5% dos casos de imobilidade unilateral e 15,4% dos casos de imobilidade bilateral. Estes dados indicam que há mudanças importantes na etiologia na imobilidade de pregas vocais com ocorrência de aumento de casos de lesões malignas extralaríngeas e de quadros cirúrgicos causando a imobilidade de pregas vocais.

4 BORTONCELLO S. *Paralisia unilateral de prega vocal: configurações laríngeas na avaliação clínica de rotina*. São Paulo, 2000/Monografia. CEV.
Orientação: Dra. Mara Behlau.

Após algum tempo da ocorrência da paralisia de prega vocal, podem ocorrer compensações naturais, modificando a configuração laríngea inicialmente apresentada. O objetivo do presente estudo é descrever as configurações laríngeas, glóticas e supraglóticas, observadas em pacientes com paralisia unilateral de prega vocal, antes de qualquer intervenção clínica e/ou cirúrgica.

Este estudo rertrospectivo teve como material utilizado 82 casos de paralisia unilateral de prega vocal, de etiologia diversa, diagnosticados no Instituto da Laringe, em São Paulo, no período de 1987 a 1998. As imagens foram registradas durante exame de telescopia, sendo utilizados os seguintes equipamentos: telescópio rígido com 70 graus de angulação (MACHIDA LY-C30), fonte de luz de xenônio (STRYKER ORTHOBEAM II), câmera filmadora (TOSHIBA CCD IK-M³0AK), monitor de vídeo (SONY KV-1311CR), aparelho de videocassete (JVC e TDK). As imagens editadas foram analisadas por 25 fonoaudiólogas especialistas em voz. Os dados foram registrados em um protocolo com dez itens referentes às configurações glóticas e supraglóticas.

A análise dos resultados permitiu concluir que a posição mediana de prega vocal paralisada ocorreu em 52, 44% dos casos analisados. O cruzamento da prega vocal sadia é uma ocorrência observada no vestíbulo laríngeo quando a posição da prega vocal paralisada é não-mediana (63,16%) e quando a posição é mediana e a margem livre está arqueada (54,76%). A aproximação das pregas vestibulares, em direção à linha média, e a constrição ântero-posterior ocorrem como ajuste compensatório global das estruturas glóticas e supraglóticas, independente da posição da prega vocal paralisada e a maior ocorrência de aproximação é a da prega vestibular contralateral. O estudo realizado alerta para a necessidade da descrição da configuração laríngea encontrada, em níveis glóticos e supraglóticos, a fim de direcionar a reabilitação e prevenir compensações negativas.

5 KIRALYHEGY D. *Paralisia unilateral de prega vocal: qualidade vocal e configuração laríngea no pré e pós-imediato à tireoplastia*. São Paulo, 2003/Monografia. Especialização. CEV.
Orientação: Dra. Mara Behlau. Co-orientação: Dr. Paulo Pontes.

O objetivo do presente trabalho foi analisar e comparar a qualidade vocal e a configuração laríngea, em casos de paralisia unilateral de prega vocal pré e pós-imediato tireoplastia tipo I, realizada para medialização da prega vocal paralisada. Foram consultados prontuários médicos otorrinolaringológicos e analisadas imagens registradas em videoteipe de exames de pacientes que foram tratados no Instituto da Laringe (INLAR), em São Paulo, considerando-se a imagem imediata de pré-operatório e a imagem de até 20 dias após o procedimento cirúrgico. Foram excluídos da amostra os casos de paralisia unilateral de prega vocal submetidos a outros procedimentos além da tireoplastia tipo I para medializar a prega vocal paralisada. Foram avaliados 12 sujeitos, sendo nove homens e três mulheres, com idades entre 18 e 72 anos. Realizou-se análise perceptivo-auditiva da qualidade vocal e perceptivo-visual da configuração laríngea.

Os principais resultados indicaram que no pré-operatório a voz apresentava-se soprosa e rouca na maioria dos casos (77%), acompanhado de intensidade reduzida e ataque vocal aspirado (100%); já no pós-operatório imediato houve redução da soprosidade e da rouquidão, permanecendo apenas soprosidade em grau discreto (46%), com *loudness* adequada e ataque vocal isocrônico, na metade dos casos (46%). Quanto à análise visual, a prega vocal paralisada estava afastada da linha média na quase totalidade dos casos (92%) passando a assumir a posição mediana na maioria dos casos (85%); já a configuração da borda livre da prega vocal passou de arqueada (77%) para linear (69%) ou abaulada (31%) quando da avaliação no pós-operatório; e, finalmente, a fonte sonora, que era inicialmente glótica (46%) ou mista (38%), passou a ser glótica na maioria dos casos (85%). Quanto à configuração glótica, houve modificações qualitativas e quantitativas nas fendas, que passaram de triangular ântero-posterior ou médio-posterior para triangular posterior ou médio-posterior. A constrição do vestíbulo laríngeo manteve-se presente tanto no pré como no pós imediato, revelando a persistência desse gesto compensatório.

Desta forma, o impacto imediato de uma tireoplastia tipo I, considerando-se o período de até 20 dias após a cirurgia, foi maior na configuração laríngea, particularmente na região glótica, do que na qualidade vocal, estando as principais mudanças relacionadas à medialização da prega paralisada, eliminação do arqueamento presente na borda livre da prega vocal e redução das fendas glóticas; a participação do vestíbulo laríngeo manteve-se presente, provavelmente em função de uma fixação muscular no pré-operatório e pelas condições de pós-operatório imediato. Quanto à qualidade vocal houve redução da soprosidade, adequação da *loudness* e do ataque vocal. As modificações auditivas observadas sugerem que uma voz rouco-soprosa e com ataque vocal aspirado terá melhores resultados no pós-cirúrgico imediato.

6

KOUFMAN MD, CUMMINS M, BLALOCK MA. Paresia de prega vocal. [cited 2002 Feb 10]. Available for: http://www.bgsm.edu/voice/whatshot.html – Center for Voice Disorders of Wake Forest University.

Paresia de prega vocal por neuropatia do nervo laríngeo superior e/ou recorrente com manifestações laríngeas sutis e variáveis. Em praticamente todos os pacientes que apresentam paresia de prega vocal com alterações vocais, é freqüentemente muito difícil realizar o diagnóstico somente com avaliação laringológica. Neste estudo foram selecionados 48 casos com paresia de prega vocal, com neuropatia periférica, confirmados com eletromiografia laríngea.

Os sintomas mais comumente encontrados foram: disfonia (100%), fadiga vocal (75%), diplofonia (40%) e odinofonia (8%). Os dados otorrinolaringológicos mais encontrados foram: hipomobilidade unilateral de prega vocal (52%), arqueamento unilateral (35%) e arqueamento bilateral (21%). As etiologias diagnosticadas incluíram: idiopáticas (42%), pós-viral (25%), iatrogênica (21%), quadros malignos (6%) e distúrbios neurológicos degenerativos (6%).

Alguns dos achados de eletromiografia foram surpreendentes. Em 25% dos sujeitos avaliados foi diagnosticada neuropatia contralateral. Em sete deles com paresia de prega vocal presumivelmente por entubação endotraqueal, foi encontrada neuropatia em 57% no laríngeo superior. O arqueamento de pregas vocais foi freqüentemente encontrado em sujeitos com neuropatias de laríngeo superior e recorrente.

Foi realizada medialização unilateral ou bilateral em 58% dos sujeitos e injeção de material halógeno em 8%. Dos pacientes submetidos à cirurgia, 37% desenvolveram vozes normais no pós-operatório e melhora significativa foi encontrada em 85% dos casos.

7

RAMIG LO, SAPIR S, COUNTRYMAN S, PAWLAS AA, O'BRIEN C, HOEHN M & THOMPSON LL. Intensive voice treatment (LSVT®) for patients with Parkinson's disease: a 2 year follow up. *J Neurol Neurosurg Psychiatr*, 71:493-8, 2001.

Os autores avaliam os efeitos de duas modalidades de tratamento vocal, em 33 pacientes com doença de Parkinson idiopática, que foram divididos em dois grupos, tendo um sido submetido ao método LSVT, que enfatiza um esforço fonatório-respiratório e o outro terapia respiratória. O tratamento fonoaudiológico tradicional para pacientes disártricos com doença de Parkinson é geralmente administrado uma ou duas vezes por semana e enfatiza uma intervenção na articulação, velocidade de fala e prosódia; contudo, tal abordagem não se tem mostrado efetiva. Em contrapartida, os métodos intensivos de terapia fonatória, administrados quase que diariamente e focalizados em tarefas fonatórias intensas têm apresentado resultados bastante favoráveis. As tarefas de esforço fonatório do LSVT têm como objetivo melhorar o fluxo respiratório, sinergia e atividade da musculatura laríngea, movimentos articulatórios da região laríngea e supralaríngea e a configuração do trato vocal.

Foram coletadas amostras de fala dos participantes durante a semana anterior e posterior ao tratamento efetuado. O material de fala analisado consistiu da emissão de uma vogal sustentada, da leitura do trecho *"The Rainbow Passage"* e de um depoimento espontâneo. Coletas adicionais foram também realizadas após 6, 12 e 24 meses de tratamento. Os autores avaliaram a intensidade da emissão, a freqüência fundamental e sua variabilidade durante a fala.

Os resultados indicaram que o grupo submetido ao LSVT obteve melhores resultados, tanto imediatamente como após o término do tratamento, assim como na gravação de seguimento após dois anos da conclusão da terapia. Quando os resultados de pré-tratamento e pós imediato foram comparados, os valores das três tarefas de fala mostraram-se melhores para o grupo submetido ao método LSVT. Quando comparados os resultados do pré e pós 24 meses de tratamento, a leitura e o depoimento mostraram melhores valores, estatisticamente significantes, mais uma vez para o grupo submetido ao método LSVT®.

Os achados evidenciaram a eficácia do LSVT não somente a curto prazo, mas também a manutenção dos resultados obtidos a longo prazo, tanto na voz como na fala de pacientes com doença de Parkinson idiopática.

O principal dado deste estudo é que pacientes submetidos ao método LSVT têm maior probabilidade de manter os efeitos do tratamento até 2 anos após o final da terapia. Os autores apontam vários fatores que provavelmente podem ter interferido positivamente nos resultados do grupo submetido ao método LSVT. Inicialmente parece lógico que os pacientes aprenderam a aumentar a força de adução glótica, assim como a ativação e sinergia muscular, melhorando a eficiência do sistema fonatório. Uma outra explicação é que a solicitação da fonação em forte intensidade, grande esforço vocal e monitoramento da intensidade e do esforço tenham auxiliado os pacientes a compensar os déficits no processamento proprioceptivo, maximizando a execução motora da fala. O terceiro fator é que o método favorece a estimulação de centros cerebrais associados a atividades e tarefas específicas. Provavelmente, a combinação desses três fatores que favoreceu a manutenção dos resultados obtidos.

8

BUSH RF. *Avaliação videofluoroscópica da deglutição de pacientes com doença de Parkinson submetidos a programas de reabilitação fonoaudiológica pelo método " Lee Silverman" ou por fonoterapia tradicional para deglutição.* São Paulo, 2002/Tese. Mestrado. Universidade Federal de São Paulo. Orientação: Dr. Henrique Ballalai Ferraz. Co-orientação: Dra. Elisabete Carrara-de-Angelis.

O presente estudo teve como objetivo avaliar a eficácia da reabilitação fonoaudiológica em pacientes com doença de Parkinson, por meio da videofluoroscopia, antes e depois da aplicação do método "Lee Silverman" ou da fonoterapia tradicional para a deglutição, comparando as duas amostragens.

Participaram 16 pacientes com doença de Parkinson, do Ambulatório de neurologia do setor de distúrbios do movimento do hospital São Paulo, da Universidade Federal de São Paulo – Escola Paulista de Medicina. O critério de inclusão no estudo foi a existência de queixas de voz e/ou deglutição. Todos os pacientes passaram por avaliação videofluoroscópica da deglutição pré e pós-terapia. Eles foram divididos em dois grupos, de forma aleatória, de acordo com o programa de reabilitação: terapia para deglutição e método Lee Silverman (LSVT). Os exames videofluoroscópicos foram analisados por três fonoaudiólogas que desconheciam o programa de reabilitação aplicado ao paciente analisado e se o exame era pré ou pós-fonoterapia.

Os resultados mostram que ambos os programas de reabilitação melhoram o processo de deglutição e não houve diferença estatisticamente significante entre eles, quanto à eficácia da fonoterapia. Os dois programas de reabilitação apresentaram melhora com relação ao grau de penetração/aspiração e ao grau de disfagia.

A autora conclui que ambos os métodos de reabilitação – tradicional e LSVT – apresentaram melhora do processo de deglutição dos pacientes com doença de Parkinson; os dois métodos melhoram o grau de penetração/aspiração e de disfagia, na comparação dos resultados pré e pós-terapia.

9

MOURÃO LF. *Avaliação da fonoarticulação de pacientes com doença de Parkinson pré e pós-palidotomia.* São Paulo, 2002/Tese. Doutorado. Universidade Federal de São Paulo. Orientação: Dr. Henrique Ballalai Ferraz. Co-orientação: Dra. Mara Behlau.

A doença de Parkinson (DP) é manifestada pela rigidez, bradicinesia, tremor de repouso e perda dos reflexos posturais. As alterações da fonoarticulação aparecem com a evolução da doença, caracterizadas por *loudness* reduzida, imprecisão articulatória, variações na velocidade da fala, pausas inapropriadas, *monoaltura* e *monoloudness*. O tratamento da DP é centrado na terapia medicamentosa, especialmente a levodopa, que melhora os sintomas motores. No entanto, este benefício com o uso prolongado é acompanhado por discinesia, movimentos distônicos e flutuações da medicação (fenômeno *on-off*). As complicações medicamentosas e o sucesso com a palidotoma póstero-ventral (PPV) fizeram ressurgir o procedimento cirúrgico; no entanto, implicações pós-operatórias na fala e na voz podem ocorrer.

O presente estudo prôpos avaliar a fonoarticulação de pacientes com a doença de Parkinson pré e pós-palidotomia. Foram avaliados 12 pacientes do setor de distúrbios do Movimento do Departamento de Neurologia da Universidade Federal de São Paulo, sendo cinco mulheres e sete homens com idades variando de 47 a 71 anos (média 62,4 anos) e tempo de doença variando de 7 a 32 anos (média de 13,5 anos). Estes pacientes foram submentidos a nove PPV esquerdas e três PPV direitas e às avaliações fonoaudiológicas e neurológicas durante os estados *off* e *on* nos momentos: pré-operatório, primeiro e terceiro pós-operatórios. A *performace* motora foi avaliada pela escala *Unified Parkinson's Rating Scale – UPDRS* (Parte III). A avaliação da fonoarticulação foi feita pela análise perceptivo-auditiva da voz e da inteligibilidade de fala, medida do tempo máximo de fonação (TMF), relação s/z, freqüência fundamental, medidas de perturbação de freqüência *(jitter, PPQ)*, de amplitude *(shimmer, APQ)*, de ruído *(NHR)*, tremor *(FTRI e ATRI)* e a diadococinesia fonoarticulatória das sílabas /pa/, /ta/, /ka/ e da vogal /i/. Para as análises da fonoarticulação, foram solicitadas aos pacientes a emissão da vogal /a/ em freqüência e intensidade habituais, a contagem de números, fala espontânea e a emissão repetida o mais rápido possível das sílabas /pa/, /ta/, /ka/ e da vogal /i/. As emissões foram gravadas em gravador *Minidisc Desk*, SONY, Modelo MDS-JE520. As medidas acústicas foram extraídas da emissão da vogal "a" sustentada, em freqüência e intensidade habituais e analisadas pelo *software Multi-Speech – MDVP* da KAY ELEMETRICS. A taxa diadococinética foi extraída pelo *software Multi Speech – Motor Speech Profile* da KAY ELEMETRICS.

O escore total da escala *UPDRS* no estado *off* mostrou tendência de melhora no primeiro pós-operatório. As análises perceptivo-auditivas da voz e da fala não demosntraram diferença significante. As medidas acústicas de *shimmer* e *APQ* foram significamente melhores e houve tendência de piora da taxa diadococinética da sílaba /ka/ no estado *on*.

O presente estudo demonstrou que a palidotomia exerce pequeno impacto no uso funcional da fonoarticulação de pacientes com doença de Parkinson.

---

10 LIOTTI M, RAMIG LO, VOGEL D, NEW P, COOK CI, INGHAM RJ, INGHAM JC, FOX PT. **Hypophonia in Parkinson's disease: neural correlates of voice treatment revealed by PET.** Neurology, 60:432-40, 2003.

O objetivo do presente estudo foi investigar os correlatos neurais da hipofonia em pacientes com doença de Parkinson, antes e depois de tratamento vocal com o método LSVT, utilizando-se análises de imagens cerebrais por PET SCAN.

Pesquisas de imagem cerebral em pacientes com doença de Parkinson idiopática têm identificado anormalidades nas áreas corticais pré-motoras, indicando que ocorrem modificações na ativação dessas e de outras regiões, com o tratamento medicamentoso. Contudo, até o presente momento nenhum estudo havia sido realizado para avaliar as modificações associadas a uma terapia fonoaudiológica bem-sucedida.

Participaram do presente estudo cinco pacientes com doença de Parkinson, em estágio discreto a moderado, sendo quatro homens e uma mulher, com idade média de 61, mais ou menos quatro anos, destros, e início dos sintomas há 5,6, mais ou menos 2,6 anos, com histórico negativo de outras doenças neurológicas ou psiquiátricas. Os pacientes foram avaliados uma semana antes e uma após terem sido submetidos ao método LSVT (16 sessões de terapia, quatro por semana), tendo obtido resultados comportamentais de voz e de fala melhores com o tratamento fonoaudiológico. Foram selecionados para constituir o grupo controle cinco voluntários, dois homens e três mulheres, na mesma faixa etária, sem histórico neurológico ou psiquiátrico, que faziam parte de um grupo controle maior, utilizado em um estudo de PET SCAN em gagueira. Foram estudadas três tarefas de fala: vogal sustentada, leitura de texto e repouso com os olhos fechados. A tarefa de vogal sustentada não foi realizada pelo grupo controle.

Os resultados da análise por PET SCAN indicaram que a melhora da hipofonia, obtida com o tratamento fonoaudiológico, foi acompanhada de uma redução na ativação cortical das áreas pré-motora e motora do cérebro. No estudo pré-tratamento, os dados do PET SCAN mostraram ativação robusta do córtex motor suplementar, na região da boca (M-1) e no córtex pré-motor ínfero-lateral. Já no estudo pós-tratamento, a avaliação cerebral não revelou nenhuma ativação em qualquer área cortical motora e pré-motora, antes ativadas de modo evidente. Já no grupo controle, a tarefa de leitura de texto mostrou apenas uma ativação subliminar, bilateral, da região da boca (M-1), sem nenhuma ativação do córtex motor suplementar. Especificamente na tarefa de vogal sustentada, analisada apenas no grupo experimental, foi também observado um efeito nos núcleos caudado e putâmen à direita, um achado importante, já que a doença de Parkinson apresenta alterações primárias nos gânglios da base; assim sendo, especula-se que a fonoterapia possa restaurar as funções dos gânglios da base, pelo menos na tarefa de vogal sustentada. Além disso, a maior modificação observada ocorreu na região anterior da ínsula, confirmada estatisticamente. Do momento em que a ínsula tem um papel importante como zona de convergência de sinais variados, a ativação da ínsula pode explicar os efeitos multissistêmicos do método Lee Silverman, que melhora a expressão facial e a prosódia emocional, além dos efeitos já descritos na qualidade e intensidade vocal. Como não há dados sobre essa tarefa no grupo controle, tais resultados devem ser considerados exploratórios.

O estudo sugere uma modificação em direção à normalização da atividade cerebral, em indivíduos com doença de Parkinson submetidos ao método LSVT, o que pode ser considerado uma reorganização cerebral desenvolvida no curso do tratamento fonoaudiológico. Tal modificação foi observada por um deslocamento da atividade cerebral anormal e com esforço (córtex pré-motor), para uma atividade mais automática (gânglios da base e ínsula anterior), com o tratamento ministrado.

Conclui-se que indivíduos hipofônicos com doença de Parkinson recrutam mais firmemente as áreas motora e pré-motora do cérebro durante tarefas motoras de fala, sendo que tais achados de ativação superior foram semelhantes aos encontrados em indivíduos gagos, nos episódios de disfluência. Com o tratamento fonoaudiológico, essa sobreativação deixou de ocorrer nos pacientes com doença de Parkinson. Apesar das evidências apresentadas, o estudo em questão deve ser considerado apenas preliminar, em razão de uma série de fatores, como o pequeno número de sujeitos envolvidos, falta de comprovação teste-reteste e ausência de dados de pacinetes com doença de Parkinson não-tratados.

11 BEHLAU M, PONTES P. As chamadas disfonias espasmódicas: dificuldades de diagnóstico e tratamento. *Rev. Bras. Otorrinolaringol.*, 63(supl.1):1-27, 1997.

O primeiro suplemento da Revista Brasileira de Otorrinolaringologia explora a evolução do conceito de disfonia espasmódica, desde sua descrição original, apresentando o paralelismo entre o funcional e o orgânico, expondo os diferentes tratamentos preconizados e, finalmente, apresentando um menu das disfonias com espasmo ou similar. Embora o texto esteja desatualizado quanto aos mais recentes dados sobre o uso da toxina botulínica no tratamento dos sintomas desta distonia, os dados históricos são muito ricos e a categorização final, com os diferentes tipos de disfonia de manifestação vocal semelhante é extremamente útil aos profissionais que trabalham na clínica vocal. Apresentamos alguns tópicos deste menu de disfonias, em que destacamos a importância da aplicação racional das provas diagnósticas.

As disfonias com espasmo ou similar podem ser categorizadas em nove tipos: disfonia espasmódica neurológica de adução, disfonia espasmódica psicológica de adução, disfonia espasmódica neurológica de abdução, disfonia espasmódica psicológica de abdução, disfonia respiratória laríngea de adução, disfonia respiratória laríngea de adução psicológica, disfonia por tremor vocal, disfonia por tensão muscular e disfonia por pregas vestibulares.

Disfonia espasmódica neurológica de adução

Sinonímia

- Disfonia espástica.
- Disfonia espástica de adução.
- Distonia focal laríngea.
- Disfonia distônica de adução.

Características vocais

- Existe um padrão de desvios definido nos sons da fala.
- Quebras fonatórias nas vogais ou consoantes sonoras, devido a hiperaduções espasmódicas.
- Dificuldade no início da sonorização.
- Interrupções evidentes nas vogais prolongadas, com retorno de sonoridade através de ataques vocais extremamente bruscos.
- Emissão sustentada de qualidade vocal pior que na fala encadeada.
- Qualidade vocal comprimida, alternada por rouquidão ou, ainda, em casos extremos, silvos laríngeos.
- Inteligibilidade pode ficar extremamente comprometida.
- Os sintomas são essencialmente constantes, com uma certa flutuação, mas sem mudança no grau de severidade da disfonia.

Compensações vocais

- Emissão em sussurro, para aliviar o esforço e melhorar a inteligibilidade.
- Emissão em falsete, para reduzir a sensação de pressão no peito e no aparelho fonador.
- Emissão em registro basal, com fim ainda não compreendido.

Aspectos associados

- Grimaças.
- Pode ocorrer enorme esforço fonatório com movimentos de olhos e sobrancelhas, abertura acentuada da boca na tentativa de facilitar a emissão; dor e compressão no peito.
- A história da queixa revela aumento de estresse após o desenvolvimento da disfonia, embora possam ter havido fatores emocionais desencadeantes do sintoma vocal.
- As outras alterações neurológicas mais comumente associadas são o tremor vocal, a distonia orofacial (síndrome de Miege: blefarospasmo, alteração oromandibular ou também lingual) e o torcicolo espasmódico, sendo que a alteração vocal geralmente precede tais manifestações.

Provas diagnósticas

- Vogal isolada e prolongada (por exemplo, "aaaaaa...") – observa-se dificuldade no início da sonorização, interrupções

na sustentação, retorno através de ataques bruscos ou ainda início sonoro, interrupção e retorno em emissão sussurrada.
- Vogais encadeadas (por exemplo, "aaaiiiuuu..." – observa-se dificuldade na passagem entre as vogais, com quebras fonatórias e distorção na identidade das vogais.
- Frases com fonemas sonoros: "O homem e a mulher viram um anjo voando" (Yo llevo el a ganado a mi madre") – observa-se prejuízo na fluência da fala, com interrupções, jatos de ar expiratório no meio da emissão e curva melódica achatada.
- Glissando ascendente, com vogal "i" – a emissão deve começar na região grave, que geralmente é interrompida, escandida, aos solavancos, e subir para a aguda, quando se observa a melhora da voz, podendo haver liberação imediata da qualidade vocal.
- Comparar a emissão das vogais sustentadas e da fala encadeada, que é de melhor qualidade global.
- Se a emissão apresentada é em sussurro, deve-se pedir ao paciente que sonorize, para que seja observada a sonoridade acompanhada das interrupções espasmódicas e das características anteriormente referidas.

Disfonia espasmódica psicológica de adução

Sinonímia

- Disfonia espástica.
- Disfonia espástica de adução.
- Disfonia por conversão espasmódica.
- Disfonia psicogênica.

Características vocais

- Fenomenologicamente similar à disfonia espasmódica neurológica de adução.
- Não existe um padrão de desvios definido nos sons da fala.
- Quebras fonatórias nas vogais ou consoantes, de modo casual, sem constância na apresentação.
- Dificuldade no início da sonorização.
- Em alguns casos, a vogal sustentada pode apresentar tempo máximo de fonação dentro do limite da normalidade, com qualidade vocal comprimida, mas sem interrupções; entretanto, a fala encadeada é de qualidade escandida.
- Pode haver interrupções semelhantes à disfluência da fala, assim como desdobramento de sílabas e inclusão de sons extras nas palavras.
- A inteligibilidade pode ficar extremamente comprometida, porém não se observa uma preocupação genuína na transmissão da mensagem.
- Os sintomas vocais podem ser intermitentes, com instantes, horas ou mesmo semanas de voz completamente normal.

Compensações vocais

- Parecem ocorrer em menor número que na contraparte neurológica, pois o indivíduo precisa do sintoma vocal para se defender contra a ansiedade.

Aspectos associados

- Grimaças e gestos excessivos de braços e mãos, nos pacientes mais histriônicos, o que pode vir acompanhado de suspiros sonoros.
- Pode ocorrer enorme esforço fonatório, alternado com comentários sobre as dificuldades de comunicação (com qualidade vocal muito melhor).
- Podem estar associadas outras somatizações, queixas psicossomáticas generalizadas, queixas sensoriais ou distúrbios psiquiátricos.
- Geralmente, a queixa e os antecedentes pessoais e familiares do paciente revelam uma longa história com estresse marcado, eventos emocionais e traumáticos antes do aparecimento da disfonia.
- Há sinais clínicos de uma personalidade conversiva.
- Pode ocorrer a chamada *la bellè indifférence* – uma indiferença anormal em relação ao distúrbio, característica de alguns pacientes conversivos e que não é encontrada nos quadros neurológicos.

Provas diagnósticas

- Vogais prolongadas ou sons nasais com a boca fechada podem ser mais ou totalmente livres dos sintomas.
- Emissão sob mascaramento auditivo ou com monitoramento auditivo retardado pode confirmar o diagnóstico de etiologia psicogênica, mas quando negativa não necessariamente situa a alteração no campo dos transtornos neurológicos.
- Se a emissão é sempre sussurrada, as tentativas de sonorização podem ser acompanhadas de grimaças ou nítido esforço, mas a emissão sonorizada pode ocorrer repentinamente, de forma não voluntária ou sem interesse de comunicação.
- Testes projetivos de personalidade, como o Roarsash, podem revelar um alto índice de somatização através da identificação de grande quantidade de partes do corpo, nas pranchas de borrões.
- Questionários sobre somatização, como o Rescorp, indicam grande índice de tendência à somatização.

Disfonia espasmódica neurológica de abdução

Sinonímia

- Disfonia espástica de abdução.
- Disfonia espasmódica de abdução.
- Distonia focal laríngea de abdução.
- Disfonia distônica de abdução.
- Disfonia de abdução intermitente.

Características vocais

- Existe um padrão de desvios nos sons da fala.
- Prolongamento das consoantes surdas, pela dificuldade em sonorizar os segmentos sonoros subseqüentes.
- Dificuldade no início da emissão apenas quando ela ocorre com consoantes surdas.

- Pode haver comprometimento na diferenciação do traço de sonoridade.
- Vogais sustentadas podem ser praticamente normais, mas pode se observar uma certa tendência de não se manter a coaptação glótica adequada (instabilidade na área glótica de contato).
- Podem ocorrer interrupções raras nas vogais ou desvios na freqüência fundamental para o agudo.
- Pode haver trechos totalmente sussurrados.
- Percebe-se nítida dificuldade fonatória, particularmente nas sílabas em que ocorre passagem de uma consoante fricativa para uma vogal.
- Na laringe observam-se amplos movimentos de abdução e uma certa tendência de abduzir as pregas vocais, exceto quando se começa com sons surdos.
- Pode haver flutuação dos sintomas, mas nunca o seu desaparecimento.

Compensações vocais
- Esforço fonatório na tentativa de sonorizar poder levar a grunhidos laríngeos, silvo ou emissão vocal em região supraglótica.
- As compensações podem se assemelhar aos sintomas vocais da forma de adução.

Aspectos associados
- Grimaças.
- Grande hipertonia da musculatura paralaríngea pode ser observada durante a fala.
- À semelhança neurológica de adução, o estresse parece ser mais conseqüencial do que causal.

Provas diagnósticas
- A emissão de vogais sustentadas deve ser comparada à emissão de consoantes surdas sustentadas, sendo estas últimas de muito mais difícil controle.
- Frases com todos os sons sonoros, tais como "O homem e a mulher viram um anjo voando" ou "Hoje de manhã meu irmão voltou", são geralmente muito bem produzidas, sem dificuldades.
- Diadococinesia laríngea com sons sonoros é essencialmente normal – repetição.

Disfonia espasmódica psicológica de abdução
Sinonímia
- Disfonia espástica de abdução.
- Disfonia espasmódica de abdução.
- Disfonia de conversão espasmódica abdutora.

Características vocais
- Não existe um padrão de desvios nos sons da fala.
- Dificuldades no início da emissão de qualquer som, surdo ou sonoro.
- Interrupções na sonoridade da emissão de vogais sustentadas ou sustentação de vogais absolutamente normal, incompatível com a fala encadeada.
- Quebras irregulares na emissão de vogais sustentadas ou sustentação de vogais absolutamente normal, incompatível com a fala encadeada.
- Os sintomas aparecem de modo intermitente e não constante, como no quadro neurológico similar.
- Pacientes podem ficar semanas, meses e até anos assintomáticos, até a próxima recorrência dos sintomas.

Compensações vocais
- Geralmente nenhuma compensação vocal específica é observada, uma vez que o paciente parece lucrar com o sintoma, que representa para ele uma defesa contra a ansiedade, mas, em alguns casos, soluções teatrais, como linguagem de sinais ou escrita, podem ser utilizadas.

Aspectos gerais
- À semelhança do que ocorre em relação à disfonia psicogênica de adução, a história emocional do paciente, prévia ao início dos sintomas, parece ser bastante rica ou com evento traumático importante, mas não necessariamente externalizado pelo indivíduo, pelo menos nos primeiros contatos.
- O paciente refere situações nas quais pode ficar livre dos sintomas por um grande período de tempo e depois voltar a apresentá-los.
- Pode ocorrer o desaparecimento dos sintomas com a utilização de técnicas de remoção sintomática, como, por exemplo, por meio da sonorização laríngea, ou por manipulação digital ou ainda com o emprego de sons, sem a intenção de comunicação.
- Há sinais clínicos de uma personalidade conversiva.

Provas diagnósticas
- Evolução rápida e favorável na reabilitação vocal é a principal prova diagnóstica.
- Os espasmos de abdução não obedecem às regras apresentadas em seu similar neurológico.
- Mascaramento auditivo e monitoramento auditivo retardado podem oferecer uma emissão muito mais fluente ao paciente.

Distonia respiratória laríngea de adução
Sinonímia
- Movimento paradoxal das pregas vocais.
- Movimento paroxístico de pregas vocais.
- Síndrome de Gerhadt.

Características vocais
- Tal distonia afeta a função respiratória da laringe, não permitindo uma passagem livre do ar inspiratório; portanto, a voz é de qualidade normal ou praticamente normal, podendo apresentar leve tensão ou aumento de fluxo de ar.
- Estridor inspiratório constante, podendo ser de grau de severidade flutuante.
- Adução involuntária das pregas vocais durante a inspiração e função muscular praticamente normal durante a fala.

- Observam-se movimentos de pregas vocais invertidos, com fechamento glótico à inspiração e um certo grau de abertura glótica à fonação.
- A sintomatologia respiratória é reduzida durante a fala.

Compensações vocais
- Não são observadas.

Aspectos gerais
- Inspiração com adução inapropriada das pregas vocais, resultando em estridor, que pode ser severo, chegando a necessitar de traqueostoma.
- Existe uma associação com uma disritmia respiratória primária, com contrações diafragmáticas inapropriadas, dissinérgicas e fragmentadas, além de pausas inspiratórias inadequadas; estudos do sono revelaram anormalidades.
- O quadro tende a apresentar uma manifestação constante, e não episódica.
- A sintomatologia melhora durante a fala.
- O estridor geralmente desaparece durante o sono.
- Alguns pacientes queixam-se de tosse, provavelmente por microaspiração.
- Pode haver também dificuldades de deglutição por falta de coordenação entre a respiração e a deglutição.
- Queixa de fadiga generalizada está geralmente presente, podendo ser debilitante.
- Outras distonias podem estar associadas: laríngea, blefarospasmo ou torção de braço.
- Outras doenças degenerativas, como atrofia sistêmica múltipla e esclerose lateral amiotrófica, têm sido associadas à essa alteração.
- O uso de Botox no tiroaritenóideo tem oferecido melhoras admiráveis, apesar de poucos casos descritos.
- O traumatismo craniencefálico tem sido apontado como um dos fatores etiológicos.

Provas diagnósticas
- É importante fazer-se também o diagnóstico diferencial com paralisia bilateral de abdução de pregas vocais, mediante história cuidadosa e avaliação clínica adequada.
- Extensão fonatória normal, com emissão adequada de sons graves e agudos – ao contrário do que ocorre nas paralisias bilaterais em adução, na qual os sons graves estão nitidamente comprometidos.
- Nenhuma manobra respiratória auxilia a abdução das pregas vocais.
- Doenças degenerativas, como esclerose lateral amiotrófica e atrofia sistêmica múltipla, devem ser eliminadas, pois também podem apresentar quadro laríngeo semelhante.
- Outras distonias associadas auxiliam o diagnóstico de distonia laríngea de adução.
- A eletromiografia oferece dados sobre a função nervosa do recorrente e parece ser o exame adicional mais útil nesses casos.

Distonia respiratória laríngea de adução psicológica

Sinonímia
- Movimento paradoxal das pregas vocais.
- Movimento paroxístico de pregas vocais.
- Estridor psicogênico.
- Estridor funcional.
- Estridor de Munchausen.

Características vocais
- Voz e qualidade constantemente soprosa ou rouco-soprosa evidente, em grau exacerbado.
- Consoantes surdas, com excesso de fluxo de ar.
- Dificuldade de sonorização dos sons da fala.
- Estridor respiratório laríngeo.
- Aumento do estridor na solicitação de inspiração profunda.

Compensações vocais
- Tempo de fonação encurtado.
- Fala encadeada com pausas e interrupções, de característica desordenada.

Aspectos gerais
- Respiração silenciosa, normal ou alterada.
- Dificuldade respiratória aumentada durante a fala.
- Há referências sobre insuficiência de ar do tipo asmático, porém as análises sangüíneas e as radiografias de tórax não são compatíveis com o quadro de asma brônquica.
- Quando o estridor ocorre, a glote geralmente apresenta-se com compressão mediana de pregas vocais e pregas vestibulares, com fenda triangular posterior ampla, com aritenóides fixas, afastadas para as laterais.
- Manobras teatrais para garantir a inspiração: abrir a boca e sugar o ar, dirigir-se à janela ou a espaços abertos e usar bombinhas de ar.
- Paciente mostra-se indiferente ao sintoma ou preocupa-se de modo exacerbado, porém não genuíno.
- Pode haver ganho secundário com a manutenção dos sintomas.
- As alterações respiratórias podem ser episódicas e situação-dependentes, ocorrendo dias ou até semanas sem sintomas aparentes.
- Há sinais clínicos de uma personalidade conversiva ou de um transtorno obsessivo-compulsivo.

Provas diagnósticas
- Respiração normal durante o sono.
- Não há alterações diafragmáticas ou outras distonias associadas.
- Aplicação de *sprays* na laringe provoca movimentos respiratórios e de tosse normais, com ampla abertura da glote.
- Algumas manobras de abertura laríngea não são associadas nitidamente ao gesto respiratório e podem ser efetivas, as-

sim como deslocamento do foco respiratório da laringe para o abdome, solicitando-se que o paciente se concentre na musculatura ventral dessa região, enquanto inspira ativamente.

Disfonia por tremor vocal

Sinonímia
- Disfonia trêmula.
- Tremor vocal essencial.
- Tremor benigno heredofamiliar.

Características vocais
- Modulações cíclicas em freqüência e intensidade, do tipo contrações rítmicas.
- Alterações mais evidentes na emissão de vogais sustentadas.
- O tremor pode também ser percebido em consoantes sonoras.
- Pode ser absolutamente localizado, atingindo somente as pregas vocais, mas também se expandir às estruturas da supraglote (pregas vestibulares), chegando a incluir todo o trato vocal, envolvendo a língua, o véu, a mandíbula e a cabeça; ou ainda envolver as mãos.

Compensações vocais
- O paciente pode tentar aumentar a velocidade da fala; ou reduzir a duração das vogais nas palavras, para minimizar a evidência das contrações rítmicas.

Aspectos associados
- O padrão de desvio é definido, organizado, sendo mais acentuado nas vogais.
- O tremor vocal pode ocorrer em associação com disfonia espasmódica de adução ou abdução, o que reduz a efetividade dos tratamentos empregados para a disfonia espasmódica.
- O tremor é associado à disfonia espasmódica de adução em 30% dos casos desta; tal associação é mais evidente em uma vogal prolongada, na qual se observa uma regularidade dos espasmos fonatórios ou modulações de freqüência e intensidade superpostas aos sinais de compressão fonatória.
- O tremor pode estar mais raramente associado à disfonia espasmódica do tipo abdutor, e produz quebras de fonação soprosas e repetidas de modo cíclico e regular, mais facilmente observáveis nas vogais sustentadas.
- As modulações do tremor podem ser tão acentuadas que provocam quebras fonatórias, levando à confusão com disfonia espasmódica.
- Podem ocorrer grimaças ou travamento da mandíbula na tentativa de controlar e reduzir o tremor vocal.
- Quando ocorre também tremor do véu, uma nasalidade intermitente pode ser acrescentada ao desvio laríngeo.
- Não há histórico emocional prévio.

Provas diagnósticas
- Vogais prolongadas evidenciam mais o tremor.
- Tremor presente em toda a extensão vocal, ao contrário dos espasmos fonatórios, que desaparecem na emissão em falsete.
- Intensidade elevada e força à fonação geralmente reduzem a modulação do tremor.
- Tremor presente na respiração, no sussurro e no assobio auxiliam o diagnóstico diferencial com disfonia espasmódica de adução.

Disfonia por tensão muscular

Sinonímia
- Síndrome de tensão musculoesquelética.
- Síndrome de tensão laríngea.

Características vocais
- Voz hiperfuncional constante, rouca e/ou áspera, sem apresentar desvios episódicos.
- Não há espasmos, mas uma hipertonicidade constante.
- Não existe variação da qualidade vocal de acordo com os sons da fala.
- Sobreposição de qualidade vocal crepitante, de modo intermitente ou constante.
- Voz tensa e comprimida.
- Ataques vocais bruscos.
- Constrição mediana e ântero-posterior do vestíbulo da laringe.
- O sussurro possui qualidade vocal menos tensa.
- Emissão vocal caracterizada por constrição de vestíbulo laríngeo acentuada, tanto ântero-posterior quanto mediana, transformando a imagem laríngea em um esfíncter.

Compensações vocais
- Redução da qualidade de uso da voz, devido à odinofonia ou ao esforço vocal.
- Substituição de frases longas por curtas.
- Travamento articulatório, na tentativa de economizar o ar ou como parte do aumento generalizado de tensão no corpo.
- O tremor pode envolver flutuação do tono muscular, caracterizando-se como um tremor distônico.

Aspectos gerais
- Paciente em período de estresse emocional ou sobrecarga de trabalho.
- Outras manifestações psicossomáticas podem ser também referidas, como dificuldades respiratórias, refluxo gastresofágico, gastrite, hemicrânia, enxaqueca e labirintite, entre outras.
- O paciente encontra-se corporalmente tenso, com hipertonicidade que pode envolver as áreas mais relacionadas com a comunicação oral ou até mesmo todo o corpo. Podem ser observados: anteriorização da cabeça, testa franzida, olhos extremamente abertos, travamento mandibular, desloca-

mento de mandíbula no plano horizontal durante a fala, língua com bordos sulcados, veias túrgidas no pescoço, contração da musculatura supra-hióidea, elevação vertical da laringe, elevação dos ombros, aumento da massa muscular na nuca, expansão da parte superior da caixa torácica e gestos tensos, entre outros sinais.

- Agravamento dos sintomas com o uso da voz, piorando também o quadro muscular corporal associado, como, por exemplo, dores na nuca, nos ombros e nas costas, além de travamento articulatório e sensações dolorosas na laringe.
- Melhora da voz após períodos de descanso ou com uso de relaxantes musculares ou tranqüilizantes.
- Trabalho psicológico para controle do estresse, assim como técnicas corporais podem ser de grande valia.
- O paciente refere na história da disfonia um período bem definido de aumento de tensão, sobrecarga e estresse, podendo haver ansiedade e depressão associadas, geralmente relacionados com a atividade profissional, mas também podendo ser localizados na esfera familiar; assim, tecnicamente, tal disfonia é considerada de natureza psicogênica e agrava-se por questões emocionais, porém não do tipo de reação conversiva.

Provas Diagnósticas
- Mudanças evidentes na qualidade vocal por meio de manipulação digital da laringe, quer seja por movimentos descendentes, paralelos ao corpo da própria laringe, ou por movimentos circulares na região da membrana tireohióidea.
- Mudanças na qualidade vocal e na postura corporal após massagem na região da cintura escapular.
- Após manipulação laríngea ou massagem na cintura escapular, o paciente apresenta voz de qualidade menos desviada e com freqüência fundamental geralmente mais grave, pela redução na hipertonicidade, com fonação mais fácil.
- Voz hiperfuncional constante, mas sem quebras fonatórias, tem mais chance de ser disfonia por tensão muscular do que disfonia espasmódica de adução, porém devem ser observadas nítidas mudanças com manipulação laríngea.

Disfonia por pregas vestibulares
Sinonímia
- Disfonia plica ventriculares.
    - Voz de banda.
    - Disfonia por pregas vestibulares.
    - Disfonia vestibular.
    - Fonação ventricular.

Características vocais
- Geralmente não há grimaças.
- Voz grave, podendo ser extremamente grave.
- Emissão polifônica, instável, quando ocorre fonação mista, glótica e supraglótica.
- Emissão pode se apresentar também de característica tensa e comprimida, mas sem espasmos.
- Pouco volume de projeção, mas em alguns casos a emissão é excepcionalmente boa e aceita socialmente.

Compensações vocais
- Pode haver sobrearticulação dos sons da fala, na tentativa de melhorar a inteligibilidade.

Aspectos gerais
- Constrição ântero-posterior pode aparecer também associada.
- Casos severos com constrição mediana e ântero-posterior podem transformar a laringe numa imagem esfinctérica, sem a possibilidade de definição das estruturas glóticas.
- As pregas vocais podem se mostrar aumentadas, mesmo em repouso.
- As pregas vestibulares podem ou não vibrar concomitantemente às pregas vocais.
- Quando as pregas vestibulares vibram na produção da fonação, ocorre a impressão auditiva de diplofonia ou multifonia; quando elas apenas abafam o som glótico gerado, a qualidade vocal é mais velada e de pouca projeção no espaço.
- Quando a disfonia por pregas vestibulares apresenta na sua base uma alteração orgânica, a voz é disfonicamente mais estável, de característica rouca.
- Quando a base dessa disfonia é uma conversão psicossomática, a voz apresenta-se com qualidade vocal mais instável e flutuante, de característica áspera.
- Pode haver queixa da presença de corpo estranho e pigarro persistente.

Provas diagnósticas
- Os diferentes sons da fala e vogais consoantes surdas ou sonoras não produzem ou produzem um mínimo impacto na constrição.
- Assobio, sopro, riso e fonação inspiratória – a chamada fonação reversa – parecem ser as melhores manobras para o desbloqueio da constrição supraglótica, pois exigem gestos musculares que não favorecem a aproximação das pregas vestibulares.
- Sons nasais, emissão em falsete e fala com a língua para fora da boca também auxiliam alguns pacientes a liberar a constrição mediana.
- A técnica de constrição labial – deslocando o nível da constrição da supraglote para os lábios – auxilia como prova terapêutica.

12

GIELOW I. *Distonia focal laríngea de adução tratada por injeções bilaterais de toxina botulínica: estudo retrospectivo da relação entre dose, tempo de benefício e efeitos adversos.*
São Paulo, 2002/Tese. Doutorado.
Orientação: Mara Behlau, co-orientação: Mitchell Brin.

O presente estudo teve como objetivo analisar a relação entre dose, tempo de benefício e efeitos adversos das injeções bilaterais de toxina botulínica usadas no tratamento das disfonias focais laríngeas de adução, de acordo com o sexo dos indivíduos tratados.

Foi feito um estudo retrospectivo de informações protocoladas sobre o tratamento de 122 indivíduos com distonia focal laríngea de adução, sendo 87 mulheres e 36 homens, submetidos a 1177 injeções bilaterais de toxina botulínica. Para verificar o efeito de grupos de doses com relação à duração de seus benefícios, assim como com relação à ocorrência, duração e ao tipo de efeitos adversos, calcularam-se retas de regressão linear, testando-se a seguir, a significância das regressões pelo teste F, com $\leq 0,05$.

Encontrou-se significância entre o aumento de dose e o aumento do tempo de benefício até doses de 8,0 U, o que não ocorreu com as doses superiores a esta. Os homens com distonia focal laríngea de adução apresentam tempo de benefício máximo com doses entre 2,1 e 8,0 U, enquanto as mulheres apresentam tempo de benefício máximo com as doses entre 4,1 e 8,0 U. Quando houve efeitos adversos, os mais freqüentes foram as alterações indesejáveis da qualidade vocal e as dificuldades na deglutição. As estatísticas calculadas para as relações entre dose, ocorrência e duração dos efeitos adversos não foram significantes, exceto quando ocorreram, em homens, dificuldades na deglutição.

Houve relação direta entre a dose de toxina botulínica administrada e o tempo de seu benefício, observando-se uma dose limite máxima para a ocorrência do maior benefício. Os homens, comparados às mulheres, necessitaram de doses menores para obterem o tempo de benefício máximo para o alívio dos sintomas. Houve relação significante entre dose e efeitos adversos somente quando tais efeitos ocorreram em homens, e foram relacionados a dificuldades na deglutição.

13

KOUFMAN JA, BERKE G. (KOUFMAN JA & BERKE G. Cirurgia).De-Re Surgery for Adductor Spasmodic Dysphonia. [cited 2002 Feb 10] Available for:
http: //www.bgsm.edu/voice/whatshot.html – Center for Voice Disorders of Wake Forest University.

O que é a cirurgia De-Re?

Foi desenvolvida pelo Dr. Berke Gerald e refere-se a desnervação e reinervação. Desnervação é o termo médico para a secção de um nervo e reinervação é o termo médico que define a anastomose entre dois nervos. Segundo os autores, é realizada uma troca parcial dos nervos que não estão funcionando bem na disfonia espasmódica adutora (ramos que inervam os músculos cricoaritenóideo lateral e tireoaritenóideo são cortados). A reinervação consiste em substituir esses nervos visando a prevenção de recorrência da distonia ou atrofia muscular. Segundo o autor, pode-se tratar de uma cura permanente da disfonia espasmódica. Existem pacientes sendo acompanhados há cerca de sete anos com excelentes padrões vocais.

Não é sugerido o procedimento para pacientes que possuam tremor, disfonia espasmódica abdutora, idosos ou pacientes com queixas de disfagias.

Segundo o autor, 80% dos pacientes apresentam excelentes resultados, sem quebras de fluência e qualidade vocal normal; 15% apresentam melhora da flluência, mas ainda persiste rouquidão ou soprosidade e 5% não apresentam melhora.

No pós-operatório imediato o paciente apresenta muita soprosidade por cerca de 1 a 3 meses. A recuperação total pode levar até um ano ou mais. Todos apresentarão disfagia por cerca de um mês, com recuperação espontânea.

Em alguns casos, é necessário a realização de uma segunda cirurgia – tireoplastia ou medialização.

Segundo o autor, em cerca de 2.000 procedimentos cirúrgicos realizados ao longo de vinte anos a porcentagem de complicação é muito pequena, ao redor de 5%. Os principais riscos incluem: necessidade de traqueostomia por obstrução da glote, lesão de outros ramos laríngeos, problemas de cicatrização e edema com risco de infecção, procedimentos secundários corretivos e, finalmente, complicações com anestesia.

14 KOUFMAN JA. Tratamento de disfonia espasmódica abdutora com *laser* endoscópico e miotomia de CAP. [cited 2002 Feb 10]. Available for: http:/www.bgsm.edu/voice/whatshot.html – Center for Voice Disorders of Wake Forest University.

A distonia abdutora espasmódica é uma distonia laríngea resultante da ação inadequada do músculo cricoaritenóideo posterior durante a fonação. O tratamento com Botox, segundo o autor é muito variável, difícil, consome muito tempo e, às vezes, ineficaz.

O autor realizou miotomia unilateral ou bilateral parcial do CAP utilizando *laser* de CO_2 em seis pacientes. Ocorre vaporização do terço superior medial do CAP. Dos seis pacientes, cinco deles tiveram o procedimento realizado bilateralmente com um intervalo de 3 a 6 meses entre os procedimentos. Todas as vozes apresentaram melhora e em quatro casos a voz pós-operatória imediata era normal. Não houve complicações nos procedimentos mencionados.

15 VILANOVA TF. Distonia de torção generalizada: identificação das alterações de voz. São Paulo, 2003/Monografia. Especialização. Universidade Federal de São Paulo/ Orientadora: Profa. Dra. Marilena Manno Vieira.

A distonia de torção generalizada é uma síndrome de contração muscular mantida, causando freqüentemente movimentos de torção e repetitivos, ou posturas anormais, nos membros inferiores, além de uma ou mais regiões do corpo. Com o objetivo de identificar as alterações de voz em indivíduos com distonia de torção generalizada, foram avaliados dez pacientes, com idade de 12 a 51 anos, oriundos da Disciplina de Neurologia Clínica da UNIFESP. Foram selecionados cinco indivíduos com distonia de torção idiopática e cinco com distonia de torção generalizada secundária.

Todos os indivíduos foram submetidos à avaliação perceptivo-auditiva da voz, por meio da escala GRBASI e avaliação acústica utilizando-se as medidas de tempo máximo da fonação e freqüência fundamental, extraídas com o auxílio do programa *Dr. Speech Sciences* (versão 3.0). Os resultados mostraram que 100% dos indivíduos apresentaram algum tipo de alteração vocal. Na avaliação perceptivo-auditiva as alterações vocais mais comum foram: qualidade vocal instável (100%), tensa (80%) e soprosa (70%). A avaliação acústica da voz evidenciou, em 100% dos indivíduos, redução importante do tempo máximo de fonação para todas as vogais e aumento do valor da freqüência fundamental em 90% dos indivíduos avaliados.

Concluímos que a alteração vocal foi um elemento presente em todos os indivíduos avaliados, mostrando ser um importante fator nos transtornos motores da fala. Todos os casos apresentaram elementos de aumento de tensão da musculatura extrínseca e intrínseca da laringe, caracterizada pela qualidade vocal tensa. Ressaltamos a importância da interferência das possíveis alterações do trato vocal na fonoarticulação, contribuindo para a redução da inteligibilidade de fala. Sugerimos estudo específico para verificação das alterações fonoarticulatórias dessa população.

16 GOETZ C. Eye signs and tics disorders: Gilles de la Tourette's syndrome. *J. Am Optom Assoc.* 68:688-92, 1997.

Tiques são definidos como movimentos estereotipados que predominantemente envolvem os olhos, o rosto, pescoço e ombros. Podem ser simples ou mais complexos, envolvendo várias estruturas, podendo estar associado a comportamentos obscenos ou de automutilação. Em alguns casos da síndrome de Gilles de la Tourette pode haver tosse, grunhidos, ruídos guturais assim como repetição de palavras ou frases, às vezes obscenas (coprolalia) podem ser observados. A maioria dos estudos estima que cerca de 0,003 a 0,05% entre crianças e adultos são comprometidos por quadros semelhantes. A predominância ocorre no sexo masculino em uma proporção de 3:1, sendo a idade média de 7 anos. Até os 11 anos, cerca de 97% dos sujeitos que desenvolvem o quadro já o manifestou.

Os tiques envolvendo movimentos oculares estão entre os mais freqüentes e são apresentados como piscadas de olhos, uni ou bilateral ou abertura forçada dos mesmos, podendo incluir movimentos de olhos ainda mais complexos e variáveis. Pela sua freqüência, estes movimentos oculares podem comprometer atividades visuais como leitura e escrita. Como não costuma ocorrer fraqueza muscular associada, não se observa paresia ou ptose palpebral. O tratamento utilizado para esses casos costuma ser a administração de neurolépticos com propriedades anticolinérgicas que podem causar sedação associada com nistagmo moderado, dilatação da pupila e gerar maior sensibilidade à luminosidade. Drogas anticolinérgicas podem prejudicar a leitura em alguns casos. Muitos destes pacientes apresentam queixas de dificuldade em concentração, hiperatividade e distúrbio de atenção.

Atualmente a causa reconhecida envolve base genética hereditária, provavelmente autossômica dominante. Alguns estudos sugerem que a síndrome de Gilles de la Tourete está associada à uma lesão nos gânglios da base. Outros estudos estão em andamento, embora sejam inconclusivos.

A maioria dos tiques descritos não é tratada. As razões para que se busque um manejo dos tiques geralmente envolvem problemas de desempenho escolar, ostracismo e exposição excessiva diante dos colegas de escola. Nesses casos, o tratamento é feito com neurolépticos (haloperidol), que atuam bloqueando os receptores de dopamina no cérebro. Podem gerar pupilas dilatadas e nistagmo como efeitos colaterais.

O prognóstico destes casos sugere que, embora ocorra uma melhora dos tiques, em geral eles persistem na idade adulta em graus mais leves, podendo estar associados à coprolalia. Cabe ressaltar que, em função de os tiques afetarem a atividade ocular, o paciente deverá ser encaminhado ao médico oftalmologista para uma avaliação mais específica.

17 YAMASAKI R, BEHLAU M, KUHN AMB, SILVA N, SPOZITO M. Disprosódia – dialeto pseudo-estrangeiro. In: BEHLAU M. (org.) – O melhor que eu vi e ouvi – atualização em laringe e voz. Rio de Janeiro, Revinter, 1998. p. 1-4.

Dialeto pseudo-estrangeiro é uma doença neurológica rara caracterizada por alterações de articulação e prosódia que levam o ouvinte a ter a impressão de que o paciente fala a língua materna com sotaque estrangeiro.

O início do dialeto pseudo-estrangeiro tem sido associado a doenças neurológicas como acidente vascular encefálico, traumatismos cranioencefálicos e tumores cerebrais.

A descrição de um caso atendido no ambulatório de Distúrbios da Comunição Humana da Universidade Federal de São Paulo é de um paciente do sexo masculino, de 15 anos de idade, que passou a falar de modo estranho, segundo seus pais, após ter sido submetido a uma cirurgia para exérese de tumor benigno de fossa posterior do crânio, em 1993. Logo após a cirurgia D. apresentava ataxia de marcha, paresia de membros inferiores, dismetria, disdiadococinesia à direita e disartria. Com o passar do tempo, o paciente recuperou grande parte de suas habilidades motoras. Entretanto, a alteração de fala persistiu e os ouvintes começaram a dizer que D. estava falando com sotaque espanhol.

Em abril de 1996, o setor de oncologia infantil do HSP encaminhou o paciente para o ambulatório de voz devido à presença de disfonia e à alteração de articulação. D. foi submetido a uma avaliação fonoaudiológica e, posteriormente, às avaliações psicológica e fisiátrica.

Na avaliação psicológica, não foram encontrados dados que pudessem justificar o "sotaque espanhol" apresentado por D., eliminando-se, desta forma, qualquer alteração de natureza psicogênica.

À avaliação fonoaudiológica, o paciente apresentou: compreensão adequada; distúrbio articulatório caracterizado por trocas, omissões e distorções; alteração de ritmo, tonicidade e inflexão; disgrafia e disortografia. Constatou-se voz do tipo rouca de grau discreto com uso excessivo da cavidade nasal, TMF reduzido, imprecisão articulatória e incoordenação pneumofonoarticulatória. Na análise acústica da voz, encontrou-se freqüência fundamental dentro dos limites da normalidade da voz masculina adulta com *jitter* e *shimmer* fora dos limites aceitáveis, sendo que o maior desvio ocorreu no *shimmer*, correlato acústico de rouquidão. Observou-se também irregularidade no registro gráfico da energia acústica durante a emissão de vogais sustentadas e predomínio do ruído sobre harmônico. Foi realizado o LTAS (*Long Time Average Spectra* – espectro de longa duração) em todas as vogais para comparação com os formantes das vogais do português brasileiro falado em São Paulo (Behlau, Tosi, Pontes, Ganança, 1989). No traçado dos formantes foram observados picos de energia pouco definidos.

Na avaliação auditiva, apresentou acuidade auditiva normal, porém, alteração do processamento auditivo.

Ao exame laringológico, realizado por meio de nasofibroscopia e telelaringoscopia, constatou-se fechamento circular veloadenoideano, boa mobilidade de pregas vocais, fechamento glótico completo e ausência de lesão de mucosa das pregas vocais.

Na avaliação fisiátrica, foi constatado déficit de coordenação à direita sem outras alterações motoras.

Como conduta, optou-se por colocá-lo em fonoterapia a fim de tornar sua comunicação mais efetiva. A terapia fonoaudiológica consistiu em exercícios para colocação dos sons da fala do português brasileiro, além de exercícios de mobilidade, tonicidade e inflexão.

Em 4 meses de fonoterapia, o paciente conseguiu obter maior inteligibilidade de fala devido à maior precisão articulatória e maior adequação na produção de grande parte dos sons do português. Entretanto, os padrões de tonicidade, inflexão e prosódia da fala ainda não estavam compatíveis com os do português brasileiro.

O paciente resolveu imterromper seu tratamento, satisfeito com os resultados obtidos.

É importante ressaltar que o indivíduo não passa a falar uma língua estrangeira, não apresenta um sotaque real e não necessariamente teve contato com qualquer outra língua, além de sua nativa.

O diagnóstico deste transtorno baseia-se exclusivamente em achados clínicos, por meio de análise perceptivo-auditiva que não identifica a emissão do indivíduo como pertencente à sua língua nativa.

10

Disfonias por Refluxo Gastresofágico

Mara Behlau, Deborah Feijó & Paulo Pontes

OBJETIVOS

A associação entre refluxo gastresofágico e disfonia foi introduzida há quase 40 anos, porém os mecanismos envolvidos ainda não estão totalmente descritos, apesar de este tema ser intensamente valorizado na literatura científica dos últimos dez anos. O objetivo do presente capítulo é explorar a relação entre o refluxo gastresofágico e as queixas vocais e laríngeas, reconhecendo a importância da identificação dessa alteração como um provável fator causal, co-fator ou fator de piora de certos quadros vocais.

Refluxo gastresofágico é o fluxo retrógrado do conteúdo gástrico para o esôfago, sendo uma ocorrência fisiológica universal, quando eventual. Já a doença do refluxo é a exacerbação deste fluxo, de modo crônico, com manifestações esofágicas e extra-esofágicas, que podem acometer os pulmões, a boca e a laringe. É importante ressaltar que os pacientes com refluxo gastresofágico não apresentam necessariamente sinais e sintomas vocais e laríngeos.

A fisiologia do refluxo gastresofágico é descrita para que se compreenda o conceito de doença do refluxo gastresofágico e suas possíveis manifestações laringofaríngeas, oferecendo ao fonoaudiólogo condições mínimas para participar do tratamento deste paciente, quando se faz necessário. As alterações vocais e laríngeas comumente associadas ao refluxo não são específicas desta doença: quanto à voz, pode haver presença de rouquidão, pigarro, tosse e queixa de fadiga vocal; na laringe podem ser observados edema da mucosa retrocricóidea, laringite posterior, hiperemia, úlceras, granulomas e leucoplasias, entre outras alterações. Além destas, a presença de laringoespasmo é considerada uma das manifestações mais severas do refluxo, podendo pôr em risco a vida do paciente. A importância do refluxo é tamanha que, em algumas situações, ele tem sido apontado como um co-fator no desenvolvimento do carcinoma de prega vocal.

Um resumo sobre os procedimentos médicos diagnósticos atualmente empregados é apresentado, assim como as principais opções de tratamento, o que inclui mudança de hábitos, terapia medicamentosa e intervenção cirúrgica. A participação fonoaudiológica é geralmente restrita, podendo ser caracterizada por orientação quanto ao uso da voz e tratamento das alterações secundárias ou associadas.

FISIOLOGIA DO REFLUXO GASTRESOFÁGICO

Para que se compreenda melhor a fisiologia do refluxo é essencial o conhecimento do funcionamento básico da deglutição e dos esfíncteres do esôfago.

A deglutição apresenta genericamente três estágios: um primeiro, chamado de oral ou voluntário; um segundo, chamado de estágio faríngeo ou involuntário; e um terceiro, também involuntário, chamado de esofágico. Alguns autores (Macedo Filho, 1998) subdividem a fase oral em duas, oral preparatória e oral propriamente dita, esta última caracterizada pela movimentação ascendente e posterior da língua.

Tais estágios são regulados e coordenados pelo centro da deglutição na medula. Sataloff, Castell, Katz & Sataloff (1999) descrevem essas etapas com foco especial na ação dos esfíncteres esofágicos. O estágio oral é a fase preparatória da deglutição onde o alimento é voluntariamente deslocado para a região posterior da cavidade da boca em direção à faringe. No momento em que o alimento chega na faringe, o processo torna-se involuntário e, com a abertura do esfíncter esofágico superior, ocorre a transferência do bolo para o esôfago proximal. O estágio faríngeo é, portanto, representado pela presença de alimento nesta região, o que estimula os receptores sensoriais, enviando impulsos ao centro de deglutição do tronco. Uma série de eventos ocorre neste momento, tais como o fechamento velofaríngeo, a contração dos constritores da faringe, a elevação e anteriorização da laringe, com o selamento laríngeo glótico e supraglótico. Ocorre, então, o relaxamento do esfíncter esofágico superior, basicamente pela elevação e anteriorização laríngea. Em seguida, a contração peristáltica da musculatura constritora da faringe propulsiona o deslocamento do bolo para dentro do esôfago.

O esôfago é um tubo muscular de 22 a 25 cm de comprimento, em média, que tem como sua principal função o transporte do bolo alimentar, estendendo-se desde o limite inferior da laringe, à altura da cartilagem cricóidea, até a junção gastresofágica. O esôfago possui dois esfíncteres, um superior e um inferior, sendo o superior formado por musculatura estriada e o inferior por musculatura lisa, cuja função primordial é manter a pressão interna do esôfago (Fig. 10-1). A função desses dois esfíncteres, verdadeiras válvulas musculares, é prevenir o retorno do conteúdo gástrico para o esôfago ou órgãos superiores e adjacentes, fornecendo uma dupla barreira, nem sempre é efetiva. Além disso, o esfíncter superior previne a aerofagia durante a respiração, impedindo que ar entre nesse tubo.

O esfíncter esofágico superior tem o comprimento médio de 3 cm, situa-se no esôfago proximal, na região do músculo cricofaríngeo. Seu tono é mantido continuamente, sendo inibido apenas durante a deglutição, quando permanece aberto por aproximadamente 500 ms. A pressão do esfíncter superior é de aproximadamente 100 mmHg na dimensão ântero-posterior e de cerca de 50 mmHg na dimensão lateral (Gerhardt, Shuck & Bordeaux, 1978). Movimentos peristálticos caracterizam o estágio esofágico da deglutição. Foram identificados movimentos peristálticos primários, secundários e terciários. Os movimentos primários são iniciados por disparo neurológico central. Já os movimentos secundários representam contrações sem estimulação central, como resultado da própria distensão esofágica para que ocorra o esvaziamento do esôfago, tanto do material ingerido como do refluxo retrógrado do estômago. Finalmente, as contrações terciárias são ondas não-peristálticas identificadas somente durante os estudos com bário, cuja função fisiológica não é conhecida. O esfíncter esofágico inferior é um segmento menor, de 2 a 4 cm, na porção terminal do esôfago e situa-se dentro do abdômen, logo acima da junção gastresofágica. O esfíncter inferior mantém uma pressão de fechamento de 10 a 45 mmHg maior que a pressão estomacal. Quando as ondas primárias chegam à região do esfíncter inferior, ocorre seu relaxamento e, conseqüentemente, a passagem do bolo para o estômago, finalizando o processo de deglutição.

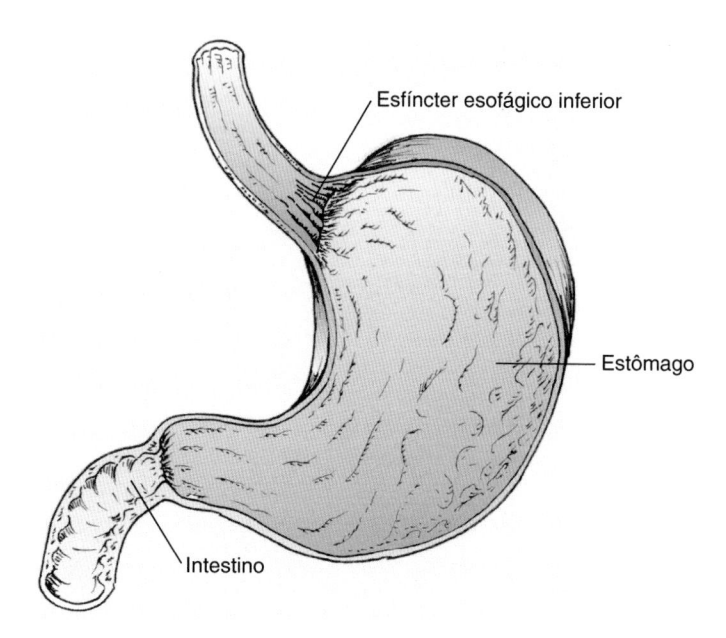

Fig. 10-1. Estômago normal mostrando esôfago e esfíncter esofágico inferior.

Durante a deglutição, os esfíncteres superior e inferior do esôfago apresentam um mecanismo sincronizado de abertura e fechamento. Esses esfíncteres têm duas funções: em primeiro lugar, prevenir o escape do alimento do estômago ou esôfago para as regiões superiores, ou seja, para a faringe, cavidade da boca e nariz; e, em segundo lugar, bloquear a entrada anormal de ar no esôfago e no estômago.

O esfíncter esofágico superior recebe inervação motora diretamente do núcleo ambíguo do tronco cerebral. Para prevenir o refluxo gastresofágico, o esfíncter inferior deve manter uma pressão maior do que o estômago (Figs. 10-1 e 10-2A e B). Quando essa pressão não é mantida, a pressão gástrica torna-se maior do que a do próprio esfíncter, ocorrendo então o refluxo (Fig. 10-2A e B). A diminuição da pressão do esfíncter esofágico inferior pode ocorrer por afrouxamento muscular do esfíncter, hérnia de hiato, ou ainda, por relaxamento transitório deste esfíncter. Há fatores exógenos que também podem diminuir a pressão do esfíncter, tais como fumo, chocolate,

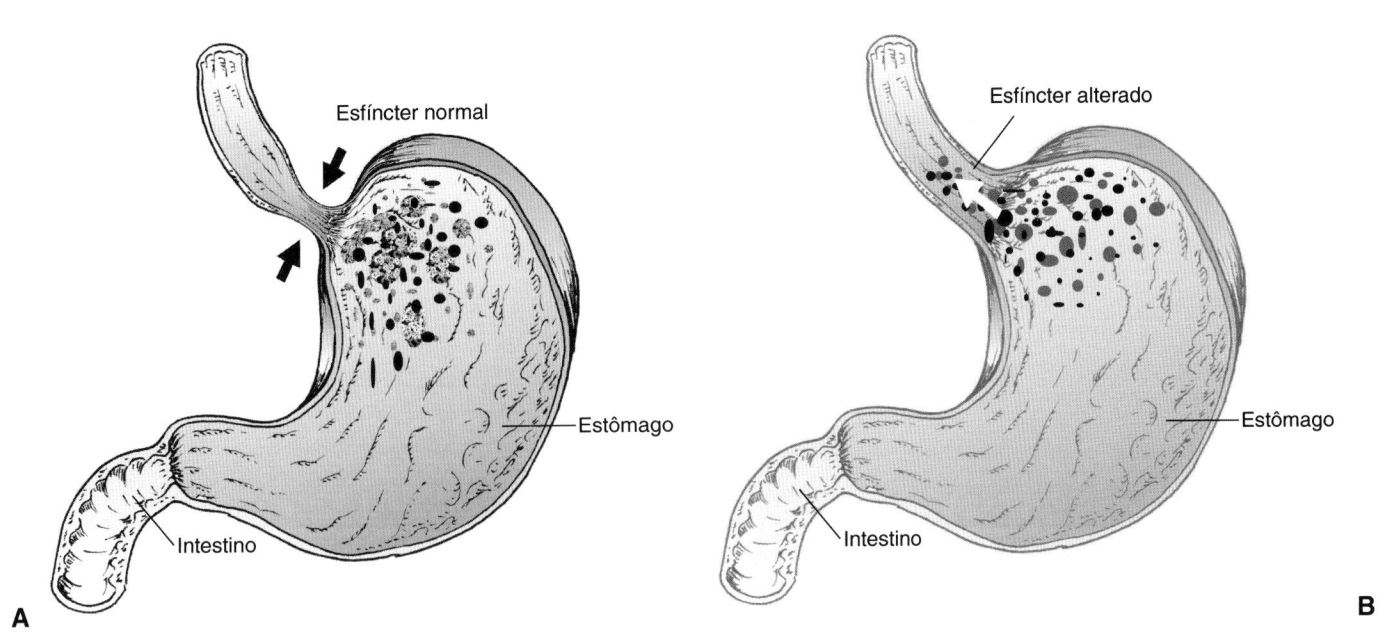

Fig. 10-2. Funcionamento do esfíncter esofágico inferior na passagem do alimento para o estômago. **A.** Funcionamento normal, quando a pressão do esfíncter não permite que exista escape para o esôfago. **B.** Funcionamento alterado, no qual a diminuição de pressão do esfíncter esofágico inferior permite o escape de alimentos para o esôfago.

álcool e certos medicamentos como tranquilizantes, anti-histamínicos e levodopa (Benninger, 1996; Sataloff, Castell, Sataloff, Spiegel & Hawkshaw, 1997).

Embora a diminuição da pressão do esfíncter esofágico inferior seja um mecanismo importante na existência do refluxo gastresofágico, esta não é sua única causa. A redução dos movimentos peristálticos do esôfago e uma velocidade mais lenta nos esvaziamentos esofágico e gástrico estão entre as principais causas da ocorrência de refluxo.

A redução dos movimentos peristálticos do esôfago pode estar associada à posição do corpo. Como a perda do efeito da gravidade altera o movimento peristáltico do esôfago, quando o indivíduo está deitado há uma tendência de aumento do refluxo, por um fator exclusivamente postural. Uma redução na velocidade do esvaziamento do esôfago e do estômago ocorre em uma média de 60% dos pacientes com doença do refluxo gastresofágico, podendo ser ainda acentuada pela ingestão de grandes quantidades de alimentos, ou de alimentos ricos em gordura, que relaxam a pressão do esfíncter e permitem que haja o refluxo. Tais alimentos também promovem um aumento de secreções gástricas e, por conseqüência, uma maior possibilidade de ocorrer o retorno retrógrado do ácido gástrico (Benninger, 1996).

É possível concluir, então, que os principais mecanismos de defesa para o disparo do refluxo são: a competência do esfíncter esofágico inferior, a resistência da mucosa esofágica e os esvaziamentos esofágico e gástrico adequados (Richter & Castell, 1982). Quando há uma quebra destes mecanismos, ocorre o refluxo de material gástrico para o esôfago e faringe, altamente irritante e corrosivo, favorecendo o aparecimento das seqüelas da doença do refluxo gastresofágico.

CONSIDERAÇÕES SOBRE A DOENÇA DO REFLUXO GASTRESOFÁGICO

O tema refluxo e laringe é extremamente controvertido; logo, é essencial definir o que é doença do refluxo gastresofágico. Uma recente reunião realizada na cidade de São Paulo, denominada Consenso Brasileiro da Doença do Refluxo Gastresofágico (CB-RGE) produziu um artigo que apresenta uma série de conclusões e recomendações para o diagnóstico e o tratamento da doença do refluxo gastresofágico no Brasil (Moraes-Filho, Cecconello, Gama-Rodrigues, Castro, Henry, Meneghelli, Quigley & Brazilian Consensus Group, 2002). De acordo com o Consenso, a doença do refluxo gastresofágico é um transtorno crônico, relacionado com a presença de fluxo gastroduodenal retrógrado para dentro do esôfago e/ou órgãos adjacentes, resultando em um espectro variado de sintomas, com ou sem lesão tecidual. Assim, na doença do refluxo ocorre um retorno do conteúdo ácido do estômago para o esôfago, que não possui mucosa adequada para recebê-lo.

Anteriormente, o refluxo gastresofágico era avaliado como um problema específico do esôfago; contudo, reconheceu-se que o refluxo afeta órgãos e estruturas relativamente próximas do esôfago, incluindo os pulmões, a boca e a laringe. Tais situações foram categorizadas como manifestações supra-esofágicas da doença do refluxo gastresofágico (Richter, 1997). Em virtude da importância da associação entre refluxo gastresofágico e problemas de voz, o presente capítulo tem como objetivo apresentar algumas considerações essenciais para auxiliar o fonoaudiólogo a compreender melhor a presença de eventual alteração vocal associada.

A ocorrência de refluxo gastresofágico, de forma espontânea e eventual, após as refeições, é um evento fisiológico, podendo ser considerada universal (Koufman, 1995). Acredita-se que 7 a 10% da população dos Estados Unidos apresentem um episódio diário de refluxo, sintomático ou não, com o conteúdo gástrico podendo atingir as áreas circunvizinhas do esôfago, causando irritações no trato aerodigestivo alto (Koufman, 1991).

A relação entre refluxo gastresofágico e alterações vocais e laríngeas foi apresentada na década de 1960, por Cherry & Marioleis (1968), que descreveram três pacientes com sintomas de rouquidão, tosse, globo faríngeo e pigarro, associados à hiperemia laríngea e granuloma, atribuídos ao refluxo gastresofágico, o que foi comprovado por meio de esofagograma com bário. Tais pacientes obtiveram recuperação total após terem sido tratados com antiácidos líquidos, elevação de decúbito e jejum de três horas antes de dormir.

A partir de então, ocorreu um fenômeno raramente observado de explosão de artigos clínicos e estudos científicos que mudaram grande parte do panorama da clínica laringológica vocal, que hoje conta com mais de 7.000 artigos sobre o assunto. A literatura na área é confusa, e não há consenso quanto à utilização dos termos refluxo gastresofágico, doença do refluxo gastresofágico, síndrome laringofaríngea do refluxo e refluxo laringofaríngeo, como veremos adiante.

O paciente com a doença do refluxo gastresofágico típica apresenta dor epigástrica, pirose, azia e sensação de fluxo retrógrado no trato digestivo. Descrita como queimação e ardência na região retroesternal que se propaga por meio de ondas até a região superior do trato digestivo, a pirose é considerada o sintoma cardinal do refluxo. Todavia, como ressaltado no CB-RGE, a ausência de sintomas típicos não exclui o diagnóstico de doença do refluxo gastresofágico, já que outras manifestações relacionadas com essa doença, consideradas atípicas, também têm sido descritas (Moraes-Filho, Cecconello, Gama-Rodrigues, Castro, Henry, Meneghelli, Quigley & Brazilian Consensus Group, 2002).

Desta forma, o paciente com refluxo gastresofágico, conhecido e tratado pelo médico gastroenterologista, difere do paciente com refluxo que tem sido freqüentemente identificado na clínica laringológica. O avanço no estudo da fisiopatologia da doença do refluxo gastresofágico permite afirmar que a etiologia desse transtorno é multifatorial, podendo envolver uma alteração no gradiente de pressão entre o estômago e o esôfago, alterações nas barreiras anti-refluxo (fraqueza muscular, esfíncter inferior de tamanho reduzido ou deslocado, fatores neuroendócrinos e relaxamentos transitórios), incoordenação do músculo cricofaríngeo, diminuição da peristalse esofágica, além de intubação orotraqueal, presença de sonda nasogástrica ou nasoenteral e fatores psíquicos, como a depressão (Figueiredo & Jacob, 2002).

Estima-se que 5 a 20% da população mundial tenha complicações extra-esofágicas da doença do refluxo gastresofágico (Figueiredo & Jacob, 2002), em um amplo espectro de manifestações que incluem, de modo resumido, as seguintes observações: 80% de pacientes com asma têm doença do refluxo; 75% dos casos de dor retroesternal não-cardíaca podem estar associados à doença do refluxo; 33 a 90% de pacientes com problemas pulmonares (asma, bronquite, pneumonite e fibrose pulmonar) apresentam sinais e sintomas da doença do refluxo e, finalmente; de 4 a 10% das doenças não específicas da laringe estão associadas à doença do refluxo (Giudicelli, Dupin & Surpas, 1990; Locke, Talley, Fett, Zinsmeister & Maelton, 1997; Sontag, 1997).

Assim, além das manifestações típicas, podem ser observadas quatro categorias de manifestações atípicas do refluxo, classificadas em esofágicas, pulmonares, otorrinolaringológicas e orais (Moraes-Filho, Cecconello, Gama-Rodrigues, Castro, Henry, Meneghelli, Quigley & Brazilian Consensus Group, 2002), o que indica que, apesar de o esôfago ser o órgão mais agredido pelo refluxo do conteúdo gástrico, outros órgãos relativamente distantes podem também ser atingidos. As manifestações esofágicas atípicas podem incluir dor na região retroesternal (sem evidência de doença coronariana), disfagia não obstrutiva e *globus hystericus*. As manifestações atípicas pulmonares podem incluir asma, tosse crônica, hemoptise, bronquite, bronquiectasia e pneumonias recorrentes. Já as manifestações otorrinolaringológicas podem incluir rouquidão, pigarro, laringite crônica posterior, sinusite crônica e otalgia, enquanto as manifestações orais referem-se principalmente ao desgaste do esmalte dentário e presença de halitose.

Considerando-se o exposto, o uso do termo doença do refluxo gastresofágico deveria ser reservado às situações em que tal transtorno é comprovado por exame subsidiário. Quando não há comprovação de que as alterações das vias aerodigestivas sejam decorrentes da doença do refluxo, o grupo do Instituto da Laringe (INLAR), sugeriu utilizar, de modo alternativo, o termo síndrome do refluxo gastresofágico (Schmidt-Hebbel, 1996) ou, mais especificamente, síndrome laringofaríngea do refluxo (SLFR) (Kyrillos, Rocha, Gomes, Gadelha & Pontes, 1999). Os autores ressaltam que, nesta situação, não existe a doença do refluxo gastresofágico propriamente dita, mas uma série de sintomas laringofaríngeos (tais como rouquidão, pigarro, tosse crônica, halitose, garganta irritada), além de alguns sinais observados no exame da laringe (edema ou espessamento na região posterior da laringe, hiperemia das cartilagens aritenóideas, edema e/ou hiperemia de pregas vocais, além de leucoplasias), que são freqüentemente, mas não exclusivamente, associados à doença do refluxo. Tais pacientes não apresentam pirose, o sintoma cardinal da doença do refluxo gastresofágico, exatamente porque não há a presença da doença do refluxo. Nesta situação de ausência da doença do refluxo, as hipóteses etiológicas que explicam as alterações laríngeas e vocais observadas podem incluir vários fatores tais como: a presença de refluxo gastresofágico fisiológico (porém com insuficiência dos mecanismos de neutralização, como alterações da saliva e muco, e também motilidade esofágica alterada); fatores agressivos laringofaríngeos exógenos (tabagismo, alcoolismo, aspiração de substâncias tóxicas e/ou irritantes); e fatores agressivos laringofaríngeos endógenos (fonotrauma, alergias, infecções de vias respiratórias, alterações dos receptores sensitivos e sensoriais do trato vocal). Seguindo esta linha de raciocínio, Gomes (1999) descreveu 130 pacientes do INLAR, com diagnóstico de SLFR e observou que os três sintomas mais freqüentes foram: rouquidão (62,3%), pigarro

(36,9%) e tosse (34,6%), com sinais de refluxo presentes em 69,2% dos casos, sendo o espessamento da região posterior da laringe o mais comum (28,3%), seguido por leucoplasia (16%) e edema (13,2%); neste grupo, os pacientes do sexo masculino apresentaram uma maior incidência de alterações laríngeas que os do gênero feminino.

A literatura norte-americana freqüentemente emprega o termo refluxo laringofaríngeo (RLF) para denominar as manifestações atípicas laringofaríngeas que são atribuídas ao refluxo gastresofágico (Hawkins, 1997), em que a disfonia é apenas um dos possíveis sintomas (Koufman, 1995). Pacientes com refluxo laringofaríngeo podem apresentar sintomas não evidentes, por vezes chamados de ocultos (Koufman, 1991), mas freqüentemente o que se observa é a presença de sintomas crônicos, porém intermitentes, de reflauxo (Koufman, Sataloff & Toohill, 1996), o que dificulta a avaliação clínica e a interpretação de exames subsidiários. Sataloff, Castell, Katz & Sataloff, 1999) descrevem especificamente o refluxo laringofaríngeo como uma alteração multissistêmica que envolve esôfago (esfíncteres inferior e superior), estruturas da laringe, faringe, cavidade oral, traquéia e pulmões, devendo, portanto, ser tratado com abordagens multidisciplinares.

Apesar da extraordinária quantidade de literatura disponível sobre o tema, ainda vale a afirmação de FRASER (1993) de que a importância do refluxo gastresofágico para os sintomas vocais e laríngeos é difícil de ser estabelecida, já que os mecanismos envolvidos ainda não estão suficientemente definidos. Evidentemente, como rouquidão, pigarro e tosse não são sintomas exclusivos de pacientes com refluxo, uma gama enorme de quadros vocais e laríngeos deve ser sempre considerada, principalmente para verificar se tais alterações podem ser explicadas por um desvio no comportamento vocal.

Em resumo, um indivíduo pode ter a doença do refluxo gastresofágico com ou sem sintomas laríngeos e vocais e, por outro lado, pode apresentar sintomas laríngeos e vocais similares aos encontrados nos pacientes com refluxo gastresofágico na ausência da doença do refluxo. É de primordial importância que o fonoaudiólogo conheça e compreenda a fisiologia e os sintomas do refluxo, para contribuir na identificação das alterações vocais e no tratamento do paciente.

SINTOMAS E SINAIS VOCAIS E LARÍNGEOS DA DOENÇA DO REFLUXO GASTRESOFÁGICO COM MANIFESTAÇÕES LARINGOFARÍNGEAS

Como mencionado anteriormente, os sintomas relatados e os sinais observados nos pacientes com refluxo gastresofágico diferem daqueles apresentados em pacientes com refluxo laringofaríngeo, principalmente pela ausência do sintoma cardinal: a pirose. Enquanto o paciente com refluxo gastresofágico em geral apresenta pirose, dores estomacais e na região retroesternal, esofagite e refluxo na posição horizontal, o paciente com refluxo laringofaríngeo não apresenta pirose nem dores, não tem esofagite e tem refluxo na posição vertical e durante o dia. Nesses últimos pacientes, a função do esfíncter superior parece estar mais prejudicada do que a do inferior (Loughlin, Koufman, Averill, Cummins, Kim, Little, Miller & Meredith, 2000).

Vários são os sintomas vocais e correlatos descritos em pacientes com refluxo laringofaríngeo. Uma lista parcial inclui: disfonia crônica ou intermitente, rouquidão, fadiga vocal, quebras de sonoridade, pigarro, aquecimento vocal prolongado, sensação de muco espesso, boca seca, halitose, globo faríngeo, disfagia, regurgitação, dor de garganta crônica, odinofagia, tosse noturna, tosse crônica, aspiração, dificuldade de respirar, pneumonia, dispepsia e azia (Sataloff, Spiegel, Hawkshaw & Rosen, 1993; Koufman, 1995; Koufman, Sataloff & Toohill, 1996; Sataloff, Castell, Katz & Sataloff, 1999). Sintomas respiratórios mais específicos, como tosse, bronquite crônica, infecções respiratórias recorrentes, asma e dispnéia, também têm sido considerados produtos do refluxo gastresofágico (Goldberg, Noyer & Pritzker, 1978) e foram reconhecidos pelo consenso brasileiro, como importantes sintomas extra-esofágicos (Moraes-Filho, Cecconello, Gama-Rodrigues, Castro, Henry, Meneghelli, Quigley & Brazilian Consensus Group, 2002).

Nenhum sintoma vocal ou laríngeo é patognomônico da doença do refluxo gastresofágico com manifestações laringofaríngeas, sendo que os dados disponíveis não são conclusivos. Vamos analisar dois sintomas, a rouquidão e a presença de globo faríngeo. Dos sintomas vocais, seguramente a rouquidão é o mais freqüentemente associado ao refluxo com manifestações laringofaríngeas, entretanto não há um tipo de rouquidão específica por refluxo. Jones, Lannigan, Mccullagh, Anggiansah, Owen & Harris (1990), em estudo com 50 pacientes com queixa de rouquidão, observaram que 72% apresentavam sintomas de refluxo; contudo, somente 40% apresentou diagnóstico comprovado da doença do refluxo gastresofágico; todos os pacientes foram tratados com medicação anti-refluxo e uma proporção significativa dos que apresentavam refluxo obteve melhoras de voz. Este tipo de estudo, evidentemente, deve ser analisado com muita cautela. Por sua vez, a presença de globo faríngeo, também chamado de *globus histericus*, é referido como uma sensação de corpo estranho, sufocamento ou bola na garganta. Embora esse sintoma seja considerado um dos aspectos mais freqüentes de suspeita de refluxo gastresofágico com manifestação faringolaríngea (Freeland, Ardran, Emry & Roberts, 1974), a literatura é inconclusiva, e estudos mais controlados parecem indicar que globo faríngeo e doença do refluxo gastresofágico são fenômenos independentes que, em alguns casos, podem aparecem associados (Moloy & Charter, 1982).

Os sintomas e as alterações provenientes da doença do refluxo gastresofágico com manifestações laringofaríngeas devem ser avaliados de acordo com a profissão do indivíduo e com suas demandas vocais (Quadro 10-1). Disfonia por refluxo para um operador de máquinas não trará tanto impacto em sua atividade profissional como para um cantor. Entretanto, algumas alterações laríngeas devem ser sempre valorizadas, como a presença de laringoespasmo associado ao refluxo, pois

Quadro 10-1. Grau relativo dos sintomas e seqüelas relacionadas ao refluxo laringofaríngeo (adaptado de Koufman, 1995)

Grau Leve	Grau Severo	Grau extremo com risco de vida
Disfonia em não-profissional da voz	Disfonia em profissional da voz	Estenose subglótica
Úlcera ou granuloma em não-profissional da voz	Úlcera ou granuloma em profissional da voz	Estenose laríngea posterior
Globo faríngeo	Paquidermia	Fixação de cartilagem aritenóidea
Disfagia	Displasia	Carcinoma, especialmente em não-fumantes
Pigarro Tosse crônica	Tosse crônica	Laringoespasmo

pode se constituir em risco de vida, independentemente do uso de voz que o indivíduo faz (Koufman, 1995).

Diversas alterações laríngeas podem ser associadas à presença de refluxo; as mais comuns são o edema difuso e o eritema de laringe (Sataloff, Castell, Katz & Sataloff, 1999). Além dessas, o refluxo tem sido apontado como causa ou co-fator causal de uma série de outras alterações, das quais podemos ressaltar: laringite posterior, granuloma, úlcera, leucoplasia, laringoespasmos, estenose glótica posterior, estenose subglótica, fixação uni ou bilateral de aritenóide, edema de Reinke, nódulos vocais e laringomalácia (Koufman, Wiener, Wu & Castell, 1988; Lumpkin, Bishop & Katz, 1989; Koufman, 1995; Loughlin, Koufman, Averill, Cummins, Kim, Little, Miller & Meredith, 2000).

Especificamente nos casos de nódulos vocais, o refluxo tem sido considerado um co-fator importante nas lesões edematosas, devendo ser analisado com critério para que se possa promover um tratamento adequado ao paciente. Na laringomalácia, parece haver uma tendência à recorrência da alteração na presença de refluxo.

Um estudo em cantoras com bulimia e queixas vocais (Rothstein, 1998) apontou a presença de doença do refluxo gastresofágico, com manifestações faringolaríngeas, em quatro de oito pacientes, o que foi considerado causa adicional das alterações teciduais observadas. Os exames evidenciaram edema na região pós-cricóidea (oito casos), muco espesso na laringe (oito casos), edema de pregas vocais (seis casos), hipertrofia da região posterior (seis casos), obliteração do ventrículo (seis casos), presença de telangiectasia (quatro casos) e alterações polipóides (quatro casos). Apesar do pequeno número de sujeitos, este trabalho é bastante interessante, uma vez que a bulimia pode ser interpretada como um refluxo induzido constantemente.

Laringite Posterior

Laringite posterior foi a primeira alteração laríngea relacionada com a doença do refluxo gastresofágico com manifestações faringolaríngeas. A imagem típica é a de uma hiperemia concentrada na região posterior da laringe, que geralmente inclui as cartilagens aritenóideas, a mucosa interaritenóidea e as pregas ariepiglóticas. Pode haver também hiperemia típica na epiglote, formando o triângulo hiperêmico (cartilagens aritenóideas na região posterior e epiglote anteriormente), formado pelo fechamento laríngeo quando da invasão do refluxo. No estudo realizado de Delahunty & Cherry (1968), foi aplicado suco gástrico na laringe de dois cães, após o que foram observados, ao longo de 4 semanas o aparecimento seqüencial de edema, eritema laríngeo, inflamação e irregularidades de mucosa, até o aparecimento de tecido granuloso. A partir deste estudo passou-se a considerar o refluxo como fator causal de laringites posteriores.

White, Heading, Wilson, Haacke, Pryde, Maran & Dphil (1989) realizaram um estudo com 97 pacientes com sintomas de refluxo gastresofágico que foram submetidos a pHmetria e biópsia. Os resultados demonstraram que 31 pacientes obtiveram diagnóstico comprovado de refluxo, e destes, apenas 17 apresentavam laringite. Além disso, 24 pacientes apresentaram laringite posterior sem refluxo comprovado. Os autores sugerem que além do refluxo, cigarro e fatores psicológicos podem ser fatores causais da laringite posterior.

Cote & Miller (1995) consideram que eritema e edema na região posterior da laringe são altamente sugestivos, porém não exclusivos, de refluxo gastresofágico, assim como as úlceras e os granulomas nessa região.

Granulomas Laríngeos e Úlceras

Os granulomas laríngeos geralmente ocorrem em região posterior da glote, uni ou bilaterais, assintomáticos ou sintomáticos, podendo apresentar sintomas como dor, sensação de corpo estranho e rouquidão. Granulomas têm sido tradicionalmente associados ao abuso vocal e, mais recentemente, à doença do refluxo (Fig. 10-3). O próprio trabalho de Delahunty & Cherry (1968), com cães, relatou o aparecimento de tecido de granulação na laringe, nas fases finais do estudo. Assim, esta é uma lesão que pode ter uma causa eminentemente funcional, como o mau uso de voz, ou essencialmente orgânica, como o refluxo. Goldberg, Noyer & Pritzker (1978) descrevem uma paciente com refluxo gastresofágico por complicação de cirurgia gástrica que apresentava granulomas recorrentes, demonstrando que a causa mais provável destes granulomas seria a persistência do refluxo. Reconhecendo tal associação, Feder & Michell (1984) classificaram os granulomas de laringe em hiperfuncionais, hiperácidos e pós-intubação, estimando que 20% dessas lesões têm sua origem na hiperacidez.

Maffei (1993), em um estudo no qual analisou 20 homens, observou que nos casos de doença do refluxo gastresofágico comprovada, com manifestações laringofaríngeas, a alteração patológica laríngea mais evidente foi a úlcera de contato e o granuloma contralateral de prega vocal. Essas lesões também

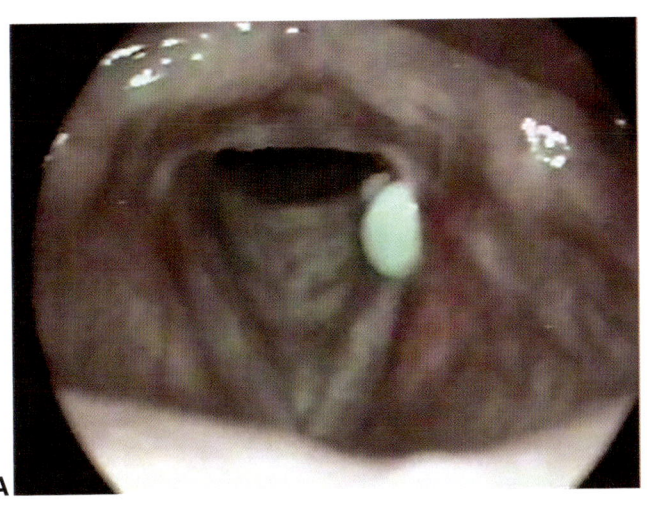

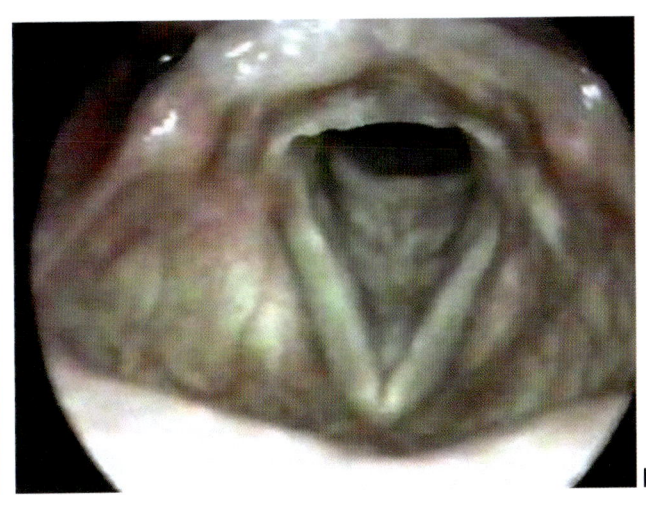

Fig. 10-3. Imagem de exame de laringe evidenciando granuloma de região posterior esquerda por refluxo gastresofágico. **A.** Pré-técnica de arrancamento. **B.** Pós-técnica de arrancamento (arquivo Osíris do Brasil).

foram consideradas altamente sugestivas de refluxo gastresofágico por Cote & Miller (1995).

Para o tratamento desses granulomas tem sido sugerida terapia medicamentosa agressiva para refluxo, associada à terapia fonoaudiológica (Sataloff, Castell, Katz & Sataloff, 1999). Um exemplo do sucesso nessa associação de tratamentos foi relatado por Haman & Kyrillos (2000) em um paciente com disfonia após abuso vocal em jogo de futebol e sintomas evidentes de refluxo gastresofágico.

Edema difuso da laringe ou concentrado na mucosa retrocricóidea

O edema difuso da laringe tem sido apontado como um dos achados mais comumente associados à presença da doença do refluxo gastresofágico com manifestações laringofaríngeas. Koufman (1995) refere que sua aparência difusa pode criar uma falsa ilusão de sulco vocal, chamado de pseudo-sulco, resultado do edema subglótico no espaço de Reinke. Evidentemente, não é apenas o fato de esse falso sulco ter sua apresentação na subglote, com extensão mais além do processo vocal da cartilagem aritenóidea, que auxilia na precisão diagnóstica – a voz associada não é a tipicamente observada em casos de sulco (áspera e tensa) –, mas sim rouquidão por edema.

Em vez da presença de um edema difuso, pode-se observar um edema concentrado na mucosa retrocricóidea, acompanhado de espessamento da mucosa interaritenóidea e hiperemia das cartilagens aritenóideas (Fig. 10-4). Tais alterações, compartimentalizadas na região posterior, constituem sinais clínicos fortemente sugestivos de doença do refluxo gastresofágico com manifestações laringofaríngeas (Kim, 1999). Em alguns pacientes, além das aritenóides hiperemiadas, a ponta da cartilagem epiglote também aparece hiperêmica pela ação do refluxo nessa superfície, quando do fechamento abrupto da laringe.

Edema de Reinke

O edema de Reinke é o produto de uma irritação crônica da laringe, em geral decorrente da associação de tabagismo e fonotrauma, podendo ser uni ou bilateral (Fig. 10-5). Contudo, quando o edema de Reinke aparece em indivíduos não-fumantes e que não apresentam hipotireodismo, pode-se pensar em doença do refluxo gastresofágico com manifestações laringofaríngeas. Nesses casos, o tratamento do edema de Reinke deve incluir a diminuição dos fatores causais irritativos, os quais devem estar sob controle principalmente antes da cirurgia, se esta for indicada (Koufman, 1995).

Laringoespasmo

O laringoespasmo é caracterizado por uma abrupta hiperadução das pregas vocais, em geral associada a um estridor inspiratório com obstrução do fluxo aéreo de duração e intensidade variáveis. O laringoespasmo é freqüentemente paroxístico e pode ocorrer sem nenhum sinal de aviso; pode ser diurno, noturno, ou ainda disparado por exercícios físicos ou concomitante a um episódio evidente de refluxo gastresofágico (Koufman, 1995).

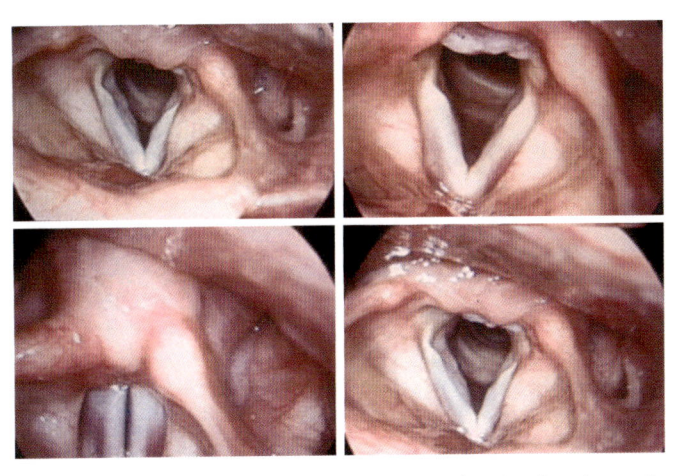

Fig. 10-4. Imagem de exame de laringe evidenciando edema de região interaritenóidea, edema retrocricóideo e edema de pregas vocais, formando inclusive a imagem de pseudo-sulco em ambas as pregas vocais (arquivo Osíris do Brasil).

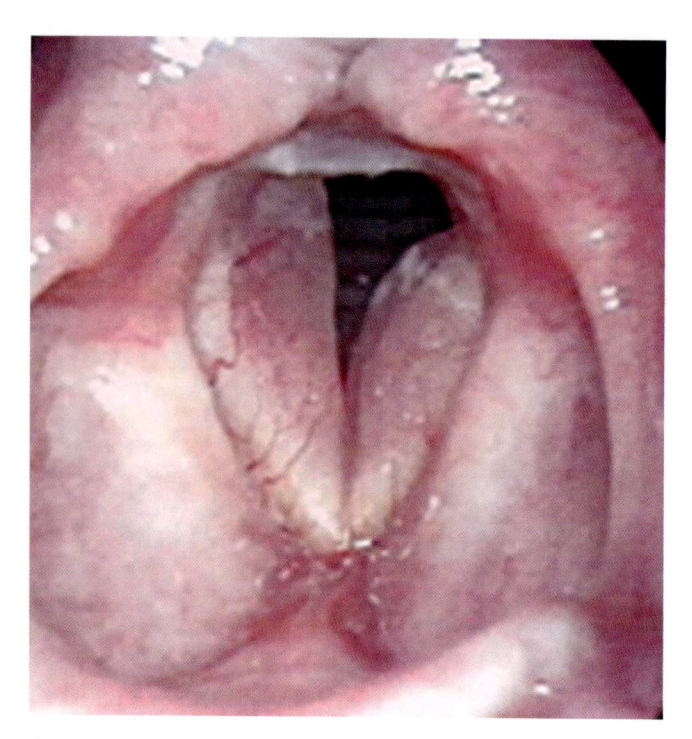

Fig. 10-5. Imagem de exame de laringe evidenciando edema de Reinke por refluxo gastresofágico; observar também irregularidade na mucosa interaritenóidea (arquivo Paulo Pontes).

Tanto crianças como adultos podem apresentar laringoespasmos ocasionais, porém sua manifestação em episódios tem sido recentemente associada à presença de refluxo gastresofágico. Em crianças esta alteração é descrita como uma das possíveis causas da síndrome da morte súbita (Wetmore, 1993).

A ocorrência de laringoespasmo causado por substância ácida foi testada por Loughlin, Koufman, Averill, Cummins, Kim, Little, Miller & Meredith (2000), utilizando cinco cachorros como modelo. Os resultados demonstraram que não houve reação quando foram aplicadas substâncias com pH neutro, solução salina, água ou pepsina. Foi observado, entretanto, que, quando foi aplicada solução de ácido ou de ácido associado à pepsina, os cães apresentavam laringoespasmos recorrentes. O estudo sugere, também, que existem receptores sensitivos na laringe, responsáveis pelo disparo dos espasmos. Essa possibilidade foi apontada em virtude da interrupção dos laringoespasmos quando os autores realizaram a ressecção do nervo laríngeo superior.

Recentemente, o laringoespasmo associado a refluxo e rouquidão foi apresentado como um componente importante da chamada síndrome da laringe irritável (SLI), descrita por Morrison, Rammage, & Emami (1999). Os autores propõem essa síndrome como uma hipótese unificadora para os sintomas hipercinéticos de disfonia por tensão muscular, laringoespasmo episódico, globo faríngeo e tosse crônica. Na SLI ocorrem alterações plásticas neurais das redes de controle laríngeo do tronco cerebral, sendo que os neurônios controladores da laringe ficam em um estado "pronto para espasmo" *(spasm-ready state)*, podendo os sintomas ser disparados por vários estímulos. No estudo de 39 pacientes com SLI, sendo 33 mulheres e seis homens, com faixa etária média de 46 a 55 anos, o refluxo tinha um papel importante na maior parte desses pacientes (em mais de 90%).

Behlau & Pontes (2001) relatam um caso de uma cantora popular profissional, com 48 anos de idade e queixa de voz presa, propondo o diagnóstico de síndrome de laringe irritável. A cantora apresentava refluxo laringofaríngeo, laringite posterior, rouquidão e laringoespasmos, tendo sido tratada inicialmente com medicação anti-refluxo e posteriormente com reabilitação vocal. A influência do refluxo no disparo dos laringoespasmos era evidente nesta paciente.

Um exemplo de laringoespasmo induzido por refluxo aparece na Figura 10-6, durante a emissão de uma vogal sustentada.

Estenose laríngea

A doença do refluxo gastresofágico tem sido considerada o principal fator etiológico das estenoses laríngeas não causadas por lesões traumáticas, seja a estenose subglótica ou da região glótica posterior da laringe (Little, Koufman & Cohut, 1985; Koufman, 1991). Koufman (1995) encontrou presença de refluxo gastresofágico em 92% dos casos de estenose laríngea e sugeriu um tratamento agressivo com omeprazol e cirurgia para o refluxo na solução desses casos.

Fixação de cartilagens aritenóideas

A fixação uni ou bilateral das cartilagens aritenóideas, reduzindo ou impedindo completamente a movimentação da junta cricoaritenóidea, também tem sido relacionada com a presença de refluxo, pela irritação e corrosão tecidual nesta área (Koufman, 1995). Este diagnóstico é difícil e pode requerer manipulação da cartilagem aritenóidea ou eletromiografia de laringe para verificação da inervação motora.

Leucoplasias

As leucoplasias laríngeas, principalmente as de configuração mais difusa, também têm sido associadas ao refluxo gas-

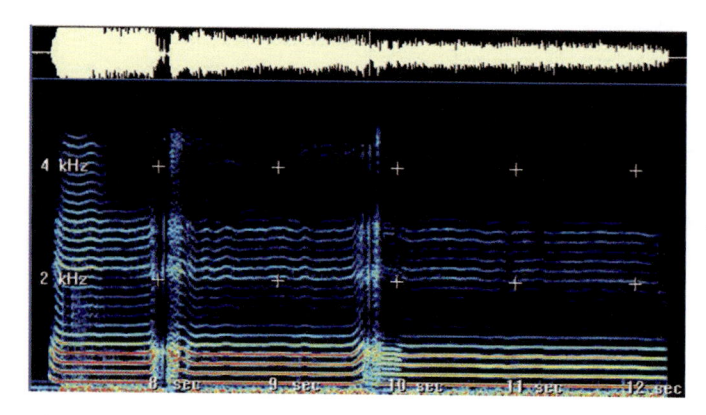

Fig. 10-6. Imagem de análise espectrográfica da emissão da vogal "é", sustentada, onde estão registrados dois laringoespasmos evidentes, prejudicando a estabilidade da emissão (programa GRAM-5.7, VOICE TOOLS).

tresofágico com manifestações laringofaríngeas. Deveney, Benner & Cohen (1993) relatam que seis de 13 pacientes com doença do refluxo gastresofágico apresentavam leucoplasia, considerada pelos autores como uma das lesões mais típicas dessa síndrome, ao lado da laringite e do edema laríngeo.

A presença de leucoplasia foi o segundo sinal mais comum da chamada síndrome do refluxo laringofaríngeo (Fig. 10-7) em 130 pacientes do Instituto da Laringe (INLAR), com diagnóstico de doença do refluxo confirmado, perdendo apenas para o espessamento da região posterior da laringe (Gomes, 1999). Nesses pacientes, são freqüentemente observados sinais de irritação generalizada da laringe e não a leucoplasia unilateral, concentrada e exofítica. O tratamento medicamentoso, por vezes associado à reabilitação vocal, pode oferecer remissão total da lesão.

Carcinoma de Laringe

Há evidências de que alguns pacientes com carcinoma de laringe possam ter tido o desenvolvimento desta lesão associada à presença da doença do refluxo gastresofágico com manifestações laringofaríngeas. Olson (1983) relata cinco casos de pacientes jovens, não-fumantes e não-consumidores de álcool, com carcinoma laríngeo na região posterior, nos quais o refluxo parece ter sido um cofator importante.

Ward & Hanson (1988) alertam sobre a possibilidade de uma úlcera de contato ou uma leucoplasia progredirem para carcinoma, em pacientes não-tabagistas e não-etilistas, que apresentam a doença do refluxo gastresofágico em grau moderado a severo, com irritação crônica de mucosa.

Koufman (1995) relata que a porcentagem de pacientes com carcinoma e refluxo associados é maior que a de pacientes fumantes com carcinoma. O autor sugere uma teoria de fatores multicausais para o aparecimento do câncer laríngeo, não associado apenas ao fumo, mas tendo o refluxo uma participação irritativa importante. Lima & Torres (2000) descreveram um caso de um paciente com 49 anos de idade, portador de doença do refluxo gastresofágico, não-fumante, com uso intensivo e abusivo de voz e diagnóstico anterior de laringite crônica. Em uma consulta subseqüente, após novo episódio de abuso vocal, apresentou ao exame laringológico, um aumento de massa vegetante, esbranquiçada, de aspecto irregular, na prega vocal esquerda, além de edema na região interaritenoídea. O exame histopatológico da lesão revelou carcinoma verrucoso, e o paciente foi submetido à cordectomia, seguida de reabilitação fonoaudiológica. No presente caso, o refluxo foi apontado como um fator carcinogênico importante.

Assim sendo, o refluxo gastresofágico deve ser considerado um fator de risco para o desenvolvimento do carcinoma de laringe (Morrison, 1988; Ward & Hanson, 1988; Koufman, 1991). Embora a relação entre refluxo e lesões malignas ainda tenha de ser comprovada, os dados de pHmetria e a descrição de casos na literatura sugerem essa possibilidade (Koufman, 1991 e 1995).

DIAGNÓSTICO DA DOENÇA DO REFLUXO GASTRESOFÁGICO

Uma anamnese completa e um exame médico físico cuidadoso e abrangente constituem o primeiro passo para um diagnóstico preciso nos casos de refluxo gastresofágico. A anamnese deve incluir perguntas pertinentes aos sinais e sintomas do refluxo gastresofágico, procurando também identificar os sinais e sintomas atípicos de refluxo, sua intensidade, duração e freqüência. O Consenso Brasileiro (Moraes-Filho, Ceccconello, Gama-Rodrigues, Castro, Henry, Meneghelli, Quigley & Brazilian Consensus Group, 2002) ainda definiu que devem ser esclarecidos todos os fatores de disparo e alívio das manifestações, além de se determinar o padrão de evolução do distúrbio ao longo do tempo e seu impacto na qualidade de vida do paciente.

Quando se procura particularizar uma manifestação laringofaríngea do refluxo gastresofágico, o paciente deve ser inquirido quanto à presença de pigarro, halitose, gosto ruim na boca, azia, necessidade de usar antiácidos, sensação de queimação retroesternal, digestão lenta e problemas digestivos, além de sintomas vocais como rouquidão, fadiga vocal e piora da qualidade vocal após as refeições.

Para melhor caracterização da doença do refluxo gastresofágico, o CB-RGE sugere a utilização da combinação de três critérios: clínico, endoscópico e pHmétrico (Moraes-Filho, Ceccconello, Gama-Rodrigues, Castro, Henry, Meneghelli, Quigley & Brazilian Consensus Group, 2002). Do critério endoscópico, o aspecto mais importante é a presença de esofagite erosiva. Quanto à pHmetria, o aumento de acidez é a característica principal. Do ponto de vista clínico, a situação é mais complexa, principalmente pelo envolvimento de vários órgãos, além do esôfago, que se apresentam envolvidos nas manifestações extra-esofágicas do refluxo, como os pulmões, a laringe, a faringe e a cavidade da boca. O consenso ainda definiu que para que o diagnóstico da doença do refluxo gastresofágico seja feito, o paciente deve apresentar os sintomas do refluxo com

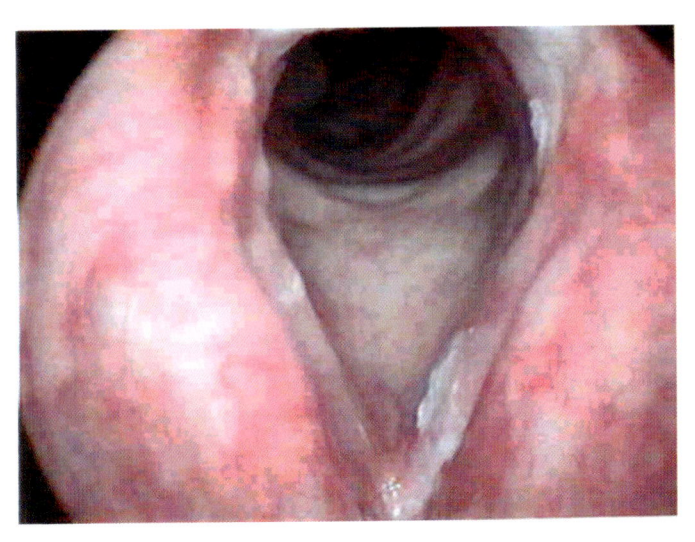

Fig. 10-7. Leucoplasia de prega vocal bilateral mais acentuada à esquerda, no terço médio e na região posterior da prega vocal, e mais rasa à direita, em paciente com doença do refluxo gastresofágico com manifestações laringofaríngeas (arquivo Paulo Pontes).

uma freqüência mínima de duas vezes por semana, de 4 a 8 semanas ou mais.

Quando há queixa vocal, o papel do otorrinolaringologista é muito importante, tanto no diagnóstico como no tratamento. O exame físico do paciente deve incluir uma laringoscopia direcionada à pesquisa de sinais freqüentes, nas quais se deve buscar a presença de uma série de alterações já relatadas no item anterior.

O exame clínico deve ser complementado com testes para avaliação do refluxo. Pela quantidade de avaliações disponíveis, deve-se realizar somente aqueles que são mais úteis para o paciente, levando em consideração custo, conforto e possibilidade de realização. Além da pHmetria, o videodeglutograma tem sido sugerido como uma avaliação importante, além de análise perceptivo-auditiva e acústica da voz, que podem oferecer dados complementares. Em alguns casos, pode ser necessária a realização de prova terapêutica e alguns testes pulmonares (Koufman, Sataloff & Toohill, 1996).

Endoscopia

A endoscopia é o primeiro exame a ser realizado na suspeita da doença do refluxo gastresofágico, particularmente se o paciente tem idade superior a 40 anos e apresenta os sintomas de alarme: disfagia, odinofagia, anemia, hemorragia digestiva e perda de peso, contudo, a ausência de alterações endoscópicas não exclui o diagnóstico de refluxo, pois de 25 a 50% de indivíduos com a doença do refluxo possuem endoscopia normal (Moraes-Filho, Cecconello, Gama-Rodrigues, Castro, Henry, Meneghelli, Quigley & Brazilian Consensus Group, 2002).

pHmetria de 24 horas

A pHmetria é um exame de alta especificidade, sendo capaz de detectar e quantificar o refluxo gastresofágico, medindo o nível de acidez do esôfago, mas não é uma avaliação perfeita. O exame é realizado através de uma sonda nasal introduzida até a região do esfíncter esofágico inferior, contendo um eletrodo posicionado a 5 cm acima deste, com sensores de pH para medir a acidez do esôfago. A sonda é fixada no corpo do paciente com fita adesiva (Fig. 10-8) e conectada a um pequeno computador (aparelho de registro do pH) que monitora o paciente e os eventos de refluxo, fornecendo informações importantes para o diagnóstico e sua caracterização, verificando as ocorrências e duração dos episódios. Neste procedimento podem ser acrescentados outros eletrodos, se necessário, para obtenção de um diagnóstico mais preciso. Recomenda-se que para pacientes com sintomas de refluxo laringofaríngeo seja realizada a pHmetria com dois eletrodos, como apresentado na Figura 10-8, sendo um situado a 5 cm do esfíncter inferior e outro 20 cm acima, documentando desta forma também o refluxo distal.

Assim, a pHmetria por 24 horas, com dois eletrodos, um esofágico e outro faríngeo, é considerada uma evolução na avaliação do refluxo, pois permite realizar uma análise contínua e dinâmica dos eventos do refluxo gastresofágico, durante o período de um dia, oferecendo um índice de ocorrência mais preciso, com informações sobre o número de episódios de refluxo e quantas vezes o pH foi anormal. Durante o exame, além dos dados fornecidos pela sonda, o paciente deve informar todas as atividades que estava realizando, cada vez que sente sintomas de refluxo, para que se possa traçar um mapa de associações.

Toda vez que o pH no esôfago for menor que 4, considera-se que houve um episódio de refluxo. As variáveis estudadas neste exame são: a porcentagem de tempo que o pH no esôfago foi menor que 4; o número de episódios por hora que o pH permaneceu menor que 4 durante mais do que 5 minutos; além do episódio de refluxo de maior duração. Esses valores são calculados pelo tempo total e pelo tempo em que o paciente se encontrava nas posições horizontal e vertical (Richter & Castell, 1982; Koufman, Wiener, Wu & Castell, 1988).

Videodeglutograma

O videodeglutograma é um exame relativamente fácil, que consiste na obtenção de uma imagem radiológica dinâmica, com utilização de contraste, geralmente bário, para que seja avaliada a presença de refluxo gastresofágico por análise visual do caminho do líquido durante a deglutição (Fig. 10-9). Apesar de ser um exame mais confortável que a pHmetria, não é considerado um exame de alta confiabilidade para a avaliação do refluxo. Richter & Castell (1982) descrevem uma porcentagem de 40% de falsos negativos e consideram o exame útil para um estudo inicial de refluxo e para excluir outros diagnósticos possíveis, como alterações anatômicas importantes.

Loughlin, Koufman, Averill, Cummins, Kim, Little, Miller & Meredith (2000) defendem a realização do videodeglutograma, pois acreditam que este exame permite a avaliação de anormalidades estruturais e neoplásicas do esôfago, assim como alterações funcionais que não podem ser observadas na pHmetria, como a presença de ondas terciárias e espasmos, que são distúrbios motores do esôfago.

Exames Complementares

As análises perceptivo-auditiva e acústica de pacientes com doença do refluxo gastresofágico devem fazer parte da avaliação do paciente com queixa e sintomas vocais e laríngeos de refluxo, pois oferecem dados importantes e complementares. Ross, Noordzji & Woo (1998), em estudo com 49 pacientes com refluxo gastresofágico, observaram que, quando comparados com um grupo normal, sem queixas e sem diagnóstico de refluxo, os indivíduos com refluxo apresentavam diferenças significantes em parâmetros como tensão musculoesquelética, ataque vocal brusco, uso habitual de som basal e presença de rouquidão. Neste mesmo estudo, os autores não encontraram diferenças significantes entre os dois grupos, para índices de medidas acústicas como as perturbações a curto prazo, *jitter* e *shimmer*. Um exemplo de análise acústica, pré e pós-tratamentos medicamentoso e fonoaudiológico para refluxo gastresofágico está na Fig. 10-10.

A importância da avaliação acústica nos casos de refluxo pode ser observada em um estudo realizado por Shaw, Searl, Young, & Miner (1996), com 68 pacientes com sintomas de

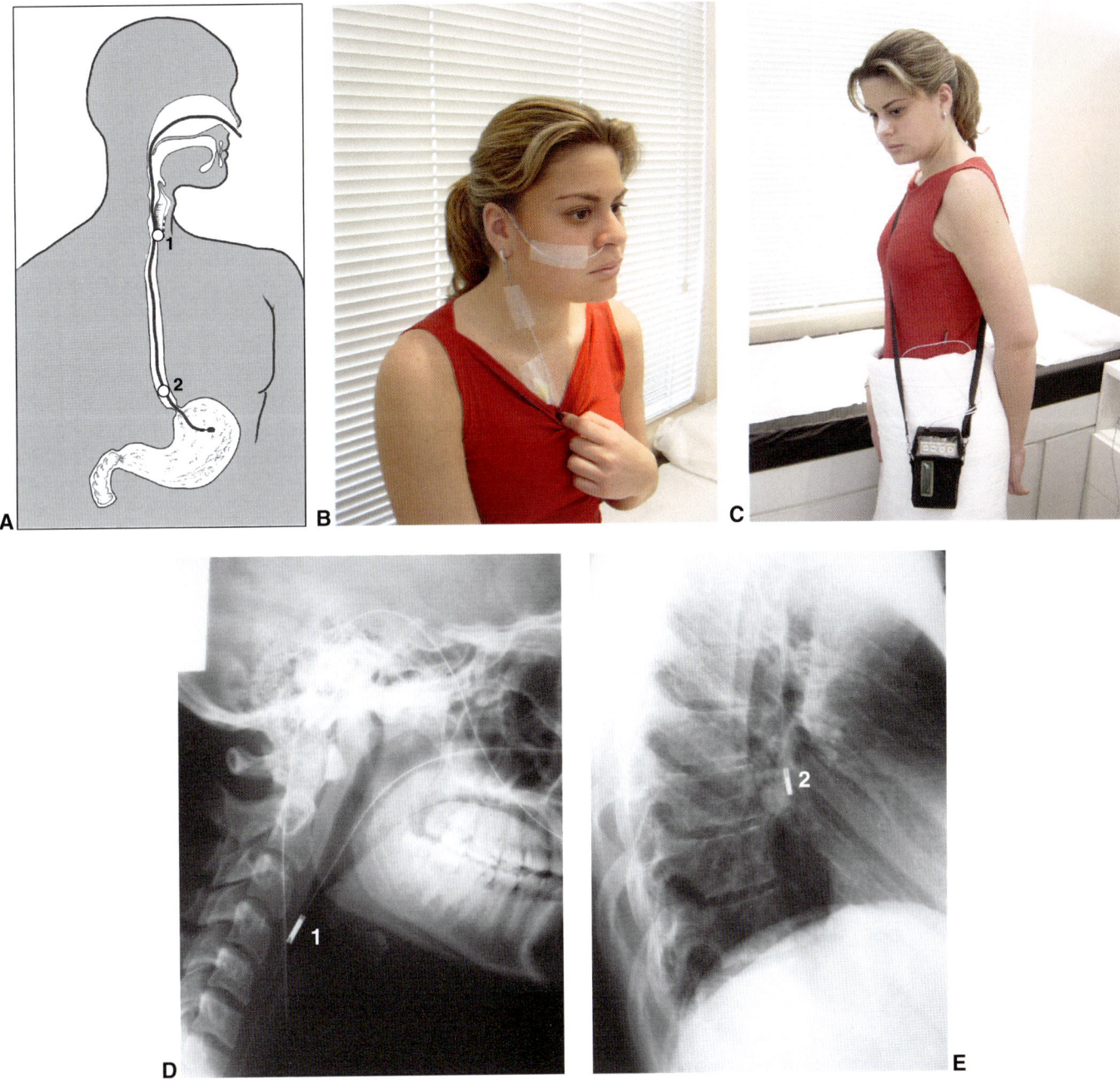

Fig. 10-8. A. pHmetria com dois eletrodos. *B.* Eletrodos colocados (1. proximal e 2. distal) e sonda fixada com fita adesiva. *C.* Indivíduo com monitor de 24 horas para registro dos episódios de refluxo. *D.* Eletrodo proximal, colocado a 20 cm acima do esfíncter esofágico inferior, logo abaixo do esfíncter esofágico superior. *E.* Eletrodo distal, colocado a 5 cm acima do esfíncter esofágico inferior (cortesia de Renato Caran).

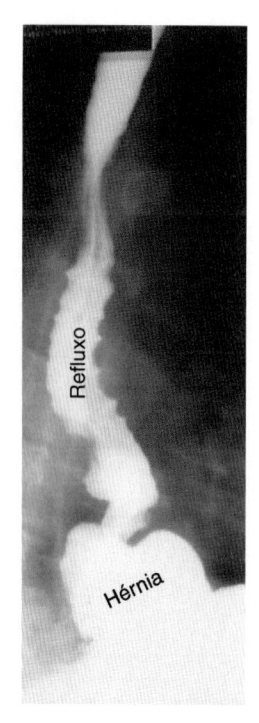

Fig. 10-9. Imagem de videodeglutograma para análise de refluxo gastresofágico em paciente com hérnia de hiato (arquivo Renato Caran).

refluxo. Estes pacientes foram tratados por meio de medicamentos anti-refluxo e 85% obtiveram melhora nos sintomas. Os pacientes também foram submetidos à avaliação acústica, na qual se observou melhora nos seguintes parâmetros: *jitter*, *shimmer*, freqüência habitual e extensão vocal.

TRATAMENTO DO PACIENTE COM DOENÇA DO REFLUXO GASTRESOFÁGICO COM MANIFESTAÇÕES LARINGOFARÍNGEAS

Para que o tratamento do paciente com doença do refluxo gastresofágico e manifestações laringofaríngeas seja efetivo, é importante que se compreenda que a doença do refluxo gastresofágico é uma alteração crônica que apresenta recorrência rápida se o tratamento for subdosado ou interrompido; por isso, para alcançar o sucesso desejado, o tratamento deve ser realizado de modo continuado e prolongado. Isto requer conscientização do paciente sobre a importância de sua aderência ao tratamento e da necessidade de manutenção da dose administrada e dos horários de medicação.

Segundo Sataloff, Castell, Katz & Sataloff (1999) há quatro objetivos a serem considerados no tratamento do paciente com refluxo gastresofágico: eliminação de sintomas, cicatrização de mucosa, tratamento de complicações e manutenção do refluxo assintomático. O tratamento deve combinar mudanças de estilo de vida, terapia farmacológica e, dependendo da situação, cirurgia anti-refluxo (Koufman, 1995; Sataloff, Castell, Katz & Sataloff, 1999). A intervenção fonoaudiológica pode ser utilizada de modo complementar ao tratamento médico, ou no tratamento das lesões laríngeas secundárias ao refluxo, bastante freqüentes.

Koufman (1995) descreve três níveis de tratamento do refluxo e afirma que os procedimentos devem ser individualizados de acordo com a severidade do problema e a necessidade de uma boa qualidade vocal do paciente. No primeiro nível trabalha-se com modificação de dieta e mudanças práticas de estilo de vida, além da utilização de antiácidos líquidos; no segundo nível acrescentam-se medicamentos bloqueadores de hidrogênio associados ou não a agentes procinéticos; finalmente, no terceiro nível, além do que é empregado nos níveis anteriores, com o aumento da dosagem das medicações, é possível considerar a realização de cirurgias, como a fundoplicadura do estômago.

Algumas sugestões de estratégias para controlar o refluxo gastresofágico, tanto no que diz respeito à modificação de dieta como a alterações no estilo de vida, estão descritas no Quadro 10-2.

Mudança de Hábitos

Uma vez que a relação entre o refluxo e os sinais laríngeos e vocais não é clara para o paciente, é essencial que os clínicos expliquem, de modo simplificado, o mecanismo envolvido. Se essa orientação não for oferecida, o paciente pode acreditar que não soube explicar bem seus sintomas ao médico, ou que lhe foi receitada medicação errada. É muito importante para o sucesso do tratamento que o paciente compreenda as causas dos sintomas e a razão para a necessária modificação de seus hábitos.

Algumas estratégias devem ser realmente reforçadas. A elevação da cama é uma manobra simples e efetiva, tanto para a diminuição do refluxo propriamente dito como para impedir que este atinja a laringe em ocorrências ocasionais. A elevação deve ser realizada colocando-se um objeto sob os pés da cabeceira da cama, ou embaixo do colchão, de forma que todo este se eleve. Não é recomendável colocar mais travesseiros, pois isto pode elevar ainda mais a pressão na região do estômago e conseqüentemente, produzir um aumento do refluxo (Sataloff, Castell, Katz & Sataloff, 1999); além disso, a movimentação do corpo durante a noite acaba tirando os travesseiros da posição desejada.

A modificação da dieta alimentar também é essencial para a redução dos sintomas apresentados. Cafeína, álcool, gordura, cítricos e chocolates são irritantes da mucosa que aumentam a produção de ácido gástrico e podem diminuir a pressão do esfíncter esofágico inferior. Outros fatores que contribuem para o aumento do refluxo e relaxamento do esfíncter inferior são o excesso de alimentos e as refeições pouco tempo antes de dormir. Por isso, recomenda-se uma dieta leve, principalmente à noite, e um período mínimo de três horas entre a ingestão dos alimentos e o sono. Quanto a medicamentos para outras finalidades, convém lembrar que o consumo habitual de aspirinas pode irritar a mucosa esofágica, assim como o uso continuado de tranqüilizantes pode relaxar o esfíncter faríngeo inferior, favorecendo o refluxo.

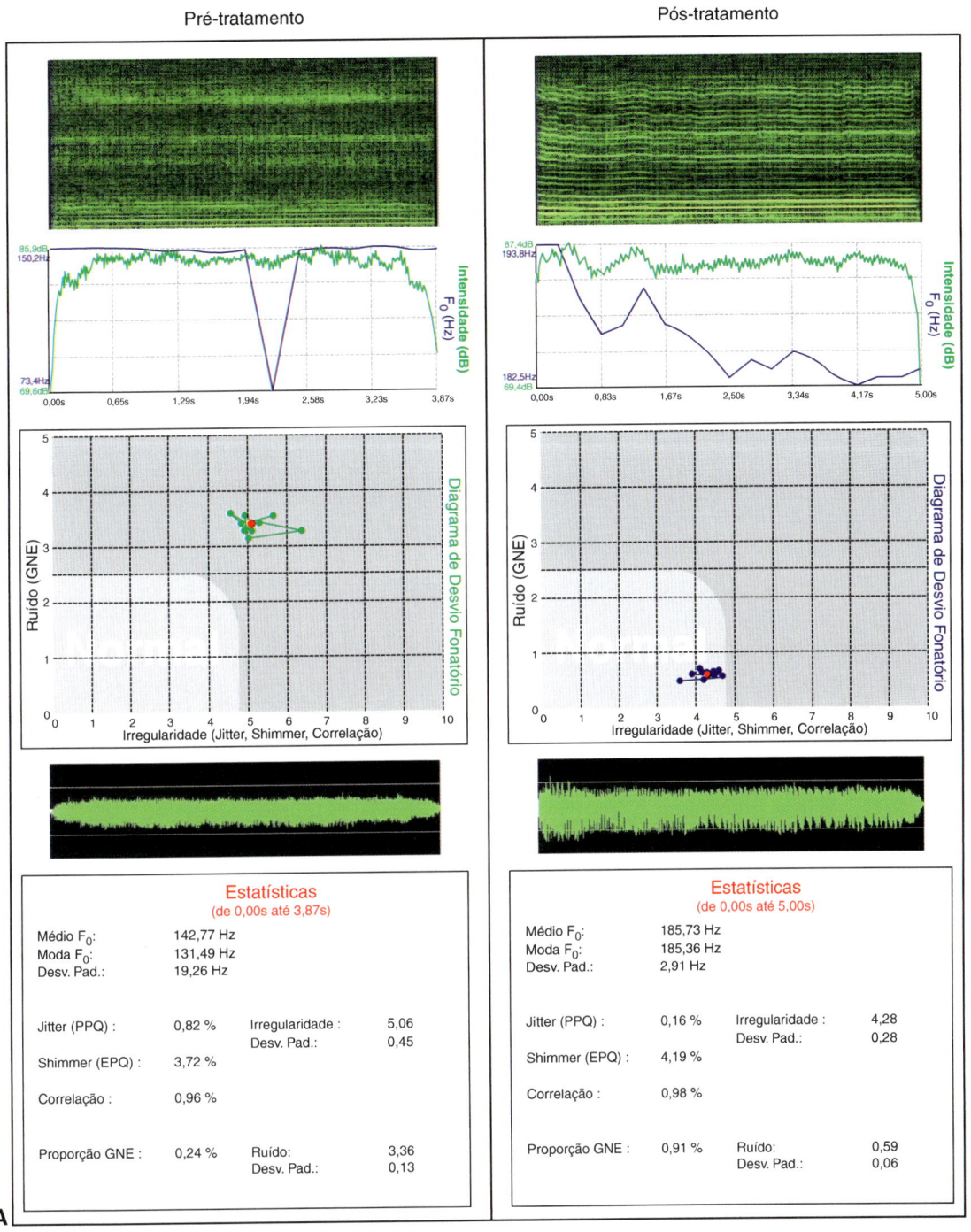

Fig. 10-10. Comparação *(A)* pré e *(B)* pós-tratamentos medicamentoso e fonoaudiológico, durante 2 meses, em paciente atriz, 58 anos de idade, com refluxo gastresofágico; observar no gráfico superior o traçado espectrográfico com poucos harmônicos e muito ruído; verificar no diagrama de desvio fonatório a inserção da voz da paciente dentro do gráfico de distribuição de normalidade; comparar os parâmetros acústicos e observe a elevação da freqüência fundamental e a redução dos índices de perturbação e das medidas de ruído (VOX METRIA, CTS).

Quadro 10-2. Sugestões de estratégias para controlar o refluxo gastresofágico

1. Não comer na cama, antes de dormir
2. Não deitar antes de 3 horas após as refeições
3. Não comer no meio da noite, particularmente evitando chocolates
4. Comer porções pequenas, para evitar a pressão de um estômago cheio
5. Reduzir o consumo de alimentos gordurosos, muito condimentados e frituras
6. Evitar excesso de leite, queijos e derivados
7. Evitar consumo de álcool, principalmente à noite, sobretudo antes de dormir
8. Evitar o excesso de consumo de produtos com cafeína: café, balas de café, chá preto ou mate, chimarrão e refrigerantes com cola
9. Evitar bebidas gasosas, refrigerantes e em especial as bebidas dietéticas
10. Evitar consumo de sucos cítricos: laranja, limão, tangerina, abacaxi e acerola
11. Evitar a ingestão excessiva de tomates, molhos de tomate e cebolas
12. Evitar chocolates e achocolatados líquidos
13. Evitar balas em geral, chicletes e uso habitual de aspirina
14. Fracionar a alimentação diária em diversas refeições
15. Elevar a cabeceira da cama de 10 a 15 cm para manter o ácido no estômago
16. Não usar roupas muito apertadas na cintura e no tórax
17. Reduzir o peso, se necessário
18. Controlar o estresse
19. Deixar de fumar, pois o fumo favorece o refluxo
20. Controlar a coordenação fonodeglutitória, evitando engolir ar enquanto fala

O tabagismo, além de diminuir a pressão do esfíncter gastresofágico e potencialmente irritar a mucosa do trato respiratório, atrasa o esvaziamento esofágico, favorecendo o aumento da freqüência do refluxo (Sataloff, Castell, Katz & Sataloff, 1999).

Tratamento Medicamentoso

O tratamento medicamentoso para o refluxo pode envolver agentes farmacológicos variados, tais como antiácidos, bloqueadores de hidrogênio, agentes procinéticos e inibidores de bomba de próton. A doença do refluxo é uma doença crônica e, portanto, a aderência ao tratamento proposto é crucial para seu controle. O Consenso Brasileiro definiu como 6 semanas o tempo mínimo de administração de medicamentos, com reavaliação na 12ª semana; quando a resposta é negativa apesar de 12 semanas de tratamento, deve-se dobrar a dose para outras 12 semanas antes de ser declarado o insucesso no tratamento (Moraes-Filho, Cecconello, Gama-Rodrigues, Castro, Henry, Meneghelli, Quigley & Brazilian Consensus Group, 2002).

O uso de antiácidos em pacientes que já utilizam medicamentos inibidores de H_2 ou inibidores da bomba de próton, é controvertido. Contudo, acredita-se que principalmente os profissionais da voz, sobretudo cantores, beneficiam-se dessa associação, quando se obtém melhora apenas parcial com os outros medicamentos (Sataloff, Castell, Katz & Sataloff, 1999).

Os bloqueadores de hidrogênio diminuem o ácido gástrico propriamente dito e não têm ação no mecanismo do esfíncter esofágico inferior. Tais medicamentos são bem tolerados pela maior parte dos indivíduos e raramente apresentam efeitos colaterais, diminuindo a azia em 60% dos pacientes com refluxo. Apesar de todas as vantagens destes medicamentos, os resultados obtidos em tratamentos com bloqueadores de H_2 não são tão eficientes quanto aqueles obtidos com os inibidores de bomba de próton. Somente uma média de 48% dos pacientes com anormalidades de mucosa obtém resultado satisfatório com este medicamento (Sataloff, Castell, Katz & Sataloff, 1999).

Os agentes procinéticos são medicamentos que aceleram o esvaziamento do esôfago e estômago, promovendo um aumento da pressão do esfíncter inferior. As duas drogas mais usadas são: cisaprida, que pode ter como efeitos colaterais diarréia e náuseas, e metoclopramida, que pode apresentar efeitos colaterais em sistema nervoso central. Os resultados obtidos com o uso isolado de medicamentos procinéticos são muito próximos àqueles obtidos com os bloqueadores de H_2, mas, se associados, há uma melhora maior nos sintomas apresentados (Sataloff, Castell, Katz & Sataloff, 1999).

Os inibidores de bomba de próton, omeprazol e lanzoprazol, promovem a inibição da produção do ácido gástrico. A introdução desses medicamentos na clínica laringológica modificou o panorama do tratamento do refluxo. O uso dos inibidores de bomba de próton produz um resultado bem melhor do que aquele conseguido com os bloqueadores de H_2, embora não exista um consenso sobre a duração e dosagem do tratamento.

O uso do omeprazol pode ser necessário por um período que pode durar de semanas a meses (Koufman, 1995). Estudos mostram que uma média de 85% dos pacientes tratados com omeprazol apresentam melhora de sintomas (Shaw, Searl,

Young & Miner, 1996), mas alguns autores acreditam que, apesar da sua alta efetividade, alguns pacientes não respondem bem ao tratamento em razão de uma subdosagem (Bough, Sataloff, Castell, Hills, Gideon & Spiegel, 1995).

Cobeta & Pérez (2001), em resultados preliminares de um estudo realizado com 37 pacientes apresentando refluxo gastresofágico e tratados com omeprazol e cisaprida, observaram uma melhora significativa dos sintomas digestivos, porém, uma melhora apenas moderada dos sinais e sintomas laríngeos. Os autores acreditam que seja necessário determinar se a limitação nos resultados é devida a uma falha na dosagem ou no tempo de duração do tratamento.

O uso do omeprazol é também recomendado como teste diagnóstico para aqueles pacientes com sintomas de refluxo que não obtêm comprovação da doença através de exames objetivos (Koufman, 1995).

Tratamento Cirúrgico

O uso de tratamentos cirúrgicos pode ser necessário em casos de refluxo severo, quando houve falha no tratamento clínico medicamentoso, ou quando foram observadas complicações importantes, como ulcerações, sangramentos e estenose esofágica. Também é considerado um critério de indicação cirúrgica a necessidade de manutenção prolongada de inibidores de bomba de próton, especialmente em pacientes com idade inferior a 40 anos (Moraes-Filho, Cecconello, Gama-Rodrigues, Castro, Henry, Meneghelli, Quigley & Brazilian Consensus Group, 2002).

Devault & Castell (1995) defendem o uso de procedimentos cirúrgicos quando há diminuição de pressão do esfíncter inferior do esôfago, devendo-se considerar diversos fatores, entre os quais a idade e a resistência do paciente, assim como o efeito de outros tratamentos alternativos. Contudo, pacientes com motilidade esofágica ineficiente e que tenham como principais sintomas os de natureza respiratória não respondem tão bem aos procedimentos cirúrgicos (Figueiredo & Jacob, 2002).

Sataloff, Castell, Katz & Sataloff (1999) acreditam que a cirurgia é indicada para pacientes que apresentam sintomatologia persistente, apesar do tratamento medicamentoso, ou quando há intolerância às drogas. A cirurgia também pode ser indicada nos casos em que há laringoespasmo, com risco aparente de vida, e também quando há intolerância ou restrições quanto ao uso prolongado da medicação anti-refluxo.

Há dois procedimentos cirúrgicos básicos: a hiatoplastia e a fundoplicatura do esôfago. A hiatoplastia é a aproximação dos pilares mediais do diafragma, e a fundoplicatura consiste em envolver o esôfago com o estômago para reforçar o esfíncter esofágico inferior.

A fundoplicatura do estômago tem sido a técnica mais recomendada para a correção cirúrgica do refluxo gastresofágico, principalmente por ser um procedimento efetivo e de baixo risco cirúrgico, quando comparado às antigas técnicas de cirurgias abdominais. A fundoplicatura pode ser realizada por laparoscopia, e a estratégia empregada é a de rodar a parte inferior do esôfago com o próprio estômago, ou seja, envolver o esôfago distal com o fundo do estômago, dando-se pontos entre os dois órgãos para se fixar o procedimento. Este procedimento evita a transposição do estômago para o tórax, assim como reforça a função do esfíncter distal. A pressão normal do esfíncter inferior do esôfago é reestabelecida e não ocorre mais a penetração do refluxo para dentro do esôfago. No pós-operatório, o paciente deve submeter-se a uma adaptação de dieta, com alimentos leves nas primeiras semanas. É comum a ocorrência de dor nas primeiras horas após a cirurgia.

Spechler (1992) comparou o resultado dos tratamentos cirúrgico e medicamentoso em pacientes com doença do refluxo gastresofágico, em grau severo, concluindo que a cirurgia foi mais efetiva, oferecendo maior satisfação ao paciente e melhores resultados; contudo, como ressaltado por Sataloff, Castell, Katz & Sataloff (1999), esse estudo foi realizado antes da introdução dos inibidores de bomba de próton.

Há menos de dez anos, os primeiros relatos de laparoscopia cirúrgica para o tratamento do refluxo foram apresentados na literatura (Geagea, 1991) com bons resultados. Assim, a videocirurgia laparoscópica trouxe uma simplificação dos procedimentos cirúrgicos que anteriormente requeriam ampla incisão abdominal.

Tratamento Fonoaudiológico

Não existe tratamento fonoaudiológico especificamente direcionado para o refluxo gastresofágico, uma vez que não se pode agir voluntariamente sobre os esfíncteres esofágicos. Desta forma, a ação fonoaudiológica diz respeito à análise da influência do comportamento vocal como fator causal ou de manutenção da disfonia do paciente.

Verificando-se a ocorrência de alterações do comportamento vocal, quer sejam causais, co-ocorrentes ou conseqüentes à presença do refluxo, deve-se proceder ao estabelecimento de uma produção de voz adaptada. Na presença de lesões secundárias, é possível desenvolver um processo de reabilitação que favoreça a reabsorção dessas lesões, a melhoria da movimentação de mucosa, uma coaptação glótica mais adequada e, como objetivo final, uma produção vocal que não agrave ainda mais as alterações vocais apresentadas pelo paciente. Além disso, devido à constância do atendimento fonoaudiológico, o terapeuta pode auxiliar o paciente a manter a adesão ao protocolo de refluxo empregado, principalmente quanto à observância das estratégias de modificação de dieta e estilo de vida.

SÍNTESE

1. O refluxo gastresofágico é o fluxo retrógrado do conteúdo gástrico para o esôfago, considerado uma ocorrência fisiológica universal, quando eventual; já a doença do refluxo é a exacerbação desse fluxo retrógrado, de modo crônico, com sintomas presentes pelo menos duas vezes por semana, por no mínimo 4 semanas.
2. O paciente com a doença do refluxo gastresofágico pode apresentar manifestações esofágicas (pirose, azia, dor retroesternal e sensação de fluxo retrógrado) e extra-esofágicas, como pulmonares, otorrinolaringológicas e orais; quando a doença do refluxo gastresofágico apresenta manifestações laringofaríngeas, rouquidão e sensação de bolo são os sintomas mais comumente observados.
3. As manifestações vocais mais comuns, além da rouquidão, incluem a presença de fadiga vocal e quebras de sonoridade; contudo, tais manifestações não são exclusivas de pacientes com refluxo e devem ser avaliadas cuidadosamente, pois podem corresponder a desvios do comportamento vocal.
4. As principais alterações laríngeas do refluxo gastresofágico com manifestações laringofaríngeas localizam-se de maneira predominante na região posterior da laringe, podendo haver também alterações generalizadas; são comumente observados: edema da região cricoaritenóidea, eritema de laringe e de cartilagens aritenóideas, granulomas, úlceras de contato, leucoplasias e edema difuso, além de alterações severas que colocam em risco a vida do paciente, como o laringoespasmo e o carcinoma de pregas vocais.
5. A avaliação do paciente com queixa laríngea e vocal, sob suspeita de presença de refluxo, é multidisciplinar e complexa, não havendo um exame único e específico que comprove a relação entre o refluxo, a queixa do paciente e as alterações observadas na laringoscopia.
6. O primeiro passo do tratamento é fazer o paciente compreender a relação entre o refluxo e as alterações vocais ou laríngeas observadas, já que a relação entre esôfago, deglutição e voz é muito distante para o leigo.
7. O tratamento do paciente requer a observância de uma série de estratégias de modificações de hábitos alimentares e estilo de vida, tais como elevação dos pés da cabeceira da cama, intervalo de 3 horas entre a refeição e o sono, redução na quantidade de ingestão de alimentos, além de limitação do consumo de substâncias que promovam o refluxo ou relaxam o estíncter esofágico, como os sucos cítricos e o chocolate.
8. A terapia medicamentosa, com dosagem adequada de substâncias anti-refluxo e procinéticas, realizada continuadamente e por um longo período, parece ser o recurso mais efetivo no controle da doença do refluxo.
9. Cirurgias abdominais, como a fundoplicatura do estômago, que consiste na rotação deste ao redor do esôfago distal, podem ser realizadas por laparoscopia com bons resultados, sendo indicada quando o refluxo é incontrolável, ou quando não há tolerância adequada aos medicamentos prescritos.
10. O tratamento fonoaudiológico consiste em auxiliar o paciente a manter a adesão ao protocolo do refluxo, tratar as lesões secundárias decorrentes e prevenir o desenvolvimento de ajustes compensatórios negativos.

REFERÊNCIAS BIBLIOGRÁFICAS

Behlau M, Pontes P. Síndrome da laringe irritável – SLI. Apresentação de um caso. In: Behlau M (Org.) *O melhor que vi e ouvi III*. Rio de Janeiro: Revinter, 2001. 102-10p.

Benninger M. Treatment of dysphonias secondary to gastroesophageal reflux. In: Clemente MP (ed.) *Voice Update*. Amsterdam: Elsevier, 1996. 63-7p.

Bough DI, Sataloff RT, Castell DO, Hills JR, Gideon RM, Spiegel JR. Gastroesophageal reflux laryngitis resistant to omeprazole therapy. *J Voice* 1995;9:205-11.

Cherry J, Margulies SI. Contact ulcer of the larynx. *Laryngoscope* 1968;78:1937-40.

Cobeta I, Pérez C. *Manifestações laríngeas do refluxo gastresofágico*. In: Behlau M (Org.) *O melhor que vi e ouvi III*. Rio de Janeiro: Revinter, 2001. (no prelo).

Cote DN, Miller RH. The association of gastroesophageal reflux and otolaryngeal disorders. *Compr Ther* 1995;21:80-4.

Delahunty JE, Cherry J. Experimentally produced vocal cord granulomas. *Laryngoscope* 1968;78:1941-47.

Devault KR, Castell DO. Guidelines for the diagnosis and treatment of gastroesophageal reflux disease. *Arch Intern Med* 1995;155:2165-2173.

Deveney CW, Benner MK, Cohen J. Gastroesophageal reflux and laryngeal disease. *Arch Surg* 1993;128:1021-7.

Feder R, Michell MJ. Hiperfunctional, hiperacid and intubation granulomas. *Arch. Otolaryngol* 1984;110:582-4.

Figueiredo LAP, Jacob CE. Refluxo gastresofágico em otorrinolaringologia. In: Campos C, Costa HOO (eds.) *Tratado de otorrinolaringologia*. São Paulo: Roca, 2002. 509-23p.

Fraser AG. Review article: gastroesophageal reflux and laryngeal disease. *Arch Surg* 1993;128:1021-7.

Freeland AP, Ardran GM, Emry S, Roberts E. Globus hystericus and reflux esophagitis. *J Laryngol Otol* 1974;88:1025-31.

Geagea T. Laparoscopic Nissen´s fundoplication preliminary report on tem cases. *Surg Endosc* 1991;5:170-73.

Gerhardt DC, Shuck TL, Bordeaux RA. Human upper esophageal sphincter. *Gastroenterology* 1978;75:268-74.

Giudicelli R, Dupin B, Surpas RI. Gastroesophageal reflux and respiratory manifestations: diagnostic approach, therapeutic indications and results. *Amer Chir* 1990;47:552-4.

Goldberg M, Noyer A, Pritzker K. Laryngeal granuloma secondary to gastro-esophageal reflux. *J Otolaryng* 1978;7:96-202.

Gomes A. Síndrome laringo-faríngea do refluxo: sinais e sintomas. *Monografia. Especialização. União Social Camiliana* São Paulo, 1999.

Jones NS, Lannigan FJ, McCullagh M, Anggiansah A, Owen W, Harris TM. Acid reflux and hoarseness. *J Voice* 1990;4:355-8.

Hawkins BL. Laryngopharyngeal reflux: a modern day "great masquerada". *J Ky Med Assoc* 1997;95:9:379-85.

Hamam AC, Kyrillos L. Refluxo gastresofágico e abuso vocal: uma associação que pode resultar em granuloma de prega vocal. In: Behlau M (Org.) *O melhor que vi e ouvi II. Atualização em laringe e voz*. Rio de Janeiro: Revinter, 2000. 208-17p.

Kim CD. Estudos de alterações da laringe e hipofaringe relacionadas às queixas otorrinolaringológicas sugestivas de refluxo gastresofágico. *Tese de Mestrado. Hospital do Servidor Público Estadual Francisco Morato de Oliveira*. São Paulo, 1999.

Kyrillos LC, Rocha AF, Gomes A, Gadelha ME, Pontes P. In: *Syndrome laryngo-pharyngeal reflux (SLRF)*. 2nd. World Voice Congress – Scientific Program, São Paulo, 1999. 118p.

Koufman JA, Wiener GJ, WU WC, Castell DO. Reflux laryngitis and its sequelae: the diagnostic role of ambulatory 24-hour pH monitoring. *J Voice* 1988;2:78-89.

Koufman JA. Aerodigestive manifestations of gastroesophageal reflux disease (GERD): a clinical investigation of 225 patients using ambulatory 24-hour pH monitoring and an experimental investigation of the role of acid and pepsin in the development of laryngeal injury. *Laryngoscope* 1991;101(Suppl. 53):1-78.

Koufman J. Gastroesophageal reflux and voice disorders. In: Rubin J, Sataloff R, Korovin G, Gould W (eds.) *Diagnosis and treatment of voice disorders*. New York: Igaku-Shoin, 1995.

Koufman J, Sataloff RT, Toohill R. Laryngopharyngeal reflux: consensus conference report. *J Voice* 1996;10:215-16.

Lima JFP, Torres MLG. Carcinoma verrucoso por RGE. In: Behlau M (Org.) *O melhor que vi e ouvi II. Atualização em laringe e voz*. Rio de Janeiro: Revinter, 2000. 218-27p.

Little FB, Koufman J, Cohut RI. Effect of gastric acid on the pathogenesis of subglottic stenosis. *Ann Otol Rhinol Laryngol* 1985;94:516-9.

Locke GR, Talley NJ, Fett SL, Zinsmeister AR, Maelton LJ. Prevalence and clinical spectrum of gastroesophageal reflux: a population based study in Olmestead Country, Minesota. *Gastrenterology* 1997;112:5-12.

Loughlin CJ, Koufman JA, Averill DB, Cummins MM, Kim YD, Little JP, Miller IJ, Meredith JW. Disponível em /http://www.bgsm.edu/voice/dogspasm.html/.Acesso em 24 de maio de 2000.

Lumpkin SMM, Bishop SG, Katz PO. Chronic dysphonia secondary to gastroesophageal reflux disease (GERD): diagnosis, using simultaneous dual-probe prolonged pH monitoring. *J Voice* 1989;3:351-5.

Macedo Filho EC. Conceitos e fisiologia aplicada da deglutição. In: Macedo Filho E, Pissani JC, Carneiro J, Gomes G (eds.) *Disfagia. Abordagem multidisciplinar*. São Paulo: Frôntis, 1998. 3-8p.

Maffei C. Avaliação laringológica e comportamental vocal em pacientes portadores de refluxo gastresofágico. *Monografia. Especialização. Centro de Estudos da Voz*. São Paulo, 1993.

Moloy PJ, Charter R. The globus symptoms: incidence, therapeutic response, and age and sex relationships. *Arch Otolaryngol* 1982;108:740-4.

Moraes-Filho JPP, Cecconello I, Gama-Rodrigues J, Castro LP, Henry MA, Meneghelli U, Quigley E, Brazilian Consensus Group. Brazilian consensus on gastroesophageal reflux disease: proposals for assessment, classification, and management. *Am J Gastroenterol* 2002;97:241-246.

Morrison MD. Is chronic gastroesophageal reflux a causative factor in glottic carcinoma? *Otolaryngol Head Neck Surg* 1988;99:370-73.

Morrison M, Rammage L, Emami AJ. The irritable larynx syndrome. *J Voice* 1999;13:447-55.

Olson NR. Effects of stomach acid on the larynx. *Proc Amer Laryngol Assoc* 1983;104:108-12.

Richter JE. Extraesophageal presentations of gastroesophageal reflux disease. *Semin. Gastrointest. Dis* 1997;8:75-89.

Richter JE, Castell DO. Gastroesophageal reflux: pathogenesis, diagonis and therapy. *Ann Intern Med* 1982;97:93-103.

Ross J, Noordzji JP, Woo P. Voice disorders in patients with suspected laryngo-pharyngeal reflux disease. *J Voice* 1998;12:84-8.

Rothstein S, Reflux and vocal disorders in singers with bulimia. *J Voice* 1998;12:89-90.

Sataloff RT, Castell DO, Sataloff DM, Spiegel JS, Hawkshaw M. Reflux and other gastroenterologic conditions that may affect the voice. In: Sataloff RT (ed.) *Professional voice: the science and art of clinical care.* 2. ed. San Diego: Singular, 1997. 319-29p.

Sataloff RT, Castell D, Katz P, Sataloff D. *Reflux Laryngitis and related disorders.* San Diego: Singular, 1999.

Sataloff RT, Spiegel JR, Hawkshaw M, Rosen DC. Gastroesophageal reflux laryngitis. *Ear Nose Throat J* 1993;72:113-4.

Schmidt-Hebbel, W. Fatores prognósticos clínicos e radiológicos no tratamento de pacientes com alterações laríngeas na síndrome do refluxo gastro-esofágico. *Tese de Doutorado pela Universidade Federal de São Paulo – Escola Paulista de Medicina.* São Paulo, 1996.

Shaw G, Searl J, Young J, Miner P. Subjective, Laryngoscopic, and acoustic measurements of laryngeal reflux before and after treatment with omeprazole. *J Voice* 1996;10:410-8.

Sontag SJ. Gastroesofageal reflux and asthma. *Amer J Med* 1997;103:84-90.

Spechler SJ. Comparison of medical and surgical therapy for complicated gastroesophageal reflux in disease in veterans. *New Eng J Med* 1992;326:786-92.

Ward PH, Hanson DG. Reflux as an etiological factor of carcinoma of the laryngopharynx. *Laryngosco* 1988;98:1195-9.

Wetmore RP. The effects of acid upon the larynx of maturing rabbit and their possible significance to sudden infant death syndrome. *Laryngoscope* 1993;103:1242-54.

White A, Heading RC, Wilson JA, Haacke NP, Pryde A, Maran AGD, Dphil JP. Gastroesophageal reflux and posterior laryngitis. *Ann Otol Rhinol Laryngol* 1989;98:405-9.

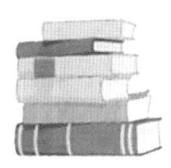

LEITURAS RECOMENDADAS

KOUFMAN JA. Gastroesophageal reflux and voice disorders. *In* RUBIN J, SATALOFF R, KOROVIN G, GOULD W (Eds.) *Diagnosis and Treatment of Voice Disorders.* New York: Igaku-Shoin, 1995.

Esse capítulo é escrito pelo laringologista que mais divulgou a importância da relação entre o refluxo gastresofágico e transtornos vocais, James Koufman. O autor explora as diferenças entre o paciente gastroenterológico e o paciente otorrinolaringológico com refluxo, descrevendo as principais manifestações clínicas e as opções de tratamento. É um resumo didaticamente organizado que apresenta, com bastante eloqüência, a influência do refluxo nas alterações vocais e laríngeas.

SATALOFF RT, CASTELL DO, SATALOFF DM, SPIEGEL JS, HAWKSHAW M. Reflux and other gastroenterologic conditions that may affect the voice. *In* SATALOFF RT (Ed.) *Professional Voice: the Science and Art of Clinical Care.* 2. ed. San Diego: Singular, 1997, pp 319-29.

Os autores descrevem a importância do refluxo neste capítulo e particularizam a questão à população dos cantores profissionais, que parecem ser mais predispostos ao refluxo gastresofágico. Além de uma breve descrição da anatomia, da fisiologia e da fisiopatologia do refluxo, os autores apresentam um modelo de avaliação, tópicos específicos de anamnese, testes para refluxo e opções de tratamento.

SATALOFF RT, CASTELL D, KATZ P, SATALOFF D. *Reflux Laryngitis and Related Disorders.* San Diego: Singular, 1999.

Este livro é dedicado à exploração da laringite por refluxo e outros transtornos relacionadas, descrevendo em pequenos e resumidos capítulos, desde a anatomia e a fisiologia da voz até os tratamentos cirúrgicos para a doença do refluxo gastresofágico. O capítulo 3 aborda a anatomia e a fisiologia do esôfago e seus esfíncteres, descrevendo os mecanismos de controle neural do movimento peristáltico de forma objetiva e resumida. As referências dos capítulos são selecionadas e podem servir de guia ao leitor que quer aprofundar-se em algum tópico específico.

MORAES-FILHO JPP, CECCONELLO I, GAMA-RODRIGUES J, CASTRO LP, HENRY MA, MENEGHELLI U, QUIGLEY E. Brazilian Consensus Group. Brazilian Consensus on gastroesophageal reflux disease: proposals for assessment, classification, and management. *Am J Gastroenterol* 97: 241-246, 2002.

Este texto é o resultado do Consenso Brasileiro da Doença do Refluxo Gastresofágico (CB-RGE), uma reunião realizada em 2001 com a presença de inúmeros especialistas de diversas disciplinas, inclusive da otorrinolaringologia, realizada em São Paulo. O texto apresenta a definição de refluxo gastresofágico; sua classificação; diagnóstico considerando-se endoscopia e biópsia, exames radiológicos, manometria esofágica e pHmetria de 24 horas, além de prova terapêutica com inibidor de bomba de próton discutindo ainda os objetivos primários do tratamento desta doença. Veja resumo em Boca em Boca deste capítulo.

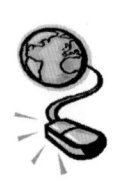

SÍTIOS RECOMENDADOS

☞ **http://www.gerd.com**

Sítio patrocinado pelo laboratório farmacêutico Astra Zeneca. Possui uma extensa explicação sobre refluxo gastresofágico com figuras e modelos muito claros e informações anatômicas e de fisiologia do refluxo. Apesar de não tratar diretamente do refluxo laringofaríngeo é um sítio interessante que apresenta resumos de trabalhos científicos e sugestões de bibliografia.
Idioma: Inglês
Sítio visitado em: 9/2/2004

☞ **http://www.bgsm.edu/voice**

Sítio criado pelo *Center for Voice Disorders* da *Wake Forest University*, dos EUA, dirigido por James Koufman que já foi recomendado em outros capítulos. James Koufman é muito conhecido por seus trabalhos na área de refluxo e neste sítio existe uma série de estudos relacionando o refluxo e voz. Apresenta também um informativo para pacientes.
Idioma: Inglês
Sítio visitado em: 9/2/2004

☞ **www.pvcrp.com**

Sítio da *Pacific Voice Clinic* criado pelo Dr. Murry Morrison, otorrinolaringologista e pela Dra. Linda Rammage, fonoaudióloga, com assuntos diversos na área de voz e com um modelo de orientação de refluxo para pacientes com problemas vocais. Este informativo apresenta uma tabela de alimentos que devem ser evitados com sugestões de alternativas.
Idioma: Inglês
Sítio visitado em: 9/2/2004

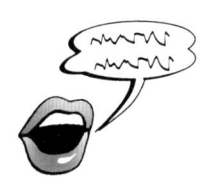

DE BOCA EM BOCA

1 CHERRY J, MARGULIES S. Contact ulcer of the larynx. *Laryngoscope*, 78:1937-40, 1968.

A úlcera de contato na laringe é um problema difícil de ser tratado e que muitas vezes não apresenta melhoras com as terapias mais tradicionais. O trauma repetitivo do abuso vocal é considerado um dos fatores causais pois levaria a uma agressão e modificação da mucosa com crescimento de tecido granuloso. A terapia mais recomendada tem sido a reabilitação fonoterápica e a remoção local da granulação excessiva, mas com os fracos resultados obtidos com este tipo de tratamento passou-se a pesquisar a possibilidade da existência de fatores associados.

O desenvolvimento de técnicas radiográficas mais sofisticadas e a combinação da fluoroscopia e radiografia permitiram um estudo minucioso da laringofaringe e do esôfago durante a deglutição.

Foram estudados três pacientes com úlceras de contato persistentes e refratárias ao tratamento com deglutição de bário. Todos os pacientes apresentaram refluxo e esofagite, e por meio do exame pôde-se observar que quando ocorria distúrbio de mobilidade do esôfago os pacientes apresentavam refluxo do esôfago para a faringe. Nenhum dos pacientes apresentava queixas sugestivas de esofagite, mas, quando questionados, todos apresentavam sintomas típicos de refluxo.

Resumo dos Casos

1. Paciente de 62 anos de idade, sexo masculino, com queixas de rouquidão e globo. Qualidade vocal soprosa e imagem de massa granulosa na porção posterior da corda vocal esquerda. Foi tratado com terapia, antibióticos e esteróides e não teve melhora. Foi submetido a tratamento para esofagite com melhora em dois meses e supressão de sintomas em seis meses.
2. Paciente de 52 anos de idade, do sexo masculino. Queixa de rouquidão intermitente por dois anos, tosse, sensação de "algo na garganta". Tecido granuloso na porção posterior da prega vocal. Após seis meses com tratamento para esofagite os sintomas desapareceram.
3. Paciente de 51 anos de idade, do sexo masculino, com queixa de dor na garganta e sensação de globo. Úlcera de contato. Tratamento para esofagite, em três meses apresentou melhora e com seis desapareceram os sintomas e a lesão.

Discussão

Os autores sugerem que o refluxo laringofaríngeo pode causar inflamação da mucosa da corda vocal aumentando a formação de tecido granuloso nos casos de pacientes com úlcera de contato.

Os três pacientes descritos foram tratados inicialmente com reabilitação fonoterápica, antibióticos e esteróides mas não mostraram melhoras. Entretanto, um tratamento intensivo para esofagite resultou em melhora objetiva e subjetiva.

O refluxo faringoesofágico pode ser um fator causal nestes casos e pode estar associado a outros problemas laringofaríngeos. Isto leva a uma nova dimensão da avaliação das alterações laríngeas.

2 DELAHUNTY JE, CHERRY J. Experimentally produced vocal cord granulomas. *Laryngoscope*, 78:1941-47, 1968.

Este estudo é fundamentado na afirmação de Cherry & Margulies (1968) de que o refluxo gastresofágico e faríngeo pode ser um fator predisponente na patogenia de alguns casos de úlceras de contato. Os autores têm como objetivo observar os efeitos do suco gástrico na laringe normal do cão, animal que tem o pH do suco gástrico mais parecido com o do homem.

Método

Dois cães tiveram suco gástrico aspirado e aplicado com uma pequena bola de algodão na superfície superior e posterior da corda vocal esquerda. A aspiração foi feita sob anestesia e a aplicação com laringoscopia direta. O algodão era mantido nesta posição por 20 minutos, com muito cuidado para evitar trauma de fricção, e o algodão era molhado no suco gástrico diversas vezes neste período. Este processo foi executado 5 dias a cada 7, em um total de 39 dias.

Um terceiro cão foi usado como controle. As aplicações ocorreram da mesma forma, mas foi aplicada a saliva do próprio cão. Após cada aplicação ocorria um leve inchaço na região, porém este desaparecia até a próxima aplicação. Após

29 dias de aplicação a corda permanecia essencialmente normal.

Resultados

- *Primeira semana*: no quarto dia a porção posterior da corda vocal esquerda dos dois cachorros apresentavam leve edema.
- *Segunda semana*: após dois dias sem aplicação a laringe estava próxima do normal. A partir do nono dia já apresentava edema.
- *Quarta semana*: corda vocal esquerda nos dois cães estava inflamada e irregular na porção posterior.

Histopatologia

As duas cordas vocais que sofreram aplicação de suco gástrico e que apresentavam formações ulcerosas, com tecido granuloso de base, apresentavam uma imagem virtualmente idêntica. Apresentavam necrose epitelial, superfície com acúmulo de depósito de fibrina e tecido granuloso. Edema submucoso e inflamação crônica não-específica. A corda vocal do cachorro usado como controle estava macroscópica e microscopicamente normal.

Conclusão

Estes resultados tendem a apoiar a teoria de que o refluxo gastresofágico e laríngeo agem como um fator predisponente em alguns casos de úlceras de contato. Existe, porém, uma pequena dúvida relacionada ao abuso vocal; entretanto, há uma questão do grau de abuso, pois, sem a associação do refluxo, pode não acontecer a modificação epitelial. Além disso o refluxo, pode ser um fator que ajude a manter a úlcera de contato naqueles casos que não respondem aos métodos mais utilizados de tratamento.

---

3 KOUFMAN J, SATALOFF RT, TOOHILL R. Laryngopharyngeal Reflux: Consensus Conference Report. *J Voice* 10:215-16, 1996.

Em setembro de 1995 foi realizada em Nova Orleans uma reunião de consenso sobre refluxo laringofaríngeo e outras manifestações extra-esofágicas da doença do refluxo. Os participantes eram especialistas em otorrinolaringologia, gastroenterologia e pulmonologia. Este documento é um sumário das opiniões obtidas por consenso durante esta reunião.

1. O refluxo parece estar associado a alterações laringofaríngeas e pulmonares como disfonia, globo, granulomas laríngeos, asma, pneumonia e bronquite. O refluxo deve ser pesquisado nestes pacientes, assim como deve ser mais pesquisado na população para se estabelecer a prevalência, patofisiologia e relações causais com estas doenças.
2. As manifestações extra-esofágicas podem ser causadas pela exposição direta ao refluxo gástrico, reflexos vagais, ou ambos.
3. A doença do refluxo é associada a esofagite de Barrett, carcinoma de esôfago e laríngeo. A relação entre refluxo, fumo e álcool como co-fatores carcinogênicos é desconhecida.
4. O fumo e o cigarro parecem ser co-fatores do refluxo esofágico e sua participação com sintomas extra-esofágicos do refluxo é desconhecida.
5. O refluxo contribui com o desenvolvimento de doenças pulmonares crônicas, mas, por enquanto, não existem evidências que o refluxo possa causar câncer de pulmão.
6. Refluxo laringofaríngeo (RLF) difere do refluxo gastresofágico (RGE) em várias formas: a. sintomas: muitos pacientes com RLF não apresentam dispepsia. Os sintomas mais comuns são rouquidão pela manhã, globo, halitose, aquecimento vocal prolongado, dor de garganta freqüente, tosse crônica e asma, entre outros; b. Refluxo durante o dia e na posição de pé é muito comum em pacientes com RLF; c. tratamento mais efetivo requer doses maiores de medicação e por mais tempo do que nos casos de pacientes com esofagite e úlcera.
7. Os mecanismos e padrões dos pacientes com RLF diferem daqueles com RGE, entretanto mais estudos são necessários para definir estas diferenças.
8. RLF é mais comumente caracterizado por sintomas crônicos intermitentes. RLF não está presente de maneira constante ou diariamente.
9. A relação entre a disfunção do esfíncter esofágico superior e refluxo extra-esofágico permanece desconhecido e deve ser investigado.
10. A bateria de exames diagnósticos mais adequada para pacientes com refluxo deve incluir: a. história completa; b. exame completo de cabeça e pescoço; c. laringoscopia; d. pHmetria de 24 horas com prova dupla ou tripla; e. deglutição de bário de boa qualidade; f. prova terapêutica; g. estudos apropriados para outros sintomas extra-esofágicos, como testes de função pulmonares para asma, ou eletrocardiogramas e testes de estresse para dores torácicas.
11. Ainda não se sabe se o tecido mucoso do esôfago, faringe, laringe, traquéia e pulmões diferem na sua suscetibilidade à ação do ácido gástrico ou na habilidade de se recuperar desta alteração.
12. Tratamento com receptor de H_2 ou com inibidores de bomba de próton, independentemente da dose utilizada, podem falhar. As falhas podem ser causadas por supressão inadequada de ácido. Isto pode estar relacionado com a droga, com a interação droga-paciente, com outras doen-

ças ou com o paciente. A falha também pode estar associada ao diagnóstico incorreto ou à presença de múltiplos fatores etiológicos associados a sintomas indiduais.
13. A doença do refluxo parece estar associada à síndrome da morte súbita em bebês.
14. São necessários mais estudos para se determinar a indicação de modificação de hábitos, uso de antagonistas de H_2, inibidores de bomba de próton no tratamento de pacientes com RLF. No momento parece que a modificação de hábitos usada para pacientes com RGE deve ser considerada para pacientes com RLF mas de forma individualizada. O tratamento de pacientes com RLF deve ser iniciado com altas doses de medicação para que sejam obtidas a supressão de ácido e a recuperação da mucosa.

4 KOUFMAN JA, WIENER GJ, WU WC, CASTELL DO. Reflux laryngitis and its sequelae: the diagnostic role of ambulatory 24-hour pH monitoring. *J Voice*, 2:78-89, 1988.

O refluxo gastresofágico está associado ao aparecimento de algumas condições otorrinolaringológicas como granulomas e úlceras de contato e na literatura existem alguns relatos de tratamento com terapia anti-refluxo para estes casos com resultados positivos. As características mais conhecidas do refluxo são eritema, edema e mudanças de mucosa na região posterior da laringe. Refluxo gastresofágico também tem sido associado à estenose subglótica, carcinoma laríngeo, globo, disfagia, tosse, asma, pneumonia e outras alterações pulmonares.

Infelizmente não existe nenhum teste diagnóstico conclusivo para o refluxo. Entre os existentes estão os esofagogramas, que detectam alterações de mucosa, fluoroscopia, e deglutição de bário, que apresenta uma confiabilidade questionável.

Existem três questões clínicas adicionais que dificultam o diagnóstico do refluxo gastresofágico: pacientes assintomáticos que participam como grupos controles mostram algum grau de refluxo; o refluxo é intermitente; e muitos pacientes com refluxo gastresofágico não apresentam sintomas gastrointestinais.

A pHmetria de 24 horas mede os eventos de forma dinâmica por um período de um dia e é uma forma sensível e confiável de avaliar o refluxo gastresofágico.

Material e Método

- Foram estudados 32 pacientes com suspeita de refluxo gastresofágico devido às alterações otorrinolaringológicas que apresentavam e que foram submetidos à pHmetria de 24 horas. O grupo era composto de 14 mulheres e 18 homens com idades entre 2 e 72 anos.
- Carcinoma laríngeo: oito pacientes.
- Estenose subglótica: oito pacientes.
- Disfonia crônica: cinco pacientes.
- Globo: cinco pacientes.
- Tosse crônica: quatro pacientes.
- Dor de garganta crônica: dois pacientes.
- 20 adultos, não-fumantes, assintomáticos, foram submetidos à pHmetria de 24 horas.

História

Foram levantados dados como sintomas esofágicos, disfagia, regurgitação, tosse, asma, pneumonia, sensação de globo, dor de garganta e fumo.

Phmetria

- 16 pacientes foram submetidos à prova simples.
- 16 pacientes foram submetidos à prova dupla.
- A prova simples é realizada com um eletrodo posicionado a 5 cm acima do esfíncter esofágico inferior. Neste caso um pH menor do que 4 é considerado como um episódio de refluxo. Nestes casos são considerados: a duração de período em que o pH fica abaixo de 4, o número de vezes em que ele apresenta pH menor que 4 por mais de 5 minutos em uma hora, e o episódio de maior duração de refluxo.
- A prova dupla permite observar os episódios de refluxo laríngeo. Nestes casos um único evento de pH menor que 4 na região da faringe é considerada como positivo.
- O grupo estudado foi posteriormente dividido em complicações com risco de vida, isto é, pacientes diagnosticados com carcinoma e estenose subglótica, e complicações sem risco de vida.

Resultados

- *Grupo controle*: todos os sujeitos apresentavam leve refluxo gastresofágico; destes, 12 foram submetidos à prova dupla e não apresentaram evidências de refluxo faríngeo.
- Grupo experimental.
- *Achados laríngeos*: 16 pacientes apresentavam eritema laríngeo, sete apresentavam eritema difuso e nove eritema posterior.
- *Cigarro*: dos 30 adultos, 6 eram fumantes.
- *pHmetria*: todos os subgrupos estudados apresentavam alterações de pH, com valores significantemente diferentes do grupo controle, sendo que 24 pacientes (75,0%) apresentaram valores anormais de pH. A maior parte dos pacientes com alteração apresentavam refluxo na posição vertical (durante o dia) ou horizontal (à noite). Dos 16 pacientes com prova com sonda dupla, sete apresentaram alterações. Não houve diferença significativa entre os grupos com risco de vida e os sem risco de vida, embora tenha-se notado

uma tendência no grupo com risco de vida de apresentar valores maiores na média.

- **Resultados de tratamento**: os 32 pacientes foram tratados com regime anti-refluxo, sendo que 21 apresentaram resolução dos problemas com o tratamento.
- **Exames normais**: oito pacientes apresentaram exames normais; destes, cinco apresentavam achados clínicos que apoiavam a idéia de refluxo gastresofágico e foram tratados com a medicação anti-refluxo com resultados positivos.
- **Outros exames**: 24 pacientes foram submetidos à deglutição de bário, sendo que 16 apresentaram hérnia de hiato; houve correlação positiva entre hérnia de hiato e refluxo na posição horizontal. A manometria foi normal em todos os pacientes.

Comentários

As limitações da pHmetria:

- O refluxo gastresofágico é muito comum de ser observado. Neste estudo o grupo controle não apresentava sintomas de refluxo e apresentaram valores alterados no exame.
- O refluxo é intermitente. A prova disto é que neste grupo 17% dos casos que responderam ao tratamento apresentaram provas negativas.
- Existem limitações técnicas do exame como a posição dos eletrodos.
- Exames invasivos não são bem aceitos pelos pacientes.
- Pequenas modificações de hábitos para a realização do exame podem prejudicar os resultados (ingestão de cafeína, fumo etc.).

Conclusões

1. Os otorrinolaringologistas devem suspeitar de refluxo gastresofágico como fator etiológico em várias alterações otorrinolaringológicas; o refluxo gastresofágico pode ter um papel importante nos casos de carcinoma de laringe, estenose subglótica, disfonia crônica, globo, tosse crônica e dor de garganta.
2. Pacientes com refluxo gastresofágico freqüentemente não apresentam queixas de sintomas gastrointestinais associados.
3. A pHmetria de 24 horas é um método específico e acurado de diagnosticar o refluxo gastresofágico, entretanto, existe um índice de 15S de falsos negativos e, portanto, o diagnóstico clínico ainda é de grande valor.
4. Existe uma alta incidência de refluxo na posição vertical nos pacientes otorrinolaringológicos.
5. O médico otorrinolaringologista deve desenvolver uma boa relação com o gastroenterologista, com a intenção de estudar os pacientes com problemas como os apresentados neste estudo.

5

MORAES-FILHO JPP, CECCONELLO I, GAMA-RODRIGUES J, CASTRO LP, HENRY MA, MENEGHELLI U, QUIGLEY E & Brazilian Consensus Group. Brazilian Consensus on Gastroesophageal Reflux Disease: Proposals for Assessment, Classification, and Management – *Am J Gastroenterol*, 97:241-246, 2002.

Definição

O Consenso Brasileiro da Doença do Refluxo Gastresofágico (CB-RGE) considera o refluxo gastresofágico um distúrbio crônico relacionado ao retorno do conteúdo gastroduodenal para o esôfago e/ou órgãos adjacentes, resultando em uma gama variável de sintomas, com ou sem lesão tecidual.

Classificação

Considerando as limitações da classificação atualmente em uso, baseadas em fatores indiduais, o CB-RGE propôs uma classificação que combina três critérios: clínico, endoscópico e pHmétrico (CEP), para oferecer uma caracterização mais completa da doença.

Diagnóstico

O típico diagnóstico do RGE começa com uma história detalhada. A história deve identificar os sintomas característicos e definir sua intensidade, duração e freqüência; esclarecer todos os fatores de disparo e alívio das manifestações; além de determinar o padrão de evolução do distúrbio ao longo do tempo, assim como seu impacto na qualidade de vida do paciente. O consenso definiu que os pacientes que apresentam sintomas com uma freqüência mínima de duas vezes por semana, de 4 a 8 semanas, ou mais, possuem a doença do RGE.

No contato inicial com os pacientes é importante considerar a idade e presença ou ausência de sintomas de alarme, as quais incluem disfagia, odinofagia, perda de peso, sangramento gastrointestinal, náusea e/ou vômito e história de câncer na família.

A ausência dos sintomas típicos não exclui o diagnóstico de RGE.

Inúmeras outras manifestações relacionadas com o refluxo gastresofágico e consideradas atípicas têm sido descritas:

- *Manifestações esofágicas:* dor na região retroesternal, sem evidência de doença coronariana, disfagia não obstrutiva e *globus hystericus.*
- *Manifestações pulmonares:* asma, tosse crônica, hemoptise, bronquite, bronquiectasia e pneumonias recorrentes.

- *Manifestações otorrinolaringológicas:* rouquidão, pigarro, laringite crônica posterior, sinusite crônica e otalgia.
- *Manifestações orais:* desgaste do esmalte dentário e halitose.

Endoscopia e Biópsia

O consenso concluiu ainda que a primeira investigação a ser considerada para um paciente com suspeita de RGE é a endoscopia, particularmente em pacientes com idade superior a 40 anos ou que apresentem os sintomas de alarme (disfagia, odinofagia, anemia, hemorragia digestiva, perda de peso). O CB-RGE enfatizou a divergência de opiniões quanto à presença de eritema, friabilidade e edema e, como tais achados são subjetivos e com baixa correlação clínica, não devem se constituir, isoladamente, na base do diagnóstico médico. Deve-se enfatizar ainda que a ausência de alterações endoscópicas não exclui o diagnóstico de RGE, já que 25 a 50% dos pacientes com os sintomas típicos de RGE podem apresentar endoscopia normal.

Biópsia deve ser realizada em todos os pacientes com ulceração e/ou estenose, ou quando há possibilidade de uma esofagite oportunística, não sendo indicadas na fase aguda de esofagite erosiva, na ausência de úlcera, estenose ou na suspeita de metaplasia colunar.

Os critérios para o diagnóstico histopatológico do RGE foram descritos como: maiores (hiperplasia da camada basal e papilomatose); e menores (acantose, hiper e paraceratose, edema intercelular e congestão capilar). Os achados de sensitividade ou especificidade histológica baseados em material de biópsias endoscópicas ainda não foram totalmente definidos, apesar de os critérios maiores serem sugestivos de atividade regenerativa epitelial e correlação com a presença de erosões.

Exames Radiológicos

Exames radiológicos são muito válidos para definir alterações anatômicas maiores importantes como estenose do esôfago ou achados sugestivos de distúrbios motores, como a presença de ondas terciárias ou espasmos. Estudos radiológicos em RGE são indicados nos casos de disfagia e odinofagia.

Estudos cintilográficos são raramente indicados para RGE, porém podem ser considerados em casos de suspeita de aspiração pulmonar de conteúdo gástrico e quando os estudos de pH não são tolerados, como em pacientes pediátricos, ou ainda quando há suspeita de atraso no esvaziamento gástrico.

Manometria Esofágica

A manometria esofágica é o estudo da pressão interna ao longo do esôfago. Essa análise da pressão e da mobilidade esofágica tem sido empregada particularmente em pacientes selecionados para cirurgia anti-refluxo no intuito de auxiliar uma melhor definição do plano cirúrgico. Pacientes com acalasia ou escleroderma, por exemplo, podem necessitar de manometria para evitar cirurgia ou optar por um procedimento alternativo.

pHmetria de 24 horas

A pHmetria de longa duração é ainda considerada o *standard* para o diagnóstico de DRGE, contudo não é uma avaliação perfeita e a sensitividade do método é bastante variável. Por outro lado, tais análises permitem a quantificação do refluxo e a correlação entre os sintomas apresentados e os episódios de refluxo utilizando-se algum tipo de índice.

Prova Terapêutica: Teste com Inibidor de Bomba de Próton

Embora o diagnóstico do RGE deva ser estabelecido sempre que possível por meio de endoscopia, pacientes com idade inferior a 40 anos e que apresentam sintomas típicos (pirose e regurgitação), sem sintomas de alarme, devem ser submetidos a tratamento com inibidor de bomba de próton, utilizando a dose sugerida pelo fabricante. Quando tal teste não pode ser utilizado, doses diárias de receptores agonistas de histamina 2 e/ou antiácidos podem ser adotados. Medidas comportamentais também devem ser adotadas.

Tratamento

Os objetivos primários do tratamento são o alívio dos sintomas, a cicatrização das lesões de mucosa e a prevenção de recorrências e complicações, sendo basicamente de duas naturezas: comportamental e farmacológica, implementadas simultaneamente em todas as fases da doença. É importante que o paciente compreenda que é portador de uma doença crônica e que a aderência ao tratamento é crucial. O tempo mínimo de administração de medicamentos é de 6 semanas, com reavaliação na 12ª semana. Quando a resposta é negativa apesar de 12 semanas de tratamento, a dose deve ser dobrada para outras 12 semanas, antes de se considerar insucesso de tratamento.

Modificações Comportamentais no Tratamento do RGE

- Elevação da cabeceira da cama (15 cm).
- Ingestão moderada dos seguintes alimentos com base nos sintomas relacionados: comida gordurosa, café, chocolate, alimentos cítricos, bebidas alcoólicas, refrigerantes, menta e produtos à base de tomate.
- Cuidados especiais com medicações "de risco", tais como anticolinérgicos, teofilina, antidepressivos tricíclicos, bloqueadores de canais de cálcio, agonistas beta-adrenérgicos e alendronato.
- Evitar deitar antes de 2 horas após as refeições.
- Evitar refeições exageradas.
- Redução drástica ou abolição do fumo.
- Redução de peso, em caso de sobrepeso.

O tratamento cirúrgico deve ser adotado para os pacientes que não responderam satisfatoriamente a outros tratamentos, incluindo os que apresentam manifestações atípicas, desde que a presença do refluxo tenha sido claramente demonstrada. São também critérios de indicação cirúrgica casos em que é necessária a manutenção prolongada de inibidores de bomba de próton, especialmente em pacientes com idade inferior a 40 anos. A intervenção cirúrgica consiste na recolocação do esôfago na cavidade abdominal, na aproximação dos pilares do hiato diafragmático (hiatoplastia) e na rotação do estômago sobre o esôfago distal (fundoplicatura). Ambas as formas de acesso, cirurgia aberta ou laparoscopia são equivalentes na análise do desaparecimento dos sintomas, em análise após 3 anos da cirurgia.

As principais complicações do RGE são: esôfago de Barrett (substituição do epitélio escamoso estratificado do esôfago por epitélio colunar especializado, do tipo intestinal), estenoses, úlceras e sangramento esofágico.

11

Disfonias por Câncer de Cabeça e Pescoço

Mara Behlau, Ingrid Gielow, Maria Inês Gonçalves & Osíris do Brasil

OBJETIVOS

O câncer de cabeça e pescoço é bastante freqüente e, embora possa trazer conseqüências devastadoras à vida do paciente, é passível de tratamento, reabilitação e reintegração do indivíduo na sociedade.

O objetivo do presente capítulo é discutir as principais limitações do indivíduo com câncer de cabeça e pescoço, tratado principalmente por meio de cirurgia ablativa do tumor, e discutir os princípios de atuação fonoaudiológica, próprios da área e que requerem conhecimento específico. Primeiramente, apresentamos o tipo de cirurgia e o impacto das ressecções do câncer de boca por tumores do lábio, do soalho da boca, da mandíbula, da língua, da rinofaringe, da maxila, do palato mole e da região retromolar, assim como os aspectos relacionados da reabilitação fonoaudiológica, os quais podem incluir modificações vocais e articulatórias, além do impacto variado na mastigação e deglutição. A seguir, analisamos as características do paciente tratado de câncer de laringe, explorando as diferenças entre laringectomia parcial e total.

Na ressecção parcial da laringe preserva-se a respiração por via natural, podendo haver comprometimento das funções esfincteriana e fonatória, em diversos graus. Os planos de ressecção cirúrgica parcial podem ser divididos genericamente em horizontal, cujo comprometimento é quase exclusivo da deglutição, e vertical, com alterações mais restritas aos aspectos da fonte sonora para a produção vocal.

Na ablação completa da laringe – a laringectomia total – a respiração passa a ser desviada diretamente da traquéia para o meio ambiente e faz-se necessária a aquisição de uma nova voz; já a deglutição é geralmente mantida sem problemas. As opções de reabilitação incluem o uso de vibrador laríngeo, a aquisição de voz esofágica clássica, ou ainda a inserção de prótese fonatória por implante cirúrgico, o que permite desenvolver a chamada voz traqueoesofágica. O desenvolvimento de uma produção vocal alternativa é essencial na melhoria da qualidade de vida do paciente, o que favorece sua reintegração social.

INTRODUÇÃO

O câncer é uma doença resultante de um processo multifatorial e com diversos estágios, em que estão envolvidos fatores específicos definidos como iniciação e promoção. De acordo com a definição da Union Internationale Contra Le Cancer (UICC, 1987), o câncer é um processo patológico no qual a iniciação é o resultado de uma variedade de fatores químicos, físicos e virais que produzem uma alteração permanente e irreversível na maior parte dos casos, em uma certa proporção de células do organismo, assim que expostas a esses fatores; já a promoção é um processo que ocorre subseqüentemente ao processo de iniciação, e que geralmente requer exposição crônica aos agentes promotores, havendo evidência de que seja um processo reversível. O processo do câncer apresenta quatro fases, que podem ter seu curso em até mais de 40 anos, a saber: 1. fase de indução; 2. fase *in situ*; 3. fase invasiva e 4. fase de disseminação. Com exceção do câncer com base genética e do tipo associado à radiação, como a leucemia, acredita-se que a fase de indução pode levar de 15 a 30 anos (UICC, 1987).

O câncer na área de cabeça e pescoço apresenta sua localização mais comum na laringe (média de 25% dos tumores de cabeça e pescoço), seguida pelos tumores de lábios. Nos lábios está associado a fatores agressivos como o sol e o uso de cachimbo e na laringe, ao tabagismo e alcoolismo, além de outros fatores, como exposição a metais e história familiar de câncer.

Especificamente quanto à laringe, Fee & Goffinett (1985) observaram que alterações no epitélio, de natureza displásica ou atípica são geralmente observadas em pacientes expostos a estímulos agressivos, podendo, porém, também ser encontradas em indivíduos com histórias negativas. Embora alterações displásicas possam ser vistas ao longo do processo de indução, pode-se identificar um câncer de laringe quando ele já está na segunda fase, a fase *in situ*, o que provavelmente ocorre 5 a 10 anos após o período de indução (Doyle, 1994), transformando-se ou não em carcinoma invasivo, após, em média, uma década (Bailey, 1985). A terceira fase do câncer de laringe é a fase de invasão, na qual é observada a multiplicação das células, com o aumento do tumor e o aparecimento de margens irregulares, podendo haver o aparecimento de metástases regionais ou à distância, o que pode variar de semanas a anos, de acordo com a UICC (1987). No estágio final, de disseminação, há a presença de doenças metastáticas, podendo durar de 1 a 5 anos. Desta forma, é evidente que a chave da cura é o diagnóstico precoce, cuja dificuldade na laringe vai desde a não valorização do sintoma rouquidão, até as dificuldades de identificação correta das lesões laríngeas.

A área de atuação fonoaudiológica junto ao câncer de cabeça e pescoço, por si, já representa toda uma especialidade dentro da fonoaudiologia, com características e especificidades únicas que envolvem a reabilitação de todas as complexas funções da laringe e dos aspectos articulatórios e ressonantais do trato vocal. O paciente com câncer de cabeça e pescoço possuiu diversas alternativas de tratamento que envolvem tanto a realização de cirurgias ablativas, como a quimioterapia, a radioterapia, ou a associação destas, como, por exemplo, o protocolo de preservação de órgãos. Em nosso meio, as cirurgias ablativas são as mais empregadas e, embora ofereçam uma boa garantia de cura e controle da doença para o paciente, produzem alterações limitantes na produção da voz, fala, respiração e deglutição. Para fins didáticos de apresentação deste capítulo, dividiremos o câncer de cabeça e pescoço em duas grandes áreas: câncer de boca e câncer de laringe.

Alterações fonoaudiológicas decorrentes do tratamento de tumores de tireóide, parótida e sistema nervoso podem ocorrer, mas não serão abordados neste capítulo. As paralisias de pregas vocais por ressecção de tumores de glândula tireóide, relativamente freqüentes, são apresentadas no capítulo de disfonias neurológicas.

CÂNCER DE BOCA, DA OROFARINGE E DA RINOFARINGE

Aspectos Gerais

Os tumores de cavidade oral constituem apenas 4% dos cânceres em homens e 2% em mulheres, mas suas conseqüências e implicações na qualidade de vida do paciente podem ser sérias, envolvendo potencialmente a deglutição e a comunicação (Casper & Colton, 1993). Das diversas localizações do câncer de boca, a mais comum é nos lábios, que compreende 30% de todos os tumores malignos da cavidade oral, particularmente nas áreas de muito sol, sendo que 95% ocorrem em homens e no lábio inferior (Shah & Kowalski, 2000). A conduta de cada caso depende da natureza, da localização e do estadiamento do tumor. A opção de tratamento médico pode ser cirúrgica, radioterápica e/ou quimioterápica. Os maiores impactos para o indivíduo são decorrentes das ressecções cirúrgicas de grandes extensões, que podem comprometer o processo ou a segurança da deglutição. A aspiração da saliva ou de alimentos para os pulmões pode ser decorrente de uma série complexa de alterações por deficiência no controle neurológico ou por alterações nas estruturas da laringe. A aspiração pode ser incompatível com a vida e introduz alterações substanciais no ato rotineiro de deglutir (Behlau & Gonçalves, 1997). Alterações na fala decorrentes do câncer de boca, da orofaringe e da rinofaringe dependem não somente da extensão da cirurgia realizada, mas também da técnica de reconstrução empregada.

Possíveis impactos na deglutição

Os possíveis impactos na deglutição, devido ao câncer de boca, ocorrem nas fases oral e faríngea. Quanto à fase oral, o vedamento labial, a mastigação e a propulsão do bolo podem estar alterados na ausência ou no comprometimento da mobilidade e/ou sensibilidade das estruturas participantes. A mastigação pode ser prejudicada pela dificuldade da língua em lateralizar o bolo alimentar na cavidade oral, assim como a condução do bolo alimentar pode estar comprometida. Essas dificuldades são geralmente decorrentes da sutura da língua no soalho da boca, da extensão da ressecção ou de uma paresia total ou parcial da língua, ocorrida após a manipulação cirúrgica do nervo hipoglosso. A manipulação, ressecção e ou reposicionamento das estruturas da região da base dos pilares palatoglossos podem causar atraso no início da fase faríngea da deglutição. Isso geralmente determina aspiração de alimentos ou até da própria saliva. Aspiração é um termo genérico referente à entrada de material na laringe, passando pelas pregas vocais e penetrando o trato respiratório (Logemann, 1983). Uma vez aspirado o material, o reflexo de tosse, que raramente é afetado pelas cirurgias em questão, levará o paciente a tossir até expelir o que foi aspirado. Para tanto, também são necessários controles laríngeo e respiratório adequados. O problema da ocorrência de aspiração freqüente é a possibilidade de o material aspirado chegar aos pulmões e causar pneumonia, particularmente no período pós-operatório. Além disso, a aspiração de um alimento sólido mal mastigado, por exemplo, pode causar a obstrução de parte das vias aéreas.

Nos casos submetidos à radioterapia, é possível que ocorra fibrose ou hipertonia da região do segmento faringoesofágico e/ou do esôfago, dificultando o trânsito do bolo alimentar até o estômago. Além desses aspectos, freqüentemente pode ocorrer xerostomia (boca seca, redução da salivação), redução da sensibilidade, trismo (dificuldade na abertura de boca, com ou sem dor), redução da gustação, dor e fibrose das próprias estruturas da cavidade oral. Lazarus, Logemann, Pauloski, Colangelo, Kahrilas, Mittal & Pierce (1996) examinaram a natureza dos transtornos de deglutição de nove pacientes com tumores de cabeça e pescoço, tratados primariamente com radioterapia e quimioterapia de modo coadjuvante. Todos apresentaram redução na eficiência da deglutição, com alterações nos movimentos de base da língua e de elevação da laringe durante seu processo. Aparentemente isso ocorre em virtude da lentidão da contração dos músculos afetados pela radiação, o que determina uma incoordenação ou movimentos incompletos. A região da articulação temporomandibular também pode sofrer os efeitos da radioterapia, dificultando a abertura da boca.

Possíveis impactos na comunicação oral

Na cavidade oral encontram-se os articuladores da fala, e qualquer alteração anatômica dessas estruturas pode dificultar a eficiência da articulação, produzindo distorções, imprecisões, substituições e redução da velocidade na produção dos sons da fala. A cavidade oral também é responsável por características ressonantais da voz do indivíduo, embelezando-a e auxiliando a projeção e o volume. Desta forma, a voz pode ficar hipernasal ou os desvios serem de natureza articulatória, com imprecisão e distorção que caracterizam a voz pastosa. Arakawa (2001) estudou 50 pacientes e verificou que técnicas de fechamento primário, embora mais simples, ofereceram resultados mais limitados para as ressecções mais extensas; já as reconstruções mais complexas, como o uso de retalho microcirúrgico, empregadas nas reconstruções que envolvem partes ósseas, favoreceram melhores resultados que as outras técnicas; nas ressecções extensas de partes moles, o retalho de músculo peitoral maior, considerado de média complexidade, mostrou-se confiável, versátil e apresentou melhores resultados de fala. Desta forma, tais estudos auxiliam a guiar o prognóstico terapêutico e devem ser considerados na escolha do tratamento cirúrgico reconstrutivo adequado ao paciente.

Os principais impactos do câncer de boca estão no Quadro 11-1.

Reabilitação fonoaudiológica no câncer de boca

Quanto à atuação fonoaudiológica, podemos considerar três momentos diferentes: orientação pré-operatória, avaliação pós-operatória e reabilitação propriamente dita.

A orientação pré-operatória é extremamente benéfica ao paciente e à sua família. Alertá-los e esclarecê-los quanto às possíveis alterações fonoaudiológicas e aos problemas com a deglutição e a fala no pós-operatório ajuda a reduzir o impacto emocional diante do problema consumado. Sabendo que há um profissional disponível para ajudá-lo nessas circunstâncias, o paciente tende a ficar menos deprimido e mais disposto a colaborar com sua reabilitação.

A avaliação pós-operatória deve ser realizada de acordo com a solicitação médica, o que geralmente ocorre entre 10 e 15 dias após a cirurgia, quando não há mais riscos à cicatrização. A intervenção fonoaudiológica pode ser solicitada no pós-operatório imediato em casos mais graves de disfagia. As condições orais e da deglutição devem ser rigorosamente avaliadas, examinando-se os aspectos anatômicos, funcionais e respostas sensoriais do paciente. O reflexo de tosse e o início da fase faríngea da deglutição, muitas vezes chamado de reflexo da deglutição, devem ser observados, bem como a presença de qualquer sinal de aspiração. Se houver necessidade, a videofluoroscopia é o exame ideal para que sejam observadas alterações nas fases da deglutição (Logemann, 1983; Gonçalves & Vidigal, 1999). É possível realizar a avaliação endoscópica da deglutição (AED) (Langmore, Schatz E Olsen, 1988; Macedo, 2000). Na avaliação de fala deve-se observar a produção isolada e encadeada dos sons, identificando-se os mecanismos compensatórios que podem estar sendo utilizados, como o uso do lábio inferior na articulação de sons linguodentais nos casos de ressecção parcial da língua. A inteligibilidade da fala pode estar alterada por problemas ressonantais, pela ausência ou alteração anatômica dos articuladores e pelas dificuldades de abertura e movimentação da mandíbula.

Quanto à reabilitação fonoaudiológica propriamente dita, a terapia da deglutição nos casos após cirurgias da cavidade oral inicia-se, em geral, com exercícios oromotores para favorecer o controle muscular necessário à deglutição (Logemann, 1983). O programa de terapia deve ser adaptado às necessidades e possibilidades de cada caso, podendo incluir diversos dos procedimentos a seguir sugeridos (Behlau & Pontes, 1995; Gielow, 1999; Gonçalves & Vidigal, 1999):

- Seleção da consistência alimentar mais adequada às condições do paciente.
- Identificação da postura que mais favorece a deglutição.
- Exercícios envolvendo mobilidade de língua e bochechas, para facilitar a lateralização e a condução do bolo alimentar.
- Movimentação da mandíbula para minimizar a dificuldade de abertura da boca.

Quadro 11-1. Impacto do câncer de boca na comunicação e na deglutição, após tratamento cirúrgico e de acordo com a localização do tumor

Localização do Tumor	Impacto na Comunicação	Impacto na Deglutição
Lábios	Dificuldade ou distorção dos sons labiais e das vogais arredondadas	Mínimo e, quando existente, há dificuldade na sucção e continência oral, além de menor pressão intra-oral
Soalho da boca	Dificuldade ou distorção dos sons linguodentais, quando o tumor envolveu a língua ou em decorrência do tipo de reconstrução	Fase oral comprometida, o que pode comprometer a fase faríngea
Região posterior do soalho da boca	Alteração ressonantal, voz pastosa, hipernasalidade, e distorção de sons linguovelares, dependendo do envolvimento da língua	Dificuldades na fase oral e faríngea da deglutição, com mastigação difícil
Mandíbula	Mínimo nas ressecções localizadas; nas ressecções maiores pode haver trismo, fala imprecisa, travada, hipernasal, pastosa, sons bilabiais com pouca pressão intra-oral	Mínimo nas ressecções menores localizadas; nas ressecções maiores pode haver falta de selamento labial, escape de saliva e de alimentos, dificuldades de mastigação
Língua	Mínimo nas ressecções localizadas; dificuldades temporárias nas ressecções pequenas; distorções de alguns ou todos os sons da fala, hipernasalidade severa e voz pastosa	Mínimo nas ressecções localizadas; dificuldades temporárias nas ressecções pequenas, atraso no início da fase faríngea, controle reduzido do bolo e dificuldade em sua ejeção
Rinofaringe	Acentuado nas ressecções com grande retirada de tecido; alteração essencialmente ressonantal, com voz hipernasal e pastosa	Acentuado, com escape nasal e menor pressão intra-oral; redução na peristalse faríngea e na elevação laríngea
Maxila	Alterações na articulação de sons com pontos articulatórios que envolvem o palato, além de alteração de ressonância, com voz hipernasal	Escape de líquidos e/ou alimentos para a rinofaringe, com menor pressão intra-oral, pode haver dificuldade de mastigação e propulsão do bolo
Palato mole	Alteração de ressonância, com qualidade vocal hipernasal; dificuldade na produção de sons posteriores	Escape de alimento para a rinofaringe e dificuldade de ejeção do bolo alimentar por redução da pressão intra-oral
Região retromolar	Alteração de ressonância, com voz nasal ou pastosa; distorção articulatória nos sons posteriores	Trismo, mobilidade de língua alterada, dificuldade de mastigação e manipulação do bolo, atraso no disparo da fase faríngea, estase oral e faríngea de alimentos e refluxo nasal

- Exercícios de controle do bolo alimentar, cujo treino pode ser realizado inicialmente com um pedaço de garrote com um fio dental transpassado. O fio deve ficar para fora da cavidade oral, auxiliando a indução da lateralização do garrote e o aprimoramento de tal controle.

- Exercícios para estimular o início da fase faríngea da deglutição: pode-se utilizar um espelho de laringologista número 0 ou, como alternativa econômica, que o próprio paciente pode utilizar em casa, um pequeno boleador de metal (objeto que consiste em uma haste longa com uma esfera na ponta, encontrado em casas de artesanato, utilizado para modelagem), ou o cabo de uma colher de metal. O instrumento de estimulação deve estar gelado – o que é conhecido como estimulação térmica – e tocar suavemente a região da base dos pilares palatoglossos. Esse contato rápido e suave deve ser repetido cinco a dez vezes. Os pilares podem ser estimulados separadamente, em um primeiro momento, e simultaneamente a seguir. O terapeuta deve estar atento à presença de sinais do início da fase faríngea, como a contração dos músculos do véu palatino e a elevação da cartilagem tireóidea; é possível que durante a estimulação seja desencadeada uma deglutição inesperada. Em casa, a estimulação deve ser realizada quatro ou cinco vezes ao dia, até que o início da fase faríngea esteja adequado. Pedir para o paciente deglutir em seguida, se necessário.

- Manobras para promover a proteção voluntária das vias aéreas inferiores com exercícios preparatórios para a deglutição, tais como: as técnicas do método de competência fonatória, como as técnicas de esforço (empuxo) e a deglutição incompleta sonorizada.

- Manobras protetoras, facilitadoras e de limpeza tais como: a. manobra da deglutição supraglótica, na qual o paciente deve inspirar, prender a respiração, deglutir, tossir e engolir novamente; b. identificação da melhor posição do alimento na cavidade oral, em geral, na região de maior sensibilidade e função, sendo que, quanto mais posterior a introdução de seringas ou pipetas, melhor costuma ser a resposta à deglutição; por outro lado, quando a mobilidade de língua está muito comprometida, os alimentos líquido-pastosos podem ser introduzidos posteriormente com uma espátula ou colher com cabo longo; c. limpeza da faringe após a deglutição, para evitar estases que provoquem aspiração após a deglutição. Após a deglutição, a laringe não se encontra mais protegida, e o resíduo alimentar, com auxílio da força da gravidade, pode deslocar-se, penetrando a laringe. Para evitar que isso ocorra, é sugerido ao paciente ingerir água após a deglutição, quando não há risco de aspiração com líquidos, ou realizar no mínimo três deglutições secas seguidas, o que auxilia a limpeza dos resíduos da faringe.

Quanto às alterações de fala, cada caso apresenta suas particularidades a serem analisadas, mas de um modo geral, estimula-se a mobilidade máxima das estruturas remanescentes, buscando a compensação das dificuldades articulatórias e o favorecimento da inteligibilidade, por meio de sobrearticulação dos sons da fala. Nos casos de cirurgia envolvendo cavidade oral, a laringe geralmente é preservada, e se ocorre alteração vocal, é centrada na ressonância.

A seguir, serão comentados os impactos e as abordagens na reabilitação fonoaudiológica de cada tipo de ressecção envolvendo a cavidade oral. A divisão proposta não exclui a possibilidade de cirurgias associadas, nas quais os impactos na fala e na deglutição são, muitas vezes, potencializados. Evidentemente, cada caso requer um raciocínio particular.

Tumores do Lábio

Cirurgia

A cirurgia para os tumores dos lábios pode envolver a ressecção parcial ou total, dependendo da extensão do tumor. A partir do estadiamento da lesão, o paciente pode ser submetido a um esvaziamento cervical associado e, em alguns casos, há indicação de radioterapia pós-operatória (Magrin, Kowalski & Carvalho, 2000).

Impacto

No caso das cirurgias com remoção parcial dos lábios, a interferência na deglutição é mínima, pois a musculatura remanescente compensa a dificuldade de vedamento labial decorrente da remoção de parte dos lábios. Já nos casos mais extensos, a dificuldade de vedamento labial é significativa, determinando, por vezes, escape de saliva e alimentos, reduzindo a pressão intra-oral e dificultando a deglutição. A dificuldade da mobilidade da região perioral também determina alterações nas emissões de sons plosivos bilabiais (p, b) e de outros sons que envolvem arredondamento da aproximação labial (m, ó, ô, u).

Reabilitação fonoaudiológica

A terapia proposta após a ressecção de tumores de lábios é baseada em exercícios que envolvem a sensibilidade e a mobilidade da estrutura remanescente, na tentativa de compensar as funções comprometidas, como, por exemplo, o controle de saliva na cavidade oral. Para melhorar a inteligibilidade da fala, sugerimos o trabalho com exercícios de sobrearticulação, como fala ou leitura com uma espátula ou rolha entre as arcadas dentárias e seqüências de sílabas sobrearticuladas, como "pataca", "badaga", "fassaxa", "vazaja". Finalmente, o paciente deve ser orientado a monitorar a manutenção de um padrão de fala com maior clareza articulatória.

Prognóstico da reabilitação

O prognóstico é excelente para as ressecções parciais superiores, podendo haver dificuldade na contenção de saliva e líquidos na cavidade oral para as ressecções amplas.

Tumores do Soalho da Boca

Cirurgia

Os tumores do soalho da boca podem localizar-se anteriormente ou mais posteriormente, na região lateral. O tratamento de eleição é a remoção cirúrgica, que pode ser limitada a uma parte do soalho da boca ou se estender também ao alvéolo dentário e à língua. Caso haja infiltração tumoral na mandíbula, sua margem superior será ressecada e as limitações do paciente são mais evidentes. Nos casos em que o tumor requer a ressecção lateral do soalho da boca, geralmente são removidos os pilares palatoglossos e a base da língua, podendo haver esvaziamento cervical, o que amplia consideravelmente as limitações do paciente.

Impacto

Após a cirurgia de remoção de tumores da região anterior do soalho da boca, a fase oral da deglutição pode encontrar-se comprometida, com alterações que variam de discretas a severas, dependendo do grau de envolvimento da língua na reconstrução cirúrgica. Quando a língua não é utilizada na reconstrução da região ressecada, sua mobilidade é preservada e o controle do bolo alimentar é adequado (Rappaport, Swirsky & Chie, 1968). Nos casos em que a reconstrução cirúrgica envolve sutura da língua no soalho da boca e na margem superior da mandíbula, ocorre evidente restrição de sua mobilidade, além de dificuldades com a manipulação e ejeção do bolo alimentar, com possibilidade de aspiração (Logemann & Bytel, 1979) e comprometimento da produção dos sons linguodentais, geralmente compensados pela elevação da parte medial da língua durante a emissão.

Após a cirurgia dos tumores da região lateral do soalho da boca pode haver dificuldades potenciais nas fases oral e faríngea da deglutição (Logemann & Bytell, 1979; Shedd, Kirchner & Scatliff, 1961). A fase oral é comprometida pelo envolvimento da língua e de outras estruturas da cavidade oral; a fase faríngea é afetada pela ressecção de parte da faringe e da área da tonsila envolvendo o pilar palatoglosso (ou arco das fauces), onde normalmente é desencadeado o início da fase faríngea da deglutição (Logemann, 1983). Às vezes o disparo não chega a ser comprometido, mas o tempo de trânsito faríngeo fica aumentado, o que pode causar estase alimentar e possível aspiração após a deglutição. Quando há envolvimento da base da língua e da tonsila, pode haver hipernasalidade, voz pastosa e distorção dos sons linguais, principalmente dos posteriores, linguovelares.

Pode ainda haver paresia ou paralisia de língua em conseqüência da manipulação ou ressecção cirúrgica.

Reabilitação fonoaudiológica

Após a remoção de tumores do soalho da boca, pode ocorrer dificuldade inicial de deglutição por edema no pós-operatório, mesmo que a mobilidade da língua esteja preservada. Quando a mobilidade da língua está alterada, haverá distorções ressonantes e articulatórias, que poderão ser minimizadas em terapia. Nos casos em que houve sutura da língua pode haver distorções na produção dos sons apicais e/ou velares, sendo necessários exercícios de mobilidade de língua e o desenvolvimento de compensações de lábios ou bochechas.

Quanto aos aspectos da deglutição, a administração do alimento mais posteriormente na cavidade oral, com uma colher de cabo mais longo costuma facilitar o trânsito oral, além da mudança de postura da cabeça, com inclinação para o lado contrário da cirurgia. A terapia deve trabalhar o grau de mobilidade da língua, estimular o disparo do início da fase faríngea da deglutição, promover a proteção voluntária da via aérea durante a deglutição e limpar a faringe com ingestão de líquidos depois da alimentação, para evitar a aspiração após a deglutição.

Nos casos em que é realizada a sutura da língua, a consistência do alimento administrado deve ser líquido-pastosa. Pode haver o deslocamento do alimento para a região laríngea, provocando aspiração antes do início da fase faríngea da deglutição (Logemann, 1983); pode ainda ocorrer aspiração após a deglutição por estase na cavidade oral ou na faringe. As manobras de proteção das vias aéreas reduzem a aspiração antes da deglutição, enquanto a ingestão de líquidos ou a realização de deglutições múltiplas minimizam a ocorrência de aspiração após a deglutição, por eliminação dos resíduos alimentares.

Nos raros casos de dificuldade na abertura do segmento faringoesofágico durante a deglutição, pode-se realizar uma miotomia do músculo cricofaríngeo (dissecção parcial das fibras musculares), uma neurectomia de algumas fibras do plexo faríngeo ou, ainda, a injeção de toxina botulínica para reduzir a contração muscular desta região. Estes procedimentos facilitam a abertura do segmento faringoesofágico e melhoram sensivelmente as condições de deglutição (Singer & Blom, 1981; Singer, Blom & Hamaker, 1986; Singer, 1988; Doyle, 1994).

Prognóstico da reabilitação

O prognóstico dos tumores de soalho da boca depende do grau de comprometimento da língua. Quando sua mobilidade é preservada, a reabilitação é quase total. Nos casos em que ocorre sutura da região anterior da língua, o prognóstico é limitado em razão de o comprometimento de sua mobilidade poder acarretar disfagia severa, o que implica controle da consistência da dieta e uso de manobras de proteção das vias aéreas.

Tumores da Mandíbula

Cirurgia

A cirurgia de ressecção de tumores da mandíbula pode ser marginal, ou seja, restrita a uma porção da mandíbula, ou seccional, quando há secção de uma parte da mandíbula, como na cirurgia retromolar e na hemimandibulectomia. A mandibulectomia é freqüentemente acompanhada da remoção de outras estruturas devido às infiltrações tumorais. Nas cirurgias seccionais, para que o arcabouço inferior da cavidade oral seja mantido, podem ser utilizadas reconstruções com placas de metal (platina ou titânio) ou retalhos ósseos (da crista ilíaca, por exemplo) associadas a retalhos miocutâneos.

Impacto

O impacto de uma cirurgia de ressecção de tumores da mandíbula, quando restrita a uma pequena porção, é mínimo e facilmente compensado pelo paciente. Nas cirurgias de maior porte, como nas ressecções retromolares e nas hemimandibulectomias, o impacto é variável. Devido à importante assimetria facial pós-operatória, o vedamento labial pode ficar prejudicado, causando escape de saliva e de alimentos da cavidade oral. A dificuldade de abertura da mandíbula geralmente determina na fala uma articulação imprecisa e travada, com voz de qualidade pastosa. Nas cirurgias retromolares, o acometimento da musculatura palatina e/ou da porção lateral da língua promovem uma mudança estrutural da cavidade oral e podem produzir uma qualidade hipernasal na voz, pela diminuição do fluxo oral, o que também pode determinar a redução da pressão oral na emissão dos sons bilabiais.

Reabilitação fonoaudiológica

Após a cirurgia de ressecção de tumores da mandíbula, a reabilitação varia de acordo com a necessidade do paciente; geralmente, a reabilitação é direcionada para a musculatura perioral, para compensar a dificuldade de vedamento labial e melhorar o padrão da mastigação, além de exercícios para reduzir o trismo, envolvendo abertura e fechamento da mandíbula compensando o desvio provocado pela ressecção cirúrgica, bem como exercícios de sobrearticulação dos sons da fala. Estes últimos também são indicados para melhorar a articulação e a qualidade vocal do paciente, por aumentarem o direcionamento do fluxo aéreo para a cavidade oral, reduzindo a hipernasalidade, e por reduzirem a característica imprecisa e travada da articulação, melhorando a inteligibilidade da fala.

Prognóstico da reabilitação

Quando as ressecções são marginais ou segmentares de pequena extensão, o prognóstico é bom. Quando são seccionais, a reconstrução com osso ou metal viabiliza a reabilitação; contudo, quando são marginais extensas, o prognóstico é pior por envolvimento de partes moles. Nas ressecções de maior porte, observam-se seqüelas como articulação imprecisa, trismo acentuado, voz pastosa e dificuldades de mastigação, mesmo na presença de prótese mandibular.

Tumores da Língua

Cirurgia

A ressecção da língua terá sua extensão determinada pelo tamanho, pela localização e pela infiltração do tumor. Poderá ser mínima, localizada no sítio da lesão, até total, podendo incluir a remoção da base da língua, do soalho da boca, do rebordo alveolar e até da mandíbula, associado a esvaziamento cervical.

Impacto

Com a ressecção parcial ou total da língua, evidentemente, a fala e a deglutição são acometidas em algum grau. A severidade do problema depende da extensão da cirurgia e das condições de mobilidade da estrutura remanescente. Um paciente cuja ressecção foi menor que 50% da língua, sem comprometimento de outras estruturas, provavelmente apresentará dificuldades temporárias com a deglutição. Inicialmente, principalmente devido ao edema pós-operatório, o disparo do início da fase faríngea de deglutição pode estar alterado, principalmente se a cirurgia envolveu a região próxima ao arco das fauces. É comum o paciente referir a sensação de embotamento na fala e na deglutição. Quando a ressecção envolve 50% da língua ou mais, o impacto na fala e na deglutição é sensivelmente mais severo. A mobilidade da língua e o controle do bolo na cavidade oral ficam muito reduzidos, pois o paciente não consegue realizar o contato da língua com o palato.

De modo genérico, ressecções posteriores de língua dificultam mais a função de deglutição, enquanto as ressecções anteriores mais a fonoarticulação.

O plano de secção da língua mostra ter bastante influência no prognóstico fonoaudiológico, apresentando o plano sagital melhores resultados em relação ao plano longitudinal.

Reabilitação fonoaudiológica

No pós-operatório de cirurgias com ressecções menores que 50% da língua, a estimulação tátil-térmica para o início da fase faríngea da deglutição, como descrita anteriormente, costuma ser um grande auxílio. Exercícios de mobilidade de língua e de controle do bolo alimentar na cavidade oral reduzem a sensação de embotamento, e em 3 a 4 semanas de terapia o paciente já consegue dominar a fala e a deglutição (Logemann, 1983), com auxílio da sucção de bochechas. Quando a ressecção envolve 50% da língua ou mais, usualmente é possível administrar líquidos e pastosos pouco espessos ao paciente, que deverá inclinar a cabeça para trás, facilitando a condução do alimento para a faringe pela ação da gravidade (Logemann, 1983). Se a cirurgia comprometeu a base da língua, as chances de ocorrer aspiração estão aumentadas, sendo prudente ensinar ao paciente as manobras de proteção das vias aéreas inferiores. Se a ressecção foi restrita à língua, os aspectos laríngeos e faríngeos da deglutição estarão normais, e a orientação quanto à consistência dos alimentos e à postura da cabeça para trás são suficientes para a retirada da sonda nasoenteral. Nesses casos é inviável a ingestão de alimentos sólidos pela dificuldade na manipulação do bolo alimentar. A terapia para reabilitação da fala do glossectomizado consiste no desenvolvimento de mecanismos compensatórios para a emissão dos sons comprometidos, e na redução da hipernasalidade. A reabilitação da fala deve ocorrer paralelamente à terapia da deglutição, com o uso de alguns exercícios em comum, para a obtenção da mobilidade máxima da porção lingual remanescente (Gielow, Chiari, Guedes, Guilherme, Justino, Lederman, Nóbrega, Weckx E Weckx, 1991). Os exercícios de sobrearticulação da fala minimizam a hipernasalidade, mas a mudança estrutural da cavidade oral desloca os formantes das vogais (Cotert & Aras, 1999).

Em alguns casos, o paciente poderá beneficiar-se muito com a adaptação de uma prótese dentária com a região do palato rebaixada, favorecendo o contato com a língua remanescente (Moore, 1972; Aramany, Downs, Beery & Aslan, 1982; Cotert & Aras, 1999). Tais próteses, conectadas à arcada superior, possibilitam a redução do espaço entre o palato e a língua, remanescente ou reconstruída, permitindo melhores fala e deglutição. Melhores resultados são observados quando há o trabalho conjunto entre o fonoaudiólogo e o protesista, desde a confecção até a adaptação da prótese (Marunick, 1998).

Há ainda a possibilidade de adaptação de uma prótese de língua propriamente dita (Leonard & Gillis, 1990; Colangelo, Pauloski & Logemann, 1996), a qual favorece mais a fala do indivíduo, reduzindo a alteração ressonantal, conseqüência do aumento do espaço da cavidade oral decorrente da ressecção cirúrgica. Os resultados funcionais dessas próteses são, contudo, controversos (Aramany, Downs, Beery & Aslan, 1982).

Prognóstico da reabilitação

Após a ressecção de tumores de língua, o prognóstico em relação à deglutição varia de reabilitação total, nas cirurgias menores, até disfagias severas, principalmente quando a base da língua é acometida. Quanto à fala, observa-se que a mobilidade das estruturas remanescentes determina a sua inteligibilidade. Ou seja, é melhor ter um coto de língua remanescente, móvel, do que grande parte da língua sem movimento. A hipernasalidade é uma característica típica da voz de pacientes com ressecções maiores. O uso de próteses de rebaixamento do palato pode ser necessário para reduzir a hipernasalidade e facilitar a articulação da fala.

Tumores da Rinofaringe

Cirurgia

Os tumores de rinofaringe geralmente são tratados com radioterapia.

Impacto

A presença do tumor causa alterações da ressonância, por vezes gerando uma qualidade vocal hiponasal e pastosa. A redução do tumor por radioterapia, quimioterapia ou ressecção pode produzir hipernasalidade e disfagia acentuada, com redução da peristalse faríngea, da elevação laríngea e presença de resíduo em valéculas e seios piriformes, com risco de aspiração traqueal. A ressecção cirúrgica, quando presente, pode causar a retirada de grande quantidade de tecido da rinofaringe, com prejuízos maiores quanto à fala e à voz, dificultando a reabilitação.

Reabilitação fonoaudiológica

A reabilitação fonoaudiológica é direcionada para maximizar a elevação laríngea, a constrição da faringe e a sobrearticulação dos sons da fala, visando ao aumento da oralidade e à melhora da qualidade vocal. Manobras posturais, de proteção das vias aéreas e de limpeza dos recessos faríngeos também são indicadas (Gonçalves & Vidigal, 1999), além da modificação da dieta do paciente de acordo com as consistências de maior facilidade para deglutição.

Prognóstico da reabilitação

O sucesso da reabilitação depende do grau de alteração após o tratamento. Casos com fixação laríngea importante tendem a apresentar maior dificuldade quanto à reabilitação da deglutição.

Tumores da Maxila

Cirurgia

A remoção dos tumores da maxila é geralmente realizada e seguida de restauração cirúrgica ou protética.

Impacto

Dependendo da possibilidade de restauração cirúrgica ou protética, após a remoção do tumor, pode ocorrer maior ou menor limitação na produção dos sons labiodentais, linguodentais, linguopalatais e/ou linguovelares, além de hipernasalidade e escape de alimentos para a rinofaringe. Na ausência de prótese, pode haver alteração na mastigação e diminuição da pressão intra-oral.

Reabilitação fonoaudiológica

Usualmente a reabilitação é feita essencialmente por reconstrução cirúrgica ou correção protética; contudo, o fonoaudiólogo pode auxiliar o médico, desde a confecção da prótese até sua adaptação para as funções de fala, voz, mastigação e deglutição. Ressaltamos aqui os obturadores de maxila, que podem ser anexados aos dentes, quando presentes, ou conectados a estruturas ósseas por meio de fios ou, ainda, presos ao osso por parafusos. Essas próteses geralmente são removíveis, utilizadas no pós-operatório imediato, enquanto se espera por uma ressecção cirúrgica a ser realizada num segundo tempo, ou ainda podem ser de uso permanente (Marunick, 1998). A confecção de uma prótese definitiva pode levar semanas, sendo que ela deve ser rasa, leve e ter grande poder de retenção. Quanto mais ampla a ressecção, maior a probabilidade de que a reconstrução seja realizada por meio de reconstrução protética.

Impacto da reabilitação

A reabilitação nesses casos permite que o paciente possa realizar as funções de fonoarticulação e deglutição sem a presença de escape de ar ou alimento para a rinofaringe e com distorções discretas na produção dos sons, quando existentes.

Tumores de Palato Mole

Cirurgia

A conduta de eleição no tratamento dos tumores de palato mole é cirúrgica, podendo produzir uma importante limitação em diversas funções nas quais o palato está envolvido.

Impacto

As ressecções de palato mole podem acarretar qualidade vocal hipernasal, comprometendo a inteligibilidade da fala, dificuldade na produção de sons posteriores e escape de alimentos para a rinofaringe, além de redução da pressão intraoral; desta forma, as conseqüências são múltiplas, com comprometimento de voz, fala e deglutição, acarretando acentuado prejuízo da qualidade de vida do paciente.

Reabilitação fonoaudiológica

A reabilitação fonoaudiológica envolve exercícios para estimulação das paredes laterais e posterior da faringe e/ou a participação na confecção e adaptação de próteses, tais como os obturadores faríngeos e bulbos ou próteses de fala (temporários ou definitivos), cujo objetivo principal é reduzir o espaço velofaríngeo. O fonoaudiólogo pode também auxiliar a confecção dessas próteses por meio da realização de exame videofluoroscópico ou nasofibroscopias da fonação, em conjunto com a equipe médica.

Os exercícios para a estimulação das paredes laterais e posterior da faringe envolvem principalmente as técnicas de esforço (empuxo), como por exemplo a associação de sons plosivos com socos no ar, deglutição incompleta sonorizada, entre outros.

Impacto da reabilitação

A reabilitação nesses casos tem um impacto importante que extrapola as funções do palato e repercute de modo acentuado na qualidade de vida do paciente, permitindo que ele se comunique com uma voz menos desviada e boa inteligibilidade de fala, além de poder deglutir sem a ocorrência de escape nasal de alimentos e com adequada pressão intra-oral, reduzindo a ocorrência de estase em parede posterior de faringe e aspiração após a deglutição.

Tumores Retromolares

Cirurgia

A chamada área retromolar não é uma região anatômica com limites definidos, mas compõe-se das estruturas entre as arcadas dentárias, atrás dos últimos molares (Barbosa, 1962). Os tumores desta região são tratados preferencialmente por cirurgias que em geral são ampliadas para as áreas vizinhas nas quais pode ocorrer infiltração tumoral, como a região dos masseteres, as lojas amigdalianas e parte do soalho da boca ou base da língua (Bertelli, 1989). Desta forma, há muitas variações na extensão cirúrgica e em suas reconstruções, portanto, em suas conseqüências.

Impacto

As ressecções de tumores iniciais são limitadas e o comprometimento na comunicação oral, quando existente, é mínimo e compensado naturalmente; contudo, nas cirurgias ampliadas, nas quais a língua está envolvida, além das alterações ressonantais, com voz nasal e pastosa, haverá distorções articulatórias nos sons posteriores (velares) e atraso no disparo da fase faríngea da deglutição, podendo ainda haver trismo, alterações na mobilidade da língua, dificuldade de manipulação do bolo alimentar, dificuldades na mastigação, acúmulo de alimentos e refluxo nasal (Furia, 2000; Carrara-De-Angelis & Furia, 2001; Estrela, Elias & Martins, 2003), sendo que a ressecção pode ser tão ampla a ponto de comprometer em alto grau a deglutição, com aspiração freqüente. As ressecções podem requerer a utilização de próteses.

Reabilitação fonoaudiológica

O foco da reabilitação fonoaudiológica depende da ressecção e do tipo de reconstrução empregada, contudo, aspectos vocais, articulatórios e de deglutição deverão ser abordados, preferencialmente de modo conjugado, havendo inúmeras sugestões na literatura (Casper & Colton, 1993; Behlau & Pontes, 1995; Vicente, Forte, Martins & Sonegeth, 1997; Furia, 2000; Carrara-De-Angelis & Furia, 2001; Estrela, Elias & Martins, 2003). O trabalho de abertura de boca pode melhorar tanto a ressonância oral como auxiliar na mastigação. A estimulação tátil-térmica pode favorecer a recuperação da sensibilidade da região remanescente e melhorar a condução do bolo alimentar. Os exercícios variados da técnica de esforço (empuxo), como deglutição incompleta sonorizada e socos no ar, além de manobras variadas como deglutição sob esforço ou mordendo-se a ponta da língua, podem favorecer a movimentação da musculatura faríngea. Mudanças posturais de cabeça e movimentação para o lado melhor (sem ressecção) auxiliam o disparo da fase faríngea, reduzindo a disfagia e melhorando a proteção das vias aéreas inferiores. Exercícios de movimentação da língua e de bochechas favorecem a manipulação do bolo e o desenvolvimento de compensações articulatórias para minimizar o prejuízo na produção dos sons velares. Exercícios de sobrearticulação reduzem a nasalidade, o trismo e auxiliam a mobilidade geral dos órgãos fonoarticulatórios para a mastigação e deglutição.

Quando o paciente faz uso de próteses, o fonoaudiólogo pode participar desde sua confecção e adaptação, até a otimização de seu emprego. Uma importante etapa é a própria adaptação da prótese, o que pode exigir um trabalho prévio de desensibilização, com estimulação tátil-térmica.

Impacto da reabilitação

O prognóstico da reabilitação é bom nas ressecções de tumores iniciais, pois a disfagia e as alterações são discretas e facilmente compensadas, muitas vezes pelo próprio paciente. Em casos de cirurgias mais amplas envolvendo base de língua, a região dos pilares e o palato mole, pode haver nasalidade residual, distorção articulatória, compensações permanentes na produção dos sons e disfagia moderada, com necessidade da utilização de manobras de proteção de vias aéreas, que podem ser reduzidas a ponto de não chamar a atenção, mas que serão sempre presentes.

CÂNCER DE LARINGE

Aspectos Gerais

O câncer da laringe corresponde, em todo o mundo, de 1 a 2% de todos os tumores malignos que podem acometer o homem (Parker, Tong & Bolden, 1997), sendo o câncer mais comum na área de cabeça e pescoço. Em 1980, a *American Cancer Society* estimou que são diagnosticados aproximadamente 10.500 novos casos de câncer de laringe por ano nos Estados Unidos, aumentando para 13.000 casos, em uma nova estimativa após uma década (American Cancer Society, 1990). Um diagnóstico de câncer de laringe pode ser devastador para o paciente e sua família, mas quando realizado e tratado precocemente, oferece ao indivíduo boa sobrevida. Contudo, o impacto na comunicação oral pode variar de discreto a severo, com conseqüências que vão muito além do aspecto anatômico e incluem as dimensões psicológica e social. Nos casos mais radicais, em que a remoção total da laringe é inevitável, o indivíduo deparasse com duas seqüelas irreversíveis: a perda da voz laríngea, uma identidade pessoal, e um traqueostoma permanente, que estampa, próximo à sua face, a mutilação sofrida.

O câncer de laringe é conhecido desde a Antigüidade, porém, somente no século XIX foi realizada a primeira laringectomia total (Bilroth, 1873), o que propiciou um enorme avanço na compreensão desta doença e de seu tratamento. Na década de 1950 cirurgias menos radicais, as chamadas laringectomias parciais, começaram a ser realizadas, com segurança. Na década de 1980, o uso de radioterapia e cirurgia a *laser*, como uma abordagem primária no tratamento do câncer glótico inicial passaram a ser também empregadas. Esses 100 anos de desenvolvimento do tratamento médico foram consistentemente acompanhados de esforços de reabilitação que, na verdade, surgiram até mesmo antes da primeira laringectomia total, com o desenvolvimento de próteses para a reabilitação da fala em indivíduos que haviam sofrido lesões laríngeas permanentes em acidentes com cavalos e charretes. A evolução dos tratamentos cirúrgicos, embora por um lado represente a possibilidade de sobrevivência de muitos pacientes, que em outras décadas jamais seriam candidatos à cirurgia, por outro lado, apresenta desafios cada vez maiores para o fonoaudiólogo, que enfrenta casos complexos e pacientes que nem sempre apresentam condições ideais para a reabilitação.

Embora o indivíduo com o diagnóstico de câncer de laringe necessite de acompanhamento periódico há consideráveis avanços no chamado índice de 5 anos de sobrevivência (American Cancer Society, 1990), que saltou de apenas 50% de sobrevivência após 5 anos na década de 1950, para 65% de sobrevivência, no mesmo período, na década de 1980 o que, por si, já justifica os esforços realizados para a reabilitação da comunicação oral.

No Brasil, a incidência do câncer da laringe é uma das maiores do mundo. Em São Paulo, em 1978 a incidência de câncer de laringe foi de 17,8:100.000 homens e de 1,3:100:000 mulheres, perdendo apenas para algumas regiões da Índia (Mirra & Franco, 1985), atingindo, tipicamente, homens fumantes e/ou alcoolistas, na quinta ou sexta décadas de vida. Embora a incidência do câncer de laringe pareça ter aumentado nas últimas décadas, acredita-se que este fenômeno esteja relacionado primariamente com o envelhecimento geral da população, do que a um aumento real da incidência (UICC, 1987).

O sintoma cardinal do paciente com câncer de laringe é a rouquidão. No entanto, em menor número de casos podem ocorrer, como sintomas isolados ou associados, a. dor à deglutição – odinofagia, com dor reflexa na orelha ipsilateral; b. dificuldades respiratórias – dispnéias, com ou sem obstrução da coluna aérea e hemoptise ocasional. Os tumores glóticos geralmente causam rouquidão, os supraglóticos freqüentemente produzem odinofagia e os subglóticos manifestam-se por dispnéia. Enquanto que a rouquidão manifesta-se desde o início da lesão, a odinofagia e a dispnéia podem ocorrer apenas em estágios mais avançados da doença. Aproximadamente dois terços dos tumores da laringe ocorrem na região glótica e um terço na região supraglótica (Instituto Nacional Do Câncer, 1998). A avaliação laringológica de rotina, aliada a uma anamnese detalhada e específica, é quase sempre suficiente para a suspeita diagnóstica; porém, exames complementares, como a estroboscopia, podem indicar áreas de rigidez associadas ou fixação da prega vocal, o que reforça o diagnóstico de câncer. O desenvolvimento do diagnóstico por imagem facilita a identificação e o estadiamento dos tumores, particularmente na laringe.

O tipo histológico mais comum do câncer de laringe é o carcinoma espinocelular. O tratamento do câncer da laringe é complexo e multidisciplinar, e varia de acordo com o tamanho, natureza, localização e estadiamento do tumor, além de critérios institucionais e culturais, que podem dirigir o tratamento dos tumores glóticos iniciais exclusivamente para radioterapia e não para cirurgia. O objetivo primário do tratamento é, evidentemente, o controle do câncer, e as opções incluem cirurgia, que em alguns casos de tumores iniciais pode ser feita com *laser*, radioterapia, quimioterapia ou tratamentos combinados. No caso de lesões mais extensas ou com grande infiltração na laringe, existem opções radicais, que removem totalmente as estruturas laríngeas e que podem ter radioterapia e/ou quimioterapia associadas; para lesões menores ou mais localizadas, há opções mais conservadoras, que buscam preservar ao máximo a permanência das estruturas, podendo incluir cirurgias parciais da laringe, radioterapia e/ou quimioterapia. A tendência atual tem sido investir mais em tratamentos conservadores, como a associação de radioterapia e quimioterapia, desde que se observem os limites da segurança do paciente em relação à possibilidade de recidivas. A vantagem de tais procedimentos seria a menor mutilação do paciente e a conservação da voz. Entretanto, algumas cirurgias parciais podem apresentar um excelente resultado vocal, como veremos mais adiante, enquanto que os efeitos de uma radioterapia intensa, que causa fibrose dos tecidos atingidos, podem determinar uma qualidade vocal áspera e desagradável. Os chamados protocolos de preservação de órgãos também atingem tumores em estágio avançado, e a associação de tratamentos na forma de quimioterapia neo-adjuvante, radioterapia e cirurgia de resgate têm surgido como opção de tratamento que preserva a laringe sem piora da sobrevida (The Department of Veterans Affairs Laryngeal Cancer Study Group, 1991; Urba, 1994; Ikeda, Carvalho & Kowalski, 2000). No entanto, até 40% desses pacientes podem ter distúrbios na deglutição (Lazarus, Logemann, Pauloski, Colangelo, Kahrilas, Mittal & Pierce, 1996). Provavelmente esses pacientes têm melhor qualidade de vida, mas nem sempre com a preservação da função (Ikeda, Carvalho & Kowalski, 2000).

Quanto mais precocemente o tumor é diagnosticado, maior a possibilidade de se optar por uma cirurgia relativamente conservadora, ou seja, por uma laringectomia parcial. De acordo com a localização da lesão, a laringectomia parcial pode ocorrer no plano horizontal ou no plano vertical. Nos casos mais avançados, a alternativa mais comum é a laringectomia total, que modifica toda a anatomofisiologia da fonação do indivíduo, que terá sua laringe extirpada. As principais relações entre o tipo de cirurgia, a fonte sonora mais comum, o foco de reabilitação vocal e a voz resultante são apresentadas no Quadro 11-2.

Os tumores malignos da laringe, que, na sua quase-totalidade, correspondem aos carcinomas epidermóides, têm na cirurgia sua arma terapêutica mais eficiente. Com os modernos procedimentos de exame da laringe, onde é possível se realizar uma documentação de boa qualidade e, com a dedicação propedêutica aprimorada, é possível firmar um diagnóstico mais precoce e mais preciso desses tumores. Assim, com a utilização de terapêutica mais conservadora por meio das laringectomias parciais, obtém-se um resultado funcional mais adequado, sem comprometer a perspectiva de cura, propiciando uma melhor reintegração do paciente à sociedade, mantendo sua capacidade produtiva e uma qualidade de vida digna da natureza humana.

Classificação TNM para os Tumores da Laringe

Para que se possa orientar devidamente o tratamento dos tumores da laringe e, para que seja possível comparar os resultados obtidos com os diferentes tipos de tratamento, é fundamental que se faça a sua descrição de maneira uniforme (Spiessl, Beahrs, Hermanek, Hutter, Scheibe, Sobin & Wagner, 1993). Para isso utiliza-se a classificação TNM da UICC (1992), que estadia os tumores de acordo com o sítio de origem: glote,

Quadro 11-2. Principais relações entre o tipo de cirurgia, a fonte sonora mais comum, o foco de reabilitação vocal e a voz resultante mais freqüente

Tipo de Cirurgia	Fonte Sonora	Reabilitação	Voz Resultante
Laringectomia parcial horizontal supraglótica	Inalterada	Foco na deglutição	Inalterada, formantes um pouco mais agudos
Laringectomia horizontal supracricóidea	Supraglótica	Foco inicial na deglutição e posteriormente na voz	Qualidade vocal astênica, soprosa e rouca-áspera nos melhores casos
Laringectomia parcial vertical: cordectomia	Glótica, prega vocal *versus* cicatriz ou reconstrução	Foco na fonte glótica, estabilizar emissão e trabalho de ressonância	Disfonia discreta, leve rouquidão ou instabilidade fonatória
Laringectomia parcial vertical: frontal	Glótica, com redução da porção vibratória das pregas vocais	Foco na redução da freqüência fundamental e laringe baixa	Disfonia discreta, com f_0 levemente aguda, soprosidade discreta
Laringectomia parcial vertical: frontolateral	Glótica, prega vocal *versus* cicatriz ou retalho; ou fonte supraglótica	Favorecer a emissão supraglótica, mais fácil quando houve remoção da cartilagem aritenóidea	Voz rouco-soprosa discreta, quase-normal; pode haver aspereza em casos de fonte glótica e preservação da cartilagem aritenóidea
Laringectomia parcial vertical: hemilaringectomia	Supraglótica, com constrição mediana, ântero-posterior ou constrição global	Favorecer a emissão supraglótica, reduzir a soprosidade, estabilizar a qualidade vocal	Voz rouco-soprosa discreta a moderada, pode haver astenia discreta
Laringectomia parcial vertical: subtotal	Supraglótica, com constrição mediana, ântero-posterior ou constrição global	Favorecer a emissão supraglótica, melhorar as características esfinctéricas da laringe	Voz rouco-soprosa moderada, soprosidade ou astenia moderadas, às vezes disfagia leve
Laringectomia quase-total	Fonte supraglótica, vibração do *shunt*, com participação da cartilagem aritenóidea *versus* os tecidos laríngeos	Favorecer sonorização e sua estabilidade, foco no controle da oclusão digital do traqueostoma e no tempo máximo de fonação	Voz rouca discreta a moderada, pode haver soprosidade e intensidade limitada em grau leve
Laringectomia total	Voz esofágica, com introdução de ar do ambiente e vibração do segmento faringoesofágico	Favorecer a introdução de ar no esôfago e a coordenação para as subseqüentes recargas de ar, estabilizar sonoridade e inflexões vocais; introduzir eletrolaringe, se necessário	Voz rouca moderada, pode ser rouco-tensa ou rouco-soprosa, com tempo máximo de fonação reduzido, extensão fonatória e dinâmica limitadas em grau moderado
Laringectomia total com prótese fonatória	Voz traqueoesofágica	Favorecer a sonorização e sua estabilidade, foco no controle da oclusão digital do traqueostoma	Voz rouca moderada, ou rouco-soprosa, com bom tempo máximo de fonação, extensão fonatória e dinâmica limitadas em grau moderado

supraglote e subglote (Quadro 11-3). É importante que sejam perfeitamente identificadas todas as regiões e sub-regiões anatômicas do órgão, para que os sítios primários sejam identificados. Na classificação TNM da UICC, o **T** corresponde ao sítio primário do tumor, o **N** à presença de metástases cervicais linfonodais e o **M** à presença de metástases à distância (Quadro 11-4).

Desenhos esquemáticos ilustrando as extensões do tumor glótico estão na Figura 11-1, embora possa haver inúmeras outras apresentações.

Tratamento do Câncer da Laringe de Acordo com Sua Localização e Estadiamento

Tanto a localização como o estadiamento do tumor vão auxiliar a definição do melhor tratamento para o paciente. Quando a opção é cirúrgica, o procedimento denomina-se laringectomia, que pode ser parcial, quando apenas parte da laringe é removida, ou total, quando se retira todo o órgão. As laringectomias parciais são chamadas cirurgias conservadoras, pois as funções da laringe são mantidas por via naturais,

Quadro 11-3. Estadiamento dos tumores na laringe de acordo com o sítio de origem

1. Supraglote
Epilaringe
Epiglote supra-hióidea
Pregas ariepiglóticas, aspecto laríngeo (zona marginal)
Epiglote infra-hióidea
Pregas vestibulares
2. Glote
Pregas vocais
Comissura anterior
Região posterior
3. Subglote

o que não é possível nas laringectomias totais, nas quais a respiração passará a ser realizada definitivamente pelo estoma traqueal. Além das situações em que o diagnóstico é de tumor laríngeo, outros casos mais raros podem requerer a realização de uma laringectomia, como traumas, estenoses ou aspirações persistentes e não-tratáveis por outros procedimentos. A indicação de uma cirurgia parcial ou total depende da extensão da lesão encontrada, o que reforça ainda mais a importância do diagnóstico precoce.

Didaticamente, podemos considerar o tratamento dos tumores da região glótica, supraglótica e subglótica, em estadiamento que compreende o carcinoma *in situ* até T4.

Tumores da região glótica

Carcinoma glótico in situ

O carcinoma *in situ* corresponde à neoplasia na sua forma mais inicial, isto é, uma lesão pré-invasiva, que ainda não ultrapassou a membrana basal do epitélio. Assim, para as lesões localizadas, o tratamento refere-se apenas à decorticação, com a remoção da mucosa contendo a área alterada. Com menos freqüência, podemos nos deparar com lesões que comprometem amplamente a mucosa das pregas vocais e, nesses casos, a radioterapia pode ser utilizada quando não é possível ter-se a certeza de que toda a lesão foi removida com a remoção da mucosa. Entretanto, devemos considerar que a simples decorticação é o tratamento de escolha para o carcinoma *in situ*.

Carcinoma glótico microinvasivo

O carcinoma microinvasivo corresponde já à uma neoplasia que não se restringe à camada basal do epitélio, apresentando um comprometimento dos tecidos além desse limite. Assim, a decorticação não apresenta a segurança necessária de que a lesão possa ser completamente removida por esse procedimento, sendo necessária uma abordagem mais agressiva. A cordectomia parcial por microcirurgia de laringe, com a utilização do *laser* de CO_2 corresponde ao tratamento de escolha para essas lesões, reservando-se a radioterapia exclusiva, em dose radical de aproximadamente 7.000 cGy (centgrays), para aqueles casos em que o tratamento cirúrgico não pode ser efetuado em decorrência de alterações clínicas, visto que esta abordagem necessita de anestesia geral.

T1a glóticos

Os carcinomas glóticos classificados como T1a correspondem àquelas lesões infiltrativas de uma prega vocal, onde normalmente já ocorre um comprometimento não só do ligamento vocal, mas também da musculatura, sem entretanto haver alteração da mobilidade da prega vocal (Figs. 11-1A e 11-2A). Podemos encontrar lesões classificadas como T1a que comprometem apenas uma pequena área do terço médio da prega vocal, assim como também lesões que comprometem uma área mais extensa da mesma, atingindo o terço anterior, junto à comissura anterior ou mesmo comprometendo a apófise vocal da cartilagem aritenóidea, ou mesmo o corpo desta cartilagem, sem haver, entretanto, comprometimento da mobilidade do órgão. Em termos gerais, se formos observar a literatura a respeito do tratamento dos tumores glóticos T1a, vamos nos deparar com visíveis divergências quanto às opções terapêuticas. As escolas da América do Norte e da França dão nítida preferência ao tratamento por radioterapia, enquanto em vários outros países a opção cirúrgica é a preferida. Mesmo aqui no Brasil há vários serviços que preferem a radioterapia, enquanto outros manifestam sua escolha para o tratamento cirúrgico. A radioterapia, desde que seja utilizada de maneira criteriosa e com equipamentos seguros, propicia a mesma possibilidade de cura que a cirurgia, porém, teoricamente, com melhor preservação da qualidade vocal. A dúvida reside no tratamento das falhas dessa opção terapêutica, pois, em algumas situações, o tratamento de resgate pode ainda ser uma cirurgia parcial; para outros casos em que a recorrência se faz de forma mais agressiva, a realização de uma laringectomia total, com a perda das funções do órgão, pode ser necessária. Para as lesões mais localizadas (terço médio da prega vocal), damos preferência para a cordectomia por microcirurgia de laringe com a utilização do *laser* de CO_2 que, ao nosso ver, com o auxílio da reabilitação fonoterápica, oferece uma voz de boa qualidade. Nestes casos não é necessária a utilização de técnicas reconstrutoras. Quando estamos diante a um paciente profissional da voz, pode-se preferir tratar com radioterapia, pois existe menor risco de comprometimento da qualidade vocal; tal conduta exige um acompanhamento mais rigoroso para detectar qualquer sinal de recorrência da doença. Nos casos de pacientes sem condições clínicas adequadas para o tratamento cirúrgico, a preferência é o tratamento radioterápico. Exemplos de tumores glóticos T1a tratados por cirurgia e radioterapia estão na Fig. 11-3. Já para as lesões com maior extensão, principalmente aquelas que comprometem a apófise vocal da cartilagem aritenóidea ou mesmo o corpo desta cartilagem, a abordagem cirúrgica merece nossa preferência, pois o risco de recorrência é menor com esta opção. Entretanto, nestes casos, a cirurgia (cordectomia) deve ser efetuada por via externa, por meio de laringofissura, e utilizamos para a reconstrução da área ressecada a rotação de retalho de prega vestibular. Normalmente os tumores T1a não apresentam metástases regionais e, assim, não

Quadro 11-4. Estadiamento dos tumores na laringe de acordo com a classificação TNM

T. TUMOR PRIMÁRIO

A. Para todos os sítios

Tx: Tumor primário sem possibilidades de ser avaliado

T0: Sem evidências de tumor primário

Tis: Carcinoma *in situ*

B. Região supraglótica

T1: Tumor limitado à uma sub-região anatômica da supraglote, com mobilidade normal da prega vocal

T2: Tumor que invade mais do que uma sub-região anatômica da supraglote, ou com extensão à glote, com mobilidade normal da prega vocal

T3: Tumor limitado à laringe, com extensão à outra região anatômica do órgão, com fixação da prega vocal

T4: Tumor que invade a cartilagem tireóidea e/ou com extensão para outros tecidos além da laringe (por exemplo: orofaringe; hipofaringe; tecidos moles do pescoço)

C. Região glótica

T1: Tumor restrito à região glótica (prega vocal, comissura anterior ou região posterior) com mobilidade normal

T1a: Tumor limitado a uma prega vocal

T1b: Tumor que compromete ambas as pregas vocais

T2: Tumor com extensão à subglote e/ou supraglote com mobilidade normal ou diminuída

T3: Tumor limitado à laringe, com extensão à subglote e/ou supraglote (transglótico), com fixação da prega vocal

T4: Tumor que invade a cartilagem tireóidea e/ou com extensão para outros tecidos além da laringe (por exemplo: orofaringe; hipofaringe; tecidos moles do pescoço)

D. Região subglótica

T1: Tumor limitado à subglote, com mobilidade normal

T2: Tumor que se estende à glote (pregas vocais) com mobilidade normal ou diminuída

T3: Tumor limitado à laringe com fixação da prega vocal

T4: Tumor que invade a cartilagem cricóidea ou tireóidea, e/ou com extensão para outros tecidos além da laringe (por exemplo: orofaringe; hipofaringe; tecidos moles do pescoço)

N. LINFONODOS REGIONAIS

Nx: Impossibilidade de avaliação dos linfonodos regionais

N0: Ausência de metástase em linfonodos regionais

N1: Metástase em linfonodo único, ipsilateral, de até 3 cm em sua maior dimensão

N2: Metástase em um único linfonodo, maior que 3 cm até 6 cm em sua maior dimensão; ou em múltiplos linfonodos ipsilaterais, nenhum maior que 6 cm em sua maior dimensão; ou em linfonodos bilaterais ou contralaterais, nenhum maior que 6 cm em sua maior dimensão

N2a: Metástase em linfonodo único, ipsilateral, maior que 3 cm e até 6 cm na maior dimensão

N2b: Metástase em múltiplos linfonodos ipsilaterais, nenhum maior que 6 cm em sua maior dimensão

N2c: Metástases em linfonodos bilaterais ou contralaterais, nenhum maior que 6 cm em sua maior dimensão

N3: Metástase linfonodal maior que 6 cm em sua maior dimensão

M. METÁSTASES A DISTÂNCIA

Mx: Impossibilidade de avaliação quanto à presença de metástases a distância

M0: Ausência de metástase a distância

M1: Presença de metástase a distância

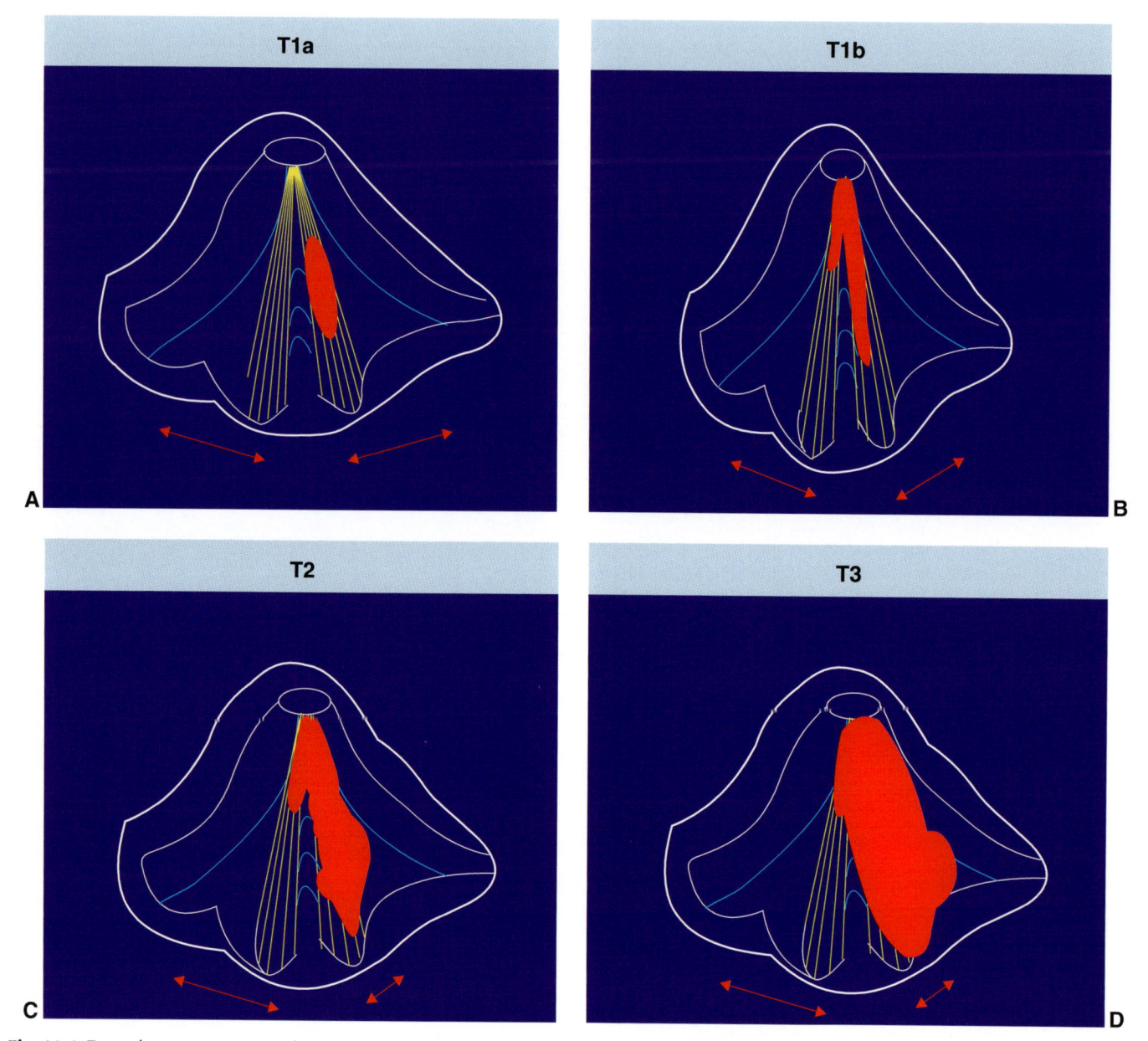

Fig. 11-1. Desenhos esquemáticos ilustrando as diversas extensões dos tumores glóticos (arquivo Osíris do Brasil). **A.** T1a (restrito a uma prega vocal). **B.** T1b (comprometendo ambas as pregas vocais, com envolvimento da comissura anterior). **C.** T2 (envolve ambas as pregas vocais e se estende para a subglote). **D.** T3 (maiores extensão e fixação da prega vocal).

há a necessidade de esvaziamento cervical para as lesões em que o pescoço é classificado como No, devendo esse tratamento ser efetuado apenas nos casos de pescoço N1 ou N2, situações de extrema raridade.

T1b glóticos

Os tumores glóticos classificados como T1b são aqueles que comprometem ambas as pregas vocais, estando a comissura anterior sempre envolvida (Figs. 11-1B e 11-2B). Apesar de a literatura ainda apresentar divergências quanto à escolha do tratamento, pois os serviços da América do Norte e de alguns países da Europa dão preferência à radioterapia, é de nosso entender que o comprometimento da comissura anterior representa importante risco de recorrência. Assim, nossa conduta é sempre cirúrgica, por via externa, pois por microcirurgia de laringe, mesmo com a utilização do *laser* de CO_2, não é possível garantir a remoção total do tumor junto a essa área, devendo-se ressaltar que o primeiro objetivo do tratamento de um câncer é promover a cura. Em um segundo tratamento, em caso de recorrência, as chances de controle são sempre menores do que as do primeiro. Dessa maneira, para os tumores que comprometem exclusivamente a comissura anterior, situação menos freqüente, realizamos a laringectomia frontal, utilizado para a reconstrução um molde de quilha que evite o desenvolvimento de sinéquias. Para as ressecções mais ampliadas utilizamos o retalho de epiglote, na denominada epiglotoplastia de deslizamento (técnica de Tucker). Para os tumores que comprometem uma prega vocal e se estendem para a

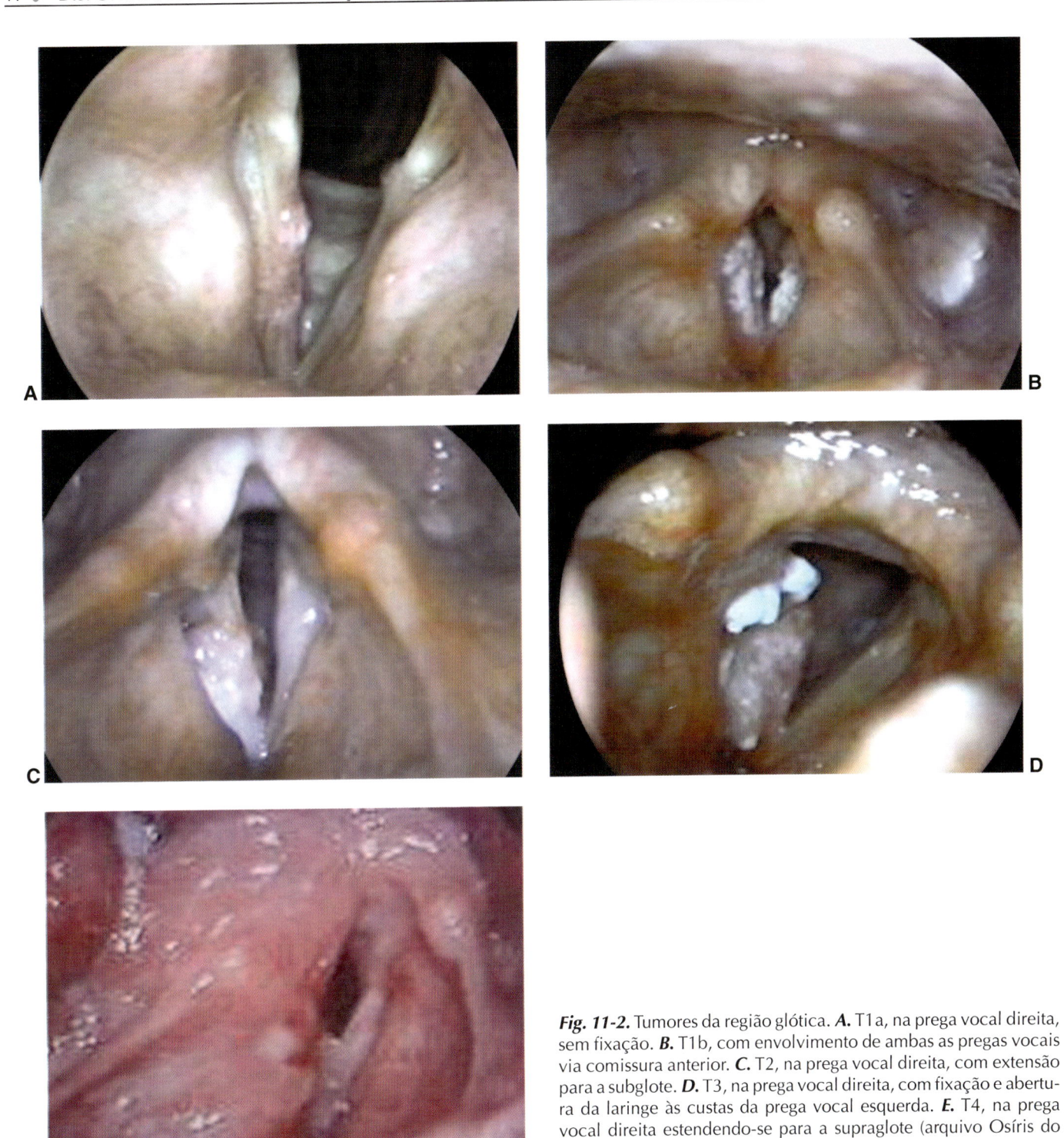

Fig. 11-2. Tumores da região glótica. ***A.*** T1a, na prega vocal direita, sem fixação. ***B.*** T1b, com envolvimento de ambas as pregas vocais via comissura anterior. ***C.*** T2, na prega vocal direita, com extensão para a subglote. ***D.*** T3, na prega vocal direita, com fixação e abertura da laringe às custas da prega vocal esquerda. ***E.*** T4, na prega vocal direita estendendo-se para a supraglote (arquivo Osíris do Brasil).

prega vocal contralateral através da comissura anterior, realizamos a laringectomia frontolateral, sempre com a remoção da quilha da cartilagem tireóidea, visto que essa área representa um ponto frágil e não é raro que o tumor infiltre a cartilagem nesse ponto. Nestes casos é imperiosa a reconstrução para que se obtenha um melhor resultado funcional, tanto para um aprimoramento da qualidade vocal como para que sejam evitadas estenoses do órgão. O retalho de prega vestibular tem sido o mais utilizado em nosso meio.

Os estudos que comparam diferentes tipos de tratamentos não são de todo conclusivos, contudo, alguns comentários merecem ser feitos. Uma interessante análise retrospectiva, realizada por um grupo belga, comparou a eficácia e os resultados funcionais de três opções de tratamento para 106 pacientes com carcinomas glóticos T1N0M0 (81 T1a e 25 T1b), a saber: radioterapia, laringectomia parcial ou microcirurgia a *laser* (Rosier, Grégoire, Counoy, Octave-Prignot, Rombaut, Scalliet, Vanderlinden & Hamoir, 1998). Considerando-se o contro-

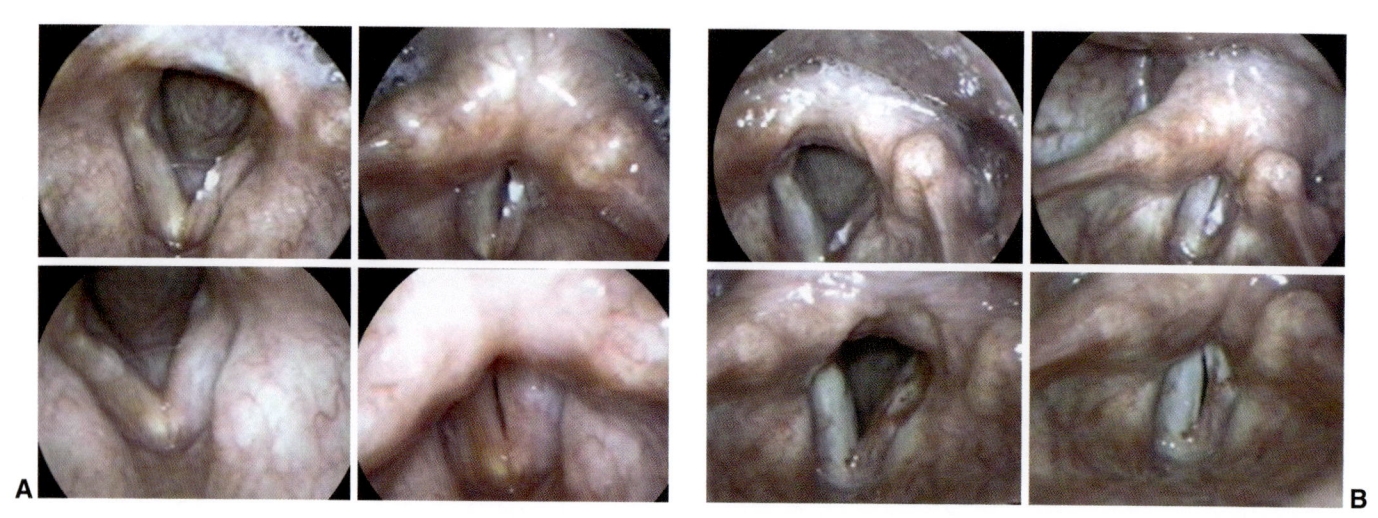

Fig. 11-3. Tumores da região glótica T1a, acometendo as pregas vocais esquerdas, submetidos a diferentes tratamentos. **A.** Tumor tratado por cirurgia. **B.** Tumor tratado por radioterapia (arquivo Osíris do Brasil).

le da doença e os resultados funcionais, os autores verificaram que a cirurgia a *laser* e a radioterapia ofereceram resultados comparáveis, sendo que nos casos de recorrência pôde-se empregar a cirurgia de resgate; especificamente quanto à qualidade vocal, o estudo concluiu que há uma tendência a um pior índice de satisfação, com maior rouquidão e soprosidade com a laringectomia parcial do que com a cirurgia a *laser* ou radioterapia. Um outro estudo comparou os resultados de 20 pacientes com 60 anos de idade ou mais, tratados para T1 de laringe por meio de radioterapia, com 46 pacientes na mesma faixa etária e portadores de disfonia por presbilaringe (Behrman, Abramson & Myssiorek, 2001); os autores concluíram que 80% dos pacientes submetidos à radioterapia apresentavam disfonia semelhante à da presbifonia, com fenda glótica associada à rigidez de mucosa. Desta forma, a radioterapia produz resultados semelhantes aos da presbilaringe, o que pode ser bem aceito pelo paciente idoso, mas uma séria limitação para o indivíduo jovem que precisa de uma voz de qualidade aceitável, para sua vida profissional e social.

T2 glóticos

Os tumores glóticos T2 são aqueles que comprometem não somente a região glótica (pregas vocais), mas se estendem para a subglote e/ou supraglote, mais comumente o assoalho do ventrículo de Morgagni, mantendo a mobilidade do órgão ou com diminuição da mesma sem, no entanto, fixá-lo (Figs. 11-1C e 11-2C). Deve-se considerar que o ventrículo de Morgagni comunica-se com o espaço paraglótico e, a partir daí, pode comprometer profundamente o seu conteúdo e até mesmo infiltrar o pericôndrio interno, que corresponde à última barreira para o comprometimento da lâmina da cartilagem tireóidea. Por estes motivos entendemos que o tratamento radioterápico apresenta menores chances de controle da doença do que o tratamento cirúrgico e, somente a utilizamos quando da impossibilidade clínica do paciente ou recusa do tratamento cirúrgico. Nas lesões com menor invasão do ventrículo de Morgani e com preservação total da mobilidade do órgão, nossa opção terapêutica é a laringectomia frontolateral, à semelhança dos tumores T1b, com reconstrução com retalho de prega vestibular ipsilateral, ou com a epiglotoplastia de deslizamento (técnica de Tucker). Por outro lado, é dada preferência à realização da hemilaringectomia, com remoção da quilha e da lâmina correspondente da cartilagem tireóidea, nos tumores com maior invasão. Nessas situações, observa-se comprometimento do ventrículo laríngeo, ou da prega vestibular, com diminuída mobilidade do órgão, além de possível comprometimento do espaço paraglótico e do pericôndrio interno. A hemilaringectomia pode ser ampliada, com a remoção da cartilagem aritenóidea ipsilateral, em casos de comprometimento desta estrutura, ou mesmo para a prega vocal contralateral, respeitando, neste caso, obrigatoriamente a cartilagem aritenóidea deste lado. Também podemos, para invasão subglótica de até 0,5 cm, proceder à remoção desta área com cricoidectomia parcial anterior. Ressaltamos a importância do exame anatomopatológico de congelação para o exame das margens da ressecção, o que torna possível comprovar se elas estão livres ou não e a necessidade de sua ampliação. É evidente que, com toda essa área removida, faz-se necessária a reconstrução do órgão; caso contrário, se deixarmos ocorrer uma cicatrização espontânea, os riscos de estenose são grandes, assim como de aspiração traqueal, pois a função esfincteriana costuma ficar muito comprometida. Utilizamos como técnica reconstrutora o retalho miocutâneo de platisma (Brasil, Pontes, Speck Filho & Costa, 1991) que, a nosso ver, promove firme suporte para o órgão, diminuindo os riscos dessa complicação e que promove condições adequadas para o desenvolvimento de fonte sonora supraglótica, com uma voz de boa qualidade. Deve-se ressaltar a importância do trabalho fonoterápico para que possamos desenvolver uma fonte sonora vibrátil com as estruturas supraglóticas remanescentes. Em alguns casos de fonte sonora mista, glótico-supraglótica, a pele do retalho pode mesmo apresentar capacidade vibratória. Para os tumores T2 bilaterais, realiza-se a laringectomia parcial vertical subtotal com a preservação de pelos menos uma das cartilagens aritenóideas, e a reconstrução pode ser efetuada com a utilização, além do retalho miocutâneo de platisma, da epiglotoplastia de deslizamento ou mesmo com a cricohioidoepiglotopexia. Nos casos de tumores T2, com comprometimento parcial da mobilidade do órgão, realizamos sempre, mesmo com a classificação No, o esvaziamento cervical parcial de cadeia jugulocarotídea (níveis II, III e IV), e quando estamos diante de N1, N2a, b ou c, situações de ocorrência rara, realizamos o esvaziamento cervical radical modificado, uni ou bilateral, dependendo da necessidade. Nestes casos, preservamos a artéria facial e o conteúdo da loja submandibular, para que não haja comprometimento do pedículo do retalho miocutâneo de platisma. Quando o exame anatomopatológico revela a presença de linfonodos comprometidos, o paciente é submetido à radioterapia complementar de campo cirúrgico.

T3 glóticos

Os tumores glóticos classificados como T3, em geral transglóticos, acometendo a subglote e/ou a supraglote, apresentam sempre fixação da prega vocal e têm como indicação terapêutica a laringectomia total (Figs. 11-1D e 11-2D). O tratamento radioterápico primário somente tem indicação para os casos em que as condições clínicas representem um impedimento ao tratamento cirúrgico, ou então quando da recusa do paciente de submeter-se a esse tipo de tratamento. Nestes casos, indicamos também a associação da quimioterapia neo-adjuvante ao tratamento radioterápico, que visa sensibilizar as células neoplásicas e aumentar sua sensibilidade à radioterapia. A resposta a essa terapêutica é melhor, porém com mais efeitos colaterais e, mesmo assim, as chances de cura são remotas. Quando da laringectomia total, nos casos de pescoço *No* sempre associamos o esvaziamento cervical parcial, níveis II, III e IV, tendo em vista as possibilidades da existência de metástases linfonodais não detectáveis na avaliação pré-operatória. Isto nos permite melhor estadiamento do tumor. Quando o pescoço é classificado como *N1*, realizamos o esvaziamento cervical radical modificado e, quando é *N2*a, o esvaziamento cervical é o radical clássico. Já para os casos *N2*b e *N2c*, indicamos o esvaziamento cervical radical bilateral. Quando estamos frente aos *N3*, deve ser analisada a viabilidade do esvaziamento cervical, pois nestes casos é comum o(s) linfonodo(s) apresentar(em)-se fixo(s) ao feixe vasculonervoso, o que inviabiliza a cirurgia, e, dessa maneira, a laringectomia total também está contra-indicada, sendo, então, o paciente encaminhado para radioterapia associada à quimioterapia sistêmica. Quando se realiza a laringectomia total, pode-se proceder à reabilitação fonatória já no ato cirúrgico, com a implantação de prótese fonatória VoiceMaster, Provox ou Blom-Singer. Para casos selecionados de T3 glótico, unilaterais, em que a fixação da prega vocal não ocorre no nível da articulação cricoaritenóidea e com invasão subglótica de até 1 cm, pode-se realizar a ressecção parcial do órgão, correspondendo a uma hemilaringectomia ampliada e reconstruir o espaço com o retalho miocutâneo de platisma com pedículo superior, sempre associado ao esvaziamento cervical, com preservação da loja submandibular juntamente com a artéria e veia facial e artéria e veia submentoniana, para não comprometer o pedículo do retalho miocutâneo de platisma.

T4 glóticos

Esses tumores são de extensão maior e invadem a cartilagem tireóidea, podendo incluir outros tecidos além da laringe, como a hipofaringe e os tecidos moles do pescoço (Fig. 11-2E); em tais situações deve-se, primeiramente, analisar se há possibilidades da remoção desses tumores, pois, algumas vezes, o tamanho destes e as áreas invadidas, como, por exemplo, a fáscia pré-vertebral, podem inviabilizar o tratamento cirúrgico. Por outro lado, como esses tumores sempre se apresentam com metástases cervicais linfonodais, deve-se observar, também, se estas apresentam condições de ressecabilidade. Caso essas condições permitam, o tratamento cirúrgico deve ser efetuado e corresponde às grandes ressecções como as faringolaringectomias, às vezes com faringectomia total associada ou não à remoção do esôfago cervical, ou mesmo de outras estruturas. Normalmente há, também, a necessidade de grandes reconstruções, com a utilização de retalhos miocutâneos, principalmente o retalho de peitoral maior ou os enxertos livres com microcirurgia vascular, como o de jejuno para a reconstrução do trânsito digestivo. O esvaziamento cervical bilateral sempre é efetuado no mesmo ato cirúrgico. Caso não haja condições clínicas para tais procedimentos, ou quando o paciente se recusa a submeter-se aos mesmos, indica-se a radioterapia associada à quimioterapia sistêmica, porém com chances muito remotas, quase inexistentes, de controle da doença.

Tumores da Região Supraglótica

Ao abordarmos o tratamento dos tumores da região supraglótica deve-se ter em mente a importância das estruturas dessa região na deglutição, com a suspensão da laringe concomitante ao abaixamento das estruturas supra-hióideas, para se obliterar a luz laríngea e proteger as vias respiratórias inferiores, durante a deglutição. A epiglote, juntamente com a base da língua, tem uma importância fundamental nesse processo. Por outro lado, é importante lembrar que a região supraglótica, ao contrário da região glótica, tem origem digestiva e, portanto, é extremamente rica em circulação linfática o que produz um comportamento, por parte dos tumores que aí se originam, muito mais agressivos e produtores de metástases linfonodais. Também se ressalta que os sintomas relacionados aos tumores supraglóticos, em geral, iniciam-se com queixas de dores atípicas e odinofagia; a disfonia se torna presente quando a fonte sonora passa a ser comprometida secundariamente.

Tis e carcinoma microinvasivo supraglóticos

Os carcinomas *in situ* e microinvasivos dessa região devem ser tratados por microcirurgia de laringe com *laser* de CO_2. Entretanto, deve-se frisar que esses tipos de lesões geralmente são muito pobres em sintomatologia e de difícil visualização. É necessário extremo rigor nos exames videolaringoscópicos para que o diagnóstico precoce seja efetuado.

T1 supraglóticos

Os tumores supraglóticos classificados como T1 estão limitados à uma sub-região anatômica e a mobilidade das pregas vocais estão normais; para tais tumores, a principal arma terapêutica é a cirurgia. De acordo com a anatomia da região, normalmente encontramos tumores classificados como T1 com extensão muito maior do que aqueles da região glótica e, portanto, as áreas de ressecção são muito maiores. Entretanto, são tumores perfeitamente passíveis de serem tratados por cirurgia parcial, as laringectomias horizontais supraglóticas, sempre associados com o esvaziamento cervical parcial unilateral da cadeia jugulocarotídea em casos No e, bilateral quando o tumor primitivo atinge ou ultrapassa a linha média. Para os casos N1 ou N2, o esvaziamento uni ou bilateral corresponde ao esvaziamento radical. A radioterapia está indicada para os impedimentos clínicos ou recusa do paciente ao tratamento cirúrgico.

T2 supraglóticos

Assim como nos tumores T1 supraglóticos, os T2 apresentam-se com muito maior extensão que aqueles da região glótica (Fig. 11-4A), invadindo mais de uma sub-região anatômica da supraglote, ou mesmo a própria glote, com mobilidade normal de prega vocal. A cirurgia é sempre o tratamento de escolha, e a questão nestes casos é o limite da indicação de cirurgias parciais ou da laringectomia total. As ressecções supraglóticas sempre apresentam, pelo menos numa fase inicial, o comprometimento da função esfincteriana, com aspiração traqueal variável, às vezes intensa e, em pacientes idosos ou com função pulmonar comprometida, as cirurgias parciais representam riscos que podem inviabilizar esse tipo de procedimento. Nos casos de tumores T2 com invasão glótica, o comprometimento esfincteriano é mais evidente, pois com freqüência nestes casos há também a necessidade de ressecção de alguma estrutura glótica, o que torna necessária a utilização de técnicas de reconstrução dessa região. Um dos procedimentos que pode ser realizado para esses tumores é a laringectomia supracricóidea, com remoção de parte da região glótica associada à remoção de toda a região supraglótica, reconstruindo-se com cricoglossopexia, em que os riscos de aspiração traqueal são muito evidentes. A manutenção do osso hióide poderia facilitar a reconstrução do órgão, facilitando mesmo a reabilitação da deglutição; porém, nestes casos o risco de comprometimento da loja pré-epiglótica é muito alto, devendo sempre ser ressecada essa estrutura. Um dos fatores limitantes da ressecção supraglótica é o grau de extensão para a base da língua e, nos casos em que a margem de ressecção engloba grande parte dessa área, vemo-nos impossibilitados de realizar a cirurgia parcial, o que demanda a laringectomia total. Esta, quando efetuada, é seguida pela reabilitação fonatória com a implantação das próteses cirúrgicas. Os esvaziamentos cervicais estão sempre indicados nos tumores supraglóticos T2, sendo unilaterais para os tumores lateralizados e bilaterais para os tumores que atingem a linha média. Os esvaziamentos são parciais de cadeia jugulocarotídea (níveis II, III, IV) quando classificados como N0 e radicais quando N1, N2 ou N3, desde que não haja fixação desses linfonodos com invasão do feixe vasculonervoso, principalmente o comprometimento da carótida. Deve ser lembrado que os tumores supraglóticos têm alta capacidade metastatizante, tendo em vista sua origem embriológica.

T3 supraglóticos

Os tumores supraglóticos T3, com extensão ainda maior (Fig. 11-4B), são limitados à laringe mas já apresentam fixação da prega vocal; tais situações requerem tratamento por laringectomia total, associada a esvaziamentos cervicais uni ou bilaterais, parciais ou radicais, na dependência da presença clínica ou não de metástases linfonodais cervicais. Também se implantam primariamente as próteses fonatórias. O tratamento radioterápico associado à quimioterapia neo-adjuvante está indicado para os casos com impedimentos clínicos, ou quando há recusa do paciente ao tratamento cirúrgico.

T4 supraglóticos

Os tumores T4 sempre representam grande comprometimento das estruturas laríngeas com invasão das estruturas vizinhas e estão associados às grandes ressecções, como as

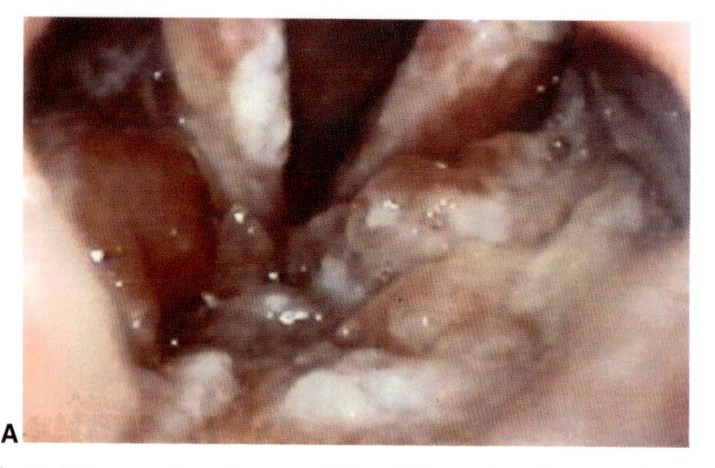

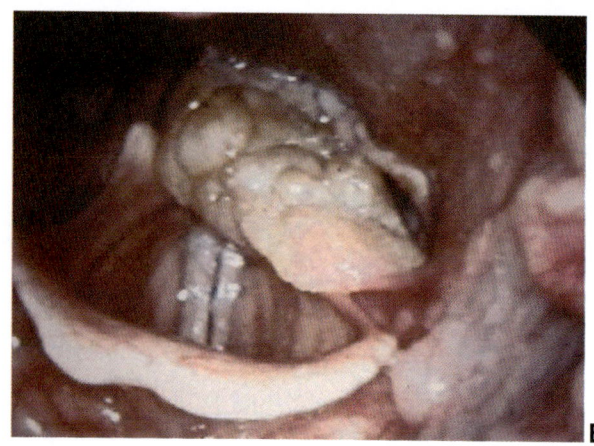

Fig. 11-4. Tumores da região supraglótica. **A.** T2 envolvendo a supraglote, com mobilidade normal de prega vocal. **B.** T3 tumor na supraglote, com extensão para a hipofaringe e área retrocricóidea, além de fixação da prega vocal esquerda (arquivo Osíris do Brasil).

faringolaringectomias; faringectomia total e às ressecções ampliadas da base de língua, podendo chegar à laringectomia total com glossectomia total, necessitando assim de utilização de retalhos miocutâneos maiores como o peitoral maior ou de trapézio, ou mesmo de implantes com microcirurgia vascular. O esvaziamento cervical radical, uni ou bilateral, está sempre associado à ressecção das áreas comprometidas.

Tumores da Região Subglótica

Os tumores iniciais da região subglótica são muito pobres em sintomatologia, pois quase nunca há disfonia e a dispnéia se manifesta somente quando o tumor apresenta volume suficiente para obliterar a luz dessa região. Assim, o diagnóstico normalmente é efetuado apenas nos estágios mais avançados. A detecção de tumores T1 é de ocorrência muito rara e deve ser tratado com radioterapia, apesar das remotas possibilidades de cura, pois as ressecções horizontais nessa região são inviáveis, pela necessidade da ressecção da cartilagem cricóidea, principalmente de sua porção posterior, ou seja, da lâmina da cartilagem. Também por este motivo, os tumores T2 geralmente não são passíveis de tratamento por cirurgia parcial, sendo o tratamento de escolha a laringectomia total, com o implante primário de prótese fonatória. O esvaziamento cervical, nos casos de tumores glóticos, deve sempre incluir as cadeias recorrenciais que representam a primeira linha de drenagem linfática desses tumores. Como para as outras regiões, os tumores T3 também devem ser tratados por laringectomia total e os tumores T4 representam grandes ressecções, necessitando de técnicas reconstrutoras mais complexas.

Impacto Cirúrgico e Reabilitação nas Laringectomias Parciais Horizontais

As laringectomias parciais horizontais são indicadas para o tratamento de tumores supraglóticos e, portanto, o impacto vocal será mínimo. Por outro lado, a função esfinctérica da laringe poderá ficar muito comprometida, devendo ser rapidamente reabilitada. Para a realização de uma laringectomia parcial horizontal várias técnicas cirúrgicas podem ser empregadas, sendo que recentemente, outros níveis que não o supraglótico têm sido tratados por procedimentos horizontais, laringectomias horizontais supracricóideas com reconstrução por crico-hioidopexia ou crico-hioidoepliglotopexia e laringectomia horizontal supraglótica a três quartos, uma combinação de laringectomia horizontal supraglótica com ou sem extensão para base de língua com hemilaringectomia. Nessas situações, evidentemente, haverá comprometimento vocal e de deglutição, tornando a reabilitação do paciente mais difícil. Descrevemos apenas a laringectomia horizontal supraglótica e a supracricóidea, visto que as demais são raramente executadas em nosso meio.

Laringectomia Supraglótica

Cirurgia

A laringectomia horizontal supraglótica é um procedimento conservador, pois preserva as funções da laringe remanescente. A laringectomia horizontal supraglótica consiste na remoção do osso hióide, epiglote, espaço pré-epiglótico, membrana tireo-hióidea, metade superior da cartilagem tireóidea e as pregas vestibulares (Bocca, Pignataro & Mosciaro, 1968; Ogura, Sessions & Spector, 1975; Som, 1970). Ou seja, a laringe acima das pregas vocais é removida, podendo ou não incluir a remoção da base da língua, o que dificulta a reabilitação. Como são tumores com grande possibilidade de metástases, o esvaziamento cervical é praticamente obrigatório. Na tentativa de minimizar os efeitos na deglutição, a técnica de reconstrução empregada consiste na anteriorização e elevação da laringe. O paciente sairá da cirurgia com um traqueostoma, que poderá ser fechado após a redução do edema pós-operatório e ao término da radioterapia. O uso da sonda nasoenteral é imperioso até a reabilitação da deglutição.

Impacto

Como nessa cirurgia as pregas vocais são preservadas, a voz permanece praticamente normal. Os estudos disponíveis na literatura são muito escassos, exatamente pelo fato de a laringectomia supraglótica em sua forma clássica usualmente não prejudicar a função fonatória propriamente dita (Lawson & Biller, 1985). Assim sendo, sinais de alterações vocais devem ser identificados prontamente, pois podem significar comportamento hipo ou hiperfuncional (Doyle, 1994). Quando se observa uma qualidade vocal rouco-molhada, há um forte indício de que o paciente está aspirando saliva. O paciente deve ser reabilitado quanto à deglutição, pois as estruturas anatômicas que protegem a laringe e são cruciais nesta função ficam alteradas com a cirurgia (Casper & Colton, 1992). Os principais impactos desse tipo de laringectomia são a dificuldade na condução do bolo alimentar, principalmente quando há envolvimento da base da língua, e a aspiração, que determina a necessidade do uso de sonda nasoenteral no pós-operatório. Para uma deglutição adequada é essencial a elevação da laringe, que praticamente se encaixa sob a base da língua, retraída na cavidade bucal. A laringe do adulto, em posição baixa no pescoço, é anatomicamente menos eficiente para evitar a aspiração, se comparada à laringe de outras espécies animais, mais elevada no pescoço (Behlau & Gonçalves, 1997). Bocca (1975), em um estudo com 250 pacientes, relata alguns casos com disfagia persistente após várias semanas da cirurgia, com recuperação espontânea de todos menos um, que precisou ser submetido a uma laringectomia total.

Reabilitação fonoaudiológica

No pós-operatório das cirurgias parciais horizontais a aspiração é uma complicação importante, se ocorrer em grau acentuado, e pode comprometer a reabilitação do paciente e sua sobrevida. Sendo assim, o fonoaudiólogo deve ser bastante cuidadoso e criterioso quanto à orientação que dará ao paciente e à família (Doyle, 1994). O início da fonoterapia pode ser no pós-operatório imediato, quando o paciente ainda está usando sonda nasoenteral. O objetivo principal da terapia é a redução da aspiração e a retomada da deglutição por via oral. Para tanto, podem ser empregadas diversas técnicas, como as que serão sugeridas mais adiante.

A abordagem inicial deve ser indireta, ou seja, favorecer o controle muscular necessário à deglutição, e treinar as manobras que visam a proteger as vias aéreas durante a deglutição. Para tanto, o paciente deverá ser orientado a executar, várias vezes ao dia, exercícios que envolvem a mobilidade vertical da laringe. Com a cirurgia, a laringe pode estar comprometida por cicatrização pós-cirúrgica, fibrose pós-radioterapia ou fixação da traquéia devido ao uso de cânula metálica no traqueostoma. Para favorecer a reabilitação, as técnicas de reconstrução cirúrgica das laringectomias parciais horizontais tendem a elevar e anteriorizar a laringe remanescente; mesmo assim, a intervenção terapêutica faz-se necessária para reestabelecer a segurança do mecanismo da deglutição. A importância da movimentação em questão relaciona-se com a abertura do segmento faringoesofágico, pois durante o início da fase faríngea da deglutição, a laringe se eleva e ocorre um pinçamento muscular que permite a abertura do esfíncter. Além de elevar-se, a laringe é anteriorizada, o que determina uma proteção mecânica das vias aéreas.

As estratégias a seguir são freqüentemente utilizadas com o objetivo de favorecer a mobilidade vertical da laringe e a coaptação glótica (Gielow & Behlau, 1995; Behlau & Gonçalves, 1997; Gonçalves & Vidigal, 1999; Gielow, 2000).

- Exercícios de modulação vocal de freqüência para favorecer a movimentação vertical da laringe, por meio da execução de escalas musicais e canto. O paciente deve ser orientado a ocluir traqueostoma ou a cânula durante o exercício, para que a permeabilidade laríngea seja restabelecida e não ocorra escape de ar. A emissão de sons graves e agudos promove a excursão vertical da laringe.
- Deglutição supraglótica: o paciente é instruído a deglutir com os pulmões cheios de ar, devendo inspirar profundamente e fazer uma pausa respiratória com forte coaptação glótica, o que pode ser relacionado com a sensação de esforço ao defecar ou ao levantar um peso. Durante esta pausa forçada, o bolo alimentar, já preparado, deve ser deglutido; o paciente é orientado a tossir logo após a deglutição, para remover qualquer resíduo alimentar que tenha ficado acima da região glótica.
- *Manobra de Mendelsohn:* o paciente é orientado a manter a laringe em sua posição elevada durante a deglutição e por mais alguns segundos, sendo treinado por meio da conscientização deste processo e do auxílio de um monitoramento com espelho ou com o apoio da mão. Aumentando o tempo de elevação e anteriorização da laringe, facilita-se a manutenção da abertura do segmento faringoesofágico, favorecendo a fase faríngea da deglutição.
- Deglutição com oclusão momentânea do traqueostoma durante e imediatamente após a deglutição: eleva-se, assim, o fluxo aéreo através da laringe, o que estimulará os receptores subglóticos antes da deglutição, propiciando a coaptação glótica.
- Elevação da laringe e posteriorização da língua, durante a deglutição, para promover o contato firme da língua contra a laringe, aumentando a proteção mecânica das vias aéreas; pode-se melhorar a elevação laríngea por meio de exercícios de mobilidade da língua, como exteriorização da língua e varredura do céu da boca.
- Forçar conscientemente o início da deglutição tão logo o alimento atinja os pilares palatoglosso e palatofaríngeo, nos casos em que haja atraso no disparo da deglutição. Pode-se realizar um trabalho de sensibilização deste disparo com toques rítmicos nos pilares palatoglossos, utilizando-se um espelhinho de laringe número 00, de preferência gelado, pois temperaturas baixas são mais estimulantes.
- Deglutições secas seguidas, limpando a faringe, na tentativa de se evitar a aspiração após a deglutição, ou seja, pós-deglutição, removendo-se eventuais resíduos. Após a deglutição, a laringe não se encontra mais protegida, e eventuais resíduos alimentares, com auxílio da força da gravidade, podem deslocar-se, penetrando na laringe. Quando o paciente apresentar condições de ingerir líquidos com segurança, tal limpeza pode ser realizada com alguns goles.
- Técnicas de mudança de postura, trabalhando com diferentes posições de cabeça para facilitar a condução do bolo alimentar em direção à faringe: a identificação da postura que mais favorece a deglutição é um grande auxiliar da reabilitação. Para o paciente que apresenta atraso no disparo da deglutição, por exemplo, ou ressecção de parte da laringe, além da realização das manobras de proteção das vias aéreas, manter a cabeça do indivíduo fletida para baixo pode favorecer, pois assim o espaço valecular é aumentado, se ele ainda existir, e evita-se a aspiração prévia à deglutição por dificuldade no controle do bolo alimentar. O paciente que apresentar hemiparesia de língua, ou redução da função oral com envolvimento ipsilateral da faringe deve inclinar sua cabeça para o lado sem comprometimento antes de introduzir o alimento na cavidade oral, resultando no seu direcionamento para esse lado, o qual provavelmente não oferecerá dificuldades na condução do bolo alimentar. Em alguns casos, a flexão posterior da cabeça pode favorecer a deglutição de líquidos, por direcionar o volume ingerido para a parede posterior da faringe.
- Introdução seletiva de alimentos: geralmente se inicia pela consistência que é mais fácil e segura para o paciente. A deglutição de líquidos geralmente representa a maior dificuldade na reabilitação da deglutição após as laringectomias parciais horizontais. Por vezes, o indivíduo permanece dependente, no que se refere à deglutição de líquidos, de manobras como a flexão posterior da cabeça, associada ou não à deglutição supraglótica. Quando o risco de aspiração de líquidos é muito grande, pode haver necessidade de restrição desta consistência na alimentação do indivíduo, o que pode ser contornado, em termos nutricionais, com o uso de espessantes alimentares.
- Manobras de favorecimento da coaptação das pregas vocais, sempre ocluindo o traqueostoma: a técnica de esforço (empuxo), na variante de socos no ar, por meio da movimentação forçada de braços associada à emissão de sílabas com plosivos sonoros, provoca nítido deslocamento vertical da

laringe; além disso, favorece a coaptação glótica, necessária à proteção das vias aéreas durante a deglutição.
- Técnica de deglutição incompleta sonorizada, com a emissão de seqüências sonoras fortes, como "bam, bem, bim, bom ou bum": favorece a coaptação forçada das estruturas e também o deslocamento vertical da laringe.
- Tosse após a deglutição, na tentativa de se evitar a aspiração pós-deglutição, removendo-se também qualquer resíduo.
- Lembrar que todo ato de deglutição deve ser realizado com o traqueostoma ocluído.

Nos casos de cirurgias que envolvem a base da língua, a condução do bolo alimentar pode estar comprometida, sendo necessária a realização de exercícios que envolvam a mobilidade da língua – protrusão, retração, lateralização e sucção – sem perder o enfoque principal, que deve ser funcional e dinâmico, diretamente relacionado com a deglutição. O treino de deglutições secas com a língua interposta entre os dentes podem ser indicados, pois determinam maior contração da musculatura faríngea, o que pode facilitar a propulsão do bolo alimentar no pertuito faríngeo.

Antes de se iniciar a deglutição com alimentos, é necessário ensinar ao paciente manobras de proteção das vias aéreas com deglutições secas, ou seja, sem alimento na cavidade oral. Como as manobras requerem coordenação de movimentos, não é seguro administrar alimentos enquanto elas não estiverem bem compreendidas e executadas. Após em média uma a duas semanas, já é possível iniciar a terapia direta da deglutição, quando as manobras de proteção serão treinadas na presença do alimento na consistência adequada às condições do paciente.

De um modo geral, com o treino dos exercícios e com a execução das manobras durante a deglutição, o indivíduo se adapta às novas condições anatômicas, podendo até dispensar, gradativamente, a execução das manobras favorecedoras. Evidentemente, cada caso requer um raciocínio clínico particular e uma avaliação criteriosa, com a complementação de exames objetivos, como a videofluoroscopia e/ou o exame videoendoscópico da deglutição. Convém, finalmente lembrar que pacientes traqueostomizados, com *cuff* insuflado, não conseguem produzir sonoridade laríngea e, em função da presença do próprio *cuff*, apresentam limitação importante na elevação da laringe durante a deglutição. Desta forma, exercícios para o treino da deglutição devem ser realizados após desinsuflar o *cuff*, com a execução de aspiração prévia, o que favorece uma condição mais fisiológica do órgão. Para tanto, faz-se necessária a liberação médica e fisioterápica.

Prognóstico da reabilitação

A disfagia nas laringectomias parciais apresenta bom prognóstico, mas requer atenção especial e fonoterapia. O tempo médio para a retirada da sonda nasoenteral de 20 pacientes acompanhados ocorreu entre duas e seis sessões de terapia, e a duração da terapia variou de 1 mês e 15 dias a 9 meses (Gielow & Behlau, 1995).Quanto à qualidade vocal, desde que o paciente não esteja aspirando, ela tende a não sofrer alterações além da redução da extensão fonatória pela fixação vertical da laringe. Raríssimos são os casos em que o paciente submetido a uma laringectomia parcial mantenha uma aspiração incontrolável (Bocca, 1975). Nesses casos, a solução pode ser a opção por uma laringectomia total ou por separação laringotraqueal. Ambos procedimentos interrompem o fluxo aéreo e, conseqüentemente a possibilidade de aspiração, mas impossibilitam a fonação laríngea e tornam o traqueostoma permanente.

Laringectomia Supracricóidea

Cirurgia

A laringectomia supracricóidea, divulgada principalmente pelo francês Jean Luis Lefrebvre, consiste na ressecção da porção horizontal acima da cricóide para tumores transglóticos, mantendo-se da supraglote somente as cartilagens aritenóideas (uma ou as duas) e, se possível, a epiglote. A reconstrução da laringe pode ser realizada de duas formas, de acordo com as estruturas remanescentes, sendo uma delas a crico-hioidopexia, ou seja, a união da cartilagem cricóide ao osso hióide, ou a crico-hioidoepiglotopexia, nas situações em que se preserva a base da epiglote, que é então suturada neste conjunto.

Impacto

A deglutição, a respiração e a fonação ficam bastante comprometidas, sendo o comprometimento da primeira temporário. A sonda de alimentação e a traqueostomia são necessárias até que as funções da laringe estejam adequadas para sua remoção. Considerando a ressecção da fonte glótica, espera-se qualidade vocal do tipo soproso, de grau moderado a extremo, podendo, contudo, haver voz rouca, grave, de intensidade reduzida, de acordo com a preservação de uma ou ambas as aritenóideas e também em decorrência da competência supraglótica. Contudo, em um estudo com 55 pacientes submetidos à laringectomia supracricóidea, não se observou diferença significativa na qualidade vocal de indivíduos com uma ou duas cartilagens aritenóideas (Lallermant, Bonnin, El-Sioufi & Bousquet, 1999). A voz, quando sonora, apresenta uma freqüência média bastante grave, ao redor de 70 Hz, com extensão vocal reduzida, com uma média de 8,8 semitons (Bron, Pasche, Brossard, Monnier & Schweizer, 2002).

Reabilitação fonoaudiológica

A intervenção fonoaudiológica deve ocorrer no pós-operatório imediato para a disfagia. Apesar da sonda de alimentação, o paciente deve ser treinado a fazer manobras de proteção de vias aéreas para a deglutição de saliva ainda na internação. A seqüência de apresentação dos alimentos geralmente consiste em: semi-sólidos umidificados, líquido-pastosos, líquidos e sólidos secos. As manobras de proteção, facilitadoras e de limpeza são sempre necessárias. O critério de deglutição funcional após fonoterapia, em 44 pacientes submetidos à crico-hioidoepiglotopexia foi atingido em 93,18% dos casos (Bussi, Riontino, Cardarelli, Luce, Juliani & Staffieri, 2000), o que fala a favor da reabilitação. A média de tempo esperada, após trabalho intensivo, para retirada da sonda de alimentação, é de uma média de 15 dias (Vincentiis, Minni, Gallo & Di Nardo, 1998). Aspectos importantes a serem trabalhados são a redução do fluxo aéreo translaríngeo, o aumento do deslocamento laríngeo vertical, maior modulação de freqüência e exercícios de esforço, para ativar as estruturas remanescentes da supraglote.

Prognóstico da reabilitação

O prognóstico é limitado e, apesar da evolução que se obtém, os desvios vocais serão sempre acentuados, podendo também haver disfagia, em maior ou menor grau, o que deve ser cuidadosamente controlado. Quando as limitações são expressivas e quando a disfagia não pode ser controlada, pode haver indicação de laringectomia total.

Impacto Cirúrgico e Reabilitação nas Laringectomias Parciais Verticais

As laringectomias parciais verticais são indicadas para o câncer glótico, seja T1, T2 ou T 3, sendo que o limite máximo de ressecção depende principalmente da possibilidade de se reconstruir a laringe residual, mantendo as funções respiratória e esfincteriana (Biller & Som, 1977). Este tipo de cirurgia envolve uma série de procedimentos, desde a remoção de uma prega vocal, quando realizada por laringofissura, até a remoção de partes que compõem o esqueleto da laringe. As variações quanto ao porte cirúrgico e aos limites das ressecções são muito expressivas, com diferenças de autor a autor, de escola a escola. Para organizar os tipos de cirurgias parciais da laringe, Brasil (1994) descreveu didaticamente os limites cirúrgicos de cada situação operatória, que reproduzimos a seguir, acompanhados dos esquemas do próprio autor indicando a área de ressecção realizada. Os principais tipos de laringectomias parciais verticais são a cordectomia, a laringectomia frontal, a laringectomia frontolateral, a hemilaringectomia, a hemilaringectomia ampliada e a laringectomia vertical subtotal (Fig. 11-5A a E).

Quando da realização de uma laringectomia parcial, deve-se levar em conta a complexidade das funções da laringe – respiração, mecanismo esfincteriano, deglutição e fonação –, pois todas elas podem estar comprometidas, em maior ou menor grau, em conseqüência da remoção cirúrgica. Qualquer que seja a técnica utilizada, se não for possível manter a função da laringe de proteção das vias aéreas inferiores à deglutição, a cirurgia não alcançará sucesso e necessitará de uma complementação para interromper a comunicação orotraqueal. Assim, a utilização de técnicas reconstrutoras propicia uma situação de manutenção das funções laríngeas de maneira adequada, além de aprimorar a função fonatória. O objetivo principal de uma reconstrução pós-laringectomia parcial é, portanto, promover a redução do espaço criado pela ressecção, facilitando a vibração das estruturas remanescentes, o controle da respiração, a coordenação pneumofonoarticulatória e a proteção das vias aéreas. Sessions, Zill & Schwartz (1979) relataram em estudo concernente à deglutição em laringectomias parciais verticais que, quando não se utiliza técnica reconstrutora, há grande comprometimento da função esfincteriana com importante aspiração traqueal. Várias as técnicas reconstrutoras para as laringectomias parciais verticais em câncer glótico têm sido descritas. Apresentamos no Quadro 11-5 as principais técnicas reconstrutoras; existem, porém, incontáveis variações das técnicas referidas.

A fonação depende de uma coluna aérea adequada, um órgão emissor estável, cavidades ressonantais eficientes e órgãos articulatórios com uma dinâmica precisa. A utilização das técnicas de reconstrução nas laringectomias parciais verticais propicia, na maioria das vezes, uma situação compatível com as funções respiratória e esfincteriana, evitando estenoses e oferecendo um padrão respiratório adequado e uma deglutição normal, sem aspiração traqueal. Segundo Bailey (1985), os principais objetivos do emprego de uma reconstrução laríngea são: 1. melhora vocal; 2. prevenção de aspiração; 3. correção da respiração pela restauração do lúmen laríngeo; 4. prevenção de infecção, formação de tecido de granulação ou condrite pela exposição da cartilagem e dos tecidos na área de ressecção cirúrgica. Entretanto, com relação à qualidade vocal, não raro observamos que, apesar de uma reconstrução brilhante, a voz pode apresentar características socialmente limitantes, com esforço fonatório exagerado e inteligibilidade comprometida. É fundamental para uma boa qualidade na emissão vocal, a presença de tecidos flexíveis que participem do processo vibratório, levando à produção de uma freqüência fundamental adequada ao sexo, com número de harmônicos significantes para a produção de formantes definidos, a fim de promover uma maior clareza e precisão na comunicação oral. Muitas vezes os tecidos que compõem a laringe reconstruída são um tanto rígidos não permitindo essa ocorrência de maneira adequada.

A análise dos resultados funcionais em pacientes submetidos às ressecções parciais verticais ocupa um espaço importante das publicações específicas. Alguns autores observaram que a emissão nas laringectomias parciais era produzida pela vibração das estruturas supraglóticas (Blaugrund, Gould, Haji, Meltzer, Bloch & Baer; 1984; Hirano, Kurita & Matsuoka, 1987), sendo que no estudo japonês, comparando vários tipos de reconstrução em laringectomias parciais verticais, os autores observaram que quando a cobertura do retalho era composta de pele, a vibração mucosa da fonte sonora se apresentava mais comprometida e, os melhores resultados foram obtidos com cobertura de mucosa de lábio (Hirano, Kurita & Matsuoka, 1987). Remacle & Millet (1991) valorizaram o papel da fonoterapia pós-operatória em laringectomias parciais verticais e observaram que a preservação da cartilagem aritenóidea propiciou melhor qualidade vocal.

Estudando casos operados no Brasil, Behlau, Pontes, Gonçalves & Brasil (1994) concluíram que nas laringectomias parciais verticais, a fonte sonora, quando localizada nas estruturas supraglóticas, produz qualidade vocal superior (Fig. 11-6A e B). Além disso, verificaram que em algumas ressecções mais ampliadas, principalmente quando ocorre a remoção de uma das cartilagens aritenóideas, as condições para a vibração dos tecidos remanescentes são favorecidas, o que leva a um aprimoramento da qualidade fonatória, com todos os pacientes deca-

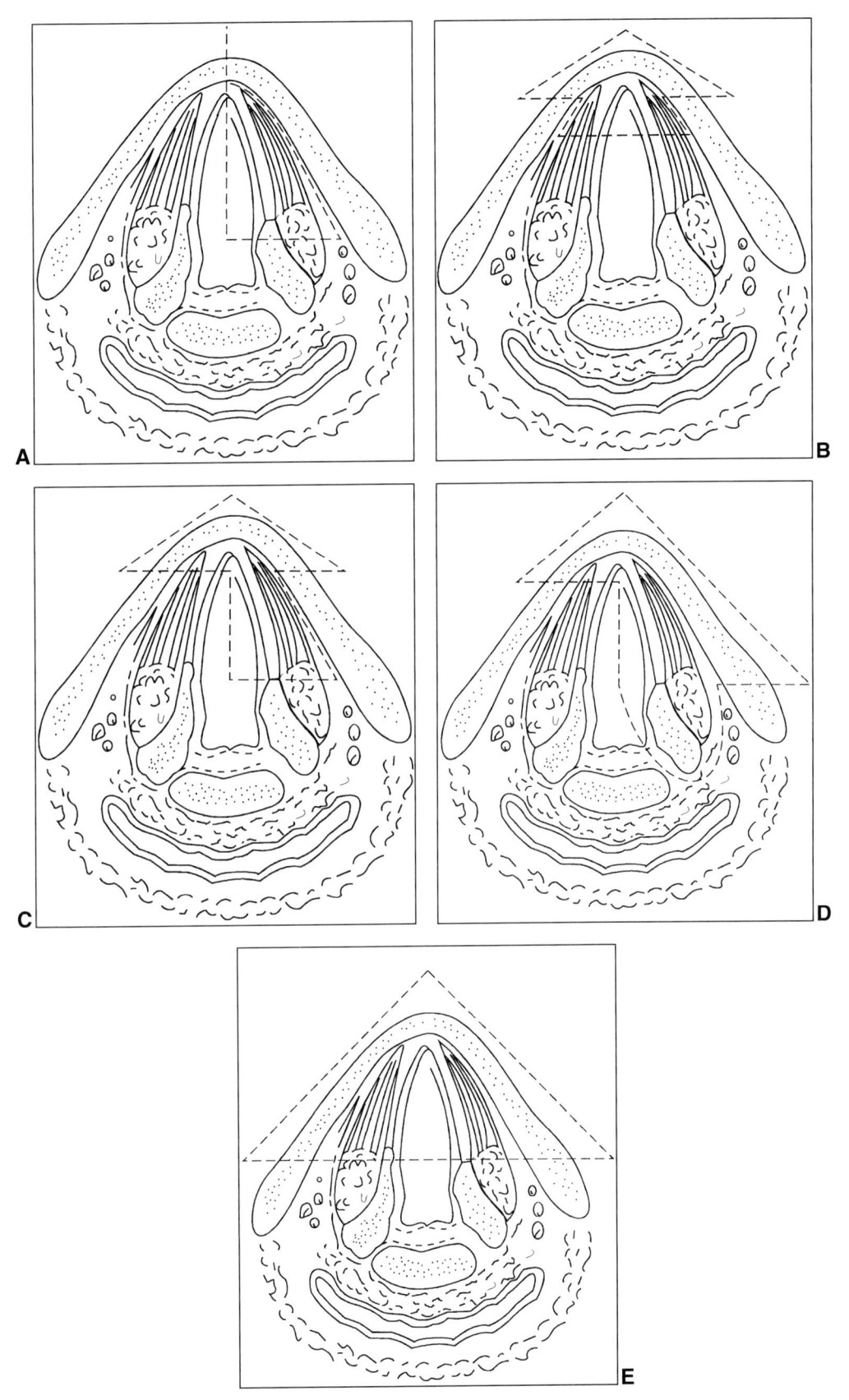

Fig. 11-5. Desenho esquemático das principais ressecções cirúrgicas nas laringectomias parciais. **A.** Cordectomia. **B.** Laringectomia frontal. **C.** Laringectomia frontolateral. **D.** Hemilaringectomia. **E.** Laringectomia subtotal (Brasil, 1994).

Quadro 11-5. Técnicas reconstrutoras para as laringectomias parciais verticais

Técnica Reconstrutora	Autores
Músculo esternoióideo	Bailey, Galveston & Calcaterra (1975); Calcaterra (1983); Calcaterra (1987); Mamede & Mello Filho (1993)
Retalho miocondral	Blaugrund & Kurland (1975)
Epiglotoplastia	Bouche, Freche & Husson (1965); Kambic (1977); Tucker, Wood, Levine & Katz (1979); Lelièvre, Laccourreye, Strunski, Juvanon, Bedbeder & Peynegre, (1987)
Retalho miocutâneo de platisma	Laccourreye, Fabre, Menard, Janot & Brasnu, (1988); Brasil, Pontes, Speck Filho & Costa, (1991); Mamede & Mello Filho, (1993); Brasil, Pontes & Behlau (1996)
Retalho de prega vestibular	Friedman & Toriumi, (1987); Brasnu, Laccourreye, Weinsstein & Fligny (1992)
Retalho de lâmina da cartilagem tireóidea	Pech, Thomassin, Goubert, Zanaret, Scavennec & Cannoni (1984); Liu, Ward & Pleet (1986); Burgess & Yim (1988)
Enxerto de cartilagem nasosseptal	Laurian & Zohar (1981); Butcher & Dunham (1984)
Retalho de pele cervical	Conley (1975)
Ressecção com *laser* de CO_2	Casiano, Cooper, & Lundy (1991)
Enxerto livre de tecido subcutâneo e gordura	Dedo (1975)
Enxerto livre de pele	Figi (1950)
Enxerto livre de músculo	Quinn (1970)
Crico-hioidoepiglotopexia	Butcher & Dunham (1984); Laccourreye, Fabre, Menard, Janot & Brasnu (1988); Vigneau, Calvet, Pessey & Lacomme (1988)
Retalho onopediculado de músculo esternoióideo com pedículo inferior	Hirano (1976)
Retalho onopediculado de músculo esternoióideo com pedículo superior	Ogura & Biller (1969)
Enxerto do tendão do músculo digástrico	Park, Major Jr. & Sauers (1982)
Rotação de mucosa da hipofaringe	Som (1975)

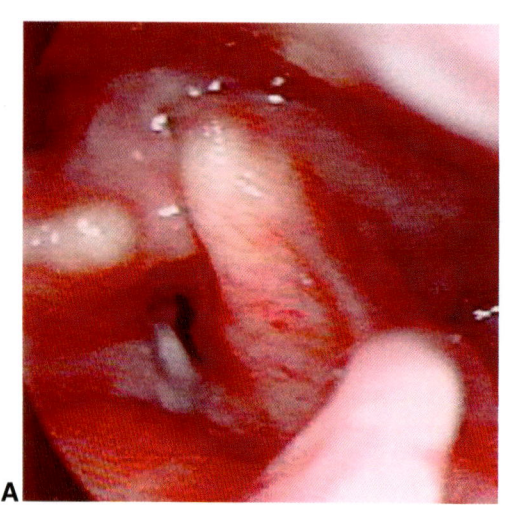

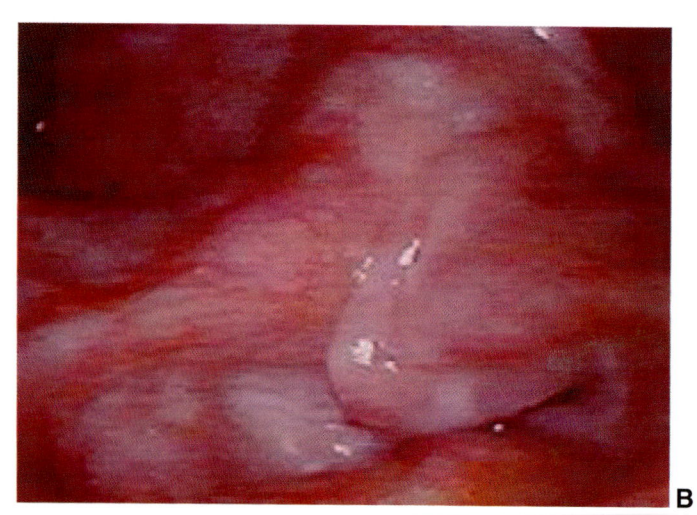

Fig. 11-6. Fonte sonora pós-laringectomia parcial. **A.** Fonte glótica de qualidade ruim; observar a fenda resultante. **B.** Fonte supraglótica de qualidade boa; ver a coaptação total das estruturas da supraglote (arquivo Osíris do Brasil).

nulizados e sem aspiração traqueal (Brasil, Pontes, Speck Filho & Costa, 1991; Brasil, Pontes, & Behlau, 1996).

Acrescentamos comentários sobre os impactos na voz resultante (Behlau & Gonçalves, 1997), no sentido de facilitar a compreensão das modificações impostas à laringe e auxiliar as considerações sobre a reabilitação fonoaudiológica, apresentadas posteriormente.

A reabilitação fonoaudiológica a ser desenvolvida nas laringectomias parciais é chamada fonoterapia agressiva, pela estimulação e solicitação intensa das estruturas remanescentes. Em algumas situações obtém-se boa configuração em nível glótico, com coapação adequada; contudo, as características dos tecidos da supraglote, mais flexíveis e sem fibrose cicatricial podem favorecer sobremaneira a produção vocal (Fig. 11-7A e B).

Cordectomia
Cirurgia

A cordectomia consiste na ressecção de uma prega vocal, com margem no pericôndrio interno, com ou sem aritenoidectomia (Fig. 11-5A).

Impacto

Após a cordectomia, a voz resultante melhora a médio prazo, quando se forma uma fibrose no local da prega ressecada, denominada neocorda, que passará a atuar como muro de apoio da prega vocal remanescente. Podemos, por vezes, observar vibração da mucosa da cicatriz pós-ressecção, quando há condições para a ocorrência do fenômeno de Bernoulli. A fonte sonora para a produção da voz pode ocorrer em nível glótico ou supraglótico. A fonação supraglótica, após a cordectomia é geralmente realizada pela constrição mediana das pregas vestibulares, e a "voz de banda" resultante pode apresentar boa qualidade vocal. Não são ainda evidentes os fatores que interferem na seleção da fonação glótica ou supraglótica pós-cordectomia.

Laringectomia Frontal Anterior
Cirurgia

Na laringectomia frontal anterior ocorre a ressecção da quilha da cartilagem tireóide, além do terço anterior de ambas as pregas vocais, com margem no pericôndrio interno (Fig. 11-5B).

Impacto

O resultado vocal após uma laringectomia frontal anterior é geralmente bom, com mudanças mais acentuadas na elevação da freqüência fundamental, devido ao encurtamento da região ântero-posterior da laringe, o que reduz a área vibratória da prega vocal, com a conseqüente diminuição da proporção glótica da laringe.

Laringectomia Frontolateral
Cirurgia

Na laringectomia frontolateral ocorre a ressecção da quilha da cartilagem tireóidea, mais a exérese subpericondrial de uma prega vocal, com ou sem aritenoidectomia e com margem no pericôndrio interno (Fig. 11-5C).

Impacto

O resultado vocal após uma laringectomia frontolateral depende da reconstrução empregada, que produzirá uma nova anatomofisiologia. De modo geral, a voz perde em harmônicos e em intensidade, com uma qualidade global áspera ou rouca. A voz resultante tende a ser áspera quando não é realizada a aritenoidectomia e a área submetida à ressecção transforma-se em um tecido enrijecido, que passa a ser estirado pela cartilagem aritenóidea. Por outro lado, quando é realizada a aritenoidectomia, ocorre um colabamento dos tecidos remanescentes, e a quantidade de massa colocada em vibração produz uma voz de qualidade rouca. Convém lembrar que vozes de qualidade rouca são mais bem aceitas socialmente do

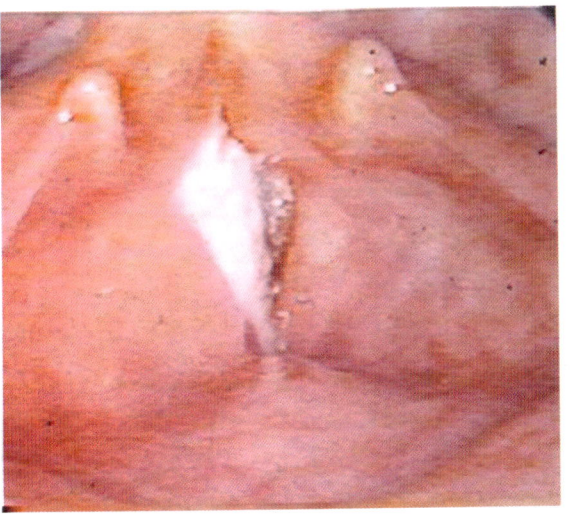

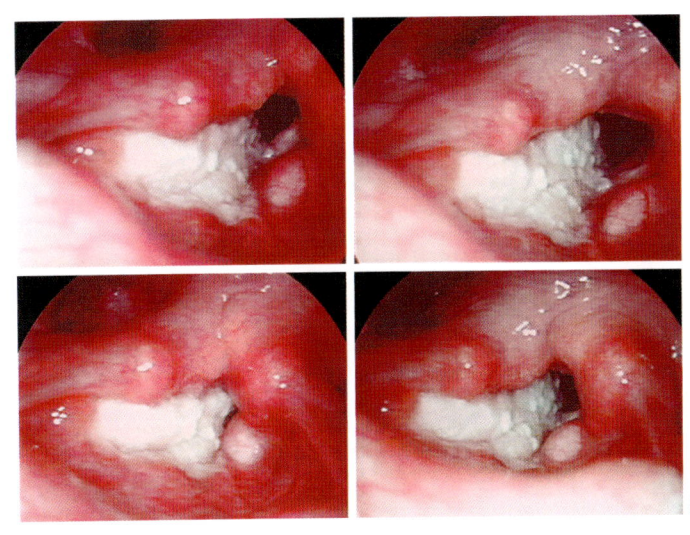

Fig. 11-7. Laringectomia parcial vertical com reconstrução por meio de retalho de platisma. **A.** Fonte glótica boa. **B.** Fonte supraglótica boa (arquivo Osíris do Brasil).

que vozes ásperas, consideradas desagradáveis pela estridência associada.

Laringectomia Frontolateral Ampliada
Cirurgia

Uma laringectomia frontolateral ampliada corresponde à uma ampliação da área ressecada, em relação à laringectomia frontolateral, incluindo a remoção da região subglótica anterior e/ou ventrículo e prega vocal, com ou sem aritenoidectomia e com margem no pericôndrio interno.

Impacto

O resultado vocal de uma laringectomia frontolateral ampliada é semelhante ao anterior, por vezes melhor, quando as estruturas remanescentes e o retalho de reconstrução empregado configuram uma fonte de som com grande massa de tecido para vibração, porém sem produzir ruídos à respiração.

Hemilaringectomia
Cirurgia

A hemilaringectomia constitui na ressecção de uma lâmina da cartilagem tireóidea, com a quilha da mesma, juntamente com o pericôndrio externo, incluindo ou não a borda posterior dessa cartilagem, com a inserção do músculo constritor inferior da faringe. Nas estruturas ressecadas estão incluídas a comissura anterior, toda uma prega vocal, com ou sem uma cartilagem aritenóidea, o ventrículo, a prega vocal e o terço anterior da prega vocal contralateral, com margem no pericôndrio externo (Fig. 11-5D).

Impacto

O resultado vocal de uma hemilaringectomia é freqüentemente melhor do que nas laringectomias frontolaterais, pelas razões anteriormente citadas: a tendência ao colabamento das estruturas da laringe e a vibração em bloco produzem uma voz disfônica, porém, bem aceita socialmente. Uma vez que a maioria desses pacientes pertence ao sexo masculino, a voz rouca de freqüência grave permite a correta identificação do sexo do falante por meio das características acústicas de sua emissão. A voz áspera, resultado da sonorização do ar pela ativação dos tecidos cicatriciais rígidos, além de ser desagradável, tende a ser aguda, inaceitável para os falantes homens.

Hemilaringectomia Ampliada
Cirurgia

Esta cirurgia corresponde à uma ampliação da hemilaringectomia, com ressecção da subglote anterior e cricoidectomia parcial e/ou pecíolo da epiglote e/ou loja pré-epiglótica e/ou prega vocal contralateral até o processo vocal, respeitando sua cartilagem aritenóidea e com margem no pericôndrio externo.

Impacto

O resultado vocal de uma hemilaringectomia ampliada é semelhante ao de uma hemilaringectomia, mas geralmente observa-se uma intensidade mais reduzida, o que implica menor potência e projeção vocal, dificultando a comunicação em locais ruidosos. Nesses casos, as tentativas de elevar a intensidade podem resultar em fadiga fonatória, cansaço físico e tontura devido à hiperventilação.

Laringectomia Vertical Subtotal
Cirurgia

A laringectomia vertical subtotal é considerada a cirurgia de maior porte cirúrgico dentre as laringectomias parciais; refere-se à uma ressecção equivalente a uma hemilaringectomia bilateral, com exérese dos dois terços anteriores de ambas as lâminas da cartilagem tireóidea e seu conteúdo interno, isto é, pregas vocais, ventrículos e pregas vestibulares. É preservada, pelo menos, uma cartilagem aritenóidea, sendo que a ressecção pode também incluir a região subglótica anterior, com cricoidectomia parcial, com margem no pericôndrio externo (Fig. 11-5E).

Impacto

A voz resultante de uma laringectomia vertical subtotal tende a ser astênica ou rouca severa, pela grande alteração no esqueleto da laringe, e deve ser feito um trabalho de aproveitamento máximo da ressonância e melhoria da precisão articulatória, para minimizar as interferências negativas de uma fonte sonora ruidosa.

Princípios da Reabilitação Fonoaudiológica nas Laringectomias Parciais

As laringectomias parciais, em todas as variações, provocam uma deficiência na coaptação glótica, o que geralmente é corrigido anatomicamente por meio de reconstrução da área ressecada; apesar disto, a geometria da glote e a arquitetura histológica da fonte sonora ficarão definitivamente alteradas. De modo geral, os principais impactos decorrentes das laringectomias parciais verticais são: voz soprosa, de fraca intensidade, dificuldade de sonorização, redução dos tempos de fonação e aspiração de alimentos e/ou líquidos.

A voz soprosa e de fraca intensidade ocorre porque, após a ressecção cirúrgica, o espaço glótico encontra-se muito aumentado, permitindo maior escape de ar e não oferecendo condições de resistência para se criar uma coluna de ar infraglótico e gerar níveis de intensidade mais elevados. Pelo mesmo motivo, os tempos de fonação encontram-se reduzidos, o ar escapa rapidamente e as frases sonoras tornam-se mais curtas. É comum que os pacientes submetidos a esse tipo de ressecção apresentem queixa de cansaço não somente vocal, mas também durante a execução de tarefas físicas simples, como subir escadas, andar e correr, em que o mecanismo de válvula laríngea promove uma vantagem mecânica adicional.

A dificuldade da laringe funcionar como fonte sonora, a chamada fonte glótica, decorre também do fato do espaço criado pela ressecção cirúrgica não oferecer condições suficientes de aproximação das estruturas remanescentes e do retalho de reconstrução, o que reduz as chances de vibração dessas estruturas. Da mesma forma, além desse espaço ser inadequado para funcionar como fonte produtora de som, atua também como uma porta aberta para a entrada dos alimentos na laringe e, portanto, a aspiração de líquidos ou pastosos pode ser freqüente, principalmente no pós-operatório imediato, quando o paciente ainda não se adaptou às novas condições anatomofuncionais.

Como vimos, a reconstrução laríngea é muito importante e auxilia de forma expressiva na reabilitação fonoaudiológica do paciente, seja em relação à soprosidade, à sonorização ou à aspiração dos alimentos. Geralmente a reconstrução funciona como um muro de apoio que propicia a coaptação e favorece a sonorização da fonação, além de contribuir para o fechamento da laringe durante a deglutição, prevenindo a aspiração de saliva, líquidos ou alimentos para os pulmões.

Os indivíduos submetidos a uma laringectomia parcial vertical tendem a não apresentar aspiração importante, chegando à fonoterapia já sem a sonda nasoenteral e sem o traqueostoma. Caso o paciente apresente aspiração persistente, a fonoterapia poderá auxiliá-lo na retirada da sonda nasoenteral e na eliminação da aspiração, por meio de técnicas específicas para esse fim, já abordadas anteriormente no tópico sobre laringectomias parciais horizontais.

O paciente pode ainda referir falta de ar, queixa que deve ser investigada cuidadosamente. De modo simplificado, quando esta se restringe apenas às situações de comunicação, tal situação reflete um espaço intralaríngeo pós-cirúrgico maior que o adequado, o que faz com que o paciente deva realizar recargas respiratórias constantes, para completar as frases de seu discurso. Na verdade, não ocorre falta de ar, mas sim, o ar escapa demais, a voz é geralmente rouco-soprosa, e o paciente fala por meio de frases curtas e rápidas. Quando a falta de ar não ocorre somente durante a fala, mas também na respiração silenciosa, o quadro já é diferente, podendo significar uma estenose pós-cirúrgica ou uma recidiva do tumor, o que requer uma avaliação médica.

A literatura sobre os resultados vocais das laringectomias parciais concorda que a voz resultante sempre difere da normal, com diferentes graus de disfonia, porém é geralmente considerada uma voz boa (Ogura & Biller, 1969; Padovan & Oreskovic, 1975; Blaugrund, Gould, Haji, Meltzer, Bloch & Baer, 1984; Hirano, Kurita & Matsuoka, 1989; Brasil, Pontes, Speck Filho & Costa, 1991; Remacle & Millet, 1991; Brasil, Pontes & Behlau, 1996); contudo, faltam estudos funcionais mais detalhados.

Behlau, Pontes, Gonçalves & Brasil (1994) apresentaram um estudo sobre a fisiologia da produção sonora nas laringectomias parciais, considerando-se diversas extensões e diferentes técnicas reconstrutivas. Participaram deste estudo 69 pacientes, com seguimento de 6 meses a 10 anos de pós-operatório, dos quais 50 foram submetidos à laringectomia frontolateral, 15 à hemilaringectomia e quatro à laringectomia subtotal, empregando-se diversas técnicas de reconstrução: com esternoióideo (Bailey, 1985), por epiglotoplastia (Tucker, Wood, Levine & Katz, 1979), por enxerto de pele do pescoço (Conley, 1975), por retalho miocutâneo de platisma (Brasil, Pontes, Speck Filho & Costa, 1991). Os autores realizaram uma análise visual da localização da fonte sonora e do modo vibratório, avaliando-se a emissão da vogal sustentada sob luz estroboscópica (laringoestroboscópio Brüel & Kjaer), associada à uma análise perceptivo-auditiva da qualidade vocal, considerando-se não somente o grau da disfonia, mas também o grau de aceitabilidade social da emissão do paciente. A conclusão mais evidente do estudo é a de que a laringe é capaz de um grau excepcional de compensação após uma laringectomia parcial, não importando o porte cirúrgico ou a técnica empregada. A localização mais comum para fonação ocorreu ao nível supraglótico em 75% dos casos, apesar de todos os esforços para se reconstruir a laringe; fonação ao nível glótico foi observada apenas em 17% dos casos, com participação mista, da glote e da supraglote em apenas um caso (1%) e não havendo configuração da fonte sonora em 6% dos pacientes avaliados. É interessante comentar que o número de estruturas envolvidas na configuração da fonte sonora foi variável, sendo que o retalho participou em 16% da configuração da fonte, mas apresentando vibração – provavelmente de modo passivo – em apenas 6% dos casos. As estruturas supraglóticas que mais ativamente contribuíram na fonte de som foram as pregas vestibulares, as cartilagens aritenóideas e as pregas ariepiglóticas. Outro dado revelador é que, quando comparamos os resultados das frontolaterais e das hemilaringectomias, com e sem aritenoidectomia, observamos de modo evidente que as cirurgias alargadas geraram vozes melhores e mais aceitas do ponto de vista social, pois a fibrose do pós-operatório nas cirurgias menores (como a frontolateral sem aritenoidectomia) tende a produzir voz áspera ou tensa, por meio de um processo de esfincterização da laringe, gerando um índice de disfonia mais elevado. Nas cirurgias de maior porte, o colabamento das estruturas remanescentes *versus* o tecido de reconstrução produzem, por sua vez, voz grave e rouca, melhor aceita do ponto de vista social. Apesar dos objetivos de se realizar uma reconstrução laríngea serem bastante claros, ficou evidente que a reconstrução da glote não deve ser encarada como a reconstrução da fonte sonora, mas como um meio de manter a permeabilidade da luz laríngea, criando-se, assim, condições para que a supraglote assuma a função de fonte sonora, o que ocorreu em dois terços dos casos, independentemente da técnica reconstrutiva empregada e do porte cirúrgico. Tal estudo nos faz refletir sobre a conduta cirúrgica em si, já que procedimentos mais conservadores, como a laringectomia frontolateral, podem gerar vozes mais comprometidas do que as obtidas em procedimentos mais extensos, como as hemilaringectomias. Um exemplo de fonte sonora supraglótica, com onda de mucosa evidente está na Fig. 11-8.

O estudo de Behlau, Pontes, Gonçalves & Brasil (1994) foi o início de uma série de análises que merecem destaque com relação à compreensão do impacto das laringectomias parciais verticais (Hashimoto, 1995; Brasil & Behlau, 1996, Gielow, 1997).

Hashimoto (1995) apresentou um estudo retrospectivo minucioso sobre a fonte sonora e a qualidade vocal de 88 pacientes, submetidos a laringectomias parciais por carcinoma espinocelular da região glótica, e constatou que a região supraglótica constituiu-se na região de eleição para formação da fonte sonora na maioria absoluta dos casos em que se realizou a

Fig. 11-8. Laringectomia parcial com reconstrução por meio de deslocamento de prega vestibular; observar que, apesar do reposicionamento da prega vestibular para o preenchimento do espaço na glote, a fonação é realizada com fonte supraglótica, observando-se excelente onda de mucosa (arquivo Osíris do Brasil).

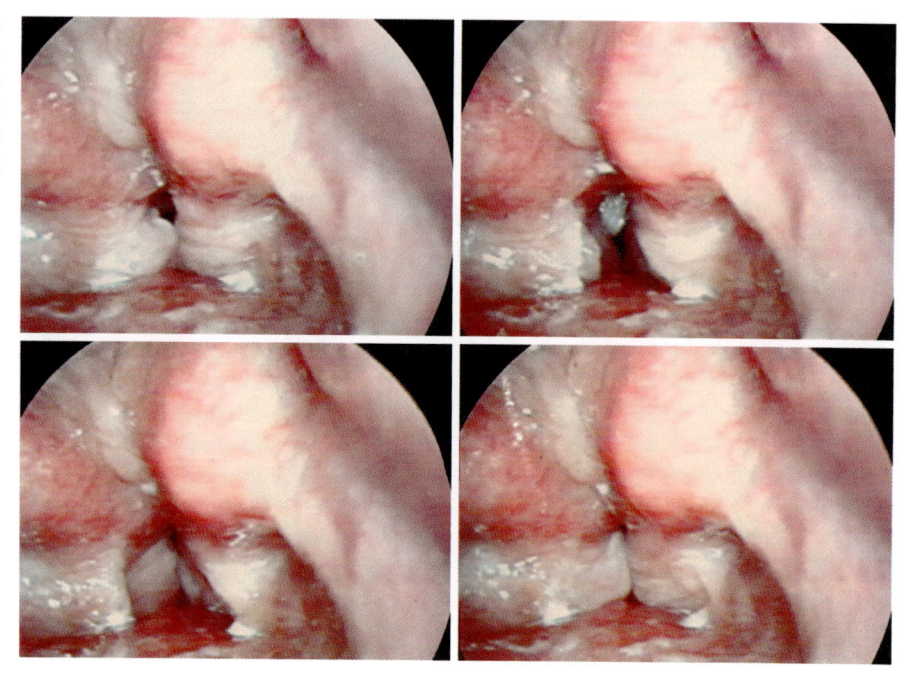

laringectomia parcial vertical; ao contrário, nas cordectomias, a região glótica permaneceu como fonte sonora na maioria absoluta dos pacientes.

Seguindo a mesma linha de análise, Brasil & Behlau (1996) apresentaram um estudo detalhado das funções laríngeas de 36 pacientes portadores de tumores glóticos, classificados como T1a, T1b, T2 e T3, submetidos a laringectomias parciais verticais e reconstruídos por diversas técnicas cirúrgicas. Estes autores concluíram que a utilização de diferentes retalhos na construção da laringe ressecada promoveu um suporte firme e propiciou uma adequada estabilidade ao órgão para todas as funções laríngeas. O mecanismo esfincteriano foi preservado em todos os pacientes, sem aspiração traqueal incontrolável (apenas aspiração leve de líquidos em quatro casos – 11%) e a permeabilidade do órgão se manteve de maneira adequada, com apenas um paciente canulizado. Os autores também constataram que a fonação fez-se fundamentalmente na região supraglótica, com solicitação de duas ou mais estruturas. Analisando-se melhor a composição da fonte sonora, observou-se que a constituição supraglótica mediana foi a mais freqüente, seguida pela supraglótica ântero-posterior e, finalmente, pela constituição glótica; raros casos apresentaram uma composição mista, glótica e supraglótica. A qualidade vocal obtida foi aceitável em dois terços dos pacientes, sendo que dois pacientes (6%), apresentaram voz considerada absolutamente normal e 11 casos (19%) disfonia discreta, em avaliação perceptivo-auditiva. Considerando-se os parâmetros de análise sugeridos pela escala japonesa de avaliação perceptivo-auditiva GRBAS (Isshiki & Takeuchi, 1970), é interessante ressaltar que 28% dos pacientes mostraram ausência total de rouquidão, 36% ausência total de soprosidade, 83% ausência total de astenia e 78% ausência total de tensão vocal excessiva, sendo que o *pitch* da voz, característica essencial para a identificação do sexo do falante pela sua emissão, foi considerado adequado em 78% dos pacientes avaliados.

Em seqüência, Ciclow (1997) completou uma lacuna na literatura, apontada por Doyle, Leeper, Houghton-Jones, Heeneman E Martin (1996), realizando um estudo longitudinal da configuração laríngea e da produção vocal nas laringectomias parciais verticais, para compreender a evolução da função vocal após tais cirurgias. Estudou 25 pacientes com diferentes extensões cirúrgicas e tipos de reconstrução, comparando a avaliação realizada seis meses após a cirurgia com os últimos registros disponíveis de cada paciente, num acompanhamento que variou de 2 a 11 anos. O tipo de fonte sonora mais observado foi a vibrante; a configuração predominante da fonte sonora foi supraglótica, com possibilidade de aumento do número de estruturas laríngeas vibrantes. O índice de disfonia reduziu-se em todos os casos, assim como o tamanho da fenda fonatória formada pela tentativa de coaptação laríngea, apesar de não se constatar correlação direta entre estes aspectos.

Esses três últimos estudos oferecem uma base científica segura para mudar a visão da terapia fonoaudiológica que tradicionalmente procurava acionar a glote remanescente. Parece-nos seguro passar a favorecer as estruturas da supraglote na produção da fonação, do momento em que esta se mostra funcionalmente superior, nesses casos. Assim, os exercícios glóticos devem ser ministrados apenas nas situações em que o paciente mostre uma tendência funcional de coaptação neste nível, com bons resultados auditivos.

Com relação à conduta fonoaudiológica propriamente dita, os procedimentos empregados para reabilitação vocal dos pacientes submetidos a laringectomias verticais parciais devem oferecer uma estabilidade na função fonatória e melhoria nas condições desviadas, a saber: redução da extensão vocal (número de notas da emissão, da mais grave à mais aguda), redução na extensão dinâmica (variação de intensidade, da mais fraca à mais forte), redução dos tempos máximos de fonação e redução do fluxo aéreo translaríngeo (elevado em função da criação de um maior espaço pela remoção das estruturas comprometidas). Consideramos dois objetivos principais (Behlau, Gielow, Pontes & Brasil, 2000):

1. Desenvolver a fonação por meio da estimulação da participação das estruturas remanescentes como órgãos vibrantes; para tanto, são empregadas em um primeiro momento as técnicas do método de competência fonatória, tais como as técnicas de esforço (empuxo) e a deglutição incompleta sonorizada, seguidas das técnicas de vibração.
2. Melhorar a qualidade global da comunicação oral, o que implica trabalhar com técnicas que produzam um melhor efeito global na emissão, melhorando a aceitabilidade da comunicação do paciente, aumentando-se a extensão vocal e dinâmica e oferecendo maior conforto fonatório por meio de aumento dos tempos máximos de fonação. Para tanto, pode-se utilizar as técnicas de sons nasais, sobrearticulação da fala e a técnica mastigatória.

A redução do excessivo fluxo aéreo translaríngeo geralmente é concomitante à participação das estruturas remanescentes da laringe para reduzir o espaço glótico (Fig. 11-9), porém pode ser necessário um trabalho específico de monitoramento auditivo (com amplificação e retorno da própria emissão através de fone de ouvido), para o indivíduo reduzir os ruídos associados ao fluxo aéreo durante a fala, principalmente se antes da cirurgia o paciente apresenta uma qualidade vocal com forte intensidade e projeção.

Por vezes observamos, em um primeiro momento, a manutenção de duas vozes alternadas, uma de fonte glótica, mais soprosa e áspera, e outra de fonte supraglótica, mais rouca e grave. A voz áspera, de característica esfinctérica, tem um componente agudo identificável auditivamente e por meio de análise acústica (Fig. 11-10).

Pode ser necessário um trabalho mais específico de treinamento auditivo para o paciente aprender a reconhecer as duas emissões e fixar a dinâmica fonatória na que for selecionada como mais agradável e eficiente. Além disso, polifonia, bitonalidade ou bifurcação da freqüência fundamental podem ser observadas no início da reabilitação vocal, até que a qualidade vocal se estabilize numa emissão mais harmônica, com a redução máxima possível do componente de ruído da onda sonora. A evolução da reabilitação pode ocorrer rapidamente, com a instauração de voz de boa sonoridade, com prejuízo de discreto a moderado na inteligibilidade da mensagem (Fig. 11-11).

Camargo (1996) realizou uma análise da configuração laríngea e espectrográfica acústica em seis pacientes submetidos a laringectomias parciais e destaca a importância de estudos dos ajustes individuais detectados na fonação, reforçando a necessidade da reabilitação fonoaudiológica. Esta autora introduz um índice acústico para a mensuração da turbulência vocal, que enfatiza a magnitude de fenômenos aerodinâmicos. Tal índice pode inclusive ser utilizado como seguimento da evolução da terapia fonoaudiológica, o que ofereceria uma análise mais objetiva desses pacientes.

Estudos com técnicas vocais específicas para a reabilitação de pacientes com laringectomias parciais são raros e difíceis de serem desenhados. Contudo, Spina (2002) apresentou uma análise com a técnica de som fricativo, utilizando exercícios com o som sonoro "z", mostrando a influência do tempo de execução dos exercícios na obtenção de melhoria na qualidade vocal; concluiu que maiores desvios vocais requerem maior tempo de realização do exercício com o som de apoio proposto, apesar de todos os pacientes terem melhorado com a execução da técnica proposta.

Apesar de todos os esforços empregados na reabilitação deste paciente, quer seja por meio do emprego de técnicas de reconstrução mais precisas, assim como administração de reabilitação fonoaudiológica específica, é importante lembrar que podem ocorrer limitações em situações de competição vocal ou utilização de voz profissional. Evidentemente, a primeira e

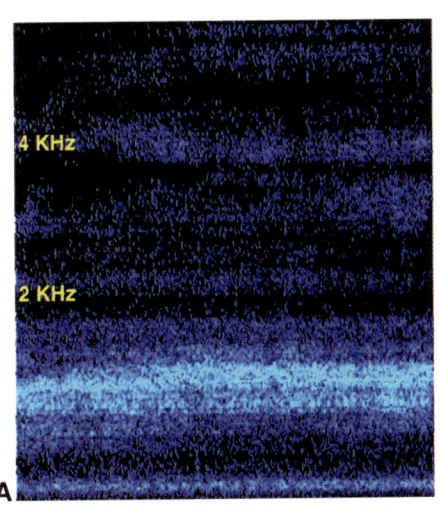

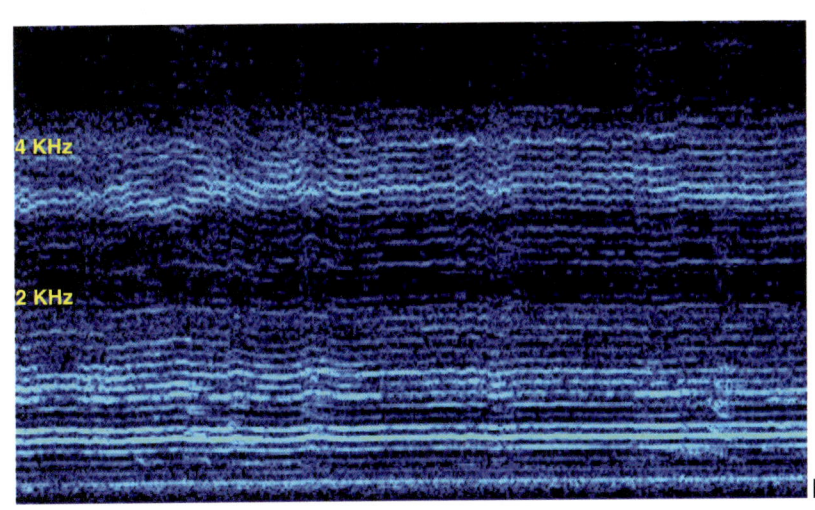

Fig. 11-9. Traçado espectrográfico mostrando a instalação de sonoridade em laringectomia parcial. *A.* Pré-fonoterapia, com traçado correspondente à emissão sussurrada. *B.* Pós-fonoterapia, com traçado de harmônicos, obtido pelo recrutamento das estruturas remanescentes (GRAM 5.7, VOICE TOOLS).

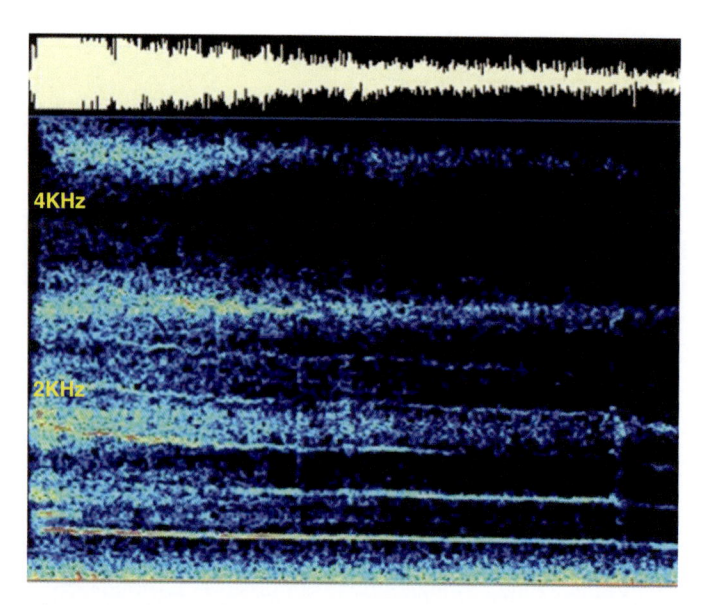

Fig. 11-10. Espectrografia de traçado de voz áspera, de característica esfinctérica pós-laringectomia parcial, com freqüência de aproximadamente 400 Hz (GRAM-5.7, VOICE TOOLS).

mais importante consideração no tratamento desses pacientes é a erradicação do câncer; mais pesquisas nessa área, porém, seguramente ofereceriam dados úteis ao complexo processo de decisão cirúrgica e auxiliariam o desenvolvimento de uma atuação fonoaudiológica mais eficaz e rápida.

Impacto Cirúrgico e Reabilitação nas Laringectomias Totais

Apesar do aumento do número de cirurgias parciais de laringe, reflexo do diagnóstico precoce, ainda são freqüentemente diagnosticados tumores que exigem a retirada total da laringe. Procedimento radical, a laringectomia total também pode ser indicada, em escala bem menor, nos casos de aspirações incontroláveis clinicamente, em estenoses importantes ou em determinados traumas da laringe (Kowalski, Miguel e Ulbrich, 2000).

A realização de uma laringectomia total implica uma profunda modificação anatômica, funcional e psicológica. As funções deste órgão não podem ser mais desempenhadas por via natural; contudo, a flexibilidade do organismo humano encontrou soluções extremamente eficientes para contornar tais modificações. Uma situação particular é a chamada laringectomia quase-total, em que apesar de não haver remoção completa do órgão, a respiração por via natural não é mais possível, devendo o indivíduo permanecer definitivamente traqueostomizado. Desta forma, consideramos tal procedimento, sob o ponto de vista funcional, uma laringectomia total. Assim, apresentaremos a seguir a cirurgia, o impacto e aspectos da reabilitação vocal na laringectomia quase-total, na laringectomia total clássica e na laringectomia total com implante cirúrgico de prótese fonatória.

Convém ressaltar que tem-se observado uma mudança na direção do tratamento do câncer de laringe, procurando-se melhorar a qualidade de vida dos pacientes, o que culminou nos chamados Protocolos de Preservação de Órgãos. Nesta opção de tratamento, preservar a função da laringe, sem afetar a sobrevida do paciente, é essencial. Vários tipos de protocolo têm sido empregados, com diversos critérios para seleção de pacientes e associação de quimioterapia, radioterapia e ressecções cirúrgicas limitadas (The Department of Veterans Affairs Laryngeal Cancer Study Group, 1991). No entanto, os estudos estão ainda em fase de processamento e embora o emprego de protocolos de preservação de órgão pareça representar o futuro próximo no tratamento do câncer de laringe, no presente momento os melhores resultados estão limitados apenas aos tumores menores, T1 e T2.

Na realidade brasileira, tais protocolos de preservação de órgãos ainda são realizados em poucos serviços. Uma importante discussão diz respeito à manutenção da fonoterapia durante o tratamento conservador, de preferência sem interrupções, mantendo-se os exercícios de motricidade oral até quando o paciente suportar e, quando não mais suportar, manter a fonoterapia apenas com orientações e manobras facilitadoras da deglutição. O ideal seria iniciar a orientação fonoaudiológica antes da radioterapia e tentar manter o atendimento fonoaudiológico durante a mesma, adaptando as funções da laringe às necessidades e possibilidades do paciente. Os casos de preservação de órgãos com algum sucesso são os mais leves (T1 e T2), pois são tumores que afetam menos as estruturas por seu tamanho, limites e infiltração. Os casos mais avançados não apresentam sucessos com o tratamento conservador (radioterapia e quimioterapia), o que evidentemente se reflete quanto à fonoterapia durante o curso do tratamento.

O emprego da radioterapia no tratamento dos carcinomas iniciais, como T1a, tem sido utilizado como um procedimento de rotina em alguns países da Europa e em muitos serviços da América do Norte. Estudos recentes demonstram que há uma deterioração vocal imediatamente após a radioterapia, com importante melhoria perceptivo-auditiva e acústica entre 9 e 12 meses após o término das radiações (Leeper, Parsa, Jamieson & Heeneman, 2002), contudo, os dados não são homogêneos nas diferentes análises.

Laringectomia Quase-Total

No final da década de 1960, Ogura & Biller (1969) descreveram um procedimento de hemilaringectomia expandida, como uma opção de cirurgia para tumores extensos, que forneceu as bases para a descrição posterior da laringectomia quase-total *(near-total laryngectomy)*. Nesses casos, o comprometimento da laringe é predominantemente unilateral e uma das cartilagens aritenóideas apresenta-se completamente livre de tumor. Apesar dessa descrição pioneira, foi somente uma década após que Pearson, Woods & Hartman (1980) divulgaram a primeira publicação com esse procedimento, que permite um bom prognóstico funcional, sem comprometer a erradi-

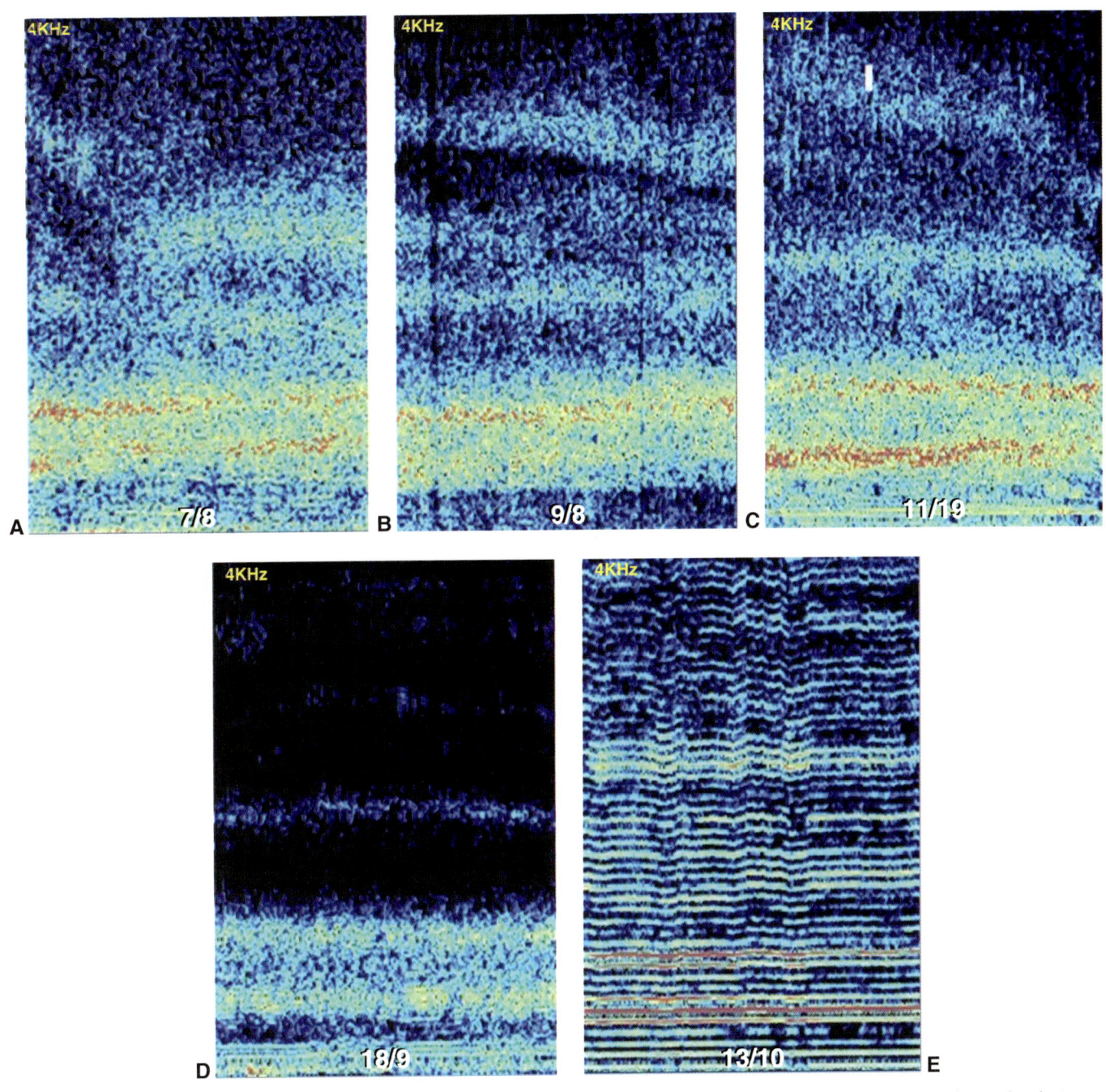

Fig. 11-11. Seqüência de espectrogramas da vogal sustentada durante o processo de reabilitação vocal de um paciente submetido à laringectomia parcial frontolateral ampliada; observar as datas dos traçados e a evolução na qualidade vocal em 4 meses (GRAM 5.7, VOICE TOOLS).

cação do tumor. Logo em seguida, Pearson (1985) apresentou os resultados funcionais de 66 casos operados com esse procedimento.

A principal vantagem da laringectomia quase-total é utilizar o ar pulmonar expiratório para a produção da voz, o que possibilita uma comunicação oral de melhor qualidade, com frases mais longas, sonoridade adequada e fluência normal, sendo, portanto, mais bem aceita pelos interlocutores (Premalatha, Shenoy, Anantha, 1994; Vicente, Gonçalves & Gonçalves, 1997). A principal desvantagem é a traqueostomia definitiva, do momento em que a laringe não tem como manter-se suficientemente aberta para garantir a respiração via nasal, além da presença de disfagia e aspiração, em alguns casos. O sucesso de reabilitação vocal com esse procedimento é alto, variando de 80 (Gavilán, Herranz, Prim & Rabanal, 1996; Espada, Retolaza, Sastre & Bouzas, 1996) a 95% (Keith & Pearson, 1992), encontrando-se aspiração entre 8 (Gavilán, Herranz, Prim & Rabanal, 1996) e 14% dos casos, sendo a fístula faringocutânea a complicação mais freqüente (Espada, Retolaza, Sastre & Bouzas, 1996).

Pearson (1981) descreveu as principais indicações para este procedimento cirúrgico: tumores glóticos com estadiamento T3 ou T4, sem comprometimento da região interaritenóidea e da cartilagem aritenóide contralateral; tumores supraglóticos com estadiamento T3, com fixação de uma prega vocal; tumores T2 ou T3 de seio piriforme; lesões volumosas de hipofaringe e insucesso de radioterapia.

Cirurgia

A ressecção cirúrgica envolve a retirada de quase a totalidade da laringe e a parede anterior da traquéia, reconstruindo-se, com o tecido remanescente, um *shunt* traqueoesofágico, que comunica a traquéia à faringe, mantendo-se uma traqueostomia definitiva; o *shunt* é inervado pelo nervo laríngeo recorrente contralateral ao tumor, o que mantém o tono e a motilidade; contudo, pode haver aspiração, se os tecidos ficarem frouxos (Doyle, 1994).

Desta forma, a respiração se fará via estoma traqueal, e a produção vocal via traqueoesofágica, pelo *shunt*, o que exige oclusão digital do estoma. Como a qualidade vocal depende em grande parte da perfeita oclusão digital do estoma, este procedimento é contra-indicado para indivíduos que apresentam tremores e dificuldade de controle digital. Para a produção da voz na laringectomia quase-total a pressão fisiológica necessária é de 10 a 40 cm H_2O, com um diâmetro de *shunt* mínimo de 6 mm (Wood, Rusnov & Tucker, 1981).

Reabilitação fonoaudiológica

Como nos outros procedimentos fonoaudiológicos na área de câncer de cabeça e pescoço, a reabilitação fonoaudiológica deve incluir, quando possível, uma orientação pré e pós-operatória, seguida da reabilitação fonoaudiológica propriamente dita.

As vantagens da orientação pré-operatória são principalmente de natureza psicológica, auxiliando no estabelecimento do vínculo terapêutico, reduzindo a angústia e a ansiedade do paciente. O envolvimento da família, salvo raras exceções, é essencial. A orientação no pós-operatório imediato das laringectomias quase-totais limita-se apenas a um apoio ao paciente, já que as primeiras tentativas de emissão serão feitas entre o décimo e o décimo quinto dia de pós-operatório, após liberação médica. Deve-se estar atento para a possibilidade de disfagia, devendo ser ministradas manobras de controle da deglutição, para que o indivíduo consiga adaptar-se rapidamente às novas condições anatomofisiológicas. Esta adaptação em geral é rápida, dificilmente ultrapassando um mês; contudo, alguns pacientes podem apresentar dificuldades em médio prazo, principalmente com líquidos finos, o que é evidenciado por tosse ou escape de líquidos pelo *shunt*. As manobras posturais, com abaixamento ou rotação de cabeça, são geralmente bastante efetivas nesses casos.

A produção vocal na laringectomia quase-total é semelhante à produção vocal na laringectomia total, com inserção de prótese fonatória. Desta forma, o indivíduo inspira pelo estoma traqueal (sua única via respiratória), oclui digitalmente o estoma, o que dirige o ar do pulmão para a faringe, via *shunt*, e emite um som. A força da oclusão digital é decisiva na qualidade vocal: se for pouca, haverá escape de ar, ruído do estoma, voz fraca e emissão pouco inteligível; se for excessiva, a voz produzida pode ser tensa e desagradável. Se a pressão necessária para abrir o *shunt* não for muito grande, e o paciente for de natureza tranqüila, pode-se tentar a inserção das válvulas de auto-oclusão do estoma, o que libera a mão da participação na produção sonora (Levine, Debo & Reibel, 1994; Espada, Retolaza, Sastre & Bouzas, 1996).

Em nosso meio, Andrade, Brasil, Behlau, Pontes & Gonçalves (1995) analisaram a fonte sonora de 13 pacientes submetidos à laringectomia quase-total por meio de análise visoperceptiva por meio de telelaringoestroboscopia. Na maior parte dos casos (oito casos, 61%), tanto a cartilagem aritenóidea remanescente como a mucosa do retalho participaram da vibração na composição da fonte sonora; em um número menor de casos (quatro casos, 31%), somente a cartilagem aritenóidea vibrava e, em apenas um caso (8%) observou-se vibração apenas na mucosa da cartilagem aritenóidea remanescente contra o retalho de seio piriforme utilizado na confecção do *shunt*. De modo semelhante ao observado nas laringectomias parciais verticais, a vibração da cartilagem aritenóidea e do retalho são essenciais na configuração da fonte sonora.

A reabilitação vocal desses pacientes é muito rápida, passando-se facilmente da produção de vogais para sílabas, palavras e frases, o que pode ocorrer em apenas uma sessão, dependendo da facilidade com que o indivíduo desenvolve a coordenação digitofonatória. A qualidade da produção deve ser monitorada desde as primeiras emissões, podendo-se aperfeiçoar a emissão por meio de um trabalho específico de fluência, ritmo, ênfase, variação de freqüência e intensidade, e plasticidade vocal. Em linhas gerais, um ritmo de moderado a lento, com sobrearticulação dos sons favorece a inteligibilidade da mensagem. O tempo máximo de fonação médio desses pacientes pode chegar aos limites inferiores da normalidade, ao redor de 15 s, como observado por Hoasjoe, Martin, Doyle & Wong (1992). A qualidade vocal é rouca, podendo ser também rouco-soprosa, ou rouco-molhada (quando há muita secreção ou presença de aspiração), o *pitch* é grave, principalmente devido à rouquidão; porém, a freqüência fundamental da voz pode ser mais aguda que a de indivíduos falantes laríngeos, ao redor de 187,4 Hz (Hoasjoe, Martin, Doyle & Wong, 1992). A extensão fonatória e dinâmica estão geralmente reduzidas, o que confere uma qualidade monótona à emissão desses pacientes; porém, o desvio vocal é quase sempre reduzido, sendo a voz socialmente aceitável na maior parte dos casos (Andrade, Brasil, Behlau, Pontes & Gonçalves, 1995).

Assim sendo, quando o paciente já apresenta o domínio do mecanismo de produção traqueofaríngea, pode-se atuar com exercícios para objetivos mais específicos tais como: técnicas de esforço (empuxo) para reduzir a qualidade molhada, soprosa ou a intensidade reduzida; técnica mastigatória e exercícios cervicais para reduzir o esforço à fonação; técnicas de tempo máximo de fonação para melhorar a estabilidade vocal; exercícios de controle pneumofonoarticulatório para melhorar a fluência da emissão; técnicas de escalas musicais para reduzir o impacto negativo da qualidade vocal monótona; trabalho de abertura de boca para melhorar a projeção e a ressonância; sobrearticulação para melhorar a inteligibilidade da fala.

Existem poucos estudos sobre as características acústicas desses pacientes, mas parece haver uma superioridade acústica das emissões traqueoesofágicas sobre as esofágicas, no que diz respeito aos índices de perturbação, *jitter* e *shimmer*, e às medidas de ruído (Leeper, Doyle, Heeneman, Martin, Hoasjoe & Wong, 1993). Também do ponto de vista auditivo, os falantes traqueoesofágicos são superiores aos laringectomizados parciais e totais quanto à qualidade vocal, ao tempo máximo de fonação, ao número de sílabas por expiração, à velocidade de fala, ao *loudness* e à inteligibilidade da mensagem (Hoasjoe & Wong, 1993; Premalatha, Shenoy, Anatha, 1994; Andrade, Brasil, Behlau, Pontes & Gonçalves, 1995; Busch & Carvalho, 2000). Busch & Carvalho (2000) compararam a voz e a fala de seis indivíduos operados com cirurgia quase-total e cinco falantes com fonação traqueoesofágica por meio de prótese fonatória. As autoras concluíram que ambos os procedimentos produzem voz de qualidade rouca, contudo, os pacientes submetidos à laringectomia quase-total apresentaram maior variabilidade de intensidade e maior inteligibilidade de fala, com menor tensão. Já os pacientes que se comunicam por meio de prótese fonatória apresentaram tempos máximos de fonação levemente maiores, *pitch* discretamente agudo e maior grau de tensão à fonação.

Apesar da reconhecida superioridade da qualidade vocal dos pacientes submetidos à laringectomia quase-total, as questões relativas aos critérios de indicação e erradicação da doença ainda continuam sendo o foco de discussão, controvérsias e limitações na indicação desse tipo de procedimentos.

Laringectomia Total Clássica: Voz Esofágica

Cirurgia

A laringectomia total clássica consiste na remoção total do arcabouço da laringe, com secção da musculatura supra-hióidea, que poderá ou não ser ressecada, caso haja infiltração tumoral na valécula. Fotografias de peças de ressecção cirúrgica são apresentadas na Fig. 11-12A e B.

Com a remoção completa da laringe, a parte superior da faringe é suturada à base da língua e a traquéia é suturada à pele do pescoço, permanecendo um estoma traqueal definitivo, que deve ser coberto por protetor de tecido (Fig. 11-13A e B). Em alguns casos, o paciente já apresenta uma traqueostomia prévia devido a dificuldades respiratórias causadas pela obstrução da laringe pelo tumor. O esvaziamento cervical, ou seja, a remoção parcial ou radical dos linfonodos das cadeias linfáticas cervicais e suas estruturas adjacentes pode ser realizado preventivamente, no caso de não haver linfonodos metastáticos, ou de forma a extirpar uma cadeia de linfonodos cervicais envolvida no câncer da laringe (Dias & Noronha, 1997). A região a ser extirpada depende da localização do tumor, pois cada região da laringe tem uma drenagem linfática diferente. As margens livres das pregas vocais, por exemplo, parecem ser desprovidas de drenagem linfática, enquanto a região supraglótica, com drenagem ascendente, tem apresentado maior incidência de formação de metástases cervicais, entre 10 e 20% (Johnson, Barnes, Myers, 1981).

Impacto

O maior impacto de uma laringectomia total é, sem dúvida, a perda da voz laríngea. Com a remoção total da laringe, a comunicação entre as vias aéreas superior e inferior fica definitivamente interrompida, sendo que o indivíduo laringectomizado irá respirar definitivamente pelo traqueostoma. A tosse e o espirro também ocorrerão pelo traqueostoma. A longo prazo, a maior queixa dos pacientes é a presença definitiva da

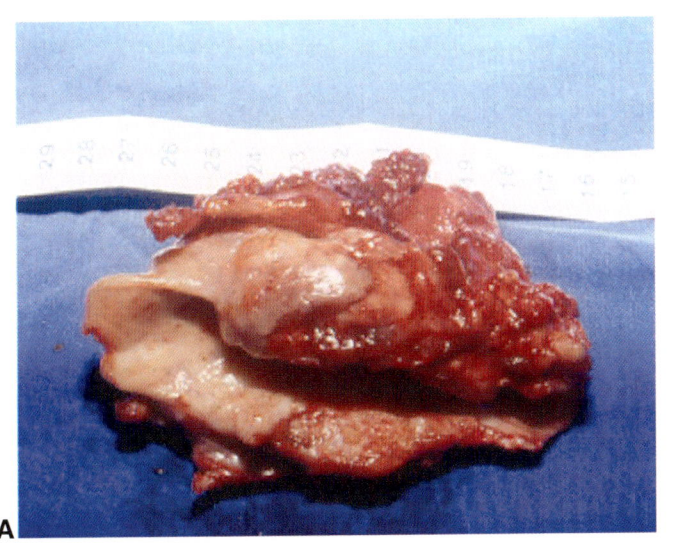

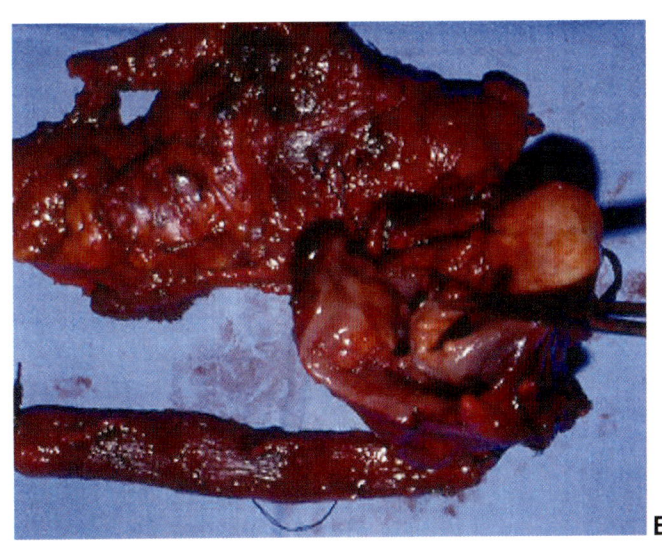

Fig. 11-12. Fotografias de peças de ressecção cirúrgica. **A.** Peça referente à retirada da laringe. **B.** Peça de laringectomia total com esvaziamento cervical unilateral (arquivo Osíris do Brasil).

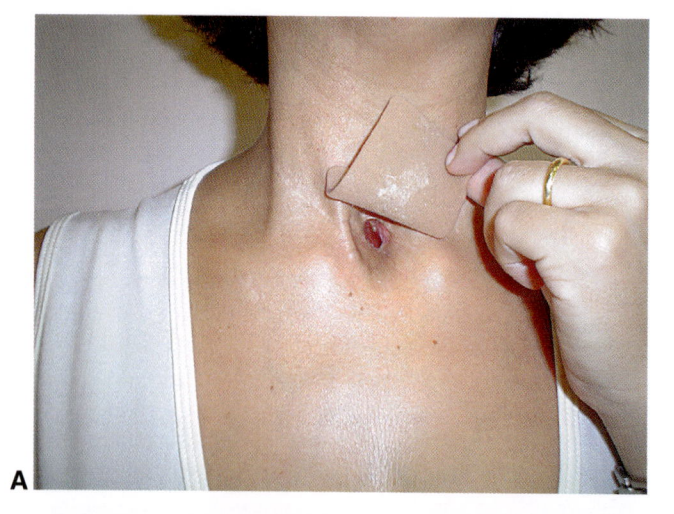

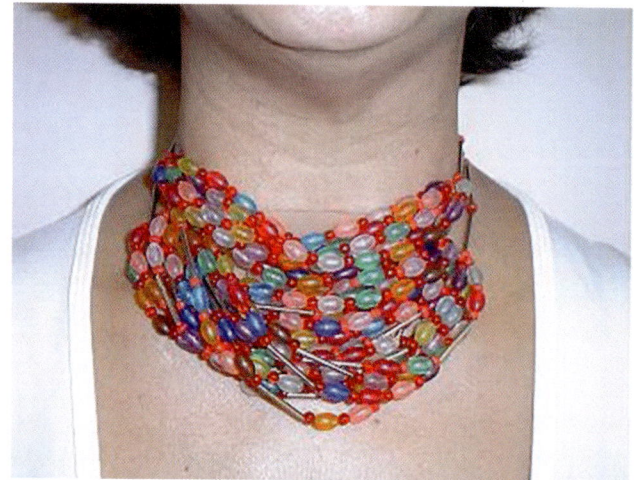

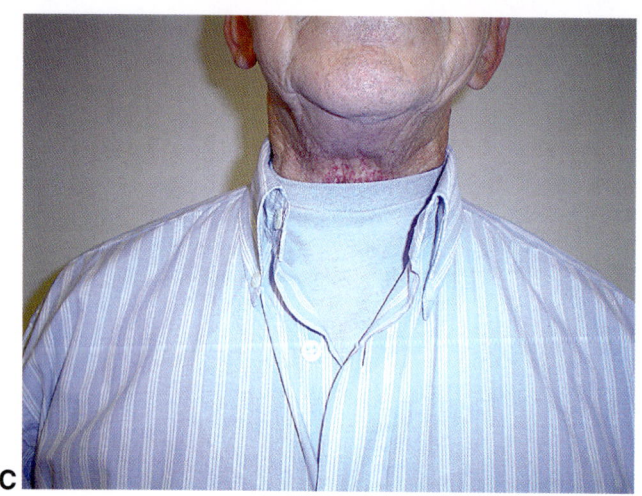

Fig. 11-13. Paciente laringectomizado com traqueostomia definitiva. **A.** Imagem de pós-operatório. **B.** Traqueostoma coberto por colar. **C.** Traqueostoma coberto por protetor de tecido.

traqueostomia (Behlau, Gonçalves & Ziemer, 2001), que além de expor sua mutilação em uma parte do corpo que geralmente não se cobre com roupas, muitas vezes inibe sexualmente o indivíduo, limita as alternativas estéticas femininas, assim como atividades desportivas aquáticas e musicais de sopro, entre tantos outros efeitos. A interrupção do fluxo aéreo nasal dificulta a estimulação das células olfativas do indivíduo, e a sensível redução do olfato compromete, também, a percepção do paladar.

Dependendo da extensão do esvaziamento cervical, alguns movimentos cervicais e de membros superiores podem estar comprometidos após a cirurgia, e a dor à movimentação desses membros é uma queixa freqüente nos primeiros meses após a cirurgia.

Em geral, o paciente laringectomizado queixa-se de muita secreção no traqueostoma, o que aumenta o desconforto e o ruído respiratório. Como a maioria desses pacientes era fumante, suas condições pulmonares já predispunham o aumento das secreções, independente da laringectomia. A partir do momento em que o indivíduo passa a respirar pelo traqueostoma, o ar deixa de ser filtrado, aquecido e umedecido pelo trajeto que percorreria das narinas até a traquéia, aumentando a reação de sensibilidade traqueopulmonar. Por isso, sugere-se a cobertura freqüente do traqueostoma com protetores específicos, como os de espuma com adesivo, comercializados para este fim, ou roupas com gola alta, de tecido não-sintético, para melhor absorção das secreções. Sugere-se, também, a confecção de protetores de tecido (algodão ou fibras naturais), presos a golas de malha ajustável ao pescoço do paciente, que se acomodem sob uma camisa.

O desfiguramento físico, associado ao próprio tratamento do câncer de cabeça e pescoço, pode acarretar profundas alterações na auto-imagem do indivíduo, adicionando mais um desafio na vida do paciente (Dropkin, 1981).

O trauma psíquico decorrente de uma laringectomia não pode ser subestimado; o paciente nunca se recupera totalmente dos efeitos da perda da voz laríngea (Behlau & Ziemer, 1989). Contudo, os esforços de uma equipe multidisciplinar contribuirão para que o paciente consiga aceitar essa nova condição, fazendo com que sua vida volte praticamente ao normal.

Reabilitação fonoaudiológica

O objetivo da reabilitação fonoaudiológica após uma laringectomia total é a restauração da comunicação oral do indivíduo, permitindo que ele se reintegre às suas funções sociais e, sempre que possível, à vida profissional. Para tanto, existem basicamente três possibilidades de fala alaríngea: o uso de vibradores laríngeos, chamados eletrolaringes, pouco comuns em nosso meio; o desenvolvimento de uma voz esofágica, um recurso tradicional; ou o uso de uma prótese fonatória, o que permite a produção de uma voz traqueoesofágica (Fig. 11-14A a D).

É importante ressaltar que qualquer que seja a opção de reabilitação, além da questão vocal propriamente dita, deverão ser trabalhados os aspectos articulatórios dos sons da fala, do momento em que a qualidade vocal do indivíduo laringectomizado total, de freqüência grave e tipo rouca, produz uma série de erros de confusão perceptiva, particularmente quanto ao traço de sonoridade (Lourenço, 1999).

Comunicação com vibrador laríngeo

O vibrador laríngeo é um pequeno aparelho muitas vezes chamado de laringe artificial, laringe eletrônica, eletrolaringe, ou vibrador elétrico. Esta prótese surgiu na década de 1940 e sua utilização é bastante freqüente na Europa e nos Estados Unidos, sendo porém pouco difundida no Brasil.

A laringe artificial consiste de um tubo com uma membrana vibrátil em sua extremidade superior, botão para o acionamento da vibração e compartimento para inserir pilhas ou bateria. A parte superior desse tubo, que contém a membrana vibrátil, deve ser apoiada na região do pescoço, geralmente um pouco acima do local onde se encontrava o osso hióide (Figs. 11-14A a 11-15C). Deve-se testar o vibrador em diferentes locais, em ambos os lados do pescoço, ou mesmo embaixo do queixo ou em ambas as bochechas, com diferentes graus de pressão sobre a pele, a fim de verificar qual região oferece as melhores condições vibratórias para a produção da nova voz. O vibrador emite um estímulo sonoro contínuo, semelhante ao ruído de um barbeador elétrico, controlado pela ativação do botão liga-desliga.

Pela natureza desse sistema, a voz produzida é de característica mecânica e artificial, sendo identificada como robotizada (Fig. 11-16). O ruído produzido é transmitido aos tecidos adjacentes, e será a base para a produção da voz e a articulação dos sons da fala. O paciente deve articular de modo muito preciso, ou seja, sobrearticular, para que o ruído possa ser transformado em fala com boa inteligibilidade.

O controle digital para o acionamento da prótese é fundamental para a boa utilização da mesma e, portanto, pacientes com problemas motores nas mãos, como, por exemplo, tremor de extremidades, encontrarão muita dificuldade na utilização correta do vibrador (Gonçalves & Behlau, 1997).

O clínico deve apresentar a laringe artificial como uma medida temporária ou alternativa de comunicação. Sabe-se que seu uso não retarda o aprendizado da voz esofágica nem desmotiva o paciente com relação ao treinamento (Behlau, Gonçalves & Ziemer, 2001), ao contrário do que se acreditava anteriormente. É de grande valia na comunicação por telefone, em conferências e em situações em que o paciente deve retornar ao trabalho imediatamente após a cirurgia. Outras vantagens de seu uso são: favorecer a comunicação durante o aprendizado da voz esofágica, ajudando o paciente a sair da situação de silêncio involuntário; auxiliar o desenvolvimento de uma melhor articulação para a fala; possibilitar uma fala audível ao indivíduo laringectomizado portador de perda auditiva; possibilitar a comunicação do indivíduo laringectomizado analfabeto e que não tem acesso ao treinamento da voz esofágica; prover a comunicação ao paciente idoso, fisicamente doente, com cirurgias extensas ou com múltiplas deficiências (Gonçalves & Behlau, 1997).

As principais desvantagens do vibrador laríngeo são: qualidade vocal artificial, não-humana, com som de máquina, de característica impessoal, sem inflexões e com restrição da curva melódica; chamam muito a atenção, exteriorizando a mutilação sofrida. Pacientes submetidos à radioterapia em região de pescoço podem apresentar fibrose dessa musculatura, com conseqüente enrijecimento dos tecidos e chance de apresentar resultados pobres quanto à utilização da laringe artificial (Gonçalves & Behlau, 1997).

Os vibradores mais modernos apresentam controle de intensidade e de freqüência. Uma maior intensidade pode ser adquirida pelo ajuste do botão de volume, mas é importante ressaltar que a melhora da comunicação é dada pela clareza articulatória e não especificamente pelo aumento do volume

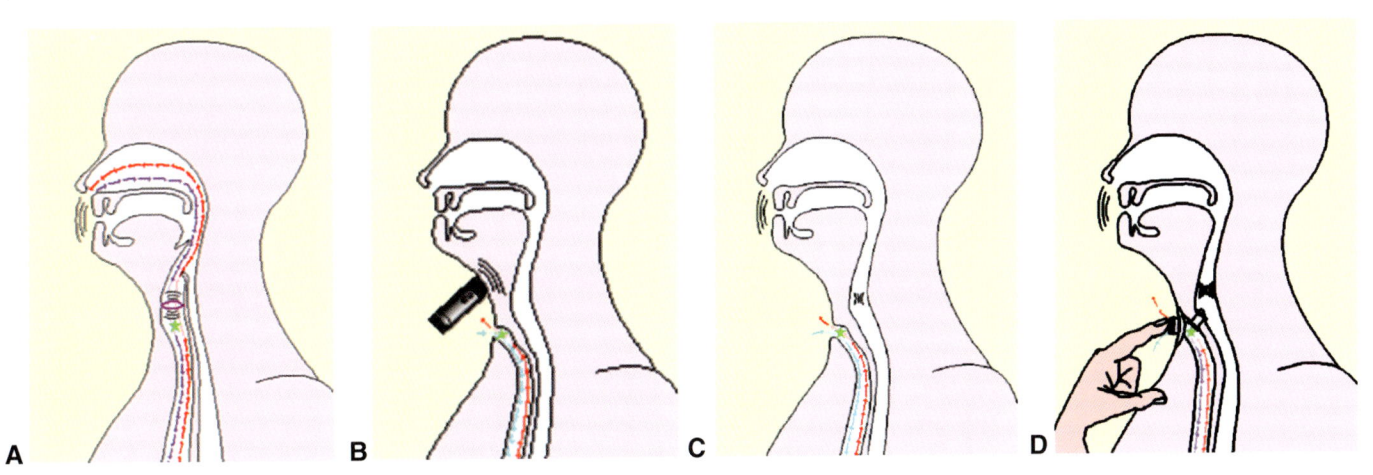

Fig. 11-14. Representação esquemática da produção da voz. *A.* Com a laringe. *B.* Com o vibrador laríngeo. *C.* Por meio de voz esofágica. *D.* Por meio voz traqueoesofágica, com prótese fonatória (cortesia da ATOS MEDICAL).

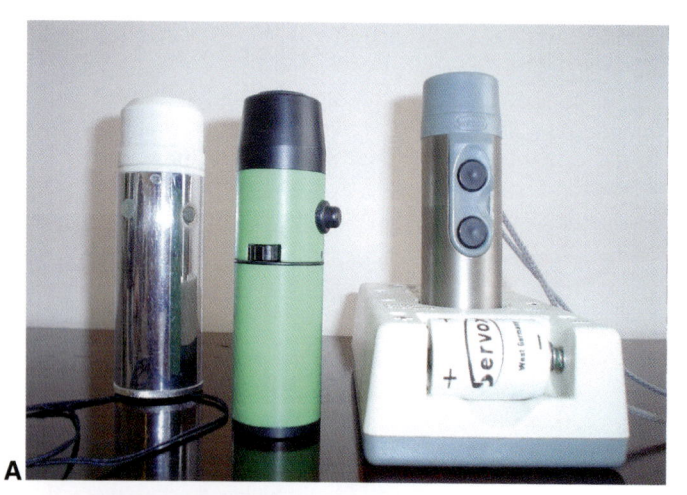

Fig. 11-15. Vibradores laríngeos. *A.* Diversos modelos. *B.* Detalhe da membrana vibrátil. *C.* Prótese em funcionamento, posicionada em região com tecidos flexíveis no pescoço (arquivo CLINCEV).

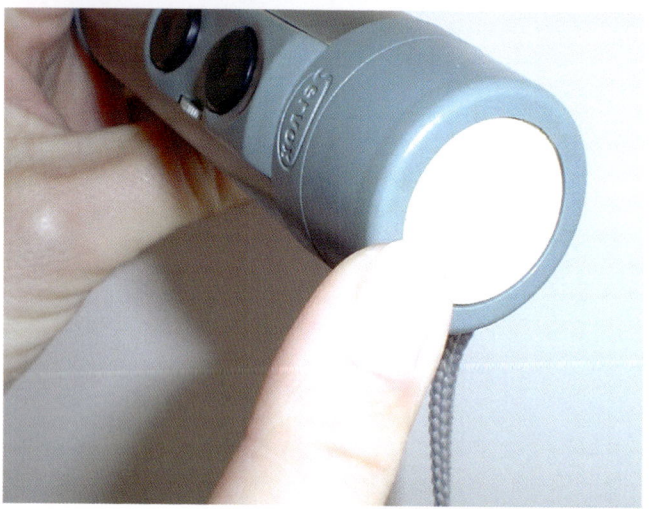

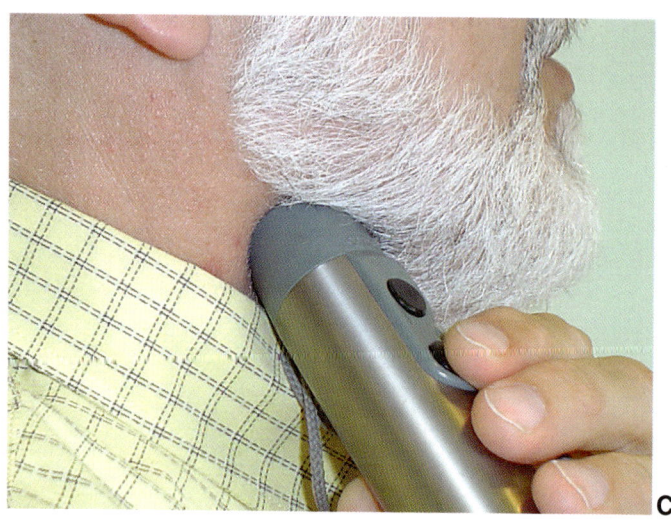

(Gonçalves & Behlau, 1997). De acordo com Lauder (1995), se o vibrador não apresenta controle de freqüência, o paciente pode pressionar o vibrador de modo mais intenso sobre a pele, para favorecer as freqüências agudas, movendo-o levemente para cima e tendo a intenção de falar agudo para tensionar a musculatura do pescoço.

Figueiredo, Wannmacher & Vicente (2000), após avaliarem a fala de dez laringectomizados do sexo masculino que utilizavam o vibrador laríngeo como meio de comunicação, observaram que 60% dos falantes foram considerados inteligíveis, necessitando ou não de uma certa atenção por parte dos ouvintes; 40% dos laringectomizados produziram emissões menos inteligíveis, sendo suas mensagens pouco compreendidas ou incompreendidas. Outros autores constataram, sem referências a porcentagens, a possibilidade de boa inteligibilidade da fala promovida pela eletrolaringe (Casper & Colton, 1993; Doyle, 1994).

Alguns vibradores permitem o acoplamento de um pequeno tubo rígido, como um gancho, que será inserido na boca do paciente, produzindo a vibração do ar para a produção da fala, transformando-se em um vibrador de boca, também chamadas de vibradores tipo cachimbo, ou vibradores intra-orais. A indicação do uso desse tipo de prótese é realizada nos casos em que o pescoço apresenta extensa fibrose que impede a transmissão da vibração. O vibrador do tipo cachimbo deve ser manipulado habilmente para que a língua não bloqueie o som produzido. Um dos melhores posicionamentos é inserir a 4 cm do tubo em um dos cantos da boca e deixá-lo apoiado na porção súpero-lateral da língua. A ponta do tubo deve ser direcionada para o palato ou para a faringe, e devem ser feitas várias emissões variando-se levemente as posições, até que se obtenha a melhor qualidade da emissão (Gonçalves & Behlau, 1997). A modulação de freqüência nesses vibradores pode ser

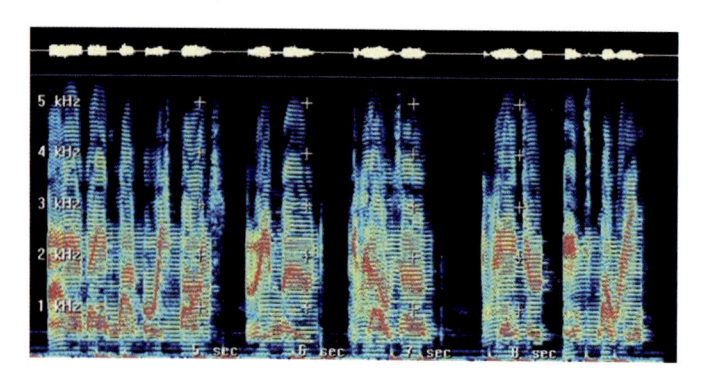

Fig. 11-16. Espectrografia ilustrado a característica mecânica da emissão com vibrador laríngeo (GRAM 5.7, VOICE TOOLS).

obtida pela movimentação do tubo em sentido ântero-posterior na boca; a modulação de intensidade é realizada pelo acionamento do botão de volume (Lauder, 1995).

Além do vibrador laríngeo há ainda próteses pneumáticas e próteses elétricas endobucais.

As próteses intra-orais pneumáticas são vibradores de baixo custo, de fácil utilização, laváveis e resistentes, difundidas em alguns países da Europa e no Japão e que, infelizmente, não são utilizadas em nosso meio. Tais próteses são extremamente simples, não necessitam de baterias e são colocadas diretamente na boca como um cachimbo. Sua utilização no pós-operatório imediato é defendida por vários autores, pois não interferem no procedimento de reabilitação vocal a ser seguido posteriormente (Levy & Abramson, 1983).

As próteses elétricas endobucais foram desenvolvidas com o intuito de se criar um vibrador oral totalmente contido na boca, que poderia ser adaptado à uma prótese dentária, em uma placa especialmente fabricada para esse uso. A prótese, inicialmente desenvolvida por Tait & Tait (1959), consistia em um diafragma com vibração eletromagnética e apresentada, como maior inconveniência, com um fio que saía da boca do indivíduo, para que o aparelho pudesse receber o suprimento de energia necessária por meio de pilhas ou baterias. O sistema revelou-se extremamente frágil e foi abandonado; contudo, com o avanço da eletrônica e da computação, e com a redução do tamanho dos componentes, Lowry (1981) e uma grande equipe desenvolveram uma nova prótese chamada laringe artificial endobucal autocontida. Essa prótese consiste em um sistema digital, que, inserido em um disco a ser aplicado em uma prótese dentária, é alimentado por baterias com duração média de 12 horas. O som produzido tem freqüência média de 100 a 170 Hz, semelhante à voz humana, com menor intensidade a 60 dBNPS; a emissão é disparada por controle lingual e a inserção da prótese não requer nenhum tipo de procedimento cirúrgico. Infelizmente, a *Thomas Jefferson University* vendeu o protótipo e os direitos dessa prótese para uma grande indústria de instrumentos médicos que não disponibilizou a comercialização do sistema.

Comunicação com voz esofágica

Com a remoção da laringe o indivíduo laringectomizado era encaminhado tradicionalmente para o aprendizado da voz esofágica. A produção desta voz implica a utilização do esôfago como reservatório transitório de ar, que será expulso e trabalhado nas cavidades superiores de ressonância e articulação. O som da voz esofágica é de qualidade rouca e freqüência grave, sendo facilmente identificado, quando já conhecido pelo ouvinte.

As tentativas de comunicação do paciente laringectomizado podem levar à produção de duas vozes, chamadas de bucal e faríngea (Fig. 11-17A e B), muito limitadas quanto à inteligibilidade e que devem ser reconhecidas e eliminadas em terapia.

A voz ou fala bucal é uma alternativa de emissão alaríngea, que utiliza a boca como reservatório de ar e fonte sonora; consiste na emissão de sons muito curtos, chamados cliques bucais, provocados por estalos de lábios e língua, associados a movimentos de mandíbula (Fig. 11-17A). A inteligibilidade da fala bucal é extremamente reduzida e seu uso freqüente tende a aumentar o reflexo de fechamento do esôfago, sendo um processo antagônico ao aprendizado da voz esofágica. Todo o paciente é capaz de produzi-la facilmente, quase que de modo natural; contudo, assim que identificada pelo clínico, o paciente deve ser orientado a abandoná-la.

A voz ou fala faríngea, por sua vez, utiliza a orofaringe como reservatório de ar, e a língua, o palato mole e as paredes da faringe como fontes de vibração. A qualidade vocal resultante tende a ser áspera e aguda, com inteligibilidade da fala limitada, porém melhor do que a fala bucal (Fig. 11-17B). As estruturas

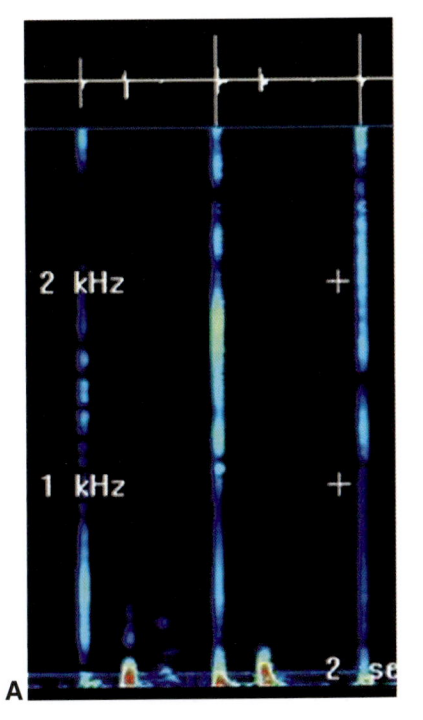

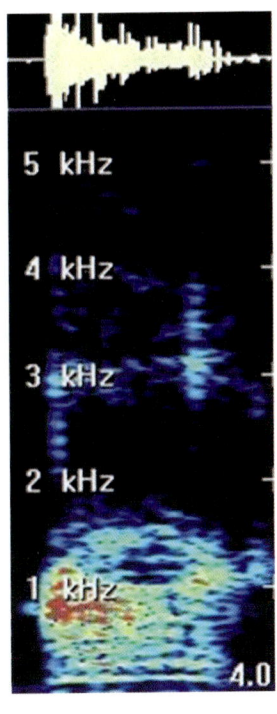

Fig. 11-17. Espectrogramas ilustrando. **A.** Registro dos cliques da voz bucal. **B.** Registro da emissão tensa e ruidosa da voz faríngea; perceber como a inteligibilidade está comprometida (GRAM 5.7, VOICE TOOLS).

faríngeas e o segmento faringoesofágico tensionam-se na produção desta voz, prejudicando as condições ideais para a aquisição da voz esofágica. Por isso, tanto a fala bucal quanto a voz faríngea devem ser evitadas se o paciente deseja desenvolver a fonação esofágica. Em poucos casos, quando a articulação do paciente é excelente e seu esôfago não apresenta condições vibrantes, a voz faríngea pode ser considerada como uma alternativa a ser explorada.

Enquanto a voz bucal é geralmente produzida de modo natural pelo paciente, a voz faríngea pode ser o resultado de um processo difícil de aquisição da voz esofágica, indicando tensão ou hipertonia do esôfago, ou ainda ansiedade à comunicação.

A voz ou fala esofágica é a melhor opção para o paciente submetido a uma laringectomia total clássica, constituindo-se no procedimento alternativo mais natural e eficaz da fonação, que utiliza o esôfago como nova fonte de som, embora evidentemente não possua as características acústicas da voz laríngea (Fig. 11-18A a D). Embora a tendência internacional seja a de utilização das próteses fonatórias de implante cirúrgico na reabilitação desses pacientes, no Brasil, por uma série de motivos que envolvem os aspectos sociais e econômicos da saúde, ainda hoje a voz esofágica é a opção de reabilitação mais comum, após a laringectomia total. Contudo, a porcentagem de sucesso em sua aquisição é muito variável na literatura, que apresenta índices de 5 a 63% (Natvig, 1989; Sloane, Griffin & O'Dwyer, 1991; St. Guily, Angelard, El–Bez, Julien, Debry, Fichaux & Goudret, 1992; Mjönes, Olofsson, Danbolt & Tibbling, 1991; Monges, Ferro & Fouquet, 2001). Se por um lado o avanço dos procedimentos cirúrgicos representa desafios ainda maiores para a reabilitação, e hoje não temos os pacientes ideais que tínhamos há algumas décadas, por outro há uma falta de preparo pelas universidades para identificar e desenvolver bons fonoaudiólogos treinados no ensino da voz esofágica.

A história da emissão em voz esofágica é anterior à primeira cirurgia de ressecção da laringe. O primeiro registro foi o relato feito por Raprand (1828), na Academia de Ciências de Paris, sobre um paciente com fonação esofágica por obstrução laríngea, resultante de um trauma por acidente com carruagem (Moolenaar-Bijl, 1953). A seguir, vários autores referiram casos semelhantes, porém sem alcançarem o completo entendimento do mecanismo utilizado na produção da fala (Burger & Kaiser, 1925; Robe, Moore, Adrews & Holinger, 1956a e B; Hamaker, Singer, Bloom & Daniels, 1985). Foi somente em 1900 que Gottstein apresentou, no Primeiro Congresso Internacional de Viena, 25 laringectomizados que haviam reaprendido a falar (Behlau & Gonçalves, 1997). Seeman (1926) denominou tal procedimento de voz esofágica, nome que se mantêm até hoje.

É importante compreender a nova realidade anatômica do paciente em decorrência da ressecção da laringe. Após a laringectomia total, o indivíduo passa a apresentar dois condutos independentes, um respiratório, que se inicia no traqueostoma construído na base do pescoço, e outro digestivo, da boca ao estômago. Na região superior do trato digestório localiza-se o chamado segmento faringoesofágico, que será utilizado como fonte sonora da voz esofágica (Fig. 11-19A). Desta forma, denomina-se *voz esofágica* aquela na qual o suprimento de ar

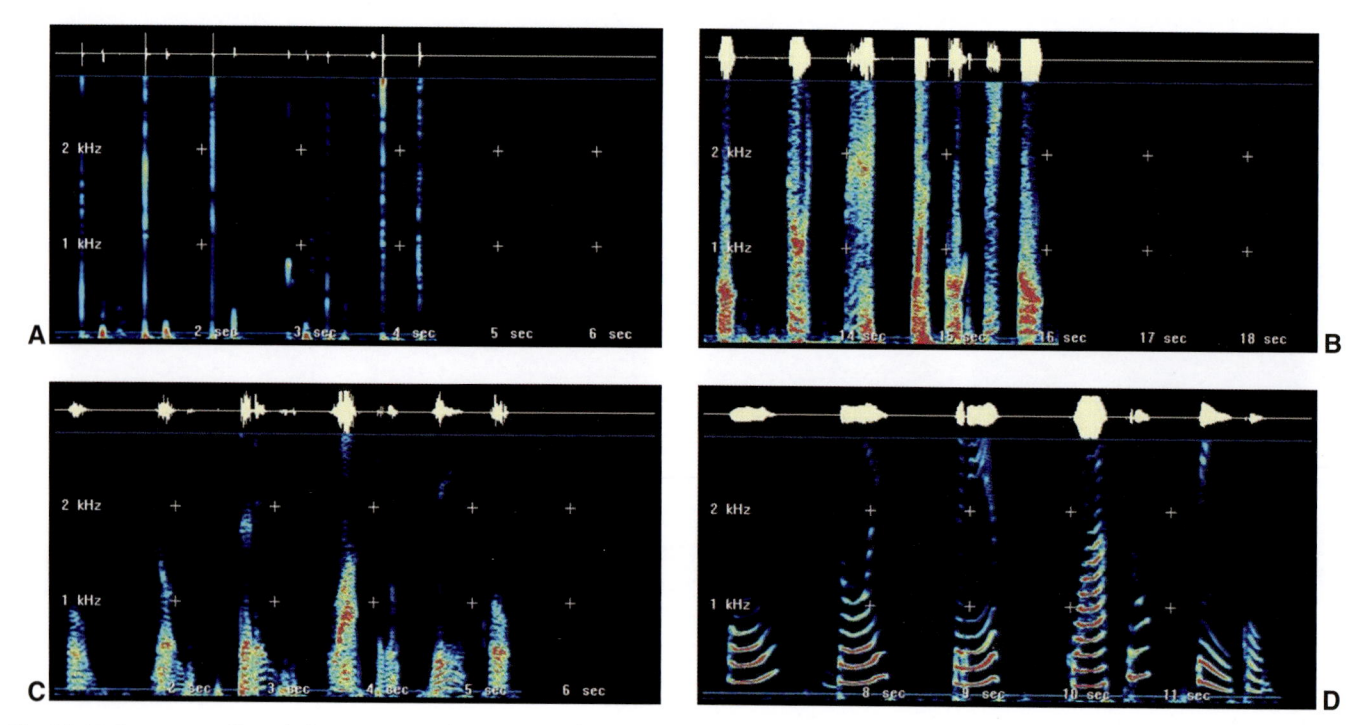

Fig. 11-18. Espectrografia acústica comparando a emissão de números de 1 a 5. **A.** Voz bucal. **B.** Voz faríngea. **C.** Voz esofágica. **D.** Voz laríngea (GRAM 5.7, VOICE TOOLS); perceber a rapidez dos cliques bucais e a impossibilidade de identificação dos sons falados, observar o registro intenso característico da emissão em voz faríngea, identificar a emissão ruidosa e com certo traçado harmônico da voz esofágica e, finalmente, comparar com os harmônicos definidos e a modulação expressiva da voz laríngea.

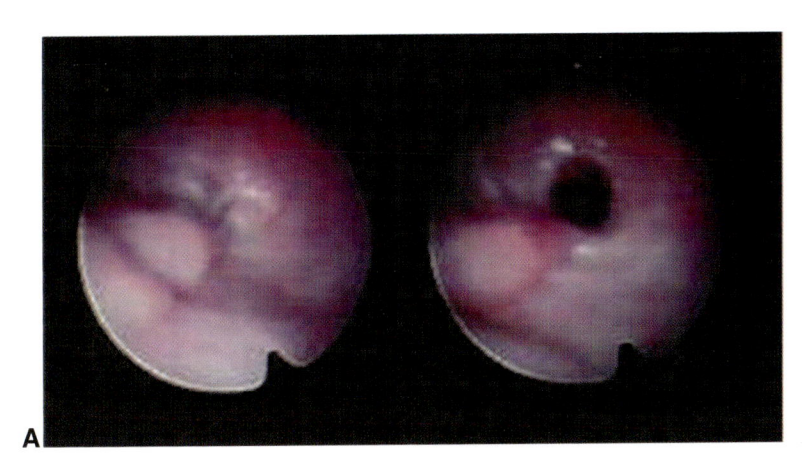

Fig. 11-19. Características do esôfago. *A.* Esôfago de paciente laringectomizado fechado e vibrante durante a emissão da voz esofágica (arquivo Paulo Pontes). *B.* Em imagem por nasofibroscopia. *C.* Segmento faringoesofágico em imagem por videofluoroscopia (cortesia da Fga. Marina Lang).

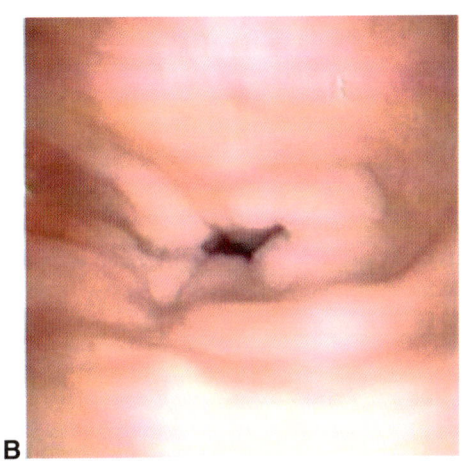

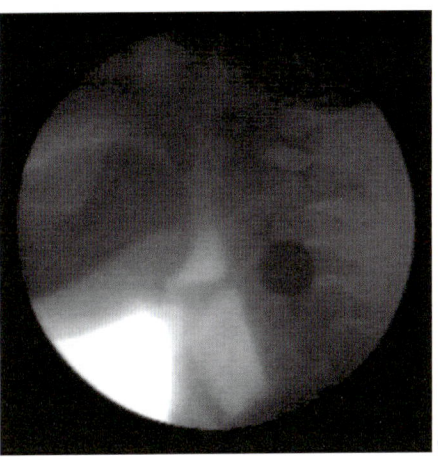

passa do meio externo para a porção superior do esôfago, sendo armazenado no nível correspondente às vértebras cervicais de números 5, 6 e 7, abaixo do segmento faringoesofágico. Esta região representa uma transição entre a faringe e o esôfago e era genericamente denominado de segmento faringoesofágico, denominação incorreta já que não corresponde a um esfíncter verdadeiro, embora tenha características anatômicas e fisiológicas próprias. O ar, uma vez introduzido, deverá ser expulso e trabalhado no trato vocal, do ponto de vista de articulação e ressonância. A forma de introdução do ar no esôfago pode variar, como veremos mais adiante.

A localização, as características morfológicas (Fig. 11-19A a C) e o tono do segmento faringoesofágico têm grande importância na qualidade resultante da voz esofágica (Robe, Moore, Andrews, Holinger, 1956a e b; Morgan, Hadley, Willis, Cheesman, 1992; Isman, O'Brien, 1992; Fouquet, 2003). Em um estudo videofluoroscópico detalhado deste segmento de 30 laringectomizados, em associação com análise perceptivo-auditiva da emissão em voz esofágica, Fouquet (2003) verificou que os falantes bons e moderados apresentam reservatório de ar evidente e segmento faringoesofágico vibrante, o qual é mais curto em falantes bons; já os falantes ruins apresentam segmento não-visível, com reservatório de ar ausente ou pequeno, além de presença de espasmos.

Há diferenças marcantes entre as propriedades das fontes sonoras laríngea e esofágica (Fig. 11-20). A produção da voz normal é o resultado de um jogo balanceado das forças aerodinâmicas pulmonares e das mioelásticas da laringe, produtoras do som glótico básico, uma onda complexa, composta de uma freqüência fundamental e seus harmônicos. Em contraste, os falantes laringectomizados têm no esôfago a fonte sonora, especialmente no esfíncter faringoesofágico, que utiliza forças não-pulmonares para a excitação de sua estrutura fibromuscular. Dessa forma, a fonte sonora esofágica produz uma emissão aperiódica, um ruído que se traduz numa qualidade vocal extremamente rouca.

Em estado de repouso, o esôfago é uma cavidade virtual em contração tônica, tanto nos falantes laríngeos como nos esofágicos. O segmento faringoesofágico aparentemente não possui um sistema próprio de abdução e adução. Não há evidências científicas de que os laringectomizados consigam alterar voluntariamente e de forma típica o nível de atividade muscular desse segmento, não se tendo encontrado padrões consistentes em estudos eletromiográficos (Seeman, 1926).

No aprendizado da voz esofágica, há três variações básicas na forma de introdução de ar no esôfago. Tais procedimentos eram designados pelo nome de método de deglutição, de aspiração e de injeção de ar. Contudo, em uma revisão recente da classificação das abordagens de terapia vocal (ver Capítulo 13), esses procedimentos foram inseridos como seqüências do Método de Ativação Vocal, que engloba um conjunto de técnicas variadas para eliciar a sonorização necessária à produção

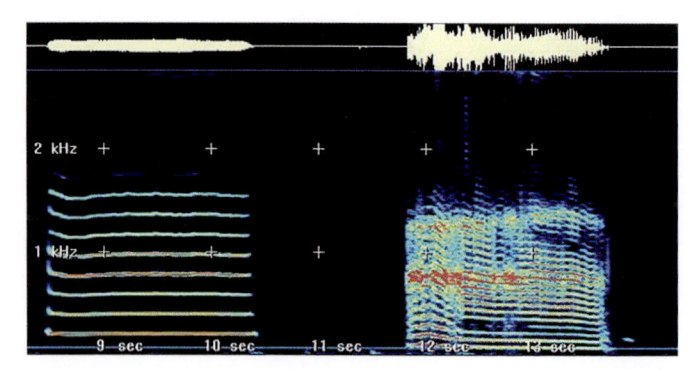

Fig. 11-20. Espectrografia comparando a emissão de uma vogal sustentada em voz laríngea e esofágica (GRAM 5.7, VOICE TOOLS). *A.* Sílabas "pa" em seqüência de deglutição. *B.* Sílabas "pa" em seqüência de aspiração. *C.* Sílabas "pa" em seqüência de injeção.

vocal. No caso específico do aprendizado da voz esofágica, como os exercícios exigem ordenação temporal predeterminada, tais procedimentos foram renomeados seqüência de deglutição, aspiração e injeção. Embora a forma de introdução varie nas três seqüências, o mecanismo de expulsão e sonorização do ar é o mesmo, com algumas características que distinguem a produção resultante (Fig. 11-21A a C).

Existem descritas três seqüências principais para a aquisição da voz esofágica: seqüência de deglutição, seqüência de aspiração e seqüência de injeção de ar. Em qualquer uma delas o ar deve passar pela cavidade oral e pela faringe, atingindo a região do segmento faringoesofágico, quando deve ser imediatamente redirecionado para a boca.

A seqüência de deglutição de ar, originalmente descrita por Gutzmann, em 1908, é o procedimento clássico de produção de voz esofágica e consiste em introduzir o ar com o auxílio dos movimentos da deglutição. Por utilizar movimentos conhecidos pelo paciente, é de fácil compreensão e execução. A seqüência básica consiste em engolir o ar e, assim que se perceber sua introdução no esôfago, expulsá-lo e emitir uma vogal. Comparações sensoriais (como "engolir uma bola de ar, dirigindo-a, sem deformá-la, da boca para a garganta") contribuem a induzir o paciente a relaxar o esôfago. Na realidade, a deglutição do ar não deve ser completa, pois o objetivo é armazená-lo no esôfago, e não fazê-lo passar para o estômago. É inevitável que o indivíduo que ainda não domina os passos dessa seqüência, por vezes complete a deglutição do ar; nesses casos, não será possível o controle voluntário de seu retorno, o que pode ocorrer em qualquer momento.

Inicialmente associava-se o aprendizado dessa seqüência à ingestão de bebidas gaseificadas, procedimento inadequado por seu caráter lento e descontínuo, pois o ar vai para o estômago e volta em um momento imprevisível, involuntariamente, quando o dióxido de carbono é liberado. Hoje em dia não se recomenda o uso de tais artifícios e evita-se qualquer associação com a palavra arroto, que, além de possuir conotação socialmente negativa em nossa cultura, não corresponde à realidade de fala dos pacientes.

No caso de dificuldades acentuadas na introdução de ar no esôfago, principalmente por falta de propriocepção da região a ser colocada em vibração e por inabilidade do paciente no emprego do mecanismo fonatório, pequenas quantidades de ar podem ser introduzidas via cateter nasal. O paciente é instruído a abrir a boca e a emitir uma palavra imediatamente após a introdução do ar; em geral tal manobra o auxilia a produzir o som, quando da retirada da sonda, conhecido como teste de insuflação de ar no esôfago.

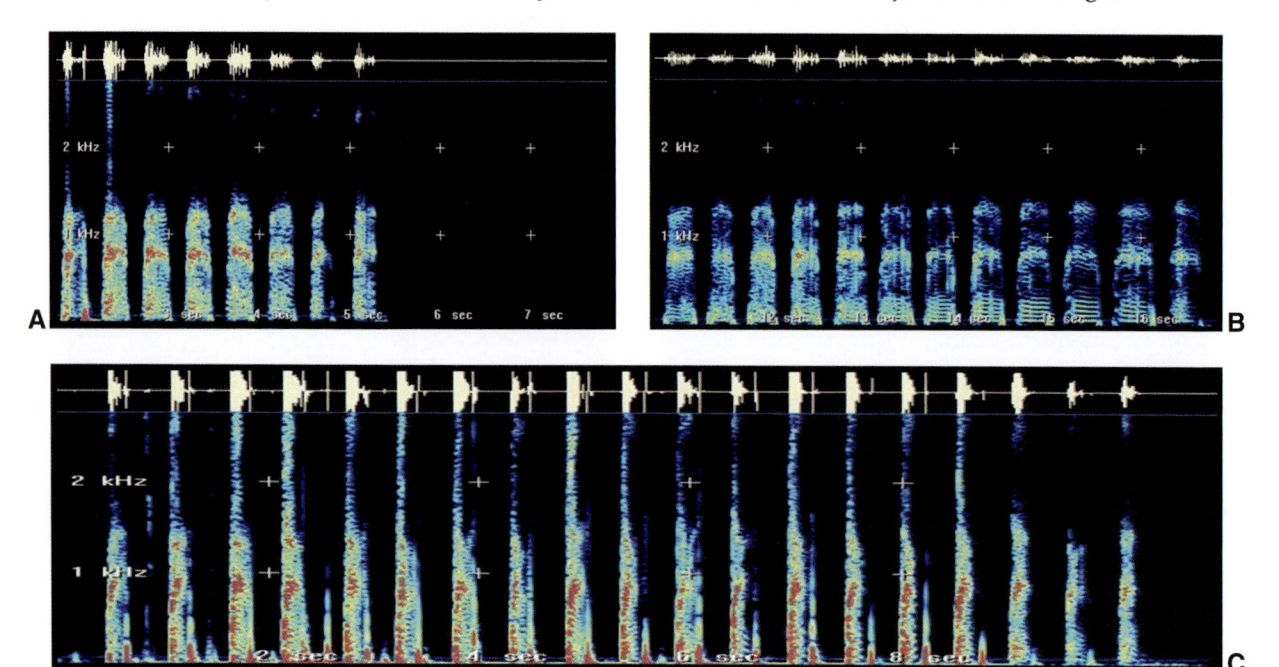

Fig. 11-21. Espectrografia da produção repetida da sílaba "pa" nas três seqüências de produção de voz esofágica. *A.* Deglutição, na qual se observa o número reduzido de sílabas produzidas. *B.* Aspiração, com qualidade vocal menos tensa e um maior número de sílabas. *C.* Injeção por meio de consoantes plosivas, com qualidade vocal mais constante e produção com maior duração (GRAM 5.7, VOICE TOOLS).

A principal desvantagem da seqüência de deglutição é a lentidão da fala por ele produzida. A cada novo suprimento de ar, o paciente deve interromper a cadeia da fala e realizar os movimentos de deglutição, o que implica: 1. abrir a boca; 2. tomar o ar; 3. selar fortemente os lábios; 4. pressionar a língua contra o palato e 5. impulsionar o ar para o esôfago. Alguns pacientes desenvolvem um bom controle muscular e executam tais manobras de forma rápida e correta; contudo, a sensação de fala entrecortada permanece, e observa-se nos piores falantes uma tendência ao desenvolvimento de uma divisão silábica irregular. Além disso, dois dos principais efeitos de emissão têm sido associados, com freqüência, aos falantes que utilizam predominantemente essa seqüência: o "clunc" simples ou múltiplo da deglutição do ar e o ruído respiratório do estoma.

O "clunc" é o barulho da deglutição do ar feita sob extrema tensão, podendo ser reflexo de um apoio de retroalimentação auditiva e cinestésica, de excesso de ar ou de uma introdução excessivamente rápida (Fig. 11-22). Esse ruído deve ser evitado, pois, sendo mascarante, desvia a atenção do ouvinte do conteúdo da mensagem para o ruído gerado. Alguns pacientes utilizam múltiplos "cluncs", ou seja, executam vários movimentos ruidosos de deglutição forçada antes da expulsão do ar para a produção de um som, o que pode provocar aerofagia. Para desativar esse vício de fonação esofágica, o primeiro passo é levar o paciente a perceber a interferência negativa do "clunc" na efetividade da comunicação. Esse trabalho de conscientização pode ser feito com o auxílio de uma gravação da fala ou de um estetoscópio colocado no pescoço e nos ouvidos: a seguir, o paciente deve ser instruído a engolir uma menor quantidade de ar, mais lentamente e com menor esforço. Por vezes é necessário um trabalho intensivo de relaxamento cervical e da musculatura bucofaríngea.

O ruído respiratório do estoma é um barulho excessivo que ocorre na respiração e acentua-se na produção da voz esofágica (Fig. 11-23). Pode resultar principalmente dos seguintes fatores: um estoma pequeno, que gera turbulência aérea audível, ou por hábito, técnica vocal inadequada e ansiedade na emissão. O uso do estetoscópio também auxilia na conscientização desse ruído, mas será um treino respiratório adequado o que reduzirá sua intensidade, além de ser necessário que o estoma traqueal seja mantido nas melhores condições de limpeza. Uma simples manobra, como colocar a mão do paciente na frente do traqueostoma pode ser eficaz em termos de monitorização. Shipp (1967) sugere que o ruído respiratório do estoma é o fator primário na aceitabilidade da fonação esofágica.

Podem ainda ocorrer outros vícios de emissão, como movimentos associados de cabeça e de face – as chamadas grimaças – além de outros movimentos de corpo, dos quais o paciente pode ser conscientizado com o auxílio de um espelho e por meio de exercícios corporais.

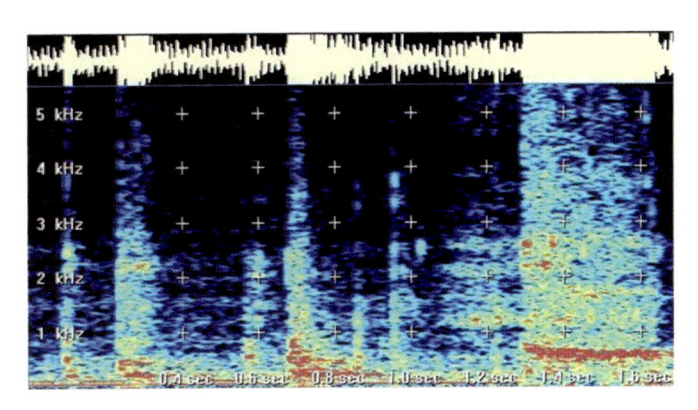

Fig. 11-22. Espectrograma das tentativas de emissão de uma vogal sustentada, precedida por múltiplos "cluncs"; observar a intensidade das barras correspondentes ao ruído (GRAM 5.7, VOICE TOOLS).

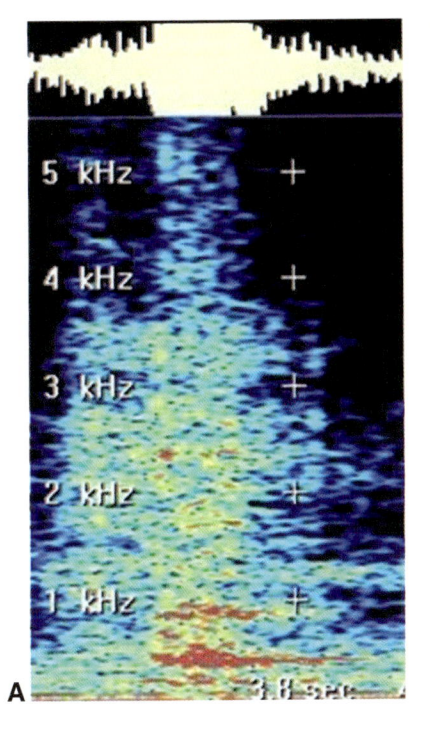

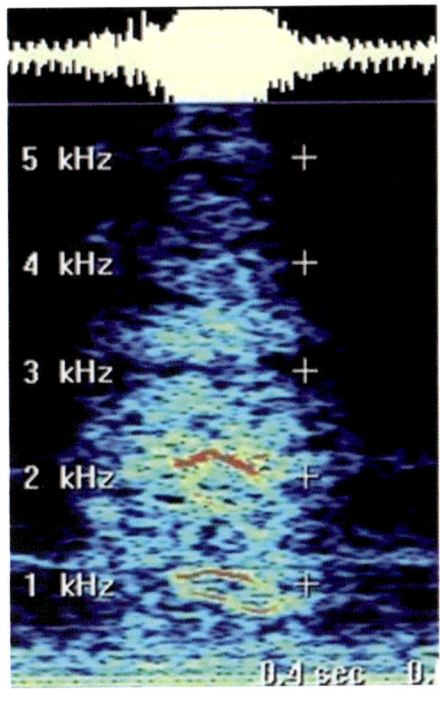

Fig. 11-23. Espectrograma do ruído de estoma de dois pacientes; observar o registro forte e nas freqüências da fala, de cerca de 1 e 2 KHz, suficiente para mascarar a emissão da voz esofágica (GRAM 5.7, VOICE TOOLS).

A segunda seqüência de produção de voz esofágica, descrita por Seeman (1926), é a seqüência de aspiração de ar, também denominada inalação ou sucção. Nesta seqüência o ar é introduzido por meio de um movimento de sucção forçada que facilita a entrada da corrente aérea do meio ambiente para o esôfago. Os autores que a defendem ressaltam a importância da influência da pressão torácica na pressão intra-esofágica, sugerindo que se inicie a introdução do ar concomitantemente à uma inspiração profunda, para facilitar a abertura do esôfago. Na situação de repouso, o esôfago apresenta uma pressão interna média de – 4 a –7 mmHg abaixo da pressão atmosférica, valores estes que podem chegar a –20 mmHg numa inspiração pulmonar (Perelló, 1973). Graças à diferença de pressão gerada, a cavidade virtual do esôfago abre-se na tentativa de equalizar o desequilíbrio pressórico acentuado pela manobra inspiratória, possibilitando, assim, o armazenamento de ar. Estudos radiológicos mostram um rápido movimento do diafragma para baixo, no momento da inalação do ar.

Assim, a seqüência consiste basicamente em sugar o ar, em aspirá-lo ou tragá-lo para dentro do esôfago (procuramos evitar este último verbo, pela natural associação com o consumo do cigarro). Pode-se sugerir que a inalação seja feita por via nasal (o que consideramos mais difícil) ou oral, como se o paciente aspirasse ar para dentro da garganta. Tais instruções têm como objetivo o relaxamento das estruturas envolvidas para facilitar a entrada do ar. A associação com os movimentos do bocejo também pode ser uma boa referência para o paciente, a fim de ajudá-lo a ampliar a faringe.

A seqüência de aspiração é mais difícil que a anterior, por exigir do paciente maior controle muscular. Não necessita, porém, do selamento de lábios e da lenta manobra de deglutição: a língua nunca oclui a cavidade oral e há mínimo ou nenhum movimento dela na introdução do ar. Por vezes, ouve-se um pequeno barulho da abertura do esôfago, quando da entrada do ar.

Goto, Hiroto & Sawada (1960) estudaram o comportamento do esôfago por meio de exames radiográficos e constataram que pela seqüência de deglutição, apenas a parte superior do esôfago é preenchida de ar, especialmente nos falantes que estão nos estágios iniciais de aprendizado da voz esofágica. Já pela seqüência de aspiração, o esôfago é preenchido na quase totalidade de sua extensão, havendo, portanto, maior quantidade de ar para a produção sonora.

A terceira seqüência de produção de voz esofágica é a de injeção de ar, também denominada técnica holandesa, e foi descrita por Moolenaar-Bijl (1953) e Damsté (1958). É considerada a mais apurada para a emissão em voz esofágica. Na realidade, a seqüência consiste em dois procedimentos: injeção por pressão glossofaríngea e injeção consonantal.

Para o correto aprendizado dessa seqüência, o ponto básico defendido por Le Huche (1980) é a chamada independência dos sopros bucal e respiratório. Segundo o autor, o sopro respiratório agora se mantém somente enquanto função vital e não serve mais à fonação, já que nesta será utilizado o sopro bucal. Assim, o paciente deve adquirir a assincronia entre esses dois sopros e construir sua fala por meio do sopro bucal, numa pausa do sopro respiratório, ou seja, suspendendo a respiração momentaneamente. Entretanto, vários autores discordam que essa assincronia possa realmente ser alcançada, devido aos engramas neurológicos estabelecidos durante toda a vida do paciente, os quais fixaram o uso da fonação na fase expiratória do ciclo respiratório. Investigações a respeito da coordenação entre a respiração e a expulsão do ar esofágico evidenciam a sincronicidade entre esses dois fenômenos (Bourguet, 1856; Bateman, 1935; Cowles, 1983; Behlau, Margall & Pontes, 1988; Margall, 2000). Observa-se que ótimos falantes, não importando a seqüência utilizada para a produção da fala, apresentam um adequado controle da inspiração e da expiração, executando-as com calma e sem ruídos. A expiração do ar, porém, está sempre associada à emissão sonora, o que pode ser facilmente constatado colocando-se a mão à frente do traqueostoma quando o indivíduo emite uma seqüência de números, por exemplo. Tal sincronia entre a fonação e a respiração na emissão esofágica é corroborada por avaliações espirométricas (Behlau, Margall & Pontes, 1988; Margall, 2000).

Na seqüência de pressão glossofaríngea, a língua funciona como uma verdadeira bomba mecânica, comprimindo e injetando o ar no esôfago por meio de um movimento forte e rápido. Os lábios estão geralmente fechados e a ponta da língua firmemente apoiada na arcada dentária superior, de onde se inicia o movimento de pressão, que atingirá a parte posterior da língua, da faringe e, em seguida, o esôfago. Temos observado que nessa seqüência o indesejável "clunc" pode aparecer associado à emissão.

Pela seqüência de injeção por meio de consoantes plosivas, a mesma "bomba mecânica" é utilizada com o auxílio dos movimentos necessários à produção dos sons "p", "t" ou "k". O paciente é solicitado a emitir essas consoantes com o máximo de plosão possível, sentindo o ar comprimido na boca e observando o fluxo do mesmo para frente e para trás, durante a produção da fala. A tentativa de emitir fortemente esses sons produz uma turbulência de ar, uma parte desse fluxo é dirigida ao esôfago e, ao ser expulsa, é utilizada na produção esofágica. O som plosivo que apresentar maior turbulência deverá ser o escolhido para o treino inicial com vogais subseqüentes e para a fixação da seqüência empregada.

A grande vantagem da seqüência de injeção de ar é que a fala resultante apresenta-se de maneira encadeada, ou seja, a fluência obtida é melhor, pois há reintrodução de ar durante a própria emissão, não sendo necessário interromper o fluxo fonatório, o que agiliza a produção da fala. As desvantagens residem principalmente na difícil compreensão do mecanismo por parte do paciente e na ansiedade que os movimentos podem gerar, porém a qualidade vocal é indubitavelmente melhor e os vícios associados à emissão ocorrem com menos freqüência.

A seleção da seqüência a ser empregada num determinado caso depende, exclusivamente, de ele ser mais ou menos fácil para o paciente. O essencial é que este consiga introduzir o ar no esôfago e expulsá-lo de maneira rápida e eficiente. A maior parte dos falantes esofágicos inicia seu aprendizado com a seqüência de deglutição, justamente por ser o mais fácil, com passos mais definidos e inúmeros apoios musculares; a seguir, passam a utilizar a inalação ou a injeção, podendo alterná-las em sua fala. Os melhores falantes utilizam uma seqüência mista, observando-se os três mecanismos diferentes em sua produção vocal (Behlau, Margall & Pontes, 1987).

Podem ser utilizados ainda os amplificadores vocais, com a finalidade de melhorar a intensidade da produção vocal. Um simples microfone e uma caixa acústica de boa qualidade podem ser suficientes, mas deve-se observar: 1. a amplificação acontece apenas se o paciente apresentar uma voz audível; 2. o tipo de ouvinte a que essa amplificação se destina; 3. os amplificadores também amplificam os ruídos de fundo e os vícios da emissão da voz esofágica, como cliques bucais, "cluncs" da deglutição e o ruído respiratório do estoma (Gonçalves & Behlau, 1997).

Reabilitação fonoaudiológica para a aquisição de voz esofágica

O programa básico de reabilitação vocal para a aquisição da fonação esofágica consta de três etapas: I. orientação pré e pós-operatória e exercícios preparatórios, II. fonoterapia propriamente dita; III. refinamento da comunicação oral.

I. Orientação pré e pós-operatória e exercícios preparatórios: o ideal é que o contato com o paciente comece antes mesmo da cirurgia, para que o fonoaudiólogo e o paciente estabeleçam vínculos numa situação em que a comunicação, ainda por via laríngea, possa fluir com mais naturalidade. Isto possibilita uma análise das necessidades de comunicação do paciente e de suas habilidades não-verbais de expressão, como a comunicação corporal e, em particular, a mímica facial. A orientação pré-operatória reduz a ansiedade do paciente, motivada em grande parte pelo medo do desconhecido, além de fazer com que ele não se sinta totalmente impotente nas mãos da equipe de saúde, pois já estará participando de seu processo de reabilitação.

Segundo Carrara-De Angelis & Martins (2000), cabe ao fonoaudiólogo orientar, no pré-operatório, sobre os mecanismos de fonação normal e pós-laringectomia, explicando as mudanças anatomofisiológicas; a questão da permanência definitiva do traqueostoma, sua higiene e proteção; possíveis disfunções no olfato e no paladar; sobre a dificuldade em levantar peso; sobre a presença de tosse e muco excessivo iniciais; sobre o pós-operatório imediato e sobre o processo de reabilitação.

Há algumas considerações a serem feitas se o paciente deve ou não ser totalmente inteirado de sua doença, e dos possíveis tratamentos a serem empregados, no pós-operatório, já que informações pormenorizadas poderiam atemorizá-lo e, em conseqüência, fazê-lo recusar a cirurgia. A atitude mais recomendável é considerar as características de cada caso; as informações devem ser proporcionais ao interesse e às necessidades psicológicas do paciente. Assim, em determinados casos deve-se transmitir um mínimo de dados, apenas o suficiente para que se estabeleça uma relação de confiança e solidariedade entre a equipe de saúde e o paciente, assegurando a colaboração deste no processo de reabilitação. Em outros casos, as informações devem ser tão acuradas e completas quanto o paciente desejar, podendo-se inclusive mostrar vídeos ou apresentar pacientes operados e já reabilitados (Behlau, Gonçalves & Ziemer, 2001).

No trabalho de orientação é importante a presença da família, principalmente do cônjuge, não só para que este não se sinta excluído e igualmente impotente, mas também para que desde logo se integre à uma situação que teria implicações diretas na vida familiar. Salmon (1979) menciona que 80% das esposas de pacientes laringectomizados menciona em sua pesquisa não estavam presentes às orientações prévias à cirurgia, e apenas 13% sentiam-se bem preparadas para apoiar os maridos.

Kalfuss (1969) entrevistou 41 cirurgiões e constatou que freqüentemente são fornecidas informações inadequadas ao paciente; por exemplo: 1,5% não mencionam que a tosse será feita pelo traqueostoma; 2,8% não afirmam que o traqueostoma será definitivo; 3,8% não fazem qualquer referência às alterações de olfato; 4,71% afirmam que os pacientes engolirão o ar até o estômago para falar e 5,2% afirmam que irão falar por meio do estômago. Entre 40 pacientes entrevistados por Behlau, Gonçalves & Ziemer, (2001), a grande queixa refere-se ao caráter definitivo da traqueostomia (92,5% dos pacientes). Salmon (1979) reforça essas considerações, alegando que o tempo restrito do cirurgião faz com que ele se atenha apenas às explicações pertinentes ao procedimento cirúrgico. Convém ressaltar, entretanto, que o tempo gasto nas orientações do pré-operatório é de enorme valor no auxílio à reabilitação e, por isso, nunca deve ser deixado em segundo plano.

Além dos dados habituais do histórico da doença e dos tratamentos efetuados, são particularmente importantes avaliações dos seguintes itens, no pré-operatório: órgãos fonoarticulatórios e funções neurovegetativas, habilidade global de comunicação, e características de personalidade, profissão e atividades de lazer.

Quanto à avaliação dos órgãos fonoarticulatórios e funções neurovegetativas deve-se incluir uma pesquisa básica da forma, dimensão e tono, controle, precisão e coordenação de movimentos de língua, lábios, bochechas, mandíbula e palato mole. A avaliação das funções neurovegetativas de respiração, sucção, mastigação e deglutição é importante para comparação com os dados a serem obtidos no pós-operatório. Especial atenção deverá ser dada à oclusão e às condições das próteses dentárias, se for o caso. Quando o estado de conservação dos dentes é precário, o cirurgião geralmente opta pela extração preventiva dos mesmos no ato da laringectomia, pois se o paciente for submetido à radioterapia, poderá haver complicações na preservação dentária (isto no caso de a radioterapia atingir gengivas ou dentes, em virtude da presença de outras lesões). A tendência, com a radioterapia, é a de que tais dentes se abalem devido ao enrijecimento da gengiva, sendo as tentativas de mantê-los inúteis. Cabe alertar o paciente submetido à radioterapia que todo e qualquer tratamento dentário posterior deverá ser realizado por um dentista especializado.

O paciente laringectomizado deverá superarticular para melhorar a inteligibilidade de sua fala, o que exigirá um apoio articulatório firme que, em grande parte, depende da adaptação protética e das condições musculares das estruturas supralaríngeas.

Quanto à avaliação da habilidade global de comunicação, devemos nos preocupar principalmente com quatro aspectos: articulação dos sons, fluência da fala, linguagem oral e comunicação gráfica. Na articulação dos sons a observação deve dirigir-se à precisão dos pontos articulatórios e à presença de sotaques ou regionalismos. Na fluência da fala deve-se observar a velocidade habitual e os estereótipos de apoio. Na linguagem oral a preocupação concentra-se na clareza das idéias, na logicidade do discurso e na quantidade de palavras, indispensável à expressão do pensamento. Finalmente, na comunicação gráfica, os principais aspectos são a habilidade e a rapidez do paciente em comunicar-se pela escrita, o que pode ser crucial no pós-operatório imediato. Vale comentar o drama do paciente analfabeto, geralmente de baixo nível socioeconômico, que não tem condições financeiras para adquirir um vibrador laríngeo e praticamente não possui alternativa de comunicação no pós-operatório imediato, a não ser tentar ser entendido pela sobrearticulação daquilo que deseja falar.

Quanto às características de personalidade, indivíduos expansivos e extrovertidos, embora possam responder a princípio de modo mais acentuado ao choque do diagnóstico e do tratamento, apresentam maiores chances de reabilitação; quanto à profissão, evidentemente se o paciente necessita de uma qualidade vocal especial, como para voz profissional falada ou cantada, é muito difícil que ele retorne à sua ocupação e, se o fizer, não será no mesmo nível anteriormente apresentado; contudo, pacientes que têm profissão em que é necessário um uso médio de fala apresentam uma motivação adicional em sua reabilitação. Finalmente, quanto às atividades de lazer, há uma limitação insuperável quanto aos instrumentos de sopro; contudo, até mesmo a natação pode ser realizada, com o auxílio de um *snorkel* especial, desenvolvido na Alemanha, chamado *Larkel* (veja indicação no sítio recomendado webwhispers.org), que desvia o ar pulmonar para a boca, por meio de um tubo externo conectado firmemente ao estoma traqueal.

Na avaliação pós-operatória utilizamos um protocolo específico bastante simples para analisar as condições do paciente para o aprendizado da voz esofágica (Quadro 11-6). Além de uma anamnese específica, que também deve explorar as questões psicológicas, sociais e ocupacionais, avaliamos que tipo de comunicação o paciente realiza com o clínico (escrita, articulação, gestos e fala bucal), como estão os órgãos fonoarticulatórios e a cintura escapular quanto à posição, mobilidade e tono, como é realizada a articulação dos sons da fala (imprecisa ou precisa) e como se apresenta a respiração quanto à presença de ruídos adjacentes, secreção e uso de cânula traqueal. Uma análise das funções neurovegetativas de sucção, mastigação e deglutição, visa não somente a verificar a possibilidade de presença de disfagia, mas também a avaliar a coordenação desses movimentos, o que será importante no desenvolvimento da voz esofágica clássica.

II. Fonoterapia propriamente dita: as sessões no pós-operatório devem ser iniciadas o mais rápido possível, assim que a sonda nasoenteral for retirada e o paciente puder se alimentar normalmente pela boca, em média 15 dias após a cirurgia. A situação ideal é a de três ou quatro sessões semanais curtas, de no máximo 30 minutos, sendo uma delas mais longa, em grupo, na qual há o apoio recíproco entre os pacientes e o incentivo daqueles que já estão mais avançados na reabilitação. As sessões constam de exercícios corporais, respiratórios, fonoarticulatórios e de treinamento de produção esofágica. Por vezes, as primeiras sessões são realizadas com muito esforço, acarretando cansaço e desânimo ao paciente, o que pode ser evitado por meio de exercícios balanceados e não repetitivos. Alguns pacientes queixam-se de tensão corporal, dores de cabeça ou dores abdominais com o treinamento, sintomas que desaparecem com o progressivo domínio da seqüência e a confiança na produção esofágica voluntária.

À exceção da seqüência de injeção com o auxílio das consoantes (baseada nos sons plosivos), nas duas outras seqüências o trabalho de produção vocal deve ser iniciado pelas vogais abertas, como "a" e "ó", passando-se a seguir para as outras vogais. Assim, a abordagem inicial é centrada nas vogais e todos os esforços devem ser dirigidos para se conseguir a melhor emissão possível, com o menor grau de tensão muscular e maior regularidade na qualidade vocal. Desde o início deve-se ter em mente a qualidade da emissão, e não somente a produção, o que facilitará as etapas mais avançadas da reabilitação, evitando que se perca tempo para reduzir vícios associados. Depois que o paciente apresentar o controle de produção de cada uma das vogais isoladas, com uma única introdução de ar no esôfago, prossegue-se com a emissão de duas, três, quatro e até cinco vogais, após uma única introdução de ar. Paralelamente são associadas as consoantes, em dificuldade crescente de construção silábica, até se chegar às frases.

Não havendo nenhuma intercorrência durante o processo de reabilitação vocal, espera-se que de 4 a 6 meses o paciente seja capaz de participar de uma conversa espontânea sem que ele e o ouvinte precisem despender grandes esforços para a comunicação efetiva. O primeiro som esofágico é esperado já na primeira sessão de terapia ou, no máximo, em 2 semanas de treinamento e, se isso não ocorrer, deve-se procurar identificar as causas de insucesso para se avaliar corretamente o prognóstico do caso (Behlau, Gonçalves & Ziemer, 2001).

Alguns pacientes já chegam à fonoterapia com alguma emissão esofágica, que eles mesmos descobriram como produzir. Esses evoluem rapidamente e, na verdade, necessitam de pouco auxílio terapêutico, bastando uma orientação e aperfeiçoamento da qualidade vocal. Em contrapartida, há casos em que a superação de cada dificuldade exige que o terapeuta mobilize todo o seu conhecimento, empenho e dedicação.

O tempo médio de fonoterapia é, então, uma questão relativa, pois depende de fatores físicos e psicológicos, bem como do empenho e da motivação do paciente. Observa-se que o candidato a bom falante demonstra melhor desempenho e será mais rápido em sua evolução na fonoterapia (Gama, 1994). Mais adiante serão discutidas as possíveis causas de fracassos no aprendizado da voz esofágica.

III. Refinamento da comunicação oral: esta terceira parte da fonoterapia objetiva conduzir o paciente, já com uma boa

Quadro 11-6. Protocolo para avaliação do paciente que vai dar início ao aprendizado da voz esofágica
(Behlau, Pontes & Ganança, 1988)

Dados de Identificação

Data da entrevista: .... Data da cirurgia: ....

Nome: ....

Idade: .... Data de nascimento: .... Estado civil: ....

Endereço: .... Telefone: ....

Profissão: .... Local de trabalho: .... Telefone: ....

Grau de escolaridade: ....

Encaminhado por: ....

Médico: .... Telefone: _____

Anamnese

Quando começou o distúrbio da laringe?

De que forma: Rouquidão? Dor? Dificuldade à deglutição? Falta de ar? Outro sintoma? Quais as providências tomadas? Que tipo de tratamento?

Tratamento cirúrgico – quando foi efetuado?

Por quem e onde? Mais de uma intervenção? Qual o tipo de cirurgia? Houve esvaziamento cervical? Uni ou bilateral? Houve ressecção de outra região além da laringe?

Tratamento quimioterápico? Tratamento radioterápico? Quantas sessões? Antes e/ou após a cirurgia? Ainda está recebendo aplicações?

Doenças graves no passado? Outras cirurgias? Problemas neurológicos? Condição física geral atual.

Prótese dentária? Fixa ou móvel? Parcial ou total? Em ambos os arcos dentários? Há quanto tempo a prótese atual vem sendo usada?

Alimentação – que tipo? Há alguma dificuldade de deglutição? Houve perda de peso com a doença e a cirurgia?

Fumo? Álcool? Associação de ambos? Em que quantidade e há quanto tempo?

Situação familiar: Situação profissional:

Situação pessoal: dinâmica psicológica – considera-se uma pessoa rígida? Perfeccionista? Nervosa?

Adapta-se facilmente às situações? É extrovertido ou introvertido? Sente depressão? Medo? Cansaço? Euforia? Ansiedade? Irritabilidade? Nervosismo? Apresenta motivação para a terapia?

Atividades da vida diária

Atividades de lazer

Conhece outros pacientes laringectomizados?

Teve atendimento fonoaudiológico antes da cirurgia?

Outros dados

Avaliação Fonoaudiológica

1. Contato com o terapeuta: tipo de comunicação usada e motivação para se comunicar

2. Órgãos fonoarticulatórios: mobilidade, propriocepção, tono, coordenação de movimentos e sensibilidade

- Lábios
- Língua
- Bochechas
- Palato duro
- Palato mole
- Mandíbula

Observações:

(Continua)

Quadro 11-6. Protocolo para avaliação do paciente que vai dar início ao aprendizado da voz esofágica
(Behlau, Pontes & Ganança, 1988) *(Cont.)*

3. Cintura escapular: limitação de movimentos e dores na coluna cervical, ombros e braços
4. Articulação dos sons da fala e inteligibilidade da fala articulada
5. Respiração: tipo, presença de ruídos adjacentes, secreção e uso de cânula
6. Sistema estomatognático • Sucção • Mastigação • Deglutição
7. Comunicação escrita
8. Avaliação auditiva
Tentativa de emissão de voz esofágica:
Conclusão da avaliação fonoaudiológica e conduta:

fonação esofágica, ao melhor aproveitamento de suas possibilidades de comunicação, por meio de uma série de exercícios específicos de qualidade vocal, altura, intensidade, duração da emissão, articulação, velocidade de fala, ênfase e plasticidade vocal. Os pacientes submetem-se com grande interesse ao treinamento e os resultados obtidos por meio desse programa de "impostação de voz esofágica" têm sido animadores (Behlau, Gonçalves & Ziemer, 2001).

Para que as necessidades do paciente em terapia sejam identificadas, convém tecermos alguns comentários sobre a avaliação da comunicação por voz esofágica. Dois níveis devem ser considerados nessa avaliação: global e específico.

No nível global deverá ser avaliada a comunicação como um todo, incluindo a habilidade de expressão não-verbal, por gestos e por contato visual. Estudos sobre a influência das pistas visuais na efetividade da comunicação de falantes normais indicam que elas contribuem em aproximadamente 20%, percentual que aumenta à medida que a relação sinal *versus* ruído diminui (Kubler-Ross, 1985). Quanto aos falantes esofágicos, as pesquisas apontam que suas produções tornam-se de 16 a 50% mais inteligíveis quando os ouvintes podem também vê-los, além de ouvir suas vozes.

Nesse sentido, é importante que sejam respeitadas as condições básicas de comunicação corporal adequada à mensagem. Quando possível, devem ser evitados os ambientes ruidosos, nos quais a fonação esofágica é facilmente mascarada, ou o paciente deverá utilizar algum recurso de amplificação sonora, a fim de obter uma intensidade suficiente para ser compreendido. Os parâmetros da fala deverão ser considerados isoladamente, para que se possa traçar um plano individualizado de melhoria da transmissão da mensagem.

As habilidades básicas de um bom falante esofágico são quatro: fonação voluntária, pequena latência entre a entrada de ar e a fonação, duração de fonação satisfatória e fonação apropriada durante a fala (Berlin, 1963). O Quadro 11-7 reproduz os níveis de aquisição da voz esofágica propostos por Wepman, Mc Gahan, Shelton & Richard (1953).

Quadro 11-7. Níveis de aquisição da voz esofágica, de acordo com Wepman, Mc Gahan, Shelton & Richard (1953)

Nível	Tipo de Produção	Habilidade de Fala
1	Automática	Normal
2	Voluntária contínua	Frases
3	Voluntária	Palavras
4	Voluntária na maior parte	Monossílabos
5	Voluntária às vezes	Sem palavras
6	Involuntária	Sem palavras
7	Impossível	Sem som algum

Os bons falantes apresentam fonação voluntária sob demanda, 100% de sucesso nas tentativas de emissão. Tal habilidade é básica para conseguir fluência de fala e não gerar estresse. No período inicial do treinamento, não importando qual a seqüência empregada, a maior parte dos pacientes se esquece de prover repetidamente o esôfago de ar e por isso a fonação adquire uma sonoridade intermitente. Aos poucos o paciente condiciona-se a recarregar seu reservatório, dominando a seqüência e falando sem fadiga.

A latência entre a entrada de ar e a fonação deverá ser a menor possível, em torno de 0,5 segundo para evitar interrupções no discurso e, portanto, manter a sintonia com o ouvinte. A duração da fonação, numa tarefa de sustentação da vogal "a", situa-se em torno de 2,37 segundos para bons falantes (Berlin, 1963). Alguns excelentes falantes chegam a sustentar essa emissão por sete segundos, ao passo que os falantes ruins nunca apresentam um tempo superior a um segundo. Após uma introdução de ar, os falantes excelentes conseguem uma média de dez sílabas, os falantes corretos alcançam oito, e os pobres, menos de quatro sílabas (Behlau, Gonçalves & Ziemer, 2001); evidentemente os que utilizam a seqüência de injeção por consoantes plosivas apresentam vantagens nessa medida.

Recentemente, Brum (2003) estudou 14 laringectomizados e investigou a relação entre o tempo máximo de fonação e a qualidade da fala em emissão esofágica, concluindo que melhores falantes apresentam maiores tempos máximos de fonação (acima de 1,66 s) e maior velocidade de fala. Apesar de o tempo de fonação ser importante na qualidade da comunicação em voz esofágica, devendo ser treinado em terapia, esta habilidade isolada não é suficiente para garantir uma voz esofágica superior.

Gielow & Martins (1998) sugerem que o atendimento em grupo na fase inicial da reabilitação auxilia o monitoramento da voz e da fala, assim como o apoio e a motivação dos pacientes. A inteligibilidade da fonação esofágica depende, fundamentalmente, do controle de cinco parâmetros vocais principais, que podem ser trabalhados em terapia: qualidade vocal, clareza articulatória, freqüência fundamental, intensidade vocal e velocidade de fala (Behlau & Ziemer, 1989).

A qualidade vocal mais comumente associada às vozes esofágicas é a rouca, aspecto que piora nas situações de tensão e estresse. Estudos espectrográficos mostram que essas vozes caracterizam-se por estrias irregulares, sendo extremamente aperiódicas. A queixa mais freqüente dos ouvintes é que as vozes dos pacientes laringectomizados não soam normais. As designações associadas às vozes esofágicas, coletadas entre leigos que nunca haviam tido contato com os pacientes e desconheciam como estes realizavam suas produções, possuem todas conotações negativas e mesmo pejorativas (Behlau, Gonçalves & Ziemer, 2001), como os exemplos de voz de caverna, de máquina, de sapo, de animal, estranha, rouca, desagradável, incômoda, angustiante e que provoca sufocamento. De fato, o som básico esofágico nunca será tão natural como o da fonte glótica.

Mas apesar de ser inquestionável a não-naturalidade da qualidade vocal em fonação esofágica, é também um fato que, com a prática, principalmente após um ano de comunicação por essa via, quando ocorre uma organização nos gestos motores envolvidos, a emissão torna-se mais regular e, em conseqüência, mais aceita pelos ouvintes. Nesse sentido, é importante que desde o início do treinamento seja enfatizada a qualidade da emissão, principalmente no que diz respeito às vogais, que deverão ser articuladas com o máximo de precisão possível; também as consoantes precisam ser muito bem definidas, pois o fluxo de ar que se dispõe para a fala é acentuadamente menor. Para tanto, deve-se procurar reduzir ao máximo os vícios fonatórios, como o "clunc", o ruído do estoma, mímica facial exagerada e/ou articulação imprecisa. A produção vocal deve ser estimulada em estratégias que utilizam fala dirigida ou espontânea, com monitoramento dos problemas a serem minimizados. O ruído respiratório pode ser minimizado com a propriocepção do esforço à expiração, com o paciente colocando a mão em frente ao traqueostoma, por exemplo, para sentir a pressão de saída do ar durante a fonação, tentando reproduzir o mesmo nível de pressão encontrado durante a expiração sem fonação. A maior dificuldade dos pacientes é utilizar as melhoras monitoradas em terapia durante a conversação espontânea.

A clareza articulatória é um dos parâmetros mais estreitamente correlacionados à inteligibilidade da fala. A voz esofágica, para ser inteligível, deve apresentar intensidade e qualidade vocal razoáveis, e uma articulação efetiva, realizada com grande apoio muscular – praticamente uma superarticulação (Simpson, Smith & Gordon, 1972). Exercícios tradicionais de articulação de seqüências de sílabas e de sobrearticulação são os mais indicados, geralmente com excelentes resultados. Os sons nasais e a categoria referente ao traço de sonoridade são os que se apresentam mais comprometidos nos falantes esofágicos, pelas características inerentes à própria fonte sonora (Greene, 1947; Damste, 1958; Behlau, Gonçalves & Ziemer, 2001). Devem, por isso, merecer maior atenção na fonoterapia, para minimizar a alta porcentagem de confusões perceptuais geradas por esses falantes.

A freqüência fundamental média da voz esofágica, determinada pela vibração das paredes do esôfago, situa-se aproximadamente uma oitava abaixo das vozes laríngeas, em torno de 60 Hz para os homens e de 120 Hz para as mulheres, o que corresponde a dó 1 e dó 2, faixas muito mais graves que as da fonação laríngea. Acreditava-se que, pela característica extremamente grave dessas vozes não se podia identificar o sexo do falante por sua qualidade vocal (Simpson, Smith & Gordon, 1972); porém, verificou-se que tal distinção não só é possível, como pode ser realizada com bastante acurácia (Behlau, Gonçalves & Ziemer, 2001). Contudo, o *pitch* das vozes esofágicas é invariavelmente grave. Na verdade, os ouvintes identificam-nas como grave demais. Embora existam casos em que a extensão vocal do falante esofágico seja comparável a de falantes laríngeos, entre uma oitava e uma oitava e meia, ainda assim os ouvintes as identificam como não tendo modulação, apresentando um padrão de monoaltura. Isto ocorre em razão de o ouvido humano não discriminar bem as faixas tão graves, além de não ser treinado para fazê-lo.

A correlação entre a freqüência fundamental e a inteligibilidade da fala esofágica é difícil de ser estabelecida. Em geral, vozes masculinas são mais bem compreendidas, pela separação mais nítida dos formantes das vogais, ou seja, das zonas de amplificação de freqüência. Porém, no caso dos falantes esofágicos, a redução da inteligibilidade tem sido atribuída à uma grande variação nos formantes dos sons, resultando em extensas áreas de sobreposição das vogais adjacentes (Hoops & Noll, 1969).

A intensidade vocal no indivíduo com voz esofágica apresenta-se geralmente entre 6 e 7dB abaixo da emissão dos falantes laríngeos (Greene, 1947), que na conversação encontra-se ao redor de 64 dB, o que pode comprometer a inteligibilidade da fala, principalmente nas situações de competição sonora (televisão, ar-condicionado, conversa no carro, restaurantes, festas, entre outras). Pela emissão ser grave e pouco intensa, a fala do indivíduo laringectomizado é facilmente mascarada. Quando tenta falar mais forte, quase sempre os componentes aperiódicos são enfatizados, a qualidade vocal torna-se mais irregular e os vícios de emissão tendem a ser amplificados, em decorrência do esforço e da ansiedade para ser compreendido. Em terapia, orienta-se o paciente a aumentar a intensidade apenas com a tentativa de controle da quantidade de ar a ser introduzido e expulso do esôfago. As variações de intensidade conseguidas em terapia podem não resolver o problema do mascaramento da voz do paciente em ambientes ruidosos, mas são fundamentais para se obter a ênfase em sílabas tônicas e para incrementar a modulação.

Para falantes laríngeos, a variação média da intensidade está em torno de 45 dB (Simpson, Smith e Gordon, 1972), enquanto os falantes esofágicos variam de 11 dB (Greene, 1947) a 20 dB (Simpson, Smith & Gordon, 1972), transmitindo ao ouvinte a monointensidade, o que reforça a necessidade de se enfatizar o trabalho de modulação desse parâmetro.

Finalmente, a velocidade de fala é um parâmetro intimamente conectado à articulação, sendo que seu uso correto traduz a habilidade de fazer fluir o pensamento em palavras e mantém a atenção do ouvinte, garantindo a efetividade de transmissão da mensagem (Heaver & Arnold, 1962). Para os falantes esofágicos, apenas se consegue uma velocidade adequada quando a sonoridade pode ser mantida constante e associada a um encadeamento articulatório preciso, o que assegura o contato entre os interlocutores.

Em fonação esofágica, os laringectomizados de língua inglesa apresentam uma média de 120 palavras por minuto, em tarefa de leitura, enquanto os falantes normais atingem uma média de 160 palavras (Simpson, 1972). Essa diferença de apenas 40 palavras é suficiente para não captar a atenção do ouvinte e fazê-lo desinteressar-se pelo discurso. Falantes esofágicos que apresentam uma velocidade maior de fala são mais aceitos, porém o treino para viabilizar esse aumento não deve comprometer a clareza da emissão.

A velocidade da fala também se relaciona à duração máxima de uma emissão esofágica, determinada pelas dimensões do esôfago, pela quantidade de ar nele introduzido e pelo controle sobre a expulsão do mesmo. Quanto maior a duração da emissão, menos o falante terá que interromper o discurso para captar mais ar, aumentando a fluência da fala. Em razão da limitação do tamanho do esôfago, o tempo médio de emissão da voz esofágica é, em média, 2,37 segundos para bons falantes (Berlin, 1963). Para melhorar o tempo de emissão, procura-se estimular a automatização da introdução de ar no esôfago, reduzir a latência entre a entrada de ar e a fonação, aproveitando-o ao máximo e produzindo o maior número de palavras.

O discurso do falante esofágico tende a ser considerado monótono, pela sensação de que não varia em altura ou em intensidade, dificultando a manutenção da atenção do ouvinte. O efeito psicodinâmico que o discurso confere ao ouvinte depende da plasticidade vocal e da ênfase, ou seja, da possibilidade do falante modular e enfatizar partes do discurso. A associação da melhora da precisão articulatória com o melhor domínio da freqüência e da intensidade das emissões pode ser trabalhada em estratégias que vão da modulação de frases simples, como "Bom dia!", a músicas com pouca variação de melodia, como "A Banda", de Chico Buarque, e "Águas de Março", de Tom Jobim.

A combinação adequada de todos os parâmetros acústicos envolvidos em uma boa produção vocal exige do terapeuta e do paciente dedicação, persistência e trabalho constantes, mas os resultados obtidos são amplamente gratificantes e possibilitam uma melhor comunicação e, conseqüentemente, uma maior integração social. Evidentemente, quanto mais a emissão esofágica aproximar-se da laríngea, maiores serão as chances de que ela seja aceita pelo ouvinte. As principais características dos bons falantes esofágicos estão no Quadro 11-8.

Sintetizando os resultados do acompanhamento de oito pacientes por três meses de fonoterapia, Gielow & Martins (1998) obtiveram melhora na qualidade vocal em apenas 13% dos pacientes. Já nos outros parâmetros as modificações foram mais evidentes: houve maior controle de freqüência e intensidade em 62% dos indivíduos, maior número de emissões a cada introdução de ar no esôfago em 62%, melhor articulação da fala em 75% e maior modulação e ênfase no discurso de 62%. Assim, o refinamento da comunicação oral reflete-se em uma melhor inteligibilidade de fala, mesmo que a qualidade vocal pouco se altere.

Problemas e soluções no desenvolvimento da voz esofágica

O prognóstico de desenvolvimento da fonação esofágica depende essencialmente de três fatores: controle da doença, alterações anatomofisiológicas decorrentes e ajustamento psicossocial do paciente.

De modo geral, os autores aceitam um percentual de 70 a 80% de sucesso no aprendizado da voz esofágica, mas estudos recentes apontam uma diminuição dessa porcentagem, em virtude de fatores ligados à extensão da cirurgia e ao uso massivo de radioterapia no pós-operatório, o que reduz o número dos chamados pacientes ideais para a reabilitação vocal (Gates, Ryan, Cantu e Hearne, 1982).

As características psicológicas dos indivíduos têm se revelado as mais significativas em relação ao insucesso da reabilitação (Behlau, Rodrigues & Pontes, 1987); contudo, há uma série de fatores físicos que precisam ser considerados. Os principais obstáculos de ordem física que impedem ou dificultam em grau acentuado o aprendizado da voz esofágica são: estenose de esôfago, fístulas ou divertículos na altura do esfíncter farin-

Quadro 11-8. Principais características dos bons falantes esofágicos

Parâmetro	Característica
Qualidade vocal	Rouca estável
Sonoridade	Constante
Latência entre entrada do ar e emissão	Praticamente zero
Freqüência fundamental	Homens + 60 Hz; Mulheres + 120 Hz
Intensidade	+ 60 dB
Variação de intensidade	+ 5 dB
Tempo máximo de fonação	+ 2 s
Velocidade de fala	+ 120 palavras/minuto

goesofágico, hipertonia ou hipotonia do esôfago e disfagia, condições físicas desfavoráveis, além de variáveis associadas.

A estenose de esôfago consiste de estreitamentos ou grandes irregularidades no pertuito esofágico que dificultam ou impossibilitam a entrada do ar (Fig. 11-24). Tais alterações anatômicas geralmente são decorrentes de retrações cicatriciais, e dependem do tipo e da extensão da reconstrução realizada pelo cirurgião, bem como da reação do organismo do paciente durante o processo de cicatrização. Existem estenoses que já eram prévias às laringectomias, estando presentes, quase sempre, em pacientes com idade superior a 60 anos, que apresentavam refluxo gastresofágico (Andreollo, 1999).

Como alternativas na tentativa de reduzir a estenose, alargando o pertuito esofágico, existem procedimentos clínicos de dilatações do esôfago, onde os dilatadores utilizados são de borracha e maleáveis, sendo introduzidos repetidas vezes no esôfago, em várias sessões. Nem sempre, porém, seus resultados são duradouros. Para casos de estenoses muito severas, o procedimento mais usual é cirúrgico.

As fístulas ou divertículos na altura do segmento faringoesofágico representam duas limitações sérias à aquisição da voz esofágica. Fístulas são pequenas comunicações entre o esôfago e a traquéia ou a pele; funcionam como vias de escape de alimentos e de ar, não permitindo armazenamento necessário à produção esofágica. Divertículos são pequenas bolsas de mucosa, em geral resultantes do rompimento de pontos cirúrgicos; podem reter alimentos, secreções ou ar, impedindo que haja a pressão necessária nas paredes esofágicas. Quando as fístulas ou divertículos ocorrem abaixo do segmento faringoesofágico, podem não interferir no aprendizado da voz esofágica.

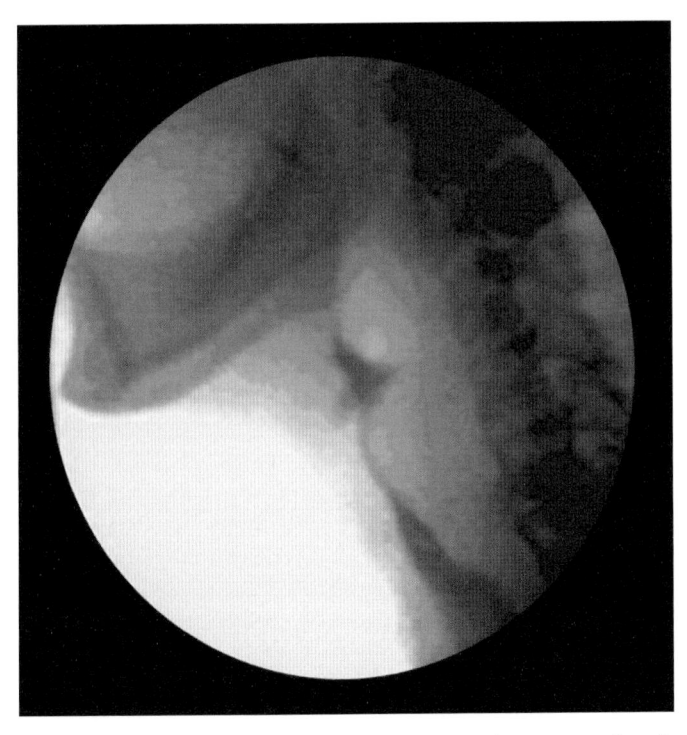

Fig. 11-24. Imagem videofluoroscópica mostrando estenose de esôfago, o que compromete o sucesso do desenvolvimento da voz esofágica (arquivo Ingrid Gielow).

Quando há hipertonia do esôfago, a produção da fala pode ser irregular, tensa e instável, impedindo a inteligibilidade e a fluência da fala. Hipertonias discretas e moderadas podem ser geralmente resolvidas com apenas uma aplicação de Botox no esôfago, o que reduz a tensão do segmento e facilita a introdução de ar, favorecendo tanto o aprendizado da voz esofágica como a qualidade vocal na voz traqueoesofágica. Em casos mais intensos, a hipertonia do esôfago pode ser reduzida com a neurectomia (secção do nervo) ou a miotomia (secção do músculo) seletiva do segmento faringoesofágico (Sisty & Weinberg, 1972; Singer & Blom, 1981; Hamaker, Singer, Bloom & Daniels, 1985). Tais procedimentos costumam ser unilaterais e diminuem ou interrompem as contrações musculares do esôfago, reduzindo o fracasso na aquisição da nova voz.

Falantes esofágicos com boa proficiência apresentam uma hipofaringe cônica, um pertuito esofágico regular, sem evidência de constrições permanentes ou paredes irregulares. Embora haja exceções, quanto maiores as alterações radiológicas encontradas, piores os resultados na qualidade vocal obtida (Salmon, 1979).

Ao contrário da situação anterior, há casos em que é observada uma hipotonia do esôfago, ou seja, tonicidade insuficiente no esôfago, o que dificulta a emissão esofágica, pela ausência de resistência necessária à expulsão do ar (Cowles, 1983). Por vezes, tal fato não impede a fonação em si, mas o som gerado apresenta intensidade muito fraca. Se a qualidade vocal puder ser melhorada por aplicação direta de pressão digital no pescoço, após a introdução do ar, sugere-se ao paciente que use uma faixa elástica circular, aplicada ao protetor do traqueostoma para aumentar a resistência muscular (Behlau, Gonçalves e Ziemer, 2001).

Disfagia representa qualquer alteração na integridade do mecanismo de deglutição. Problemas dessa natureza refletem-se negativamente na fonoterapia e pode limitar profundamente o prognóstico de reabilitação vocal por voz esofágica (Behlau, Gonçalves & Ziemer, 2001). A disfagia envolvendo aspiração de alimentos é anatomicamente impossível no indivíduo laringectomizado, e quando ocorre, sugere a presença de uma fístula entre traquéia e esôfago, que deve ser corrigida cirurgicamente. Uma das alterações mais comuns relaciona-se com a rigidez de esôfago, geralmente observada nos casos submetidos à intensa radioterapia. Disso resulta uma fibrose quase pétrea dos tecidos, o que dificulta a deglutição de alimentos e provoca também uma resistência extrema à introdução de ar. Quando conseguida, a introdução do ar costuma ser acompanhada de um ruído característico, por vezes associado a movimentos de cabeça.

Outra causa freqüente de disfagia em laringectomizados é a regurgitação que pode ser decorrente do pseudo-divertículo faríngeo resultante da separação da linha de sutura da faringe no ponto de conexão com a base da língua, ou pela incoordenação da contração dos músculos constritores da faringe na ausência de estenose (Jung & Adams, 1980).

A avaliação videofluoroscópica da deglutição em pacientes laringectomizados pode revelar alterações anatômicas decorrentes da cirurgia, como estreitamento da faringe, aumento do espaço retrofaríngeo e presença de pseudo-divertículo (Jung & Adams, 1980; Gonçalves & Behlau, 1997).

As principais condições físicas desfavoráveis estão associadas principalmente à idade avançada ou a alterações neurológicas, como tremor essencial ou parkinsonismo.

Há uma série de variáveis associadas que podem dificultar o aprendizado da voz esofágica, em maior ou menor grau: desvios na mobilidade dos órgãos fonoarticulatórios, reflexo de náusea acentuado, hérnia de hiato, refluxo gastresofágico, extensão da cirurgia e limiares auditivos rebaixados. Além disso, o intervalo de tempo entre a cirurgia e o início do treinamento de voz esofágica é um dado de grande influência na rapidez do aprendizado da nova seqüência e na proficiência de fala obtida; um intervalo superior a 6 meses dificulta o aprendizado e prolonga a terapia, tanto por motivos psicológicos, tais como desânimo e acomodação, como por motivos físicos decorrentes da adaptação anatomofuncional.

Quanto aos fatores psicológicos, mais do que interferir negativamente na terapia, obstáculos de ordem psicológica podem chegar a impedir o aprendizado da voz esofágica. Depressão, falta de vontade de se comunicar, introversão, solidão, falta de auxílio e compreensão da família, auto-imagem negativa, sentimentos de impotência e inutilidade, dificuldade de aceitação e de adaptação às novas condições, perda da situação profissional e ansiedade são os principais componentes psicológicos adversos. Os autores concordam que o trauma psicológico associado à laringectomia tem geralmente maior influência na aquisição da fonação esofágica do que as alterações fisiológicas ou anatômicas resultantes da cirurgia (Van Den Berg, 1958; Cowles, 1983; Mirra & Franco, 1985; Behlau, Margall & Pontes, 1987).

Os fatores essenciais ao aprendizado da voz esofágica, e que podem superar praticamente qualquer obstáculo físico, são os seguintes: motivação, extroversão, auto-imagem positiva e necessidade do uso da fala no trabalho e na vida social. Tais características são inerentes aos melhores falantes.

Nos casos em que o paciente laringectomizado não consegue desenvolver uma fonação esofágica, apesar de terem sido ministradas todas as seqüências fonoterápicas, deve-se recorrer a outros recursos de comunicação, como o vibrador laríngeo ou cirurgias especiais para o restabelecimento da fonação.

Laringectomia Total com Prótese Fonatória: Voz Traqueoesofágica

Até à década de 1980, as únicas alternativas de comunicação oral do paciente laringectomizado eram o uso de vibradores laríngeos ou o aprendizado da voz esofágica. Em 1980, porém, surgiu a técnica de implante cirúrgico de uma prótese fonatória criada por um fonoaudiólogo (Blom) e um médico (Singer).

As próteses fonatórias, além de serem uma alternativa de comunicação após a laringectomia total, podem ser indicadas nos casos de insucesso para a boa produção em voz esofágica, respeitadas as condições que serão discutidas ainda neste capítulo. Tais próteses consistem de uma válvula unidirecional e para inseri-las é necessário que se efetue cirurgicamente uma fístula traqueoesofágica (Fig. 11-25A a C).

A voz é produzida pelo bloqueio digital da saída de ar pulmonar pelo traqueostoma, direcionando, assim, o ar para a fístula que, por sua vez, o conduz ao esôfago, a partir de onde será trabalhado pelos articuladores e ressonadores do aparelho fonador. A emissão é bastante semelhante a de um excelente falante esofágico, com a vantagem da utilização de ar pulmonar, o que favorece um tempo de emissão mais longo, semelhante aos falantes normais. Há então um melhor encadeamento da fala e melhor inteligibilidade (Gonçalves & Behlau, 1997). Denomina-se voz traqueoesofágica, então, aquela produzida com o uso do ar que foi desviado da traquéia para o esôfago (Fig. 11-14).

A qualidade da voz traqueoesofágica é rouca e aperiódica como a da voz esofágica, mas, por apresentar suporte aéreo pulmonar, possui características positivas que a distinguem da voz tradicional (Doyle, 1994). As principais diferenças encontram-se na configuração acústica geral, que tende a ser mais organizada (Robins, 1984), assim como na maior aceitabilidade e inteligibilidade (Doyle, Danhauer e Reed, 1988).

Cirurgia

A criação da fístula traqueoesofágica, necessária para a reabilitação vocal por meio de prótese fonatória, pode ser realizada no momento da laringectomia total, o que é chamado de procedimento primário, ou após a cirurgia, em um segundo tempo, denominado procedimento secundário. A produção vocal é praticamente imediata, sendo que a qualidade vocal e as habilidades gerais de comunicação melhoram com a prática.

Existem controvérsias, apontadas por Hamaker, Singer, Blom & Daniels (1985), quanto ao procedimento cirúrgico de colocação da prótese ser primário, pois não é possível predizer as condições do esôfago no pós-operatório nem se o indivíduo será um bom candidato à colocação da prótese. Considerando-se que a laringectomia total é uma cirurgia complexa e, como tal, não é isenta de complicações pós-operatórias, e considerando a possibilidade do paciente ser submetido à radioterapia, a presença da fístula traqueoesofágica com a prótese é mais um elemento de complicação.

Quando o procedimento é secundário, ou seja, realizado após a cirurgia – 6 meses após a laringectomia (Hamaker, Singer, Blom & Daniels, 1985) – o paciente já passou pelas possíveis complicações pós-operatórias, pela radioterapia, e teve a chance de aprender a voz esofágica, que quando bem desenvolvida, é a opção ideal de fonação alaríngea. Apesar da superioridade da qualidade da voz traqueoesofágica, como discutiremos mais adiante, a voz esofágica dispensa a oclusão do traqueostoma para falar e não requer gastos com manutenção, pois a prótese deve ser trocada pelo menos uma vez ao ano. Na realidade econômica da maioria dos pacientes brasileiros, essa questão é crucial. Em geral, o paciente é informado das duas possibilidades, e a opção acaba sendo pessoal.

Tipos de próteses fonatórias

Há dois tipos básicos de próteses fonatórias: as móveis e de curta permanência, que podem ser removidas e recolocadas pelo próprio paciente, e as fixas ou de longa permanência, que devem ser removidas e recolocadas pelo pessoal técnico

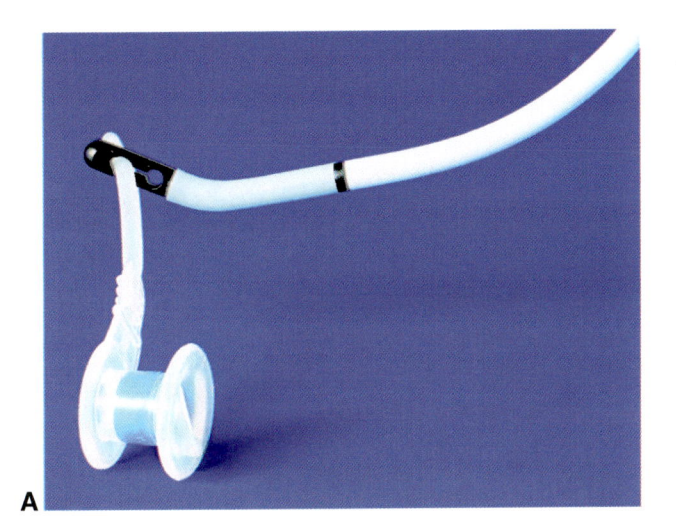

Fig. 11-25. Prótese fonatória de implante cirúrgico (PROVOX, cortesia ATOS MEDICAL). ***A.*** Prótese. ***B.*** Paciente com prótese inserida no traqueostoma. ***C.*** Processo de limpeza da prótese.

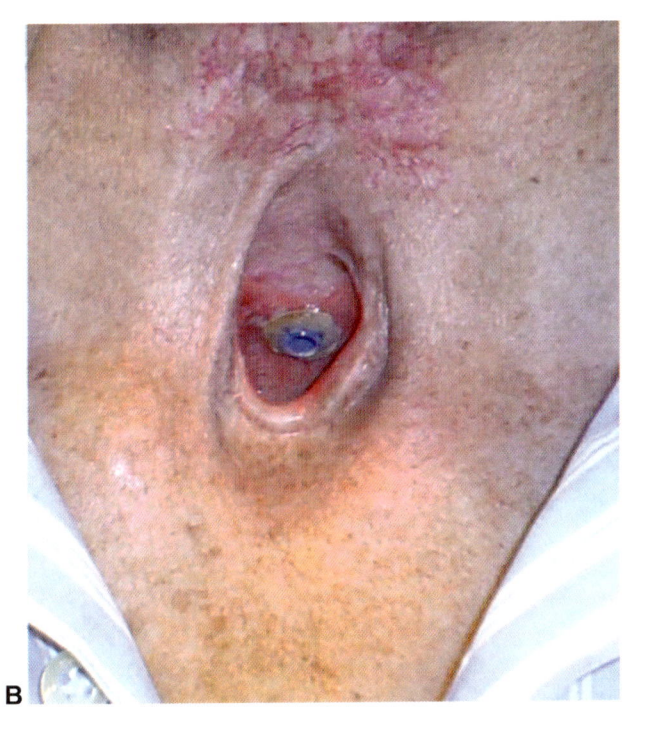

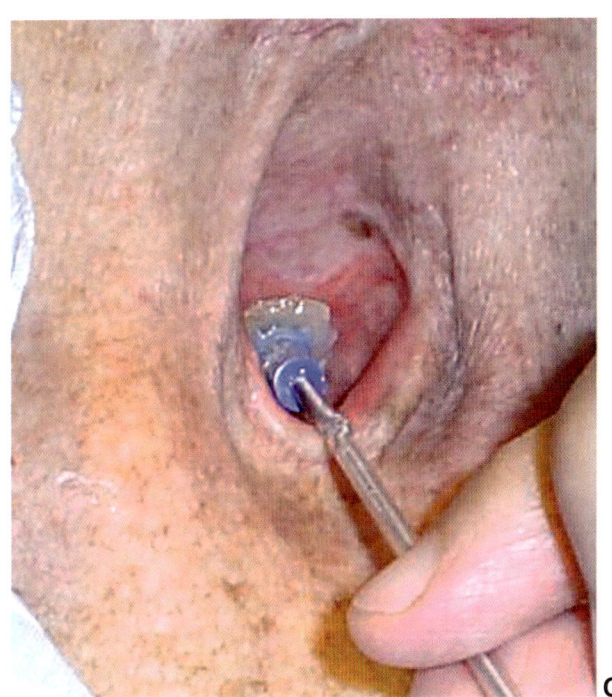

especializado, médico ou fonoaudiólogo (Gonçalves & Behlau, 1997). O princípio das próteses é o mesmo: desviar o ar pulmonar para o esôfago na hora da fonação. Existem diferentes tamanhos disponíveis para que a prótese se ajuste às dimensões da fístula e do esôfago do paciente.

As próteses de curta permanência podem ser válvulas que exigem uma forte pressão de ar para que o mesmo passe da traquéia para o esôfago – as chamadas "bico de pato" (*duckbill*) – ou podem necessitar de uma pressão menor (*low pressure prosthesis*). O paciente manipula a prótese retirando-a, fazendo sua limpeza e inserindo-a novamente na fístula, que deve ficar ocluída com um obliterador próprio, evitando a passagem de saliva do esôfago para a traquéia.

As próteses fixas ou de longa permanência (*indwelling*) são elaboradas com materiais mais resistentes aos fungos que podem colonizar a região da fístula traqueoesofágica, desde que observados rigorosos cuidados com sua higiene.

Em geral, são próteses sensíveis à baixa pressão de ar e as mais utilizadas em nosso meio. São comercializadas em *kits* com acessórios para a primeira inserção da prótese ou para sua troca. As marcas variam (Blom-Singer, Provox, Bivona, entre outras), mas os princípios de suas indicações e utilizações são semelhantes.

Uma das queixas dos falantes traqueoesofágicos é a necessidade de oclusão digital do traqueostoma durante a fonação, o que pode também ser considerado constrangedor pelo interlocutor. Para eliminar esse problema, desenvolveu-se uma prótese de auto-oclusão ou válvula ajustável do traqueostoma (VAT), também conhecida por válvula de fala, que é um dispositivo que oclui o traqueostoma quando o fluxo respiratório é intenso, ou seja, quando a respiração passa de vital para ser utilizada na fonação, desviando diretamente o ar para o esôfago (Blom, Singer & Hamaker, 1982). A Figura 11-26A a C ilustra a oclusão do traqueostoma via digital e via VAT.

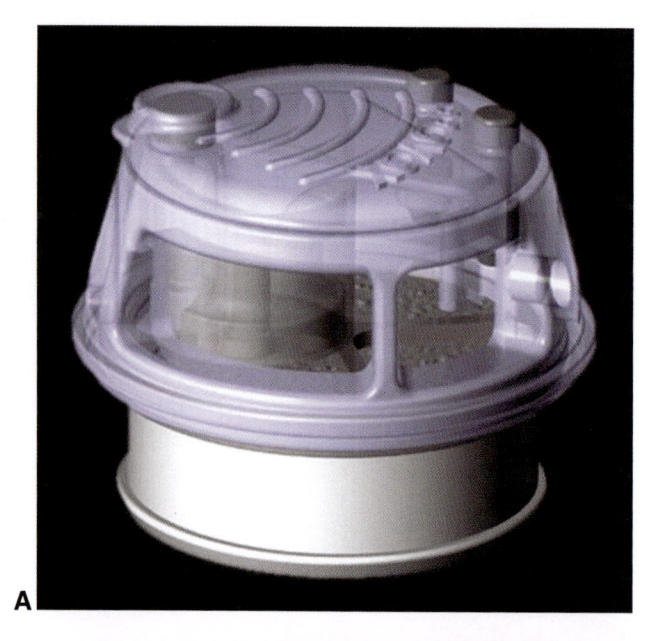

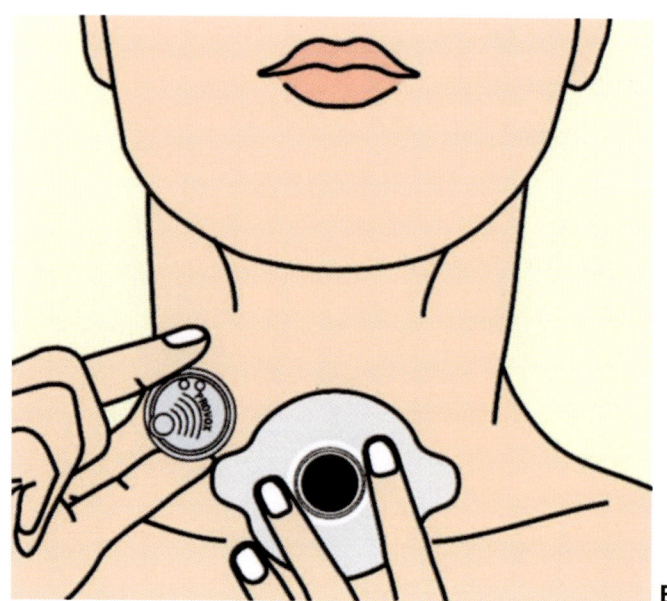

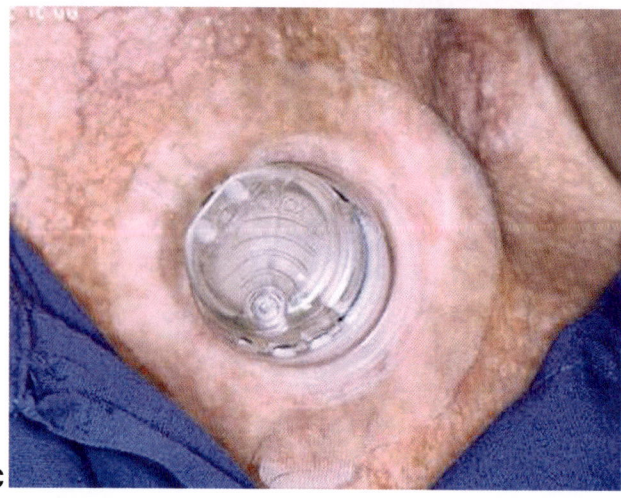

Fig. 11-26. Válvula ajustável ao traqueostoma (VAT). **A.** Válvula PROVOX. **B.** Desenho ilustrando a colocação da VAT no traqueostoma. **C.** Imagem do paciente com a válvula de fala em posição (cortesia ATOS MEDICAL).

Reabilitação fonoaudiológica nas laringectomias totais com prótese fonatória

Enquanto a fonoterapia na voz esofágica envolve a aquisição de um novo padrão de fala, na voz traqueoesofágica ela consiste na adaptação da prótese e de seu uso (Doyle, 1994). Considerando que o paciente pode sair falando imediatamente após a inserção da prótese na fístula traqueoesofágica, o tempo envolvido na sua reabilitação vocal é mínimo, e consiste em orientações, treino e sugestões para o melhor aproveitamento das condições oferecidas pela fala traqueoesofágica.

O ideal é que o paciente seja orientado e avaliado pelo fonoaudiólogo previamente ao procedimento cirúrgico, para maior apoio e esclarecimento do paciente e de sua família, bem como para garantir que o paciente seja um bom candidato à colocação da prótese, principalmente nos casos de procedimento secundário, em que tal predição é mais segura, como veremos mais adiante.

No pós-operatório, ou no caso do contato do fonoaudiólogo com o paciente iniciar-se após a cirurgia, as orientações básicas que devem ser oferecidas incluem informações sobre a anatomofisiologia da fonação traqueoesofágica, noções de higiene da prótese e do traqueostoma, fundamentais para o bom funcionamento e a longa duração da prótese, e noção dos possíveis problemas a serem identificados, os quais também serão comentados mais adiante, bem como as suas soluções.

A fonoterapia propriamente dita, nos casos de procedimento primário, deve ser iniciada quando não mais oferecer riscos à cicatrização geral do paciente, o que ocorre, em média, no décimo dia de pós-operatório. Nos casos de procedimento secundário, a fonoterapia pode ser iniciada logo após a inserção da prótese, ou segundo o critério do cirurgião. Em ambos os casos, os princípios da terapia são os mesmos e a duração da reabilitação vocal é curta, sendo necessárias em média quatro sessões, para otimizar a produção vocal.

Após a inspeção das condições gerais da prótese, bem como da solicitação de limpeza da mesma, para garantir a sua não obstrução, o fonoaudiólogo deve ocluir o traqueostoma do paciente e orientá-lo, inicialmente, a emitir, de forma isolada, as sílabas "há" ou "hi", por exemplo. Caso não haja sonoridade nas tentativas iniciais, o paciente deve ser instruído a "gritar" os mesmos sons, aumentando, assim, o fluxo aéreo, e permitindo que uma eventual obstrução por secreção, por exemplo, seja eliminada. Imediatamente após as primeiras emissões sonoras, o paciente é convidado a proceder sozinho à oclusão do traqueostoma e a emitir seguindo as seguintes instruções:

1. Inspirar.
2. Ocluir o traqueostoma.
3. Fala.
4. Remover o dedo do traqueostoma logo após a oclusão.
5. Respirar novamente.

Para melhor compreender a coordenação da oclusão do traqueostoma com a fala, é interessante que as primeiras emissões sejam longas vogais. Logo em seguida, o paciente já pode emitir palavras e frases, sendo que as últimas são as melhores opções para o treino da voz traqueoesofágica, pois exigem maior domínio da coordenação em questão.

O sucesso da fala traqueoesofágica não depende apenas da qualidade vocal, mas também da articulação e da fluência da fala. Quando a articulação do paciente não é precisa, faz-se necessário o trabalho de sobrearticulação da fala, melhorando, assim, a sua inteligibilidade. Geralmente, em poucas sessões o paciente já domina a técnica necessária para falar bem; caso isso não ocorra, o problema deve ser identificado o mais precocemente possível.

Para a garantia de bons resultados na emissão traqueoesofágica, alguns fatores devem ser levados em questão (Hilgers, Balm, Gregor, Scholtens & Ackerstaff, 1996), tais como oclusão precisa do traqueostoma, para evitar ruído de escape de ar e perda na qualidade vocal; postura corporal adequada, com paciente ereto, mas sem tensões musculares, para propiciar um melhor suporte respiratório; fluxo aéreo controlado, com respiração calma, inspiração leve antes da fonação e expiração natural, não forçada. Finalmente, a coordenação fonorrespiratória deve ser equilibrada, possibilitando uma fala com pausas adequadas, o que contribui na aceitação da voz e na inteligibilidade de fala.

Avaliação de candidatos para voz traqueoesofágica

Antes de um procedimento secundário, é possível predizer se um laringectomizado é bom candidato à fala traqueoesofágica (Casper & Colton, 1993; Doyle, 1994; Hilgers, Balm, Gregor, Scholtens & Ackerstaff, 1995). Segundo Andrews, Mickel, Monahan, Hanson & Ward (1987), o indivíduo deve estar motivado e apresenta as seguintes características:

- Compreensão da anatomia pós-cirúrgica.
- Entendimento básico do funcionamento da prótese fonatória.
- Destreza manual e acuidade visual suficientes para manipular e cuidar da prótese.
- Término da radioterapia.
- Não apresentar estenose hipofaríngea significante.
- Suporte pulmonar suficiente.
- Profundidade e diâmetro do traqueostoma adequados.
- Estabilidade mental.
- Resultados positivos no teste de insuflação de ar no esôfago.

Mesmo com toda a motivação e com as condições anteriormente descritas favoráveis, a melhor forma de predizer se o indivíduo é um bom candidato à voz traqueoesofágica é simulando a passagem de ar da traquéia para o esôfago e verificando o que ocorre. Baseados na idéia inicialmente desenvolvida para avaliar a permeabilidade do segmento faringoesofágico (Moolenaar-Bilj, 1953; Van Den Berg, 1958; Taub, 1980), Blom, Singer & Hamaker (1985) desenvolveram um teste para avaliar o esôfago como fonte sonora. Para tanto, prepararam um sistema de insuflação que consiste em um cateter de borracha com 50 cm, um adaptador para o traqueostoma e fitas adesivas para a sua fixação. O cateter, previamente marcado aos 25 cm da ponta, deve ser inserido por uma das narinas até a referida marca. Neste nível, sua ponta deve encontrar-se abaixo do segmento faringoesofágico. O paciente deve ser instruído a inspirar normalmente, ocluir o adaptador do traqueostoma, abrir a boca e expirar na intenção de emitir a vogal "a". É recomendável que o paciente seja instruído e treinado antes do teste, para evitar falsos resultados devido à ansiedade e à dificuldade de compreensão do paciente (Blom, Singer & Hamaker, 1985). Solicita-se, então, que o paciente faça pelo menos cinco emissões da vogal "a" prolongada ao máximo e que conte de 1 até 15 várias vezes, respirando o mínimo possível.

O teste de insuflação esofágica transnasal é considerado positivo, ou seja, um sucesso, caso a qualidade vocal obtida seja satisfatória, com padrão consistente de emissão, e com um tempo de fonação ininterrupto igual ou acima de 8 segundos (Blom, Singer & Hamaker, 1985). Em nossa experiência, mesmo que o tempo de fonação seja menor que o sugerido pelos autores, se a qualidade vocal obtida é estável e satisfatória, consideramos o teste positivo.

Antes de considerar um resultado negativo, é importante assegurar-se de que o paciente não esteja incorrendo em um ou vários dos seguintes erros: 1. respirando profundamente, acima do nível esperado para a fonação normal; 2. ocluindo inadequadamente o adaptador do traqueostoma; 3. pressionando excessivamente o adaptador; 4. mantendo a boca fechada ou pouco aberta. Deve-se repetir mais uma vez o teste para se evitar um falso negativo. Caso se obtenham dois testes negativos, a causa do insucesso deve ser investigada.

Causas de insucesso na voz traqueoesofágica

Em 1980, Blom & Singer verificaram 12% de insucesso na fala traqueoesofágica de 129 de seus pacientes e constataram, realizando um teste de insuflação transtraqueal durante a video-fluoroscopia, que a maior causa desse insucesso devia-se ao espasmo do músculo constritor da faringe. Tal contração tônica, segundo os autores, é uma resposta direta do segmento faringoesofágico à distensão do ar do reservatório esofágico, e não permite a insuflação de ar, impedindo a vibração que é a fonte sonora da voz esofágica ou traqueoesofágica. Já em 1971, Gardner descrevia tal inabilidade em abrir um segmento faringoesofágico extremamente tenso.

As abordagens no tratamento do espasmo em questão objetivam reduzir o tono do segmento faringoesofágico, diminuindo ou interrompendo suas contrações musculares, seja pela denervação química pela aplicação de Botox, ou pela denervação cirúrgica – neurectomia do plexo faríngico (Singer, Blom & Hamaker, 1986) ou ainda pela dissecação de fibras musculares na miotomia, procedimento que consiste em seccionar seletivamente fibras do segmento faringoesofágico (Singer & Blom, 1981). Tais procedimentos costumam ser unilaterais, com mais de 90% de chance de sucesso. A eficiência desses procedimentos é tão alta que Singer, Blom e Hamaker (1986) sugerem a realização de rotina da miotomia ou neurectomia, já na laringectomia total, para evitar um segundo momento operatório ou as repetidas injeções de botox.

Além dos espasmos faringoesofágicos, que também podem comprometer o aprendizado da voz esofágica, as mesmas causas de insucesso na fonação esofágica devem ser consideradas na fonação traqueoesofágica.

Problemas e soluções na voz traqueoesofágica

Quando os resultados da fonação traqueoesofágica não forem satisfatórios, Hilgers, Balm, Gregor, Scholtens & Ackerstaff (1995), Casper & Colton (1993) e Doyle (1994) sugerem a investigação dos seguintes itens:

- *Boca:* verificar se a articulação do paciente é satisfatória, bem como se as eventuais próteses dentárias estão bem adaptadas.
- *Segmento faringoesofágico (SFE):* verificar a presença de espasmos ou hipertonicidade; hipotonicidade é outra possibilidade, sendo de difícil manejo nos casos em que apenas uma compressão externa do pescoço não melhora a emissão. Após a radioterapia, dependendo do nível de fibrose resultante, é possível que a capacidade de vibração do esôfago esteja muito reduzida, não produzindo uma fonte sonora adequada à uma boa emissão, seja ela esofágica ou traqueoesofágica. Nesses casos, a alternativa é o uso da laringe eletrônica.
- *Prótese fonatória:* deve-se verificar se o tamanho está adequado à fístula; a prótese deve ser justa, sem permitir a passagem de líquidos do esôfago para a traquéia, nem se movimentar para dentro e para fora da fístula durante a fonação ou respiração forçada. Caso ocorra um desses problemas, a prótese deve ser trocada por uma de tamanho compatível. Uma prótese muito longa ou a pressão excessiva do traqueostoma durante a fonação podem fazer a prótese tocar a parede posterior do esôfago, impedindo a passagem de ar. A correta inserção e limpeza da prótese também devem ser verificadas, pois as secreções naturais da traquéia, especialmente quando secas, também podem obstruir a passagem do ar e, conseqüentemente, a fonação.
- *Traqueostoma:* deve-se verificar se a oclusão está promovendo seu vedamento total e se não está ocorrendo com pressão digital excessiva do dedo contra o orifício; é aconselhável o reforço do treino da oclusão digital, espelhada no modelo da oclusão feita pelo terapeuta.
- *Traquéia:* pacientes com excesso de muco tendem a obstruir a prótese fonatória freqüentemente; sugere-se que a higiene diária da prótese seja intensificada e que o paciente procure a orientação de um pneumologista.
- *Respiração:* deve-se verificar se a coordenação fala-oclusão do traqueostoma está satisfatória e se o paciente não inspira profundamente antes de falar, o que prejudica a eficiência das próteses fonatórias de baixa pressão.
- *Radioterapia:* mesmo com o decréscimo da qualidade vocal durante o tratamento radioterápico, sugere-se manter e estimular o uso da fala traqueoesofágica, pois as alterações desse período tendem a ser passageiras.
- *Antigo falante esofágico:* por maior que fosse a sua dificuldade em utilizar essa voz, o paciente pode estar mantendo o padrão de introdução do ar do ambiente para o esôfago, mesmo após a colocação da prótese fonatória; a conscientização e o treino facilmente resolverão este problema.

Ao compararmos o desempenho de pacientes que usam o vibrador laríngeo, com aqueles que apresentam voz esofágica ou traqueoesofágica, tendemos a preferir a qualidade e a fluência da fala traqueoesofágica, rejeitando a qualidade artificial das eletrolaringes. Contudo, há vantagens e desvantagens nas três situações (Quadro 11-9) e temos de ter consciência sobre a importância da opinião do paciente na definição de qual o melhor procedimento para sua reabilitação, além da avaliação das condições anatomofuncionais.

Se a comunicação oral é restaurada de modo adequado, as limitações do paciente laringectomizado total restringem-se às situações que põe em risco a proteção das vias aéreas inferiores, como a natação ou a entrada de água durante o banho. Para a natação, foi desenvolvido um aparelho chamado *Larkel* (neologismo composto por *lar* – de laringe e *kerl* – de *snorkel*), que consiste de um tubo acoplado firmemente ao traqueostoma e com a outra extremidade inserida na boca, restaurando assim a respiração por meio de um conduto plástico externo e bloqueando a entrada de água nos pulmões. Para os pacientes que se sentem inseguros no banho, foi desenvolvido um protetor plástico que garante a segurança e o conforto, mesmo durante duchas com grande volume de água (Fig. 11-27). A limitação dos instrumentos de sopro não é contornável, embora alguns pacientes tenham desenvolvido assobio em voz traqueoesofágica.

Finalmente, vale comentar que em 1998 foi realizado o primeiro transplante de laringe (Strome, Stein, Esclamado, Hicks, Lorenz, Braun, Yetman, Eliachar & Mayes, 2001), na Cleveland Clinic Foundation, Estados Unidos da América, em um indivíduo de 40 anos de idade que apresentava trauma laríngeo prévio, há 20 anos, por acidente motociclístico, sem possibilidade de reconstrução cirúrgica. O transplante de laringe exige a permanência definitiva da traqueostomia e a administração ininterrupta de antibióticos e de imunossupressores, o que inviabiliza este procedimento em pacientes que tiveram câncer de laringe. No futuro, a possibilidade de minimizar a rejeição por meio de drogas pode viabilizar transplantes em pacientes com câncer de laringe, livres da doença há pelo menos 5 anos.

Fig. 11-27. Protetor de banho em posição no pescoço (cortesia do Sr. José Cruz, da MZ Medical).

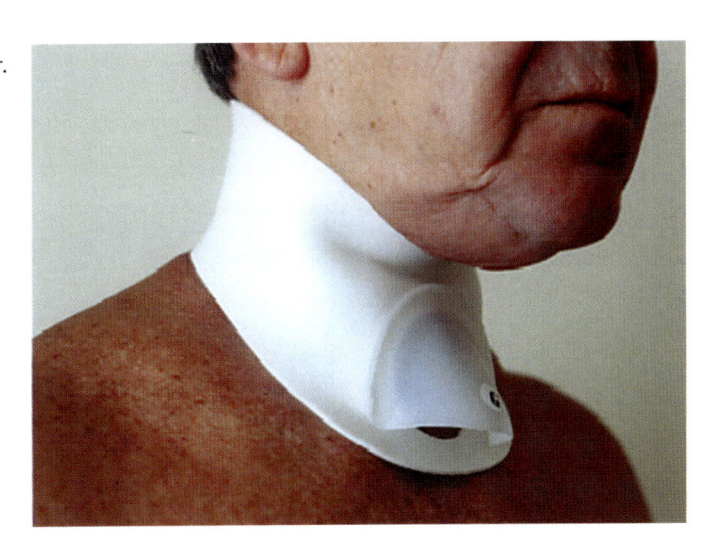

Quadro 11-9. Comparação das características de emissão após a laringectomia total, com o uso de vibrador laríngeo, voz esofágica e voz traqueoesofágica

Voz com Vibrador Laríngeo	*Voz Esofágica*	*Voz Traqueoesofágica*
Aprendizado fácil, em poucas horas	Aprendizado relativamente difícil, de 1 a 2 meses	Aprendizado relativamente fácil, em questão de dias
Depende da tecnologia e requer baterias	Não depende da tecnologia	Depende da tecnologia, mas não requer baterias
Custo razoável	Custo econômico	Custo alto
Chama muito a atenção do ouvinte	Chama menos a atenção do ouvinte	Chama a atenção do ouvinte
Necessidade de coordenação motora e ausência de tremor de mãos	Não envolve coordenação motora manual	Necessidade de coordenação digital para oclusão do traqueostoma
Qualidade vocal metálica, com freqüência média	Qualidade vocal rouca ou tensa, com freqüência grave	Qualidade vocal rouca, com freqüência grave
Tempo de fonação extremamente longo	Tempo de fonação curto	Tempo de fonação longo
Requer sobrearticulação	Requer articulação precisa	Requer articulação precisa
Fluência boa	Fluência relativamente truncada	Fluência boa
Inteligibilidade reduzida	Inteligibilidade boa ou reduzida	Inteligibilidade boa
Intensidade reduzida e sem variações	Intensidade reduzida e com poucas variações	Intensidade próxima ao normal e com variações
Velocidade de fala normal	Velocidade de fala lenta	Velocidade de fala normal ou um pouco lenta
Modulação quase ausente	Modulação restrita	Modulação restrita
Requer coordenação som-silêncio	Requer coordenação, introdução de ar e emissão	Requer coordenação e oclusão digital-emissão
Vício de acionamento constante da prótese	Vícios de ruído do estoma, "cluncs" da deglutição e grimaças	Vício de uso de tempo máximo de fonação durante a fala e vício de má oclusão digital
Resistência limitada ao uso continuado pela carga da bateria	Resistência limitada ao uso continuado nos primeiros meses	Maior resistência ao uso continuado

SÍNTESE

1. A área de atuação fonoaudiológica junto ao câncer de cabeça e pescoço requer uma intervenção especializada do fonoaudiólogo, com procedimentos de avaliação e reabilitação específicos e diretamente relacionados com o tratamento médico recebido pelo paciente, usualmente de natureza cirúrgica.
2. O câncer de boca pode ocorrer em diversas localizações, como nos lábios, soalho da boca, mandíbula, língua, rinofaringe, maxila, palato mole e na região retromolar, sendo que a ressecção cirúrgica do tumor pode produzir impactos negativos na deglutição, com dificuldades na fase oral e/ou faríngea; na voz, principalmente quanto às características ressonantais; na produção dos sons da fala, introduzindo distorções que podem comprometer a inteligibilidade da mensagem.
3. O tratamento do câncer da laringe tem sua principal arma no diagnóstico precoce, quando procedimentos ditos conservadores podem ainda ser empregados, podendo-se manter as funções laríngeas por via natural.
4. As laringectomias parciais horizontais são geralmente indicadas para o tratamento de tumores supraglóticos e, portanto, o impacto vocal tende a ser mínimo; entretanto, pode haver grande comprometimento da função deglutitória, o que deverá ser prontamente minimizado por reabilitação, pois pode comprometer a saúde e a sobrevida do paciente.
5. As laringectomias parciais verticais são bastante empregadas em nosso meio e podem, potencialmente, comprometer todas as funções da laringe; contudo, em médio prazo, a reabilitação desses pacientes apresenta alta porcentagem de sucesso.
6. A reabilitação dos pacientes submetidos à laringectomias parciais verticais é geralmente centrada na produção vocal, já que os problemas de respiração e deglutição, quando ocorrem, são de grau leve; a terapia fonoaudiológica é chamada de agressiva, pela solicitação das estruturas remanescentes para a configuração da fonte sonora, que se estabelece na maior parte dos casos em nível supraglótico.
7. A laringectomia quase-total é um procedimento de limitada utilização em nosso meio, com indicações muito precisas, para não por em risco a sobrevida do paciente; nessa situação, a respiração se dá por via estoma traqueal, que será definitivo, e a fonação faz-se via *shunt* traqueoesofágico, por vibração principalmente da cartilagem aritenóidea remanescente, com uma qualidade vocal semelhante a dos laringectomizados totais de nível superior de fala, com excelentes fluência e tempo de fonação.
8. Os pacientes submetidos à laringectomia total clássica são reabilitados preferencialmente em nosso meio com a aquisição de voz esofágica, embora um número cada vez maior de pacientes esteja recebendo as próteses fonatórias, colocadas no mesmo tempo da laringectomia ou em um segundo tempo.
9. A voz esofágica pode ser desenvolvida por diversas seqüências, sendo que os melhores falantes geralmente utilizam seqüência mista; a voz é rouca, com tempo de fonação curto, mas a fluência pode ser satisfatória quando o paciente consegue coordenar as recargas de ar junto ao próprio processo de produção dos sons da fala, como acontece na seqüência de injeção de ar.
10. Pacientes laringectomizados totais, com prótese fonatória de implante cirúrgico, desenvolvem uma voz traqueoesofágica com qualidade vocal rouca, grave, porém, com menos esforço que a voz esofágica clássica, com melhor tempo de fonação, fluência de fala adequada e ausência dos vícios de produção observados na voz esofágica.

REFERÊNCIAS BIBLIOGRÁFICAS

American Cancer Society. *Cancer facts and figures*. Atlanta: American Cancer Society, 1990.

Andrade RP, Brasil OOC, Behlau M, Pontes PA, Gonçalves MIR. Sound source and perceptual voice analysis in near– total laryngectomy patients. *1st. World Voice Congress Abstract Book*. Portugal: Oporto, 1995. 9-13p.

Andreollo NA. Estenoses orgânicas decorrentes do refluxo gastro-esofágico. In: Felix VN, Furk AM, Viebig RG. *Arquivos de motilidade digestiva e Neurogastroenterologia* 1999;2:101-5.

Andrews JC, Mickel MD, Monahan GP, Hanson DG, Ward PH. Major complications followinf tracheo-esophageal cture for voice rehabilitation. *Larygoscope* 1987;97:562-567.

Aramany MA, Downs JA, Berry QC, Aslan Y. Prosthodontic rehabilitation for glossectomy patients. *J Prosthetic Dent* 1982;48:78-81.

Arakawa L. Influência da reconstrução cirúrgica na inteligibilidade de fala após a excisão de câncer de boca e orofaringe. *Dissertação de Mestrado pela Faculdade de Medicina da Universidade de São Paulo* São Paulo, 2001.

Bailey BJ. Management of carcinoma *in situ* and microinvasive carcinoma of the larynx. In: Bailey BF, Biller HF (eds.) *Surgery of the larynx*. Philadelphia: WB Saunders, 1985. 229-41p.

Bailey BJ, Galveston T, Calcaterra TC. Glottic reconstruction after hemilaryngectomy: bipedicle muscle flap laryngoplasty. *Laryngoscope* 1975;85:960-77.

Barbosa JF. Câncer da area retromolar. In: _____. *Câncer de boca*. São Paulo: Procienx, 1962. 218-28p.

Bateman GH. Oesophageal speech after laryngectomy. *Acta Otolaryng* (Stockh.) 1935;43:133-139.

Behlau M. Nova classificação das abordagens de reabilitação vocal. *Fono Atual* 2002:6.

Behlau M, Gielow I, Pontes P, Brasil OC. Vertical partial laryngectomies: rehabilitation program and vocal outcome. In: *Asha annual convention*. vol. 5. Washington, 2000. 156p.

Behlau M, Gonçalves MI. Atendimento fonoaudiológico nas laringectomias parciais. In: Lopes Filho O (ed.) *Tratado de fonoaudiologia*. São Paulo: Roca, 1997. 1027-1050p.

Behlau M, Pontes PAL. *Avaliação e tratamento das disfonias*. São Paulo: Lovise, 1995.

Behlau M, Pontes P, Ganança, M. Proposta de avaliação fonoaudiológica de pacientes laringectomizados. *Acta Awho* 1988;7:98-109.

Behlau M, Pontes PAL, Gonçalves MI, Brasil OOC. Physiology of sound source following vertical partial laryngectomy. In: *VII Pacific Voice Conference: voice conservation, treatment and restoration after laryngeal carcinoma*. San Francisco: Digest, 1994. 32p.

Behlau M, Ziemer R. Reabilitação foniátrica do paciente laringectomizado. In: Brandão L, Ferraz A (eds.) *Tratado de cirurgia de cabeça e pescoço VI*. São Paulo: Roca, 1989.

Behlau MS, Cera RD, Gonçalves MI, Pontes PA. Análise perceptual auditiva da inteligibilidade de sons consonantais do português brasileiro em falantes esofágicos. *Programa Cinetífico do XI Congresso Brasileiro de Cirurgia de Cabeça e Pescoço*. São Paulo, 1987.

Behlau M, Gonçalves MI, Ziemer R. Reabilitação foniátrica do indivíduo laringectomizado. In: Ferraz A, Brandão L (eds.) *Manual de cirurgia de cabeça e pescoço*. 2. ed. São Paulo: Roca, 2001. (no prelo) (ver página, já saiu)

Behlau M, Margall AS, Pontes P. Análise crítica dos diversos métodos de aquisição de voz esofágica e seus respectivos procedimentos terapêuticos. *Programa científico do XI congresso brasileiro de cirurgia de cabeça e pescoço*. São Paulo, 1987.

Behlau MS, Rodrigues IC, Pontes PA. Considerações sobre avaliação fonoaudiológica de pacientes laringectomizados e o prognóstico de terapia. *Programa científico do XI congresso brasileiro de cirurgia de cabeça e pescoço*. São Paulo, 1987.

Behrman A, Abramson AL, Myssiorek D. A comparison of radiation-induced and presbylaryngeal dysphonia. *Otolaryngol. Head Neck Surg* 2001;125:193-200.

Berlin CI. Clinical measurement of esophageal speech: in methodology and curves of skill aquisition. *J Speech Dis* 1963;28:42-51.

Bertelli AP. Tumores do espaço parafaríngeo, retromolar e orofaringe – vias de abordagens e complicações. In: Brandão L, Ferraz A (eds.) *Tratado de cirurgia de cabeça e pescoço VII*. São Paulo: Roca, 1989. 203-20p.

Bilroth T. Ueber die erste durch Theodor Billroth am menschen ausgeführte kehlkopf-extirpation und die auswendig eines künstlichen kehlkopfes. *Arch Klin Cheirosk* 1873;17:343-54.

Biller HF, Som ML. Vertical partial laryngectomy for glottic carcinnoma with posterior subglottic extension. *Ann Otol Rhinol Laryngol* 1977;86:715-8.

Blaugrund SM, Kurland SR. Replacement of the arytenoid following vertical hemilaryngectomy. *Laryngoscope* 1975;85:935-41.

Blaugrund SM, Gould WJ, Haji T, Meltzer J, Bloch C, Baer T. Voice analysis of the partially ablated larynx. A preliminary report. *Ann Otol Rhinol Laryngol* 1984;93:311-7.

Blom ED, Singer MI, Hamaker PJ. Tracheostomee valve for post laryngectomy voice rehabilitation. *Ann Otol* 1982;91:576-8.

Blom ED, Singer MI, Hamaker PJ. An improved esophageal insufflation test. *Arch Otolaryngol Head Neck Surg* 1985;111:211-2.

Blom ED, Singer MI, Hamaker RC. A prospective study of tracheoesophageal speech. *Arch Otolaryngol Head Neck Surg* 1986;112:440-7.

Bocca E, Pignataro I, Mosciaro O. Supraglottic surgery of the larynx. *Ann Otol Rhinol Laryngol* 1968;77:1004.

Bocca E. Supraglottic cancer. *Laryngoscope* 1975;85:1318-26.

Bouche J, Freche C, Husson Y. L'hemilaringectomie avec epiglotoplastie. *Ann Oto-Laryngol* (Paris) 1965;82:421-8.

Bourguet (1856), apud Damste PH. *Oesophageal speech after laryngectomy*. Groningen, Hoitsema, 1958.

Barsil OOC. Laringectomais parciais verticais com reconstrução por retalho miocutâneo de platisma: avaliação onocológica e funcional. *Tese de Doutorado pela Escola Paulista de Medicina*. São Paulo, 1994.

Brasil OOC, Pontes Pal, Speck Filho J, Costa HOO. Partial vertical laryngectomies and reconstruction with platysma myocutaneous flap. *Rev Laryngol Otol Rhinol* (Bordeaux) 1991;112:45-53.

Brasil OOC, Behlau M. *Laringectomias parciais verticais: avaliação funcional*. São Paulo: Centro de Estudos da Voz, 1996. [Prêmio BYC].

Brasil OOC, Pontes PAL, Behlau M. Laringectomias parciais verticais com reconstrução por retalho miocutâneo de platisma: avaliação oncológica e funcional. *Rev Bras de Otorrinolaring* 1996;62:15-38.

Brasnu D, Laccourreye O, Weinsstein G, Fligny I, Chabardes E. False vocal cord reconstruction of the glottis following vertical partial laryngectomy: a preliminary analysis. *Laryngoscope* 1992;102:717-9.

Bron L, Pasche P, Brossard E, Monnier P, Schweizer V. Functional analysis after supracricoid partial laryngectomy with cricohyoidoepiglottopexy. *Laryngoscope* 2002;112:1289-93.

Brum DM. Relação entre tempos máximos de fonação e qualidade da fala na voz esofágica. *Monografia. Especialização. Centro de Estudos da Voz*. São Paulo, 2003.

Burger H, Kaiser L. Speech without a larynx. *Acta Otolaryng* (Stock.) 1925;8:90-97.

Burgess LP, Yim DW. Thyroid cartilage flap reconstruction of the larynx following vertical partial laryngectomy: an interin report. *Laryngoscope* 1988;98:605-9.

Busch R, Carvalho V. Estudo comparativo entre os parâmetros vocais e a inteligibilidade de fala de pacientes submetidos à laringectomia total com utilização da prótese vocal e laringectomia near-total. *Monografia. Especialização. Santa Casa de Misericórdia de São Paulo*. São Paulo, 2000.

Bussi M, Riontino E, Cardarelli L, Luce FL, Juliani F, Staffieri A. La cricoidoepiglottopessia: valutazione dei risultati deglutitoni ri su 44 casi. *Acta Otorhinolaryungol Ital* 2000;20:442-7.

Butcher RB, Dunham M. Composite nasal septal cartilage graft for reconstruction after extended frontolateral hemilaryngectomy. *Laryngoscope* 1984;94:959-62.

Calcaterra TC. Sternohyoid myofascial flap for reconstruction of the larynx for vertical partial laryngectomy. *Laryngoscope* 1983;93:422-4.

Calcaterra TC. Bilateral omohyoid muscle flap reconstruction for anterior comissure cancer. *Laryngoscope* 1987;97:810-3.

Camargo ZA. Parâmetros vocais e configurações laríngeana fonação de indivíduos submetidos às larinctomias parciais verticais. *Tese de Mestrado pela Pontifícia Universidade Católica de São Paulo*. São Paulo, 1996.

Carrara-de Angelis E, Martins NMS. Orientação pré e pós-operatória em câncer de cabeça e pescoço. In: Carrara-de Angelis E, Furia CLB, Mourão LF, Kowalski LP. *A atuação da fonoaudiologia no câncer de cabeça e pescoço*. São Paulo: Lovise, 2000. 149-54p.

Casiano RR, Cooper JD, Lundy DS. Laser cordectomy for T1 glottic carcinoma: A 10-year experience and videoestroboscopic findings. *Otolaryngol Head Neck Surg* 1991;104:831-7.

Casper JK, Colton RH. *Clinical manual for laryngectomy and head and neck cancer rehabilitation*. San Diego: Singular, 1993. 119-170p.

Colangelo LA, Pauloski BR, Logemann JA. Effects of intraoral prostheses on speech in oropharyngeal cancer patients. *Am J Speech Lang Pathol* 1996;5:43-55.

Conley JJ. Regional skin flaps in partial laryngectomy. *Laryngoscope* 1975;85:942-9.

Conley JJ, Lanier DM, Tinsley JR., P. Platysma myocutaneous flap revisited. *Arch Otolaryngol Head Neck Surg* 1986;112:711-3.

Cotert HS, Aras E. Mastication, deglutition and speech considerations in prosthodontic rehabilitation of a total glossectomy patient. *J Oral Rehabil* 1999;26(1):75-9.

Cowles SR. Cancer of the larynx occupational and environmental associations. *Southern Med J* 1983;76:894-898.

Damste PH. *Oesophageal speech*. Groningen: Hoitsema. 1958.

Dedo HH. Technique for vertical hemilaryngectomy to prevent stenosis and aspiration. *Laryngoscope* 1975;85:978-88.

Dias FL, Noronha MJR. Cirurgia do câncer avançado da laringe. In: Noronha MJR, Dias FL. *Câncer da laringe: uma abordagem multidisciplinar*. Rio de Janeiro: Revinter, 1997. 181-203p.

Doyle PC, Danhauer JL, Reed CG. Listener´s perception of consonants produced by esophageal and tracheo-esophageal talkers. *Journ. Speech Hearing Dis* 1988;55:400-7.

Doyle PC. *Foundations of voice and speech rehabilitation following laryngeal cancer*. Singular Publishing Group, Inc., 1994. 85-95p.

Doyle PC, Leeper HA, Houghton C, Heeneman H, Martin GF. Perceptual Characteristics of hemilaryingectomized and near-total laryngectomized male speakers. In: *Annual Convention of the American Speech-Language-Hearing Association*, Sta Antonio/abstract, 1996.

Dropkin MJ. Coping with disfigurement and dysfunction after head and neck surgery: a conceptual framework. *Sem Oncol Nurs* 1981;5:213-9.

Espada MPP, Retolaza IR, Sastre JID, Bouzas JG. Laringectomia casi total: resultados funcionales. *Acta Otorrinolaring Esp* 1996;47:135-7.

Estrela F, Elias V, Martins V. Reabilitação do paciente disfágico em cirurgia de cabeça e pescoço. In: Jacobi JS, Levy DS, Silva LMC. *Disfagia. Avaliação e tratamento*. Rio de Janeiro: Revinter, 2003. 233-76p.

Fee WE, Goffinett DR. Treatment of early lesions of the head and neck. In: Chretien PB, Johns, ME, Shedd DP, Strong EW, Ward PH (eds.) *Head and neck cancer*. Vol 1. Philadelphia: Decker, 1985. 140-3p.

Figi FA. Removal of carcinoma of the larynx with imediate skin graft for repair. *Ann. Otol. Rhinol. Laryngol* 1950;59:474-86.

Figueiredo ES, Wannmacher L, Vicente LC. Inteligibilidade de fala eletrolaríngea de laringectomizados totais. In: *Fundação oncocentro de cancerologia: comitê de cancerologia em fonoaudiologia – fonoaudiologia em cancerologia*. São Paulo: Fundação Oncocentro de São Paulo, 2000. 219-25p.

Fouquet ML. Relação entre a avaliação videofluoroscópica do esôfago e a qualidade vocal esofágica. *Dissertação de Mestrado pela Faculdade de Medicina da Universidade de São Paulo*, São Paulo, 2003.

Friedman M, Toriumi DM. Glottic reconstruction following hemilaryngectomy: False cord advancement flap. *Laryngoscope* 1987;7:882-4.

Furia CLB. Reabilitação fonoaudiológica das ressecções de boca e orofaringe. In: Carrara-de Angelis E, Furia CLB, Mourão LF, Kowalski LP. *A atuação da fonoaudiologia no câncer de cabeça e pescoço*. São Paulo: Lovise, 2000. 209-19p.

Gama AC. Indivíduos laringectomizados: fatores que interferem na qualidade da voz esofágica. *Monografia para Obtenção do Título de Especialista em Distúrbios da Comunicação Humana*. São Paulo: Escola Paulisata de Medicina, 1994.

Gardner WH. *Laryngectomy speech and rehabilitation*. Springfield: Charles C. Thomas, 1971.

Gates GA, Ryan W, Cantu E, Hearne E. Current status of laryngectomee rehabilitation II – Causes of failure. *Am J Otoralyng* 1982b;3:8-14.

Gavilán J, Herranz J, Prim P, Rabanal I. Near- total laryngectomy: functional results. *Surgery and prosthetic voice restoration after total and subtotae laryngectomy – international congress series*. n. 1112, São Paulo: Elsevier, 1996. 275-9p.

Gielow I, Behlau M. Reabilitação fonoaudiológica nas laringectomias parciais horizontais. In: *III Congresso Brasileiro de laringologia e voz*. Rio de Janeiro: Anais. 1995. 37p.

Gielow I, Chiari BM, Guedes ZCF, Guilherme A, Justino DAF, Lederman H, Nóbrega M, Weckx LLM, Weckx LY. Hipoglossia congênita: evolução terapêutica de um caso. In: *IV Congresso Brasileiro de fonoaudiologia*. Santa Maria: Anais. 1991. 54p.

Gielow I. Estudo longitudinal da configuração laríngea e da produção vocal nas laringectomias parciais verticais. *Tese de Mestrado, UNIFESP/ Escola Paulista de Medicina*. São Paulo, 1997.

Gielow I, Martins MAC. Refinamento da comunicação oral em pacientes laringectomizados totais. In: Marchesan I, Zorzi J, Gomes ICD. *Tópicos em Fonoaudiologia 1997/1998.* vol. IV. São Paulo: Lovise, 1998. 471-8p.

Gielow I. Prognóstico de alimentação por via oral na laringectomia parcial. In: Felix VN, Furkin AM, Viebig RG. *Arquivos de Motilidade Digestiva e Neurogastroenterologia* 1999;2:21-3.

Gielow I. O que esperar das disfagias nas laringectomias parciais? In: Castro LP, Savassi-Rocha PR, Melo JRC, Costa MB. *Tópicos em gastroenterologia 10: deglutição e disfagia.* Rio de Janeiro: Medsi, 2000. 119-22p.

Gonçalves MI. & Behlau M. Laringectomia total – perspectivas de reabilitação vocal. In: Lopes Filho O. (ed.) *Tratado de fonoaudiologia.* São Paulo: Roca, 1997. 1063-78p.

Gonçalves MIR, Vidigal MLN. Avaliação videofluoroscópica das disfagias. In: Furkim AM, Santini CS. (Org.) *Disfagias orofaríngeas.* Carapicuíba: Pró-Fono, 1999. 189-201p.

Goto M, Hiroto J, Sawada K. The movement of hypopharyngeal and esophageal walls during esophageal phonation. *Proc With Int Cong Broncho-Esoph* (Kyoto, Japan) 1960:14.

Gottstein G. Pseudo-stimme nach totalstirpation des larynx, *Arch Klin Chir* 1900;62:126-146.

Greene JS. Laryngectomy and its psychologic implications. *N Y State J Med* 1947;47:53-56.

Guerrier B, Lallemant JG, Balmigere G, Bonnet P, Arnoux B. Our experience in reconstructive surgery in glottic cancers. *Ann Otolaryngol Chir Cervicofac* 1987;104:175-9.

Gutzmann G. Stimme und sprache ohne kehlkopt. *Z Laryng* 1908;1:221-42.

Hamaker RC, Singer MI, Blom ED, Daniels HA. Primary voice restoration at laryngectomy. *Arch Otolaryngol* 1985;111:182-6.

Hashimoto I. Reconstruções laríngeas em laringectomias parciais por carcinoma na região glótica: estudo da função fonatória. *Tese de Mestrado, UNIFESP / Escola Paulista de Medicina.* São Paulo, 1995.

Heaver I, Arnold GF. Rehabilitation of alaryngeal aphoma. *Post Grad Med* 1962;32:11-22.

Hilgers FJM, Balm AM, Balm JM, Gregor RT, Ackerstaff AH, Scholtens BE. Voice results using the indwelling Provox ® voice protehsis. In: Paes Clemente M (ed.) *Voice update.* Amsterdam: Elsevier, 1996. 173-182p.

Hilgers FJM, Balm AM, Balm JM, Gregor RT, Scholtens BE, Ackerstaff AH. *The provox system – a practical guide to postlaryngectomy vocal and pulmonary rehabilitation.* Amsterdam: The Netherlands Cancer Institute, 1985. 89p.

Hirano M. Technique for glottic reconstruction following vertical partial laryngectomy: A preliminary report. *Ann Otol Rhinol Laryngol* 1976;85:25-31.

Hirano M, Kurita S, Matsuoka H. Vocal function following hemilaryngectomy. *Ann Otol Rhinol Laryngol* 1987;96:586-9.

Hirano M, Kurita S, Matsuoka H. Vocal function following hemilaryngectomy. *Ann Otol Rhinol Laryngol* 1989;98:212-219.

Hoasjoe DK, Wong FS. Perceptual characteristics of hemilaryngectomized and near-total laryngectomized male speakers. *J Med Speech Lang Pathol* 1993;3:131-43.

Hoasjoe DK, Martin GF, Doyle PC, Wong FS. A comparative acoustic analysis of voice production by near- total laryngectomy and normal laryngeal peakers. *J Otolaryngol* 1992;21:39-43.

Hoops HR, Noll JD. Relationships of selected acoustical cariables to judgements of esophageal speech. *J Commun. Dis* 1969;2:1-13.

Ikeda MK, Carvalho AL, Kowalski LP. Câncer da hipofaringe. In: Carrara-de Angellis E, Furia CL, Mourão LF, Kowalski LP. *A atuação da fonocirurgia da fonoaudiologia no câncer de cabeça e pescoço.* 2000. 89-104p.

Instituto Nacional do Câncer. *Estimativa da incidência e mortalidade por câncer no Brasil.* Rio de Janeiro, 1998. www.inca.org.br

Isshiki N, Takeuchi Y. Factor analysis of hoarseness. *Studia Phonol* 1970;5:37-44.

Isman KA, O'Brien CJ. Videofluoroscopy of the pharyngoesophageal segment during tracheoesophageal and esophageal speech. *Head Neck Surg* 1992;14:352-8.

Johnson JT, Barnes EL, Myers EN. The extra capsular spread of tumors in cervical node metastasis. *Arca Otol Laringol* 1981;107:725.

Jung TTK, Adams GL. Dysphagia in laryngectomized patients. *Otolaryngol Head Neck Surg* 1980;88:25-33.

Kalfuss (1969), apud Murrils SG. Pre- and early post-operatory care of the laryngectomee and spouse. In: Edels Y. *Laryngectomee Rehabiliation.* London: Aspen. 1983.

KAMBIC, V. Epiglottiplasty — new technique for laryngeal reconstruction. *Radiol Yugosl* 1977;(Suppl. 2):33-43.

Keda MK, Carvalho AL, Kowalski LP. Câncer da hipofaringe. In: Carrara-de Carrara-de-Angelis E, Furia CLB, Mourão LF, Kowalski LP. *A atuação da Fonoaudiologia no câncer de cabeça e pescoço.* São Paulo: Lovise, 2000. 89-96p.

Keith RL, Pearson BW. Speech rehabilitation after near- total laryngectomy. In: Hasjoe DK, Marting G. F, Doyle PC, Wong FS (ed.) A comparative acoustic analysis of voice production by near-total laryngectomy and normal laryngeal speakers. *J Otolaryngol* 1992;21:39-43.

Kowalski LP, Miguel REV, Ulbrich FS. Câncer de laringe. In: Carrara-de Angelis E, Furia CLB, Mourão LF, Kowalski LP. *A atuação da fonoaudiologia no Câncer de cabeça e pescoço.* São Paulo: Lovise, 2000. 97-104p.

Kübler-Ross E. *Sobre a morte e o morrer.* São Paulo: Martins Fontes, 1985.

Laccourreye H, Fabre A, Menard M, Janot F, Brasnu D. Partial surgery of ephitelioma of glottic area. *Ann Otolaryngol Chir Cervicofac* 1988;105:3-12.

Lallermant JG, Bonnin P, el-Sioufi I, Bousquet J. Cricohyoepiglottopexy: long-term results in 55 patients. *J Laryngol Otol* 1999;113:532-7.

Langmore SE, Schatz K, Olsen N. Fiberoptic endoscopy examination of swallowing safety: a new procedure. *Dysphagia* 1988;2:216-9.

Lauder E. *Self-help for laryngectomee.* San Antonio: Copyright Edmund Lauder, 1995. 175p.

Laurian N, Zohar Y. Laryngeal reconstruction by composite nasal mucoseptal graft after partial laryngectomy: three years follow-up. *Laryngoscope* 1981;91:609-16.

Lawson W, Biller HF. Supraglottic cancer. In: Bailey B, Biler HF. *Surgery of the larynx.* Philadelphia: WB Saunders, 1985. 243-256p.

Lazarus CL, Logemann JA, Pauloski BR, Colangelo LA, Kahrilas PJ, Mittal BB, Pierce M. Swallowing disorders in head and neck cancer patients treated with radiotherapy and adjuvant chemotherapy. *Laryngoscope* 1996;106:1157-66.

Leeper HA, Doyle PC, Heeneman H, Martin GF, Hoasjoe, DK, Wong FS. Acoustical characteristics of voice following hemilaryngectomy and near- total laryngectomy. *J Med Speech Lang Pathol* 1993;1:89-94.

Leeper HA, Parsa V, Jamieson DG, Heeneman H. Acoustical aspects of vocal function following radiotherapy for early T1a laryngeal cancer. *J Voice* 2002;16:289-302.

le Huche, F. *Voz sem laringe.* Belo Horizonte: Andrei, 1980.

Lelièvre G, LacCourreye O, Strunski V, Juvanon JM, Bedbeder P, Peynegre R. Critical study and role of partial vertical reconstructive laryngectomy with epiglottoplasty by tucker method. A propos of 18 cases. *Ann Otolaryngol Chir Cervicofac* 1987;104:323-8.

Leonard RJ, Gillis R. Differential effects of speech prostheses in glossectomized patients. *J Prosthet Dent* 1990;64:701-8.

Levine PA, Debo RF, Reibel JF. Pearson near- total laryngectomy: A reproducible speaking shunt. *Head Neck* 1994;16:323-5.

Levy J, Abramson AL. Immediate verbal communication following laryngectomy. *Bull New York Acad Med* 1983;59:306-12.

Liu C, Ward PH, Pleet L. Imbrication reconstruction following partial laryngectomy. *Ann Otol Rhinol Laryngol* 1986;95:567-71.

Logemann JA, Bytell D. Swallowing disorders in three types of head and neck surgical patients. *Cancer* 1979;44:1075-1105.

Logemann JA. *Evaluation and treatment of swallowing disorders.* Austin: Pro-ed, 1983. 249p.

Lowry LD. Artifical larynges: a review and development of a prototype self-contained intra-oral artificial larynx. *Laryngoscope* 1981;91:1332-55.

Lourenço L. Comparação entre as análises perceptivo-auditiva e audiovisual das consoantes do português brasileiro em fonação esofágica. *Monografia de Especialização do Centro de Estudos da Voz.* São Paulo, 1999.

Macedo Filho, ED. Avaliação endoscópica da deglutição com o nasofaringolaringoscópio (FEES) na abordagem da disfagia orofaríngea In: *Tópicos em Gastroenterologia 10: deglutição e disfagia.* Belo Horizonte: Medsi, 2000. 71-81p.

Magrin J, Kowalski LP, Carvalho AL. Carcinoma de boca. In: Carrara-de Angelis E, Furia CLB, Mourão LF, Kowalski LP. *A atuação da fonoaudiologia no Câncer de cabeça e pescoço.* São Paulo: Lovise, 2000. 97-104p.

Mamede RCM, Mello Filho FV. Reconstrução nas laringectomias parciais.*Rev. Bras. Cir. Cab. Pesc* 1993;17:157-63.

Margall SAC. Análise da relação entre os fluxos de ar pulmonar e esofágico na emissão de vogais da Língua Portuguesa em indivíduos laringectomizados. In: Fundação oncocentro de cancerologia: comitê de cancerologia em fonoaudiologia. *Fonoaudiologia em cancerologia.* São Paulo: Fundação Oncocentro de São Paulo, 2000. 237-43p.

Marunick MT. Palatal prostheses in patients following treatment for oral and oropharyngeal cancer. In: Robbins KT, Murry T (eds.) *Head and neck cancer: organ preservation, function and rehabilitation.* San Diego: Singular, 1998. 121-30p.

Mirra AP, Franco II. *Monografia do Registro do Câncer de São Paulo e Instituto Ludwig de Pesquisa sobre o Câncer.* Incidência de Câncer do Município de São Paulo. Brasil. São Paulo, 1985.

Mjönes AB, Olofsson J, Danbolt C, Tibbling L. Oesophageal speech after laryngectomy: a study of possible influencing factors. *Clin Otolaryngol* 1991;16:442-7.

Monges JS, Ferro DPD, Fouquet ML. Perfil dos pacientes laringectomizados totais da Santa Casa de São Paulo. *XVIII Congresso Brasileiro de Cirurgia de Cabeça e Pescoço.* Recife: Anais, 2001.

Moolenaar-Bijl AI. Connection between consonant articulation and the intake of air in oesophageal speech. *Folia Phoniat* (Basel) 1953;5:212-220.

Moore DJ. Glossectomy rehabilitation by mandibular tongue prosthesis. *J Prosthet Dent* 1972;28(4):428-33.

Morgan DW, Hadley J, Willis G, Cheesman AD. Use of a portable manometer as a screening procedure in voice rehabilitation. *J Laryngol Otol* 1992;106:353-5.

Natvig K. Study n. 3: pre- and postoperative factors of significance to esophageal speech acquisition. *J Laryngol Otol* 1989;98:70-8.

Ogura JH, Biller HF. Glottic reconstruction following extended frontolateral hemilaryngectomy. *Laryngoscope* 1969;79:2181-4.

Ogura JH, Sessions DG, Spector GJ. Conservation surgery for epidermoid carcinoma of the supraglottic larynx. *Laryngoscope* 1975;85:1808.

Padovan IF, Oreskovic M. Functional evaluation after partial resection in patients with carcinoma of the larynx. *Laryngoscope* 1975;85:626-634.

Park NH, Major JR, JW, Sauers PL. Hemilaryngectomy and vocal cord reconstruction with digastric tendon graft. *Surg Gynecol Obst* 1982;155:253-6.

Parker SL, Tong T, Bolden S. Cancer statistics, 1997. *CA Cancer J Clin* 1997;47:5-27.

Pearson BW, Woods RD, Hartman DE. Extended hemilaryngectomy for T3 glottic carcinoma with preservation of speech and swallowing. *Laryngoscope* 1980;90:1950-61.

Pearson BW. The teory and technique of near-total laryngectomy. In: Bailey RJ, Biller HF. *Surgery of larynx.* Philadelphia: WB Saunders, 1985. 333-46p.

Pearson BW. Subtotal laryngectomy. *Laryngoscope* 1981;91:1904-12.

Pech A, Thomassin JM, Goubert JL, Zanaret M, Scavennec C, Cannoni M. Glottic reconstruction with a flap of thyroid perichondrium. *Ann Otolaryngol Chir Cervicofac* 1984;101:319-22.

Perelló J. Laringectomia total In: *Alteraciones de la voz.* Barcelona: Cientifico-Medica, 1973.

Premalatha BS, Shenoy AM, Anntha N. Speech evaluation after near-total l laryngectomy and total laryngectomy – a comparative acoustic analysis. *Indian J Cancer* 1994;31:244-9.

Quinn HJ. A new technique for glottic reconstruction after partial laryngectomy. *Laryngoscope* 1970;70:1980-2011.

Rappaport I, Swirsky A, Chie S. Functional considerations after ressection of the hyomandibular complex. *Am J Surg* 1968;116:581-4.

Raprand (1828), apud Luchsinger RR. Der mechanismus der sprech – und stimmbildung ber laryngectomerten und die ubungsbehandlung. *Pract Oto-Rhino-Laryng* (Basel) 1952;14:304-311.

Remacle M, Millet B. Objetive study of the voice quality following partial laryngectomy. *Acta Otorhinolaryngol* (Belg) 1991;45:305-9.

Robe EY, Moore P, Adrews AH, Holinger PH. A study of the role of certain factors in the development of speech after laryngectomy. I type of operation. *Laryngoscope* (St. Louis) 1956a;66:173-186.

Robe EY, Moore P, Andrews AH, Holinger PH. A study of the role of certain factors in the development of speech after laryngectomy: 1. type of operation; 2. site of pseudoglottis; 3. Coordination of speech with respiration. Part 2: site of pseudoglottis. *Laryngoscope* 1956b;66:382-401.

Rosier JF, Grégoire V, Counoy H, Octave-Prignot M, Rombaut P, Scalliet P, Vanderlinden F, Hamoir M. Comparison of external radiotherapy, laser microsurgery and partial laryngectomy for the treatment of T1N0M0 glottic carcinomas: a retrospective evaluation. *Radiother Oncol* 1998;48:175-83.

Salmon SJ. Methods of air intake for esophageal speech and their associated problems. In: Keith RI, Darley FL. *Laryngectomee rehabilitation.* Houston: College-Hill, 1979. 2-28p.

Seeman M. Phoniatrishe Bemerkungen zur laryngektomie. *Arch Klin Chir* 1926;140:285-298.

Sessions DG, Zill R, Schwartz SL. Deglutition after conservative surgery for cancer of the larynx and hypopharynx. *Arch Otolaryngol Head Neck Surg* 1979;87:779-96.

Shah JP, Kowalski LP. *Cirurgia de cabeça e pescoço.* 2. ed. Rio de Janeiro: Revinter, 2000.

Shedd D, Kirchner J, Scatliff J. Oral and pharyngeal components of deglutition. *Archives of Surgery* 1961;82:373-380.

Shipp T. Frequency, duration and perceptual measures in relation to judgements of alaryngeal speech acceptability. *J. Speech Res* 1967;10:417-427.

Simpson IC, Smith JC, Gordon MI. Laryngectomy: the influence of muscle reconstruction on the mechanism of oesophageal voice production. *J Laryng* 1972;86:961-990.

Singer MI, Blom ED. Selective myotomy for voice restoration after total laryngectomy. *Arch Otolaryngol* 1981;107:670-673.

Singer MI, Blom ED, Hamaker RC. Pharyngeal plexus neurectomy for alaryngeal speech rehabilitation. *Laringoscope* 1986;96:50-54.

Singer MI. The upper esophageal sphincter: role in alaryngeal speech acquisition. *Head and Neck Surgery* 1988;(Suppl. 2):S118-S123.

Sisty NI, Weinberg B. Formant frequency characteristics of esophageal specch. *J Speech Res* 1972;15:440-448.

Sloane PM, Griffin JM, O'Dwyer TP. Esophageal insufflation and videofluoroscopy for evaluation of esophageal speech in laryngectomy patients: clinical implications. *Radiology* 1991;18:433-7.

St Guily JL, Angelard B, el Bez M, Julien N, Debry C, Fichaux P, Goudret R. Postlaryngectomy voice restoration. A prospective study in 83 patients. *Arch Otolaryngol Head Neck Surg* 1992;118:252-5.

Spina AL. Avaliação da qualidade vocal e dos efeitos da técnica de reabilitação com som fricativo sonoro prolongado após laringectomias parciais. Tese de Mestrado pela UNICAMP. Campinas, 2002.

Som ML. Conservative surgery foi carcinoma of the supraglottis. *J Laryngol Otol* 1970;84:655.

Som ML. Cordal cancer with extension to vocal process. *Laryngoscope* 1975;85:1298-307.

Spiessl B, Beahrs OH, Hermanek P, Hutter RVP, Scheibe P, Sobin LH, Wagner G. *Guia ilustrado para a classificação TNM -UICC (1992) de tumores malignos.* São Paulo: Oncocentro, 1993. 32-43p.

Tait V, Tait RV. Speech rehabilitation with the oral vibrator. *Speech Pathol Ther* 1959;2:64-9.

Taub S. Air bypass voice prothesis: an 8-year experience. In: Shedd DP, Weinberg B (eds.) *Surgical and prosthetic approaches to speech rehabilitation.* Boston: Hall, 1980. 17-26p.

The Department of Veterans Affairs Laryngeal Cancer Study Group – Induction chemotherapy plus radiation compared with surgery plus radiation in patients with advanced laryngeal cancer. *New Engl J Med* 1991;324:1685-90.

Tucker HM, Wood BG, Levine H, Katz R. Glottic reconstruction after near total laryngectomy. *Laryngoscope* 1979;89:609-17.

Union Internationale Contre le Cancer (UICC). *Manual of clinical oncology.* Berlin: Springer-Verlag, 1987.

Urba SG, Forastieri AA, Wolf GT et al. Intensive induction chemotherapy and radiation for organ preservation in patients with advanced resectable head and neck carcinoma. *J Clin Oncol* 1994;12:946-53.

van Den Berg J. *On the myoelastic-aerodynamic theory of voice production.* NATS Bull, may. 6-12, 1958.

Vigneau D, Calvet H, Pessey JJ, Lacomme Y. Reconstructive laryngectomies. Oncogycal an functonal results. *Rev Laryngol Otol Rhinol* (Bordeaux) 1988;109:145-7.

Vicente LCC, Forte APM, Artins L, Sonegeth, R. Tumores de cavidade oral e orofaringe – atuação fonoaudiológica. In: Lopes Filho O (ed.) *Tratado de fonoaudiologia.* São Paulo: Roca, 1997. 1079-101p.

Vicente LCC, Gonçalves MI, Gonçalves AJ. Laringectomias quase-totais: reabilitação fonoaudiológica. In: Lopes Filho, O (ed.) *Tratado de fonoaudiologia.* São Paulo: Roca, 1997. 1051-61p.

Vinventiis M, Minni A, Gallo A, Di Nardo A. Supracricoid partial laryngectomies: oncologic and functional results. *Head Neck Surg* 1998;20:504-9.

Wepman JM, McGahan JA, Shelton NW, Richard JC. The objective measurement of progressive esophageal speech development. *J Speech Hearing Dis* 1953;18:247-51.

LEITURAS RECOMENDADAS

CARRARA-DE-ANGELIS E, FURIA CL, MOURÃO LF, KOWALSKI LP (Eds.) *A Atuação da Fonoaudiologia no Câncer de Cabeça e Pescoço.* São Paulo: Lovise, 2000.

O livro recomendado é a primeira publicação nacional completamente dirigida aos fonoaudiólogos que trabalham na área de câncer e pescoço. O livro conta com 39 capítulos, escritos com a participação de mais de 40 profissionais brasileiros, que abordam os diferentes aspectos do câncer nessa área, dos tumores de boca aos de laringe.

BARROS AP, ARAKAWA L, TONINI MD, CARVALHO VA. *Fonoaudiologia em Cancerologia.* São Paulo: Fundação Oncocentro, 2000.

A publicação recomendada foi organizada pelo Comitê de Fonoaudiologia em Cancerologia, e publicada pela Fundação Oncocentro de São Paulo, com 39 capítulos sobre tópicos específicos e dez relatos sobre o atendimento nesta área em diversas instituições hospitalares e de ensino, com suas diferenças inerentes. Os capítulos apresentados são de modo geral pequenos, objetivos e atualizados.

DOYLE PH. *Foudations of Voice and Speech Rehabilitation Following Laryngeal Câncer.* San Diego: Singular, 1994.

Esta é uma das publicações mais conceituadas na área, escrita por um único autor, o fonoaudiólogo PHILIP C. DOYLE, da *University of Wertern Ontário*, Canadá, que explora de modo seqüencial, desde o panorama do câncer da laringe até as questões relacionadas à qualidade de vida neste paciente, concluindo com uma reflexão sobre como podemos servir melhor o indivíduo que sofre de câncer de cabeça e pescoço. É uma obra de consulta básica ao especialista em voz.

CASPER J, COLTON R. *Clinical Manual for Laryngectomy and Head and Neck Cancer Rehabilitation.* 2. ed. San Diego: Singular, 1998.

Esta é a segunda edição deste manual, que faz parte da série *Clinical Competence*, uma publicação direcionada para potencializar a atuação em áreas específicas. O livro explora a relação entre o médico e o fonoaudiólogo e apresenta, de modo fácil, organizado em tópicos, os mais diversos aspectos da reabilitação do indivíduo laringectomizado total. É ponto de referência para quem quer começar a trabalhar nesta área.

ROBBINS KT, MURRY T. *Head & Neck Cancer: Organ Preservation, Function, and Rehabilitation.* San Diego: Singular, 1998, p 140.

Esse livro apresenta as principais considerações sobre condutas em relação ao câncer de boca, faringe e laringe. Há capítulos referentes à voz e aspectos associados, tratamento quimioterápico, radioterápico e seus efeitos, reabilitação da fala pós-glossectomia, próteses palatais e avaliação da qualidade de vida no câncer de cabeça e pescoço. Os protocolos de preservação de órgãos são também abordados.

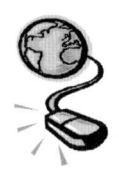

SÍTIOS RECOMENDADOS

☞ **www.inca.gov.br**

Sítio do Instituto Nacional do Câncer (INCA), no Rio de Janeiro, do Ministério da Saúde, bastante completo, com atualidades, manuais de orientação para pacientes e familiares com alguns tipos de câncer, Atlas *on line* de mortalidade por câncer por estado e por tipo de câncer, no Brasil, além de dicas sobre como parar de fumar e como se proteger do câncer. Apresenta também os últimos anos da Revista Brasileira de Cancerologia, com textos completos disponíveis *on line* a partir do volume 46, ano 2000.
Idioma: português
Visitado em: 10/2/2004

☞ **www.sbccp.org.br**

Este é o sítio da Sociedade Brasileira de Câncer de Cabeça e Pescoço. A página apresenta o histórico da sociedade e seus membros, próximos eventos, boletins, notícias e acesso à revista da sociedade. Apresenta também informações resumidas sobre o câncer de laringe, por meio de perguntas e respostas.
Idioma: português
Visitado em: 10/2/2004

☞ **www.cancer.org**

A página da Sociedade Americana de Câncer é bastante atrativa e de fácil navegação. Ela oferece amplas informações sobre câncer em geral tanto para leigos como para profissionais, e por meio da opção de busca você tem acesso a informações específicas sobre Câncer de Cabeça e Pescoço, tais como, definição, diagnóstico, tratamento, prevenção, reabilitação vocal para pacientes laringectomizados. Além disso, o sítio apresenta suporte para pacientes e familiares, artigos, publicações e *links*.
Idioma: inglês
Visitado em: 10/2/2004

☞ **www.nci.nih.gov/cancer_information/cancer_type/head_and_neck/**

O Instituto Nacional de Câncer dos EUA desenvolveu este sítio de fácil navegação e informações detalhadas, que oferece ao público acesso a dados sobre fatores de risco, sintomas, diagnóstico e tratamento para o câncer de cabeça e pescoço e, mais especificamente, para o câncer de laringe. A página também apresenta busca avançada, artigos, pesquisas e discussões sobre experimentos clínicos. Além disso, você encontra informações sobre reabilitação, voz esofágica, laringe eletrônica, dicas sobre como se alimentar e acompanhamento e suporte para pacientes
Idioma: inglês
Visitado em: 10/2/2004

☞ **www.asha.org**

O sítio da ASHA oferece, em uma entrada específica, informações detalhadas sobre o tratamento pré e pós-diagnóstico do câncer de cabeça e pescoço.
Idioma: inglês
Visitado em: 10/2/2004

☞ **http://groups.msn.com/HeadandNeckCancerSupportGroup**

Esta é uma página que dá acesso a uma sala de bate-papo para interessados em câncer de cabeça e pescoço, agendado para domingos às 21 horas.
Idioma: inglês
Visitado em: 10/2/2004

☞ **www.larynxlink.com**

É a página da *International Association of Lwryngectomees (IAL)* (Associação Internacional dos Laringectomizados), bastante completa e ampla, com informações sobre a sociedade internacional, inclusive com seu estatuto de funcionamento, diretoria e comitês, notícias, encontros anuais de indivíduos laringectomizados e profissionais que trabalham na área, novidades em tecnologia de reabilitação e itens para o conforto do paciente, diretórios e *links*, material didático de leitura, livros, artigos e poemas.
Idioma: inglês
Visitado em: 10/2/2004

☞ **www.webwhispers.org**

Esta é uma página extremamente bem organizada e completa, dedicada à reabilitação do paciente laringectomizado, contendo informações gerais, inúmeros *links*, lista de fornecedores comerciais de inúmeros produtos na América e Europa (incluindo o *Larkel* – Adreas Fahl Medizintechnik-Vertrieb, GMBH –), ativamente coordenada e atualizada por um ex-piloto militar americano laringectomizado. Apresenta detalhes interessantes e que podem ser de apoio ao paciente, como uma lista de pessoas famosas que sofreram de câncer de cabeça e pescoço (Humphrey Bogart, Enrico Caruso, Sammy Davis Jr., Imperador Frederico II da Alemanha, Sigmund Freud George Harrison, Jphn Wayne, entre outros) e informações sobre cruzeiros marítimos para pacientes, cuidadores e familiares,

organizados desde 2001. Possui uma lista de discussão bastante ativa, em que também participam profissionais da saúde.
Idioma: inglês
Visitado em: 10/2/2004

☞ **www.larycare.com**

É um site especial para pacientes laringectomizados, no qual estão disponíveis informações sobre a vida do indivíduo após a cirurgia como a convivência com o traqueostoma, as possibilidades de reabilitação, fórum de dúvidas, calendário de eventos, novas tecnologias e publicações. Oferece também uma lista de perguntas e respostas mais comuns e *links* variados.
Idioma: inglês
Visitado em: 10/2/2004

☞ **www.atosmedical.com**

Este é o sítio comercial da companhia sueca ATOS MEDICAL AB, responsável pela fabricação do sistema PROVOX; contém informações sobre a companhia e seus produtos, notícias, novidades e representantes internacionais, além de *links* sobre o tema.
Idioma: inglês
Visitado em: 10/2/2004

☞ **www.inhealth.com**

Este é o sítio comercial da Inhealth Technologies, empresa norte-americana, fabricantes do sistema BLOM-SINGER; a página apresenta noticiais, informações sobre a cirurgia e a reabilitação, informações educacionais, vídeos, CD-ROM, cartazes, folhetos e possibilidade de compras *on-line*, além de *links* variados.
Idioma: inglês
Visitado em: 10/2/2004

☞ **www.origin8.nl/medical**

Esta página é organizada pelo médico holandês Wilko Grolman e apresenta uma belíssima série de desenhos, que vão desde a laringe normal, até as variações na comunicação oral do paciente laringectomizado (vibrador, voz esofágica e traqueoesofágica); traz informações, dicas, fotos e desenhos sobre as diferentes próteses fonatórias (Bloom-Singer, Voice Master e Provox).
Idioma: inglês
Visitado em: 10/2/2004

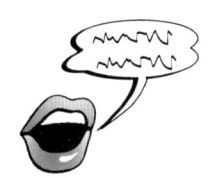

DE BOCA EM BOCA

1 ARAKAWA L. *Influência da reconstrução cirúrgica na inteligibilidade de fala após a excisão de câncer de boca e orofaringe.* São Paulo, 2001/Dissertação. Mestrado. Faculdade de Medicina da Universidade de São Paulo/Orientação: Prof. Dr. Anoi Castro Cordeiro.

O tratamento oncológico cirúrgico consiste de duas etapas: uma de extirpação e outra reparadora. Doentes de câncer de cavidade oral, quando tratados por cirurgia enfrentam diversos problemas funcionais, entre eles, o da produção da fala. O objetivo do presente trabalho foi investigar os efeitos que a fala sofre com os diferentes tipos de reconstrução cirúrgica em doentes com câncer de cavidade oral e orofaringe.

Foram analisados os seguintes aspectos das técnicas reparadoras: fechamento primário, enxertos de pele, retalhos locais, retalhos à distância e retalhos microcirúrgicos, tanto quanto ao seu procedimento como aos aspectos funcionais. Participaram do presente estudo 50 indivíduos, categorizados em quatro grupos de acordo com a técnica de reconstrução: fechamento primário, retalho local de língua, retalho de músculo peitoral maior e retalho livre microcirúrgico e que receberam, em sua maioria, o tratamento complementar de radioterapia e fonoterapia. Foram avaliadas a inteligibilidade, articulação dos sons da fala, abertura de boca, competência oral e mobilidade de língua no período pós-operatório.

A avaliação dos casos permite comentar que em ressecções de pequena extensão comparáveis, a porcentagem de inteligibilidade dos pacientes que sofreram reconstituição com retalho local de língua foi menor do que o fechamento primário. Importante consideração é que o fechamento primário é o método mais simples. O uso do retalho microcirúrgico, o mais complexo dos métodos, apresentou resultados melhores que as outras técnicas de reconstrução nas ressecções que envolveram partes ósseas. Já nas ressecções extensas de partes moles, o retalho de músculo peitoral maior, considerado de média complexidade, confiável e versátil apresentou escores melhores.

Os estudos relacionados com as influências da reconstrução cirúrgica no aspecto funcional podem orientar melhor quanto ao prognóstico terapêutico, assim como auxiliar na escolha do tratamento cirúrgico reconstrutivo adequado.

2 BRASIL OOC. *Laringectomias Parciais Verticais: Reconstrução com retalho miocutâneo de platisma.* São Paulo, 1987/Tese. Mestrado. Escola Paulista de Medicina. Orientação: Prof. Dr. Paulo Augusto de Lima Pontes.

O objetivo deste trabalho foi analisar os resultados oncológicos e funcionais de pacientes submetidos à laringectomias parciais verticais e reconstruídos com retalho miocutâneo de platisma com pedículo superior. Foram estudados seis pacientes com diagnóstico de carcinoma espinocelular de laringe, em região glótica, com estadiamento entre T1 e T2, sem radioterapia prévia. Quanto ao porte cirúrgico, um dos pacientes foi submetido à laringectomia frontolateral esquerda e os cinco pacientes restantes foram submetidos à hemilaringectomia, sendo três delas consideradas ampliadas para a prega vocal contralateral e/ou região subglótica. O esvaziamento cervical funcional modificado foi realizado nos cinco casos de hemilaringectomias, sendo um deles bilateral. Os seis casos foram reconstruídos com retalho miocutâneo de platisma e, em um dos casos, a reconstrução se fez com retalhos bilaterais.

O período de observação do paciente no pós-operatório foi de 1 a 4 anos, e os resultados oncológicos obtidos foram satisfatórios: margens cirúrgicas livres de neoplasia nos 6 casos e quantidade expressiva de gânglios linfáticos sem comprometimento de neoplasia. Quanto às características funcionais, os resultados foram excelentes: tempo de descanulização médio de 15 dias com um caso de complicação com 158 dias; alimentação no pós-operatório médio de 10 dias; 2 casos com presença de aspiração traqueal; alterações na qualidade vocal com rouquidão de discreta a moderada, dois casos com soprosidade discreta, inteligibilidade com variação de boa para muito boa.

A partir dos resultados obtidos foram concluídos: a utilização do retalho miocutâneo de platisma não limita as indicações das laringectomias parciais verticais; a utilização desse retalho cria condições para planejamento e execução de ressecções amplas; é um retalho próximo à laringe, de fácil dissecção e que não possui pêlos; o retalho promove um suporte estável na reconstrução da laringe; sua utilização reduz as condições de formação de tecido fibrótico e atrofias; esta técnica promove bons resultados funcionais, incluindo fonação com inteligibilidade inalterada, deglutição sem aspiração traqueal importante e respiração adequada sem limitações das atividades físicas.

3

BRASIL OOC. *Laringectomias Parciais Verticais com Reconstrução por Retalho Miocutâneo de Platisma: Avaliação Oncológica e Funcional.* São Paulo, 1994/Tese. Doutorado. Escola Paulista de Medicina. Orientação: Prof. Dr. Paulo Pontes. Co-orientação: Profa. Dra. Mara Behlau.

O propósito deste estudo foi analisar os resultados oncológicos e funcionais quanto à deglutição, respiração e fonação de vinte e um pacientes portadores de tumores glóticos, classificados como T1b N0 M0, T2 N0 M0 e T3 N0 M0, que foram submetidos à laringectomia frontolateral, hemilaringectomia e hemilaringectomia ampliada e reconstruídas com o retalho miocutâneo de platisma.

Para avaliação oncológica foram analisadas as margens de ressecção e o índice de recidivas em seguimento de 3 anos. Para avaliação funcional foram excluídos três pacientes, correspondendo a dois que faleceram por outras causas e um outro que apresentou recidiva. Quanto à deglutição foram analisados o período para o início da alimentação via oral e a presença de aspiração orotraqueal persistente. Em relação à respiração, foram estudados o período para a retirada da cânula de traqueostomia, assim como o número de pacientes com o traqueostoma fechado. A respiração foi também analisada, de maneira objetiva, por meio da espirometria e da curva fluxo-volume. Quanto à fonação, foram verificadas quais as estruturas vibráteis da laringe reconstruída e foi também realizada análise perceptivo-auditiva e acústica da voz. Foi avaliada, também, a presença de complicações no pós-operatório.

Assim, concluiu-se que a utilização do retalho miocutâneo de platisma, na reconstrução de laringectomias parciais verticais, não comprometeu os resultados oncológicos. A deglutição se manteve normal, sem aspiração orotraqueal. Todos os pacientes permaneceram sem traqueostomia e mantiveram sua atividade física inalterada, em relação ao período pré-operatório. A qualidade vocal ficou alterada e proporcional à qualidade e quantidade de estruturas vibráteis, porém manteve a inteligibilidade próxima à de indivíduos normais. A ocorrência de complicações no pós-operatório foi considerada baixa.

4

HASHIMOTO IK. *Reconstruções laríngeas em laringectomias parciais por carcinoma da região glótica – estudo da função fonatória.* São Paulo, 1995/Tese. Mestrado. Escola Paulista de Medicina. Orientação: Prof. Dr. Paulo Pontes. Co-orientação: Profa. Dra. Mara Behlau.

O objetivo deste trabalho foi estudar retrospectivamente a função fonatória, considerando-se a fonte sonora e a qualidade vocal de 84 pacientes portadores de carcinoma da região glótica submetidos a laringectomias parciais e que tiveram as laringes reconstruídas com o emprego de diversas técnicas. A fonte sonora foi avaliada por meio da videolaringoscopia e a qualidade de cada uma das vozes, definida por um valor designado como índice de disfonia. Para se chegar a este índice, as vozes previamente gravadas em fitas videocassete foram escutadas por dois médicos otorrinolaringologistas e uma fonoaudióloga, que as julgaram de acordo com quatro parâmetros: rouquidão, soprosidade, astenia e tensão.

A laringe reconstruída se comportou na quase totalidade dos casos como fonte vibrante. A região de localização da fonte sonora foi predominantemente a região supraglótica, à exceção nas cordectomias, em que a região glótica foi mantida. Na maioria absoluta dos casos, a fonte glótica foi constituída pela aproximação de duas estruturas. Os elementos que mais participam do processo vibratório foram as pregas vestibulares, a mucosa da região das cartilagens aritenóideas, as pregas ariepiglóticas e a prega vocal remanescente. Os enxertos tiveram participação relevante na composição da fonte sonora, porém mostraram-se pouco adequados para o processo vibratório.

Em todos os casos houve alteração da qualidade vocal, sendo que os menores desvios foram observados nas reconstruções com a prega vestibular e nas aderências secundárias observadas nas cordectomias. Por outro lado, os maiores desvios ocorreram nas reconstruções com deslizamento de mucosa da vizinhança, o que praticamente corresponde à uma ausência de reconstrução do espaço laríngeo.

5

GIELOW I. *Estudo longitudinal da configuração laríngea e da produção vocal nas laringectomais parciais verticais.* São Paulo, 1997/Tese. Mestrado. Universidade Federal de São Paulo. Orientação: Dra. Mara Behlau. Co-orientação: Dr. Paulo Pontes.

As laringectomias parciais verticais são procedimentos cirúrgicos que potencialmente podem comprometer as funções da laringe, sendo evidente na maioria dos casos, o impacto na qualidade vocal do indivíduo.

O objetivo do presente trabalho é compreender a evolução da função vocal após tais cirurgias. Para tanto, realizou-se retrospectivamente um estudo longitudinal da configuração laríngea e da produção vocal em 25 pacientes do INLAR (Instituto da Laringe), submetidos a laringectomias parciais verticais (oito frontolaterais, nove frontolaterais ampliadas, seis hemilaringectomizadas e duas subtotais), reconstruídos por diferentes técnicas.

Os resultados foram obtidos a partir da avaliação perceptiva auditiva e visual dos registros dos exames videolaringológicos realizados cerca de seis meses após a cirurgia, com os registros mais recentes de cada paciente, num acompanhamento que variou de 2 a 11 anos. O tipo de fonte sonora mais observada foi a vibrante, e a tendência de quem iniciou friccional foi passar a vibrante. A configuração predominante da fonte sonora foi supraglótica, tendendo a permanecer a mesma, porém com a possibilidade de aumento numérico das estruturas laríngeas vibrantes. As estruturas mais envolvidas na configuração da fonte sonora foram as pregas vestibulares, a mucosa da região e o retalho ou fibrose cicatricial, e as principais estruturas envolvidas na vibração foram as pregas vestibulares e a mucosa da região aritenóidea. O *pitch* mostrou-se adequado. O tamanho da fenda fonatória reduziu na maioria dos casos, assim como o índice de disfonia, mas não se encontrou contingência entre a variação da fenda fonatória e a variação do índice de disfonia. A vibração dos tecidos que compõem a laringe reconstruída parece ser um fator fundamental na evolução da qualidade vocal.

6

ROSIER J, VINCENT G, COUNOY H, OCTAVE-PRIGNOT M, ROMBAUT P, SCALLIET P, VANDELINDEN F, HAMOIR M. Comparison of external radiotherapy, laser microsurgery and partial laryngectomy for the treatment of T1N0M0 glottic carcinomas: a retrospective evaluation. *Radiot. Oncol.*, 48:175-83; 1998.

O câncer de laringe é o câncer da área de cabeça e pescoço de maior ocorrência nos Estados Unidos e na Europa, sendo que 75% desses tumores se concentram na glote. Geralmente os tumores glóticos ocorrem após a quinta ou sexta década e tem grande associação com o tabagismo. Os principais sintomas clínicos incluem rouquidão de natureza crônica e progressiva. Se diagnosticado precocemente, o câncer de laringe tem grandes chances de cura. As opções de tratamento são radioterapia, cordectomia, microcirurgia a *laser* e laringectomia parcial. A radioterapia é a forma de tratamento selecionada inicialmente, enquanto que a laringectomia parcial é utilizada para casos onde houve fracasso no tratamento radioterápico. Há grande controvérsia na utilização da laringectomia parcial como tratamento inicial, pois a qualidade vocal parece ser pior quando comparada com os resultados da radioterapia. O objetivo do presente estudo foi comparar retrospectivamente a eficácia e os resultados funcionais do tratamento de carcinoma glótico T1N0M0, de pacientes atendidos entre 1979 e 1995, em uma mesma instituição (*St. Luc University Hospital*, Bruxelas, Bélgica). Foram avaliados 106 registros de pacientes com carcinoma glótico T1, comprovado por biópsia, sendo 81 T1a e 25 T1b. A radioterapia foi empregada em 41 pacientes, com dose média de 64 Gy, laringectomia parcial foi realizada em 34 pacientes e a microcirurgia a *laser* foi empregada em 31 pacientes, dos quais dez receberam radioterapia no pós-operatório pois as margens de ressecção não se mostraram livres de tumor.

Foi realizada uma avaliação perceptivo-auditiva da voz empregando-se uma escala visual; participaram como avaliadores os próprios pacientes, três universitários e dois fonoaudiólogos especialistas. O seguimento médio foi de 63,5 meses, com controle locorregional de 5 e 10 anos, para 91 e 87%, sem diferenças entre os grupos de tratamento. Depois de realizada laringectomia de resgate, o controle locorregional atingiu 97%, sem diferença entre os grupos de tratamento. A incidência de um segundo tumor primário atingiu 19% em 10 anos. Quanto à qualidade vocal, as análises foram realizadas em 18 pacientes, sendo sete tratados por radioterapia, seis por microcirurgia a *laser* e cinco por laringectomia parcial, todos com seguimento mínimo de 4 anos e livres de doença. Cada avaliação foi realizada três vezes, para se verificar a constância intra-ouvinte. Os resultados não foram evidentes, contudo, houve tendência de pior satisfação, maior rouquidão e soprosidade com a laringectomia parcial. Os pacientes avaliaram suas vozes com maior índice de satisfação que os universitários e os fonoaudiólogos, grupos que não diferiram nesta avaliação. Os fonoaudiólogos também realizaram uma análise mais detalhada, na qual se verificou tendência dos pacientes com laringectomia total apresentarem maior rouquidão e soprosidade; contudo, o nível de significância somente foi atingido quando comparados os pacientes tratados por radioterapia com os submetidos à laringectomia parcial. Quanto ao parâmetro de instabilidade vocal, as vozes dos pacientes com radioterapia e microcirurgia a *laser* mostraram-se mais instáveis que as dos pacientes submetidos à laringectomia parcial.

7
BEHRMAN A, ABRAMSON AL, MYSSIOREK D. **A comparison of radiation-induced and prebylaryngeal dysphonia.** *Otolaryngol. Head Neck Surg.*, 125:193-200, 2001.

O objetivo do presente estudo foi comparar as vozes de pacientes submetidos à radioterapia com pacientes portadores de disfonia por presbilaringe. Foi realizada uma avaliação prospectiva de 20 pacientes com 60 anos de idade ou mais (de 62 a 86 anos, com média de 71,5 anos), após um ano de radioterapia e livres da doença, comparados com uma revisão retrospectiva de 46 pacientes com 60 anos de idade ou mais (61 a 91 anos, com média de 71 anos), com disfonia por presbilaringe. Foram computados dados das seguintes análises: videoestroboscopia, espectrografia, perfil de extensão vocal e o índice de desvantagem vocal (IDV).

Os resultados indicaram que 80% dos pacientes com radioterapia mantinham um transtorno vocal. Os dados acústicos e as medidas funcionais refletiram limitações e anormalidades semelhantes para ambos os grupos, à exceção dos dados da videoestroboscopia. Foi encontrada uma elevada ocorrência de fenda glótica, associada com aumento da rigidez da mucosa no grupo de radioterapia e com a atrofia das pregas vocais no grupo com presbilaringe. Os dados de aumento de vascularidade na mucosa, presença de fenda glótica e amplitude de vibração reduzida tiveram maior ocorrência nos pacientes submetidos à radioterapia; já a hiperfunção supraglótica e o decréscimo na massa das pregas vocais foram mais presentes nos pacientes com presbilaringe. Os dados espectrográficos foram similares em ambos os grupos, com uma média de 30% de indivíduos submetidos à radioterapia e 35% portadores de presbilaringe com traçado normal. A análise do perfil de extensão vocal e do IDV não mostraram diferenças estatísticas. O grau de severidade da disfonia variou de ausente a moderada-severa, com maior concentração nos graus discreto a moderado. Todos os pacientes com presbilaringe apresentaram algum grau de disfonia, pois essa era a queixa, enquanto que 20% dos pacientes com radioterapia apresentavam vozes adaptadas.

A análise realizada permitiu verificar algumas interessantes correlações entre as medidas. Os achados estroboscópicos de fenda glótica, redução na amplitude de vibração da mucosa, menor massa e atividade supraglótica foram preditores do grau de disfonia; já os dados do perfil de extensão vocal correlacionaram-se com a percepção da disfonia, ou seja, quanto maior a limitação da intensidade da voz, mais severa a percepção da disfonia; os dados da espectrografia também se correlacionaram com a percepção da disfonia. Já os dados de freqüência fundamental não se correlacionaram com os grupos. No que diz respeito ao IDV, a correlação foi moderada, e os indivíduos que tinham maior número de queixas de rouquidão, redução de intensidade e esforço vocal ou fadiga avaliaram-se como mais disfônicos. Quando havia duas ou mais queixas, a severidade da disfonia também foi avaliada como maior do que na presença de queixa isolada.

Os dados da videoestroboscopia não comprometeram as outras análises, muito provavelmente pelo fato de a fenda glótica ter tido caráter dominante em ambos os grupos. Desta forma, apesar da diferente etiologia da disfonia, tanto a percepção do paciente como as medidas funcionais realizadas mostraram resultados vocais similares, o que nos permite afirmar que a radioterapia em indivíduos idosos produz resultados que não são mais desviados que uma disfonia própria do envelhecimento, apesar de um grupo pequeno de pacientes ter considerado suas vozes normais.

8
BUSCH R, CARVALHO V. *Estudo comparativo entre os parâmetros vocais e a inteligibilidade de fala de pacientes submetidos à laringectomia total com utilização da prótese vocal e laringectomia near-total.* São Paulo, 2000/Monografia. Especialização. Santa Casa de Misericórdia de São Paulo. Orientação: Fga. Marina Lang Fouquet.

O objetivo deste estudo foi comparar os parâmetros vocais e a inteligibilidade de fala de pacientes submetidos à laringectomia total com utilização da prótese vocal e laringectomia *near-total*. O grupo de pacientes *near-total* foi formado por seis indivíduos com idades entre 43 e 76 anos. O outro grupo constituiu-se de cinco indivíduos submetidos à laringectomia total e colocação da prótese fonatória do tipo *Indwelling* e marca *Blom-Singer*.

Todos os pacientes foram submetidos à uma avaliação subjetiva de voz contendo os seguintes parâmetros: tipo de voz, grau da alteração da qualidade vocal segundo a escala de GRBAS, *loudness, picht* e inteligibilidade de fala. A avaliação objetiva constituiu-se dos tempos máximos fonatórios e das medidas de intensidade vocal máxima, mínima e habitual.

A classificação da qualidade vocal, *loudness, pitch* e ressonância foi realizada por três fonoaudiólogas com treinamento auditivo e experiência prévia no atendimento a pacientes laringectomizados.

A inteligibilidade da fala foi analisada por 55 juízes leigos com idades entre 18 e 50 anos. Cada grupo de cinco juízes analisou o material de fala gravado de um único paciente, classificando-a como inteligível.

A partir deste estudo, observamos que os pacientes com próteses traqueoesofágica e *near-total* apresentaram qualidade vocal do tipo rouca. Porém houve uma maior tendência das vozes traqueoesofágicas apresentarem um grau maior de tensão e *pitch* mais agudizados do que as vozes traqueoesofágicas.

Os tempos máximos fonatórios das vogais /a/, /i/, /u/ foram discretamente maiores no grupo de pacientes com prótese fonatória quando comparado ao grupo de pacientes com prótese fonatória quando comparado ao grupo de pacientes *near-total*.

Os pacientes laringectomizados *near-total* apresentavam maior variação de intensidade vocal e uma maior inteligibilidade de fala do que os pacientes com prótese vocal.

9 GAMA ACC. *Indivíduos laringectomizados: fatores que interferem na qualidade da voz esofágica.* Monografia de Especialização em Fonoaudiologia da disciplina de Distúrbios da Comunicação Humana da Escola Paulista de Medicina/1994. Orientação: Dra. Mara Behlau.

A aquisição da voz esofágica está relacionada com uma série de aspectos que devem ser considerados no que diz respeito ao aprendizado da voz esofágica e à reabilitação da comunicação oral.

Este estudo teve como objetivo relacionar os seguintes aspectos: tempo entre a cirurgia e a avaliação, tempo de fonoterapia, técnica de voz esofágica, vícios fonatórios associados à produção da voz esofágica, estado das arcadas dentárias e perdas auditivas significantes, de 15 indivíduos laringectomizados, sendo 13 pertencentes ao sexo masculino e dois pertencentes ao sexo feminino, entre 39 e 79 anos, que foram submetidos à medição do tempo máximo de fonação (TMF) das sete vogais orais do português brasileiro e, a partir destes valores classificados em grupos de falantes esofágicos bons, regulares e ruins, na tentativa de compreender a importância dos parâmetros selecionados.

Os resultados mostraram que o grupo de falantes esofágicos bons apresenta tempo de fonação maiores que os de falantes regulares e ruins; o número de anos de pós-operatório do grupo de falantes bons foi significantemente menor do que no grupo de falantes esofágicos ruins; o tempo de fonoterapia do grupo de falantes bons mostrou-se significantemente menor do que no grupo de falantes esofágicos ruins; o grupo de falantes esofágicos bons e regulares usaram técnica mista para a emissão em voz esofágica, enquanto que os falantes ruins utilizaram a técnica de deglutição; o grupo de falantes esofágicos bons e regulares apresentaram um menor número de vícios fonatórios em relação ao grupo de falantes esofágicos ruins; os falantes esofágicos regulares apresentaram um menor número de perdas auditivas significantes seguido dos grupos de falantes esofágicos bons e ruins; os falantes esofágicos bons e regulares apresentaram dentição completa, enquanto que falantes ruins apresentaram, em sua maioria, dentição incompleta. Desta forma, concluiu-se que os parâmetros estudados influenciam na reabilitação fonoaudiológica e conseqüentemente numa melhor produção esofágica.

10 MARGALL SAC. *Uma análise da relação entre os fluxos de ar pulmonar esofágico na emissão de vogais da língua portuguesa, em indivíduos laringectomizados.* São Paulo, 1988/Tese. Mestrado. Universidade Federal de São Paulo. Orientação: Profa. Dra. Mara Behlau.

O objetivo do presente trabalho foi estudar os fluxos de ar esofágico e pulmonar, em indivíduos laringectomizados, durante a emissão das vogais da língua portuguesa falada em São Paulo, por meio de análise fluxométrica por pneumotacógrafo, a fim de verificar a independência ou sincronia dos fluxos de ar pulmonar e esofágico.

Participaram do estudo dez indivíduos laringectomizados, sexo masculino, com idades variando entre 53 e 63 anos, falantes com voz esofágica. O material constou de gravação da voz esofágica, ao emitir uma frase foneticamente balanceada, em cabina acústica, registrada em fita magnética, gravador de rolo. A análise dos fluxos de ar pulmonar e esofágico foi realizada com o auxílio do pneumotacógrafo, do Laboratório de Pneumologia, da Escola Paulista de Medicina, utilizando-se uma máscara infantil adaptada ao traqueostoma, para captação do fluxo pulmonar, e uma máscara para adulto na boca, para a captação do fluxo esofágico, durante o processo de emissão de voz esofágica, na produção das sete vogais orais e as cinco vogais nasais faladas da língua portuguesa.

Os resultados obtidos mostraram que 100% dos indivíduos apresentaram curvas monofásicas de expiração pulmonar, com sincronia entre a emissão da voz esofágica e a presença de expiração pulmonar. Foram observados três tipos de sincronia, sem variação intra-sujeito.

Das análises realizadas pudemos concluir que não houve relação entre a qualidade vocal do indivíduo laringectomizado e a localização do pico de amplitude máxima do fluxo esofágico. Durante a emissão esofágica, 30% dos indivíduos alteraram a curva expiratória pulmonar, de monofásica para bifásica, sendo que todos os indivíduos que apresentaram curva bifásica pertenciam ao grupo considerado como portador de qualidade vocal esofágica ótima. Houve sincronia completa entre a expiração pulmonar e o fluxo de ar esofágico na emissão das vogais, com constância intrafalante quanto ao tipo de sincronia, sendo que o início do fluxo esofágico coincidiu com o pico da expiração pulmonar em falantes com qualidade vocal esofágica ótima; já falantes com qualidade vocal esofágica boa e regular apresentaram atraso no início do fluxo esofágico em relação ao pico da expiração pulmonar. Por outro lado, os valores e a duração dos fluxos mostraram uma ampla variação interfalantes, mas apresentaram constância intrafalante; a duração do fluxo expiratório pulmonar foi maior durante a emissão esofágica de todas as vogais do que no silêncio. O valor do fluxo expiratório pulmonar foi maior durante a emissão esofágica das vogais "é, i nasal e u nasal" do que no silêncio; os valores dos fluxos esofágicos com oclusão do traqueostoma foram maiores, para todas as vogais, do que os valores dos fluxos esofágicos sem oclusão do traqueostoma, com diferenças significantes para as vogais "a, i, ô e o nasal". As durações dos fluxos esofágicos não se alteraram quando da oclusão do traqueostoma. Finalmente, o fluxo pulmonar apresentou-se de 11 a 13 vezes maior que o fluxo esofágico, com duração do fluxo pulmonar de 1,61 a 1,95 vezes maior que a do fluxo esofágico.

Desta forma, a sincronia entre os fluxos esofágico e pulmonar foi característica de todos os falantes analisados, não sendo pré-requisito para uma voz de qualidade superior.

11 SPINA AL. *Avaliação da qualidade vocal e dos efeitos da técnica de reabilitação com som fricativo sonoro prolongado após laringectomias parciais.* Campinas, 2002/Tese. Mestrado. UNICAMP. Orientação: Prof. Dr. Agrício Nubiato Crespo.

As laringectomias parciais são cirurgias propostas para tratamento de tumor inicial de laringe. Embora uma das intenções seja a preservação vocal, podem ser observadas alterações na qualidade da voz após estas cirurgias. Para readaptação vocal destes pacientes é importante a reabilitação fonoaudiológica. Dentre as técnicas de reabilitação vocal, estão os sons de apoio. Neste trabalho foi proposta a utilização do som de apoio /z/ e designada como técnica do som fricativo sonoro prolongado (Técnica SFSP).

O objetivo do presente estudo foi avaliar a qualidade vocal após laringectomias parciais, a eficácia terapêutica da técnica de reabilitação vocal com som fricativo sonoro prolongado (técnica SFSP) e a concordância entre a análise perceptiva e acústica das vozes destes pacientes.

Foram avaliadas as vozes de 18 pacientes entre 46 e 75 anos de idade submetidos à laringectomia parcial por carcinoma espinocelular da região glótica. A qualidade vocal foi classificada por meio da escala GRBAS.

A Técnica SFSP foi realizada com a produção do som/z/sustentado até o final da expiração diversas vezes até a duração de um minuto. Imediatamente após, foi produzido som/a/. O mesmo padrão se repetiu para duração de mais dois, mais três e mais quatro minutos.

A avaliação da efetividade da Técnica SFSP foi feita por meio de análise perceptivo-auditiva realizada pelo fonoaudiólogo, pelo próprio paciente e com análise acústica do som/a/ pelo programa Multispeech da KAY ELEMETRICS por espectrograma de banda estreita. Foram encontradas disfonias em grau leve, moderado e severo. Houve concordância entre a avaliação perceptiva realizada pelo paciente e avaliação acústica objetiva. A Técnica SFSP foi efetiva para disfonias leves quando aplicada por um minuto e mais dois minutos (três minutos). Para disfonias moderadas e severas, a Técnica SFSP foi adequada quando aplicada por um minuto, mais dois minutos, mais três minutos e mais quatro minutos (dez minutos).

A aplicação da Técnica SFSP melhora os resultados vocais imediatos após laringectomia parcial, independentemente do grau da disfonia. Portanto, o tempo de aplicação necessário para produzir o efeito variou de acordo com o grau da disfonia, mostrando-se maior nas disfonias com maior grau de severidade.

12 GONÇALVES MIR. *Análise Computadorizada de Freqüência Fundamental e Espectrográfica de Formantes em Fonação Esofágica.* São Paulo, 1989/Tese. Mestrado. Universidade Federal de São Paulo – UNIFESP. Orientação: Profa. Dra. Mara Behlau. Co-orientação: Dr. Oscar Tosi.

Este trabalho tem como objetivo analisar, na emissão da voz esofágica, a freqüência fundamental e os três primeiros formantes das vogais do português brasileiro, por meio de análise computadorizada e de espectrografia acústica. Participaram 14 indivíduos laringectomizados e um grupo controle formado por 14 indivíduos de voz normal laríngea, todos do sexo masculino e faixa etária de 53 a 72 anos. O registro do material foi realizado em cabine acústica, utilizando-se um gravador de som e fitas magnéticas. De cada indivíduo foram gravadas as sete vogais orais e as cinco vogais nasais com maior grau de naturalidade possível. Os parâmetros analisados foram: a freqüência fundamental média e a análise dos formantes.

Foram identificados e medidos o primeiro, o segundo e o terceiro formantes das vogais dos participantes dos diferentes grupos, porém com mais dificuldades de identificar no grupo dos falantes esofágicos. Não se obteve o registro espectrográfico de F_3 em três das 14 emissões da vogal "u" e em três das 14 emissões de sua correspondente nasal, ou seja, 21,43% dos casos para ambas as situações. Também não foi obtido registro espectrográfico de F_3 em uma das 14 emissões da vogal "o" e em uma das 14 emissões de sua correspondente nasal, assim como em uma das emissões da vogal "ó", isto é, 7,14% dos casos para as três situações. Registramos a diferença em Hertz e porcentagem entre a média das freqüências dos formantes, das vogais orais e nasais, respectivamente, dos dois grupos de indivíduos.

Do estudo podemos concluir que: o valor médio da freqüência fundamental para o grupo de falantes esofágicos foi significantemente mais grave do que para o grupo de falantes normais; os formantes das vogais dos indivíduos de voz esofágica mostraram-se mais agudos do que os dos indivíduos de voz normal, sendo o primeiro formante o que se apresentou mais agudo; os formantes das vogais orais e nasais em fonação esofágica apresentaram distribuição poligonal; o registro espectrográfico dos formantes das vogais dos falantes esofágicos apresentou alteração que dificultaram sua leitura, em comparação com os indivíduos de voz normal; as vogais orais e nasais dos indivíduos de voz esofágica apresentaram-se praticamente superpostas nos gráficos dos ovóides em disposição logarítmica do primeiro e do segundo formantes, com exceção do par "a" e sua correspondente nasal, onde houve um deslocamento em direção ao eixo do primeiro formante do ovóide da vogal nasal.

13

LOURENÇO L. *Comparação entre as Análises Perceptivo Auditiva e Audiovisual das Consoantes do Português Brasileiro em Fonação Esofágica.* São Paulo, 1999/Monografia. Especialização. CEV. Orientação: Dra. Mara Behlau.

A perda da voz laríngea gera um grande impacto para o paciente laringectomizado. A reabilitação fonoaudiológica deste paciente é um grande desafio para os fonoaudiólogos. Em nossa realidade, a reabilitação por voz esofágica ainda é a técnica terapêutica mais utilizada.

O presente trabalho teve como objetivo estudar a influência de pistas visuais na inteligibilidade de falantes esofágicos e analisar as principais distorções perceptuais geradas, considerando-se sílabas isoladas.

Participaram da pesquisa 13 indivíduos, nove laringectomizados totais, do sexo masculino e sete fonoaudiólogos, do sexo feminino, que atuaram como ouvintes e com experiência na área de voz de, pelo menos, 2 anos. Os falantes foram gravados em áudio e vídeo simultaneamente e estes estímulos foram apresentados separadamente para os sete ouvintes treinados. O registro foi realizado em sala acusticamente tratada, utilizando gravador profissional e fita magnética. O material de fala consistiu-se nas emissões em fonação esofágica de 19 monossílabos do português brasileiro, formados por 19 consoantes seguidas da vogal "a", em construção CV (consoante-vogal). Para análise perceptivo-auditiva, as vozes gravadas foram apresentadas separadamente aos ouvintes, inicialmente em áudio e na seqüência em vídeo. Esta análise baseou-se em um teste simples de reconhecimento de fala, no qual são faladas várias palavras e é solicitado aos ouvintes que marquem as escutadas.

Com este estudo concluiu-se que a expressão verbal e o contato visual são importantes para a compreensão da fala esofágica, embora a contribuição no reconhecimento de sílabas tenha sido pequena., pelo menos para ouvintes com experiência em voz esofágica. As confusões perceptivas não são casuais e obedecem a regras articulatórias. Os sons bilabiais "p, b, m" e labiodentais "f, v" foram os mais corretamente identificados com o uso de pistas audiovisuais; o traço de sonoridade gera grande número de confusões perceptivas, sendo que os sons sonoros produziram maior índice de acerto que seus respectivos surdos; o som "n" gerou o maior número de erros, tanto na apresentação de estímulo auditivo isolado quanto no estímulo audiovisual.

14

BRUM DM. *Relação entre tempos máximos de fonação e qualidade da fala na voz esofágica.* São Paulo, 2003/Monografia. Especialização. CEV. Orientação: Dra. Mara Behlau. Co-orientação: Fga. Maria Elza Dorfmann.

O objetivo do presente trabalho é descrever parâmetros auditivos e acústicos da voz esofágica e verificar se existe relação entre os valores dos tempos máximos de fonação e a qualidade da fala na voz esofágica. Participaram do estudo 14 sujeitos laringectomizados (13 homens e uma mulher), com idade entre 39 e 76 anos de idade, submetidos à laringectomia total e que utilizavam a voz esofágica como o principal meio de comunicação oral. O material de fala coletado consistiu da gravação da vogal "a", sustentada em voz esofágica e da contagem de números de 1 a 20.

Foi realizada uma avaliação perceptivo-auditiva, na qual os falantes foram classificados quanto ao nível de fala e analisados quanto à fluência e inteligibilidade da fala, aceitabilidade da emissão, presença de "cluncs" e ruído do estoma. As emissões foram também avaliadas acusticamente (program-GRAM 5.1.7), calculando-se os valores médios do tempo máximo de fonação da vogal e da contagem, assim como as pausas realizadas, o número máximo de palavras por recarga de ar e a e velocidade de fala.

Os resultados mostraram que 35,7% dos sujeitos foram classificados como excelentes falantes esofágicos, 35,7% como bons falantes e 28,6% como falantes regulares. O grupo foi caracterizado como possuindo boa fluência (71,4%) e inteligibilidade (50%) e com média de aceitabilidade da fala em 3,78 (em uma escala de 1 a 5). Melhores falantes obtiveram média de tempo de fonação maior que 1,66 s, sendo que a média do grupo foi de 1 s, com falantes bons e regulares apresentando valores inferiores (0,68 s e 0,59 s, respectivamente). O tempo máximo de fonação da vogal sustentada mostrou-se inversamente proporcional à duração da contagem de números de 1 a 20; além disso, falantes esofágicos com maiores tempos de fonação apresentaram também maior número de palavras emitidas por recarga de ar, poucas pausas na fala encadeada e maior velocidade de fala. A análise estatística evidenciou correlação negativa entre o tempo máximo de fonação e a duração da contagem de números e número de pausas, assim como correlação positiva entre o tempo máximo de fonação e a velocidade de fala e o número de palavras por recarga de ar.

Concluiu-se que o tempo máximo de fonação aumentado é uma habilidade presente nos melhores falantes, mas não garante sua classificação como falante superior.

15 COMBOCHI R. *Qualidade de vida dos laringectomizados totais com voz esofágica e voz traqueoesofágica*. São Paulo, 2002/Monografia. Especialização. CEV. Orientação: Dra. Mara Behlau.

As laringectomias totais tradicionais constituem-se na retirada do arcabouço laríngeo, tendo como conseqüência principal a perda da voz laríngea e a respiração via nasal. A reabilitação da comunicação oral dos indivíduos laringectomizados totais tem como objetivo a aquisição de uma voz alaríngea, proporcionando a reintegração do indivíduo no meio social e profissional, melhorando desta forma, sua qualidade de vida.

O objetivo deste trabalho foi realizar um estudo exploratório sobre qualidade de vida de 20 indivíduos, do sexo masculino, entre 40 e 81 anos de idade, sendo que dez indivíduos utilizavam a voz esofágica e dez utilizavam voz traqueoesofágica, considerando os aspectos relacionados à comunicação. Foi utilizado para coleta dos dados o questionário QVV (Questionário de Qualidade de Vida e Voz), traduzido e adaptado do questionário americano V-RQOL (*Voice Related Quality of Life*), desenvolvido em 1996. O protocolo utilizado consta de dez afirmações, sendo seis do domínio físico e quatro do domínio socioemocional.

Após a análise dos dados, foi possível observar que os laringectomizados totais apresentaram perda da qualidade de vida relacionada à voz, com comprometimento maior dos aspectos relacionados ao funcionamento físico, do que dos referentes aos aspectos socioemocionais. Na comparação dos escores totais dos laringectomizados com voz esofágica e os com voz traqueoesofágica, os dados mostraram que os indivíduos com voz traqueoesofágica apresentaram menor perda da qualidade de vida, do que os indivíduos com voz esofágica.

A qualidade vocal do indivíduo laringectomizado total está intimamente relacionada à qualidade de vida. O indivíduo laringectomizado total tem perda da qualidade de vida relacionada com a voz. Os indivíduos com voz traqueoesofágica apresentam menor perda da qualidade de vida, quando comparados aos indivíduos com voz esofágica. Acreditamos, contudo, que o protocolo utilizado não explora de modo detalhado o impacto de uma laringectomia total nos diferentes aspectos da qualidade de vida de um indivíduo.

16 HOOPS HR, NOLL JD. **Relationship of selected acoustic variables to judgments of esophageal speech.** *J. Commun. Disord.* 2:1-13, 1969.

A proposta do presente estudo foi investigar as características acústicas da voz esofágica e correlacionar os achados destas com o julgamento dos ouvintes selecionados. Para tanto, foram avaliados 22 indivíduos laringectomizados, do sexo masculino na faixa etária de 36 a 89 anos de idade, sem marcas de sotaque ou regionalismo, utilizando como via principal da comunicação a voz esofágica, com habilidade para ler corretamente as 97 palavras do trecho solicitado. Os sujeitos foram gravados e filmados lendo o primeiro parágrafo da passagem padrão do arco-íris (*The Rainbow Passage*); a competência da fala foi julgada por 60 ouvintes, a partir das imagens desses indivíduos.

As produções vocais coletadas foram analisadas acusticamente quanto à freqüência fundamental, nível de intensidade da fala e velocidade da leitura. A análise da freqüência fundamental foi realizada após a identificação dos ciclos indiuais em um osciloscópio, localizando-se inicialmente os trechos relativamente periódicos. Estes valores foram computados como valores da freqüência fundamental; foram também calculados o desvio-padrão da fundamental e o índice de perturbação da freqüência. O valor médio de F_0 obtido variou de 42,92 Hz a 85,81 Hz, com um valor médio de 65,9 Hz; o desvio-padrão variou de 7,79 Hz a 25 Hz, com um valor médio de 14,66 Hz. O valor de perturbação não foi confiável para comparações com outros trabalhos, contudo, os valores obtidos foram maiores que em indivíduos normais.

O nível de pressão sonora das vozes da amostra variou de 57,02 a 67,57 dBNPS, com média de 62,4 dBNPS. O desvio-padrão da intensidade variou de 2,55 dB a 5,17 dB, com valor médio de 3,60 dBNPS. A análise da velocidade consistiu na medição do tempo que cada indivíduo levou para ler o trecho solicitado e cada sentença da passagem, sendo obtidos o índice de palavras por minuto, com distribuição de 65,4 a 169 palavras por minuto e média de 131,8 palavras/minuto.

Após a coleta dos resultados foi realizada uma análise de correlação múltipla entre a classificação do falante, a eficácia da comunicação da voz esofágica e as medidas acústicas. Baseando-se nas limitações dos sujeitos da amostra, no plano experimental e nas estatísticas dos dados, conclui-se que o valor da freqüência fundamental, seu desvio-padrão e o grau da consistência ciclo-a-ciclo, assim como o nível de pressão sonora e seu desvio-padrão não se correlacionaram com a eficiência da fala. Todavia, a velocidade da fala mostrou-se relacionada com a efetividade da comunicação, ou seja, melhores falantes, segundo os ouvintes treinados, comunicam-se em uma velocidade de fala significativamente maior.

---

17 FOUQUET ML. *Relação entre a avaliação videofluoroscópica do esôfago e a qualidade vocal esofágica.* São Paulo, 2003/Dissertação. Mestrado. Faculdade de Medicina da Universidade de São Paulo. Orientação: Profa. Dra. Mara Behlau.

Para que uma voz esofágica seja considerada satisfatória, a qualidade vocal, a modulação e a fluência da fala são essenciais. É lógico que há uma inter-relação entre as características estruturais da fonte sonora em voz esofágica e o resultado de voz e fala obtidos. Apesar de a análise perceptivo-auditiva ser o procedimento básico na prática fonoaudiológica, os avanços nas análises radiológicas facilitaram enormemente o estudo da localização e morfologia do segmento faringoesofágico, possibilitando uma avaliação mais precisa e objetiva. Acreditamos que possa haver uma correlação entre estas duas formas de avaliação da voz esofágica, o que estimulou a pesquisar se a análise perceptivo-auditiva da voz esofágica pode ser relacionada com um padrão de configuração do segmento faringoesofágico e do esôfago, na videofluoroscopia. O objetivo do presente trabalho foi realizar análise perceptivo-auditiva da voz e categorizar os indivíduos de acordo com a fluência da comunicação; realizar análise perceptivo-visual do segmento faringoesofágico e do reservatório de ar por meio de videofluoroscopia e relacionar as análises realizadas. Participaram deste estudo 30 sujeitos laringectomizados totais, sendo 26 do sexo masculino e quatro do feminino, entre 30 e 41 anos e idade média de 60,3 anos e realizaram pelo menos 12 sessões de terapia fonoaudiológica para aquisição da voz esofágica. Os pacientes foram divididos em grupos de bons, moderados e ruins falantes esofágicos. Foi realizado o exame de videofluoroscopia do esôfago destes pacientes com o intuito de relacionar a configuração do segmento faringoesofágico e do reservatório de ar com a qualidade vocal esofágica. Os pacientes do grupo ruim foram submetidos ao teste de insuflação durante a videofluoroscopia. Concluiu-se que o grupo de falantes ruins caracteriza-se por um reservatório de ar pequeno ou ausente e um SFE não observável ao exame. O espasmo do segmento foi observado em 73% dos indivíduos deste grupo. O grupo de falantes esofágicos bons foi caracterizado pelo comprimento do segmento menor (1-17 mm) e tendência à qualidade vocal rouca, enquanto o grupo de falantes esofágicos moderados apresentou um segmento maior (17,1-29,9 mm), qualidade vocal rouco-tensa e rouco-áspera e maior severidade de ruído de estoma. A presença de barra cricofaríngea é observada com maior freqüência nos grupos de bons e moderados falantes esofágicos, sugerindo um relação desta com a qualidade vocal esofágica. Assim, há uma relação entre a configuração do segmento faringoesofágico na videofluoroscopia e a qualidade vocal esofágica.

12

Voz Profissional: Aspectos Gerais e Atuação Fonoaudiológica

Mara Behlau, Deborah Feijó, Glaucya Madazio, Maria Inês Rehder, Renata Azevedo & Ana Elisa Ferreira

OBJETIVOS

O trabalho fonoaudiológico junto ao que é chamado de voz profissional exige uma mudança do foco clínico para o do exercício profissional do cliente, incluindo também, em determinadas categorias, os aspectos artísticos da comunicação humana. O profissional da voz é o indivíduo que depende de uma certa produção vocal e/ou de uma qualidade vocal específica para sua sobrevivência profissional; assim sendo, temos vozes profissionais artísticas e não-artísticas.

A intervenção fonoaudiológica pode ser direcionada ao aperfeiçoamento vocal, tanto para a melhoria das habilidades naturais de comunicação do indivíduo como para o auxílio no desenvolvimento de características específicas que compõem a voz preferida da categoria profissional a que ele pertence.

O atendimento a um profissional da voz é quase sempre multidisciplinar e pode incluir colegas da área da saúde e das artes, além de especialistas em saúde coletiva e direitos trabalhistas. Há duas modalidades principais de uso profissional da voz: a fala e o canto. O grupo da voz falada profissional é bastante extenso e inclui os professores, que representam a categoria de maior ocorrência de problemas de voz; os instrutores de modalidades físicas, com condições de trabalho geralmente inadequadas; os atores; os locutores; os narradores e repórteres de rádio; os repórteres e apresentadores de televisão; os dubladores; os leiloeiros; os operadores de pregão e de telemarketing; os religiosos; os políticos; os tradutores e intérpretes; os ventríloquos e também os fonoaudiólogos. Já o grupo da voz cantada profissional, mais específico, inclui os cantores populares, os eruditos e os de coral, de diversos estilos e com inúmeras particularidades.

O objetivo desse capítulo é apresentar esse vasto panorama, com considerações gerais sobre as diversas categorias de uso profissional da voz, descrevendo os dados disponíveis sobre a preparação vocal necessária e sobre as demandas vocais particulares, assim como discorrer sobre os principais aspectos da atuação fonoaudiológica. Destaque especial é dado à possibilidade de se desenvolver um condicionamento vocal básico individualizado.

INTRODUÇÃO

O profissional da voz é o indivíduo que depende de uma certa produção e/ou qualidade vocal específica para a sua sobrevivência profissional. Historicamente, religiosos, atores, cantores, professores, advogados e vendedores são alguns dos profissionais que fazem parte desta ampla categoria de indivíduos. Mais recentemente, com a modernização do mundo e a especialização dentro das profissões, surgiram outras atividades que requerem um uso determinado da voz, como, por exemplo, o profissional de *telemarketing* e o operador de bolsa de valores. Embora a tarefa principal da voz seja carregar as palavras, na sociedade moderna um terço da força laboral depende da voz como instrumento primário em seu trabalho (Vilkman, 2000).

Quando se pensa em voz profissional, a associação mais forte é feita com as vozes artísticas, contudo, uma visão global da categoria inclui também vozes não-artísticas, que são a maioria desses indivíduos (Fussi & Magnani, 1994). Um exemplo de voz profissional artística é a do cantor, que deve desenvolver uma qualidade vocal típica, com ajustes preferidos de acordo com o estilo musical; por outro lado, o professor é um exemplo de voz profissional não-artística, pois, apesar da enorme demanda vocal a que é submetido, não necessita da dimensão artística em sua qualidade vocal. Para identificar as necessidades do indivíduo que usa a voz de modo particular em seu trabalho, é importante, portanto, procurar compreender tanto a qualidade como a demanda requerida pela profissão. Neste sentido, Vilkman (2000) oferece uma tentativa de classificação das profissões, considerando esses dois aspectos (Quadro 12-1), o que representa uma visão moderna de análise, porque acrescenta a demanda vocal como uma consideração de extrema valia.

Por vezes, observa-se uma certa diferenciação na literatura entre os termos uso profissional e uso ocupacional da voz. Enquanto o uso profissional da voz pressupõe a necessidade de ajustes específicos e diferentes dos empregados na emissão habitual do indivíduo, o uso ocupacional da voz geralmente não é precedido por nenhum preparo para responder adequadamente às demandas de quantidade e intensidade vocais. Aspectos teóricos, conceituais, legais e práticos dessa discussão têm preocupado os fonoaudiólogos brasileiros, que nos últimos 7 anos têm-se reunido na Pontifícia Universidade Católica de São Paulo (PUC-SP), sob a coordenação da Profa. Dra. Léslie Piccolotto Ferreira, para analisar esse universo vocal.

Apesar de compreendermos a importante diferenciação entre uma voz ocupacional e uma voz profissional, artística ou não-artística, considerando-se que o denominador comum para ambos os grupos é uma maior demanda vocal, usaremos o termo uso profissional da voz de modo genérico, e apontaremos as diferenças entre as realidades profissional e ocupacional somente quando a situação assim o exigir.

Algumas das alterações vocais no exercício profissional da voz podem realmente ser definidas como transtornos vocais ocupacionais, desenvolvidos em decorrência direta de questões ambientais e pessoais no exercício de uma profissão. Um transtorno vocal pode ser considerado um problema ocupacional quando a voz não preenche os critérios determinados por uma profissão, o que pode indicar desde a ausência de determinados aspectos da qualidade vocal até uma baixa resistência ao uso continuado da voz.

Portanto, a análise dos fatores de risco nas vozes profissionais deve incluir tanto questões individuais como aspectos ambientais, nem sempre analisados suficientemente na clínica fonoaudiológica. Nossa tradição de análise dos problemas vocais sob a ótica comportamental e a valorização dos aspectos emocionais na produção da voz normal e alterada, de certa forma inflaram as questões técnicas e emocionais na produção vocal, o que provavelmente atrasou o reconhecimento adequado dos fatores de risco externos para a saúde vocal. Assim, de modo análogo às perdas auditivas induzidas pelo ruído (PAIR) é importante reconhecer e valorizar as alterações vocais, agudas ou crônicas, induzidas pelo ambiente (AVIA), o que levaria a uma interpretação dessa disfonia como sendo uma doença ocupacional, ou seja, causada principalmente por fatores físicos, químicos ou outros presentes no trabalho. Uma pequena lista desses fatores de risco externo inclui: demanda vocal excessiva, competição sonora, acústica deficiente do local de trabalho e fatores ergonômicos inadequados (mobiliário, equipamentos auxiliares e qualidade do ar – poeira e umidade).

Quadro 12-1. Classificação das profissões de acordo com a qualidade e demanda exigida (Vilkman, 2000, modificado)

Qualidade	Demanda	Tipo de Voz	Profissão
Alta	Alta	Voz artística modificada, em maior ou menor grau de acordo com o estilo, qualidade é essencial	Atores e cantores
Alta	Moderada	Voz natural modificada de acordo com preferências culturais, qualidade crítica	Jornalistas de rádio e TV
Moderada	Alta	Voz natural, com grande resistência, exigência relativa de qualidade	Professores de escola e pré-escola, operadores de telefone, *telemarketing*, militares e clérigos
Moderada	Moderada	Voz natural, qualidade não crítica	Pessoal de bancos, negócios e segurança, médicos, advogados e enfermeiros
Baixa	Alta	Voz natural, qualidade não crítica	Contramestres, soldadores, metalúrgicos

Evidentemente, os fatores indiduais, já de longo tempo reconhecidos pela clínica vocal e apresentados na literatura, não devem ser excluídos dessa análise. São eles: sexo feminino, predisposição anatomofuncional a problemas vocais (laringe pequena, presença de fendas glóticas, proporção glótica baixa e ângulo de abertura das pregas vocais reduzido), predisposição emocional (indivíduos extrovertidos, falantes e com tendência ao estresse), técnica vocal inadequada (produção de voz com tensão, ataques bruscos constantes, intensidade elevada e ressonância laringofaríngea) e fatores de saúde associados (alergias, alterações respiratórias e refluxo laringofaríngeo).

Considerando a demanda vocal específica de certas profissões, alguns autores sugerem que os transtornos vocais ocupacionais sejam compreendidos como LER – lesões de esforço repetitivo (Vilkman, 2000), pois, de acordo com os livros-texto de medicina ocupacional, as lesões de esforço repetitivo são causadas por movimentos de repetição, o que é uma boa interpretação da ação das pregas vocais. Há, entretanto, uma enorme diferença entre as LER amplamente reconhecidas e o tratamento que tem sido dado às disfonias consideradas ocupacionais, como a disfonia do professor. Em outras palavras, nódulos vocais ocupacionais não são geralmente aceitos como LER e são interpretados como o resultado direto de um comportamento vocal abusivo; o indivíduo é penalizado, sofre perdas econômicas e profissionais, não tem boas condições para desenvolver seu trabalho, nem para se tratar e sofre psicologicamente o impacto de ter um problema devido a um desvio de comportamento e não por uma doença ocupacional, o que faz uma enorme diferença social e psicológica (Vilkman, 2000).

Se por um lado possa parecer natural a interpretação de um problema de voz relacionado com o trabalho como disfonia ocupacional, as questões legais não necessariamente favorecem o cliente com disfonia. Imaginemos o caso de um repórter que desenvolve uma disfonia importante, com diagnóstico de cisto vocal, evidenciado pelo uso continuado da voz, já que no exame de admissão sua laringe e voz haviam sido avaliadas como normais. Se o quadro for interpretado como uma disfonia ocupacional, ou seja, o indivíduo provavelmente desenvolveu a lesão pelo uso continuado da voz em condições ambientais pobres (transmissão de notícias de rua, sem equipamento de retorno suficiente, acústica limitada, estresse e excesso de trabalho) e embora até mesmo se reconheça a natureza de desvio embriogenético do cisto, após o tratamento (quer se opte por uma abordagem cirúrgica, fonoterápica ou combinada), o médico do trabalho pode indicar o não-retorno à atividade original de repórter, sugerindo remanejamento de função o quê, provavelmente, não interessa ao repórter. A legislação existente deve ser usada para apoiar esses indivíduos e não para prejudicá-los, mas a temática é de extrema complexidade. O desenvolvimento de princípios básicos que aumentem a segurança vocal no trabalho e apóiem o diagnóstico precoce das disfonias deve ser uma prioridade.

Os usuários profissionais da voz têm em comum a necessidade do uso da voz para a sua atuação profissional e seu sustento; contudo, as prioridades vocais desses indivíduos são diferentes e, por vezes, bastante particulares. Podemos encontrar, por um lado, os cantores líricos que apresentam um grande conhecimento vocal e, no extremo oposto, grupos de profissionais que desconhecem noções básicas de higiene vocal, como os professores (Dragone, 1996) e os pastores evangélicos (Ferro, Barros, Azevedo & Behlau, 1998).

Koufmann & Isacson (1991) sugerem uma classificação do uso da voz de acordo com a demanda e o impacto de uma eventual alteração vocal. Para os autores, os indivíduos são classificados em quatro níveis vocais, em ordem decrescente de demanda e de impacto vocal negativo, na vigência de um problema de voz. Os quatro níveis são: nível I – elite vocal, são os cantores e atores profissionais para os quais uma alteração vocal de grau discreto pode trazer sérias conseqüências para a carreira; nível II – usuário profissional de voz falada, ou seja, pessoas que fazem uso profissional da voz, mas em situações nas quais somente uma alteração vocal em grau moderado causaria um impacto profissional, como ocorre na maioria dos professores; nível III – usuário não-profissional de voz, ou seja, indivíduos que não conseguiriam exercer suas funções somente em casos de disfonia de grau severo, como os médicos e vendedores; e, finalmente, nível IV – usuário não-profissional não-vocal, ou seja, indivíduos que não sofreriam limitações mesmo em condições extremas de comprometimento vocal, como os escriturários, desenhista e os programadores de computação.

O impacto causado por uma alteração vocal pode ser interpretado de duas maneiras: o próprio impacto vocal, considerando-se as limitações de expressão vocal, e o impacto emocional, gerador de forte estresse e ansiedade diante do risco para a carreira e para a própria sobrevivência do profissional (Rodrigues, Azevedo & Behlau, 1996).

Os profissionais da voz podem ser comparados aos atletas, os quais, justamente pela alta demanda física, estão mais sujeitos a lesões do que a população em geral (Stemple, 1993). Enquanto o atleta geralmente busca tratamento e reduz suas atividades físicas ao menor sinal de alteração, vemos que o profissional da voz ou o indivíduo que usa a voz de forma ocupacional, muitas vezes assume uma atitude de risco, adiando o diagnóstico e o tratamento de alterações vocais praticamente até o momento em que é impedido de atuar. Em alguns casos, esse momento pode ser por demais tardio, e as conseqüências irreversíveis.

O atendimento fonoaudiológico deve ser valorizado não apenas frente aos problemas vocais, mas também quando se trata da prevenção da disfonia, mediante reconhecimento e controle de riscos potenciais. Além disso, embora nossa tendência clínica possa ser a de valorizar as questões específicas do comportamento e do uso da voz quando se trata de usuários profissionais, tais indivíduos têm o mesmo risco de apresentarem disfonias puramente orgânicas que a população em geral e, desta forma, embora o uso profissional da voz possa nos saltar aos olhos de modo imediato, não se deve assumir que a alteração vocal apresentada seja apenas uma decorrência direta do uso profissional ou ocupacional da voz. O fonoaudiólogo deve levar em conta as variáveis específicas de risco, que afetam e comprometem a produção de voz destes indivíduos, e o quadro teórico geral do desenvolvimento e da manutenção das disfonias.

Finalmente, além de todas as considerações importantes que possam ser feitas sobre os profissionais da voz artística ou não-artística, há ainda um grupo de indivíduos que desenvolvem profissões artísticas e que podem apresentar sinais e sintomas vocais, embora sua atividade profissional não dependa da produção vocal propriamente dita. Este é o caso, por exemplo, dos instrumentistas de sopro, que apresentam maior incidência de sinais e sintomas vocais que os não-instrumentistas, como ressaltado por Duarte (2001). A autora aponta que o naipe das palhetas foi o que apresentou maior número de sintomas vocais e corporais, como veias saltadas no pescoço; contudo, os sintomas específicos de dor freqüente de garganta e voz cansada foram mais comuns no naipe das flautas. Desta forma, a área artística não-vocal merece a atenção da fonoaudiologia, para que se possa compreender o problema e desenvolver estratégias específicas, como por exemplo, controle de sopro e relaxamento de cintura escapular para os instrumentistas de sopro e redução de tensão vocal e respiratória para os bailarinos.

ASPECTOS PARTICULARES DA AVALIAÇÃO DA VOZ PROFISSIONAL

A precisão diagnóstica e o prognóstico são indispensáveis na orientação vocal oferecida ao profissional da voz que está disfônico. De modo ainda mais evidente, a equipe multidisciplinar é a forma ideal de se realizar a avaliação e o tratamento deste indivíduo. O fonoaudiólogo e o médico otorrinolaringologista geralmente compõem a equipe básica, que vai ser acrescida do professor de técnica vocal, do maestro diretor musical ou do preparador vocal de um espetáculo, no caso de cantores ou atores. Podem ser ainda integrados outros profissionais, de acordo com as necessidades específicas encontradas, como, por exemplo, o psicólogo, o neurologista e/ou o professor de interpretação vocal.

Nos itens a seguir, serão abordadas as especificidades da avaliação da voz profissional e não o processo completo de avaliação fonoaudiológica, já apresentado anteriormente.

Avaliação Fonoaudiológica

O profissional da voz que necessita de atendimento fonoaudiológico requer uma atenção diferente da população em geral com um problema de voz. O fonoaudiólogo deve estar preparado para relacionar a queixa apresentada às alterações vocais, muitas vezes discretas e que passariam despercebidas, não necessitasse o indivíduo de uma certa especificidade vocal. Deve-se levar em consideração que os parâmetros de normalidade obedecem, nesse caso, a um diferente sistema de referências, evidenciado na anamnese, na avaliação comportamental vocal, incluindo muitas vezes observações *in loco* e na análise acústica.

Anamnese

Uma anamnese completa, direcionada para o uso de voz, e genérica incluindo questões de saúde geral e qualidade de vida, é essencial para uma boa compreensão do problema do indivíduo. Além de dados com relação à queixa, histórico da queixa, investigações de dados médicos, histórico pessoal e familiar, são pesquisados aspectos relacionados direta ou indiretamente com o uso da voz na atividade profissional.

As seguintes informações devem ser acrescidas ao roteiro clínico básico:

1. Sintomas apresentados e sua manifestação no uso profissional e habitual da voz.
2. Circunstâncias que levaram ao desenvolvimento do problema.
3. Uso diário da voz, tanto profissionalmente, como em outras situações.
4. Outras atividades que possam estar agravando o problema; incluem-se nesse caso, as atividades sociais (como excesso de festas, bebidas e outros), a agenda profissional lotada (como excesso de apresentações, viagens constantes), e as atividades vocais extras (como participação ativa em grupos religiosos ou atividades paralelas para complementação de renda).
5. Informações sobre todos os tipos de atividades realizadas que envolvam o uso da voz, com o número de horas, forma utilizada, descrição do ambiente, uso de microfones, público alvo etc.
6. Hábitos negativos e circunstâncias em que aparecem, principalmente se associados ao uso da voz. fumo, fumo passivo, consumo de cafeína, álcool, drogas, automedicação, alimentação inadequada, períodos de descanso inadequados, sono alterado, fatores prejudiciais de meio ambiente (poeira, fumaça, mofo), falar muito, gritar, pigarrear, tossir em excesso, hidratação inadequada, estresse e tensão.
7. Posturas inadequadas específicas para o desempenho profissional.
8. Para cantores: histórico sobre o tipo e quantidade de treinamento vocal, número de anos de estudo e número de professores de técnica vocal, estilos musicais diferentes que executa, realização e duração de exercícios vocais, tipo e duração de aquecimento e desaquecimento vocais, dificuldades específicas na fala e no canto, flexibilidade da agenda, próximas apresentações em público e objetivos de carreira.
9. Informações sobre doenças existentes e uso de medicamentos, bem como procedimentos farmacológicos e/ou naturais utilizados diante de manifestações vocais agudas ou crônicas.

É ainda necessário que o fonoaudiólogo esteja familiarizado com os jargões das profissões, utilizados principalmente por cantores e atores.

Aspectos da avaliação comportamental vocal

A avaliação básica do comportamento vocal é a avaliação perceptivo-auditiva, considerando-se o esperado para a realidade profissional do indivíduo.

A avaliação comportamental inclui a descrição da qualidade vocal, do padrão respiratório, dos órgãos fonoarticulatórios, da articulação dos sons da fala, do ritmo e da velocidade empregados, das funções reflexo-vegetativas, dos aspectos globais da comunicação e segue o protocolo geral de avaliação de voz. Alguns itens devem ser acrescentados e observados mais atentamente por serem específicos e diretos para o uso diferenciado da voz. Dentre eles, podemos ressaltar quatro aspectos:

1. **Diferenças extremas entre a qualidade vocal empregada na voz habitual e na voz profissional, ou uso prolongado da qualidade vocal profissional:** por vezes, a qualidade vocal empregada nas duas situações é muito diferente e sobrecarrega o aparelho fonador, o que pode predispor a uma disfonia. Dois exemplos ilustram esse fato: o hábito de usar emissão basal na fala coloquial e a necessidade de uso de uma voz projetada e brilhante na emissão profissional; e cantores que falam em uma freqüência muito grave e cantam na região aguda.

   Outras vezes, o indivíduo continua empregando o ajuste da voz profissional além das situações específicas necessárias, o que representa um uso excessivo da voz profissional. Nesta última situação, mesmo que a produção vocal seja correta, o paciente pode apresentar disfonia por fadiga vocal ou produzir lesão de massa. Por exemplo, uma cantora que continua empregando as configurações laríngeas e supralaríngeas do canto durante a fala, submete seu trato vocal ao uso prolongado de ajustes específicos, por vezes extremos, aumentando o risco para problemas de voz. O importante é que as duas situações, emissão de voz habitual e profissional, sejam avaliadas.

2. **Tensões musculares específicas:** zonas específicas de hipertonicidade muscular devem ser cuidadosamente observadas no profissional da voz. As regiões principais são: língua, musculatura supra-hióidea, posição da laringe no pescoço, mandíbula, relação da cabeça com o tronco e ombros. A tensão de língua promove uma retração deste órgão, causando uma modificação do trato vocal e no foco de ressonância, podendo, também, de forma indireta, provocar tensão no modo vibratório das pregas vocais e nas estruturas laríngeas supraglóticas. A tensão na musculatura supra-hióidea provoca uma posição elevada da laringe no pescoço e dificulta a livre excursão mandibular, tornando a produção vocal menos flexível. Por si, a elevação da laringe no pescoço reduz a caixa de ressonância e torna o espectro vocal mais pobre em harmônicos, enquanto uma limitação na abertura da mandíbula dificulta os ajustes necessários à emissão de notas agudas, particularmente no canto lírico. A cabeça deve apresentar uma relação retilínea com o tronco por meio de um alinhamento da coluna vertebral; desvios nessa relação exigem o rearranjo da musculatura circunvizinha, alterando e tensionando diversos grupos musculares. É comum observarmos elevação de cabeça e hiperextensão de pescoço, especialmente em cantores, na emissão de notas agudas. A elevação dos ombros, no sentido de liberar a caixa torácica para emissões em forte intensidade, quando empregada de forma constante, submete a musculatura paralaríngea a um estado hipertensional também constante, convidando à instalação de uma disfonia por síndrome de tensão musculoesquelética.

3. **Articulação dos sons da fala:** as alterações de pontos articulatórios devem ser atentamente avaliadas. Na voz profissional falada, pequenas distorções podem representar grandes limitações para esses profissionais, especialmente para os que trabalham com amplificação sonora, ou no rádio, onde o veículo voz tem uma concretude única. Por outro lado, no canto clássico, especificamente no lírico, muitas vezes empregam-se distorções articulatórias de modo consciente. Destas, as mais comuns são: a subarticulação das consoantes plosivas, para reduzir as interferências na qualidade vocal; o encurtamento das fricativas, para manter a ressonância e a sonoridade conferida pelas vogais; e, o aumento do grau de abertura das vogais, para facilitar a ressonância e a amplificação vocais. Um exemplo dessa subarticulação está apresentado na Fig. 12-1, em que o cantor faz uma série de subarticulações no trecho cantado, para controlar a qualidade vocal.

4. **Avaliação *in loco* da voz profissional:** é importante que seja realizada uma avaliação da qualidade vocal profissional, preferivelmente *in loco*, durante o uso real da emissão. A avaliação de um professor durante uma aula, de um cantor durante uma apresentação e de um pregador em um culto vão oferecer informações únicas sobre o uso da voz, muitas das quais podem não ter sido identificadas durante a avaliação clínica. Por outro lado, o fonoaudiólogo dificilmente tem formação suficiente para avaliar detalhes técnicos da emissão cantada do paciente. Dessa forma, uma observação cuidadosa durante esta atividade é extremamente útil para identificar compensações e tensões negativas. Durante esta avaliação específica procuramos observar: regiões de tensão inadequada no corpo, postura corporal inadequada especialmente de cabeça e pescoço, suporte respiratório insuficiente, incoordenação pneumofonoarticulatória, ressonância desequilibrada e/ou com foco compensatório, mudanças abruptas na qualidade vocal, sinais de fadiga muscular e/ou vocal no final da atividade profissional, dificuldades em regiões específicas da tessitura vocal e falta de estabilidade nas diferentes notas dos registros vocais.

   Além das questões mais específicas do uso profissional da voz, as questões ambientais como acústica e ventilação das salas e, em particular no teatro, o uso de fumaça cênica ou artística, devem ser avaliadas pessoalmente, sempre que possível. Quanto à fumaça artística, profusamente empregada com finalidade cênica, embora os efeitos nocivos sejam cientificamente muito controvertidos, há maior prevalência de queixas e sintomas respiratórios nos artistas que trabalham sob fumaça teatral, particularmente quando são empregados glicóis (etileno, dietileno, butileno e propileno). A fumaça artística é apontada como responsável por vermelhidão nos olhos, irritação das mu-

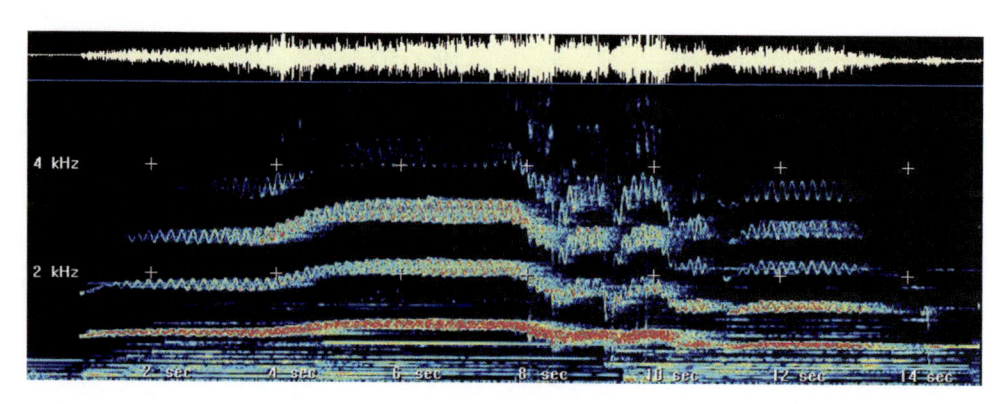

Fig. 12-1. Espectrografia acústica (programa GRAM 5.7, VOICE TOOLS) do trecho "Ah, il mio sogno" ("Ah, o meu sonho") da ária "Il sogno di Doretta", cantada por Renée Fleming (CD The Beautiful Voice, POLYGRAM RECORDS B000000426); veja que a qualidade vocal é mantida com o recurso de subarticulação dos sons consonantais da frase musical, que são quase que imperceptíveis no registro gráfico; observar também a beleza do início da emissão, em pianíssimo e com um vibrato menos extenso, que passa a ser mais ampliado e com emissão plenamente projetada.

cosas, tosse, dores de cabeça, vômitos, alterações renais e do fígado, depressão do sistema nervoso central e questionáveis efeitos carcinogênicos e reprodutivos (Herman & Rossol, 1998).

Avaliação acústica

O uso da avaliação acústica na rotina clínica ainda depende da possibilidade de acesso do profissional a este tipo de instrumentação. Apesar do reconhecimento da importância desta avaliação pelos profissionais da área, ainda falta a popularização de seu emprego, além da necessidade de uma formação teórica básica para compreender esse tipo de análise.

A avaliação acústica é complementar à análise perceptivo-auditiva e, embora não seja um procedimento de diagnóstico nas disfonias, é um poderoso instrumento para o detalhamento da função vocal, permitindo uma maior compreensão do problema do paciente. Os parâmetros usualmente avaliados são: **freqüência fundamental e seus índices de perturbação, medidas de ruído e avaliação global do traçado espectrográfico, com análise da distribuição dos harmônicos no espectro e dos formantes do som.**

O protocolo de avaliação acústica para o profissional da voz deve incluir a avaliação de uma vogal sustentada em emissão habitual e na voz profissional, assim como análise espectrográfica da fala encadeada ou da emissão em voz cantada.

A análise da **freqüência fundamental e de seus índices de perturbação** oferece dados sobre a similaridade dos ciclos glóticos sucessivos e sobre a estabilidade da fonte glótica. Edemas discretos podem expressar-se através de valores aumentados de *shimmer* e do ruído glótico neutralizado. Tais parâmetros podem servir de referências objetivas no acompanhamento do tratamento de pacientes em quadros agudos, condições inflamatórias e após um abuso vocal, guiando o clínico para liberar ou não a atuação profissional. Uma variação controlada e rítmica da freqüência fundamental, o chamado **vibrato**, apresenta interesse específico no canto lírico, pois é um dos marcadores mais evidentes das vozes treinadas no estilo clássico, mas também presente no canto popular de diferentes estilos (Fig. 12-2).

As **medidas de ruído** oferecem informação objetiva sobre a relação entre o componente harmônico e o componente ruído na onda sonora. Há várias medidas de ruído, sendo a proporção harmônico-ruído (PHR) *(harmonic-to-noise ratio – HNR)* a mais empregada; porém, a proporção denominada energia de ruído glótico (ERG) *(normalized noise energy – NNE)* parece oferecer dados de maior significado clínico. Recentemente, a introdução de análises de ruído envolvendo diversos índices, como o diagrama de desvio fonatório do programa VOX METRIA (CTS) produzem melhores condições para uma interpretação vocal mais adequada. Além disso, análises de emissões sustentadas em diversas freqüências, e não somente da habitual, podem ser necessárias na análise das vozes profissionais.

A **avaliação global do traçado espectrográfico** oferece informação descritiva importante sobre a natureza da fonte sonora e a contribuição do sistema de ressonância, representando uma verdadeira reprodução gráfica da qualidade vocal. Esta análise exige experiência em acústica clínica, mas é extremamente útil, tanto nas vozes profissionais faladas como nas cantadas, sendo um instrumento valioso de acompanhamento de desenvolvimento vocal. Dois aspectos particulares desta análise são a avaliação da distribuição dos harmônicos no espectro e a análise dos formantes do som.

A avaliação da **distribuição dos harmônicos no espectro** oferece uma indicação simples e direta sobre a ressonância e projeção vocal do paciente. Quanto maior a série de harmônicos identificada, mais rica é a qualidade vocal do paciente. Além disso, quanto mais individualizados estão os harmônicos unitários, e quanto mais linear é o seu traçado, maior é o componente harmônico da emissão e a estabilidade na sustentação. A presença de um traçado irregular, retorcido, interrompido e uma imagem de enovelamento semelhante a um borrão, são indicativos de aumento do componente ruído da emissão.

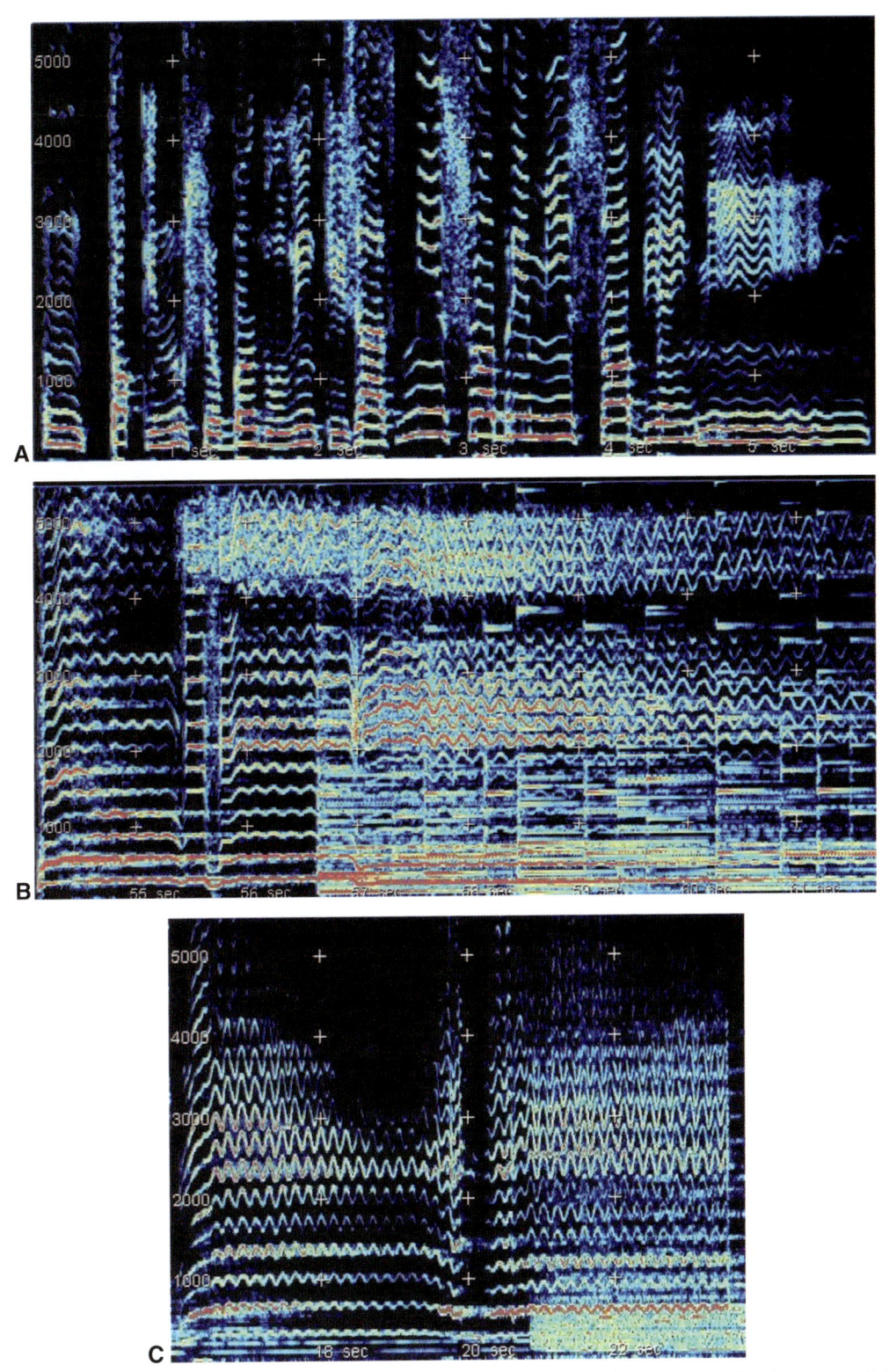

Fig. 12-2. Exemplos de vibrato em diferentes estilos vocais. **A.** Traçado espectrográfico do cantor popular de vanguarda Tom Zé, durante a emissão do trecho "Um toque no seu bandolim que jazz mim, sobre mim, sobe em mim (GRAM 5.7, VOICE TOOLS), da música "Passagem de som" (CD Jogos de Armar, TRAMA TESN/111-2); observar a articulação marcada das palavras, bem característica desse cantor, com fácil identificação das vogais e consoantes, precisão articulatória nos sons fricativos e vibrato na finalização do trecho, com redução paulatina da intensidade. **B.** Traçado espectrográfico do cantor popular Roberto Carlos, durante a emissão do trecho cantado "Eu vivi" (Programa GRAM 6.1), da música "Emoções" (CD ROBERTO CARLOS ACÚSTICO, AMIGO RECORDS 2-502555); observar a riqueza dos harmônicos, o ataque brusco na vogal inicial da palavra "eu", buscando impacto interpretativo e a sustentação do "i" final da palavra "vivi", com lento decréscimo da intensidade. **C.** Traçado espectrográfico do cantor lírico Luciano Pavarotti, durante a emissão do trecho "Splenderá" (Programa GRAM 6.1); observar a riqueza dos harmônicos, a precisão e regularidade do vibrato e a subarticulação das consoantes da palavra, para manter o controle na qualidade vocal, comumente observado no canto lírico.

A **análise dos formantes do som** em vozes profissionais trabalhadas, geralmente evidencia faixas uniformes e de mesmo grau de escurecimento, com largura de banda estreita e definida (Figs. 12-3 e 12-4). Formantes com registro interrompido, irregular, de escurecimento variável e com largura de banda aumentada traduzem uma voz produzida com ruído, instabilidade da fonte glótica e pouco aproveitamento da ressonância.

Na avaliação acústica do canto clássico, principalmente no lírico, a análise do **formante do cantor** se reveste de grande valor. O formante do cantor é um incremento de energia na região aguda do espectro, com o objetivo de conferir audibilidade da voz sobre o ruído, principalmente da orquestra ou de outras vozes não-treinadas (Figs. 12-3 e 12-4). Cantores com formante do cantor desenvolvido têm suas emissões destacadas do som da orquestra e das vozes dos coros que os acompanham, mesmo no pianíssimo. Este pico de energia situa-se ao redor de 3.000 Hz, provavelmente por um agrupamento dos formantes agudos (F_3, F_4 e F_5), região que coincide com o pico natural de ressonância do conduto auditivo externo, o que contribui ainda mais para o aumento da *loudness* da emissão. Além disso, não há sons de outras vozes nessa faixa de freqüências, nem dos instrumentos da orquestra, que ficam localizados em regiões mais graves. O nível do pico do formante do cantor varia de acordo com a classificação vocal, sendo mais agudo para as vozes agudas e mais grave para as vozes mais graves; é facilmente identificável nos homens e menos consistente nas mulheres, particularmente nas sopranos, onde pode ser inexistente (Detweiller, 1994; Sundberg, 1997). A região do formante do cantor situa-se em: meio-sopranos 2.900 Hz, tenores 2.800 Hz, barítonos 2.600 Hz e baixos 2.400 Hz (Sataloff, 1991). Um belo exemplo da vitória da voz treinada sobre uma orquestra com som pleno e com pelo menos 60 instrumentos pode ser observado no exemplo oferecido na Fig. 12-3.

O formante do cantor é um dos aspectos mais controvertidos da emissão da voz cantada e, provavelmente, há mais de uma estratégia fisiológica envolvida em sua produção. A literatura apresenta três caminhos básicos para sua execução: o abaixamento da laringe, que gera um trato vocal mais longo (Sundberg, 1987); uma constrição supraglótica ântero-posterior, ou seja, ariepiglótica, já descrita desde as primeiras observações sobre a voz cantada de Manuel Garcia (Garcia, 1855) e reforçada pelos estudos de Yanagisawa, Estill, Kmucha & Leder (1989); ou ainda uma resposta global do trato vocal, caracterizada principalmente por uma ampliação da laringe (Detweiller, 1994). O fato de a presença do formante do cantor ser uma das características mais identificadoras da voz profissional lírica é indiscutível, mas os mecanismos envolvidos em sua produção são bastante questionáveis, embora se acredite que cada cantor utilize preferencialmente um único mecanismo.

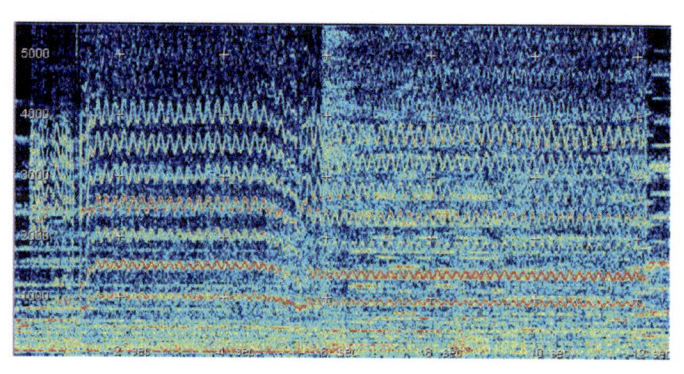

Fig. 12-4. Traçado espectrográfico (GRAM 5.7, VOICE TOOLS) da emissão de Luciano Pavarotti, cantor lírico, tenor, na emissão "rinascerá" (renascerá), da ária "Nessun Dorma" (CD Carreras Domingo Pavarotti In Concert, PoliGram 430.433-2) com o som pleno da orquestra, no qual se observam os seguintes aspectos: série rica de harmônicos, controle do vibrato, sustentação da emissão, subarticulação das consoantes e presença do formante do cantor (a voz fica destacada no gráfico apesar da enorme massa de som da orquestra, de registro praticamente indiferenciado, configurando a imagem de figura-fundo, sendo figura o som da voz do cantor e o fundo o som da orquestra).

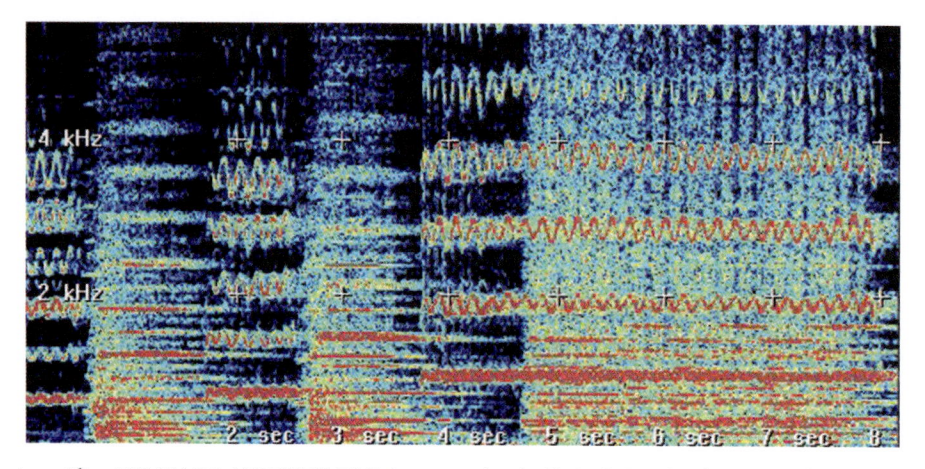

Fig. 12-3. Traçado espectrográfico (GRAM 5.7, VOICE TOOLS) de um trecho da "Aria da Rainha da Noite", da ópera "A flauta mágica", cantada pela soprano Sumi Jo (CD The Ultimate Opera Collection, ERAT 2292-45797-2); observar o início do traçado à voz humana, em contrapondo com a orquestra, depois ao redor do segundo à voz humana, alternada pela orquestra no terceiro segundo, retornando sozinha ao redor do quarto segundo para finalmente, mostrar sua superioridade em uníssono com a orquestra, em som pleno, a partir do quinto segundo; ver que mesmo contra a orquestra a voz da cantora ainda se destaca pelo seu treinamento de formante do cantor e vibrato.

Observa-se também que alguns atores de teatro (Scherer, 1996) e indivíduos com vozes projetadas apresentam um incremento adicional de energia nas regiões agudas do espectro, o que pode ser chamado de formante do ator ou mordente da voz. Algumas línguas parecem ter maior predisposição a esse formante, provavelmente devido à presença de constrição ântero-posterior do vestíbulo laríngeo, tais como o finlandês e o português brasileiro (Behlau, 1996).

Outras medidas objetivas podem ser associadas à análise acústica básica, tais como a eletroglotografia, a filtragem inversa e as medidas de fluxo aéreo, porém são pouco utilizadas na realidade nacional.

Avaliação Otorrinolaringológica

O médico otorrinolaringologista é responsável pela avaliação laringológica, diagnóstico e tratamento médico, clínico, medicamentoso e/ou cirúrgico do paciente. No caso de tratamento de profissionais da voz, a anamnese médica deve ser o mais extensa e completa possível, pois os dados fornecidos pelo paciente irão permitir um exame direcionado e, conseqüentemente, um diagnóstico correto; alguns clínicos preferem a utilização de um questionário pré-organizado, respondido por escrito pelo paciente, para que nenhum detalhe deixe de ser explorado (Sataloff, 1997b).

O exame laringológico básico inclui a laringoscopia indireta pelo espelho de Garcia e, de modo ideal, também deve incluir a endoscopia por fibra flexível (nasofibroscopia) e por fibra rígida (telelaringoscopia), além da laringoestroboscopia. As principais informações a serem obtidas dizem respeito à integridade e mobilidade das estruturas laríngeas e à presença de lesões.

A nasofibroscopia permite a análise da emissão profissional da voz, na fala ou no canto, em uma posição mais natural durante o exame, podendo ser identificados os ajustes supraglóticos, faríngeos, velares e da cavidade da boca. Embora esse seja o melhor exame para a avaliação da dinâmica fonoarticulatória global, na fala e no canto, a imagem obtida não é ampliada e nítida o suficiente para favorecer a análise das características vibratórias da laringe e das lesões teciduais das pregas vocais. Ao contrário, a telelaringoscopia permite um detalhamento visual único, porém, pelo fato da fibra óptica ser introduzida via oral e com a língua protraída, não há possibilidade de análise da fala encadeada ou do canto.

O protocolo de avaliação laríngea do paciente que usa a voz falada profissionalmente deve permitir a avaliação dos ajustes feitos pela musculatura laríngea intrínseca, nas fases pré-fonatória e fonatória. A avaliação deve incluir a emissão da vogal "é", em freqüência e intensidade confortáveis, a emissão de uma vogal "i", em freqüência aguda, para visualização da comissura anterior da laringe e emissões em intensidades fraca e forte, para se verificar o envolvimento da supraglote no controle da intensidade. Para a avaliação de fendas glóticas, é importante que seja referida qual a vogal utilizada, de preferência a "é" e que a configuração da coaptação glótica seja descrita na freqüência habitual da emissão. Já na voz cantada, deve-se incluir também a análise de emissões em diferentes freqüências, escalas em legato e em estacato, para se verificar quais os mecanismos envolvidos nesse controle, a saber: alongamento das pregas vocais (o mais saudável para se produzir tons agudos), elevação da laringe no pescoço (um mecanismo secundário e nem sempre adequado e suficiente) e o aumento da constrição glótica e supraglótica (um mecanismo negativo de variação de freqüência). Casper, Brewer & Colton (1987) sugerem o som do uivo do lobo ("aaauuuuuuuu", em emissão ascendente) para se visualizar completamente a laringe.

O registro da avaliação laríngea é particularmente importante no caso de profissionais da voz. Sataloff (1997b) afirma que a videoestrobolaringoscopia, realizada com o endoscópio rígido, é o maior avanço para o diagnóstico laríngeo, e que deve ser utilizada, assim como a laringoscopia com endoscópio flexível, como rotina em todos os pacientes que apresentem problemas de voz. Entre os parâmetros avaliados estão: freqüência fundamental, simetria de movimentos, fechamento glótico, amplitude de vibração, onda mucosa e a presença de porções não-vibratórias da prega vocal. A avaliação de cantores e a escolha de um tratamento específico requer trabalho em equipe e análise cuidadosa dos riscos envolvidos (Fig. 12-5) procurando-se evitar ao máximo a realização de procedimentos cirúrgicos (Sataloff, 1997), quando possível, a fim de minimizar a possibilidade de um desvio vocal indesejável e limitante para a continuidade da carreira.

Como vimos na Fig. 12-5, muitas vezes o quadro exigiu uma abordagem cirúrgica, pois a presença do pólipo na face vestibular da laringe de uma cantora *gospel,* limitava a produção da voz cantada e obrigava a produção de um esforço adicional para controlar a qualidade da emissão, o que foi resolvido com a associação de cirurgia e reabilitação fonoaudiológica pré e pós-operatório.

Avaliação do Canto

Não é da competência genérica do fonoaudiólogo avaliar a técnica da voz cantada. Tanto a avaliação quanto o ensino de técnicas de canto e de produção de voz no canto são funções reservadas ao professor de canto.

Segundo White & Diggory (1994), a avaliação realizada pelo professor de canto deve constar de um histórico do paciente, avaliação da voz falada e a avaliação da voz cantada especificamente. A avaliação deve pesquisar possíveis problemas técnicos apresentados pelo cantor na produção vocal. A voz cantada bem produzida apresenta clareza, projeção, suporte respiratório adequado e produção estável ao longo de toda a tessitura, dos sons graves aos agudos. Além disso, a avaliação deve incluir a classificação do tipo de voz e uma avaliação visual do cantor, com observação da postura e de tensões desnecessárias.

Emerich, Baroody, Carrol & Sataloff (1997) descrevem uma avaliação realizada pelo professor de canto especializado em pacientes com alterações de voz. Para os autores, o trabalho com este tipo de paciente deve ser em equipe e, a avaliação e terapia da voz cantada devem ser realizadas mesmo em pacientes não-cantores, pois acreditam que os benefícios das aulas

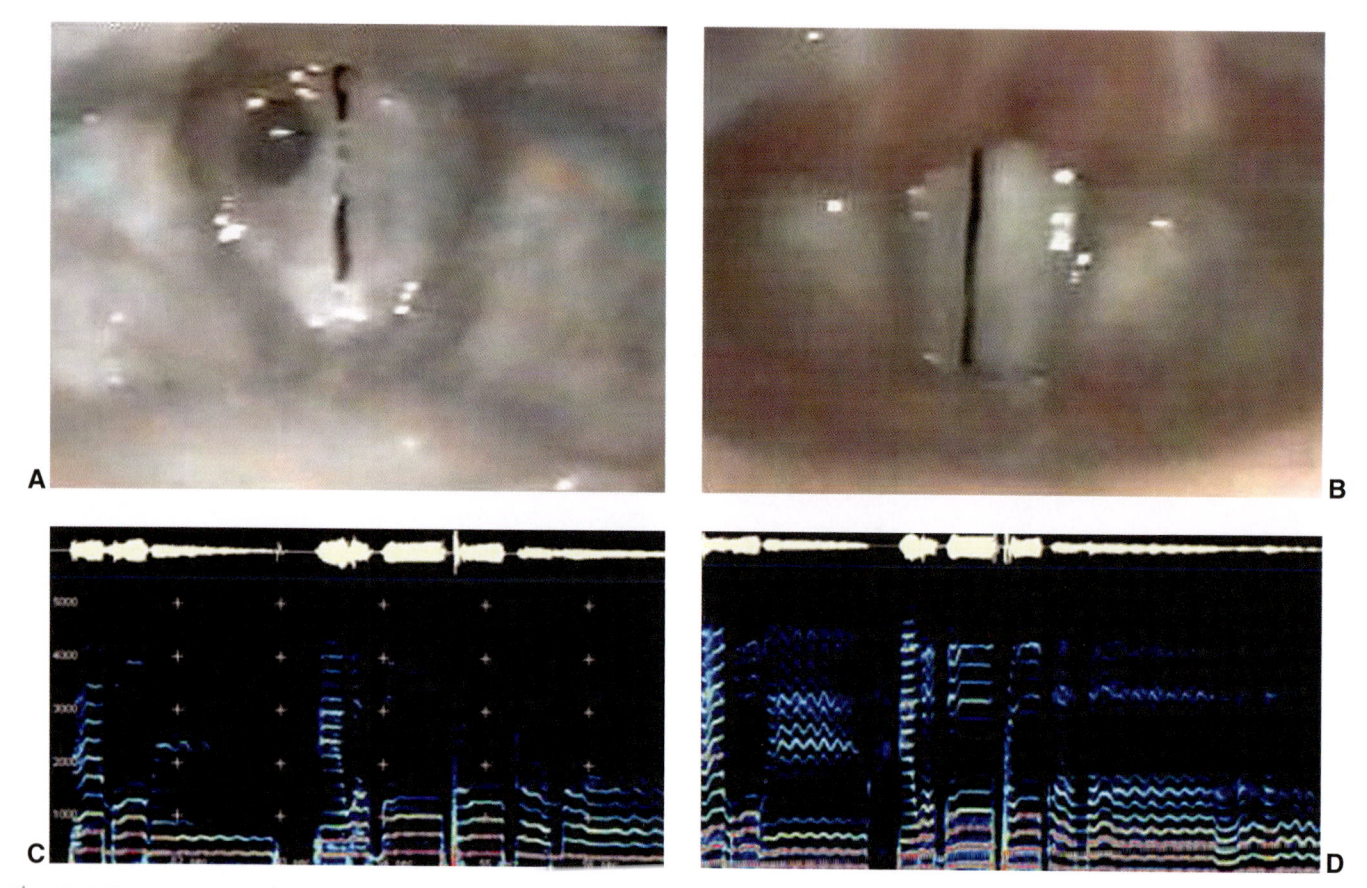

Fig. 12-5. Documentação de cantora gospel, 34 anos de idade e pólipo após abuso continuado em festival de música gospel. **A.** Imagem de avaliação laríngea, por telelaringoscopia, com presença de pólipo angiomatoso na face vestibular da prega vocal direita. **B.** Imagem no décimo dia de pós-operatório (arquivo Dr. Osíris do Brasil). **C.** Espectrografia acústica de trecho da voz cantada no pré-operatório (observar restrição de harmônicos, além de vibrato limitado e irregular). **D.** Espectrografia acústica do mesmo trecho cantado, no décimo dia de pós-operatório (observe recuperação dos harmônicos e do vibrato (GRAM 5.7, VOICE TOOLS).

de canto podem ser estendidos também à fala. Uma anamnese detalhada, que inclui desde experiência e treino até hábitos vocais inadequados, deve preceder a avaliação do professor de canto, que explora a observação da postura do indivíduo, respiração, posição da laringe no pescoço, tensões de músculos extrínsecos da laringe, das estruturas da face, da mandíbula e da língua, além da ressonância ou da chamada colocação da voz.

Os conhecimentos na área de voz, tanto em fisiologia quanto em acústica, trazem ao professor de canto mais facilidade de identificar e corrigir os problemas apresentados pelo cantor e/ou paciente. Uma voz agradável e com boa qualidade vocal é produzida pela associação da arte com a técnica, facilitado por conhecimentos técnicos específicos.

Evidentemente, o fonoaudiólogo pode contribuir na avaliação da voz cantada, o que depende essencialmente de seu conhecimento e sua formação, respeitando-se cuidadosamente os limites profissionais. De qualquer forma, a troca de informações entre o fonoaudiólogo e o professor de canto é muitas vezes decisiva para o bom desenvolvimento da reabilitação vocal de um paciente cantor.

APERFEIÇOAMENTO VOCAL

Há pessoas que têm uma habilidade nata de falar bem e expressar-se corretamente em público, de modo convincente e, ao mesmo tempo, natural. Geralmente são pessoas extrovertidas, articuladas, com excelente percepção do outro e capazes de moldar seu discurso pelas reações de quem as ouve. Grandes comunicadores são, acima de tudo, bons ouvintes. Tal habilidade é um talento, uma característica de inteligência específica que pode ser ainda desenvolvida com a erudição e o exercício intelectual; contudo, bons falantes são observados em todas as classes sociais e independente do nível de formação acadêmica.

O padrão de comunicação oferece informações variadas sobre o indivíduo, sua saúde, características de personalidade, estado emocional, marcadores sociais, educacionais e culturais. Comunicação é definida pelo dicionário Aurélio como "participação, informação, aviso, transmissão e convivência" demonstrando o quanto abrange uma vasta área de domínio e conhecimento. No processo de transmissão de uma mensagem oral, o comunicador informa ao seu ouvinte dados referentes ao conteúdo propriamente dito, mas também dados que passam, ou não, clareza de raciocínio, segurança e domínio do assunto. Tal processo, embora geralmente bastante desenvolvido nos profissionais da voz, quer seja por dom ou por experiência, prática ou treinamento, pode não ser valorizado adequadamente por outros indivíduos.

Profissionais de destaque nas mais diversas áreas do conhecimento nem sempre serão eficientes na arte de se comunicarem em público – por despreparo, por timidez ou pelo desconhecimento de regras básicas da comunicação. A matéria-prima para a comunicação oral é o som da voz e da fala, que são comportamentos aprendidos e, portanto, passíveis de modificação. Para que o processo de comunicação ocorra de maneira adequada, é muitas vezes fundamental a conscientização do indivíduo sobre aspectos particulares que precisam ser aperfeiçoados, além da adesão a um programa de treinamento especificamente desenvolvido. Para falar melhor é preciso realizar uma análise profunda do indivíduo, considerando-se desde as características físicas mais básicas, anatômicas e funcionais, até as questões emocionais e circunstanciais do discurso, procurando-se personalizar a mais impessoal das apresentações (Bloch, 2002). A artificialidade de uma comunicação, aprendida por imitação e repetida pelo emprego de regras pré-concebidas, deve ser evitada pois é facilmente reconhecida como falsa pelo ouvinte.

Aprender a falar melhor tem sido o foco de muitos textos para o público leigo, geralmente elaborados pelos chamados professores de oratória ou de comunicação verbal, que centralizam seu enfoque em regras para ser bem-sucedido na comunicação em público (Polito, 1991; Polito, 1993; Polito, 2001; Passadori, 2003). Contudo, especialistas da área da saúde também podem oferecer sua contribuição para esse público, agregando o conhecimento da anatomia e fisiologia às estratégias para desenvolver uma comunicação mais efetiva (Lopes, 2000; Gonçalves, 2000; Behlau & Pontes, 2001; Bloch, 2002). Recentemente, Costa (2003) entrevistou seis fonoaudiólogos que atuam em empresas, para compreender o sentido da atuação deste profissional com os executivos e verificou que o fonoaudiólogo sai do conceito patologizante e contribui para o aprimoramento da comunicação exigida pelo mundo competitivo da empresa, trabalhando a expressividade da comunicação e ressaltando as características individuais do executivo.

Contudo, apesar da necessidade e importância de um trabalho sistemático para melhorar a forma da comunicação oral, a arte de falar bem depende de uma boa argumentação, base da eloquência, como apresentado didaticamente por Aristóteles, na *Arte Retórica e Arte Poética*. Grande preocupação dos gregos, o desenvolvimento da retórica era considerado uma virtude a ser cultivada. Aristóteles analisou as relações entre a retórica e a dialética, discorrendo sobre as provas morais e subjetivas, para então examinar as provas lógicas do discurso e, finalmente, discorrer sobre o vocabulário oratório. O autor afirma que a retórica não é ciência e nem puro empirismo, não tem por objeto a essência e nem representa apenas uma coletânea, um receituário de regras; esclarece que a finalidade da retórica não é persuadir, mas sim descobrir o que há de persuasivo em cada caso. Desta forma, quando se busca melhorar as habilidades de falar bem, deve-se também desenvolver a capacitação argumentativa, o encadeamento lógico do pensamento, sendo mais difícil modificar a forma do que o discurso propriamente dito.

O indivíduo que busca um aperfeiçoamento vocal faz parte de um público específico que, na maioria das vezes, não apresenta desvios vocais ou lesões laríngeas, mas que foi colocado em uma situação na qual a comunicação é determinante para sua função profissional, ou quando passou a sofrer um aumento de demanda vocal para a qual ele não está preparado. Em geral, tais pessoas anseiam por desenvolver estratégias práticas e rápidas para aumentar a eficiência do discurso, embora nem sempre sejam capazes de identificar o que não se encontra adequado em seu padrão de comunicação. Soluções rápidas e mágicas nem sempre são possíveis de serem oferecidas, a não ser que os desvios apresentados pelo falante sejam simples e focais.

O modo de falar é um comportamento com base anatômica, mas aprendido ao longo dos anos, de acordo com o tipo de experiência de comunicação a que fomos submetidos. Mudar um comportamento nem sempre é fácil e imediato. É como mudar um hábito: requer conscientização, força de vontade e treinamento dirigido. Algumas regras básicas que procuram garantir a saúde vocal, melhorando a infra-estrutura para a comunicação oral, têm sido apontadas reiteradamente em diversos textos e podem ser reunidas em um quadro sintético (Quadro 12-2). Contudo, falantes com vozes disfônicas, medo para falar em público, dificuldade de encadear o pensamento e falta de clareza de idéias deverão enfrentar um longo período de treinamento para serem melhores comunicadores. O medo para falar em público é considerado um dos piores pavores pessoais e tem sido bastante abordado pelos autores da área, sendo que Polito (1993) e Passadori (2003) reforçam que tal sentimento acomete a maior parte das pessoas e deve ser encarado com naturalidade, procurando-se controlar o nervosismo e preparando-se para falar; os autores aconselham a pensar no que falar antes de pensar em como falar.

O indivíduo que se comunica freqüentemente em público, quer seja por motivos profissionais ou sociais pode até ter a consciência de que a forma de seu discurso seja tão importante quanto o conteúdo, mas não sabe o que fazer para modificar seu padrão de comunicação, ou aonde estão os erros principais de suas intervenções ou apresentações orais. Muitas vezes a voz é baixa demais e o falante não parece seguro de seu discurso; outras vezes é excessivamente forte e sua postura é vista como agressiva e invasiva. Em outras situações, a voz carece de ressonância plena e o indivíduo é avaliado como chato e desinteressante, assim como o produto que ele veicula em seu discurso. Finalmente, na maior parte das vezes, as questões estão mais diretamente relacionadas aos aspectos gerais da comunicação, dos quais podemos destacar a presença de barreiras verbais e corporais.

As barreiras verbais e corporais são alguns dos principais fatores que fazem com que um indivíduo seja aceito ou rejeitado pelo ouvinte. Barreiras verbais são certas palavras ou frases que provocam uma resposta emocional negativa no ouvinte,

Quadro 12-2. Lembretes para manter a saúde vocal e aperfeiçoar sua comunicação

1. Falar corretamente e usar sua voz natural
2. Tornar sua comunicação mais atraente, modulando o tom e o volume
3. Respirar normalmente antes de falar e enquanto fala
4. Não usar o ar até acabar para evitar uma respiração profunda e ruidosa
5. Falar sem fazer força para projetar a voz e as palavras
6. Articular bem as palavras e não omita seus finais
7. Usar pausas para respirar e para dar ênfase em certos trechos
8. Usar uma velocidade normal, nem muito lenta e nem muito rápida
9. Manter hidratado, tomando goles de água durante a fala
10. Limitar o uso da voz quando estiver doente, principalmente nas gripes e nos resfriados
11. Evitar roupas e acessórios apertados e desconfortáveis
12. Evitar o fumo, o álcool e os alimentos pesados e muito condimentados, principalmente antes de falar
13. Evitar comer demais se tiver de fazer uma apresentação logo após a refeição
14. Aquecer a voz com emissões de vogais moduladas e variadas, bem abertas
15. Procurar um especialista se ficar rouco por mais de 15 dias; nunca fazer uso da automedicação

geralmente imediata, limitando, dificultando ou até mesmo comprometendo definitivamente a eficiência da transmissão.

O conceito de barreiras verbais foi apresentado por Whitaker Penteado (1977), que as define como "obstáculos à efetividade da comunicação humana, provocados por palavras e expressões capazes de despertar antagonismo", oferecendo uma extensa lista de situações nas quais elas aparecem, como o emprego excessivo de gírias, de nomes insultuosos embora ditos em tom amistoso, de palavras que denotam intimidade quando não se é íntimo, entre outras. Pelo fato de essas barreiras serem inconscientes para o falante, é importante que alguém aponte sua presença na comunicação, pois esse é o primeiro passo para se livrar delas. Exemplos das principais barreiras verbais são destacados no Quadro 12-3.

Já as barreiras corporais se constituem de gestos que destoam da apresentação do indivíduo ou chamam particular atenção do ouvinte, desviando-o do foco do discurso, por vezes constituindo o que é chamado de "ruído na imagem". Como grande parte de nossa comunicação é passada através da voz e da linguagem corporal, ter noções sobre os gestos ou movimentos que podem provocar um impacto negativo na comunicação poderá contribuir para que o falante os controle e torne sua comunicação mais eficiente.

Algumas das barreiras corporais mais freqüentes são a proximidade excessiva com o interlocutor, tocar constantemente o corpo do outro quando fala, o exagero ou, ao contrário, a falta total de gestos. Analisar uma fita de vídeo com um depoimento ou uma pequena apresentação do falante é um dos mais poderosos recursos para se identificar a presença de barreiras corporais e verbais, além de ser altamente mobilizador por ser uma evidência que não pode ser negada. Os principais aspectos que geralmente se transformam em barreiras corporais são apresentados no Quadro 12-4; convém lembrar que a cultura e a sociedade têm papel determinante no estabelecimento de gestos e movimentos corporais que são avaliados como barreiras à comunicação.

Nas situações em que se prepara uma apresentação em público, seja uma aula, um discurso em uma comemoração ou palavras de boas vindas a algum convidado, existem algumas normas de bom senso ou educação, independentes da cultura e sociedade a que o falante pertence, que quando não respeitadas podem prejudicar o sucesso da comunicação. O comportamento de quem fala deve ser de atenção com o ouvinte ou com o auditório, mostrando prazer na situação de comunicação. Polito (1991, 1993) ressalta como características de um bom falante: memória, habilidade, criatividade, entusiasmo e determinação. Acima de tudo, é importante cativar o auditório, sendo que um dos modos mais efetivos é dirigir o olhar às pessoas, comentar algum aspecto particular e positivo do grupo a quem se dirige a palavra ou a apresentação e oferecer uma informação prática, objetiva, de preferência com aplicação imediata. O falante que ouve atentamente quem lhe dirige a palavra, mesmo que seja um questionamento difícil, será avaliado com simpatia. Passadori (2003) trabalha na autoconfiança do expositor e reforça que todos podem e devem melhorar sua comunicação, principalmente quando se fala em público.

Os principais pontos a serem respeitados quando se prepara uma comunicação oral em público estão resumidos no Quadro 12-5.

Particularmente o microfone tende a assustar os indivíduos menos experientes e pode prejudicar até mesmo aquele professor tarimbado que, porém, não está habituado a ter sua fala amplificada. O uso do microfone é hoje necessário não somente para os profissionais da mídia (rádio e televisão), mas também das artes (teatro e shows), do ensino (professores e palestrantes) e das atividades religiosas (padres, pastores e reverendos), representando a conseqüência dos grandes espaços, auditórios e de classes numerosas, muitas em condições de acústica natural bastante deficiente. São vários os modelos disponíveis e, embora os tradicionais sejam os mais empregados em palestras, congressos, apresentações, shows e entrevistas (Figs. 12-6 e 12-7), há outras opções como os microfones de lapela e os de cabeça (*headset*, conhecidos popularmente como microfone "Madona", em referência à cantora que popularizou seu uso), que podem ser minúsculos e fixados com fita adesiva nos cabelos ou sobre perucas, bastante empregados no teatro musical (Fig. 12-6).

Os principais aspectos a serem controlados são a distância do microfone à boca do falante e o retorno que este tem da própria voz, para se ter um uso favorável da amplificação. O retorno da própria voz é geralmente feito com caixas acústicas

Quadro 12-3. Exemplos das principais barreiras verbais (baseado em Whitaker Penteado, 1977)

1. Uso inadequado do idioma, sem o domínio de regras básicas de gramática, com vícios de linguagem, erros de pronúncia, emprego de gíria ou excesso de uso de palavras estrangeiras quando há correspondentes nacionais. Alguns dos desvios mais freqüentemente ouvidos incluem: "de modos que", faz parte do "pograma", estou "sastifeito", "pesicóloga", "adevogado", "te falei prá você", "não tem pobrema/poblema", "não pude vim", "tóchico", "a nível de ", "vi ele", "meio dia e meio", "prá mim fazer"; "tô meia cansada", "menas meninas", dentre tantos outros. Como gírias podemos citar: boazuda; paguei o maior mico; ele é massa; vou dar um rolê; tô muito duro. Quanto às palavras estrangeiras, podemos referir o uso constante de: estou fazendo meu *book*; tenho um *personal trainer*; foi um *hapenning*; segue documento *atachado* no e-mail; vou a um *meeting*
2. Certos nomes insultuosos embora ditos em tom amistoso. Exemplos: boa vida, tubarão, vigarista, vagabundo, pilantra
3. Uso de palavras sérias embora ditas em tom jocoso. Exemplo: chefinho, senhor, mestre, meu guia, filósofo
4. Expressões que constituem flagrantes ou mal dissimulados desafios. Exemplos: você está completamente enganado; isso é o que você pensa; quero ver se você é capaz de; estou pagando prá ver
5. Palavras repetidas constantemente. Exemplos: né, tá, ok, tá bom, é ou não é, então, daí, meu
6. Palavras excessivamente familiares e que denotam uma intimidade inexistente entre os interlocutores. Exemplos: querida, fofa, bem, meu bem, amor, linda, paixão, gracinha, quando ditas ao telefone com alguém que não se conhece
7. Expressões que menosprezam a capacidade do ouvinte ou sua inteligência. Exemplos: Entendeu?; Está acompanhando meu raciocínio?; Quer que repita?; Percebeu?; Vou simplificar prá vocês
8. Uso excessivo de exemplos pessoais, contextualizados ou não. Exemplos: Eu..., Em casa...; Uma vez aconteceu comigo; Deixa-me contar o meu caso. Tal situação pode ser agravada se vier precedido de riso por quem fala, ao iniciar um caso qualquer, quase que exigindo da platéia que também ache a mesma graça
9. Uso de palavras que se referem à nacionalidade, raça, apelidos ou tipos regionais e derivados. Exemplo: judeu, negro, negrada, turco, carcamano, baianada, caipira, jacu, cabeça-chata
10. Uso de palavras que fazem referência a defeitos e características físicas. Exemplo: gorducho, magrela, miúdo, tampinha, gaguinho, zarolho, cegueta, baixinho etc

viradas para o falante ou artista, mas recentemente foi desenvolvido um retorno intra-aural, colocado na orelha e que permite que o artista tenha o monitoramento de sua própria voz, independentemente de sua posição no palco e de sua movimentação.

Sem dúvida, o uso de microfone em teatros é uma necessidade à saúde vocal do ator, mas cada vez mais professores têm lançado mão desse recurso em salas numerosas ou quando o uso continuado de voz e fala prolonga-se por várias horas. Uma lista de cuidados e observações para o uso correto do microfone em palestras e apresentações encontra-se no Quadro 12-6.

Vale ainda lembrar que tanto a voz, quanto os gestos e os vícios de fala são, geralmente, inconscientes, portanto, é importante que alguém auxilie a identificá-los. Peça que alguém avalie seu modo de se comunicar e prepare-se para ouvir críticas. Contudo, lembre-se que a consciência do que precisa ser modificado não garante, necessariamente, sua modificação automática. É nesse momento que o trabalho fonoaudiológico torna-se imprescindível para aperfeiçoar e treinar a fixação de um padrão que vá ao encontro das necessidades daquele paciente.

Um dos aspectos mais importantes do aperfeiçoamento vocal é considerar a profissão que o indivíduo exerce para a qual, além das demandas vocais diretamente relacionadas ao exercício profissional, há a questão das preferências vocais do grupo no qual ele está inserido, que por vezes depende também da cultura da empresa ou do país que o indivíduo vive.

Portanto, se deslocarmos nossa ótica das análises clínicas para o uso da voz nas diferentes profissões, torna-se mais fácil fazer algumas considerações sobre o que seriam vozes preferidas na vida moderna (Behlau, 2001), o que não necessariamente pressupõe que essas vozes sejam as opções mais convenientes ou saudáveis.

Após intensa discussão com os colegas fonoaudiólogos do Grupo RACC (Reciclagem e Atualização Clínico-Científica em Voz, do Centro de Estudos da Voz – CEV), no ano 2000, que trouxeram suas vivências com as mais diversas categorias profissionais, Behlau (2001) desenvolveu o conceito de voz preferida na vida moderna, como uma dimensão diferente de análise vocal, que engloba opções, feitas tanto pelo indivíduo como pelo grupo no qual ele está inserido, de parâmetros respiratórios, vocais, articulatórios, psicodinâmicos e comportamentais. Tais opções podem ser conscientes ou não, sendo geralmente adquiridas por um processo de modelo, imitação e treinamento, ao longo dos anos do exercício profissional, podendo ainda ser trabalhadas especificamente em um treinamento. Locutores e cantores freqüentemente admitem que começaram suas carreiras imitando um profissional de sucesso, até encontrarem um padrão vocal pessoal. A autora comenta que estas escolhas vocais muitas vezes coincidem de tal forma com a própria atividade profissional, que acabam se tornando marcadores vocais das próprias profissões, permitindo uma identificação profissional imediata pela voz do falante, como as vozes de padres e advogados.

Quadro 12-4. Exemplos das principais barreiras corporais à comunicação

1. Proximidade excessiva do interlocutor, deixando-o desconfortável: geralmente mantemos uma distância ao redor de um metro, quando falamos com as pessoas, espaço que é menor quando somos íntimos do outro; forçar uma distância maior pode inibir o outro, colocando-o em uma situação constrangedora

2. Toques e empurrões constantes nos outros, o que faz com que o interlocutor se afaste, fique constrangido ou até mesmo venha a terminar a conversa

3. Corpo com desvio de postura, que pode ser excessivamente curvado, o que é associado à imagem do perdedor, ou de cansaço extremo, ou excessivamente estendido, associado à imagem do militar agressivo

4. Gestos exagerados ou repetidos em excesso, que cansam a platéia sem contribuir para a eficiência da comunicação. Exemplos: apontar para os interlocutores; pôr e tirar a mão no bolso; mexer na cabeça, na orelha ou coçar o nariz; enrolar fios de cabelo ou ajeitar a franja; tirar e colocar um anel (que poderá cair e piorar a situação do falante), ou os óculos; estalar dedos e ossos do corpo, espreguiçar-se

5. Desviar o olhar do interlocutor, olhando para os lados, para baixo ou para cima; fixar o olhar firmemente nos olhos ou em qualquer parte do corpo do interlocutor (até quase sem piscar); mover constantemente os olhos; piscar freqüentemente ou manter os olhos semicerrados ou cerrados por alguns instantes, enquanto se fala. O olhar deve ser natural, lembrando-se que sorrir com o olhar é uma das mais poderosas ferramentas de contato

6. Movimentos tensos durante a fala como andar constantemente de um lado para o outro (pior ainda se falando de cabeça baixa), tamborilar na mesa ou chacoalhar pernas e pés; ou, o extremo oposto, falar absolutamente parado, não encarando ninguém ou encarando fixamente alguém da platéia ou seu interlocutor

7. Atenção corporal não genuína, quando deveria mostrar postura de escuta atenta. Por exemplo, cantarolar e fazer ruídos de voz ou fala durante uma conversa ou apresentação; não desviar o texto de uma leitura enquanto alguém lhe dirige a palavra, mesmo que diga que você ouve com os ouvidos e não com os olhos; falar com o garçom mantendo o olhar no cardápio, com a cabeça baixa e não se dirigindo ao interlocutor; afastar o corpo para trás ou virar o rosto, enquanto se fala

8. Mexer constantemente nas roupas, ajeitando blusa, saia, comprimento do vestido, cavalo da calça, alça da blusa ou da roupa de baixo, colar, brincos e pulseiras. Avaliar antes de sair de casa se a roupa é adequada para o ambiente que você vai, lembrando-se de que menos é melhor que demasiado, quando se trata de roupa e maquiagem. Evitar todo e qualquer acessório barulhento quando você vai falar em público ou quando a comunicação é importante, mesmo que você seja apenas um ouvinte entre tantos

9. Uso inadequado de vareta apontadora ou caneta a *laser*, em apresentações, o que geralmente ocorre com pessoas nervosas ou muito excitadas, que batem constantemente a vareta ou movimentam constantemente a seta a *laser*, por toda a parede e até mesmo na platéia, levando-a ao riso ou ao constrangimento de se desviar da luz ou da vareta

10. Uso inadequado do microfone, falando muito baixo ou muito alto, fazendo modulações excessivas, brincando com o fio e com o pedestal, checando o tempo todo a amplificação com pigarros e batidas de dedo em sua cápsula

Como já apontado, não necessariamente as opções de vozes de algumas profissões são as mais saudáveis, podendo se configurar em risco potencial ou real para a saúde vocal. Isso significa que, na formação da voz preferida de uma categoria profissional, os objetivos são múltiplos e envolvem não somente a efetividade da comunicação, mas também certas características do falante e de sua profissão, o que nem sempre contempla os critérios ideais de saúde vocal. Em vista disto, o risco vocal pode variar de discreto a elevado, comprometendo a saúde vocal e a longevidade da carreira. Finalmente, nem sempre a voz preferida pelo falante, no desenvolvimento de sua profissão, é aquela preferida pelos ouvintes. Um exemplo é a voz preferida pelo feirante, uma voz forte e projetada, que pode até mesmo incomodar alguns ouvintes, embora seja adequada ao objetivo profissional de atrair os fregueses compradores de mercadorias.

O Quadro 12-7 apresenta um panorama inicial sobre as vozes preferidas de algumas profissões, listando os principais parâmetros em cada uma delas. Evidentemente, o quadro oferecido pode ser ampliado e particularizado para diversas realidades, nacionais e estrangeiras. Convém ressaltar que vários dos traços vocais preferidos estão em mudança contínua, pela própria flexibilidade da voz como representação social. Assim, por exemplo, locutores de rádio AM e FM estão se tornando, sob o ponto de vista vocal, cada vez mais próximos, e o ouvinte chega a confundi-los.

DIFERENÇAS ENTRE VOZ FALADA E VOZ CANTADA

Há duas modalidades básicas de voz profissional, a voz falada e a voz cantada, sendo que em algumas situações, como no teatro musical, exige-se o domínio de ambas as emissões. A voz falada e a voz cantada são duas realidades facilmente distintas; porém, a descrição dos ajustes empregados nas duas situações nem sempre é simples de ser feita. Basicamente a emissão falada é em geral natural e inconsciente, não necessitando de ajustes ou treinamento prévio; por outro lado, a voz profissional, particularmente a cantada, exige treinamento e adaptações prévias específicas e conscientes. Enquanto a emissão falada geralmente prima pela transmissão da mensa-

Quadro 12-5. Principais pontos para uma apresentação pública

1. Ser pontual: nada pior que entrar atrasado, correndo e culpando outras pessoas, o trânsito, ou o pneu do carro, pelo seu atraso; a platéia irrita-se e se predispõe a críticas negativas, até mesmo de forma violenta
2. Dominar os equipamentos audiovisuais que você vai utilizar: procurar familiarizar-se com eles antecipadamente ou verificar se há um técnico no local para auxiliá-lo, caso venha a ter algum problema
3. Dominar o assunto sobre o qual vai discorrer: ler, estudar, fazer fichas de orientação, preparar e treinar sua apresentação; analisar a possibilidade de opiniões contraditórias sobre o que vai ser exposto e conhecer seu público-alvo, para adequar a linguagem de maneira a tornar seu discurso simples, direto, prático e eficaz
4. Apresentar seu tema com confiança, fluência, conhecimento e até mesmo paixão, porém, evitar emoções excessivas, que podem ser encaradas como piegas ou de mau gosto; se for discordar de outro palestrante ou de algum membro da platéia, fazê-lo com simpatia e elegância, evitando críticas pessoais em público, mesmo que você tenha fortes indícios de que o discurso do outro seja tendencioso ou falso
5. Moderar o uso de citações, pois embora elas contribuem de maneira a dar respaldo ao que está sendo dito, ou mostrar erudição, seu uso excessivo denota petulância, arrogância, superioridade ou, ainda, insegurança em relação ao que você está dizendo
6. Ser breve, sempre que possível; quando tiver de ser mais longo, comunicar os ouvintes sobre o tempo necessário e respeite o que foi anunciado; não ameaçar acabar de falar enquanto não estiver pronto para fazê-lo; quando sua mensagem estiver concluída, finalizar com uma frase geral, apontando a sua contribuição, porém, sem auto-elogios e sem prolongar o discurso com palavras vazias, somente porque está à vontade para falar
7. Fazer contato global com seu ouvinte ou olhe alternadamente para as pessoas, em caso de falar para um auditório; não manter seu foco de atenção fixo no chão, teto, janela, no microfone, na porta ou em um ponto vago, ou em suas notas pessoais
8. Evitar fazer perguntas ao outro ou ao seu auditório quando não tem certeza de que gostaria de ouvir uma resposta, ou receber de volta uma outra pergunta
9. Não fazer de seu interlocutor uma vítima de seu nervosismo, frustração ou irritação, adiando discussões para um outro momento, se perceber que não tem condições emocionais de fazê-lo naquela hora. É melhor adiar uma discussão e correr o risco de que ela não seja feita, do que cancelar definitivamente o canal de comunicação com o outro
10. Não contar piadas ou use chavões, já que a chance de você se sair bem é muito pequena, a não ser que você tenha um reconhecido talento humorístico

gem, com a necessidade de articulação precisa para a transmissão do conteúdo verbal, a voz cantada tem, no controle de sua qualidade, sua principal caracterização, podendo ser observadas reduções articulatórias, prolongamentos de vogais e introdução de recursos específicos como o vibrato e o formante do cantor (Fig. 12-8). Os parâmetros diferenciais mais comuns são, segundo Behlau & Rehder (1997), respiração, fonação, ressonância e projeção de voz, qualidade vocal, vibrato, articulação dos sons da fala, pausas e postura corporal. Além desses, a relação entre a emoção e a voz é muito diferente entre a voz falada não profissional e as duas modalidades de voz profissional, a falada e a cantada.

Respiração

Na voz falada, a respiração é natural e o ciclo respiratório completo varia de acordo com as emoções e o comprimento das frases. A inspiração é relativamente lenta e nasal nas pausas longas, sendo mais rápida e bucal durante a fala; o volume de ar utilizado é médio, e apenas nas situações de forte intensidade há maior mobilização da caixa torácica. Ocorre pequena movimentação pulmonar durante a tomada de ar, com pouca expansão da caixa torácica. A saída de ar na expiração é um processo passivo. O ciclo respiratório durante a voz falada é um dos parâmetros que mais se altera frente a emoções, a mudança mais comum observada está relacionada com o ritmo inspiração/expiração.

Na voz cantada, a respiração é treinada e os ciclos respiratórios são pré-programados de acordo com as frases musicais. A inspiração é muito rápida e bucal e o volume de ar utilizado é maior. Ocorre grande movimentação dos pulmões na tomada de ar, com expansão de todas as paredes do tórax. O controle da expiração é ativo, mantendo a caixa torácica expandida durante o maior tempo possível. Parece haver uma relação entre o treinamento de canto – desenvolvimento de voz lírica – e o treinamento respiratório. Enquanto os cantores populares raramente possuem um treinamento respiratório específico, a situação é oposta nos cantores eruditos.

Existem duas técnicas respiratórias principais, que são geralmente apresentadas de forma resumida, por meio de duas expressões americanas: *belly in* e *belly out* (Fig. 12-9). Na técnica *belly in* – barriga para dentro, a parede abdominal fica contraída durante o canto; ao contrário, na técnica *belly out* – barriga para fora, a parede abdominal fica distendida ao longo da emissão. Podemos observar bons e maus cantores nas duas técnicas respiratórias e, portanto, a técnica respiratória não tem o poder de definir a qualidade técnica de um cantor. Sund-

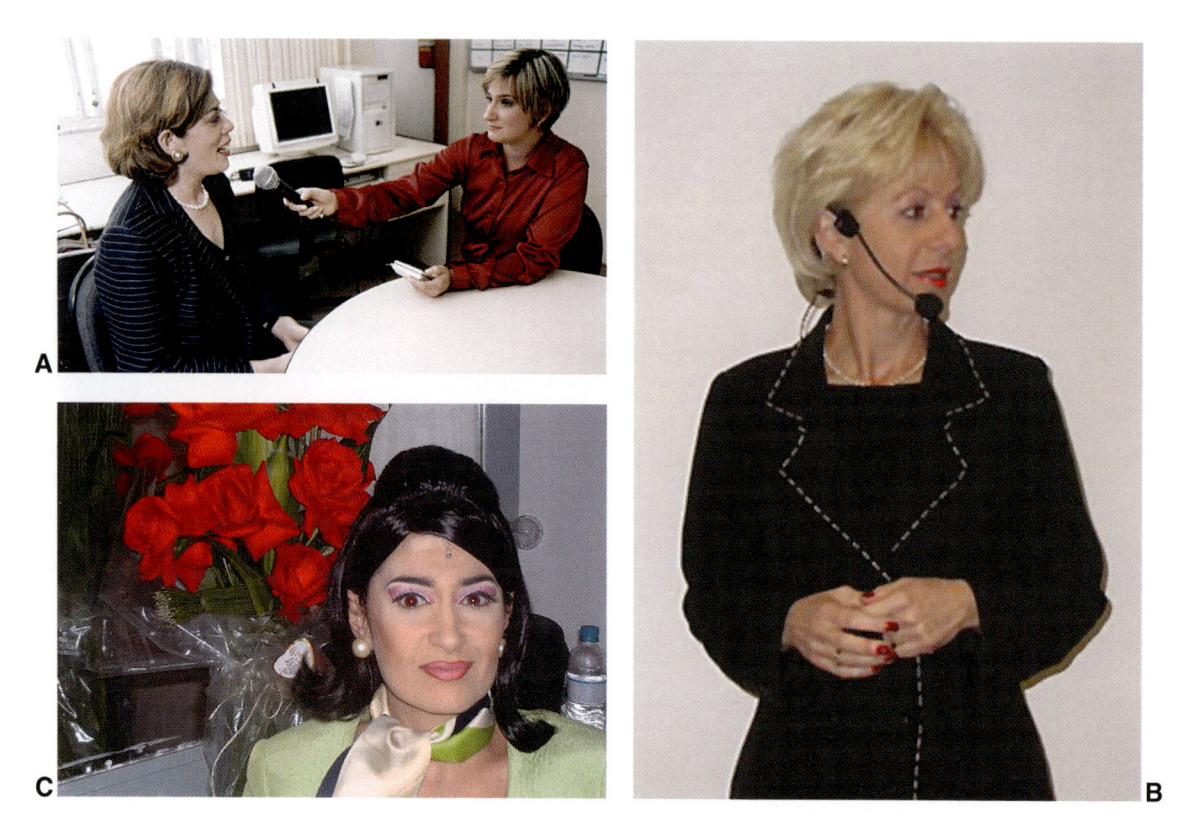

Fig. 12-6. Diferentes tipos de microfone. **A.** Microfone tradicional, usado pela apresentadora Vanda Martins (TV Unifesp), em entrevista, posicionado corretamente próximo à boca da entrevistada (cortesia Stela Murgel/Unifesp). **B.** Microfone de cabeça usado em sala de aula (Mara Behlau, foto Camilla Vicari). **C.** Microfone de cabeça fixado na testa usado em espetáculo de teatro musical, fixado com fita adesiva (arquivo pessoal, cortesia da atriz Inez Viana, no papel de Lovemar, espetáculo Suburbano Coração, de Naum Alves de Souza e Chico Buarque).

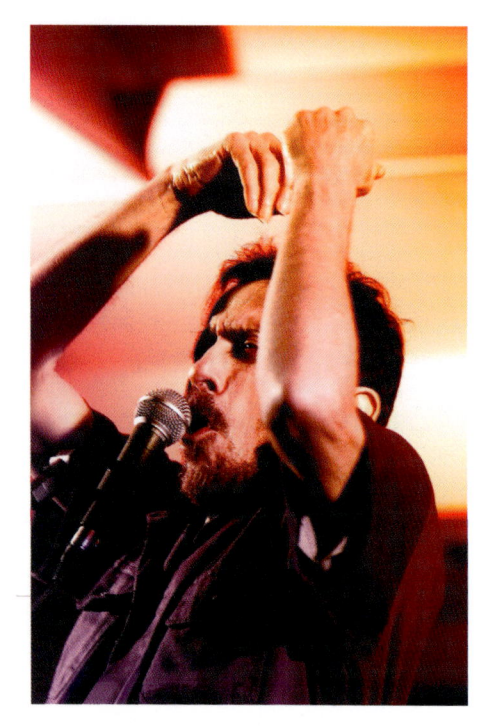

Fig. 12-7. Cantor popular de vanguarda, Tom Zé, em show; observar a forte expressão facial e a carga emocional no canto; observar também o posicionamento do microfone, bastante próximo à boca (foto de André Conti, para o Instituto Ethos, cortesia do artista).

berg (1987) relata um estudo realizado com cantores treinados que executaram tarefas com as duas técnicas, cujos resultados mostraram efeitos similares na produção do som, sugerindo que não é a técnica respiratória utilizada que determina a qualidade do som, mas sim a influência de outros fatores, como o treinamento submetido, as configurações do trato vocal, a experiência do cantor, entre outros. Thomasson (2003) desenvolveu uma série de estudos sobre a respiração de cantores treinados e não-treinados e verificou que há grande variação intersujeito, porém grande constância intra-sujeito (Thomasson & Sundberg, 1999); além disso, constatou que há pouca influência do contexto musical no comportamento respiratório (Thomasson & Sundberg, 2001). Verificou ainda que os cantores iniciam as frases musicais com altos volumes pulmonares, em comparação com não-cantores, porém, ambos terminam as frases com volumes pulmonares similares (Thomasson & Sundberg, 1997). A relação entre o tracionamento da traquéia para baixo e os altos volumes pulmonares foi também estudada e permitiu a constatação da hipótese da ocorrência de um componente de abdução glótica na inspiração máxima (Iwarsson, Thomasson & Sundberg, 1998; Thomasson, 2003a e b). Tais estudos constituem a mais atual análise sobre a respiração na voz cantada, sendo apresentados na sessão "De Boca em Boca" deste capítulo.

Quadro 12-6. Principais cuidados com o uso do microfone

1. O microfone amplifica sua voz, fala e respiração, assim como todos os distúrbios relacionados com essas dimensões da comunicação. Portanto, reduza o esforço vocal, articule corretamente as palavras, fale pausadamente e não prolongue o final das palavras, pois o microfone faz parecer que a pessoa está cantando e coordene sua respiração
2. Não abusar da modulação de freqüência e de intensidade, pois soam ridículas quando amplificadas
3. Evitar tossir, espirrar, pigarrear, fungar ou suspirar ao microfone, pois tais ruídos amplificados são motivo de riso ou constrangimento do auditório
4. Abandonar o microfone se ele começar a falhar; falhas na amplificação são fonte de grande estresse para o falante e comprometem a inteligibilidade da mensagem para os ouvintes
5. A posição do microfone em relação à boca é essencial para que a amplificação seja bem-sucedida. Se houver oportunidade, experimente a melhor posição e distância antes de iniciar a apresentação; lembre-se que a boca é um dos elementos mais expressivos da fala e não deve ficar escondida pelo microfone
6. Nos casos em que não há retorno suficiente de sua própria voz amplificada (você não se escuta adequadamente), certifique-se de que pelo menos a platéia o está ouvindo adequadamente
7. Se a amplificação for excessiva e o som das consoantes (principalmente do "p") estiver estourando, afastar um pouco o microfone ou lateralizá-lo em 45 graus, em relação ao meio da boca
8. Se for o primeiro falante a usar o microfone, verificar se está ligado (botão *on-off* no corpo do microfone). Evitar testá-lo pigarreando ou batendo na cápsula, começar com uma simples saudação como "bom dia" e perceber se sua voz está sendo amplificada
9. Em caso de microfone de pedestal, mantê-lo 1 ou 2 centímetros abaixo dos lábios, para que esses não sejam encobertos; em caso de microfone de lapela, colocá-lo mais próximo ao pescoço
10. Nos dois casos (microfone de pedestal e de lapela), nunca é a cabeça que deve aproximar-se ao microfone e sim o contrário: ajustar a altura do pedestal e sua inclinação, ou fixar adequadamente o microfone na lapela, para manter uma estética adequada e não prejudicar a emissão da voz. No microfone de lapela evitar encostar ou fazer movimentos bruscos na região do peito, pois isto poderá produzir um ruído desagradável
11. Nos casos de uso de microfone de cabeça e de lapela, a movimentação corporal pode ser mais flexível, já que o microfone acompanha o corpo. Com o microfone de pedestal, manter sua postura praticamente constante, limitando os movimentos de mãos, cuidando para não derrubar o pedestal ou jogar o microfone para longe
12. Quando há vários falantes em mesa redonda, com microfone individual ou mesmo no caso do microfone de lapela, nunca fazer comentários ao colega do lado, pois podem ser amplificados, gerando uma situação constrangedora

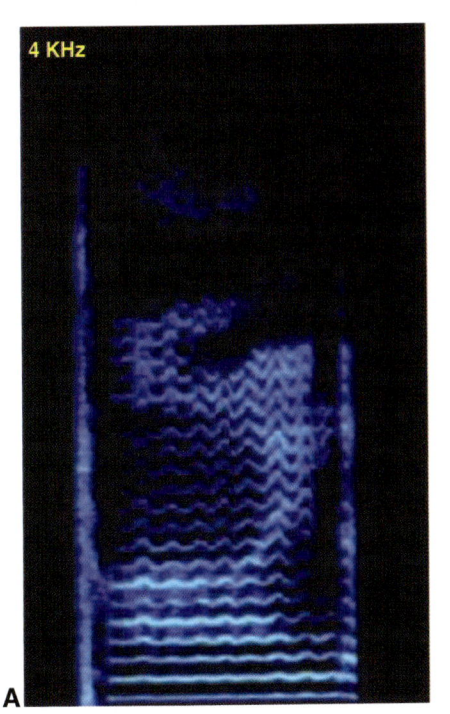

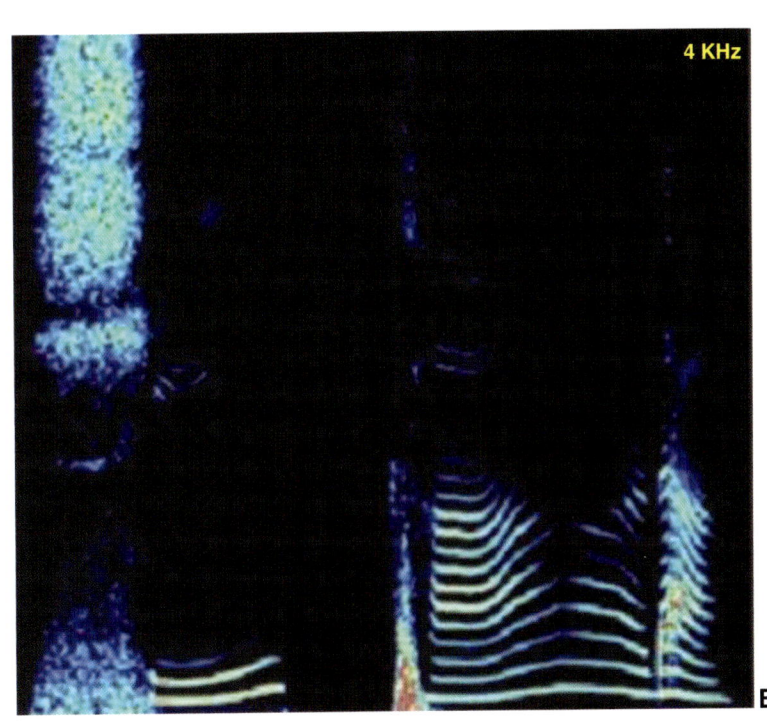

Fig. 12-8. Emissão em voz cantada (cortesia do maestro Garyth Nair programa (GRAM 5.7, VOICE TOOLS) e em voz falada. **A.** Voz cantada, observam-se prolongamento da vogal, com uma série rica de harmônicos e controle da qualidade da emissão, redução do tempo de articulação das consoantes plosivas (no início e no fim do traçado), assim como presença de vibrato. **B.** Voz falada, verificam-se a nítida produção das consoantes e um menor número de harmônicos.

Quadro 12-7. Vozes preferidas na vida moderna: traços, psicodinâmica e grau de risco vocal em diversas profissões (Behlau, 2001)

1. Advogado	Traços preferidos: voz de freqüência grave, articulação precisa com ressonância oral, intensidade média para forte, ritmo e velocidade de fala muito regulares, uso de maneirismos e jargões típicos da área	Psicodinâmica vocal: persuasão e credibilidade	Grau de risco vocal: discreto a moderado, dependendo da quantidade de uso vocal continuado
2. Anunciante de aeroporto	Traços preferidos: qualidade vocal fluida e grave com componente nasal relaxado, podendo haver leve grau de soprosidade, velocidade de fala reduzida, prolongamento de vogais, uso constante de pausas, intensidade reduzida, padrão de modulação e ritmo repetitivos. Preferência por vozes femininas	Psicodinâmica vocal: segurança, sensualidade e sofisticação	Grau de risco vocal: discreto
3. Apresentador de programa de TV para adultos	Traços preferidos: voz de freqüência grave, com ressonância equilibrada, variação de intensidade, velocidade de fala controlada, articulação precisa e modulação expressiva	Psicodinâmica vocal: dinamismo, criatividade e domínio sobre a platéia e atrações, intimidade com os telespectadores e convidados	Grau de risco vocal: discreto
4. Apresentador de programa de TV para crianças	Traços preferidos: voz de freqüência aguda, com ressonância de foco alto (cabeça), muitas vezes com ressonância nasal compensatória, grande variação de intensidade, freqüência e velocidade de fala. Repetição de palavras, diminutivos, e imitações com prolongamento excessivo das vogais	Psicodinâmica vocal: intimidade e acessibilidade	Grau de risco vocal: moderado
5. Atendente de Tele-sexo	Traços preferidos: Masculino: voz de freqüência grave, fluida, uso de pausas e modulação ascendente Feminino: qualidade vocal soprosa, tendendo à aguda, às vezes rouca e nasal, com prolongamento de vogais	Psicodinâmica vocal: Masculino: sensualidade, masculinidade e disponibilidade Feminino: sensualidade, submissão e intimidade	Grau de risco vocal: discreto
6. Ator de TV	Traços preferidos: voz flexível, com boa articulação e qualidade vocal adaptadas ao personagem, sem marcas de alteração vocal importante nem foco ressonantal definido. Plasticidade vocal para se adequar aos diversos tipos de personagens	Psicodinâmica vocal: verdade na atuação e equilíbrio corpo-voz-personagem	Grau de risco vocal: discreto a moderado, dependendo das exigências do papel
7. Ator de teatro	Traços preferidos: voz flexível e com boa projeção, boa articulação e qualidade vocal adaptadas ao personagem, sem marcas de alteração vocal importante, com foco ressonantal alto. Plasticidade vocal para se adequar aos diversos tipos de personagens	Psicodinâmica vocal: verdade na atuação e equilíbrio corpo-voz-personagem	Grau de risco vocal: moderado a elevado, principalmente quando existem fatores externos desfavoráveis como acústica limitada do local de apresentação e falta de amplificação elétrica
8. Cantor lírico	Traços preferidos: voz limpa e clara, brilho, volume e projeção desenvolvidos. Ressonância equilibrada em todas as notas da tessitura, sem quebras de registro, qualidade vocal estável e suporte respiratório	Psicodinâmica vocal: verdade na atuação, sensibilidade, expressividade e domínio dos recursos vocais	Grau de risco vocal: moderado a elevado, principalmente em concertos longos e peças de diferentes níveis de complexidade vocal

Quadro 12-7. Vozes preferidas na vida moderna: traços, psicodinâmica e grau de risco vocal em diversas profissões (Behlau, 2001) *(Cont.)*

9. Cantor mirim (5-13 anos)	Traços preferidos: voz de freqüência aguda associada à uma grande variabilidade de freqüência e intensidade, qualidade vocal por vezes artificial e tensa, com maneirismos da voz do adulto	Psicodinâmica vocal: dom e prodígio	Grau de risco vocal: moderado, dependendo dos abusos e de escolha inadequada de repertório
10. Cantor romântico	Traços preferidos: voz com componente nasal, *pitch* grave, *loudness* reduzida, qualidade vocal fluida, por vezes com discreta imprecisão articulatória sem comprometimento da inteligibilidade	Psicodinâmica vocal: sensualidade, emoção e intimidade.	Grau de risco vocal: discreto
11. Cantor sertanejo	Traços preferidos: voz de freqüência aguda com mudanças rápidas de registro, intensidade extremamente forte, presença de vibrato característico, ataque vocal brusco, ressonância laringofaríngea com possível presença de nasalidade	Psicodinâmica vocal: intimidade com o cotidiano, emoção e sentimentalismo.	Grau de risco vocal: moderado a elevado
12. Feirante	Traços preferidos: voz de freqüência aguda, intensidade forte, chegando muitas vezes ao grito. Articulação exagerada, modulação repetitiva com grande variabilidade de freqüência, prolongamento de vogais, rouquidão em grau leve e moderado. Uso de diversas frases, expressões, palavras repetitivas e jogos de palavras	Psicodinâmica vocal: simpatia, graça e convencimento	Grau de risco vocal: elevado, pela intensidade forte e condições acústicas pobres
13. Fonoaudiólogo	Traços preferidos: voz adaptada, ressonância equilibrada, ataque vocal isocrônico, emissão estável, com tendência à elevação de freqüência e intensidade e uso de grande modulação em profissionais que atuam preferencialmente com crianças. Tendência à elevação de intensidade e sobrearticulação em profissionais que atuam preferencialmente com indivíduos portadores de deficiência auditiva e neurológica. Articulação de sons da fala tendendo à exagerada. Tendência à redução de regionalismo	Psicodinâmica vocal: segurança, confiabilidade e competência comunicativa	Grau de risco vocal: moderado
14. Guia de turismo	Traços preferidos: voz habitualmente forte, tendendo a exageros de intensidade, sem qualidade vocal específica, com velocidade tendendo a aumentada. Por vezes, qualidade vocal tensa e incoordenação pneumofonoarticulatória, emissão com tendência a sorriso	Psicodinâmica vocal: bom humor, segurança, domínio do conhecimento específico, simpatia	Grau de risco vocal: moderado a elevado

(Continua)

Quadro 12-7. Vozes preferidas na vida moderna: traços, psicodinâmica e grau de risco vocal em diversas profissões (Behlau, 2001) *(Cont.)*

15. Leiloeiro em ambiente fechado (arte e imóveis)	Traços preferidos: voz de freqüência grave, com tendência à qualidade vocal fluida, domínio da intensidade, velocidade de fala pode variar de lenta a rápida dependendo do estilo do leilão, ressonância equilibrada, projeção vocal, modulação expressiva. Pausas e uso de vocabulário sofisticado	Psicodinâmica vocal: segurança, persuasão, conhecimento e sofisticação	Grau de risco vocal: discreto a moderado, dependendo da duração do leilão
16. Leiloeiro em ambiente aberto (carros, animais)	Traços preferidos: voz de freqüência aguda, intensidade vocal forte, velocidade de fala aumentada, grande variação de freqüência (modulação), articulação precisa, qualidade vocal tensa	Psicodinâmica vocal: entusiasmo, dinamismo e confiança	Grau de risco vocal: moderado a elevado, principalmente em leilões longos, com acústica pobre e uso de fumaça cênica
17. Locutor de comerciais (profissionais de propaganda em publicidade)	Traços preferidos: qualidade vocal flexível e adaptada ao produto e ao público-alvo. Tendência ao uso de voz grave, fluida e velocidade de fala reduzida com pausas e articulação precisa, plasticidade vocal	Psicodinâmica vocal: honestidade, credibilidade e confiança	Grau de risco vocal: discreto a moderado
18. Locutor da Hora do Brasil	Traços preferidos: voz com foco de ressonância oral, variação de freqüência restrita e pré-definida, modulação com finais ascendentes, intensidade média, articulação sem exageros ou regionalismo; qualidade vocal neutra, sem marcadores pessoais	Psicodinâmica vocal: segurança e credibilidade	Grau de risco vocal: discreto
19. Locutor de rádio FM	Traços preferidos: qualidade vocal fluida ou adaptada, intensidade normal ou elevada, velocidade de fala normal ou aumentada, dependentes do horário de veiculação do programa e do público-alvo. Articulação precisa e tendência à atenuação de regionalismo	Psicodinâmica vocal: informalidade, alegria, credibilidade e envolvimento	Grau de risco vocal: discreto, a não ser no uso continuado por longos períodos
20. Locutor de rádio AM	Traços preferidos: qualidade vocal próxima ao uso da voz habitual ou aproximação aos locutores da FM, freqüência média, intensidade média a elevada, velocidade e articulação normais, presença de regionalismo e modulação expressiva. Por vezes, qualidade vocal fluida e grave, semelhante à dos locutores de FM	Psicodinâmica vocal: intimidade e acessibilidade	Grau de risco vocal: discreto a moderado, de acordo com a quantidade de uso continuado da voz
21. Locutor de rodeio	Traços preferidos: velocidade aumentada, prolongamentos de vogais, predomínio de ressonância laringofaríngea, voz de freqüência média, com momentos de elevação dependentes do andamento do rodeio. Intensidade vocal elevada, modulação repetitiva e uso de expressões típicas	Psicodinâmica vocal: agilidade, dinamismo e emoção	Grau de risco vocal: moderado a elevado

Quadro 12-7. Vozes preferidas na vida moderna: traços, psicodinâmica e grau de risco vocal em diversas profissões (Behlau, 2001) *(Cont.)*

22. Locutor esportivo de rádio	Traços preferidos: grande variabilidade de freqüência, intensidade, velocidade e ritmo. Resistência vocal e agilidade fonoarticulatória. Jargões próprios	Psicodinâmica vocal: emoção, precisão descritiva, agilidade	Grau de risco vocal: moderado a elevado, de acordo com os abusos vocais
23. Locutor esportivo de TV	Traços preferidos: voz adaptada às necessidades do programa, plasticidade vocal, tendência à freqüência aguda, padrão de modulação vocal com ritmo repetitivo e intenso, inflexão ascendente e velocidade de fala elevada. Articulação precisa	Psicodinâmica vocal: entusiasmo, energia, dinamismo e credibilidade	Grau de risco vocal: discreto
24. Militar em posição de comando	Traços preferidos: voz com freqüência grave, intensidade aumentada, com projeção vocal, ritmo marcado, prolongamento de vogais, qualidade vocal pode ser tensa-comprimida	Psicodinâmica vocal: segurança, controle, autoridade e poder	Grau de risco vocal: discreto a moderado, principalmente em treinamentos com uso continuado de voz de comando
25. Operador de *telemarketing*	Traços preferidos: qualidade vocal sem marcadores específicos, voz sem rouquidão, modulação e velocidade de fala equilibradas, clareza articulatória, linguagem correta, regionalismos e vícios de linguagem não são aceitáveis, preferência por vozes masculinas e femininas dependente do produto a ser oferecido e do perfil da empresa, intensidade vocal confortável	Psicodinâmica vocal: gentileza, otimismo, paciência, atenção, credibilidade e disponibilidade	Grau de risco vocal: moderado
26. Operador de pregão	Traços preferidos: voz forte e potente, audível e inteligível em ambiente ruidoso e competitivo. Qualidade vocal tensa, rouquidão moderada aceitável. Ressonância laríngea. Uso de frases-padrão e expressões repetitivas	Psicodinâmica vocal: agressividade, dinamismo, objetividade	Grau de risco vocal: elevado
27. Político	Traços preferidos: voz de freqüência grave e intensidade elevada. Prolongamento de vogais dependente da intenção do discurso. Articulação clara, modulação repetitiva, pausas e marcadores definidos	Psicodinâmica vocal: energia, credibilidade, autoridade e confiabilidade	Grau de risco vocal: discreto a moderado, aumentando em campanhas
28. Pastor ou padre de celebração religiosa tradicional	Traços preferidos: voz de freqüência médio-grave, fluida, ressonância equilibrada, registro modal ou de peito, velocidade de fala moderada, com tendência à reduzida, modulação repetitiva típica. Uso significativo de pausas	Psicodinâmica vocal: razão, equilíbrio e tranqüilidade	Grau de risco vocal: discreto
29. Pastor ou padre de celebração moderna ou carismática	Traços preferidos: voz de freqüência médio-aguda, ressonância equilibrada ou laringofaríngea, registro modal/cabeça, qualidade vocal tensa, com grande variação de freqüência e intensidade, algumas vezes chegando ao grito. Velocidade de fala aumentada, pausas curtas	Psicodinâmica vocal: segurança, confiabilidade, carisma, dinamismo e modernidade	Grau de risco vocal: moderado

(Continua)

Quadro 12-7. Vozes preferidas na vida moderna: traços, psicodinâmica e grau de risco vocal em diversas profissões (Behlau, 2001) *(Cont.)*

30. Professor de ensino infantil (pré-escola)	Traços preferidos: voz com modulação expressiva, intensidade forte, projeção vocal, qualidade vocal agudizada e com tendência à tensão	Psicodinâmica vocal: segurança, afetividade e alegria	Grau de risco vocal: moderado a elevado, de acordo com a composição da sala, períodos letivos e acústica do ambiente
31. Professor de ensino fundamental e médio	Traços preferidos: voz de intensidade forte e freqüência média, articulação precisa, velocidade de fala adequada ao assunto, com boa projeção vocal, ressonância laringofaríngea	Psicodinâmica vocal: confiança, autoridade e sabedoria	Grau de risco vocal: moderado a elevado, de acordo com a composição da sala, períodos letivos e acústica do ambiente
32. Regente de coro	Traços preferidos: plasticidade vocal, variabilidade de freqüência e intensidade, domínio vocal do canto e musical	Psicodinâmica vocal: segurança, liderança e competência	Grau de risco vocal: moderado, principalmente quando o regente canta nos diversos naipes vocais
33. Representante comercial	Traços preferidos: flexibilidade vocal de acordo com a atitude do cliente, intensidade moderada e articulação precisa	Psicodinâmica vocal: credibilidade, simpatia, paciência e honestidade	Grau de risco vocal: variável
34. Telefonista	Traços preferidos: preferência pela voz feminina, clara, com tendência à ressonância equilibrada, emissão sem esforço, intensidade média, pouca variação de freqüência, articulação precisa	Psicodinâmica vocal: disponibilidade, gentileza e presteza	Grau de risco vocal: moderado, variando de acordo com a quantidade de horas de trabalho
35. Telejornalista-repórter	Traços preferidos: voz de freqüência grave, intensidade média, ressonância difusa, articulação precisa, regionalismos minimizados, velocidade de fala média, modulação dependente do conteúdo semântico da reportagem, do perfil, do programa e da emissora, com uso de pausas expressivas, harmonia entre voz, expressão facial e gestos	Psicodinâmica vocal: credibilidade, verdade e competência	Grau de risco vocal: discreto

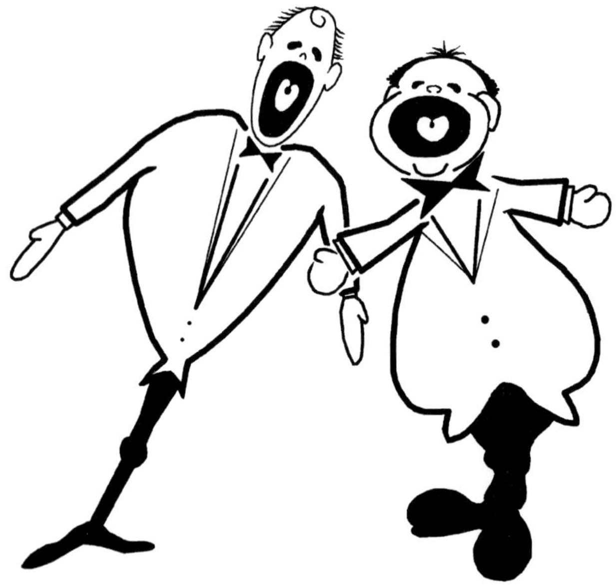

Fig. 12-9. Desenho ilustrativo representando as duas técnicas respiratórias no canto: *belly in* (barriga para dentro) e *belly out* (barriga para fora).

A coordenação entre fonação e respiração necessária para o canto é mais precisa e específica do que a utilizada para a produção da voz falada. Segundo Miller (1994), o cantor treinado combina um início de fonação adequado com um controle do ar expirado, produzindo uma pressão subglótica constante. Assim, o ar necessário para a fonação é mantido controlado.

Uma opinião unânime entre os profissionais envolvidos no treinamento e na reabilitação de cantores é de que o suporte respiratório é essencial para o canto (Spiegel, Sataloff, Cohn & Hawkshaw, 1997). O mecanismo de suporte constitui a fonte geradora de um vetor de força na coluna de ar, que irá passar entre as pregas vocais. Os problemas anatômicos, técnicos ou doenças do sistema respiratório podem gerar vozes alteradas e sem projeção, ou mesmo criar padrões compensatórios negativos para a produção vocal.

Fonação

Na voz falada, as pregas vocais fazem ciclos vibratórios com o cociente de abertura levemente maior que o de fechamento. Produz-se uma série relativamente regular de harmônicos, teoricamente infinita, porém em média 20 deles são suficientes para oferecer a identidade de uma vogal. Os harmônicos produzidos decrescem em intensidade, em direção aos harmônicos agudos, na razão de 12 dB por oitava. Na fala, o atrito da mucosa das pregas vocais é bastante aumentado nas situações de pigarro, tosse ou ataque vocal brusco e podem ocorrer instabilidades ocasionais, sem que isso comprometa a comunicação do indivíduo. Percebe-se uma movimentação discreta da laringe no pescoço, determinada por variações na inflexão das frases. A extensão de freqüências em uso habitual é de 3 a 5 semitons, dependendo da língua que se fala e da entonação empregada. Discretos desvios no modo vibratório, em termos de rouquidão, soprosidade ou aspereza, são geralmente aceitos socialmente e não causam maiores danos ao processo de comunicação.

Na voz cantada popular, pode não haver quase nenhuma diferença nos ciclos fonatórios, como geralmente observamos nos cantores de MPB, ou pode ainda haver modificações excepcionais nos cocientes de fechamento e abertura dos ciclos vibratórios. No canto lírico, o fato do cociente de fechamento ser maior que o de abertura gera um som acusticamente mais rico e com maior tempo de duração. Produz-se uma série maior de harmônicos, com mais de trinta facilmente identificáveis no registro espectrográfico, com intensidade forte mesmo nos harmônicos mais agudos do espectro. No canto, o atrito da mucosa das pregas vocais é reduzido e os atos de pigarrear e tossir são inadmissíveis. A ênfase não é feita com ataque vocal brusco, mas sim com mudança da tensão nas estruturas e nuanças discretas de freqüência e intensidade. A laringe tende a permanecer em posição baixa no pescoço (na maior parte das escolas de canto), estabilizada, mesmo nas freqüências mais agudas. A extensão de freqüências é ampla, de cerca de duas oitavas e meia.

Ressonância e Projeção de Voz

A ressonância, na voz falada, é geralmente média, em condições naturais do trato vocal, sem uso particular de alguma cavidade e sem a necessidade de grande projeção vocal. A intensidade habitual situa-se ao redor de 64 dB para conversação, mantendo-se relativamente constante durante o discurso; a faixa de variações fica ao redor de 10 dB da intensidade habitual. Quando é necessária projeção vocal, geralmente inspira-se mais profundamente, abre-se mais a boca e utilizam-se sons mais agudos e mais longos. O uso de um foco de ressonância nasal grande pode ser facilmente observado em regiões específicas do país, fazendo parte do próprio regionalismo do falante e sendo perfeitamente aceito dentro do grupo ao qual este falante pertence.

Na voz cantada, a ressonância é geralmente alta, dita "na máscara" ou de cabeça, o que indica que o foco de ressonância concentra-se na parte superior do trato vocal. A intensidade quase nunca é constante, e no canto lírico, podemos observar variações controladas e rápidas de um pianíssimo a um fortíssimo, em um limite que pode ir de 45 dB a 110 dB. O exemplo apresentado na Fig. 12-1 mostra a excelência desse controle de intensidade em uma emissão que começa pianíssimo e cresce rapidamente. A projeção vocal no canto lírico, que quase nunca é amplificado eletricamente, é uma necessidade constante. A emissão deve ser audível, mesmo na emissão em pianíssimo e, para tanto, a inspiração é sempre maior do que na fala, a boca tende a estar sempre bem aberta, procurando-se reduzir ao máximo os obstáculos à saída do som.

Um aspecto particular da ressonância e projeção da voz no canto lírico é o formante do cantor, que conforme explicado anteriormente, é uma característica do canto lírico que confere audibilidade sobre ruído. Esse é talvez o aspecto indireto do canto lírico mais facilmente reconhecido pelo ouvinte, principalmente quando associado ao vibrato (Figs. 12-3 e 12-4). Em alguns estilos musicais populares, especialmente no sertanejo brasileiro e no *country* norte-americano, observamos um foco de ressonância nasal específico, facilmente identificável auditivamente, além de vibrato. Este ajuste ressonantal é considerado inerente e fundamental para o canto dentro destes estilos musicais.

Qualidade Vocal

A qualidade vocal na voz falada pode ser neutra ou com pequenos desvios que não chegam a ser considerados sinais de disfonia. A qualidade vocal é extremamente sensível ao interlocutor, à natureza do discurso e aos aspectos emocionais da situação, podendo ficar momentaneamente trêmula ou sussurrada, especialmente diante de emoções. Vozes desviadas, com certo grau de rouquidão, soprosidade, aspereza ou nasalidade, são geralmente aceitas na maior parte das profissões. Profissionais da voz falada ou mesmo da voz cantada popular podem ter desvios expressivos de suas qualidades vocais, apresentando tipos de vozes até mesmo considerados disfônicos, mas com grande aceitação pelo público e sucesso comercial. Cantores líricos têm um modelo de perfeição vocal que rejeita tais desvios; a qualidade vocal é mais estável e sofre menos influência de fatores externos à realidade musical.

O canto coral representa uma situação intermediária no qual a qualidade da emissão depende basicamente do estilo musical e do repertório; características pessoais são geralmente deixadas em segundo plano em favor de uma sonoridade única de grupo, porém os desvios na voz tendem a ser percebidos principalmente no naipe, que pode tornar-se desequilibrado.

Vibrato

A emissão da voz falada, coloquial ou profissional, não apresenta vibrato. O vibrato é um recurso vocal estético, muito valorizado em determinados estilos de canto, como o lírico, e consiste de modulação repetida de freqüência e/ou intensidade. O vibrato é um fenômeno observado nos cantores treinados e, possivelmente, representa a amplificação natural e rítmica de uma oscilação fisiológica, um contrabalanço muscular entre os músculos tireoaritenóideo e o cricotireóideo.

O vibrato é acusticamente caracterizado por uma modulação de freqüência de 5 a 7 ondulações por segundo, com uma variação aproximada de 1 semitom, feita de modo regular. Esta variação depende de vários fatores, como sexo, idade e envolvimento emocional, mas permanece constante para cada cantor (Shipp, Leanderson & Sundberg, 1980). Embora a faixa de extensão do vibrato seja de 2 a 8 Hz, perceptivamente, um vibrato com menos de 5 ondulações por segundo parece muito lento (Sundberg, 1995). Pode-se observar um vibrato de freqüência e/ou de intensidade; a modulação associada de freqüência e intensidade pode ocorrer em fase ou com diferença de fase.

Fisiologicamente, a origem do vibrato não está completamente definida. Para Hirano, Hibi & Hagino (1995) a produção do vibrato exige a participação dos músculos intrínsecos da laringe, mais particularmente do músculo cricotireóideo. Existe também uma oscilação do fluxo aéreo, causada pela atividade laríngea e não pulmonar, além de uma possível associação da oscilação de um ou vários órgãos fonatórios (véu, língua, parede faríngea e mandíbula), o que auxilia na produção do vibrato. Além disso, os autores afirmam que não existem informações suficientes que comprovem um mecanismo neurológico para esta produção, mas, assim como existe o tremor do Parkinson ou aquele associado ao frio, pode existir algum evento neurológico que explique a produção do vibrato.

Embora o vibrato seja geralmente identificado com o canto lírico, pode estar presente em diversos estilos musicais, como no sertanejo e no roque, embora não tão estável como nos cantores treinados (Curcio, 1999; Curcio, Behlau & Pontes, 2000). Exemplos de vibrato em música popular e clássica estão na Fig. 12-3.

Articulação dos Sons da Fala

O objetivo da voz falada é a transmissão da mensagem, portanto a articulação deve ser precisa e a identidade dos sons deve ser mantida. Vogais e consoantes têm duração definida pela língua que se fala, porém, o padrão de articulação sofre grande influência dos aspectos emocionais do falante e do discurso. Na voz falada profissional a articulação geralmente é realizada com movimentos musculares precisos e ampliados, a fim de conferir precisão máxima à mensagem, principalmente no rádio, onde a transmissão baseia-se exclusivamente na onda da fala. Outros falantes profissionais podem ter menor exigência articulatória; contudo, na avaliação desses indivíduos, é importante analisar se o desvio observado não representa um limite à fluência da emissão e nem uma sobrecarga ao aparelho fonador. Quando os desvios nos pontos articulatórios são vistos como particularidades individuais aceitáveis fisiologicamente, pode-se optar por mantê-los.

A mensagem a ser transmitida na voz cantada está além das palavras e, portanto, pode-se privilegiar os aspectos musicais e não os verbais, o que significa, em alguns casos, uma subarticulação (Figs. 12-1 e 12-4). Essa situação é mais evidente no canto lírico, no qual as vogais podem apresentar modificações em seu grau de abertura e duração, para manter o equilíbrio da qualidade vocal. Os movimentos articulatórios básicos podem ser reduzidos, como no caso dos sons plosivos, recebendo influência dos aspectos melódicos da música e da frase musical em si; desta forma, as constrições que produzem os sons não são realizadas totalmente, minimizando as alterações na área transversal do trato vocal.

Pausas

Na voz falada, as pausas são individuais ao falante, podendo ocorrer por hesitação, por valor enfático ou, ainda, refletir interrupções naturais do discurso. As pausas de hesitação são normais e aceitáveis, podendo ser silenciosas ou preenchidas por sons prolongados como "ahn..." ou "uhm...".

Já na voz cantada, as pausas são pré-programadas e definidas por uma série de aspectos. O cantor popular reserva-se o direito de inseri-las onde desejar, alterando até mesmo as frases musicais do compositor, ou a letra da música. No canto coral o compositor e/ou o regente programam as pausas a serem observadas, considerando o apelo emocional e a interpretação. No canto lírico a marcação das pausas também é definida previamente e quase nenhuma liberdade é concedida ao cantor. Pausas de hesitação não são aceitáveis no canto, causa um enorme constrangimento ao cantor, podendo levar o público à vaia.

Velocidade e Ritmo

A velocidade e o ritmo da emissão falada coloquial são pessoais e dependem de múltiplos fatores, tais como: características da língua falada, personalidade, profissão do falante, objetivo emocional do discurso e fatores de controle neurológico. Alterações na velocidade e no ritmo da emissão geralmente ocorrem independentemente da consciência do falante, mas podem ser reguladas de acordo com o objetivo emocional da emissão.

Já na voz falada profissional, as diferentes realidades de emissão definem os aspectos temporais a serem observados. Certas locuções comerciais e a locução esportiva, particularmente o futebol, exigem uma velocidade aumentada, característica dessas emissões. Já o ator tem a velocidade e o ritmo definidos pelo personagem e, seguramente, esse é o profissional da voz falada que deve apresentar a maior flexibilidade nesses aspectos.

Na voz cantada, a velocidade e o ritmo da emissão dependem do tipo de música, da harmonia, da melodia e do andamento utilizado pelo cantor, ou definido pelo regente do coro. Alterações são usualmente controladas, pré-programadas e ensaiadas.

Postura Corporal

Na voz falada, a postura é variável, com mudanças constantes. As mudanças habituais na postura corporal não interferem de modo significativo na produção da voz coloquial. A linguagem corporal acompanha a comunicação verbal e a intenção do discurso.

Na voz cantada a postura é menos variável, procurando-se manter sempre o corpo ereto. Alguns cantores populares, grupos de canto a capela, cantores de roque e vocalistas de banda podem apresentar grande atividade física no palco, dançando, representando e tocando instrumentos musicais. Tal associação exige boa forma física e os ciclos respiratórios podem tornar-se evidentes, o que muitas vezes é usado como recurso de interpretação. No canto lírico, a postura geralmente é mais rígida e constante, com tendência à manutenção da cabeça e tronco alinhados e eretos, neste caso as mudanças na postura corporal interferem tanto na produção da voz quanto na estabilidade da qualidade vocal, devido ao grande controle respiratório necessário. A linguagem corporal não é favorecida neste canto, que privilegia particularmente a expressão facial e alguns gestos de mãos.

Emoção na Voz

Finalmente, vale ainda comentar a questão da emoção na voz. A voz é uma das ferramentas mais poderosas para extravasar a emoção. O leigo reconhece que o impacto das diferentes emoções na voz pode ser tão intenso a ponto de desestruturar totalmente o padrão vocal habitual, podendo levar o indivíduo à afonia.

A correlação entre voz e emoção é direta e automática no dia-a-dia, embora nem sempre consciente e com níveis de manifestação diversos, de acordo com a personalidade do indivíduo e com seu treinamento de controle emocional. Tal fato, embora possa representar um problema para o indivíduo, geralmente não compromete sua qualidade de vida; contudo, quando se trata de um profissional da voz, quer seja na fala ou no canto, duas questões podem ser consideradas: a necessidade do bloqueio de emoções excessivas ou, ao contrário, a necessidade da manifestação das mais diversas emoções, com caráter interpretativo. Mostrar controle em uma situação desconfortável ao telefone, em um serviço de atendimento ao cliente, pode ser treinado com o emprego de fraseologia da área e treinamento de formas de discurso. Já chorar e rir no teatro são mais difíceis de serem ensinados e, se produzidos de forma excessiva e abusiva, podem por em risco a saúde vocal. Todavia, é no processo de colocar emoção no canto que reside o maior desafio, pois o sistema fonoarticulatório deve ser estável o suficiente para garantir a sonoridade desejada e concomitantemente expressar também o sentimento envolvido.

Cantar com técnica perfeita, mas sem emoção, dificilmente leva o profissional à uma posição de destaque. Já cantar com expressão emocional pessoal requer que o cantor adicione uma microentonação sobre a macroentonação previamente decidida pelo autor, o que envolve mudanças glóticas, supraglóticas e articulatórias, que incluem também modificações nas características temporais da emissão (Sundberg, 1987). O controle emocional no canto deve ser tal que o ouvinte é imediatamente atingido, como se compartilhasse com o cantor da emoção real. Tal sintonia emocional, difícil de ser ensinada, é característica dos melhores cantores. Observar na Fig. 12-10 dois exemplos de emoção na voz: emoção real na voz de um locutor durante a transmissão de uma catástrofe e emoção treinada, durante uma ária de ópera.

VOZ FALADA PROFISSIONAL

A voz profissional falada, quando comparada à voz profissional cantada, têm recebido menos atenção por parte de pesquisadores e autores na área dos distúrbios vocais.

O interesse por esta área é relativamente recente, em parte porque algumas profissões que fazem uso ocupacional da voz são também recentes, como os operadores de bolsa de valores e os operadores de *telemarketing*, entre outros e, em parte, pelo fato da fonoaudiologia, na área de voz, ter uma tradição clínica no atendimento dos pacientes disfônicos e não de aprimoramento da comunicação oral normal.

Estes profissionais de voz falada, segundo Koufman & Isacson (1991), também se enquadram nos dois primeiros níveis da classificação de "uso vocal", ou seja, nos grupos de profissionais que dependem diretamente da voz para o sustento.

O problema básico da voz falada profissional é o despreparo dos usuários para as demandas necessárias. Além disso, nem todo o uso profissional da voz requer um ajuste fisio-

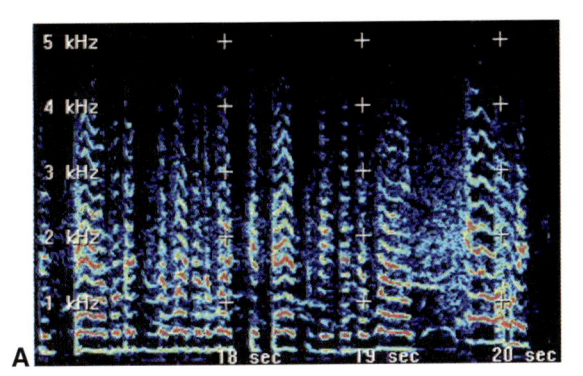

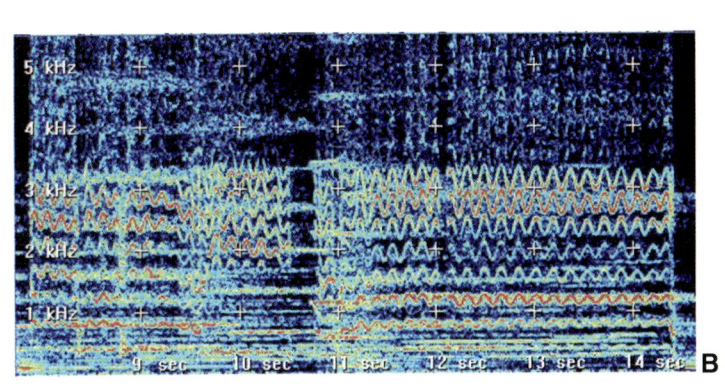

Fig. 12-10. Exemplos de espectrograma (GRAM 5.7, VOICE TOOLS) evidenciando a emoção na voz profissional. **A.** Durante a explosão do dirigível Hindenburg, em 1937, a primeira tragédia narrada costa a costa nos EUA; observar a emoção real do locutor e o impacto na emissão profissional durante o trecho "This is terrible... this is the one of the worst catastrophes in the world... it always be..." ("Isto é terrível... esta é uma das piores catástrofes do mundo.. será sempre..."), onde se percebe o deslocamento da freqüência fundamental para os agudos, ao redor de 230 Hz, com picos em 420 Hz, trechos de disfluência e nítido descontrole na qualidade vocal e na articulação das palavras. **B.** Durante a interpretação do trecho "E muoio disperato" ("E morro desesperado"), da ária "E lucevan le stelle" cantado por Plácido Domingo (CD *Carreras Domingo Pavarotti* in concert, PoliGram-430.433-2); ver que a qualidade vocal é mantida, assim como a projeção e o vibrato, observe ainda o recurso de subarticulação dos sons consonantais da frase musical, que favorece o controle da qualidade vocal.

lógico específico; desta forma, geralmente o profissional inicia e, muitas vezes, mantém sua carreira sem nenhum preparo ou orientação vocal. Um bom exemplo é o que acontece com os professores cujo despreparo vocal muitas vezes traz alterações cumulativas limitando seu desempenho profissional ao longo de sua carreira letiva.

A seguir, serão citados alguns grupos de profissionais da voz falada, ou porque são presentes na clínica fonoaudiológica, ou porque a demanda vocal é suficiente e particular para que alguns comentários específicos sejam realizados. Em cada profissional apresentado serão feitas análises sobre as considerações gerais da categoria profissional, a demanda e o preparo vocais envolvidos e os principais aspectos da atuação fonoaudiológica. São eles: professores, instrutores de ginástica, atores, locutores, narradores e repórteres de rádio, repórteres e apresentadores de televisão, dubladores, leiloeiros, operadores de pregão, tradutores e intérpretes, religiosos, ventríloquos, operadores de *telemarketing* e fonoaudiólogos.

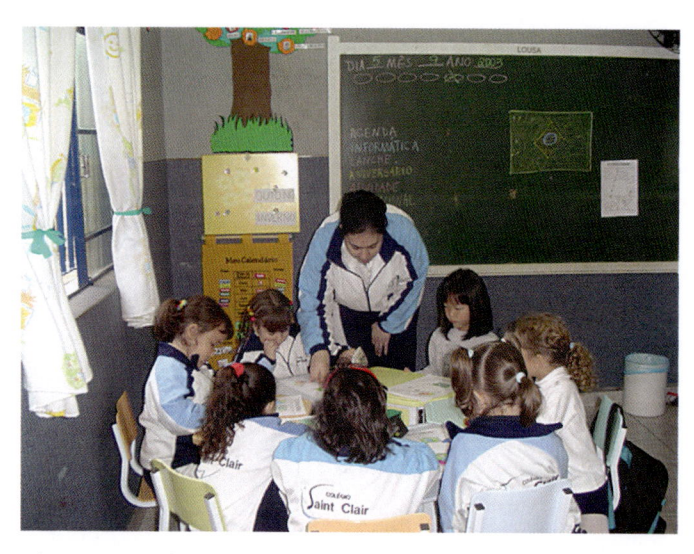

Fig. 12-11. Professor de educação infantil, em sala de aula (cortesia do Colégio Saint Clair, Fga. Gisele Fazito).

Professores

Considerações gerais

A maior incidência de disfonia em profissionais da voz falada está na categoria dos professores. A voz é o recurso áudio-visual mais importante do professor e pode-se dizer que o ensino é a atividade profissional de maior risco vocal. Assim, muitas vezes o professor deixa de ser um profissional da voz para infelizmente ser o profissional da disfonia! Os fatores predisponentes para uma alteração vocal no exercício da atividade letiva envolvem desde a evidente falta de preparo vocal adequado até os problemas de adaptação profissional, condição insatisfatória de trabalho e uso excessivo da voz. Além disso, o estresse gerado pela frustração profissional, falta de reconhecimento social suficiente e por uma remuneração baixa pode levar a quadros de disfonia por fatores psicológicos e, também, em algumas situações, ao maior consumo de medicamentos, principalmente anfetaminas e tranqüilizantes (Watts & Short, 1990).

A situação do professor é uma ironia social se lembrarmos, como ressalta Telles (1997), que tais indivíduos são profundamente responsáveis pela formação dos cidadãos de um país e, nesse sentido, necessitam ser bons comunicadores em potencial (Fig. 12-11). O professor ensina sem preparação vocal, as condições de trabalho não favorecem a saúde de sua voz e ele desenvolve uma disfonia; como tem poucos recursos para se tratar, ou continua lecionando e piorando sua condição ou reduz sua jornada de trabalho e passa a ganhar menos ainda e passa a ter ainda menos recursos para se tratar; o estresse adicional agrava sua situação e é, por vezes, muito difícil interromper esse circuito.

Há várias circunstâncias peculiares, e que devem ser consideradas, no cotidiano dos professores, além dos fatores intrínsecos do docente, como idade, carga horária e estresse. Apesar da voz do professor ser "a voz que ensina" (título do livro de orientação vocal fonoaudiológica aos professores de Behlau, Dragone & Nagano, 2003), as dificuldades deste profissional em manter sua saúde vocal vão muito além das questões de falta de conhecimento técnico, atingindo também a falta de apoio e investimentos suficientes nas esferas governamentais. Apenas orientar é insuficiente, exigindo uma série de mudanças que devem envolver também o ambiente físico do ensino. Os tipos de exigência vocal são particulares, o que configura um amplo panorama da educação infantil ao ensino superior (Behlau, Dragone & Nagano, 2003). Deve-se compreender com o professor como sua classe se comporta, quais as condições ambientais, como a acústica pode ser melhorada, como o mobiliário interfere em seu desempenho e quais os recursos de comunicação vocal e corporal, que podem ser implementados para melhorar a qualidade do ensino (Fig. 12-12).

Aspectos pontuais devem ser lembrados: o giz é um elemento irritativo para toda a árvore respiratória, principalmente quando o próprio professor apaga a lousa e bate o apagador para limpá-lo; os professores de química ainda podem sofrer a irritação adicional da fumaça química e do ato de pipetar substâncias lesivas à mucosa de todo o trato vocal; os professores de biologia sofrem pelo contato com o formol; os professores de botânica, pelo contato com o pólen e por peças de estudo mal acondicionadas; finalmente, os professores de música dão instruções e explicações por sobre o ruído dos instrumentos e das vozes e, freqüentemente, cantam nos diferentes naipes dos corais escolares. O controle do ruído é uma questão de sobrevivência vocal, já que dificilmente na educação infantil, ensino fundamental e médio os professores trabalham amplificados.

Por outro lado, o que é a voz do professor para o fonoaudiólogo e para o próprio professor são duas realidades muito diferentes, cabendo ao fonoaudiólogo procurar ultrapassar esses limites da educação que podem fazer com que o discurso clínico pareça vazio, como ilustrado de forma pioneira no trabalho de Dragone (2000).

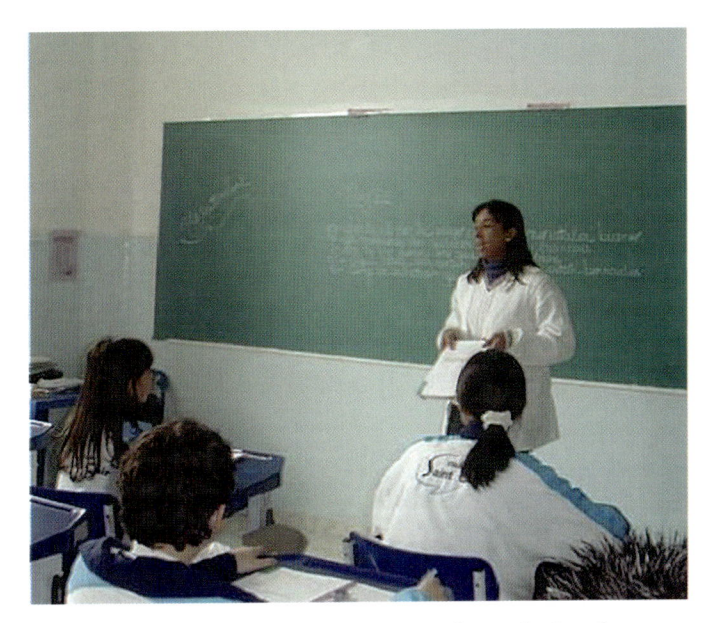

Fig. 12-12. Professor do ensino fundamental em sala de aula (cortesia do Colégio Saint Clair, Fga. Gisele Fazito).

Preparação e demandas vocais

A ausência de um preparo vocal mínimo é a realidade do professor brasileiro (Dragone, 1996). Infelizmente não é oferecido ao aluno de magistério e demais cursos relacionados ao ensino, uma preparação formal ou sequer uma orientação dirigida ao uso profissional da voz. O despreparo é tamanho que os professores não conseguem perceber se possuem ou não vozes alteradas (Nagano, 1994). Além disso, há muitos professores com outra formação profissional e que passam a lecionar, por conseqüência da própria carreira, sem preparo vocal prévio (Rodrigues, Azevedo & Behlau, 1996).

A demanda vocal é freqüentemente excessiva, com professores lecionando até três períodos ou ainda exercendo atividades profissionais secundárias com uso excessivo ou abusivo de voz.

A qualidade vocal do professor deve inspirar autoridade, confiança e controle sobre o grupo de alunos, além de possuir resistência para longas jornadas de trabalho, em circunstâncias das mais adversas. Geralmente, observa-se que os professores falam muito, gritam e mantêm a intensidade aumentada, na tentativa de superar o ruído ambiental (Oliveira, 1995b; Martin & Darnley, 1996). Tensões na musculatura da região cervical, postura corporal inadequada, jornadas de trabalho longas, padrão respiratório inadequado, freqüência vocal elevada principalmente no grito, voz abafada, presa e sem projeção são características freqüentemente encontradas entre os professores (Pinto & Furck, 1988).

Calas, Verhulst, Lecoq, Dalleas & Seilhean (1989), em estudo com 100 professores do ensino básico ao superior, com queixa de disfonia, ressaltam que a pequena diferença entre a freqüência fundamental da mulher e da criança gera ainda maior esforço vocal nas professoras, que precisam aumentar em até 30 dB a intensidade de suas vozes para superar o ruído ambiental. O estudo aponta também os principais fatores etiológicos ou agravantes das disfonias, indicando a falta de encaminhamento por parte dos médicos otorrinolaringologistas e de outros clínicos, as condições ambientais inadequadas, as classes numerosas, a falta de orientação e de avaliação das habilidades dos professores durante sua formação.

Märtz (1987) aponta também a problemática da freqüência da voz feminina frente aos valores sociais da voz. Muitas vezes as professoras mudam a freqüência vocal para uma extensão mais grave, indicativo de firmeza de atitude, ou impostação frente a uma sala de aula repleta de alunos.

A fadiga vocal é outro sintoma bastante comum entre os professores. Gotaas & Starr (1993) encontraram relatos de fadiga em 80% dos professores estudados, porém não estabeleceu uma relação direta com a presença da disfonia. Já no estudo de Dragone (1996), foi estabelecida uma relação entre um maior número de vozes alteradas em professoras, com sinais de resistência vocal diminuída. Misterek, Knothe, Johannes, Heidelbach & Scheuch (1989) também comprovaram esta relação observando que as professoras com vozes alteradas apresentaram maior perda da qualidade vocal ao final do período, quando comparadas às professoras sem alteração vocal.

Tenor (1998) observou que, além dos comportamentos de mau uso vocal citados anteriormente, as professoras de classes pré-escolares que apresentaram postura corporal inadequada foram as mesmas que apresentaram maiores índices de alteração vocal. Com este trabalho, evidenciou-se a importância de uma avaliação *in loco* deste profissional, a fim de que possa ser realizada uma orientação mais adequada e, desta forma, obter um melhor prognóstico.

Atuação fonoaudiológica

Reconhecer o ambiente em que o professor trabalha é uma das primeiras necessidades da avaliação fonoaudiológica. Colocando-se a par das condições profissionais específicas daquele professor, incluindo ambiente, acústica, agenda da escola, planejamento diário de aulas e outras atividades, bem como dos ajustes vocais, corporais e musculares utilizados, o fonoaudiólogo passa a ter condições de desenvolver junto a este profissional, estratégias específicas visando à saúde vocal. Uma das opções seria tentar mesclar, em um mesmo dia, aulas expositivas com atividades que requeiram um menor uso de voz como, por exemplo, as realizadas em grupos de alunos. Desenvolver estratégias sem o uso da voz para conseguir a atenção da classe e o silêncio dos alunos, também é importante.

O uso do microfone tem-se mostrado uma estratégia fácil e de bons resultados para auxiliar o professor com problemas vocais e pode ser estendido à outras profissões, como para os instrutores de ginástica e executivos em reuniões. Em dois estudos controlados, um comparando o uso de microfone e a prática de normas de higiene vocal (Roy, Weinrich, Gray, Tanner, Toledo, Dove, Corbin-Lewis & Stemple, 2002) e outro comparando o uso de microfone, a terapia de ressonância e o treinamento respiratório (Roy, Weinrich, Gray, Stemple, & Sapienza, 2003), pode-se comprovar uma redução na severidade da disfonia e nos escores do índice de desvantagem vocal. Desta forma, embora o microfone não seja um tratamento de voz propriamente dita, sua utilização pode representar um alívio expressivo dos sintomas vocais, podendo-se constituir em um primeiro na reabilitação dos profissionais da voz disfônicos.

Em alguns casos, o ambiente interno da classe torna-se bastante favorável quando desenvolvemos com os próprios alunos noções de higiene, abuso e mau uso vocal. Contudo, é importante comentar que estabelecer estratégias para melhorar o ambiente de trabalho na sala de aula é uma tarefa nem sempre fácil ou facilitada pela instituição de ensino. Algumas vezes, podemos ampliar a atuação fonoaudiológica, incluindo encontros e orientações na escola, com outros professores e diretores, com o intuito de esclarecer pontos fundamentais para a saúde vocal de todos. Leituras explicativas ajudam o professor a encontrar soluções ou alternativas para algumas de suas dificuldades (Behlau, Dragone & Nagano, 2003).

Os fonoaudiólogos geralmente atuam de maneira individual no diagnóstico e tratamento das lesões secundárias ao exercício vocal, é comum o atendimento de um ou, no máximo, dois professores de uma mesma escola. A atuação ideal deveria ser muito mais ampla, priorizando a voz do futuro docente ainda no magistério, com a realização de triagem, orientação vocal e encaminhamentos precoces necessários.

Os procedimentos de terapia devem ser necessariamente individualizados e adaptados à realidade circunstancial do professor. Um acompanhamento da evolução do tratamento realizado mediante análise da ocorrência de sintomas sensoriais, auditivos e quanto ao uso da voz, parece representar uma estratégia útil no atendimento do professor (Telles, 1997).

Instrutores de Modalidades Físicas

Considerações gerais

Os instrutores de modalidades físicas, quer sejam o professor de ginástica da escola, o instrutor de natação ou hidroginástica, o instrutor das diversas modalidades das academias (da aeróbica ao *spinning*) é submetido a uma demanda vocal específica, freqüentemente associada a extenuantes movimentos físicos (Fig. 12-13). A voz é usada para explicar regras ou exercícios, dar ordens, pedir silêncio ou para acompanhar o ritmo de atividades físicas, movimentos repetitivos, sendo uma estratégia importante na manutenção da motivação e rendimento dos alunos.

Preparação e demandas vocais

O instrutor de modalidades físicas é geralmente direcionado à vocalização continuada e em intensidade elevada; tal associação, fala continuada em forte intensidade, é uma das relações fisiológicas mais desgastantes, podendo encurtar o rendimento e a saúde vocal. Além disso, o risco desses professores comprometerem sua saúde vocal é ainda maior devido às suas condições de trabalho, que podem incluir ambientes externos e amplos, ginásios de esportes sem nenhuma amplificação, salas com acústica inadequada e com muito ruído com-

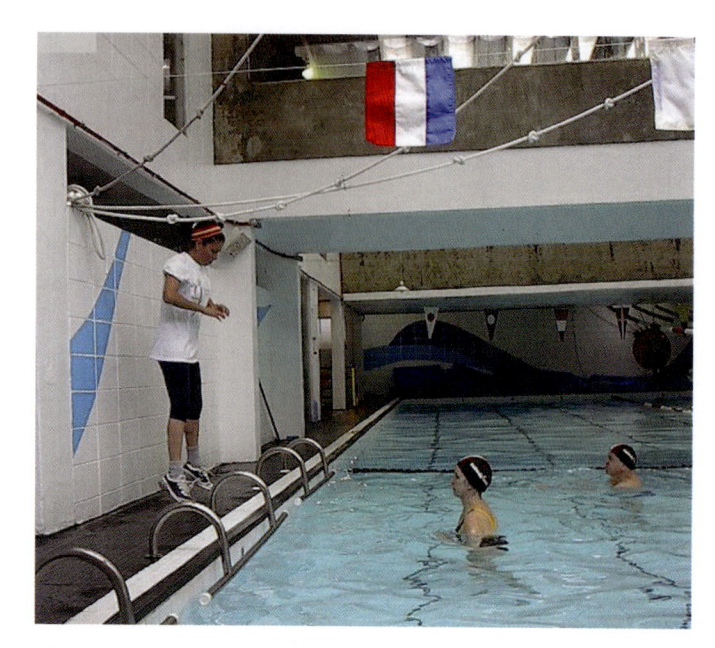

Fig. 12-13. Instrutora de modalidades físicas, no caso aula de hidroginástica e hidroterapia em academia; observe que as instruções são dadas com ordens verbais e demonstração dos movimentos físicos, em geral realizados conjuntamente (arquivo pessoal, cortesia da Escola Takeda Natação, Hidroterapia e Watsu).

petitivo, piscinas em salas cobertas com telhas de amianto, que funcionam como amplificadores do ruído da chuva, e aulas com instruções dadas em volume elevado. Se a preparação vocal do professor em geral não é comum, ela é inexistente para os professores de modalidades físicas que tem no corpo o foco de sua atenção e preparo.

Sarfati (1989) aponta uma maior incidência de pólipos entre professores de ginástica, justificada pela necessidade de fala em forte intensidade, associada ao esforço físico. A maioria dos professores de ginástica ou de academia já passou por algum episódio disfônico relacionado ao comportamento vocal abusivo em seu trabalho. Normalmente, as instruções são dadas aos gritos, competindo com a música elevada, e durante a execução de exercícios. A associação de vocalizações, ordens e canto aos exercícios físicos predispõem não somente à fadiga vocal, mas também à hiperventilação, ressecando a mucosa do trato vocal. O intervalo entre as aulas é usualmente inexistente e não há períodos de repouso. Apesar de alguns professores já utilizarem microfones e amplificadores sonoros, os custos são elevados, nem sempre arcados pelas instituições ou academias, e nem todos os profissionais sentem-se confortáveis com sua utilização. Contudo, os efeitos do uso de um sistema de amplificação são evidentes (Roy, Weinrich, Gray, Stemple, & Sapienza, 2003), e seu emprego deve ser incentivado principalmente como aliado a um treinamento ou reabilitação vocal.

Long, Willford, Olson & Wolfe (1998) estudaram 54 professores de aeróbica, nos Estados Unidos, sendo 50 mulheres e quatro homens, investigando a incidência de queixas vocais por meio de um questionário; os resultados mostraram que um número significante de professores apresentou perda parcial ou completa da voz durante ou após ministração de aulas, além de apresentarem um aumento dos episódios de rouquidão e dores de garganta, relacionados aos comportamentos vocais utilizados durante as aulas e ao maior número de anos na profissão, o que demonstra o efeito cumulativo do fonotrauma. Em nosso meio, Farghaly (2000) estudou 50 professores de hidroginástica, sendo 40 mulheres e dez homens, e concluiu que esses profissionais apresentam uso de voz prejudicado, devido principalmente às condições acústicas de sua atividade, atuando geralmente sem o auxílio do microfone para amplificação vocal, a qual é alcançada à custa de muito esforço. Quase todos os professores apresentam inúmeros sintomas vocais negativos e diversas práticas vocais abusivas, exercendo outras funções além de ministrar aulas de hidroginástica.

Atuação fonoaudiológica

Os programas de orientação e prevenção de problemas de voz são essenciais para os instrutores de ginástica, assim como a necessidade do uso constante de amplificação mecânica, através de megafone, ou elétrica, por microfones, além de estratégias para a otimização da qualidade vocal amplificada. Os quadros de disfonia apresentados por esses indivíduos geralmente incluem lesões de massa volumosas, como pólipos ou nódulos, favorecendo também a formação de edemas ou o desenvolvimento de cistos de pregas vocais. A atuação fonoaudiológica deveria contemplar a formação desse instrutor, mas infelizmente, na situação atual concentra-se no atendimento de reabilitação em quadros de disfonia. A variedade das aulas desse profissional, assim como as condições ambientais representam um verdadeiro desafio para o controle vocal. Mais uma vez, os fatores negativos ambientais parecem produzir um enorme impacto, nem sempre avaliado e modificado com a devida atenção.

Atores
Considerações gerais

O ator tradicional representa peças teatrais (Fig. 12-14) nas quais deverá vencer o desafio de caracterizar fisicamente e também do ponto de vista vocal o personagem. Desta forma, o ator deverá disponibilizar diferentes qualidades vocais de acordo com seu trabalho. É comum que um mesmo ator desempenhe diversos papéis, e conseqüentemente vozes dentro de uma mesma peça. A voz do ator em cena é o resultado de ajustes relacionados às necessidades da criação do personagem e às emissivas no palco. A observação desses ajustes nos faz perceber que existe uma rica relação entre os recursos vocais do ator e a situação vivida pelo personagem. Desta maneira, a voz pode e deve agir interferindo, modificando a situação e se realizando como ação vocal (Gayotto, 1996 e 1997).

O ambiente físico da apresentação do ator quase nunca é o ideal. Muito teatros são pouco ventilados, podendo apresentar mofo e poeira, sem controle de temperatura e com acústica deficiente. A maquiagem usada em cena pode irritar os olhos, nariz e garganta; roupas pesadas e de tecidos sintéticos podem limitar a movimentação do corpo e a expressão corpo-voz; barbas falsas e perucas podem restringir a movimentação da mandíbula e da cabeça; cenas dramáticas podem vir acompanhadas de gelo seco e fumaça artística; geralmente a água localiza-se longe do palco e as condições acústicas podem ser piores nas apresentações do que nos ensaios. Com todas essas dificuldades, as produções teatrais apresentam resultados admiráveis e existe uma atração especial do público para esta arte. Apesar dos salários limitados e das condições de trabalho longe das ideais, o ator recebe um reconhecimento social importante para enfrentar as limitações de seu exercício profissional.

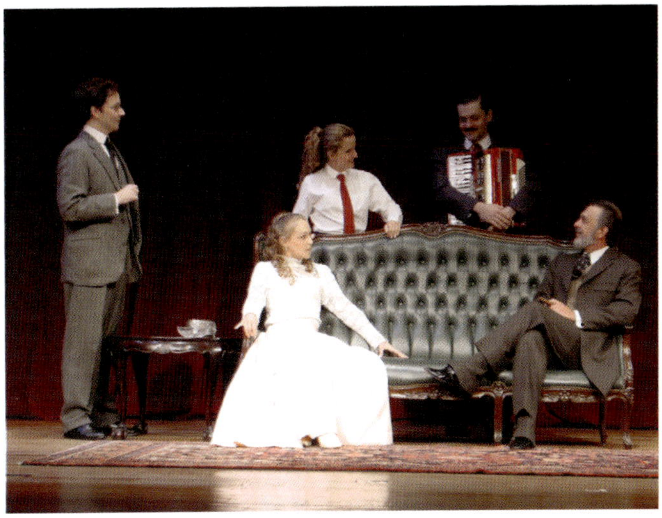

Fig. 12-14. Atores em cena, foto do Grupo Tapa, encenando a peça "Major Bárbara", de George Bernand Shaw, direção de Eduardo Tolentino de Araújo; em pé, da direita para a esquerda: Paulo Marcos, Clara Carvalho e Brian Penido; sentados, Zécarlos Machado e Waleska Pontes (Zuza Blanc, cortesia do Grupo Tapa).

O espírito de "o show deve continuar" normalmente força o ator a atuar apesar de uma doença, mesmo que seja uma laringite, muitas vezes resultante de seu abuso vocal. Mais do que o cantor, o ator trabalha em um ramo no qual as cláusulas contratuais agem contra eles; especificamente, falta ou cancelamento de alguma apresentação pode ter como conseqüência, dificuldade em manter ou conseguir outro emprego.

Salvo exceções, os atores não são bem remunerados e não desfrutam de seguro saúde, o que favorece a automedicação e as tentativas de receitas caseiras para os problemas de voz. Segundo Mitchel (1994), muitas vezes os atores dividem remédios para economizar. Para piorar, seus hábitos alimentares são comumente irregulares, reduzindo a resistência para infecções, dificultando e atrasando a recuperação de alguma doença ou problema vocal.

Embora a AIDS tenha ganhado notoriedade infectando grande número dos artistas, o suicídio é o líder na mortalidade dentre estes profissionais (Mitchel, 1994). Vale lembrar que o impacto da AIDS vai além do indivíduo contagiado, afetando também emocionalmente muitas pessoas, inclusive os atores que, atualmente vivem com medo tanto do contágio, quanto da perda de amigos e do possível diagnóstico de HIV positivo.

O estilo de vida dos artistas é potencialmente arriscado tanto do ponto vista físico como emocional. Felizmente, a orientação e a educação atuais, com a valorização da qualidade de vida, ajudam não somente o combate da doença como também a formação de profissionais mais conscientes e responsáveis com sua própria vida. É importante saber que, mesmo contaminados pelo vírus, e com medicação adequada, os atores podem atuar normalmente.

Além deste medo, os atores geralmente sentem-se emocionalmente inseguros. O fato de mergulharem fundo em seus personagens todos os dias, pode ser traumatizante demais para alguns indivíduos, mesmo para os atores experientes, podendo desencadear crises depressivas. Qualquer alteração na qualidade vocal, o principal instrumento do ator, também pode favorecer ainda mais uma depressão. Auxiliar o paciente a lidar com os aspectos emocionais relacionados à sua comunicação e aos personagens que ele representa é tão ou mais importante que o treinamento vocal em si. Atores são seres humanos sensíveis e um diagnóstico corriqueiro de nódulos vocais pode ser recebido como uma verdadeira tragédia profissional. Por isso, todo cuidado é pouco no momento do diagnóstico do profissional da voz e na orientação sobre o seu problema.

Preparação e demandas vocais

Os atores são usualmente treinados antes de ingressarem no estágio profissional, pois é exigido um registro na Delegacia Regional do Trabalho (DRT). Apesar da formação específica necessária, o treino vocal oferecido na maior parte das escolas é mais direcionado às habilidades de interpretação do personagem e à plasticidade vocal necessária à atuação cênica, com formação insuficiente nas áreas de saúde e técnica vocal propriamente ditas. Além disso, como ressalta Mitchel (1994), o treinamento vocal do ator nunca pode parar pois as demandas vocais e laríngeas são constantemente modificadas. O ator de teatro dificilmente trabalha amplificado (exceção feita ao teatro musical e às casas de espetáculo para o grande público), o que significa a necessidade do desenvolvimento de habilidades específicas de projeção de voz, com voz cênica suficiente para ser ouvida e trabalhada de tal forma para não parecer artificial e movimentação corporal e gestual adequadas para preencher a cena e ser recebida pelo público. Já o ator de televisão trabalha com microfone, o que o permite usar ajustes muito próximos da fala habitual, com gestos muitas vezes contidos pelo tamanho da imagem na tela. Assim, enquanto no teatro a voz é projetada e o gesto generoso, na televisão a voz é intimista e o gesto controlado.

Na literatura brasileira, Quinteiro (1989) acredita que, apesar do ator ser o profissional que mais necessita do equilíbrio no complexo voz-corpo-personalidade, este se encontra bastante despreparado para exercer tais atividades; utilizando-se, no desenrolar de seu trabalho, da expressão corporal, do gesto, da dança, dos malabarismos corporais, percorrendo inúmeras gradações. Cada peça requer um tipo específico de treinamento vocal: diferentes sotaques e dialetos, diferentes maneirismos, diferentes sentimentos e emoções expressos através da voz. Muitas vezes, é necessário gaguejar, tossir em forte intensidade e repetidas vezes, pigarrear, engasgar, sussurrar em forte intensidade e/ou assobiar. Tais comportamentos, alguns considerados abusos vocais por si, quando executados em repetidas sessões por dias subseqüentes, podem gerar desequilíbrios musculares importantes e lesões teciduais.

Após a apresentação teatral, dificilmente o ator relaxa e vai dormir. Segue com sua vida social, jantando tarde em restaurantes, encontrando amigos ou indo às festas do elenco. Sua jornada profissional é muito longa e pode incluir ensaios noturnos de outros personagens além daqueles em cartaz. Drogas muitas vezes são utilizadas na tentativa de aliviar as pressões.

Assim como os cantores, nas temporadas o abuso vocal é maior devido às viagens, poucas horas de sono e repouso ainda mais limitado. A dieta é à base de *fast food* e pouca água. O tempo livre é dedicado a promoções em escolas, shoppings, reportagens e entrevistas.

Atuação fonoaudiológica

A realidade do ator de teatro e de televisão é muito diferente e suas particularidades devem ser conhecidas pelo fonoaudiólogo que vai trabalhar com esses profissionais. O trabalho fonoaudiológico nem sempre consegue contemplar as necessidades do ator, mas pode contribuir para minimizar os riscos vocais e ajudá-lo a desenvolver estratégias mais eficientes na formação do personagem. Por outro lado, mudanças consideradas essenciais do ponto de vista de saúde vocal, podem ser definitivamente descartadas pelos diretores e produtores do espetáculo. Quando o ator está disfônico, devido às demandas de um determinado papel, o fonoaudiólogo e o médico devem ter muito claro o que pode ser permitido e o que não pode ser negociado, pois põe em risco o bem-estar e a saúde vocal do indivíduo. Tais situações representam geralmente um estresse muito grande: melhorar a voz de um ator em um dia, para uma apresentação importante, é geralmente possível, contudo, o preço que se terá que pagar, em termos de saúde vocal e o risco enfrentado, podem ser muito altos.

Mais uma vez, a avaliação *in loco* se faz extremamente necessária para a compreensão dos agentes causadores e mantenedores de disfonias nestes profissionais. Compreender a dimensão global da atuação deste profissional é fundamental na realização de orientações específicas para cada caso. Além da atuação eminentemente terapêutica, o fonoaudiólogo pode inclusive auxiliar o ator, ou o comediante, a buscar estratégias mais fisiológicas para desenvolver os personagens ou tipos vocais necessários, integrando a equipe de produção do próprio espetáculo, identificando de perto qualquer problema vocal, agindo, portanto de modo preventivo.

É importante ter em mente a necessidade do desenvolvimento da plasticidade vocal com este profissional, especialmente no que se refere a variações de freqüência e intensidade. Mudanças no sistema de ressonância e articulação dos sons podem ser grandes aliados na manutenção de uma voz mais saudável devendo ser desenvolvidas conscientemente junto ao ator.

Locutores, Narradores e Repórteres de Rádio

Considerações gerais

O Sindicato dos Radialistas classifica os profissionais da voz falada que atuam na rádio em: locutor apresentador, locutor comercial, locutor noticiarista, narrador esportivo e repórter. O registro destes profissionais pressupõe uma formação básica e a inscrição na Delegacia Regional do Trabalho (DRT).

O locutor apresentador, ou comunicador de rádio participa de um programa ou tem o seu próprio (Fig. 12-15), sendo geralmente empregado de uma rádio, porém atuando fora dela em atividades como mestre de cerimônias, festas, bailes, eventos e comemorações. Alguns locutores apresentam uma marca vocal individual, sendo reconhecidos e contratados por este aspecto. Outros têm que desenvolver a marca vocal da emissora ou do programa em que trabalha, sendo esta uma das principais identificações do ouvinte na localização da própria rádio no dial. Até mesmo as características de freqüência da voz e gama tonal muitas vezes dependem da emissora. Emissoras que atingem um público jovem optam por locutores com vozes mais agudas, emissões ascendentes e maior modulação vocal; já emissoras direcionadas a um público adulto e de programação sóbria preferem locutores com qualidade vocal fluida, freqüência vocal mais grave e gama tonal reduzida. Cabe aqui uma ressalva aos locutores de rádios FM, que possuem padrão vocal típico do estilo da emissora em muitas circunstâncias, com voz em forte intensidade, praticamente gritada e padrão de velocidade e modulação repetitivo.

O locutor comercial, também chamado de profissional de propaganda em publicidade, veicula mensagens de produtos comerciais ou campanhas governamentais, trabalhando para diversas agências e gravando as mensagens comerciais em estúdios especializados (Fig. 12-16A e B). Os locutores comerciais estão reunidos numa associação própria chamada Clube da Voz. Em um estudo sobre o perfil vocal destes profissionais, verificou-se uma tendência à utilização de qualidade vocal fluida ou crepitante, com freqüência fundamental grave, articulação precisa e velocidade de fala elevada (Navarro, Rodrigues & Behlau, 1994). Embora algumas vezes observemos vozes não profissionais veiculando comerciais no rádio, com resultados até interessantes, somente o locutor comercial tem conhecimento para prever e garantir o resultado de seu trabalho, alterando conscientemente, em inúmeras variações sutis, sua qua-

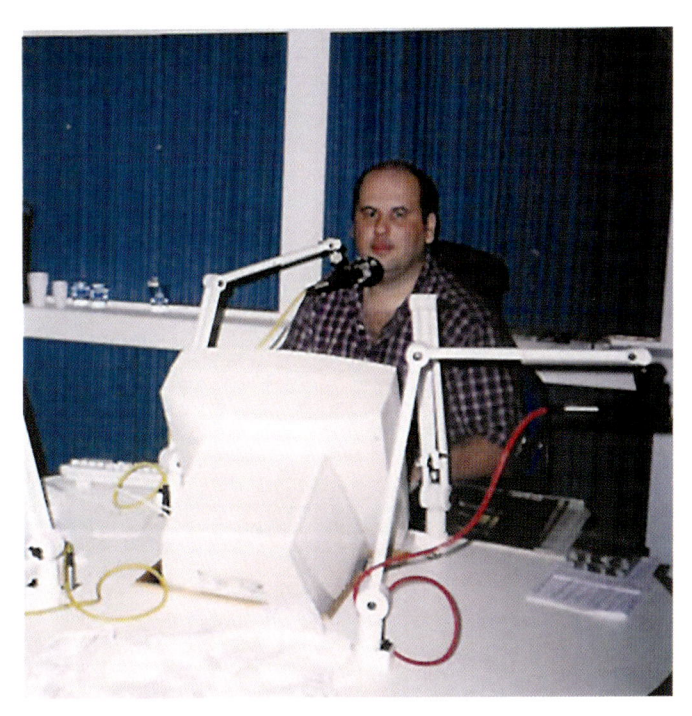

Fig. 12-15. Locutor apresentador de programa de rádio em estúdio de gravação (arquivo pessoal, cortesia do comunicador João Ferreira).

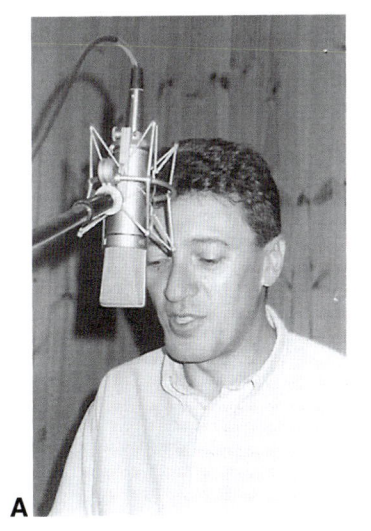

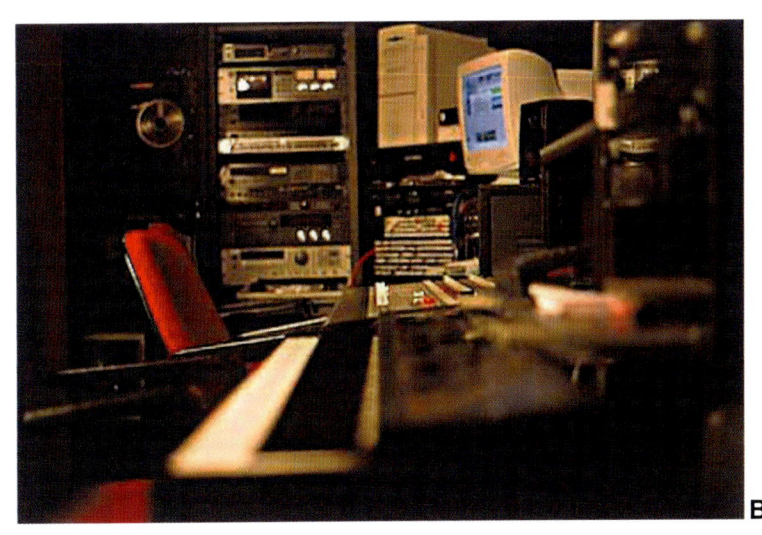

Fig. 12-16. A. Profissional de propaganda em publicidade (locutor comercial) Edson Mazieiro (primeiro presidente do Clube da Voz), em gravação em estúdio (arquivo pessoal); observar o correto posicionamento do corpo e a distância do microfone. *B.* Estúdio de gravação, com equipamentos computadorizados e analógicos para a produção de recursos de som e edição de sinal (cortesia do Sr. Nicola Lauletta, do Estúdio ECHOS).

lidade de voz e fala. Ter uma voz bonita e agradável é um requisito importante, mas não suficiente para garantir a efetividade da transmissão da mensagem, sendo que locutores desenvolvem marcadores de estilo específico e geralmente transferem tais ajustes para emissões não-interpretadas, ou seja, passam a usar as características dessa emissão profissional em outras situações de fala (Medrado, 2002).

O locutor noticiarista apresenta as notícias, enquanto o narrador esportivo irradia e comenta os eventos esportivos. O repórter busca as notícias na rua e freqüentemente faz sua transmissão no local dos fatos; uma denominação mais específica é dada ao repórter de campo esportivo que, diretamente do campo, transmite os principais lances e também entrevista os atletas. Muitos locutores noticiaristas, narradores esportivos ou repórteres atuam tanto no rádio como na televisão, o que requer o desenvolvimento de certas características a serem especificamente empregadas de acordo com a mídia, como uma maior modulação vocal no rádio e uma menor gesticulação corporal na televisão.

Muitos locutores e narradores começaram sua carreira imitando a voz de um profissional consagrado. Desta forma, a qualidade vocal de vários destes profissionais se assemelha principalmente quando comparamos profissionais atuantes numa mesma década. Alguns indivíduos, com o passar dos anos, desenvolvem sua qualidade particular distanciando-se do modelo original de imitação.

As condições de trabalho do locutor são geralmente mais adequadas, com jornadas de atuação mais compactas, trabalho em estúdios pequenos, com amplificação e retorno suficientes, à exceção do repórter, que está no local da notícia, o que nem sempre favorece a comunicação.

O desempenho do locutor é considerado importante para ampliar o raio de ação da emissora, tanto no que tange à audiência como à aceitação pelos clientes patrocinadores. Desta forma, o locutor necessita buscar recursos que o levem a um bom desempenho vocal e ao aprimoramento de sua locução, o que inclui o desenvolvimento de uma qualidade vocal particular, articulação precisa, modulação específica e uso quase matemático de pausas (Medrado, 2002).

Preparação e demanda vocais

Ao locutor não basta portar uma voz equilibrada. Faz-se também necessário uma maior precisão articulatória, com controle exato dos aspectos temporais da emissão, além de habilidades de improvisação que podem ser necessárias a qualquer momento numa transmissão ao vivo. Ramos (1996) observou em locutores uma tendência à hiperarticulação, alongamento das vogais e consoantes fricativas, algumas com o dobro do tempo de emissão.

É importante compreender que, frações de segundos são relevantes no emprego do estilo radiofônico e televisivo, o tempo de fala cronometrado é uma realidade contextual no dia-a-dia deste profissional. Entretanto, o aspecto mais interessante do ponto de vista da análise da fala, não é a duração maior ou menor dos enunciados em si, mas a constatação de que o locutor reestrutura temporalmente e constantemente sua fala, realizando alongamentos ou encurtamentos de alguns sons, para produzir uma emissão sob medida. O recurso de alongamento dos sons é empregado na ênfase dada a algumas palavras; o recurso de encurtamento é empregado para capturar a atenção do ouvinte; a alternância da duração dos trechos e as nuanças da qualidade vocal provocam a reação desejada no ouvinte. Sendo o texto veiculado a um comercial ou a uma mensagem jornalística, o locutor enfatiza o que é julgado como mais importante e de maior destaque no contexto para facilitar a compreensão, persuadir o ouvinte e veicular direta ou indiretamente uma determinada mensagem.

A hora do programa também define a freqüência e a gama tonal: programas matutinos são caracterizados por vozes mais alegres e agudas; as horas do *rush* ou favorecem os programas jornalísticos com articulação precisa e velocidade elevada de fala ou fazem um contraponto e apresentam uma seleção musical mais relaxada; a madrugada traz vozes graves e fluidas.

O principal fator desencadeante da disfonia neste grupo é a quase que total falta de orientação e higiene vocais e a grande incidência de tabagismo (Rodrigues, Azevedo & Behlau, 1996).

Lourenço, Lopes, Monteiro, Rodrigues & Kalil (1994) apontam a fadiga vocal como a principal queixa entre os locutores esportivos (75%), cujo padrão vocal profissional de velocidade de fala e registro modal, com modulação repetitiva, causam desgaste vocal. Já o estudo de Navarro, Rodrigues & Behlau (1994), realizado com locutores comerciais, aponta os padrões fluido e crepitante como um fator minimizante de abuso vocal, contrabalançando, em parte, o alto índice de tabagismo neste grupo.

Até mesmo Fröeschels (1943), em suas primeiras publicações, atenta para o fato que o profissional da voz sem treinamento estrangula a voz, e a utiliza de forma irritante na fala pública. Stier (1997) observou que 100% dos repórteres mudam suas vozes no desenrolar de suas carreiras.

Atuação fonoaudiológica

Em relação à atuação fonoaudiológica, mais uma vez pode-se realizar um trabalho terapêutico, contribuindo para o desenvolvimento de marcadores vocais específicos destes grupos profissionais, com o objetivo de desenvolver uma voz mais estável e resistente.

O trabalho de desenvolvimento vocal pode envolver a produção de uma determinada qualidade vocal, selecionando-se diferentes ajustes laríngeos e de ressonância para se configurar o envelope do espectro necessário. Além do tipo de voz, a articulação é freqüentemente uma dimensão da comunicação oral bastante trabalhada, principalmente nos profissionais do rádio, com o objetivo de melhorar a precisão motora e a flexibilidade dos aspectos temporais necessários para não prejudicar a inteligibilidade do enunciado. Deve-se atentar para não promover, por meio de estratégias específicas, a sobrearticulação o que levaria o ouvinte à uma impressão caricata e pouco convincente da mensagem. Muitas vezes, deve-se adequar a faixa de freqüências empregada no discurso radiofônico ou televisivo, considerando-se as exigências da emissora.

O emprego e a função das pausas no discurso deve ser conscientemente analisado para evitar alterações indesejáveis na fluência radiofônica ou televisiva, gerando desconforto ou estranheza ao ouvinte ou telespectador.

Atenção especial deve ser dada ao uso do microfone. Convém lembrar que, vozes amplificadas tendem a produzir um *pitch* mais agudo, sendo, por vezes, necessário agravar a freqüência da voz, o que não deve ser excessivo, para evitar a possibilidade de se desenvolver uma tensão muscular no pescoço e, conseqüente fadiga vocal. O treino para o uso do microfone inclui observar os seguintes pontos básicos: a distância entre a boca do falante e o microfone deve ser suficiente para oferecer amplificação e eliminar a captação de ruídos respiratórios; os sons plosivos e os grupos consonantais devem ser produzidos com pressão intra-oral moderada para se evitar os ruídos de fricção; desvios articulatórios, particularmente distorção na produção dos sons fricativos, tornam-se mais evidentes quando amplificados e devem ser necessariamente corrigidos; a modulação excessiva, quando amplificada, distorce a mensagem emocional e transmite a impressão de descontrole do falante; e, finalmente, o uso de intensidade excessiva não é justificável, revelando a inexperiência do profissional. Convém ainda lembrar que é importante certificar-se sobre a qualidade e estado de manutenção dos equipamentos auxiliares de amplificação antes de seu uso, a fim de evitar situações constrangedoras e estressantes durante uma apresentação. O microfone é um importante auxiliar e pode até mesmo contribuir esteticamente para a qualidade vocal de um falante; contudo, quanto maior a inexperiência, mais revelador é esse recurso de amplificação, podendo gerar situações até mesmo ridículas.

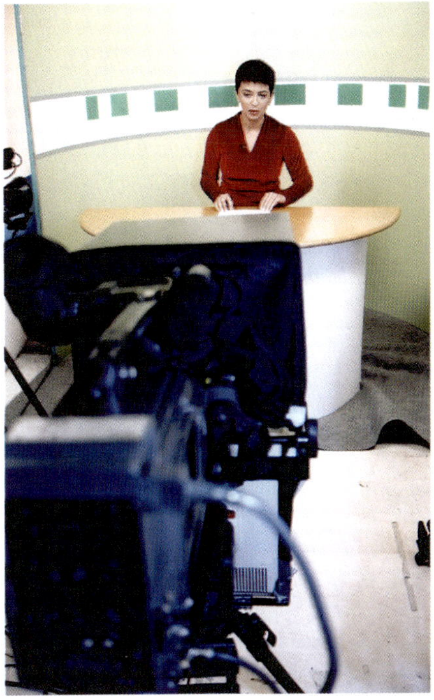

Repórteres e Apresentadores de Televisão

Considerações gerais

Enquanto o rádio sobrevaloriza a voz, transformando-a numa representação concreta do indivíduo, a televisão é uma mídia mais complexa, que inclui também formação específica em comunicação visual. A televisão faz parte da vida da maioria das pessoas e, através dela, o indivíduo ouve, vê e interage com o meio social. Os noticiários de TV devem cumprir a função de informar com clareza e verdade (Fig. 12-17). Para tanto, o grande desafio dos repórteres e apresentadores de televisão é transmitir a mensagem com credibilidade, isto é, o telespectador precisa acreditar na informação, pois, se isto não acontecer, todo o trabalho de apuração e edição de uma notícia será perdido.

Durante muito tempo, valorizou-se pouco a forma como a notícia era transmitida e a televisão usava os padrões vocais herdados do rádio. Com a evolução do veículo e as transformações sociais e políticas, ouve também uma modificação do padrão estético vocal do apresentador e repórter. Atualmente valoriza-se uma comunicação mais direta, até mesmo informal, com a manutenção das características pessoais, como exemplo o sotaque (desde que não excessivo), que quando suave é até valorizado. Hoje, a preocupação com a comunicação verbal e não-verbal é para que não existam, entre outros, problemas vocais, articulatórios e vícios de linguagem. A nar-

Fig. 12-17. Apresentadora do telejornal Unifesp Notícias, Maria Cláudia Batista de Sousa, em estúdio, na bancada e à frente do *teleprompter* (TP) e câmera de gravação; observar que o cenário é simples e a jornalista deve ter uma imagem sem excessos nas vestimentas, acessórios e maquiagem, com corpo reto e mãos sobre a bancada; as tomadas são realizadas preferencialmente em planos fechados (Cortesia Stela Murgel/Unifesp).

ração deve apresentar variação de freqüência e intensidade, com ênfases adequadas e sem repetição de modulação. Gama (2002) observou que repórteres usam freqüências mais graves durante a narração, quando comparados com a fala habitual, e também maior modulação, precisão articulatória, ênfases, pausas e prolongamento de vogais. Panico & Fukusima (2002) mostram que a confiabilidade de um repórter e apresentador está associada a um ritmo de fala dinâmico, mas que se deve evitar o uso excessivo de variação de freqüência e intensidade.

O texto a ser lido deve ter sido especificamente escrito para ser falado pelo repórter. Além disso, o tipo de nota a ser veiculado também direciona os parâmetros vocais a serem utilizados. Recentemente, Torres (2002) avaliou a relação entre a intenção do jornalista e a identificação desta intenção pelo ouvinte, em duas notas gravadas por 27 repórteres experientes, uma editorial e uma esportiva, cada uma delas lida com ambas as intenções (editorial e esportiva). A autora verificou que a identificação da intenção é realizada, em quaisquer situações, com mais de 70% de acertos, sendo que nas situações concordantes (mesma intenção e conteúdo) a identificação da intenção ficou acima de 90%. Quando a intenção foi transmitir nota esportiva, a freqüência fundamental foi mais aguda e houve maior extensão fonatória, informação esta que pode ser utilizada em treinamentos com esses profissionais.

Alguns aspectos ambientais e inerentes à função de repórter ou apresentador de televisão devem ser considerados, tais como: a exposição diária e "face a face" que tornam perceptíveis discretas mudanças físicas, articulatórias e vocais, deixando os profissionais mais vulneráveis à apreciação e ao julgamento do público (Mitchell, 1994); jornadas de trabalho exaustivas, pois muitos iniciam muito cedo suas atividades e acumulam diversas funções dentro da emissora, podendo ser apresentadores, repórteres e editores de um mesmo programa; ambiente de trabalho inadequado, em estúdios pouco ventilados e agitados; irritação da retina pelos equipamentos de iluminação, causando desconforto e tensão corporal (Hietanem & Hoikkala, 1990); possível relação entre alterações mutagênicas, estresse e uso contínuo de produtos de maquiagem (Kucerová, Polivková, Gregor, Dolanská, Málek, Kliment, Zdarsky, Marousková & Nováková, 1987); maior predisposição de alterações da qualidade vocal e hemorragia de pregas vocais em apresentadoras de telejornalismo no período pré-menstrual (Mitchel, 1994).

Além disso, o estresse profissional é grande, tanto no caso dos repórteres como de apresentadores. Os noticiários locais têm sempre uma corrida contra o tempo para a apresentação das matérias e uma forte disputa pela exclusividade das notícias. Em alguns casos, os repórteres fazem várias matérias em um dia, podendo apresentar também o noticiário no final do dia. A preparação para a entrada ao vivo ou gravação do telejornal exige controle das roupas, da maquiagem, do posicionamento do microfone, além de toda a preparação vocal e conhecimento do conteúdo das notícias que serão veiculadas (Fig. 12-18). Em estudo observando o nível de estresse que um repórter apresenta no momento da entrada ao vivo, foi medido o nível de cortisol na saliva, obtendo-se um resultado aumentado exatamente no momento do vivo, o que demonstra a existência de uma mobilização corporal que pode gerar sintomas físicos como sudorese, taquicardia e dor de cabeça (Coelho & Vasconcelos, 2002). Os autores também observaram que neste momento existe um aumento de *pitch*, *loudness*, velocidade de fala e curva melódica.

Os repórteres saem em campo atrás das notícias e trabalham em locais muitas vezes inadequados, ruidosos, muito úmidos ou secos, e sem uma boa hidratação. Apresentam grande uso de voz pois apuram a notícia, entrevistam pessoas que estão envolvidas na própria reportagem, e depois gravam a matéria propriamente dita, na maioria das vezes em uma verdadeira corrida contra o tempo (Fig. 12-19).

A reportagem televisiva apresenta basicamente dois momentos diferentes: o *off*, momento em que o repórter narra as imagens que estão sendo mostradas no vídeo, onde o texto geralmente é lido; e a *passagem*, momento em que o repórter aparece no vídeo falando um texto previamente elaborado, mas não necessariamente decorado. Os momentos de gravação são diferentes, enquanto no *off* a gravação é feita em cabina acústica e com boas condições técnicas, na passagem, a gravação é feita no local onde foi realizada a reportagem com ruídos externos e outras variáveis influenciando a qualidade do som e a atuação do próprio repórter. Para o repórter, uma das tarefas mais difíceis é conseguir manter uma uniformidade nos parâmetros vocais, como freqüência e intensidade, nestes

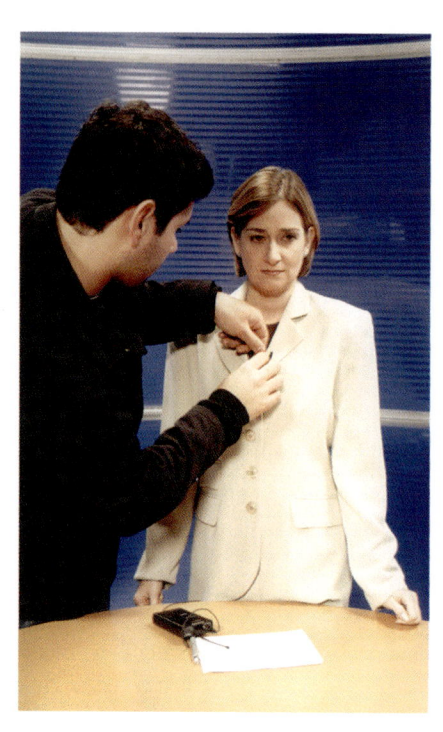

Fig. 12-18. Apresentadora Vanda Martins, do programa Estúdio Vida, da TV Unifesp, sendo preparada pelo técnico que está posicionando o microfone de lapela na gola do paletó; observar a bateria sobre a mesa, para que sejam verificadas as conexões e para que ela seja então colocada no bolso do paletó, ou na cintura, presa por um clipe (Cortesia Stela Murgel/Unifesp).

dois momentos de gravação. Apesar de serem realizados em momentos diferentes, o *off* e a passagem se fundem, somando informações e, a impressão do telespectador é que tais situações ocorrem ao mesmo tempo. Segundo o estudo de Stier (1997), o repórter apresenta uma voz mais grave no *off* e a intensidade é mais adequada ainda nesta situação, apesar de ser caracterizada por um padrão repetitivo. A intensidade vocal apresenta uma tendência a aumentar na passagem, assim como a velocidade de fala. Recentemente, Kyrillos, Cotes & Feijó (2003) produziram uma pequena obra, direcionada aos profissionais de jornal na televisão, explorando a voz e o corpo, além de aspectos da higiene vocal, bastante ilustrado quanto aos gestos mais aceitos na televisão.

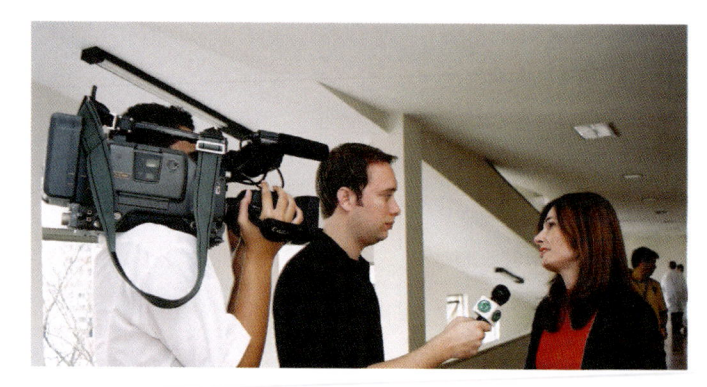

Fig. 12-19. Repórter Franz Vacek em gravação de externa, da TV Unifesp (Cortesia Stela Murgel/Unifesp).

Os apresentadores de telejornais narram as notícias, e são vários os momentos em que utilizam a voz, sendo os principais a chamada, a escalada e a cabeça de matéria. Cada um desses momentos requer uma narração diferente, pois têm objetivos diversos. A chamada é composta de frases curtas, com os assuntos que serão apresentados no noticiário; tais frases são lidas e gravadas para entrar no ar nos intervalos da programação normal da emissora, com o objetivo de chamar a atenção do telespectador para o telejornal. A escalada é composta de uma série de frases que marcam a abertura do jornal e exigem um ritmo mais acelerado, pois tem a intenção de capturar o telespectador para assistir o programa. Finalmente, a cabeça da matéria é a notícia lida pelo apresentador no estúdio (Maciel, 1995), seguida pela matéria feita pelo repórter. Além disso, muitos apresentadores precisam gravar *offs* de algumas reportagens e alguns realizam entrevistas em estúdio. Durante a narração de um jornal, as notícias são lidas através de um visualizador de texto, chamado *teleprompter*, sendo que os apresentadores ainda usam um ponto eletrônico (fone intra-auricular) pelo qual são passadas algumas informações de apoio.

Os apresentadores trabalham em estúdio e, se por um lado têm o conforto de estar em um local único de trabalho, normalmente têm outros problemas a lidar como o ar-condicionado muito frio, estúdios empoeirados, cadeiras desconfortáveis, roupas que nem sempre são bem ajustadas e que prejudicam a postura, somadas ao estresse da própria exposição diária.

Preparação e demanda vocais

Repórteres têm uma grande demanda de uso de voz. Alguns segundos de reportagem em um telejornal podem ter representado algumas horas e até dias de uso intenso de voz na apuração, entrevistas e gravações de *off*. Em geral este tipo de profissional não tem treinamento prévio e inicia o seu trabalho em televisão muitas vezes imitando um repórter de sucesso, que passa a ser o seu modelo de voz. Desconhecem noções básicas de higiene vocal e de recursos de interpretação que são necessários para uma adequação da narração ao estilo do programa e ao tipo de reportagem. Por exemplo, notícias alegres e reportagens esportivas utilizam uma freqüência mais aguda enquanto que notícias policiais, denúncias, catástrofes e falecimentos são acompanhadas de freqüências mais graves.

Para os apresentadores, além da preocupação com a própria voz, articulação e narração, deve ser dedicada grande atenção com a comunicação gestual. A carência ou o excesso de expressões faciais e de movimentos de mãos, e gestos repetitivos, aleatórios ou desconexos podem transmitir sentimentos que não são apropriados àquele momento (Cotes, 2000; Cotes & Ferreira, 2001).

Atuação fonoaudiológica

A atuação fonoaudiológica para apresentadores e repórteres inicia-se com uma avaliação detalhada por meio da qual observa-se, além dos parâmetros de uma avaliação de voz, aspectos relacionados à atuação específica, incluindo-se avaliação de recursos verbais em vídeo (Feijó, 2002) e recursos não-verbais (Cotes, 2002). A terapia deve ter como objetivos a orientação e higiene vocal e deve também priorizar o desenvolvimento de recursos de narração e interpretação adequados ao tipo de trabalho desenvolvido. Mais uma vez, a narração deve ser adequada ao tipo de programa, horário e emissora. Um repórter com experiência e com recursos vocais valoriza a matéria; por outro lado, um repórter que relata com um "estilo próprio" que não se modifica em nenhum momento mostra muitas vezes uma limitação de conhecimentos de outros recursos que permitam uma narração mais rica e que evite repetições e monotonia no discurso. Cabe ao fonoaudiólogo desenvolver esta capacidade dando subsídios através de exercícios que trabalhem ênfase, pausas e modulação.

O trabalho segue a mesma linha daquela com locutores e narradores, acrescentando-se o trabalho com a comunicação gestual, tão importante na televisão. Os gestos devem ser suaves e coerentes com a mensagem a ser passada. Deve-se evitar movimentos manuais acima da cintura, pois interferem na comunicação, uma vez que desviam a atenção do assunto que está sendo dito. Pode-se realizar movimentos de cabeça, que ajudam na entonação e na pontuação, mas deve-se evitar movimentos repetitivos e o excesso de movimentos. (Cotes & Ferreira, 2001).

Dubladores

Considerações gerais

Os dubladores são atores profissionais que fazem o registro da parte falada ou cantada em um filme, substituindo a trilha original por outra em língua diferente (Fig. 12-20). São profissionais que além de dominarem a arte da dublagem, com uma apurada técnica de sincronização sonora, têm de necessariamente conquistar o telespectador por uma interpretação

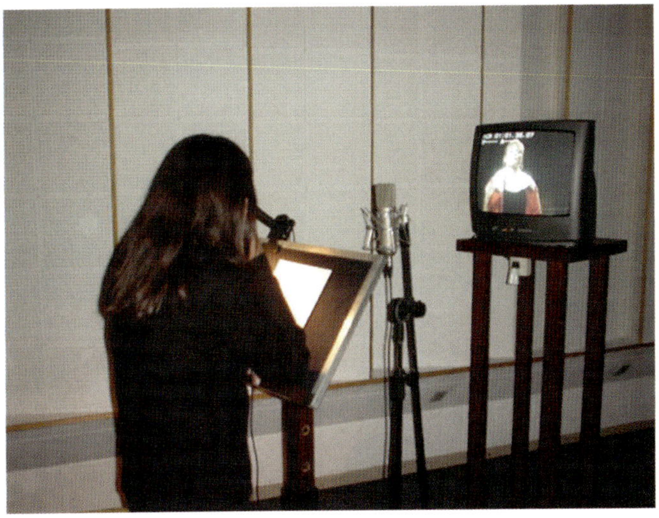

Fig. 12-20. Dubladora em estúdio, em frente ao texto traduzido, microfone, fone de ouvido para escuta do som original e monitoramento da imagem pelo monitor de televisão (arquivo dos Estúdios Álamo, cortesia da Sra. Maria Inês Moane).

conseguida em questões de segundos. Ao incorporar o personagem, o dublador deve transmitir as nuanças do contexto, as expressões faciais do ator e outros tantos detalhes que compõem a versão original, por meio de sua voz. Além disso, como não haverá correspondência perfeita dos movimentos articulatórios com o texto falado, o som da voz adquire importância especial, por ser a forma de fusão com a imagem do personagem.

Com o crescimento do mercado de canais de televisão por assinatura e também com o aumento das opções de filmes estrangeiros no cinema, este segmento encontra-se atualmente em plena expansão. Na realidade, há escassez de profissionais para atender a demanda, o que faz com que muitas vezes o mesmo profissional tenha que fazer diversos papéis no mesmo filme. Em havendo esta necessidade, normalmente o profissional interpreta um ator principal e outros de menor importância, modificando sua voz. Se a habilidade do dublador em produzir diversas qualidades vocais é boa, este profissional geralmente é mais solicitado pelo estúdio.

Preparação e demanda vocais

O processo de dublagem começa com a tradução da fita original no estúdio, o que geralmente é feito a partir de um roteiro escrito, por tradutores habituados a realizar a transposição de uma língua à outra para dublagem, com uma certa noção de tempo de emissão, velocidade de fala e leitura labial, para não incorrer em situações ridículas na dublagem, como movimentação de lábios na ausência de som, ou presença de som sem movimentação de lábios. Muitos estúdios utilizam equipes de tradutores especializados em determinados temas, como séries sobre saúde e desenhos animados, para que seja utilizado o vocabulário específico da área. Um outro aspecto particular diz respeito à língua original: por exemplo, se o original for em inglês, uma língua mais compacta que o português, a tradução exigirá que se encurtem algumas frases, e, mesmo assim, na versão em português pode parecer que as pessoas falam mais rapidamente, o que é ainda mais problemático com originais em japonês; já os filmes em italiano são mais fáceis de serem dublados pela similaridade dos sons da língua e do tamanho das frases, podendo-se realizar uma versão mais próxima do texto original.

Cabe ao diretor de dublagem a tarefa de selecionar as vozes dos atores que exercem a função de dublador e que serão escalados para os papéis do filme, desenho ou documentário, podendo ser auxiliado por um fonoaudiólogo, o que não é, porém, uma prática comum. Após a escalação dos dubladores, o diretor rapidamente repassa a história do filme com cada ator, determinando a interpretação desejada. Geralmente apenas o diretor conhece a história e ao dublador é oferecido apenas um rápido resumo do argumento. O dublador, na maior parte das vezes, não assiste ao filme que irá dublar e insere sua voz nas diversas cenas, sem necessariamente obedecer à ordem consecutiva do filme. Ao contrário do que se pode imaginar, o trabalho de dublagem é um trabalho solitário, pois os atores dubladores cujos personagens contracenam não dublam no mesmo horário. No período de gravação, o profissional fica literalmente entre quatro paredes, com fone de ouvido para escutar a versão original, além de monitorar a imagem por meio de um monitor de televisão (Fig. 19-20), enquanto o diretor confere se a interpretação, os movimentos da boca e a voz estão de acordo com o personagem representado. Um filme de 100 minutos, geralmente equivale em média a 26 horas de estúdio de dublagem, que pode ser de uma empresa prestadora de serviços ou da própria rede de televisão. No Brasil, as dublagens são realizadas em sua maioria no eixo Rio de Janeiro–São Paulo, havendo uma estimativa de menos de 400 dubladores atuantes no mercado.

Para encontrar o tipo de voz adequado, as empresas recorrem a um banco de vozes que apresentam as habilidades dos dubladores cadastrados e as possibilidades de interpretação. Algumas empresas primam pela fidelidade ao ator original como regra, ou seja, procuram vozes próximas às vozes reais dos atores. Em outras situações busca-se uma voz que seja mais culturalmente adequada ao país em que o material dublado será veiculado, o que permite que Humphrey Bogart não apresente distorção de fricativa medial quando fala português e que Tom Selleck tenha uma voz mais grave e profunda, mais adequada ao seu tipo físico e à maioria dos papéis que desenvolve, do que a voz levemente aguda e de ressonância alta, que originalmente apresenta. Desta forma, algumas vezes a dublagem até mesmo pode melhorar a qualidade vocal do original. Um exercício interessante para o desenvolvimento das habilidades auditivas é ouvir filmes com a tecla SAP – som original e com a dublagem, identificando-se as diferenças inseridas. Quando o ator tem uma personalidade muito marcante, como por exemplo, Bruce Willis, ou quando o personagem se repetirá em uma série, como o Super-Homem, para manter a fidelidade corpo-voz, na língua dublada, o dublador escalado será preferencialmente o mesmo; neste caso, o dublador é conhecido como o "boneco do fulano", sendo o fulano o personagem dublado ou o ator.

Para ser um profissional de dublagem o indivíduo necessita, antes de mais nada, possuir o registro como ator na Delegacia Regional do Trabalho, o que regulamenta o exercício profissional. No caso de crianças, a legislação permite que elas dublem papéis infantis, com algumas restrições quanto ao horário e condições de trabalho; contudo, muitas vezes os estúdios preferem a utilização de mulheres especialistas em caracterizar vozes dessa faixa etária.

Os pré-requisitos para ser um bom dublador incluem qualidade vocal flexível, para executar diversos papéis; habilidade de emissões caricatas, para desenhos animados e algumas séries; ou vozes características de determinados tipos, que serão selecionadas para trabalhos específicos. Exigem-se também boa leitura, boa articulação, noções de velocidade de fala e capacidade de interpretação. Os cursos de aperfeiçoamento para dublagem são desenvolvidos pelas próprias empresas do setor. Os filmes no Brasil, com raras exceções nos desenhos de Hollywood, geralmente não inserem os créditos para os profissionais de dublagem, o que não permite uma adequada valorização da categoria.

Atuação fonoaudiológica

A atuação do fonoaudiólogo junto a dubladores é ainda muito insipiente, restrita a algumas situações selecionadas; porém, há um bom mercado a ser explorado. O ideal seria que o fonoaudiólogo participasse de todo o processo de dublagem, o que incluiria desde a seleção dos atores até o processo final de gravação. O dublador é um profissional que necessita basicamente de uma ampla plasticidade vocal e articulatória. Nestes quesitos o fonoaudiólogo poderia atuar de maneira efetiva, dando ao profissional opções de freqüência, ressonância e articulação que o levassem a uma interpretação sincronizada com o personagem objetivando certamente, um melhor resultado vocal, com menor desgaste, garantindo, também, uma melhor aceitação do material dublado.

Leiloeiros

Considerações gerais

Os leiloeiros são profissionais da voz falada que realizam vendas públicas a quem oferece maior lance (Fig. 12-21). Os leiloeiros públicos são credenciados pelas juntas comerciais e realizam leilões oficiais como os de massas falidas de empresas. O leiloeiro tem um contrato que inclui comissão no montante das vendas e, portanto, a qualidade de sua atuação é decisiva no lucro auferido. Sua voz provoca a reação do público, buscando uma resposta imediata, que é o arremate do lote em questão. Tal categoria era restrita principalmente aos leilões públicos, pregão de artes ou de cavalos. A ampliação do mercado de leilões, com o conseqüente aumento do número de profissionais, trouxe essa categoria à clínica fonoaudiológica. Hoje há leilões de praticamente tudo, incluindo terras, imóveis, veículos, máquinas, aeronaves, embarcações, livros, selos e roupas. De anos para cá, com o advento da Internet, alguns leilões passaram a ser realizados *on-line*; contudo, o leilão presencial é a característica dessa atividade.

Os leilões podem ocorrer em espaços abertos ou fechados, durando de 1 hora até 8 a 10 horas, com uma média de 4 horas, em situação de atenção e estresse constantes. Muitos dos leilões em ambientes abertos, principalmente os de gado, podem ocorrer em locais cheios de poeira e com condições acústicas pobres, apesar da boa amplificação. Nos leilões em casas noturnas, nas quais a acústica é mais adequada, podem ser utilizados recursos de fumaça artística, com queima de gelo seco ou de outras substâncias químicas, altamente irritantes à mucosa do trato respiratório.

Preparação e demanda vocal

O padrão vocal empregado nos leilões de arte é marcado pela elevada velocidade de fala, forte intensidade, freqüência fundamental grave, e modulações expressivas, o que nem sempre é compatível com uma voz saudável e produzida sem esforço vocal. Os indivíduos que buscam tal atividade profissional geralmente apresentam uma habilidade natural de acelerar a velocidade de fala, porém, não existe preparo específico para esta atuação profissional. Leiloeiros, à semelhança de radialistas, muitas vezes começam sua carreira imitando um profissional mais velho no ramo e de sucesso comprovado. Com o desenvolvimento de sua própria carreira, vão aos poucos aprimorando a qualidade vocal profissional e desenvolvendo suas marcas pessoais.

A associação de um modelo vocal, nem sempre adequado para o indivíduo, e as exigências de grande velocidade e uso prolongado da voz, sob tensão e responsabilidade, podem desencadear uma disfonia logo no início da carreira do jovem leiloeiro.

Atuação fonoaudiológica

O cerne da atuação fonoaudiológica está centrado no binômio velocidade de fala – resistência vocal. O treinamento pode aumentar a velocidade de fala, porém este aspecto temporal envolve fatores corticais nem sempre passíveis de grandes modificações na idade adulta. A velocidade média em leitura de texto corrido, para o português brasileiro, é de 140 palavras por minuto com uma faixa de distribuição de 130 a 180 palavras por minuto. Os leiloeiros podem aumentar esse valor em mais de 50%, sem comprometer a transmissão da mensagem; contudo, uma elevada velocidade de fala, por si, constitui um abuso vocal.

Por sua vez, a resistência vocal é individual e definida por uma série de fatores de natureza anatômica, funcional e, seguramente, de base neurológica. Não existem estudos que exploram as condições básicas que favorecem o aumento da resistência vocal, porém, à semelhança do trabalho muscular para condicionamento físico, o emprego de exercícios específicos é promissor.

Um treinamento específico que inclua exercícios de órgãos fonoarticulatórios, emissão com rolha entre os dentes, grande abertura de boca, seqüências silábicas para controle e agilidade articulatória contribuem para o equilíbrio do binômio velocidade de fala-resistência vocal.

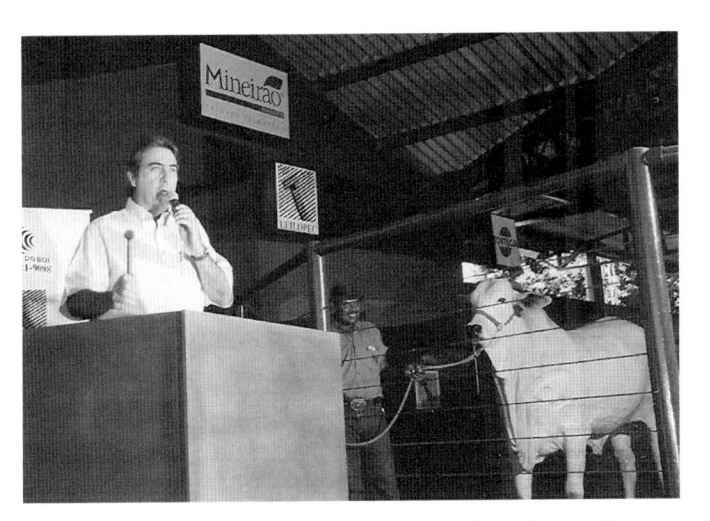

Fig. 12-21. Leiloeiro durante venda em leilão de gado (arquivo pessoal, cortesia do leiloeiro público e rural Eduardo Gomes).

Operadores de Pregão

Considerações gerais

O operador de pregão faz parte de uma categoria de trabalhadores cujo uso de voz é imprescindível para o desenvolvimento de sua função. De modo bastante peculiar, as condições de trabalho do operador de pregão impõem uma dinâmica vocal específica, não encontrada em qualquer outro profissional da voz (Fig. 12-22).

O operador tem como ambiente de trabalho uma sala de negociações, local designado para o encontro dos representantes das corretoras ou entidades financeiras, na qual são realizadas as diferentes transações, à viva-voz, de compra ou venda de ações/opções, em mercado livre e aberto. Esta sessão é denominada pregão.

No pregão estão organizados vários mercados onde são negociados diferentes papéis, cada qual locado numa roda de negociação. Dispostos em pé e aglomerados, os operadores necessitavam deslocar-se uns em direção aos outros, para concluir suas negociações conforme o interesse na oferta.

Devido ao intenso confronto físico e à dificuldade na projeção vocal causados por essa dinâmica (Ferreira, 1995) foi proposta uma alteração desses mercados. Atualmente, cada roda apresenta uma disposição em círculos com desníveis em degraus, colocando os operadores em pé como em uma arquibancada de arena. Tal local é denominado *pitch*. Esta disposição auxilia a negociação na medida que impede o confronto físico entre os participantes e possibilita ampla visão de todos os que ali trabalham. Estando visualmente acessíveis, os operadores podem utilizar-se de gestos corporais representativos e expressão facial rica acompanhando suas apregoações, chamando a atenção de outros operadores em sua direção, o que favorece a economia no uso vocal. Por outro lado, o maior distanciamento entre eles exige uma voz mais potente e bastante projetada para ser audível do lado oposto da roda.

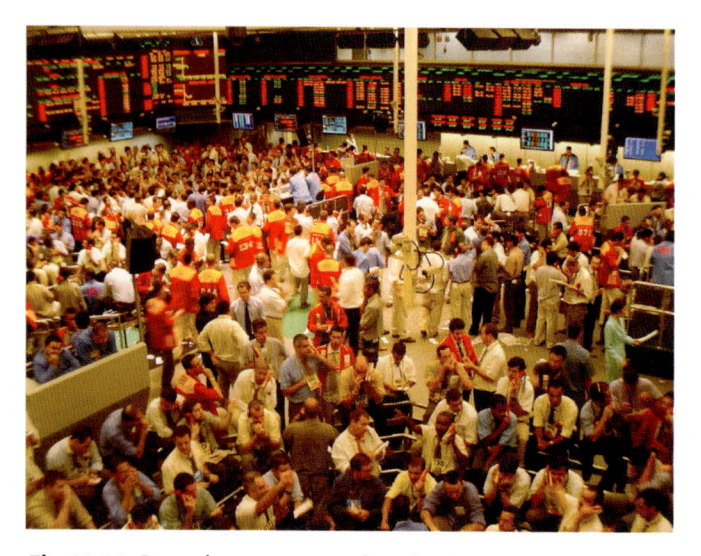

Fig. 12-22. Operadores no pregão da Bolsa de Mercadorias e Futuro (BMF), de São Paulo durante a apregoação (cortesia da BMF).

As ofertas são simultâneas e em situação de competição: o interlocutor é todo o grupo, podendo haver mais de um interessado no fechamento da oferta de um determinado operador. Tal situação exige voz em intensidade elevada, audível e inteligível em ambiente ruidoso e competitivo.

Pelo acúmulo de operadores num mesmo salão, há necessidade de controle da temperatura ambiental, com o uso de ar-condicionado em todo o pregão. Para minimizar seus efeitos, o equilíbrio dos equipamentos de controle de temperatura buscam um nível mais elevado de umidade do ar.

O vestuário formal exigido com a finalidade de manter-se o respeito que a profissão requer, foi adaptado para interferir o menos possível na amplitude dos movimentos corporais: exige-se camisa social e gravata sem a necessidade de paletó e veta-se o uso de jeans e tênis, mas sapatos e calças mais informais e confortáveis são aceitáveis.

Entendendo a necessidade de um ambiente saudável para desempenho vocal, na Bolsa de Mercadorias e Futuro de São Paulo (BMF), atualmente é proibido o consumo de cigarros no salão de pregão e encontram-se à disposição dos operadores filtros de água para seu consumo.

Além da comunicação entre os operadores, cada um mantém-se em contado com suas respectivas empregadoras ou clientes através de um telefone sem fio, pelo qual recebem as ordens de negociação. Uma vez concluída, preenchem uma boleta de confirmação do fechamento. Durante esse processo, da ordem recebida à sua conclusão, os operadores assumem posturas corporais inadequadas, a saber: hiperextensão de cabeça, inclinação da cabeça e elevação do ombro para segurar o telefone e realizarem as anotações, grande movimento vertical de mandíbula ou articulação com movimentos limitados relacionado com os momentos de maior tensão, gestos amplos e vigorosos associados à cada atividade de apregoação e mímica facial excessiva. A orientação para o uso do telefone de cabeça em substituição ao telefone sem fio ofereceu ao operador maior mobilidade e liberdade corporal, auxiliando-o na manutenção de uma postura saudável, oferecendo maior equilíbrio da musculatura cervical e laríngea.

O operador de pregão é uma profissão essencialmente masculina. A presença de mulheres não é vetada, mas a dinâmica corporal e exigência vocal impõem uma barreira natural às vozes femininas.

Preparação e demanda vocais

Ao contrário da maioria das outras profissões de uso vocal, para o operador de pregão, a disfonia não o impossibilita do desempenho perfeito de sua função. Ferreira (1995) encontrou 97,2% dos operadores que responderam a um questionário sobre suas vozes, com três ou mais sinais de alteração vocal, contudo apenas 36% haviam recorrido às orientações médica e/ou fonoaudiológica. A preocupação real, para este profissional, é a perda total da voz, a afonia, e não uma mudança da qualidade vocal. A autora descreveu o perfil vocal dos operadores de pregão concluindo que os operadores são conscientes de suas alterações de voz e dos agentes que propiciam tais alterações, mas não se esforçam para modificar tais comportamentos inadequados ou abusivos. Concluiu também que não é o tempo de exposição ao mau uso e abuso vocal que determina a disfonia, mas sim o tipo de abuso e mau uso vocal que o operador faz. Daí a importância de um trabalho vocal focado em técnicas saudáveis de apregoação e mudanças comportamentais. Além disso, os operadores apresentam uma tendência ao humor disfórico, sendo susceptível ao estabelecimento de alterações vocais pelo traçado de personalidade.

Os operadores da Bolsa de Mercadoria e Futuro de São Paulo (BMF), antes sem preparo vocal, há seis anos contam com uma infra-estrutura fonoaudiológica para orientá-los no aperfeiçoamento e cuidados com sua voz profissional. Tal intervenção fonoaudiológica vem modificando, paulatinamente, o comportamento vocal deste profissional sem, contudo, prejudicar sua atuação profissional. Antes da orientação fonoaudiológica empresarial, não se observava uma preocupação com a manutenção da saúde vocal e uma produção de voz equilibrada. Os operadores utilizavam-se de qualidade vocal comprimida, ressonância laríngea importante, intensidade elevada ao extremo, produção vocal com postura corporal assimétrica e tensa.

Para a melhor eficiência em um ambiente de competição sonora e resistência vocal para suportar o turno de trabalho, espera-se que o operador de pregão utilize uma voz profissional em intensidade elevada, mas com excelente projeção vocal e ressonância equilibrada. O operador de pregão deve ainda produzir sua apregoação com amplo movimento vertical de mandíbula, sons prolongados e com flexibilidade vocal, reduzindo o risco de disfonia. É importante corrigir sua postura corporal, buscando manter a musculatura cervical e laríngea relaxada.

Há uma complexa interação de fatores que necessitam de maior compreensão para oferecermos ao operador de pregão uma vida profissional com maior saúde vocal e, desta forma, a possibilidade de uma vivência *in loco* do fonoaudiólogo é uma oportunidade única.

Atuação fonoaudiológica

Em algumas situações de uso profissional da voz, o fonoaudiólogo é figura essencial na empresa, como é o caso dos pregões de bolsas de investimentos. A partir de levantamento por meio do qual se buscou conhecer o perfil vocal do operador de pregão (Ferreira, 1995), uma seqüência de atitudes positivas foi tomada em busca da saúde vocal dos operadores de pregão, visando a um trabalho preventivo.

A função do fonoaudiólogo abrange o desenvolvimento de programas de conscientização em higiene vocal, diagnóstico e orientações de todos os operadores, atendimento de emergências vocais durante o turno de trabalho, aplicação de programas de aquecimento e desaquecimento vocal. Casos individuais podem requerer atuação fonoaudiológica terapêutica, e na Bolsa de Mercadorias e Futuro de São Paulo, tem-se observado uma maior incidência de cisto de prega vocal e espessamento de mucosa. A reabilitação vocal, em muitos casos, tem-se mostrado eficiente em adaptar a voz do indivíduo, sendo raros os casos que chegam à cirurgia.

O fonoaudiólogo deve compreender que o sistema de referência de voz normal do operador é uma voz audível e forte, propiciando boa inteligibilidade, a despeito da qualidade vocal em si. Nesse sentido, o treinamento específico para o uso vocal adequado durante o pregão é o foco principal do trabalho fonoaudiológico.

Cabe ainda ressaltar a importância do fonoaudiólogo no aconselhamento da empresa quanto às modificações ou adaptações necessárias no ambiente de trabalho. O que se pretende não é uma mudança total na dinâmica de trabalho, ação impraticável em qualquer função, mas a adaptação dessa dinâmica, do ambiente de pregão e das pessoas que nele atuam às normas de saúde vocal.

Esse trabalho peculiar de operador de pregão exige, por parte do fonoaudiólogo, criatividade na elaboração de estratégias para a manutenção e resistência vocais. Observamos uma elevada ocorrência de casos de desidratação laríngea nos operadores de pregão, muitos dos quais chegando a configurar o chamado quadro síndrome *sicca*, devendo-se empregar drogas mucolíticas, aumento da umidade de ar, reforço na ingestão de água, vaporização ou inalação, muitas vezes por um tempo prolongado (Fujita & Ferreira, 1998, Ferreira & Fujita, 1999).

Operadores de *Telemarketing*

Considerações gerais

Por *telemarketing* entende-se a aplicação integrada da tecnologia de telecomunicações e dos recursos humanos, com a finalidade de otimizar a captação direta de negócios e a manutenção e satisfação de clientes (Fig. 12-23).

Existem referências sobre a primeira ação de marketing usando telefone em Berlin em 1880, mas o termo *telemarketing* somente passou a ser utilizado a partir da década de 1980, traduzindo uma nova filosofia do marketing que utiliza sistematicamente o "telefone para estreitar relações com o cliente e realizar negócios" (Faustini, 1993), de modo bem planejado, organizado e administrado, desenvolvendo ações de marketing pessoal, com o uso de contato não pessoal (Mchatton, 1988; Pope, 1989; Stone & Wyman, 1992).

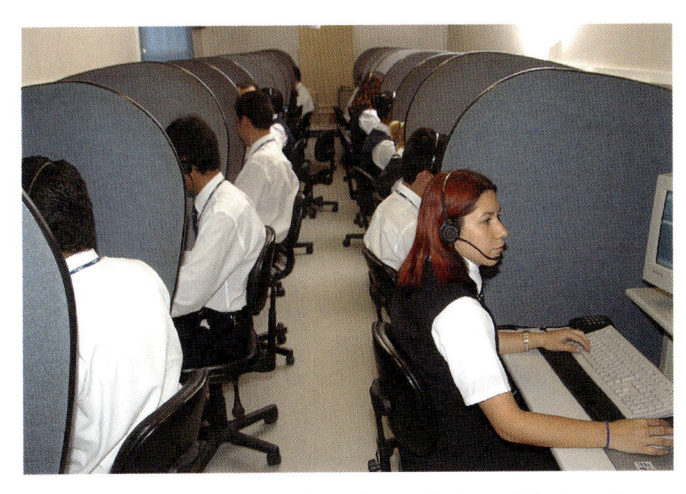

Fig. 12-23. Operadores de *telemarketing* da Central de Atendimento do Hospital São Luiz (cortesia da Sra. Maristela Rodrigues Marco Antonio, Hospital São Luiz).

Ao pensarmos em *telemarketing* lembramos dos contatos realizados para a venda de produtos e serviços. Mas o *telemarketing* não se restringe às ações de venda, sendo um instrumento muito mais amplo e complexo, gerador de inúmeros tipos de serviços, a saber: atendimento ao consumidor como central de dúvidas ou reclamações, *helpdesk*, pesquisas de mercado, divulgações, pós-venda, apoio ao cliente (consultas, agendas), geração ou atualização de bancos de dados, entre outros.

Existem basicamente dois modos de estruturar o *telemarketing*: o ativo, que procura clientes, e o receptivo, que é procurado pelo cliente. Em ambos, o *telemarketing* potencializa a maior aproximação da empresa junto a seus clientes, na medida que o serviço possa ser prestado à distância, com rapidez pelo telefone (Camargo, 1984).

O turno dos teleoperadores é de 6 horas, com 15 minutos de intervalo. A possibilidade de um emprego de meio período atrai jovens profissionais que, muitas vezes, possuem duas profissões ou jornadas duplas de trabalho.

O *telemarketing*, como canal de venda, de atendimento ao consumidor ou de prestação de serviços, está se tornando a principal estratégia de muitas empresas, em várias situações, com um crescimento geométrico dos profissionais da categoria. Surge, então, a figura do operador de *telemarketing*, responsável pelo sucesso da empresa junto ao consumidor. No entanto, esta não é uma atividade simples como parece, mas uma profissão que exige rapidez de raciocínio, atenção, criatividade, habilidade comunicativa, simpatia e muita paciência. A escolha do teleoperador com perfil, vocal e comportamental, correto auxilia na eficiência das ações de *telemarketing*. As operações de *telemarketing* estão locadas dentro de centrais, que vão da simples união de uma escrivaninha e um aparelho telefônico, até os modernos *call centers*, locais com tecnologia moderna em telefonia, informática e recursos ergonômicos, adequados para o bem-estar do teleoperador.

As variáveis que interferem na qualidade de trabalho do tele-operador são muitas e vão depender desde a estrutura ambiental da central até a gestão administrativa empregada. Podemos encontrar ambientes fechados com locais de fumantes muito próximos, aparelhos de ar condicionado mal-regulados, instalações e equipamentos pouco confortáveis. Por outro lado muitas centrais disponibilizam equipamento de última geração e, até mesmo, salas de descompressão, local apropriado para o teleoperador relaxar em momentos de maior tensão.

O estresse pode ainda estar relacionado com fatores como a pressão da dinâmica de trabalho e do próprio supervisor em questões como o cumprimento do tempo de atendimento, o alcance de metas estabelecidas, a precisão das informações passadas, o nível de qualidade no atendimento, a satisfação do cliente.

A compreensão da importância do *telemarketing* para a empresa e dos fatores correlacionados e diretamente ligados ao bem-estar do teleoperador e produtividade estão mudando a realidade atual do *telemarketing*, cuja busca constante da excelência em qualidade de serviços prestados ao cliente unida à qualidade de vida para o teleoperador é uma constante.

Preparação e demanda vocais

Existem cursos preparatórios e concursos de seleção para o trabalho de operador de *telemarketing*, geralmente realizados pelas empresas contratantes, que podem contar com a presença de fonoaudiólogos em seu quadro de funcionários ou terceirizar o trabalho de seleção e treinamento vocais. Por vezes, a seleção é realizada pelo superintendente da companhia. Contudo, em alguns estados ainda se observa a ausência de treinamento vocal específico e o operador de *telemarketing* começa a exercer sua função sem nenhum preparo, embora reconheça a necessidade de um aperfeiçoamento vocal para melhor desenvolver seu trabalho (Brandalise, 2000).

Como o locutor, o teleoperador necessita muito mais do que uma boa voz. Stone & Wyman (1992) destacam: aptidão para comunicação (qualidade vocal clara e agradável, com conversação articulada); persistência e habilidade para contornar a conversa no caso de uma rejeição por parte do cliente; habilidade para projetar personalidade telefônica com entusiasmo e calor e flexibilidade para adaptar-se a diferentes tipos de clientes e situações novas. Faustini (1992) sugere que o operador de *telemarketing* apresente um perfil com as seguintes características: voz com boa tonalidade, suavidade, clareza e entoação; fluência verbal, uso de termos apropriados; vocabulário amplo e diversificado; ser bom ouvinte; mostrar-se honesto, autoconfiante, objetivo e ainda com disponibilidade para aprender, crescer e desenvolver-se, além da motivação. Algodoal (1995) entrevistou um superintendente de *telemarketing* que afirmou realizar, como primeira etapa da seleção de um candidato, uma conversa telefônica, na qual são observados, na voz, fatores como freqüência, volume, velocidade, modulação e dicção e, na habilidade comunicativa, o vocabulário, vícios de linguagem, concordância verbal, objetividade lógica e capacidade de persuasão.

O único instrumento de trabalho do teleoperador é a comunicação oral, sem o apoio dos demais meios de expressão, de modo similar ao locutor, porém, em diálogo constante e imediato com um interlocutor, o que exige uma reprogramação mental rápida e adequada. Apesar de uma demanda tão específica, muitos destes profissionais não conhecem as noções básicas de higiene vocal e alguns até desconhecem a importância da voz para o exercício adequado de suas funções (Master & Algodoal, 1995). Um interessante estudo sobre os múltiplos sentidos da voz no *telemarketing*, realizado recentemente por Garcia (2000) apresenta a complexa realidade do teleoperador e sua percepção da voz não como algo isolado, mas inserida no contexto da comunicação; além disso, a autora ainda observou que esses indivíduos passam a valorizar sua voz com o desenvolvimento do trabalho ou após terem tido algum problema, contudo, dão pouco valor à saúde vocal, apesar de terem recebido treinamento fonoaudiológico que abordou esse tema.

Segundo Quinteiro (1995), a voz e a fala dizem muito sobre uma empresa. Vozes roucas e maltratadas passam a imagem de empresa descuidada, pouco limpa. Falas em desequilíbrio, sem concordância verbal, trocas articulatórias e vocabulário pobre leva ao público uma imagem pouco recomendável.

Koufman & Isacson (1991) referem que o operador de *telemarketing* que possui uma alteração vocal de grau moderado pode causar impacto vocal negativo.

Todo cuidado é pouco quando se trata da linguagem utilizada pelos teleoperadores. Deve-se falar corretamente o português e os vícios de linguagem são inaceitáveis. As mensagens são sempre positivas e a negação não existe para o cliente. O não, dentro do *telemarketing*, deve estar reservado aos assuntos específicos da intimidade da empresa, e não pode ser usado de maneira indiscriminada.

Crivelenti (1998) comparou dois grupos de operadores de *telemarketing*, com e sem hidratação via oral e percebeu que, o único parâmetro analisado que sofreu alteração foi a intensidade vocal, que se apresentou menor no grupo dos teleoperadores não hidratados. A autora considerou que outros fatores tais como: fumo, ingestão de cafeína, leite e derivados, postura corporal, vestuário, ruído ambiental, anti-histamínicos, ar-condicionado, poderiam estar agindo nos resultados, pois estes não puderam ser controlados. Verdolini-Marston, Sandage & Titze (1994) também compararam dois grupos de indivíduos, hidratados e não hidratados, sendo que os hidratados referiram melhora nos sintomas vocais e sensação de maior clareza e efetividade vocal. Os autores também enfatizaram que a hidratação reduz a viscosidade laríngea e auxilia na prevenção de lesões laríngeas.

A maior queixa vocal dos operadores de *telemarketing* é a garganta seca (Algodoal, 1995; Nascimento, Inácio & Ferreira 1995; Crivelenti & Behlau, 1999), seguida por rouquidão (Macedo, 1994a e b; Crivelenti & Behlau, 1999). Contudo, as funções particulares dos operadores de *telemarketing*, como profissionais de vendas ou de atendimento, produzem sintomas específicos que fazem com que a prevenção e a atuação fonoaudiológica possa ser mais particularizada e, portanto, mais eficaz. Bardelli (2001), aplicando questionários nessas duas categorias funcionais e em um grupo controle de trabalhadores da mesma empresa, mas em outras funções, concluiu que os sintomas vocais foram mais freqüentes no grupo vendas, enquanto os sintomas corporais tiveram maior ocorrência no grupo atendimento, durante ou imediatamente após o turno de trabalho; por outro lado, o grupo controle foi o que apresentou menor número de sintomas, vocais e corporais, apontando que o uso de voz específico para o *telemarketing*, e não o ambiente competitivo ou estressado da empresa, contribui para as manifestações referidas pelos indivíduos.

Atuação fonoaudiológica

Os fonoaudiólogos muitas vezes já estão presentes nos exames admissionais de algumas empresas que operam com *telemarketing*, mas tal atuação é insuficiente, sendo também necessário o estabelecimento e desenvolvimento de programas de treinamento e reciclagem, para que alterações vocais ocupacionais sejam evitadas ou prontamente identificadas e tratadas.

Operadores de *telemarketing* com disfonia estabelecida devem ser atendidos em regime clínico e, preferencialmente, fora da empresa para que seja protegida e valorizada a relação terapêutica. Seria conveniente que na triagem vocal fosse também realizada uma avaliação otorrinolaringológica de rotina, assim como a audiometria tonal, o que pode ser considerado um exame eliminatório. Na seleção, atuamos não apenas identificando disfonias ou queixas de alteração. Nosso papel se estende para a escolha do melhor perfil vocal para a imagem desta empresa.

Algumas empresas oferecem treinamento fonoaudiológico para seus teleoperadores, tanto em aspectos relativos à voz, como na estruturação do *script* operacional, treinando o uso correto da linguagem. Ações de sensibilização para a psicodinâmica vocal são cruciais para a conscientização do teleoperador quanto à importância do papel da sua voz no relacionamento com o cliente.

Religiosos

Considerações gerais

Pregadores e religiosos apresentam a particularidade de veicular a palavra da vida, a mensagem de Deus ou de uma entidade superior, ou preceitos e normas religiosas e filosóficas. Tal atuação pressupõe o uso de uma qualidade vocal específica para aproximar e unir os fiéis ouvintes, além de aconselhá-los, acalmá-los e oferecer esclarecimentos, ensinamentos e apoio espiritual em momentos difíceis.

As condições acústicas do trabalho religioso são as mais variadas possíveis. Algumas igrejas modernizaram suas instalações ou foram projetadas para comunicação com grande público de fiéis e apresentam uma configuração com palco, auditório e sistema de amplificação incluídos; contudo, não é raro encontros religiosos organizados em galpões e centros de exposições, adaptados para os encontros e longe de serem espaços ideais para a comunicação (Fig. 12-24). Se por um lado alguns religiosos mostram-se resistentes ao uso de amplificação sonora, justificando que esta inibe e prejudica seu contato com seu público, por outro a modernização da igreja exige o domínio desta tecnologia.

Além da função exercida na comunidade, na última década, no exterior e também no Brasil, é cada vez mais freqüente a presença de religiosos nos meios de comunicação de massa, como no rádio e na televisão, o que representa uma demanda e um estresse vocal adicionais.

Preparação e demanda vocais

Apesar dos longos anos de estudos, são poucas as religiões que oferecem uma preparação para a voz falada e para o canto aos jovens que se formam e ingressam na carreira religiosa. É comum que o religioso refira não ter recebido nenhum tipo de orientação ou preparo para as longas jornadas de contato com o público, para os cultos dirigidos à uma grande quantidade de fiéis e para o aconselhamento emocional aos mais variados problemas de seus seguidores. Na verdade, os religiosos acumulam uma série de funções em sua ordem, incluindo também o desempenho de atividades administrativas e as recentes incursões nos meios de comunicação de massa.

A figura tradicional do padre de igreja católica, de voz calma e pausada, freqüência vocal grave e modulação repetitiva

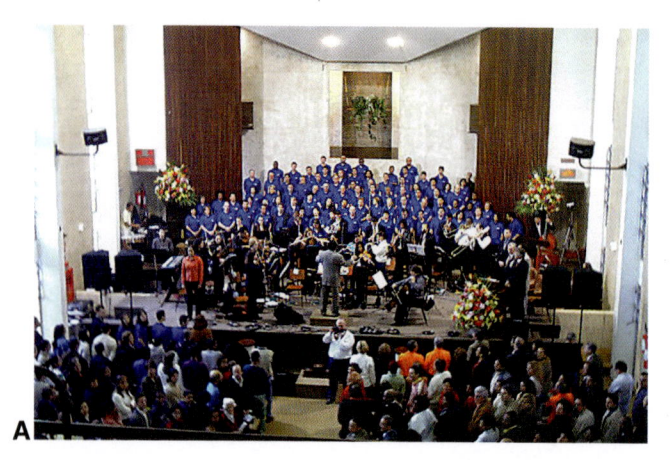

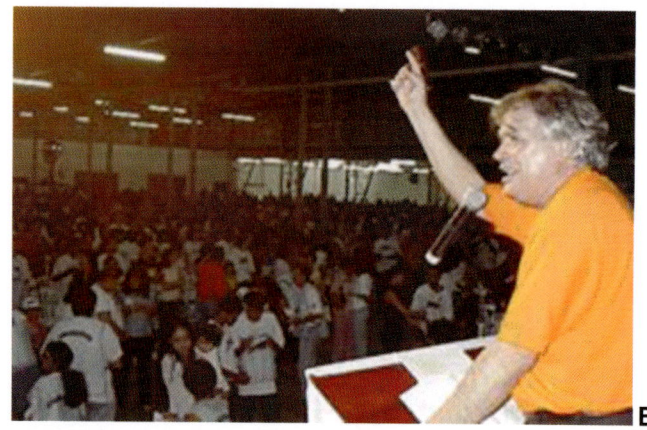

Fig. 12-24. Mesmo pastor em duas situações da atividade religiosa. **A.** Em igreja, com condição ambiental e acústica optimal, palco elevado, espaço para o coro, orquestra e regente, auditório para os fiéis e sistema de amplificação (Igreja Evangélica Batista da Liberdade). **B.** Em centro de exposições adaptado para o evento, com os fiéis de pé (arquivo pessoal, cortesia do pastor Eli Fernandes de Oliveira).

modificou-se e convive, nos dias de hoje, com religiosos de emissão vocalmente mais ativa, dinâmica, ou até mesmo agressiva, caracterizada por elevada intensidade, cantos e gritos abusivos, apelos com grande modulação e ampla movimentação corporal associada. É comum ouvirmos grandes desvios vocais na emissão desses pregadores no rádio e na televisão. As opções de padrão vocal não variam muito, oscilando entre a voz autoritária, com freqüência fundamental grave; voz projetada e aguda, com grandes modulações; e, raramente, voz suave e fluida. Desvios discretos nos parâmetros da qualidade vocal, tais como rouquidão, soprosidade, aspereza e nasalidade dificilmente comprometem o exercício profissional, mas podem contribuir para o estabelecimento de uma disfonia a longo prazo, se associado a condições adversas ou ao uso de voz em longos períodos.

Ferro, Mayrink, Azevedo & Behlau (1998) encontraram 70% dos religiosos, de quatro igrejas diferentes, com alteração vocal variando de grau leve a extremo. As autoras também encontraram 75% de religiosos com alteração no *pitch*, tanto para grave quanto para agudo em excesso. Em sua maioria, os religiosos não foram capazes de identificar o próprio padrão vocal alterado, mesmo com sinais e sintomas de fadiga vocal e outros.

O aspecto psicoemocional também deve ser considerado; pela própria formação, alguns religiosos tendem a aceitar sacrifícios sem muitas queixas, o que pode atrasar o diagnóstico e tratamento de um problema vocal. No estudo de Ferro, Mayrink, Azevedo & Behlau (1998), apenas 17% dos religiosos já haviam procurado ajuda profissional para informações sobre a própria voz ou orientação quanto ao seu uso profissional.

Atuação fonoaudiológica

Como nos demais profissionais da voz falada, é imprescindível que estes pacientes sejam avaliados nas diferentes situações de comunicação, profissionais ou não. O trabalho fonoaudiológico pode envolver orientação, psicodinâmica e treinamento vocais, muitas vezes associado a um trabalho de técnica vocal para o canto.

Várias mudanças no ambiente profissional e no estilo de comunicação podem ser introduzidos, a fim de se obter efeitos semelhantes, com um risco menor para a saúde vocal. A exploração da psicodinâmica vocal contribui para que o religioso sinta-se em condição de explorar novas expressões vocais.

Normas básicas de higiene vocal e um programa de hidratação intensiva são coadjuvantes importantes. Um programa de condicionamento vocal, nas modalidades de aquecimento e desaquecimento vocais, deve ser introduzido e praticado regularmente. O treinamento vocal deve ser direcionado para o aumento da resistência e a melhoria da qualidade vocal como um todo.

Políticos

Considerações gerais

Políticos usam a voz em diversas situações, com ajustes e objetivos bastante variados (Fig. 12-25). O político é, geralmente, uma pessoa falante, ou desenvolve as habilidades de comunicação como uma exigência de sua atividade profissional, que inclui desde reuniões com pequenos grupos até comícios para milhares de pessoas, o que pode representar um alto risco de desenvolvimento de disfonia. Algumas situações de fala vivenciadas por estes profissionais são listadas na literatura: comícios, convenções partidárias, palestras e conferências, entrevistas, debates e programas eleitorais, além de reuniões, conversas informais e conversas ao telefone; a variedade dessas situações pode causar alterações como rouquidão, fadiga vocal, dor, perda de potência de voz, podendo chegar à afonia por abuso vocal. (Navas, 1995).

O objetivo do político é comunicar-se com os eleitores ou seus pares e ter suas propostas e projetos aceitos, transmitindo credibilidade, honestidade e simpatia. Não somente as pa-

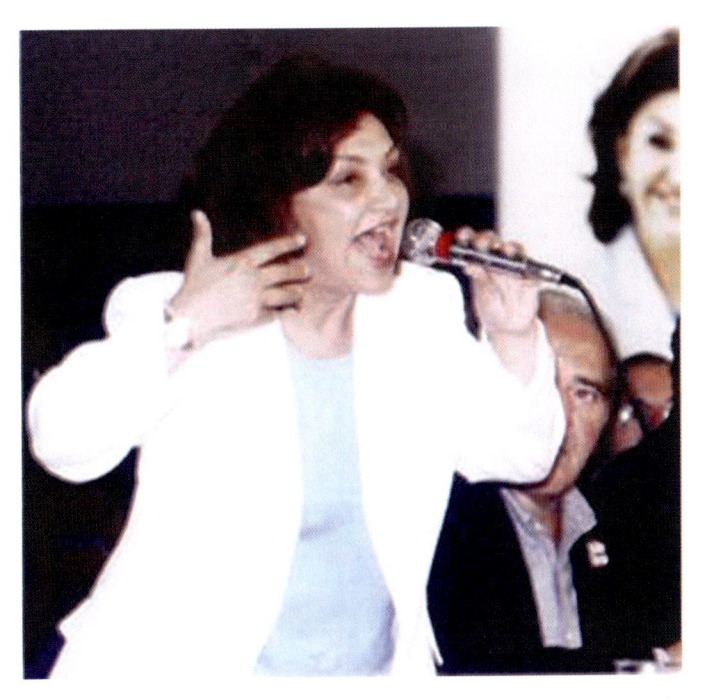

Fig. 12-25. Político em comício (cortesia parlamentar Telma de Souza, arquivo pessoal).

lavras escolhidas, mas toda a postura comunicativa contribui para a imagem de transparência e competência. Uma análise realizada nos debates presidenciais dos candidatos Carter e Ford, dos Estados Unidos em 1976, atribuiu a derrota de Ford a um menor contato de olho, expressões faciais mais severas e ângulos de câmera menos favoráveis (Knapp & Hall, 1999). Os autores afirmam que cada vez mais os políticos reconhecem a influência de comportamentos não-verbais no resultado das eleições.

Silva (1998) estudou a linguagem radiofônica dos programas eleitorais dos candidatos Luiz Inácio Lula da Silva e Fernando Henrique Cardoso, durante a campanha política de 1994 e destacou que no primeiro programa a voz de Lula transmitiu emoção e sinceridade, em função da presença de rouquidão, tensão e de seu estilo forte de falar; por outro lado, Fernando Henrique mostrou sua raiz familiar, profissional e política, ao usar sua voz suave, gentil, agradável, de professor. Já no último programa, a autora observou a "voz vencida de Lula", identificando medo e raiva em sua emissão; para ela, os eleitores perceberam que o próprio candidato não acreditava mais na vitória, mesmo que o texto utilizado dissesse o contrário.

Preparação e demanda vocais

A demanda vocal é variável de acordo com a personalidade, o partido político, as funções exercidas, o momento político e a situação do país. Um político que acumula funções, como chefe de partido, presidente da Assembléia entre outras, tem um uso maior de voz e um desafio mais difícil. Os diversos usos da voz profissional devem contemplar necessidades específicas e, basicamente, estes profissionais devem apresentar não apenas flexibilidade no uso dos recursos vocais e gestuais, mas também resistência vocal. A comunicação é tida como mais persuasiva na esfera visual e auditiva do que na esfera escrita, o que significa ser fundamental para o político o emprego adequado de recursos vocais e gestuais (Chaiken & Eagly, 1983). A eficácia eleitoral do discurso de um político pode depender mais de uma postura e gesticulação adequadas, do que de um texto bem redigido. Panico (2001) estudou a voz no contexto político, mas não conseguiu padronizar o uso dos recursos vocais e gestuais, embora a literatura aponte que esse uso seja um aspecto primordial na efetividade da comunicação (Morgan, 1989; Polito, 1991; Castro, 1998). A linguagem gestual, ao acompanhar a expressão oral, confere-lhe força e um colorido especial, o que leva alguns políticos a fazer uso abusivo de gestos que se transformam em suas marcas (Rector & Trinta, 1986); além disso, a introdução de sentimentos no discurso político é um ponto positivo e que pode aparecer via voz e gestos (Panico, 2001).

Os discursos políticos geralmente são feitos com o uso de voz em maior intensidade, com ênfases bastante marcadas em algumas palavras, pausas programadas e maior modulação. Polito (1993) sugere que o político deve fugir da neutralidade, devendo estar sempre nos extremos: ora indignando-se com os problemas, ora entusiasmando-se com as soluções. Sinaliza também que o apoio na tribuna permite que sua apresentação seja iniciada naturalmente e marcada por uma postura elegante, o que confere um ar de segurança e convicção.

Especificamente nas gravações para programas eleitorais, uma maior atenção deve ser dada aos recursos gestuais, que representam parte importante da narração, assim como à articulação precisa dos sons da fala e o uso de inflexões pertinentes. É possível observar que os políticos que têm maior experiência apresentam maior número de recursos na comunicação, destacando-se o uso da qualidade vocal fluida, alternada com tensa em alguns momentos, articulação clara, gestos mais discretos e adequados e domínio da língua portuguesa.

Atuação fonoaudiológica

A atuação fonoaudiológica pode ser necessária tanto para o aperfeiçoamento da comunicação, como para o tratamento de desvios vocais e alterações laríngeas. É importante ressaltar que a agenda atribulada dos meses de campanha eleitoral pode ser incompatível com a observância de muitas das normas de higiene vocal, assim como das sugestões de exercícios para resistência da voz. Algumas situações comuns a esses profissionais e que coíbem o uso correto da voz incluem viagens excessivas, mudanças freqüentes de temperatura e umidade do ar, poucas horas de sono, alimentação inadequada, uso de voz em locais ruidosos, discursos longos e sem infra-estrutura para amplificação sonora suficiente, excesso de ligações e conferências telefônicas, entre outros. Os riscos da automedicação nos episódios de disfonia devem ser explicados.

A orientação vocal deve procurar atender às necessidades particulares do político e oferecer estratégias alternativas para os eventuais problemas de comunicação. A intervenção fonoaudiológica deve ser ampliada para além dos aspectos vocais, incluindo a dimensão da fala, fluência, linguagem e o desenvolvimento de uma escuta consciente do(s) interlocutor(es). O treinamento deve incluir o uso de recursos vocais e gestuais com o objetivo de transmitir maior credibilidade, aliados à uma mensagem clara e verdadeira, capaz de capturar o ouvinte e fazê-lo compreender as palavras e intenções transmitidas. A comunicação corporal deve ser cuidadosamente analisada e o treinamento apresenta, como principal foco, a redução das barreiras corporais, a limitação dos gestos a um pequeno e expressivo número, realizados de modo natural, oportuno, elegante e com determinação, contribuindo positivamente para a imagem do político e sua comunicação.

Tradutores e Intérpretes

Considerações gerais

O tradutor e intérprete é um profissional de nível superior que tem como atuação principal a transferência da informação de uma língua a outra. Não é por acaso que o título profissional engloba a palavra intérprete, sinonímia de ator, já que o exercício profissional envolve muito mais que uma simples passagem de um código a outro. Acredita-se que no Brasil haja cerca de 300 intérpretes atuantes, sendo que aproximadamente 120 deles estão reunidos na Associação Profissional de Intérpretes de Conferência (APIC).

As atividades principais do tradutor e intérprete da comunicação oral são basicamente duas, chamadas de tradução consecutiva e simultânea (Fig. 12-26).

Na tradução consecutiva o apresentador será traduzido para a língua dos ouvintes após deliberar trechos de sua fala. Geralmente o apresentador e o intérprete estão no mesmo espaço físico, sala de reuniões, palco, mesa etc., não necessitando de nenhum equipamento adicional para a realização deste trabalho. Evidentemente, a tradução consecutiva reduz a velocidade da comunicação, pois os ouvintes esperam que o falante conclua uma idéia para ouvi-la, a seguir, em sua língua, o que atrasa as respostas do auditório, produzindo riso e palmas defasados.

Já na tradução simultânea, o intérprete trabalha em uma cabina de tradução, onde ficam juntos dois profissionais, que farão a tradução em turnos alternados, necessitando de iluminação adequada, cadeira e mesa ergonômicas, microfone e fones de ouvido, além de blocos de notas (Fig. 12-26). A jornada de trabalho é de 6 horas sempre para dois intérpretes, podendo estender-se até 8 horas. Os intérpretes trabalham sozinhos por no máximo uma hora em tradução simultânea ou duas horas em tradução consecutiva. O tradutor às vezes recebe um resumo do que vai ser apresentado ou uma lista de palavras específicas do tema, pois sua preparação para o evento é de suma importância. A cabina de tradução pode ou não estar na mesma sala da apresentação, sendo que o tradutor pode traduzir apresentações feitas em outros estados e países, a partir de um estúdio. Contudo, quase sempre o tradutor vê a imagem de quem está sendo traduzido, seja diretamente na sala ou via monitor de televisão, o que facilita seu trabalho de interpretação. Como o tradutor está na cabina, pode fazer gestos enquanto traduz, o que facilita sua expressão e reduz a tensão corporal, como pode ser observado na Fig. 12-26. A tradução simultânea, quando presencial e não por televisão, exige que os ouvintes tenham equipamento de escuta, com fones de ouvido.

Preparação e demanda vocal

O tradutor e intérprete recebe formação específica nas diversas línguas e culturas sobre as quais direciona sua formação, além de se submeter a treinamento técnico quando se especializa em determinados tipos de tradução, como nas áreas política, econômica ou nas ciências da saúde. Isso transforma o tradutor em um generalista do assunto, o que confere uma superioridade natural ao seu trabalho de tradução e interpretação. Embora a formação desse profissional inclua o conhecimento de estratégias práticas de tradução, geralmente os graduandos não recebem informação suficiente para desenvolver sua comunicação oral, a fim de apresentarem voz e fala adequadas para a demanda a que serão submetidas, com boa resistência para os longos e estressantes turnos de trabalho.

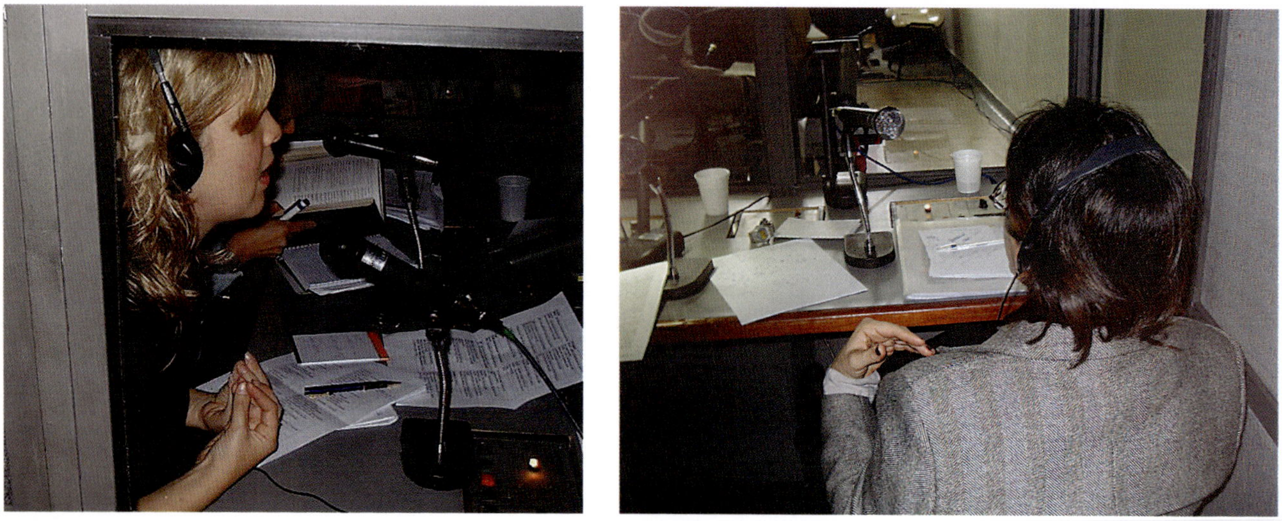

Fig. 12-26. Tradutoras e intérpretes em cabina acústica; observar as anotações auxiliares sobre termos técnicos relacionados com o evento, microfone, fones e unidade de tradução simultânea (arquivo pessoal, cortesia de Andréa Negreda e equipe).

A demanda vocal do tradutor e intérprete é elevada, pois geralmente fica em cabina de tradução por cerca de 6 horas, em atenção constante e sob a responsabilidade de transformar o falante de uma outra língua em alguém bem ou malsucedido na língua dos ouvintes. Não raramente o tradutor e intérprete melhora o discurso do apresentador, entretanto, pode também prejudicá-lo, embora traduza o conteúdo da apresentação corretamente, se tiver uma qualidade vocal desviada, articulação imprecisa e disfluência de fala. Desta forma, os pré-requisitos básicos são voz sem desvios importantes; articulação de fala precisa e sem regionalismos; freqüência média, intensidade constante e modulação tendendo à restrita; fluência organizada; capacidade de interpretação da modulação e ênfase da língua do falante e transferência adequada para a língua dos ouvintes.

Atuação fonoaudiológica

O aspecto tensional durante a comunicação é uma marca dos tradutores e intérpretes, que podem sofrer de fadiga vocal ocupacional, disfonia por tensão muscular e até mesmo produzir lesões de massa benignas, por uso continuado de voz em condições de restrição de variação de freqüência e intensidade, por tempos prolongados.

Além disso, o tradutor e intérprete vive em uma situação profissional de audição modificada, uma vez que escuta o orador que vai ser traduzido e não a si mesmo enquanto fala. O tradutor em cabina usa fones de ouvido, geralmente em ambas as orelhas, o que impede o monitoramento auditivo da própria voz, essencial para o controle da qualidade vocal e para a redução da tensão fonatória. A atenção auditiva é essencial para essa categoria profissional, contudo, totalmente deslocada para o mundo exterior. Uma boa sugestão é deixar apenas uma das orelhas ocluídas pelo fone de ouvido e a outra aberta para haver monitoramento da própria voz. É possível também realizar um trabalho de desenvolvimento do monitoramento tátil-cinestésico, já que o monitoramento auditivo estará necessariamente prejudicado. O tradutor deverá aprender a valorizar as sensações vocais de desconforto, ardor e tensão, tendo recursos disponíveis para modificá-las rapidamente.

Exercícios de aquecimento e desaquecimento vocal fisiológico são indicados antes e depois do turno de trabalho; além desses, exercícios de relaxamento muscular dinâmico, como bocejos sem som, movimentos cervicais e sons nasais em mínima intensidade podem oferecer maior resistência vocal. Movimentar-se, mexer a cabeça e gesticular enquanto traduz, dentro das limitações do espaço de trabalho, auxilia a reduzir a tensão corporal e a obter um melhor resultado na expressão verbal. Não existem pesquisas da fonoaudiologia com esses profissionais e os dados disponíveis referem-se a relatos clínicos a partir de casos atendidos e orientações oferecidas.

Ventríloquos
Considerações gerais

Os ventríloquos são profissionais das artes que geralmente têm habilidade de produzir uma voz distante da sua natural, que emprestam a um boneco de personalidade diferente de seu manipulador. A idéia principal desta atividade é o diálogo que se estabelece entre o criador e a criatura, rápido e atraente para o público, desafiando o modismo ao longo dos séculos. A relação entre o ventríloquo e o boneco é muito interessante e explorada nas apresentações da dupla, em embates pessoais de natureza cômica, divertida, podendo também ser feitas críticas sociais e culturais.

A arte do ventriloquismo é muito antiga e o nome vem de "falar com o ventre", por se acreditar que o ventríloquo possuía a habilidade de falar com a barriga. Contudo, o que ocorre é uma grande redução dos movimentos aparentes dos sons da fala, com minimização da expressão facial e a substituição de palavras com pistas labiais evidentes pelas de articulação lingual. Há relatos interessantes da simbiose entre essas duas figuras, como a do ventríloquo inglês enterrado com seu boneco. Embora haja poucos ventríloquos no Brasil, suas apresentações são sempre imbuídas de atração especial, para público de todas as idades, em particular para as crianças.

Preparação e demanda vocais

A preparação do ventríloquo é geralmente informal, intuitiva e apoiada em uma habilidade natural de produzir uma voz diferente de sua habitual, podendo ser em falsete, ou ainda emissão faríngea, comprimida e aguda, com presença de regionalismo ou desvios articulatórios tais que a distanciem da produção natural do profissional. Os ventríloquos desenvolvem a personalidade do boneco de modo bastante completo, sendo simplista imaginar que tal arte restringe-se a uma mera imitação de um personagem. Os ventríloquos geralmente relatam que foram criando a voz de seu boneco (ou de mais de um boneco) e sua personalidade, descrevendo as principais características de sua comunicação, com detalhes que vão do tom da voz aos hábitos do dia-a-dia. Por exemplo, o Sr. Tarcísio, que colaborou em uma monografia do CEV (Pedroso, 1999; Pedroso, Behlau & Pontes 1999) caracteriza seu boneco Benedito como um rapaz de 20 anos de idade, negro, solteiro, alegre, que procura fazer sucesso na cidade grande, um pouco assanhado e interessado em mulheres, fazendo piadinhas e comentários paralelos. A simbiose entre o homem e seu boneco é, muitas vezes, tão grande, que na análise da configuração do trato vocal deste referido ventríloquo (Fig. 12-27), quando da elaboração da monografia, não pôde ser feita na primeira sessão marcada, pois o manipulador não havia trazido o boneco, relatando que não poderia produzir sua voz na ausência deste. As mudanças da voz do ator e do boneco ocorrem rapidamente e, em alguns diálogos, há o travamento de uma verdadeira luta entre o criador e sua cria, com alternância de personagens de palavra a palavra (por exemplo, "pára", diz o ator, "não paro"), retruca o boneco e isso se repete por mais de dez vezes, com alternância vocal instantânea, em ajustes estáveis e precisos, que encantam a platéia.

A demanda vocal é moderada, pois muitas vezes a voz do boneco é tensa e comprimida, forte e com grande modulação, emitida com poucos movimentos da face e dos lábios do ventríloquo, que controla suas expressões e mantém uma imagem padrão, com lábios entreabertos e leve sorriso, acompanhada

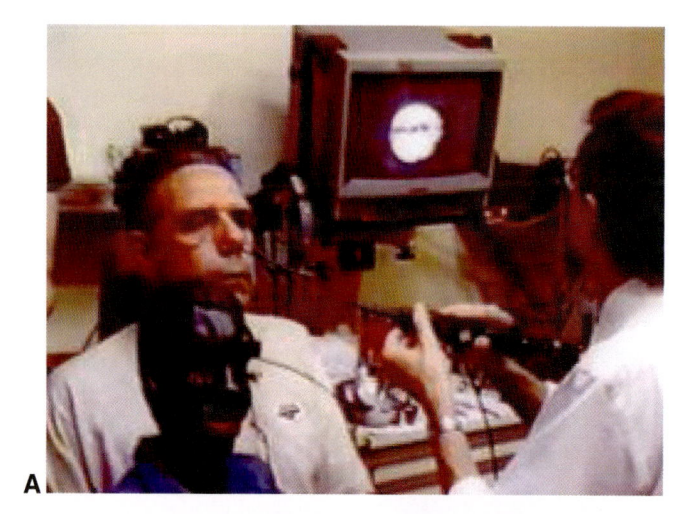

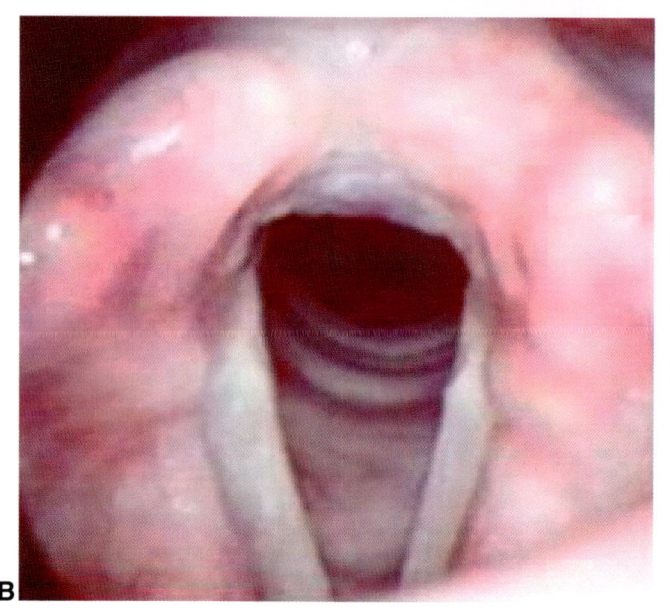

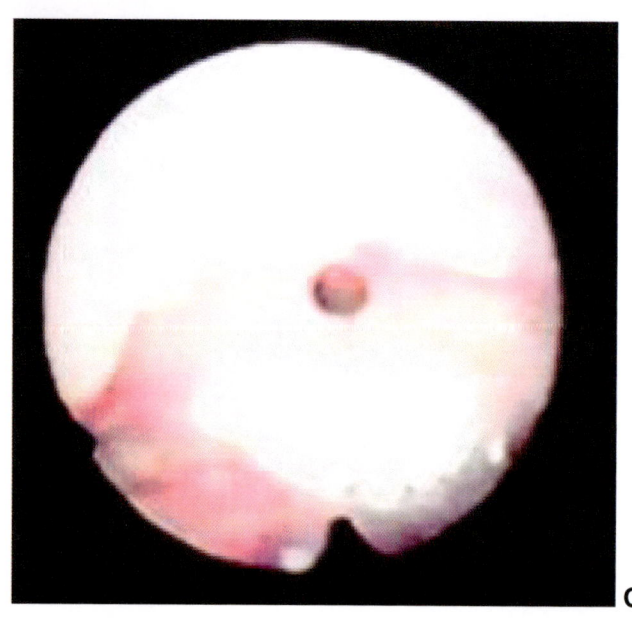

Fig. 12-27. Avaliação de um ventríloquo. **A.** Realização do exame para análise da configuração do trato vocal durante a produção habitual e na emissão da voz do boneco Benedito (arquivo INLAR-CEV; colaborou o Sr. Tarcísio Borges da Costa). **B.** Imagem à respiração, mostrando ausência de lesões observáveis. **C.** Imagem da região supraglótica durante a produção da voz do boneco (observar a enorme constrição das estruturas e a criação de um orifício superior que provoca modificação acentuada no trato vocal).

de voz suave e qualidade fluida. As principais modificações na produção da voz do boneco são observadas na laringe (Fig. 12-26), particularmente na presença de constrição supraglótica intensa e ao longo de todo o trato vocal, com redução da área e compressão das estruturas, o que pode representar esforço adicional e risco em potencial. Contudo, não há relatos de alterações laríngeas nesses profissionais.

Atuação fonoaudiológica

Não há descrição de atuação fonoaudiológica com esses profissionais e a principal fonte de informações sobre os ventríloquos e sua arte está na Internet (http://rs306.ccs.bbk.ac.uk/; http://www.hooked.net/users/jpgreene/vent/begin.html/; http://www.inquista.com/trowing_the_voice_by_david_host.htm/; http://www.maherstudios.com/naav.htm/; http://davidsleeper.com/making_of_a_ventriloquist.htm/; http://www.doctor-c.com/article.htm/; http://idt.net/~israelg/vwhat.html/), contudo, uma intervenção de avaliação da produção vocal e orientação quanto aos riscos e uso continuado da voz, nos ajustes dos diferentes bonecos, pode ser bastante útil. A inclusão de um pequeno programa de aquecimento e desaquecimento vocal, assim como relaxamento dinâmico nos intervalos das apresentações e recursos para aliviar as constrições do trato vocal e otimizar as mudanças rápidas de uma a outra voz podem ser explorados.

Fonoaudiólogos

Considerações gerais

Os fonoaudiólogos são profissionais da área da educação e saúde, que embora possam ter inserção em serviços de diversas naturezas e configurações, geralmente integram equipes clínicas cujas funções são orientação, prevenção, diagnóstico e tratamento dos distúrbios da comunicação humana. Assim, a atuação principal do fonoaudiólogo é essencialmente clínica e seu interlocutor na esfera profissional é um paciente com distúrbio da comunicação (Fig. 12-28). Isso, por si só, já constitui uma situação particular de comunicação, pois enquanto o processo de comunicação, para a maioria das pessoas, é inconsciente e praticamente automático, para os fonoaudiólogos é altamente consciente, controlada e planejada para atingir finalidades específicas. Particularmente, quando o interlocutor tem déficit auditivo, de atenção ou de compreensão, a exigência vocal e de fala do fonoaudiólogo é ainda maior, podendo levá-lo à fadiga e desgaste vocais, pois embora a intensidade elevada não seja um aspecto comum de uso de fala desse profissional, o uso continuado de voz, por longas horas, é um denominador comum a essa categoria.

Outros fatores de atuação profissional diária podem, direta ou indiretamente contribuir para um quadro geral de fadiga vocal, entre eles a postura corporal inadequada, especialmente de pescoço e cintura escapular na reabilitação de crianças. A exigência de uma articulação exagerada na produção dos sons da fala, em casos específicos é um outro fator de solicitação muscular fora dos padrões comuns de fala coloquial.

O fonoaudiólogo deve estar preparado vocalmente em especial no atendimento a indivíduos portadores de deficiência auditiva, uma vez que nestes casos há necessidade específica de ajustes vocais no que diz respeito à freqüência, intensidade e articulação dos sons. A consciência vocal também é aplicada a profissionais que atuam na reabilitação vocal de crianças, uma vez que o deslocamento da freqüência habitual da voz para uma freqüência mais aguda pode ser um fator de fadiga vocal importante.

Preparação e demanda vocais

É fácil reconhecer que o fonoaudiólogo precisaria submeter-se a um treinamento vocal e de expressão verbal para melhor atuação profissional; contudo, embora existam tentativas que estão no começo em algumas instituições de ensino, na realidade brasileira, não se tem conhecimento de um projeto de desenvolvimento vocal que acompanhe o acadêmico de fonoaudiologia em seu programa de graduação. Apesar dessas limitações, muitos fonoaudiólogos procuram-se aperfeiçoar, por estratégias autodidatas ou em treinamento ou terapia com colegas ou outros profissionais.

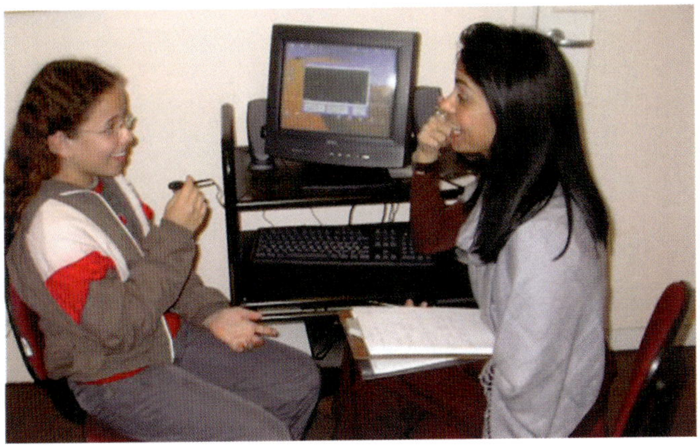

O fonoaudiólogo não precisa possuir uma voz especial, com qualidade artística, porém alguns traços têm sido apontados como preferidos por esses profissionais (Behlau, 2001), tais como voz adaptada, ressonância equilibrada, ataque vocal isocrônico, emissão estável, com tendência à elevação de freqüência e intensidade, uso de grande modulação, principalmente nos fonoaudiólogos profissionais que atuam preferencialmente com crianças, e articulação dos sons da fala tendendo à exagerada. É também observada uma tendência à elevação de intensidade e sobrearticulação em profissionais que atendem portadores de deficiência auditiva e neurológica, por vezes acompanhada de redução da velocidade. O regionalismo tende a diminuir com o passar dos anos de experiência profissional, o que indica que os fonoaudiólogos buscam uma emissão mais neutra. A demanda vocal é geralmente moderada, com 8 a 10 horas de uso continuado de fala, com interlocutores difíceis, aumentando o risco potencial de desenvolvimento de problemas vocais.

Um grupo de 509 fonoaudiólogos brasileiros, ativos profissionalmente e participantes de um congresso da categoria, foi avaliado através de um questionário com 67 itens (Villela, 1997; Villela & Behlau, 2001), por meio do qual procurou-se identificar os abusos, mau usos vocais e hábitos nocivos à saúde vocal realizados por esses profissionais. Os resultados obtidos a partir do cruzamento das variáveis tempo de profissão, idade e carga horária mostraram que há uma baixa incidência de hábitos vocais nocivos à saúde vocal, abusos e mau usos vocais realizados pelos fonoaudiólogos; desta forma, concluiu-se que os fonoaudiólogos apresentam um bom controle do comportamento vocal necessário para a profissão que exercem.

Atuação fonoaudiológica

O trabalho fonoaudiológico com os colegas de profissão tem se restringido a atendimentos clínicos nos quadros de lesões de massa, decorrentes principalmente de fonotrauma, ou de disfonias orgânicas. Como qualquer profissional da voz, o fonoaudiólogo deve ser criteriosamente orientado e tratado, pois o desenvolvimento de sua profissão depende em grande parte de sua habilidade de se comunicar eficazmente. Evidentemente, práticas de aquecimento e desaquecimento vocal deveriam fazer parte da rotina dessa categoria. Não há estudos específicos sobre fonoaudiólogos brasileiros em atendimento de voz, entretanto, os suecos têm tradicionalmente acompanhado os graduandos de fonoaudiologia, chegando inclusive a desenvolver projetos de pesquisa científica. Södersten & Hammarberg (1993) aplicaram um treinamento vocal formal e específico, com 40 horas de treino, em grupo, aplicado por duas fonoaudiólogas experientes, para procurar fechar a fenda glótica posterior de oito acadêmicas de fonoaudiologia e, embora as avaliações laringológicas realizadas tivessem apontado para uma redução do tamanho da fenda triangular posterior, a ima-

Fig. 12-28. Fonoaudiólogo em terapia com paciente deficiente auditivo (arquivo da CLINCEV, Fga. Gisele Gasparini, foto Camila Vicari).

gem de abertura posterior persistiu, o que levou as autoras a afirmarem que esta fenda é causada primariamente por estruturas anatômicas e não pelo comportamento vocal.

Apesar de o fonoaudiólogo ser um profissional que necessita diretamente da voz para exercer sua atividade, e que, por conseguinte, se beneficiaria muito com regras mínimas de higiene e conservação vocal, observamos que a preocupação com a qualidade vocal muitas vezes só acontece na presença de alguma alteração.

VOZ CANTADA PROFISSIONAL

Na modalidade profissional da voz cantada, dois aspectos distintos e indissociavelmente interligados devem ser abordados: a voz e a música. A voz do cantor deve ser cuidadosamente avaliada, não somente no que concerne ao exame físico dos órgãos do aparelho fonador, mas também à funcionalidade vocal, de acordo com a demanda dos diferentes tipos de emissão. O segundo aspecto é a própria música, não menos importante, porém geralmente mais distante da realidade e da vivência do fonoaudiólogo, habituado a realizar atendimentos clínicos. A música é uma linguagem e, portanto, está integrada a um corpo de idéias, crenças, regras, valores, conhecimento histórico e científico que compõem a cultura de uma sociedade.

Quando a criança emite as primeiras manifestações vocais de dor ou de prazer, está fazendo uso de seu primeiro instrumento de expressão comunicativa: a voz. Da mesma forma, cantar, emitir sons ou palavras que se sucedem através de modulações musicais da voz é, para o homem, utilizar-se do seu primeiro instrumento de comunicação como expressão artística sonora. Assim, como a criança deve estar exposta à linguagem por um período crucial e determinado de sua vida para o desenvolvimento da fala, da mesma forma deve estar também exposta à música: uma linguagem sonora, de regras precisas, que se diferencia segundo as sociedades em que se desenvolve (Cohen, 1998).

Para a música vocal, assim como para a música instrumental, há diversos estilos possíveis. No canto, encontram-se, portanto, diferentes técnicas, treinamentos e ajustes musculares necessários para os mais variados tipos de emissão vocal. Dessa forma, as técnicas e as abordagens de atendimento e de orientação ao cantor devem também diferir de acordo com cada estilo em particular.

De modo geral, os estilos são identificados como popular e erudito. O termo clássico é utilizado indiscriminadamente como sinônimo de erudito, porém, a rigor, discrimina um período da história da arte posterior ao Barroco e anterior ao Romantismo.

Para o canto, a confusão terminológica é ainda maior, uma vez que o termo lírico é também utilizado genericamente como sinônimo de clássico. A diferença básica é que o verbete canto lírico refere-se a um estilo específico do canto erudito: a música lírica, ligada à ópera. O termo erudito é, portanto, mais amplo e envolve ainda a música de câmara e a música litúrgica ou sacra (realizada dentro das igrejas em rituais religiosos), podendo também ser aplicado a determinados repertórios dos corais.

O canto erudito exige anos de aprendizagem para se desenvolver a voz, é quase sempre realizado sem aparelhos de amplificação sonora (microfone) e requer ajustes musculares distantes da voz falada. Já o canto popular exige menor tempo de aprendizagem (sendo que muitos cantores profissionais desenvolveram suas vozes de modo intuitivo e não passaram por nenhum processo de aprendizagem formal), é quase sempre realizado com aparelhos de amplificação sonora (microfone) e emprega ajustes mais próximos aos da voz falada. Por sua vez, o canto coral, por ser uma atividade realizada em grupo, possui uma dinâmica particular, exatamente pela diversidade de formações e propósitos, independentemente do estilo cantado.

De maneira geral, enquanto o estilo popular está mais próximo da voz falada e permite ao cantor criar uma marca característica e original, o canto erudito exige uma técnica mais aprimorada, no qual a voz funciona realmente como um instrumento.

A compreensão mais completa do paciente profissional da voz cantada exige um conhecimento mais aprofundado das diferenças e particularidades dos estilos por parte do clínico, sendo aconselhável experiência individual na prática do canto.

Assim, para fins didáticos, dividiremos o canto em três grupos: canto popular, canto erudito e canto coral.

Canto Popular
Considerações gerais

A definição de canto popular é diferente em cada região do mundo, estando diretamente relacionada com a cultura de um povo. Não se pode comparar o canto popular da China ou da África do Sul com o canto popular do Brasil ou dos Estados Unidos, porque eles diferem em estilo, técnica e língua. Mesmo dentro de um país o canto popular pode representar uma expressão amplamente variada, com desafios relacionados ao estilo e à personalidade e técnica do cantor.

Preparação e demanda vocais

No canto popular brasileiro, os ajustes fonatórios se aproximam muito dos ajustes da fala, na maioria dos estilos. A interpretação é o principal recurso utilizado para a transmissão da emoção, estando subjugadas as variações de ritmo, intensidade ou mesmo de freqüência. O cantor popular desenvolve um estilo próprio, e nesta busca é freqüente observar imitação de alguns ídolos, no início da carreira, muitas vezes podendo estabelecer-se um padrão de abusos vocais, como ataques bruscos ou uso de uma freqüência não compatível com sua voz. A tais abusos podem-se acrescentar desvios de uma produção vocal dita habitual que podem vir a se tornar a marca registrada do cantor. Em tal situação, é muito importante ter o bom senso necessário para se determinar o quanto os recursos interpretativos são realmente negativos e comprometedores da saúde e longevidade vocal do artista. A suavização de alguns ajustes, a modificação na força empregada e a redução na quantidade do emprego pode ser aceita, mas dificilmente um cantor obedecerá a uma recomendação que implique modificar sua marca registrada.

De modo geral, o cantor popular não tem treino formal de voz (Oliveira, 1995a) e inicia a carreira no canto informalmente. A escolha do tipo de música ocorre normalmente por influência familiar, por estímulo de amigos, meio ambiente ou gosto pessoal.

O cantor popular, em geral, desconhece muitas das regras de higiene vocal e das estratégias de conservação da voz. Os abusos mais freqüentes neste grupo de profissionais da voz são o tabagismo, etilismo, pouca hidratação, alimentação e/ou sono inadequados, excesso de uso da voz, uso da voz em ambientes inadequados com fumaça e ruídos, estresse (geralmente por horários desregulados e por instabilidade financeira) e técnica inadequada causando em geral um grau de tensão excessivo na produção do canto.

Em pesquisa com 41 cantores populares com alteração de voz, Andrada e Silva & Campiotto (1995), relatam o uso de cigarro e álcool em 100% dos indivíduos. Em outro estudo com 49 cantores líricos e populares, Haman, Kyrillos, Bortolai & Figueiredo (1996) observaram um índice maior de preocupação com o etilismo e tabagismo, mas relataram queixas relacionadas a outros abusos vocais. Um trabalho especificamente realizado com cantores da noite (Andrada e Silva, 1998) evidenciou que tais indivíduos não formam um grupo homogêneo, sendo que a caracterização destes profissionais depende muito do levantamento de dados realizados. Se por um lado Andrada e Silva (1998) reforça o fato de que esses cantores não têm educação musical formal, como grande parte dos cantores populares, por outro lado aponta a grande capacidade apresentada para desenvolver mecanismos compensatórios, o que inclusive minimiza problemas laríngeos que poderiam ser considerados severos; a autora ainda observou que nas avaliações laríngeas foram observados quadros hipercinéticos acentuados, porém, sem lesões laríngeas importantes.

Em um interessante estudo feito com 30 cantores que se apresentam profissionalmente em casas noturnas, Duprat, Eckley, Silva & Costa (1996) observaram que, apesar de 66% dos indivíduos apresentarem vozes alteradas, somente 23% possuíam queixa na voz falada, enquanto 83,3% referiam queixa de voz no canto. Também neste estudo, somente 20% da população já havia tido algum tipo de aula de canto e 10% havia passado por terapia fonoaudiológica.

Segundo Miller (1994), existe uma falsa idéia que a arte de cantar é baseada somente na intuição e imaginação. Na realidade, a voz, como qualquer outro instrumento musical, será mais efetiva se for trabalhada dentro de uma técnica de canto adequada.

O ensino do canto popular tem sido questionado recentemente. A chamada música comercial contemporânea foi definida por Lovetri & Weekly (2003) como qualquer música não-clássica: cabaret, *country*, experimental, folclórica, gospel, *jazz*, teatro musical (Broadway), *rock* e R&B (*rythm and blues)*; os autores pesquisaram como se dá o ensino dessas modalidades, nos Estados Unidos e em alguns outros países, por meio de um questionário preenchido por 139 professores de canto, verificando que esses profissionais têm formação muito variada, alguns com treino e experiência (20%), a maioria só com experiência ou só com treinamento (total de 61%) e alguns sem treinamento e nem experiência específica (19%). Os professores que ensinam canto popular também lecionam canto clássico, embora admitam um certo conflito entre as duas técnicas, principalmente em função de opiniões opostas veiculadas em congressos e publicações. Reconhecem ainda que os aspectos pedagógicos não muito claros no canto popular, especialmente nos estilos que sofreram grandes modificações nas últimas décadas, como o teatro musical. Já o canto clássico parece ter sua pedagogia mais desenvolvida pelas centenas de anos de existência.

Na categoria de canto popular brasileiro, podemos reconhecer diversos estilos. Os mais comumente encontrados no Brasil são **MPB, bossa-nova, samba, roque, sertanejo, pagode** e, mais recentemente, *axé-music* e *rap*. Apesar de pertencerem a uma mesma categoria, cada estilo tem características auditivas específicas, que são facilmente identificáveis pelo público-alvo. É importante compreender a forma como o som é produzido em cada estilo para que a terapia e a orientação sejam coerentes e mais eficientes. Sob o rótulo de MPB, uma enorme variedade vocal pode ser observada, nas quais as exigências vocais podem ser desde mínimas, o que se observa em um tipo de canto quase falado, até mais sofisticadas, com demanda de controle de freqüência, intensidade e qualidade vocal.

A **bossa-nova** quase sempre é produzida com qualidade vocal de pequeno volume, podendo chegar a ser soprosa, exigindo melodia e métrica, mais do que projeção e ajustes laríngeos específicos. O **samba** e o **pagode** podem exigir rápidas variações rítmicas e de qualidade, com alguns desvios vocais de natureza interpretativa, podendo levar a um fonotrauma. Já o cantor de **roque** é mais submetido a exigências que requerem tensões e constrições laríngeas, com uma qualidade vocal que pode ser intensamente desviada, áspera ou rouca, por vezes tensa e comprimida, marcada pelos excessos na produção dos sons, principalmente em agudos e em forte intensidade. O cantor **sertanejo** pode apresentar um maior grau de compressão laríngea mediana e, muitas vezes, um foco importante de ressonância nasal e excesso de vibrato; a constrição supraglótica ântero-posterior é um gesto motor freqüentemente observado, com qualidade vocal que pode ser tensa e comprimida, com objetivos interpretativos, porém, com menos grau de rouquidão e aspereza, mais comuns nos cantores de roque. O vibrato pode aparecer com características diferentes tanto na MPB, quanto no roque e no sertanejo, no qual é muito característico. A *axé-music* incorpora e adapta elementos dos estilos populares da América Central, com influência da tradição musical baiana; a associação do canto com a dança, comum a esse estilo, pode representar uma exigência adicional, com maior desgaste vocal e corporal. O *rap* representa um falar cantado moderno, geralmente utilizado como crítica social, acompanhado de marcação corporal rítmica definida e repetitiva. A ampla movimentação corporal observada na *axé-music* e no *rap* requer atenção especial para a produção vocal, principalmente nas variações de freqüência e na coordenação pneumofonoarticulatória.

Curcio (1999) estudou medidas da freqüência do vibrato em três estilos de canto profissional: ópera, roque e sertanejo. Neste estudo, a freqüência do vibrato apresentou-se constante intra-sujeito, independentemente do estilo de canto, o que reforça a existência de um limite fisiológico subjacente ao mecanismo que controla a freqüência do vibrato. Os valores médios da freqüência do vibrato para cantores de ópera e cantores populares sertanejos mostraram-se equivalentes e mais elevados em relação aos cantores de roque, o que pode estar relacionado com o padrão de tensão na produção vocal dos cantores de roque.

Há ainda uma série de cantos característicos de vários povos, como o canto popular japonês e os cantos tribais. Em nosso meio, a importância da colonização japonesa e a manutenção das tradições culturais entre os seus descendentes, disseminou o caraoquê, entre os brasileiros e manteve vivo alguns estilos específicos, como o canto Enka.

Vicco (2000) estudou 27 cantores de caraoquê brasileiros, de ambos os sexos, descendentes de japoneses e identificou como características principais desse grupo vozes adaptadas, com avaliação auditiva e acústica dentro dos limites da normalidade; estão em treinamento vocal; realizam ensaios com grande freqüência, durante a semana, para a participação em concursos, fazendo aquecimento vocal de rotina; não fumam e não ingerem bebidas alcoólicas, ao contrário dos cantores da noite; e apresentam como principais queixas sensação de garganta seca, pigarro, rouquidão e dores de garganta. Já Nakao (2001) estudou os ajustes vocais e laríngeos no estilo Enka, avaliando emissões tensas e não-tensas características deste canto japonês; a autora observa a flexibilidade das estruturas laríngeas e a acentuada compressão ântero-posterior, sendo que em alguns trechos as cartilagens aritenóideas e a epiglote chegam a se tocar; contudo, apesar da intensa solicitação das estruturas, tais gestos violentos são observados por frações de segundos, não tendo sido verificadas lesões laríngeas nesses cantores.

Atuação fonoaudiológica

O trabalho fonoaudiológico com cantores populares inclui, necessariamente, orientação e higiene vocal, devido à alta incidência de abuso e mau uso vocal. Deve-se ter em mente que, quando o cantor popular procura o auxílio fonoaudiológico, geralmente não tem a intenção de modificar o seu estilo ou perder a sua marca registrada, uma vez que isso implicaria no prejuízo de seu sucesso. Entretanto, se por um lado reconhecemos os prejuízos profissionais com a modificação do estilo próprio do cantor, por outro observamos que a marca pessoal desenvolvida, muitas vezes significa ajustes motores pouco saudáveis e/ou hábitos vocais negativos. Cabe ao fonoaudiólogo definir o que pode ser mantido e o que deve ser modificado, considerando os fatores que põe em risco a saúde e a longevidade da carreira do artista.

Quando o cantor apresenta uma alteração laríngea, o trabalho fonoaudiológico é basicamente o mesmo realizado com um paciente não cantor, tendo-se sempre em vista sua realidade profissional e a necessidade de uma programação de treinamento que garanta a boa produção vocal nas apresentações agendadas. Um enfoque que considere a resistência vocal é de extrema importância nestes casos, uma vez que o cantor popular, embora não cante necessariamente todos os dias da semana, pode cantar por várias horas seguidas durante as apresentações, muitas vezes, sem intervalo e em ambientes inadequados.

Considerações especiais devem ser feitas aos chamados cantores da noite que seguem a preferência musical do local e do público onde estão se apresentando, cantando diversos estilos diferentes em uma mesma noite. Na realidade, muitas vezes a qualidade dos cantores da noite perante o público-alvo é tanto melhor, quanto maior for a proximidade de sua interpretação à do cantor original da música, considerando inclusive todos os ajustes fonatórios, especialmente os laríngeos e os ressonantais. Assim, o trabalho dos cantores da noite requer ajustes rápidos que variam muito de uma música para outra, especialmente nos locais onde atendem a pedidos do público. Dentro da orientação fonoaudiológica, deve-se estudar com o cantor a seqüência musical programada, optando por iniciar e finalizar as apresentações com músicas de menor demanda, com melodias mais simples e poucas variações de freqüência, de modo a evitar esforço no início e fadiga no final do trabalho.

Além do treinamento vocal específico, pode ser necessário abordar outros aspectos da comunicação como a articulação e a fala, pois as distorções podem ser levadas para o canto (Morrison & Rammage, 1994). A articulação adequada tem um papel importante no canto popular, pois as palavras bem pronunciadas são mais valorizadas do que a voz propriamente dita.

Apesar das possíveis resistências do cantor popular em ter aulas de canto, deve-se esclarecer a ele as vantagens que isto pode trazer ao desenvolvimento de sua carreira. O ideal é encaminhar o cantor a um professor específico de canto popular; porém, é possível também obter um bom resultado com um professor de canto lírico que saiba ensinar a dinâmica básica do canto, sem fazer com que o cantor popular soe como um cantor lírico, enfocando, desta forma, a técnica e não o estilo.

Além das questões vocais propriamente ditas, é importante conhecer quais as condições de apresentação do cantor, quer seja em um barzinho, quer seja em grandes shows. Verificar o mapa de palco, a posição do cantor, o microfone, o retorno de som, a localização da banda e os cuidados especiais que o artista solicita pode trazer uma série importante de dados até mesmo sobre cuidados vocais do artista. Um exemplo bastante didático é o mapa de palco do cantor Tom Zé, em apresentação com sua banda e sexteto (Fig. 12-29).

Canto Erudito

Considerações gerais

De modo geral, a música erudita, seja barroca, clássica, romântica ou outra, divide-se em duas grandes categorias: a música sacra, cantada nos rituais religiosos, e a música profana, tocada fora das igrejas.

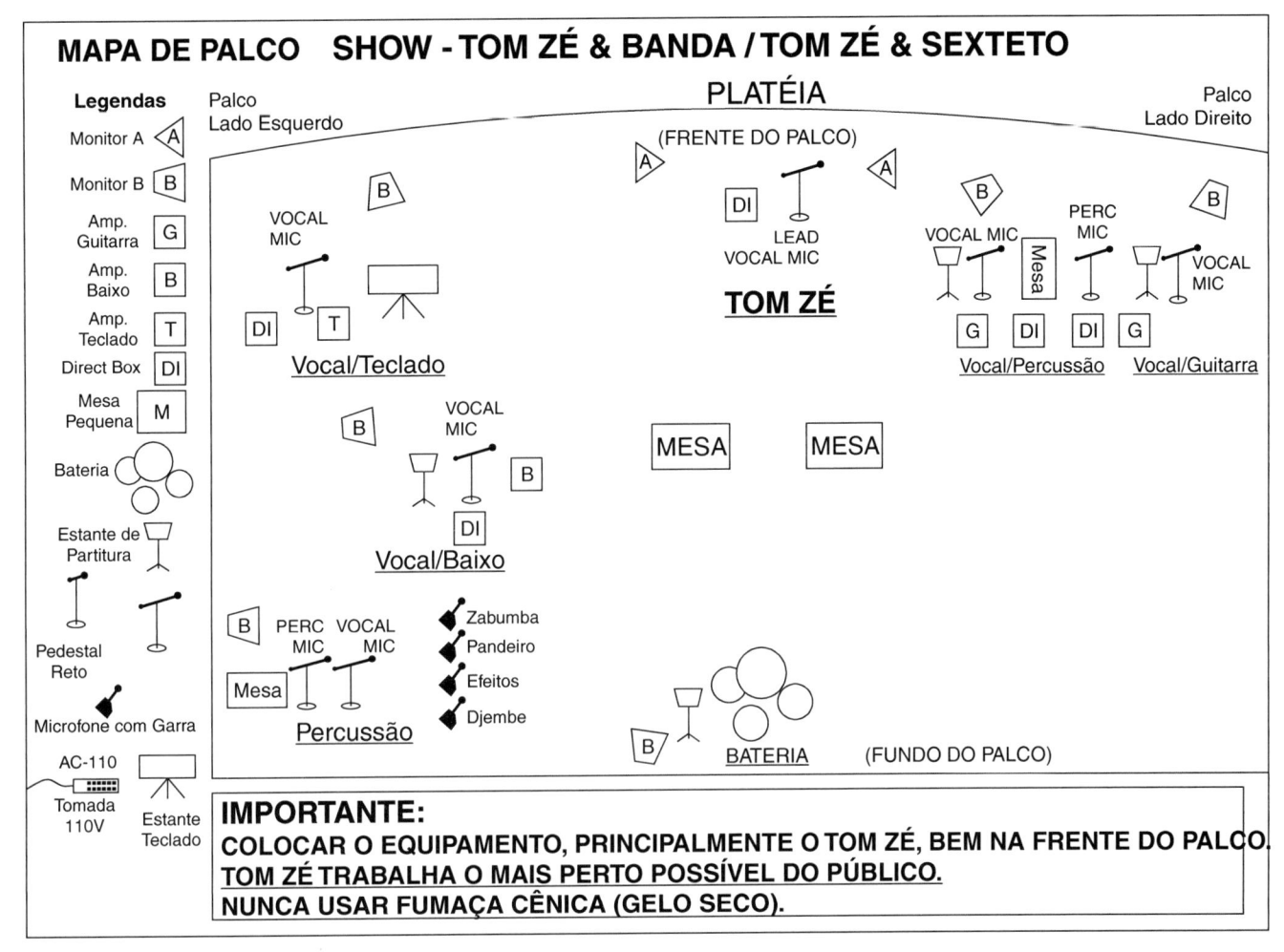

Fig. 12-29. Mapa de palco de show de Tom Zé & Banda ou Tom Zé & Sexteto (cortesia do artista). Observe o detalhamento do equipamento e a observação de que o artista trabalha o mais próximo possível do público e nunca usa fumaça cênica (gelo seco), freqüentemente empregada em shows de música popular e bastante irritativa das vias respiratórias.

A música clássica, vocal e instrumental, é a que corresponde ao chamado período clássico, sendo Mozart um dos maiores símbolos da música deste período. O canto lírico, por sua vez, é um tipo de música profana e corresponde à ópera propriamente dita. As óperas são obras musicais complexas, geralmente executadas em teatro e são escritas sobre peças literárias adaptadas ou criadas especificamente para este fim. Esta parte escrita é chamada de libreto. O canto erudito não utiliza amplificação e uma apresentação pode envolver mais de 50 cantores em cena, incluindo os solistas e o coro (Fig. 12-30). Entretanto, com as megaproduções realizadas atualmente, que têm lugar em estádios ou mesmo em parques ao ar livre, faz-se necessário o uso de amplificação específica e cuidadosa, uma vez que a projeção de voz propiciada pela técnica, pode facilmente causar distorções no som resultante.

O canto erudito é universal e, neste estilo, a técnica é imprescindível para que haja um controle completo da emissão tanto em intensidade quanto em freqüência. Neste estilo de canto, a qualidade vocal tem mais importância que as palavras, ou seja, o instrumento vocal, o som produzido é fundamentalmente importante, em detrimento muitas vezes da articulação dos sons e da compreensão das palavras pelo público. Em primeiro plano está a partitura, que deve ser executada exatamente como foi escrita, em termos rítmicos, melódicos e de dinâmica, o que restringe as possibilidades de criação de um estilo próprio. Por outro lado, além da qualidade vocal, a habilidade específica de projeção vocal e a dimensão interpretativa têm peso enorme no sucesso de um cantor lírico (Fig. 12-31).

Preparação e demanda vocais

O canto erudito pressupõe necessariamente a existência de um treinamento vocal prévio. O desenvolvimento de uma voz erudita é um trabalho que exige dom, empenho, dedicação e longos anos de estudo continuado. O canto erudito é caracterizado resumidamente por um controle respiratório desenvolvido, presença de formante do cantor e valorização do vibrato, aspectos esses apresentados no item das diferenças entre a voz falada e a cantada.

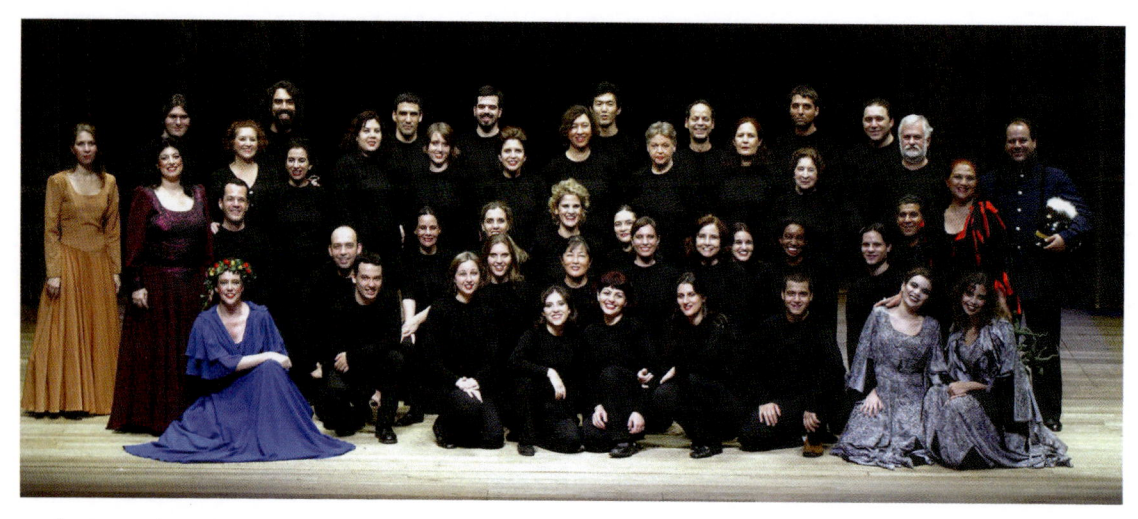

Fig. 12-30. Foto do elenco de Dido e Enéas (ópera inglesa de Henry Purcell), encenada em São Paulo em 23 de maio de 2003, com a Companhia Ópera de Bolso, que teve como cantores Adélia Issa (Dido), Rubens Medina (Enéas), Martha Herr (Belinda) e Silvia Tessuto (Feiticeira), além dos cantores do Collegium Musicum, conjunto criado em 1962, do qual o maestro Abel Rocha é regente há 20 anos (cortesia do maestro).

Exatamente por ter um aprendizado específico, o perfil do cantor erudito é completamente diferente do cantor popular. O cantor erudito desenvolve uma consciência vocal particular, geralmente conhecendo a fisiologia básica de produção da voz e valorizando as regras de higiene vocal. A técnica do canto erudito exige uma série de adaptações respiratórias, vibratórias, ressonantais e posturais, que podem ser consideradas de certo modo antinaturais e antifisiológicas, por não corresponderem ao mecanismo comumente empregado na fala coloquial ou no canto popular.

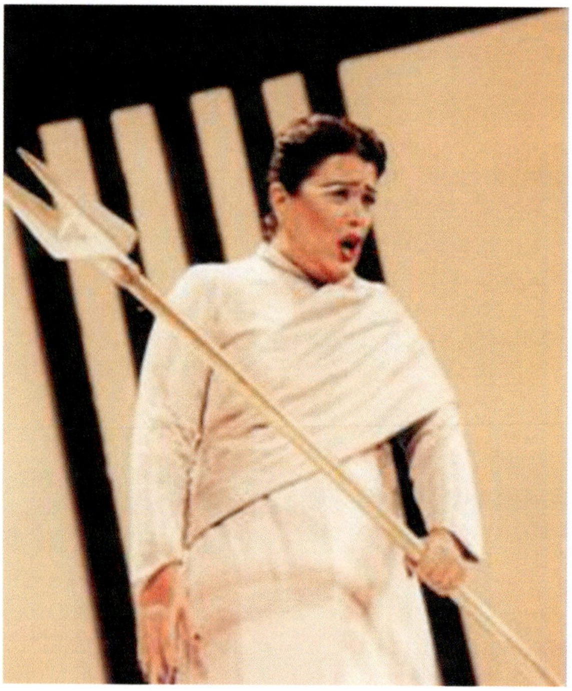

A correta classificação de voz para o cantor clássico é essencial e, muitas vezes, difícil de ser realizada, podendo-se levar vários anos até que seja corretamente definida. Uma classificação incorreta pode levar a um esforço de produção vocal, chegando até mesmo ao desenvolvimento de alterações laríngeas.

As vozes femininas são classificadas em soprano e contralto, com uma categoria intermediária, a de meio-soprano. Após a muda vocal feminina, observa-se uma queda entre 3 e 4 (Wilson, 1987) ou até 5 semitons (Aronson, 1985). Samuelson (1999) acrescenta que ainda haveria uma queda adicional de 2 a 3 semitons após os 15 anos de idade e que, quase sempre, a puberfonia feminina não é considerada e avaliada adequadamente, uma vez que não lhe são atribuídos devidos importância e cuidado.

As vozes masculinas são divididas em tenor e baixo, com uma categoria intermediária, a de barítono. As vozes intermediárias são as de classificação mais difícil. Há também subcategorias dentro de um tipo de voz: soprano ligeiro, lírico e dramático e a classificação de vozes próximas, como soprano dramático e meio-soprano é ainda mais delicada.

Wilson (1987) refere que as vozes dos meninos reduzem uma oitava após a puberdade. A classificação vocal normalmente é feita pelo professor de canto ou professor de técnica vocal e, no caso dos corais, pelos regentes. Sabemos que a classificação vocal muitas vezes não é definitiva, em alguns casos, durante o trabalho de técnica, o cantor e o professor de canto optam por uma nova classificação considerando principalmente regiões tonais de maior conforto e som de melhor qualidade.

Apesar de a responsabilidade da classificação vocal ser do professor de canto, em algumas situações, o fonoaudiólogo e o médico são solicitados a opinar. O fonoaudiólogo, através de

Fig. 12-31. Foto da soprano Céline Imbert, como Frika, em *Die Walküre*, de Wagner, em abril de 2002 (cortesia da cantora, foto de Antônio Neto).

uma avaliação vocal específica, deve procurar determinar a região da tessitura em que o cantor consegue a melhor qualidade vocal com o mínimo de esforço.

Segundo Behlau & Rehder (1997), vários critérios devem ser levados em consideração na classificação de vozes: estrutura corporal do falante, características anatômicas da laringe, características funcionais da emissão e características de personalidade. Segundo as autoras, apesar de todos estes aspectos, a extensão de semitons que o indivíduo emite com conforto é que determina o tipo de voz.

A tessitura das vozes treinadas abrange as seguintes extensões médias:

Vozes Femininas	Vozes Masculinas
Soprano – dó$_3$ a dó$_5$	Tenor – dó$_2$ a dó$_4$
Meio-Soprano – lá$_2$ a lá$_4$	Barítono – lá$_1$ a lá$_3$
Contralto – fá$_2$ a fá$_4$	Baixo – fá$_1$ a fá$_3$

Exatamente por ser uma das áreas mais importantes no desenvolvimento de um cantor, várias pesquisas são realizadas com o objetivo de compreender a fisiologia do canto, na tentativa de estabelecer dados concretos para facilitar esta classificação. Miller (1994) acredita que as zonas de passagem ou de quebras de registro ajudam a identificar a categoria vocal do cantor e Scherer (1996) afirma que existem evidências de que a classificação de voz depende da extensão vocal, média dos valores dos formantes e da freqüência do formante do cantor.

Atendimento fonoaudiológico

A reabilitação vocal do cantor erudito deve englobar não somente os aspectos alterados na voz cantada, mas também as questões relacionadas à voz falada, não raramente alterada em decorrência da falta de treinamento específico. Muitos cantores líricos têm uma boa noção do que é prejudicial à voz cantada e a protegem adequadamente. Dificilmente cometem abusos relacionados ao canto, já que na maioria dos casos apresentam técnica adequada. Por outro lado, nem sempre têm esta noção a respeito da voz falada e acabam cometendo abusos que podem prejudicar a voz cantada. Ao fonoaudiólogo cabe a orientação e terapia de voz falada.

Se o cantor erudito apresentar algum tipo de alteração laríngea, a terapia fonoaudiológica deve ser realizada nos mesmos parâmetros de outros pacientes, levando-se sempre em consideração que a demanda e os objetivos são diferentes aos do paciente que não utiliza a voz como instrumento de trabalho. É essencial que seja feito um contato com o professor de técnica vocal, a fim de correlacionar as orientações ministradas.

O fonoaudiólogo deve ter muito cuidado com os exercícios a serem propostos, uma vez que estes profissionais costumam ser bastante sensível e pequena mudança de ajuste podem significar um grande prejuízo na apresentação.

Uma das perguntas mais freqüentes é sobre os benefícios que aulas de canto poderiam oferecer à voz falada. Um outro modo de fazer esse questionamento seria verificar se, pelo menos intuitivamente, o período de treinamento contínuo em voz cantada teriam efeito sobre a voz falada dos cantores. Brown, Rothman & Sapienza (2000) desenvolveram um estudo com 20 cantores líricos e concluíram que os anos de treinamento no canto não provocaram efeitos na fala; portanto, a voz especial no canto, quer seja um dom ou um aprendizado, é especial apenas durante o canto e não aparece na fala dos cantores, tanto em análise auditiva como em acústica. Contudo, 25% desses cantores foram identificados como tais a partir de suas falas. Assim, em um estudo subseqüente (Rothman, Brown, Sapienza & Morris, 2001), os autores procuraram analisar quais os parâmetros que favoreceram tal identificação. A análise revelou que tais cantores utilizavam uma maior variação da freqüência fundamental, uma maior duração de segmentos vocálicos e uma emissão mais curta de consoantes. Portanto, uma maior entonação e o alongamento das vogais adicionam um componente musical na frase que favorecem a identificação de cantores por sua fala. Falar com maior entonação e com velocidade mais lenta são características reconhecidamente presentes em falantes superiores, mas não são automaticamente desenvolvidos por aulas de canto. Desta forma, aulas de canto auxiliam o canto e, em alguns casos, a fala; contudo, aulas de canto não devem ser indicadas com o objetivo de melhorar a fala, assim como aulas de natação não são indicadas para melhorar a marcha.

Canto Coral

Considerações gerais

Os coros podem ser formados em escolas, universidades, igrejas, teatros, escolas, associações, agremiações, empresas, comunidades, por iniciativa pública ou privada, o que forma um panorama extremamente variável. Portanto, a dinâmica da formação de corais e a faixa etária dos coralistas costuma ser bastante variada e heterogênea, intra e intercorais, e os estilos musicais diversos, mas não se pode negar a importância que o coro tem na formação de canto dos seus participantes. Há coros amadores e profissionais, com corpo fixo de participantes e estabilidade do regente, o que favorece o desenvolvimento de um repertório e a sonoridade do grupo (Fig. 12-32).

No Brasil, temos corais femininos, masculinos e mistos; infantis, juvenis e de adultos. A formação do coro infantil comumente prevê dois naipes, o de vozes mais graves e de vozes mais agudas. Os corais jovens e adultos, por sua vez, normalmente são formados por quatro naipes, dois masculinos e dois femininos. Os masculinos incluem baixos e tenores e os femininos contraltos e sopranos. As vozes intermediárias, barítono para os homens e meio-soprano para as mulheres, raramente são previstas, sendo solicitadas apenas em peças musicais mais complexas. Durante os ensaios e apresentações os naipes ficam juntos, o que facilita a unidade sonora e a regência.

Rehder (1999) em um trabalho com 150 regentes de corais do Estado de São Paulo observou, dentro dos corais estudados uma média de 20 a 40 participantes, compostos em sua maioria por indivíduos adultos, de ambos os gêneros. A quase totalidade (97,9%) dos corais eram amadores. Com relação à divi-

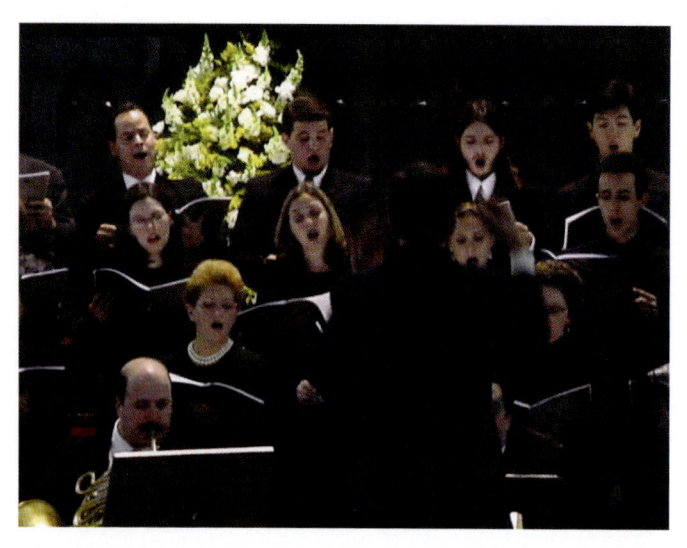

Fig. 12-32. Coro profissional *Collegium Musicum*, sob a regência do Maestro Abel Rocha, em concerto na Catedral Evangélica no dia 21 de julho de 2002 (cortesia do maestro).

são de naipes prevaleceram a divisão em dois naipes para os corais infantis e em quatro naipes para os corais adultos.

O regente de coro é o profissional responsável pelo grupo coral como um todo o que inclui seleção de coralistas, classificação vocal, ensaios de naipes individuais, ensaios com o grupo todo, afinação e seleção de repertório. A regência do coro durante as apresentações é na realidade a apresentação de um trabalho muito mais complexo de meses e, às vezes, anos. Poucos são os regentes que tem formação acadêmica específica, muitos são professores de técnica vocal, professores de canto e, às vezes, até mesmo cantores. O coro é, em grande parte, o reflexo da atuação de seu regente, que freqüentemente canta com os participantes, como podemos observar na Fig. 12-33.

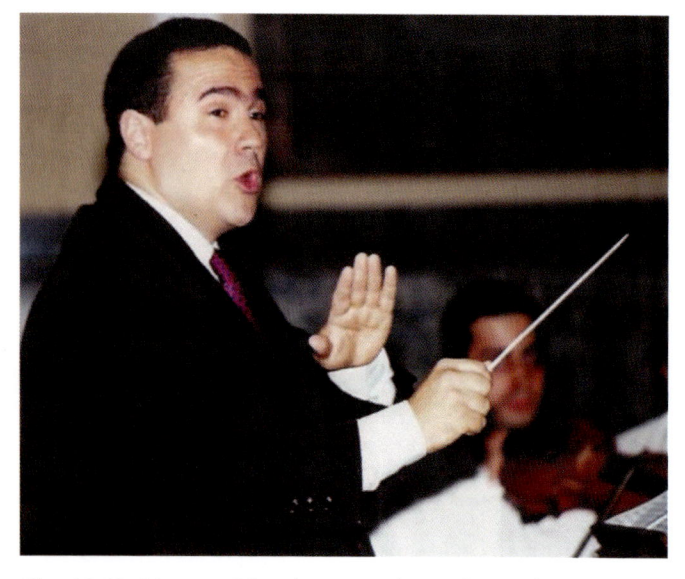

Fig. 12-33. Maestro Eduardo Fernandes, à frente de um coro e orquestra, regendo e cantando com o grupo (cortesia do maestro, arquivo pessoal).

Em dois estudos sobre regentes de coro do Estado de São Paulo, Rehder (1999 e 2002) observou dados importantes sobre este profissional. Os regentes de coro estudados estavam na faixa etária entre 20 e 40 anos de idade, não possuíam formação acadêmica específica em regência (78%), regiam em média um coro, possuíam de 1 a 10 anos de exercício de regência e fizeram de 1 a 5 anos de aula de canto. Tinham por hábito fazer o ensaio de naipes em separado e, em sua maioria (97,3%), cantavam junto com os naipes durante os ensaios e apresentações. Os profissionais estudados neste trabalho faziam, em sua maioria, aquecimento vocal (93,3%) e não faziam desaquecimento vocal (89,3%). O pigarro foi a queixa mais comum entre os regentes, seguido por rouquidão, sensação de garganta seca, acúmulo de secreção na garganta, cansaço após fala, cansaço após canto, tensão na garganta, perda de voz com o uso, tosse, ardor na garganta, dor ao cantar ou falar.

Os regentes são profissionais singulares, pois exercem várias funções vocais ao mesmo tempo e por longos períodos. Este profissional faz uso de sua voz falada de maneira concomitante ao uso de sua voz cantada. Usa sua voz para dar instruções, fazer a afinação e citar exemplos de afinação e tonalidade, para os diversos naipes, por vezes cantando (Fig. 12-33). Tal uso intensivo da voz falada e cantada é um verdadeiro desafio para o regente manter sua saúde vocal.

Em um estudo comparativo de sinais auditivos e acústicos das vozes falada e cantada de regentes de coro observamos dados vocais específicos significativos. Em primeiro lugar, as vozes, falada e cantada, de todos os indivíduos estudados foram consideradas normais do ponto de vista auditivo e acústico. A voz falada do regente de coro tem uma freqüência fundamental média acima do esperado para ambos os sexos. A freqüência na voz cantada foi comparativamente mais aguda que na falada e muito mais aguda do que o esperado para idade e sexo. No mesmo estudo observamos ainda valores específicos para os formantes, tanto na voz falada quanto na cantada. Não observamos a presença do formante do cantor em nenhum dos indivíduos estudados (Rehder, 2002).

Muitas dificuldades relacionadas ao processo de unidade vocal do grupo podem surgir por esta mistura de experiências, tanto da parte do regente quanto dos coralistas. Behlau & Rehder (1997) descrevem alguns dos problemas mais comuns aos grupos de corais e sugerem formas de minimizar as dificuldades apresentadas:

1. **Vozes intermediárias:** são as mais difíceis de serem classificadas e, em geral, não estão previstas em corais, como naipe isolado. Os homens, com vozes intermediárias, têm a opção de cantar como baixos ou tenores e as mulheres como contraltos ou sopranos. Geralmente os regentes preferem deslocar as vozes intermediárias para a mais grave. O ideal para o cantor de voz intermediária é que ele/ela cante no naipe que tenha mais conforto e estabilidade, evitando assim esforço vocal.

2. **Grande reciclagem de coralistas:** a grande reciclagem de cantores, por diversas razões, é uma realidade dos corais. Esta reciclagem produz discrepâncias entre os cantores e maior dificuldade para os profissionais envolvidos na for-

mação do coro. Quando possível, coralistas novos devem ser ensaiados antecipadamente e separadamente.

3. **Desconhecimento dos locais de apresentação:** é muito comum acontecer ensaios em locais apropriados e apresentações em locais inadequados, com deficiência de acústica, limpeza ou espaço físico, por exemplo. O ideal seria procurar conhecer o local antes da apresentação para que fossem feitos os ajustes necessários.

4. **Vestimentas:** a vestimenta tradicional dos corais, bata longa e escura, pode ser inadequada, pois é geralmente confeccionada com tecidos pesados para o clima brasileiro. O ideal seria confeccioná-la com tecidos de fibras naturais e cor clara, com adaptações no modelo para que não houvesse dificuldades de movimentação, especialmente na região da laringe e diafragma.

5. **Viagens freqüentes:** as mudanças de climas e os abusos vocais causados por viagens freqüentes, além da modificação da alimentação podem prejudicar o desempenho dos coralistas. A melhor forma de minimizar estes problemas é chegar pelo menos um dia antes à cidade da apresentação para que os coralistas se aclimatem. É importante também uma correta hidratação, e evitar os abusos durante a viagem, especialmente ensaios dentro do ônibus.

6. **Desgaste do regente:** o regente, além de apresentar um uso de voz falada excessivo durante os ensaios, muitas vezes canta em diversos naipes com o coro. O regente deve evitar dar exemplos com a sua própria voz, em regiões que não são confortáveis para a sua tessitura vocal, e fazer controles periódicos da sua laringe.

Contudo, a diversidade das configurações dos diferentes corais pode levar a situações das mais desafiadoras, tanto para o regente como para o fonoaudiólogo, o que oferece uma experiência riquíssima e muito frutífera. A atividade do coro, muitas vezes, extrapola o canto e abarca também expressão cênica e atuação propriamente dita. Um excelente exemplo é o trabalho realizado pela UNIFESP-EPM, que possui um coro que desenvolve peças do repertório erudito e popular, sob a regência do maestro Eduardo Fernandes (desde 1991), formado por alunos, professores e funcionários da universidade, além de membros da comunidade (Fig. 12-34).

Preparação e demanda vocais

Segundo Smith & Sataloff (1997) é muito comum que participantes de corais procurem tratamento ao apresentarem sintomas como: fadiga vocal, rouquidão, hemorragias e outros problemas relacionados com os abusos vocais realizados pela participação em um coro. Os autores recomendam que no início de cada ensaio sejam trabalhados relaxamento, postura, respiração e ressonância, desta forma garantindo os melhores resultados vocais para cada coralista.

A demanda dos corais também é amplamente variada, dependendo da natureza amadora ou profissional, assim como da especialização em um estilo ou da atuação ampla em diversas realidades musicais, o que pode representar uma exigência adicional.

Corais infantis, religiosos ou escolares, são geralmente divididos em dois naipes, sem distinção por gênero, devendo-se desenvolver um repertório específico e adequado às vozes infantis, o que nem sempre é observado. A voz infantil carece de ressonância e de grande número de harmônicos; crianças tendem também a preferir elevar a intensidade vocal como um modo de se destacar do coro, privilegiando o volume vocal às características estéticas da emissão. O regente de coro infantil tem de ser conscientizado sobre a importância de uma produção vocal infantil saudável e sem riscos.

Os corais infantis de natureza semiprofissional merecem uma consideração à parte, devido à importância e ao reconhecimento que os cantores mirins recebem. Um atraso na muda vocal fisiológica pode ser verificado com medo do abandono dos privilégios de se pertencer a um coro infantil.

Muita discussão tem sido apresentada sobre a possibilidade de se continuar com o canto durante o processo de muda vocal. Parece-nos de bom senso uma avaliação da função vocal e da condição laríngea para se definir a continuidade ou interrupção da atividade do canto durante a mudança da voz. Alguns adolescentes apresentam edema, hiperemia e grande instabilidade vocal, sem condições mínimas para o exercício do canto, que deve ser temporariamente suspenso. Nos casos em que a laringe apresenta condições fonatórias adequadas e

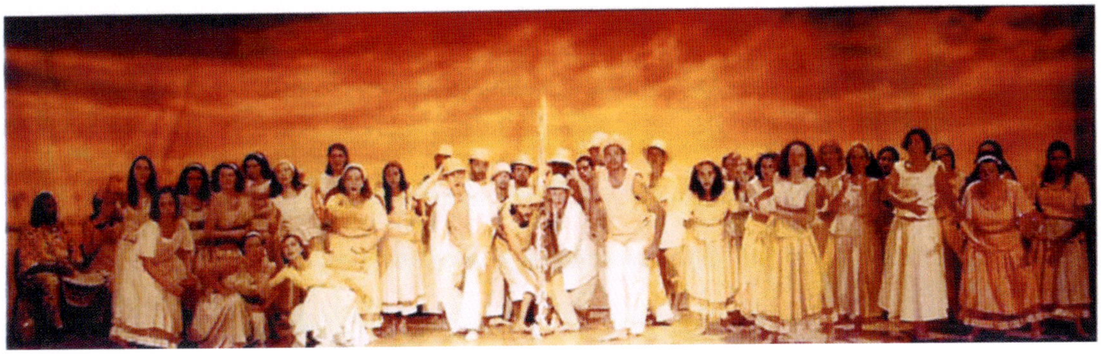

Fig. 12-34. Coro cênico da UNIFESP-EPM em foto do espetáculo "Caymmi, Lendas do Mar", em cartaz em maio de 2003, sob a regência do maestro Eduardo Fernandes (foto Valentine Moreno).

a voz é produzida sem instabilidade, o canto pode ser mantido até que o deslocamento da freqüência exija a relocação da voz no naipe adulto.

Outro aspecto a ser considerado é a questão do aquecimento vocal. Geralmente os regentes utilizam um aquecimento que aprenderam de alguém ou que desenvolveram de acordo com sua vivência prática. É interessante analisar se os exercícios realizados obedecem à uma seqüência fisiológica adequada e se são suficientes para o coro. Um trabalho de aquecimento individual poder ser bastante útil e mais racional, mas exige o conhecimento profundo da própria voz e do aparelho fonador (Titze, 2000).

Atuação fonoaudiológica

A atuação fonoaudiológica pode ser de duas naturezas: orientação vocal global ao coro e atendimento individual ao coralista.

No trabalho de orientação global ao coro, pode-se desenvolver um programa de conscientização vocal que inclua noções sobre a produção da voz falada e cantada. Seria indicada também a execução de um programa de condicionamento vocal, incluindo aquecimento e desaquecimento vocal, ministrado pelo próprio fonoaudiólogo ou pelo regente. No condicionamento vocal normalmente incluímos facilitadores universais, evitando a heterogeneidade na produção e nos resultados.

A atuação ideal do fonoaudiólogo junto aos corais deve incluir inicialmente avaliação vocal e orientação individual. Com isso, preservamos particularidades e prevenimos o surgimento de alterações vocais futuras. O controle vocal individual também é feito mediante avaliações periódicas; dessa maneira, podemos acompanhar todo o processo particular de desenvolvimento vocal.

No atendimento individual ao coralista, mais uma vez deve-se verificar a necessidade de uma reabilitação vocal formal quando constatada uma alteração vocal, quer seja na fala ou no canto. O treinamento a ser desenvolvido deve enfocar as etapas básicas desenvolvidas com o paciente não-coralista, levando-se em consideração as particularidades deste grupo.

Uma vez tendo as avaliações individuais, passamos para um trabalho em grupo, inicialmente com os naipes e depois com o grupo todo. É importante considerar que uma vez que o coro busca uma identidade e sonoridade próprias em uma só voz, o trabalho do fonoaudiólogo junto ao grupo deve incluir orientação, treinamento e psicodinâmica numa proposta que inclua o grupo todo, para facilitar a integração vocal e pessoal.

Diferenças entre Canto Popular e Canto Erudito

As diferenças entre o canto popular e erudito são marcantes e podem ser observadas em vários aspectos, que incluem questões técnicas e comportamentais. Na realidade, as premissas em que cada um se baseia são opostas. Para entender melhor esta diferença pode-se fazer uma analogia com o comportamento da luz passando por uma lente. De um lado, temos o fenômeno da divergência, que pode ser comparado ao canto popular, uma vez que cada artista busca sua marca particular, criando tantos modelos quantos são os próprios cantores. Do outro lado da lente, temos o fenômeno da convergência, que pode ser comparada ao canto erudito, no qual o artista busca, por meio de um longo treinamento com uma técnica universal, atingir um único modelo ideal.

Os cantores eruditos, por serem desde cedo submetidos à disciplina que a própria técnica e formação musical formal requerem, são mais regrados em diversos aspectos, disponibilizam atenção especial à saúde vocal, predispondo-se a buscar e desenvolver o conhecimento em relação aos hábitos de higiene vocal e fisiologia da produção da voz. Os cantores populares, por sua vez, não têm hábitos de vida cotidiana e profissional tão rígidos, na realidade os hábitos vocais nocivos muitas vezes, tornam-se parte integrante do dia-a-dia deste cantor como, por exemplo, comer tarde da noite, cantar em ambientes ruidosos entre outros.

Com relação ao estilo, poderíamos dizer que no erudito, marcado pela época histórica e pela própria técnica e personalidade do compositor, as possibilidades de alteração da partitura são extremamente restritas, uma vez que estas são pré-determinadas. Para o canto popular, as modificações rítmicas, melódicas e até textuais são perfeitamente aceitáveis especialmente para caracterizar a marca do intérprete. As versões com modificação de língua também são permitidas neste estilo.

Os cantores eruditos demandam menor resistência vocal, comparativamente aos cantores populares, pois o uso continuado do canto é geralmente restrito a árias de 3 a 5 minutos, com exceção dos concertos e durante os ensaios. Contudo, a exigência da qualidade vocal é central e a precisão de afinação deve ser inquestionável. Os cantores são obrigados a suplantar os obstáculos técnicos de uma determinada peça, exatamente como eles lhe são apresentados, o que exige treinamento específico. A qualidade vocal deve ser sempre timbrada e homogênea. Neste estilo, não é comum o uso de amplificação. Cantores populares, por sua vez, demandam menor precisão de afinação, mas necessitam de maior flexibilidade e resistência vocal, pois suas apresentações são mais longas e as músicas, de um mesmo show, são de dificuldade variada. A qualidade vocal não é o parâmetro mais importante, grande atenção é dada para a palavra na transmissão da mensagem. Os obstáculos técnicos podem ser modificados, desde que sejam transpostos de uma maneira particular e original. Há ampla possibilidade de criação, versões, alterações de ritmo e melodia, sendo comum o uso de microfones para amplificação.

Certamente, o ponto crucial para a compreensão do profissional da voz cantada é procurar conhecer mais profundamente seu universo. Geralmente cantores dão um sentido diferente para a audição, como se fizessem uma leitura interpretativa das impressões sonoras da voz. Entre os cantores são comuns metáforas de todos os tipos. Metáforas tátil-sinestésicas como "voz aveludada", relativa à voz fluida; "voz quente", relativa a uma voz grave e "algodão na voz", expressão em geral relativa à voz abafada, com escassez de harmônicos. Há também as metáforas visuais como "voz brilhante", "voz metálica", "voz limpa", relativas a vozes projetadas e ricas em harmônicos. As metáforas auditivas estão mais próximas da realidade do fonoaudiólogo e podemos citar os termos "voz fraca", "voz grave" e "voz forte". Existe até mesmo o uso de metáforas gustativas como "voz doce", geralmente empregada para uma voz fluida, de freqüência mais aguda.

É imprescindível ao fonoaudiólogo que deseja lidar com o profissional da voz cantada ouvir com todo o cuidado o problema do paciente, valorizando sua queixa. É importante também procurar ampliar o seu conhecimento prático na área de canto, a fim de facilitar o entrosamento e o desenvolvimento de uma relação de confiança com o paciente.

O Quadro 12-8 apresenta as principais diferenças entre a voz cantada erudita e popular, tomando como base o canto erudito, que é de natureza, mais formal e organizada que o canto popular.

Mitos da Voz Cantada

Existem vários mitos, conceitos inadequados e imprecisos, além de especulações teóricas com relação à produção da voz cantada. Muitas dessas crenças foram sendo alimentadas ao longo dos séculos, especialmente pelo fato da voz ser considerada abstrata.

Quadro 12-8. Principais diferenças entre a voz no canto erudito e a voz no canto popular

Parâmetros	Canto Erudito	Canto Popular
Perfil profissional	Indivíduos mais regrados, com educação formal, submetidos desde cedo à disciplina, característica da própria técnica vocal, com aulas e ensaios regulares	Indivíduos mais flexíveis, com formação intuitiva ou informal, com ensaios dependentes dos locais onde se apresentam
Conhecimento específico	Maior conhecimento da fisiologia do aparelho vocal, de aspectos da produção vocal e hábitos de higiene vocal	Pouco conhecimento da fisiologia do aparelho vocal e freqüentemente com hábitos inadequados, como uso de álcool antes das apresentações e tabagismo
Estilo	Convergência, com busca de um modelo ideal, por meio de um longo treinamento com uma técnica universal	Divergência, com busca de uma marca particular, criando um modelo próprio
Liberdade interpretativa	Estilos pré-determinados marcados pela época histórica do compositor; as alterações rítmicas ou melódicas são extremamente restritas, definidas na partitura; traduções de obras podem ocorrer, mas são raras	Estilos admitem maior liberdade interpretativa; modificações rítmicas e melódicas são perfeitamente aceitáveis para caracterizar a marca do intérprete; versões com modificação do texto são permitidas
Aspecto fundamental	Qualidade vocal excelente; o tipo de voz é o parâmetro central, devendo ser única, estável e flexível	Articulação típica do estilo é o parâmetro central; a forma da palavra é muito importante para a criação da marca pessoal, sendo a qualidade vocal secundária
Qualidade vocal	Superior, sem nenhum grau de desvio, timbrada e homogênea, estável e definida, com tessitura equilibrada e presença do vibrato	Característica, com possibilidade de apresentar diferentes graus de desvios, com rouquidão, soprosidade e aspereza, até mesmo em graus severos; relação estreita com o estilo de canto, mas o cantor deve possuir uma marca própria
Resistência vocal	Resistência vocal é relativa, pois o uso continuado é restrito; precisão de afinação inquestionável; não há possibilidade de transposições; é incomum o uso de amplificação sonora	Maior resistência vocal, pois as apresentações são longas e com desafios variados; menor precisão de afinação; maior flexibilidade vocal; possibilidade ampla de transposições, versões, alterações no texto, no ritmo ou melodia; é comum o uso de amplificação
Articulação	Adaptada para manutenção da qualidade vocal, com presença de desvios e distorções; emissão antinatural; não valorização articulatória, principalmente na região aguda do registro vocal	Mais próxima ao padrão da fala; emissão mais natural e precisa, visando a compreensão do texto e a criação de uma marca pessoal
Ressonância	Equilibrada, adaptada à região da tessitura explorada na partitura pelo compositor; na ópera, pode ser utilizada como um forte recurso interpretativo	Dependente dos estilos, percorrendo os extremos da ressonância laringofaríngea até a hipernasalidade, como marcador pessoal do artista
Recursos de amplificação	Geralmente não são utilizados microfones nas apresentações; a projeção da voz na sala é parte do treinamento do cantor, sendo que emissões da grande ópera podem atingir 110 dBNPS	Geralmente são utilizados microfones nas apresentações; uma voz de grande projeção não é pré-requisito para o canto, na maioria dos estilos

Com o desenvolvimento científico da área, muitas explicações ficaram disponíveis, todavia, vários mitos foram perpetuados ao longo da história.

Alguns destes mitos são apontados por Behlau & Redher (1997). A série inicialmente apresentada foi ampliada e será descrita a seguir. Os principais pontos de esclarecimentos dizem respeito à **respiração**, **qualidade vocal** e **normas de higiene vocal**.

Quanto à **respiração**, as principais dúvidas dizem respeito a respirar e cantar com o diafragma, respirar somente pelo nariz, manter a barriga para fora ou encolhida enquanto se canta e não mover os ombros para respirar. O fonoaudiólogo deve ser direto e claro nas orientações oferecidas, explicando que o diafragma é um músculo que participa ativamente na inspiração, que apenas nas pausas longas a inspiração é nasal e que existem duas técnicas básicas de respiração para o canto, uma empregando a manutenção da expansão torácica, *belly-out*, (barriga para fora); e a outra, ao contrário, induzindo o recolhimento abdominal durante o canto, *belly-in* (barriga para dentro), ambas produzindo bons e maus cantores. Os cantores treinados utilizam um desses dois comportamentos respiratórios, com constância intra-sujeito, independentemente do contexto musical (Thomasson, 2003). Como já comentamos, o fator decisório quanto à técnica respiratória é o conforto do cantor na emissão. Além disso, nas emissões de grande intensidade, a movimentação dos ombros auxilia a liberação da caixa torácica e uma entrada de ar mais rápida e efetiva.

Quanto à **qualidade vocal**, os cantores geralmente têm dúvidas sobre os malefícios do uso do falsete, quanto a apresentar zonas de passagem como um problema de falta de técnica adequada, e sobre a possibilidade de se economizar a voz usando o sussurro ou modificando a qualidade vocal, falando em fraca intensidade. Representam ainda algumas dúvidas o fato de ser correto usar o mesmo ajuste treinado da voz cantada, na fala, ou ainda a não necessidade de se preocupar com a técnica da voz falada já que o exercício profissional é somente no canto. Cantores com sobrepeso podem hesitar em fazer uma dieta com a justificativa incorreta de que a perda de peso afetaria a qualidade vocal. Noções básicas sobre a produção da voz auxiliam a diminuir as dúvidas quanto o que significa a produção do falsete e as quebras funcionais das zonas de passagem. O falsete nada mais é que um ajuste diverso com as mesmas estruturas laríngeas; seu uso depende de uma solicitação fisiológica de mudança de registro e de aspectos relacionados com a qualidade vocal e com o estilo de canto. As zonas de passagem podem ser mais ou menos aparentes segundo a habilidade do cantor em mesclar os ajustes entre os diferentes registros vocais; porém, elas sempre existem.

Modificações da qualidade de voz treinada, empregando-se o sussurro e a fraca intensidade, podem representar um abuso vocal maior do que um ensaio em voz plena. O cantor deve compreender que o ajuste por ele desenvolvido para o canto é específico para esta função, devendo portanto, adquirir recursos básicos de uma produção correta também na voz falada. A justificativa da manutenção de sobrepeso para favorecer uma determinada qualidade vocal é infundada; um corpo saudável é o melhor produtor de uma boa voz, devendo os extremos da magreza e do sobrepeso serem expressamente evitados. O excesso de peso não é recomendado tanto para cantores quanto para a maioria dos artistas, e deve ser evitado desde o início da carreira (Sataloff, 1997b). Além disso, atualmente há uma preocupação maior com a estética visto que os profissionais da voz cantada apresentam, hoje em dia, sua imagem visual constantemente veiculada.

Quanto às **normas de higiene vocal**, muitos cantores adquirem o hábito de um repouso vocal prolongado antes das apresentações, o que somente pode ser feito se um programa de aquecimento vocal for adequadamente desenvolvido antes do uso profissional da voz. Vários são os relatos de técnicas, estratégias e simpatias para melhorar a voz, como aspirar água morna com sal, fazer gargarejo com coca-cola quente com azeite, vinagre, mel e limão ou até mesmo gargarejos com bebidas alcoólicas. O uso de *sprays*, pastilhas de menta ou gengibre também é comum entre estes profissionais e deve ser devidamente orientado. Muitos desses depoimentos são anedóticos, porém o ritual envolvido no emprego destas substâncias parece ter importância na manutenção da crença de sua efetividade (Viola, 1997). Quando o cantor apresenta tendências ritualísticas, a eliminação dos rituais empregados pode gerar insegurança, apesar das explicações racionais e científicas ministradas; em tal situação, pode-se substituir o ritual negativo por um positivo, como goles de água, exercícios específicos, entre outros. Excesso de roupas e zelo em áreas específicas do corpo, como manter o pescoço constantemente enrolado por um cachecol, também deve ser evitado. Convém esclarecer ao cantor que o repouso vocal prolongado pode comprometer a tonicidade muscular; contudo, um programa de repouso vocal modificado, evitando-se principalmente falar por um período prolongado e em forte intensidade, pode ser de grande ajuda quando a demanda vocal for intensa. *Sprays*, pastilhas e gargarejos com bebidas alcoólicas, além de não ajudar, podem inclusive irritar as mucosas da caixa de ressonância. Finalmente, o excesso de proteção na área do pescoço limita a movimentação da laringe, dificulta o equilíbrio da temperatura do corpo e favorece irritação ou alergia.

CONSIDERAÇÕES GERAIS E ORIENTAÇÕES ESPECÍFICAS NO ATENDIMENTO FONOAUDIOLÓGICO AOS PROFISSIONAIS DA VOZ

Os cuidados para com os profissionais da voz raramente são cirúrgicos. Em algumas categorias, como os cantores líricos, há uma tendência de busca de ajuda especializada assim que o indivíduo percebe um problema; já em outras, como os professores, o atraso em um diagnóstico e na definição de um tratamento pode requerer uma conduta cirúrgica. Contudo, na vigência de uma alteração laríngea organofuncional, o procedimento cirúrgico tende a ser adiado até serem esgotadas todas as possibilidades de tratamento. Usualmente, a fonoterapia é suficiente, equilibrando a voz do paciente, trazendo enorme satisfação e, muitas vezes reconhecimento público, ao clínico.

O trabalho fonoaudiológico com os profissionais da voz vem ganhando cada vez mais espaço, no que a *The Voice Foundation* tem mérito de paternidade absoluta. Além disso, a importância da equipe multiprofissional tem sido continuamente reforçada nos simpósios anuais e nas publicações de sua revista oficial, o *Journal of Voice*.

O fonoaudiólogo que trabalha com este tipo de profissional, por ter muitas vezes de compreender a dimensão artística do ator e do cantor, pode correr o risco de fundamentar seu trabalho apenas no aspecto estético. As demandas do profissional da voz são sempre maiores em quantidade e qualidade do que os outros pacientes de voz e, por isso, há um maior risco de desenvolver uma disfonia. O fonoaudiólogo deve distinguir o padrão de normalidade nestes profissionais e deve conhecer qual é a necessidade vocal de cada grupo, as quais devem ser adaptadas ao tipo de trabalho, o número de horas e o local de trabalho do profissional, devendo sempre levar em consideração os modelos preexistentes da classe e as características pessoais de cada um.

Um dos aspectos mais difíceis de serem avaliados são os critérios de uma limitação vocal. Apesar dos avanços na legislação trabalhista envolvendo segurança, meio ambiente e condições de trabalho, na maioria das vezes os critérios empregados são insuficientes nas profissões vocais. Um simples exemplo é a questão da fumaça artística: o TLV (*Threshold Limit Value* – padronização da qualidade do ar para trabalhadores) considera o operário em geral e não analisa os trabalhadores vocais, ou os alérgicos ou, ainda, os indivíduos com padrões respiratórios incomuns, como atores e cantores (Herman & Rossol, 1998) e, portanto, os limiares definidos são elevadíssimos e de grande risco para essas categorias.

O reconhecimento dos problemas de voz como limitantes para o desenvolvimento das atividades profissionais é geralmente limitado ao âmbito clínico e o profissional da voz disfônico possui escassos mecanismos legais que lhe permitam recorrer a recursos trabalhistas ou exigir direitos. A definição do impacto de uma limitação vocal está longe de possuir um consenso até mesmo porque pouco se sabe sobre as condições prévias mínimas essenciais para garantir o desenvolvimento de uma voz saudável. Contudo, tais critérios são importantes para servirem de guia ao clínico que deve procurar converter a limitação de voz e de fala em uma limitação global do indivíduo. Para tanto, Sataloff, (1997a) sugere categorizar a demanda vocal do indivíduo em três níveis: nível 1 – nesta categoria, a limitação de voz e fala não resulta em alterações significantes na função vocal ocupacional, pois o indivíduo necessita de pouca ou praticamente nenhuma exigência de comunicação oral no desempenho de sua ocupação diária, sendo exemplos dessa categoria o digitador e o programador de computador; nível 2 – nesta categoria, a voz e a fala são componentes necessários na responsabilidade ocupacional diária, mas não representam o foco principal da ocupação profissional do indivíduo, sendo que uma limitação na voz e na fala pode dificultar ou até mesmo impossibilitar sua atuação profissional com o mesmo desempenho; podemos citar como exemplos o operador de pregão, os advogados que não fazem júri, e gerente de lojas em locais ruidosos; nível 3 – nesse nível, a voz e a fala representam a ocupação primária do indivíduo, e uma limitação prejudica profundamente a atuação profissional, podendo torná-la impraticável; como exemplos de profissionais nessa categoria temos os professores, os advogados de júri, os cantores de ópera e os radialistas. Os autores sugerem uma avaliação conjunta do grau de limitação vocal e de fala de um indivíduo, julgando-se as habilidades remanescentes de acordo com a audibilidade da voz, a inteligibilidade da fala e a eficiência funcional vocal e articulatória, o que é apresentado no Quadro 12-9. O grau de limitação corresponde à maior porcentagem obtida em um dos três itens de avaliação; por exemplo, um paciente que apresenta uma limitação de 10% na audibilidade (grau 1), 50% na inteligibilidade (grau 3) e 30% na eficiência funcional (grau 2) têm uma limitação global equivalente ao seu maior escore, ou seja, 50%. Além disso, Sataloff (1997a) ainda propõe uma tabela de conversão do grau de limitação de voz e fala para o grau de limitação global do indivíduo (Quadro 12-10).

A categorização do grau de limitação oferece um dado mais concreto para que o próprio paciente compreenda o impacto de sua alteração vocal. Embora esta proposta esteja muito longe das necessidades particulares de cada categoria profissional, pode auxiliar o clínico na elaboração de um laudo, assim como fazer o paciente compreender a dimensão de seu problema.

Rulnick, Heuer, Perez, Emerich & Sataloff (1997) descrevem oito pré-requisitos necessários ao fonoaudiólogo que trabalha com os profissionais da voz:

1. Ser supersensível. O objetivo ao tratar os profissionais da voz não é apenas adequar a voz, mas uma produção de voz excelente. Os problemas apresentados pelo profissional da voz podem ser mínimos ou passarem desapercebidos para o profissional que não tenha uma supersensibilidade.
2. O profissional precisa saber aconselhar e criticar de uma forma positiva. O profissional da voz que apresenta um problema pode estar fragilizado emocionalmente, além de ter dificuldades em admitir que poderá estar usando uma técnica de forma inadequada.
3. Melhorar as técnicas que o paciente já possui em vez de tentar introduzir novas técnicas. O fato de aproveitar as suas próprias técnicas traz autoconfiança para o paciente.
4. Manter o foco no equilíbrio do sistema respiração/fonação/articulação, em vez de trabalhar cada parâmetro de forma separada. Manter uma forma holística no tratamento.
5. Explicar a necessidade, objetivo e função de cada exercício e lembrar que muitos exercícios são claros e lógicos para o terapeuta, mas não para o paciente.
6. Enfatizar a generalização das novas técnicas no dia-a-dia do paciente.
7. Estar preparado para modificações rápidas na terapia. O profissional da voz aprende as técnicas e exercícios rapidamente, e o terapeuta deve ter a habilidade de modificar e ir adiante no ritmo do paciente.

Quadro 12-9. Guia de identificação dos graus de limitação vocal (Sataloff, 1997a).

Classificação	Audibilidade	Inteligibilidade	Eficiência
Grau 1 0-14%	Possui voz de intensidade suficiente para a maior parte das necessidades diárias de comunicação, embora um certo nível de esforço seja necessário, em alguns momentos	Realiza a maior parte dos movimentos articulatórios necessários na comunicação diária; os ouvintes ocasionalmente solicitam repetição; alguns sons podem ser de difícil produção	Cumpre maior parte das demandas vocais e articulatórias com facilidade e velocidade adequadas na comunicação diária, podendo haver hesitações e lentificações ocasionais
Grau 2 15-34%	Possui voz de intensidade suficiente para muitas das necessidades diárias de comunicação; é geralmente ouvido em condições usuais, entretanto, pode apresentar dificuldades em automóveis, ônibus, metrô e restaurantes	Realiza muito dos movimentos articulatórios necessários na comunicação diária, podendo ser compreendido por estranhos, porém com várias imprecisões; pode apresentar dificuldades articulatórias	Cumpre muitas das demandas vocais e articulatórias para a comunicação diária, com facilidade e velocidade adequadas, porém, ocasionalmente, pode dar a impressão de dificuldade, com fala entrecortada, hesitante ou lenta
Grau 3 35-59%	Possui voz de intensidade suficiente para algumas das necessidades diárias de comunicação, como conversação a dois; entretanto, tem dificuldades consideráveis em lugares ruidosos; apresenta fadiga vocal e a voz tende a tornar-se inaudível após alguns segundos	Realiza alguns dos movimentos articulatórios necessários na comunicação diária; pode usualmente conversar com a família e os amigos; entretanto, estranhos têm dificuldade em entendê-lo, sendo freqüentes os pedidos de repetição	Cumpre algumas das demandas vocais e articulatórias para a comunicação diária com facilidade e velocidade adequadas, porém consegue manter a fala encadeada somente por breves períodos, dando a impressão de cansar-se rapidamente
Grau 4 60-84%	Possui voz de intensidade suficiente para poucas das necessidades diárias de comunicação, sendo ouvido com dificuldades até mesmo na conversação a dois ou ao telefone; pode ser capaz de produzir voz, mas não apresenta controle de intensidade	Realiza pouco dos movimentos articulatórios necessários na comunicação diária; produz alguns sons da fala; pode apresentar emissão aproximada de palavras conhecidas geralmente ininteligíveis quando fora do contexto	Cumpre pouca das demandas vocais e articulatórias para a comunicação diária, com facilidade e velocidade adequada, nas palavras isoladas ou frases curtas, mas não mantém o fluxo da fala encadeada e apresenta velocidade muito lenta
Grau 5 85-100%	Não possui voz de intensidade suficiente para nenhuma das necessidades diárias de comunicação	Não realiza nenhum dos movimentos articulatórios necessários na comunicação diária	Não cumpre nenhuma das demandas vocais e articulatórias para comunicação diária, com facilidade e velocidade adequadas

8. Estabelecer uma voz com boa qualidade vocal, apesar da presença de uma alteração laríngea, se houver acordo com o laringologista. Este tipo de situação poderá ocorrer no caso de pacientes que têm que usar a voz por compromissos profissionais.

Quanto à atuação fonoaudiológica, jamais podemos perder de vista o valor e a importância da voz como instrumento de trabalho, de realização profissional e de sustento para estes profissionais. Devemos ter sempre em mente a valorização da queixa, o respeito às necessidades deste profissional e o respeito às suas exigências profissionais vocais.

Considerados atletas vocais, os profissionais da voz, além de estarem sujeitos a todas as alterações vocais possíveis na população em geral, também estão sujeitos a outros fatores etiológicos determinantes (Stemple, 1993).

O trabalho fonoaudiológico com os profissionais da voz difere dos demais basicamente quanto à orientação vocal. Os principais itens referem-se a: lubrificação laríngea, repouso vocal, abuso e mau uso de voz, fatores de personalidade, idade, audição, hormônios, alergias, alterações respiratórias, hábitos de alimentação e refluxo gastresofágico.

Lubrificação e hidratação laríngea

Uma parte representativa dos profissionais de voz falada, como operadores de pregão, tem problemas de falta de lubrificação e/ou hidratação laríngea por trabalharem em ambientes com baixa umidade, enfrentando mudanças bruscas de clima e temperatura e por não ter o hábito da hidratação oral. Além desses, cantores também podem apresentar problemas de lubrificação, com laringe de aparência ressecada e muco viscoso. O aumento na produção e na viscosidade do muco é o principal sinal da falta de lubrificação laríngea (Stone, 1994), o que aparece na imagem laringoscópica como secreção concentrada, esbranquiçada e altamente viscosa (Fig. 12-35), podendo formar pontes de muco entre diversas regiões das pregas vocais ou verdadeiras placas aderentes que podem até mesmo ser confundidas com leucoplasia. Quando

Quadro 12-10. Tabela de conversão do grau de limitação da voz e da fala para o grau de limitação global do indivíduo (Sataloff, 1997a)

Porcentagem de Limitação da Voz e da Fala	Porcentagem da Limitação Global		
	Nível Ocupacional 1	Nível Ocupacional 2	Nível Ocupacional 3
0	0	0	0
5	2	4	5
10	4	8	10
15	5	10	15
20	7	14	20
25	9	18	25
30	10	20	30
35	12	24	35
40	14	28	40
45	16	32	45
50	18	36	50
55	19	38	55
60	21	42	60
65	23	46	65
70	24	48	70
75	26	52	75
80	28	56	80
85	30	60	85
90	32	64	90
95	33	66	95
100	35	70	97

a secreção é muito espessa e não se desloca com o pigarro ou outras manobras durante o exame laringológico, está caracterizado o quadro de laringite *sicca* (seca), o que não é muito empregado na realidade brasileira, sendo, porém, um diagnóstico mais comum na cidade do México, provavelmente em decorrência da umidade relativa do ar ser inferior a 20% (clima desértico). Outros sinais de falta de lubrificação e hidratação insuficientes são: sensação de secura no nariz, boca e garganta; pigarro e tosse constantes; mudanças súbitas na qualidade vocal; redução da resistência e extensão vocais, com quebras de sonoridade eventuais.

Entre os hábitos que reduzem a lubrificação laríngea estão o consumo elevado de álcool, cafeína, leite e derivados, o tabagismo e o consumo de maconha, o uso abusivo de anti-histamínicos e diuréticos e a permanência em locais de baixa umidade.

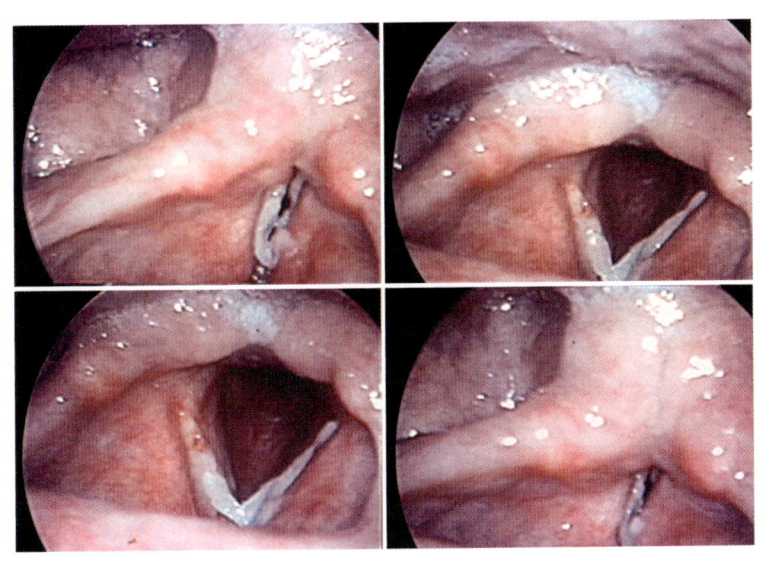

Fig. 12-35. Laringe com muco viscoso, por pouca hidratação, em operador de pregão, 32 anos de idade, configurando o chamado quadro de laringite *sicca*; observar ainda a interferência da supraglote durante a produção da voz, devido à reduzida vibração da mucosa das pregas vocais (arquivo Osíris do Brasil).

Para melhorar o grau de hidratação/lubrificação laríngea é indicado o consumo de 2,5 a 3,0 litros de água ao dia, aumentando um copo a cada 40 minutos em ambientes com ar condicionado. Behlau & Pontes (1995) indicam ainda, para os profissionais da voz, três a seis copos de água, duas a três horas antes do período de maior uso da voz, que permite a diurese e coloca a mucosa numa condição vibratória excelente para a prática de exercícios de aquecimento vocal, favorecendo um aumento da resistência vocal. Orienta-se também a redução no consumo da cafeína, leite e derivados, álcool, tabaco e maconha, além do controle dos medicamentos que causam ressecamento da mucosa.

Em situações de ressecamento extremo pode-se realizar uma lubrificação direta através da aspiração nasal de gotículas de água filtrada em uma gaze umedecida, ou ainda realizar-se nebulização orobucal por alguns minutos.

Compostos mucolíticos, como a guaifenesina, têm sido empregados com sucesso para fluidificar o muco do aparelho fonador e favorecer uma vibração ampla e solta de mucosa.

Repouso vocal

O repouso vocal é indicado nos quadros de laringite aguda com odinofonia, no pós-operatório de lesões laríngeas, e ainda como uma estratégia de conscientização sobre a participação do comportamento vocal na manutenção ou desenvolvimento de uma disfonia. Um repouso modificado pode ser empregado nos programas de redução da demanda vocal ou na modificação dos abusos vocais observados. Esta conduta visa ao controle do uso não profissional da voz, orientando-se evitar o uso prolongado do telefone, a conversação sob competição sonora, falar em forte intensidade e, principalmente, utilizar a impostação vocal no cotidiano (Behlau & Pontes, 1993).

Orienta-se, também, higiene vocal durante o uso não-profissional da voz, o que consiste em emissão com qualidade vocal fluida, em intensidade levemente abaixo da habitual e com padrão de articulação definido.

Abuso e mau uso vocal

A orientação desse aspecto inclui a extensa lista de abusos vocais e situações de mau uso da voz presentes na população em geral. A principal diferença diz respeito à freqüência com que tais eventos ocorrem e ao seu aspecto cumulativo, uma vez que podem estar ou não relacionados com o próprio uso profissional da voz, causando transtornos diretos ou indiretos ao exercício profissional adequado (Rodrigues, Azevedo & Behlau, 1996).

As principais situações de abuso e mau uso vocal são: técnica inadequada, falta de treino formal, uso vocal excessivo, uso de voz em ambientes ruidosos, pigarro, tosse crônica e hidratação insuficiente.

Johnson (1994) acredita que alguns profissionais desenvolvem o pigarro e a tosse excessiva na tentativa de mascarar uma dificuldade vocal, do momento em que não existe nenhuma evidência nos exames fibroscópicos ou estroboscópicos que justifiquem este comportamento. Provavelmente, estes pacientes estão respondendo à sensação estranha de aumento de massa em nível de pregas vocais. Estes dois comportamentos podem permitir uma sensação inicial de alívio, mas podem agravar o quadro orgânico, caso ele já exista.

Sataloff (1987) acredita que os cantores fumantes passivos sofrem os mesmos efeitos dos cantores fumantes. Esta orientação deve ser dada principalmente para os cantores de casas noturnas, enfatizando que o efeito extremo do cigarro é o câncer de laringe. O mesmo autor acredita que os profissionais da voz devem evitar o uso do álcool, principalmente os alérgicos, para evitar congestionamento nasal. O álcool, quando consumido em excesso, resulta na incoordenação generalizada dos músculos, que pode estar associada à produção da fala, principalmente em nível articulatório, ou ainda associado à perda do ajuste neuromuscular da laringe, resultando na perda do volume e controle de freqüência vocal (Johnson, 1994).

O período imediatamente após as apresentações é o período mais difícil para que os abusos vocais sejam evitados. Os participantes do evento querem parabenizar o artista, tirar fotografias, e o ambiente torna-se extremamente ruidoso. Assim, o artista é obrigado a manter o mesmo padrão vocal utilizado na apresentação. Para evitar este transtorno, Stone (1994) sugere que o profissional da voz permaneça 15 minutos após a apresentação sozinho em seu camarim. Os primeiros cinco minutos serão utilizados para o desaquecimento vocal, e os próximos cinco minutos são dedicados ao relaxamento, que muitas vezes pode, e deve, substituir o cigarro após a apresentação. Os cinco minutos restantes, ainda em silêncio, são dedicados aos preparativos para o recebimento das congratulações e o atendimento dos fãs.

Fatores de personalidade e emoções

A voz é o espelho do momento de vida de uma pessoa, portanto, nada mais cristalino que o impacto do estado mental e emocional sobre a voz (Weiner, 1978; Vernet, 1990). Não apenas a personalidade do profissional deve ser considerada, mas também o estresse e a ansiedade gerados pela própria profissão, como, por exemplo, a instabilidade profissional do ator e do cantor, as pressões diárias do repórter, as questões individuais e filosóficas dos pregadores e religiosos, a competição entre os operadores da bolsa de valores, a falta de valorização dos professores e muitas outras situações de estresse profissional que afetam a voz.

O fonoaudiólogo deve ter formação suficiente para lidar com as questões peculiares da personalidade e circunstanciais das emoções do profissional da voz. Atenção especial deve ser dispensada aos correlatos voz-personalidade e voz-emoção, revelando ao paciente a rica dimensão de análise da psicodinâmica vocal.

Idade

Os responsáveis pela saúde vocal dos profissionais da voz devem ter domínio total sobre os conhecimentos de anatomia e fisiologia da voz e entender claramente as diferenças anatômicas e funcionais entre crianças, adolescentes, adultos e idosos. Este conhecimento implicará no treinamento seguro da voz profissional e na menor chance de desenvolvimento de transtornos vocais.

A resistência vocal não necessariamente mantém-se a mesma ao longo da vida e, excluídas as questões relacionadas com a presença de patologia laríngea, devem ser considerados os aspectos referentes à faixa etária do profissional.

Audição

Sataloff (1997) reforça que os cantores dependem da uma boa audição, não somente para o ajuste das freqüências, mas também como monitoramento básico da qualidade vocal. A audição acurada auxilia a percepção e distinção de faixas de freqüências que não estão dentro do espectro da fala e permite que as mesmas sejam reproduzidas adequadamente, através de um treinamento auditivo e vocal.

Cantores de roque apresentam maiores probabilidades de apresentarem perda auditiva induzida por ruído dos instrumentos e ambientes de apresentação nestes profissionais. A perda auditiva, nestes casos, tende a ser assimétrica, diferente de outras perdas auditivas ocupacionais, que apresentam curva simétrica.

O problema da perda auditiva ocupacional é menos óbvio em cantores clássicos e outros músicos, mas igualmente importante. Esses profissionais apresentam um maior número de perda auditiva neurossensorial nas freqüências agudas do espectro, quando comparados ao público em geral.

O mais importante é estar alerta aos fatores etiológicos da perda auditiva, fazer um diagnóstico precoce, tratar a alteração ou prevenir o progresso da mesma, quando possível. O uso de protetores auriculares durante as apresentações é o mais indicado, porém implica abuso vocal pela perda do monitoramento auditivo e conseqüente elevação da intensidade vocal.

Um aparelho de amplificação sonora individual deve ser indicado nos casos de deficiência auditiva causada por presbiacusia, fatores hereditários ou perdas induzidas por ruído, mas nem sempre é suficiente e confortável ao profissional da voz.

É importante lembrar que os cantores dependem da habilidade auditiva tanto quanto da habilidade vocal. A perda auditiva leve pode não interferir de forma significativa na percepção da fala para indivíduos que não utilizam a voz profissionalmente, mas pode ser considerada um impedimento importante para os profissionais da voz.

Hormônios

A voz humana é extremamente sensível às alterações endocrinológicas e, por isso, estas alterações merecem atenção especial. Apesar dos dados obtidos na avaliação otorrinolaringológica e dos resultados dos testes laboratoriais, o encaminhamento endocrinológico não deve ser subestimado. O endocrinologista pode auxiliar no diagnóstico adequando a reposição hormonal decorrente da menopausa via clínica ou monitoramento laboratorial, optimizando a glândula tireóide, estabilizando a concentração hormonal devido às hemorragias cíclicas e auxiliando o otorrinolaringologista em outras dificuldades. No entanto, o otorrinolaringologista deve estar familiarizado com o desequilíbrio hormonal que afeta a voz a fim de fazer um diagnóstico precoce e tratar ou encaminhar o paciente adequadamente.

Com relação à muda vocal feminina, encontra-se uma diversidade de estudos quanto à queda de freqüência ocorrida após a menarca (Samuelson,1999). Segundo Duffy (1970) o número de quebras de freqüência neste período, caem entre 13 e 15 anos de idade. Para Michel, Hollien & Moore (1966) a freqüência fundamental feminina alcança estabilidade adulta a partir dos 15 anos. Duffy (1970) indica que 43% de sua amostra apresenta diminuição da freqüência fundamental após os 15 anos.

Embora exista uma correlação entre o nível de hormônio relacionado ao gênero e à classificação vocal do cantor, por exemplo, alto nível de testosterona e nível reduzido de estradiol são encontrados de modo mais freqüente nos cantores do sexo masculino classificados baixos do que nos classificados como tenores (Sataloff, 1991).

Nas mulheres, as alterações relacionadas ao período pré-menstrual são classificadas como laringopatia pré-menstrual (Sataloff, 1991), condição causada por alterações fisiológicas, anatômicas e psicológicas secundárias às mudanças hormonais. Algumas cantoras desmarcam as turnês no período pré-menstrual. A hemorragia submucosa é outra alteração comum de ser encontrada em mulheres com alterações hormonais. O uso de contraceptivos orais requer um monitoramento vocal mais sistemático. A literatura é controversa e, embora haja comentários sobre os efeitos negativos das pílulas anticoncepcionais sobre a voz, um estudo recente apontou exatamente o contrário, indicando que mulheres com uso de contraceptivos orais apresentam maior estabilidade vocal ao longo do mês (Amir, Kishon-Rabin & Muchnik, 2002).

Cantoras e atrizes com idade entre 35 e 40 anos devem iniciar tratamento endocrinológico, com exames periódicos de nível de estrógeno, pois o fim da menstruação é um dos últimos sinais da menopausa (Sataloff, 1991). A reposição de estrógeno é bastante controversa entre os especialistas, porém dentre os benefícios desta terapia podemos encontrar não apenas a longevidade vocal, como também a prevenção da osteoporose, doenças cardiovasculares e outros problemas sistêmicos. A administração de estrógeno é indicada para cantoras selecionadas, no período pós-menopausa, mas o tratamento deve ser supervisionado por um ginecologista.

O andrógeno deve ser evitado em cantoras, principalmente se houver outra alternativa terapêutica, pois ele causa redução na freqüência fundamental e alterações na qualidade vocal. Nos casos de administração obrigatória de andrógeno, deve-se proceder a uma readaptação vocal, pois a tessitura ficará deslocada para a região das freqüências graves.

A gravidez provoca alterações vocais semelhantes às pré-menstruais. Quando o suporte abdominal da cantora for afetado durante a gravidez, o que não acontece sempre, ela deve ser desencorajada a cantar e retornar após o fim das interferências no funcionamento da musculatura abdominal.

Alergia

O distúrbio alérgico é comum e deve ser seriamente considerado. Um a cada cinco indivíduos desenvolve um processo alérgico. A alergia é uma resposta anormal frente a substâncias que em geral não afetam a maioria dos indivíduos (Cohn, Spiegel, Hawkshaw & Sataloff, 1997). Esta manifestação pode ocorrer em resposta a agressores, quer sejam inalados, ingeridos, injetados ou por contato.

Deve-se lembrar que o profissional da voz freqüentemente toma contato com fatores alergênicos, por exemplo, nos teatros empoeirados e coxias pouco limpas e sem ventilação suficiente. A alergia em grau leve é mais incapacitante para o profissional da voz do que para outros, pois o efeito é diretamente na camada de mucosa da prega vocal. A queixa de um leve congestionamento nasal ou de secura na garganta pode não afetar a voz primariamente, mas pode implicar em uma irritação crônica que muitas vezes prejudica a *emissão* vocal. É importante lembrar que os sintomas alérgicos são quase sempre crônicos, variando a severidade e, muitas vezes, respeitando variações sazonais.

Entender a alergia é uma tarefa árdua, complexa e importante, principalmente para aqueles que lidam com a voz profissional. A maioria dos sintomas da alergia afeta a mucosa do nariz, olhos, ouvidos e garganta, e pode levar a um quadro de sinusite crônica. Considerando que qualquer irritação da mucosa rompe o delicado mecanismo vocal (Sataloff, 1981), fica fácil perceber o problema de uma alergia subdiagnosticada e tratada incorretamente na vida de um profissional da voz. Portanto, o otorrinolaringologista deve certificar-se da existência de um quadro alérgico e, durante a laringoscopia, deve procurar por lesões como hipertrofia de mucosa, coloração pálida, secreção e pólipos nasais, as quais se associam com estes quadros (Cohn, Spiegel, Hawkshaw & Sataloff, 1997). Em alguns casos, há a necessidade de se identificar fatores alérgicos com testes específicos e levar em consideração, novamente, a importância de um diagnóstico correto.

O fonoaudiólogo deve orientar o paciente quanto aos fatores de disparo da alergia e auxiliar o profissional da voz a obter uma produção vocal aceitável nas situações de necessidade de uso vocal durante as crises alérgicas.

Respiração

A queixa vocal de muitos atores e cantores que procuram um médico otorrinolaringologista nem sempre traduz uma alteração em nível de pregas vocais. Muitas vezes a produção da corrente aérea respiratória responsável pela fonação não está adequada.

Disfunções respiratórias leves, como por exemplo, tosse ou congestão nasal, podem não afetar primariamente a voz, mas causar irritação ou alterações na técnica vocal prejudicando a apresentação do profissional. Mínimas alterações na função da respiração, que são imperceptíveis na população em geral, podem gerar efeitos significantes na voz profissional, causando fadiga vocal, diminuição da extensão vocal, compensações hiperfuncionais abusivas e outros.

De acordo com Spiegel, Sataloff, Cohn & Hawkshaw (1997), análises adicionais devem ser realizadas sobre a respiração e a modificação do suporte respiratório em vozes profissionais, quando necessário.

A orientação fonoaudiológica geralmente oferece esclarecimentos sobre o desenvolvimento respiratório necessário e suas modalidades no uso profissional da voz.

Sobrepeso

Um dos estereótipos mais comuns no canto lírico é o da cantora de ópera gorda. Alguns relatos, por vezes anedóticos, descrevem histórias de estrelas do teatro e do canto que adoram um bom prato de comida, freqüentemente após as apresentações. Outro relato, também geralmente anedótico, é o da perda da voz ou de uma alteração profunda na qualidade vocal em conseqüência da redução de alguns quilos.

O canto é um ato que requer um bom condicionamento abdominal, respiratório e físico e, principalmente, resistência; tais fatores apresentam uma interrelação complexa com o peso corporal e não uma associação simplista, direta ou indireta, com a obesidade.

Além disso, cantores, atores e outros profissionais estão inseridos em um mundo essencialmente verbal. Enquanto a maioria da população em geral diverte-se cantando, falando e/ou apreciando um bom prato de macarrão, tais prazeres ou representam a responsabilidade do indivíduo que usa a voz profissionalmente ou podem comprometer sua saúde geral. Deve-se compreender o impacto da obesidade não apenas nas apresentações dos profissionais da voz, mas também na saúde e longevidade. O *National Institute of Health (NIH)*, em 1985, estabeleceu os seguintes efeitos da obesidade: estresse psicológico; pressão sangüínea alta; colesterol alto; diabetes; problemas cardíacos; maior risco de desenvolver câncer; menor expectativa de vida; problemas respiratórios e artrites.

O problema mais severo relacionado ao sobrepeso é a obesidade mórbida, que ocorre quando a pessoa ultrapassa 100% do seu peso ideal. Um sobrepeso de 20% do peso ideal já é suficiente para pôr em risco a saúde. Mesmo um grau moderado de obesidade pode ser suficiente para afetar o sistema respiratório do profissional da voz (Sataloff & Sataloff, 1997).

O melhor tratamento para a obesidade é evitar o problema. O profissional da voz deve reconhecer a importância de um bom condicionamento físico e aeróbico. A perda de peso deve ser lenta, acompanhada da mudança nos hábitos alimentares e no estilo de vida, sempre que possível.

Desta forma, uma nutrição adequada é extremamente importante para a manutenção do peso e energia do indivíduo, aumento da resistência aos resfriados e outras doenças. Embora pouco se tenha escrito especificamente sobre a nutrição de profissionais da voz, Harvey & Miller (1997) definem algumas metas alimentares para os cantores e atores, não sem antes ressaltar a importância de uma conversa com o médico. São elas: ingerir um mínimo de quatro porções diárias de frutas e vegetais, ingerir vitaminas antioxidantes completas e suplemento mineral, comer uma porção de carne menor que a de vegetais, conferir sempre as informações nutritivas nos rótulos dos alimentos, escolher alimentos que contenham 20% ou menos de gordura, limitar o consumo de gordura a 30/40 gramas diários, beber oito copos de água diariamente e, finalmente, comer 25-30 gramas de fibras por dia. Os autores ainda ressaltam que alimentação saudável e controlada, além de exercícios físicos, são essenciais para a longevidade de uma carreira.

Refluxo gastresofágico

O Consenso Brasileiro sobre Refluxo Gastresofágico definiu-o como um distúrbio crônico relacionado com o retorno do conteúdo gastroduodenal para o esôfago e/ou órgãos adjacentes, resultando em uma gama variável de sintomas, com ou sem lesão tecidual (Moraes-Filho, Cecconello, Gama-Rodrigues, Castro, Henry, Meneghelli, Quigley & Brazilian Consensus Group, 2002). O refluxo gastresofágico, quando atinge as pregas vocais, pode causar edema de pregas vocais, podendo desencadear uma disfonia (Sataloff, Castell, Sataloff, Spiegel & Hawkshaw, 1997), o que parece ser bastante freqüente no profissional da voz.

Uma maior ocorrência de disfonia por refluxo nesses profissionais pode ser uma interpretação distorcida pelo fato de que até mesmo pequenas alterações vocais são prejudiciais para o uso profissional da voz. Sataloff, Castell, Sataloff, Spiegel & Hawkshaw (1997) encontraram 265 laringites por refluxo gastresofágico em 583 profissionais da voz. O principal achado foi edema, porém, quando o sintoma inclui tosse severa, pode ser também encontrada hemorragia de prega vocal ou, ainda, lesão de massa. São ainda comuns nesses indivíduos: edema na região posterior ou retrocricóideo, secreções viscosas, hipertrofia da região posterior, obliteração ventricular, telangiectasia e degeneração polipóide (Koufman, 1995; Rothstein, 1998; Brasil, Rodrigues & Madazio, 1998).

Os sintomas de refluxo mais comuns são: rouquidão matutina, halitose, boca seca, pigarro, globo, alteração na língua, disfagia, dor de garganta, tosse noturna, azia, indigestão, dispnéia, pneumonia e crises respiratórias (Sataloff, Castell, Sataloff, Spiegel & Hawkshaw, 1997). Outros sintomas encontrados são: rouquidão persistente, secreção retronasal, esforço vocal, quebras de freqüência e de sonoridade (Rothstein, 1998). Dentre os profissionais da voz, o principal sintoma é a necessidade de maior tempo para aquecimento vocal antes das apresentações, além dos sintomas anteriormente citados (Sataloff, 1987). Uma simples observação dessa lista evidencia a inexistência de sintomas exclusivos por refluxo, o que exige uma consideração etiológica cuidadosa e detalhada, por parte do médico e na avaliação fonoaudiológica, principalmente na descrição do comportamento vocal. Um exemplo de um cantor de *rock* com refluxo e quadro de fonotrauma, pós-abuso em show de 3 horas encontra-se na Fig. 12-36.

Na fisiopatologia do refluxo gastresofágico em profissionais da voz podemos citar três aspectos principais, que merecem uma maior atenção. O primeiro deles é o chamado apoio diafragmático da voz, empregado por cantores clássicos e atores que necessitam de grande projeção vocal. O apoio diafrag-

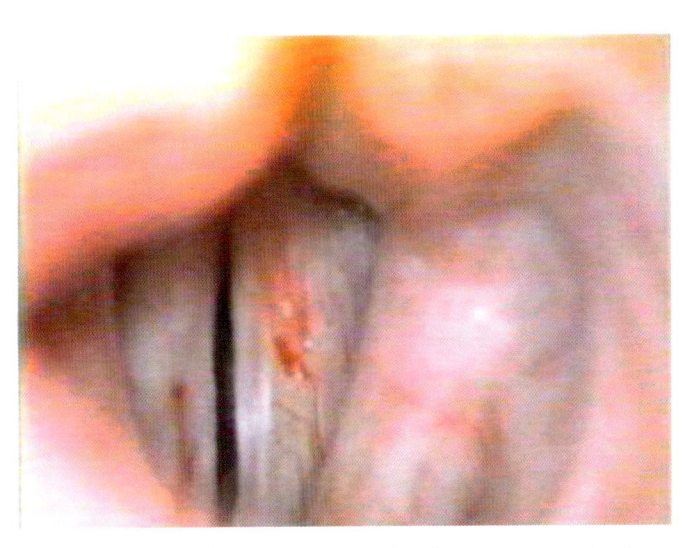

Fig. 12-36. Cantor de roque, com queixa de voz rouca após abuso em show de 3 horas e episódio intenso de refluxo gastresofágico (arquivo Osíris do Brasil).

mático diz respeito ao suporte respiratório utilizado, o que pode alterar a movimentação do esfíncter esofágico inferior devido à grande compressão abdominal durante a produção da voz profissional. Desta forma, o cantor pode inclusive disparar o refluxo somente durante seu ajuste profissional, sendo ausente nas outras atividades diárias. Um segundo importante fator é o estresse na atividade profissional, que aumenta a produção do ácido gástrico e, portanto, a chance de ocorrência de refluxo. Finalmente, os maus hábitos alimentares, comuns em algumas categorias de profissionais da voz, como cantores, complementam o quadro da predisposição ao refluxo gastresofágico. Esses profissionais muitas vezes fazem refeições em grande quantidade e pesadas, após as apresentações noturnas, mantendo uma dieta inadequada, com grande ingestão de café, alimentos gordurosos, apimentados, cítricos e ácidos.

O tratamento inclui orientações básicas para o quadro, medicamentos e, em alguns casos, cirurgia corretiva. Deve-se estabelecer um diagnóstico diferencial com a bulimia, pois nestes casos o tratamento também deve incluir acompanhamento psicológico e a reabilitação é difícil, com mortalidade em 50% dos casos. As opções cirúrgicas devem ser muito bem avaliadas em cantores, pois além do risco da intubação, pode haver prejuízo do suporte respiratório em caso de incisão abdominal.

Outros problemas gastroenterológicos, como a diarréia, podem gerar desidratação da mucosa das pregas vocais e via oral, produzindo uma voz áspera e sem brilho. A diarréia pode relaxar o esfíncter esofágico inferior, provocando o refluxo, e uma dor abdominal pode implicar limitação da contração da musculatura abdominal, com perda do suporte respiratório e produção de uma alteração vocal.

Medicamentos

Os profissionais da voz devem ser extremamente cuidadosos com automedicação e devem evitar fazê-lo sempre que possível. Entretanto, durante uma longa viagem, há necessidade do Kit de Primeiros Socorros, com o consentimento do médico, que deve conter, segundo a sugestão de Sataloff (1997c): analgésicos, antiácidos, antibióticos, agentes antivirais, medicação vaginal, *sprays* nasais, anti-histamínicos, agentes mucolíticos, esteróides, medicação para tontura e diarréia e pílulas para dormir.

É imprescindível que se conheça os efeitos colaterais dos medicamentos, que podem variar com idade, sexo, metabolismo, resposta individual etc, e considerar a variabilidade biológica de cada um (Sataloff, 1997c; Sataloff, Hawkshaw & Rosen, 1997).

As principais e temidas conseqüências dos medicamentos são o ressecamento da mucosa do trato vocal, um edema por efeito rebote e a perda de controle neural proprioceptivo dos parâmetros acústicos da emissão. Um medicamento que nunca tenha sido ingerido previamente não deve ser experimentado no dia de uma apresentação profissional.

Behlau & Pontes (2001) oferecem um resumo em linguagem acessível sobre as principais alterações vocais e laríngeas do uso de diversos medicamentos.

Halitose

A halitose, ou mau hálito, é um problema comum e extremamente embaraçoso, principalmente para o médico que diagnostica, pois este se sente receoso em ofender o paciente. Para cantores profissionais, atores e professores que trabalham em locais pequenos, a halitose é extremamente desagradável e pode influenciar a carreira. Na maioria dos casos, o problema é facilmente identificado e tratado.

Muitas pessoas com halitose já procuraram o dentista, fizeram tratamento para higiene oral, mas não obtiveram resultado satisfatório. O uso de *sprays* orais, menta, escovação freqüente de dentes, bochechos e hábitos vocais abusivos, como travamento articulatório ou protrusão de mandíbula unilateral, são comuns e podem se tornar hábitos neuróticos (Bogdasarian & Sataloff, 1991). Todavia, nem sempre a halitose é originada na boca e, freqüentemente, não inclui problema de higiene oral.

A qualidade de um bom hálito depende de vários fatores, incluindo idade, fome, hidratação e outros. O hálito varia durante o dia e é muito pior pela manhã, ao acordar, por diversas razões, por exemplo, diminuição da saliva durante o sono, tornando a boca alcalina, o que facilita a ação das bactérias. Além dos problemas odontológicos que favorecem a halitose, deve-se levar em consideração os medicamentos que provocam desidratação, sinusites e infecções de trato respiratório.

Intervalos alimentares muito espaçados também contribuem para a halitose, sendo que particularmente o hábito de saltar o café da manhã deve ser eliminado.

Estresse e ansiedade

O estresse pode ser físico e/ou psicológico e interferir nas apresentações do profissional da voz. Fadigas generalizadas são freqüentes em cantores dedicados, especialmente nas semanas que precedem as apresentações.

O estresse psicológico é intrínseco à *performance* vocal e pode até mesmo ser usado de modo positivo, como uma mobilização saudável da energia corporal para a apresentação. Cantores e atores treinados aprendem a reconhecer a ansiedade da performance, a aceitá-la como inerente à profissão e a compensar este fator. Recomenda-se tratamento especializado para aqueles artistas que não conseguem conviver com esta ansiedade e que chegam a ter a sua performance negativamente afetada por este estresse.

O estresse pode também levar a algumas conseqüências físicas, que se manifestam pelos sintomas de boca seca, fadiga vocal, palpitações e azia. Em casos mais severos, o estresse prolongado normalmente associa-se a aumento de tensão muscular, sobretudo na cabeça e no pescoço, e à constantes dores de cabeça.

Fatores ambientais

Com certeza, os fatores ambientais estão entre as causas da disfonia de atuação mais difícil porque envolvem a cooperação de pessoas e instituições ligadas a estes profissionais e que são resistentes e desinteressadas nas adaptações necessárias ao exercício saudável da voz profissional. É mais viável orientar modificações e adaptações individuais do que modificações nas condições de trabalho do profissional da voz. A atuação sobre as condições ambientais de trabalho precisa ser priorizada, considerando, inclusive, seu caráter preventivo no trabalho com os distúrbios vocais profissionais.

CONDICIONAMENTO VOCAL BÁSICO PARA OS PROFISSIONAIS DA VOZ

A instauração de um programa de condicionamento vocal parece ser uma estratégia bastante útil na prevenção de problemas vocais e na manutenção de uma qualidade vocal adequada ao uso profissional da voz, devendo envolver trabalhos de resistência, agilidade e flexibilidade vocais. Com exercícios para o controle da resistência glótica, projeção vocal e parâmetros de freqüência e intensidade em tarefas vocais diversas prepararse o profissional para o melhor uso da voz, reduzindo a relação custo-benefício vocal (Stone, 1994).

É necessário diferenciar a finalidade de um programa de condicionamento vocal elaborado por um fonoaudiólogo do aquecimento vocal elaborado pelo professor de canto, orientador vocal, regente ou maestro. Podemos chamar o aquecimento fonoaudiológico de aquecimento fisiológico, direcionado a preparar e adequar as condições fisiológicas do aparelho fonador para uma demanda vocal posterior, enquanto o aquecimento do professor de canto, por exemplo, poderia ser identificado como aquecimento técnico ou artístico, uma vez que tem como um dos principais objetivos ajustes de timbre e afinação.

É interessante comentar que o profissional da voz reconhece tais diferenças e que a cantora Alessandra Maestrini, na tentativa de identificar tais práticas, cunhou o termo "fonolizes" para se referir aos vocalizes que seriam específicos da orientação fonoaudiológica. É importante que o fonoaudiólogo esteja ciente das orientações dadas pelo professor de canto ou maestro, procurando não interferir nos aspectos que são da competência exclusiva deste profissional; contudo, a troca de informações entre os profissionais e a análise dos exercícios ministrados por ambos, principalmente nas situações em que o profissional da voz está com problemas vocais, é essencial para a evolução favorável do caso. Quando nos referimos a aquecimento e condicionamento vocal, estamos cientes que o cantor somente terá benefício se o programa vier ao encontro de suas necessidades e se os exercícios escolhidos forem discutidos e ponderados entre os profissionais envolvidos no desenvolvimento de sua voz, incluindo o próprio cantor.

As necessidades de um cantor lírico são diferentes das de um cantor de teatro musical e muito distantes das de um cantor de música popular, o que deve ser considerado. Por outro lado, analisar cientificamente os efeitos do aquecimento vocal não é uma tarefa fácil e os resultados dos estudos são controversos e, às vezes, opostos.

No trabalho de Elliot, Sundberg & Gramming (1995) os autores sugerem que o aquecimento vocal não gera efeitos da mesma maneira que os outros músculos do corpo, embora a qualidade vocal se mostre melhor em todos os cantores estudados, após o aquecimento vocal.

Recentemente, um grupo finlandês que se dedica ao estudo de disfonias ocupacionais, apresentou uma análise objetiva dos efeitos do aquecimento vocal (Vintturi, Alku, Lauri, Sala, Sihvo & Vilkman, 2001). Esta análise considerou fatores ergonômicos como umidade do ar, postura e uso de voz em forte intensidade e analisou inúmeros parâmetros acústicos; contudo, não foi feita com profissionais da voz e a tarefa de fala foi leitura continuada de um texto. A intensidade da fala, embora não seja um aspecto restritamente ergonômico, foi considerada como tal, pois o motivo de se usar uma voz de intensidade elevada é, geralmente, a presença de ruído de fundo, esta sim uma variável ergonômica. Os autores concluíram que com o aquecimento ocorre um deslocamento da voz na direção da hiperfuncionalidade, com diferenças importantes de acordo com o sexo do falante: nas mulheres, a umidade do ar afetou maior número de parâmetros, enquanto nos homens, a intensidade de fala e a postura afetaram mais que a umidade do ar, sendo que o estado vocal pré-teste mostrou-se uma variável importante. Como implicação deste estudo, percebe-se ser necessário estandardizar os fatores ergonômicos, assim como o estado vocal pré-teste entre os sujeitos, antes de serem submetidos a testes que verifiquem mudanças sutis nos parâmetros vocais. Não há estudos de fatores ergonômicos em profissionais da voz.

Francato, Nogueira, Pela & Behlau (1996) apresentaram um **Programa Mínimo de Aquecimento e Desaquecimento Vocal**, denominado **PAD**, o qual visa à saúde vocal do profissional da voz cantada.

Do ponto de vista técnico-musical, a aplicação do PAD tem melhorado o desempenho de alguns coros nos seguintes aspectos: percepção auditiva, consciência vocal, afinação, projeção e homogeneidade do som. Há grande variação de resposta dependendo das características dos coros, e, aparentemente, corais amadores se beneficiam mais de um programa de aquecimento vocal para equilibrar suas vozes que corais profissionais, cuja linha de base parece ser mais homogênea. Assim sendo, indivíduos com vozes mais estáveis e mais treinadas parecem depender menos do aquecimento vocal do que amadores, iniciantes e profissionais disfônicos, que lucram mais com um programa de condicionamento vocal.

Considerações sobre Aquecimento e Desaquecimento Vocal Fisiológico

Os **exercícios de aquecimento vocal fisiológico** têm como principais objetivos:

- Possibilitar adequada coaptação da mucosa, resultando em uma qualidade vocal com maior componente harmônico.
- Diminuir o fluxo transglótico por meio de uma inspiração rápida e curta e uma expiração controlada, produzindo uma voz com menor quantidade de ar não-modulada.
- Permitir às pregas vocais maior flexibilidade de alongamento e encurtamento, durante as variações de freqüência.
- Deixar a mucosa mais solta, proporcionando maior habilidade ondulatória.
- Dar maiores intensidade e projeção à voz.
- Proporcionar uma melhor articulação dos sons.
- Reunir melhores condições gerais de produção vocal.

Os **exercícios de desaquecimento vocal fisiológico** têm como objetivo principal fazer com que o indivíduo retorne ao ajuste fonorespiratório da voz coloquial, evitando o abuso decorrente da utilização prolongada dos ajustes da voz profissional. Por exemplo, um cantor lírico faz seu aquecimento fisiológico por 15 minutos, segue com seu aquecimento técnico utilizando uma série de exercícios, vocalizes e escalas de agilidade, apresentando-se após por 45 minutos, em média. Ao término do concerto, com a voz aquecida, ou seja, mais intensa e mais aguda, sai para jantar, para uma reunião ou simplesmente para encontrar-se com amigos. A voz, se não for desaquecida, continuará por um bom tempo mantendo pelo menos parte dos ajustes que foram empregados na emissão cantada, o que vai provocar um sobreuso e talvez fadiga vocal. Desta forma, desaquecer a voz parece ser importante, mesmo que não tão crucial como aquecê-la. Embora exista ainda menos consenso sobre o desaquecimento que sobre o aquecimento, parece lógico que desaquecer a voz é um procedimento de saúde vocal.

O **Programa Mínimo de Aquecimento Vocal Fisiológico** inclui exercícios vocais, associados ou não aos exercícios corporais de relaxamento, a saber: sons nasais, associados à rotação de língua no vestíbulo, mastigação sonorizada, estalo de língua, mastigação selvagem e som sirene; sons vibrantes; sons hiperagudos; vocalizações com seqüências de vogais; exercícios articulatórios – trava-línguas; jogos musicais. Para que a extensão vocal seja trabalhada, devem-se associar variações de freqüência aos sons nasais e vibrantes. O controle da intensidade deve ser trabalhado em exercícios com os sons nasais, vibrantes e vocalizações. O aquecimento vocal tem a duração média de quinze minutos.

No **Programa Mínimo de Desaquecimento Vocal Fisiológico**, os exercícios vocais também podem ou não estar associados aos corporais. Estão incluídos: técnica do bocejo; rotação de cabeça com vogais escuras, a, o, u; sons nasais e/ou vibrantes associados a glissandos descendentes; voz salmodiada com estrofes de trava-línguas, frases ou seqüências automáticas; e, fala espontânea com depoimento dos participantes para a discriminação dos ajustes fonatórios. O desaquecimento vocal leva, em média, cinco minutos.

Programa Mínimo para Condicionamento Vocal Fisiológico

O programa mínimo para condicionamento vocal fisiológico inclui exercícios de aquecimento e desaquecimento vocal fisiológicos específicos para profissionais da voz. Sugerimos o seguinte esquema para condicionamento vocal fisiológico mínimo dos profissionais da voz:

Aquecimento Vocal Fisiológico

1º exercício – ação máxima do músculo tireoaritenóideo (TA). Som basal em "aaa...", prolongado, emitido na freqüência tipicamente grave desse registro e sem constrição supraglótica, repetido por cinco vezes.

2º exercício – ação máxima do músculo cricotireóideo (CT). Sopro e som agudo, com uma emissão iniciada através de sopro com os lábios protruídos e inserção de som continuado hiperagudo e soproso, para se assegurar a ação do músculo em questão, repetido por cinco vezes.

3º exercício – mobilização da mucosa da prega vocal. Técnica de vibração, preferencialmente na modalidade de vibração de língua, inicialmente em um tom médio e, depois, em escalas musicais, para favorecer a movimentação muco-ondulatória da prega vocal, repetido por cinco vezes.

4º exercício – projeção de voz no espaço. Técnica de sons fricativos sonoros emitidos na seqüência "vvvzzzjjj... vvvzzzjjj...vvvzzzjjj", de modo prolongado, para favorecer a direção do fluxo de ar sonorizado para o meio ambiente, repetido por cinco séries.

5º exercício – ressonância. Trabalho com sons nasais m, n, nh, contínuos ou modulados para aumentar a ressonância e dissipar a energia sonora no trato vocal, melhorando a projeção vocal.

Assim, o esquema básico de aquecimento prevê a liberação da tensão excessiva da musculatura intrínseca laríngea, por meio da solicitação do músculo TA inicialmente e, depois, do CT, o que é seguido pela mobilização da mucosa, projeção da voz no espaço e aumento de ressonância no trato vocal.

Desaquecimento Vocal Fisiológico

1º exercício – desativação da postura profissional de corpo e voz. Movimentos cervicais sonorizados com emissão de vogais em glissando descendente, para relaxar a musculatura laríngea e da cintura escapular e desativar o ajuste vocal profissional.

2º exercício – retorno às freqüência e intensidade vocais habituais. Técnico do bocejo-suspiro, com emissão de diferentes vogais, com grande abertura de boca, língua sem obstruir a faringe, alargamento da cavidade da orofaringe e posição vertical de laringe baixa.

Tal programa de condicionamento vocal básico, nas modalidades de aquecimento e desaquecimento acima sugeridos, é indicado para profissionais da voz que não apresentam queixa vocal, devendo ser ensinado pelo fonoaudiólogo que avaliará a execução correta de cada uma das etapas propostas ou mudará as etapas ou exercícios, de acordo com as necessidades fisiológicas do indivíduo. Apesar de esse esquema de aquecimento parecer-nos ser coerente e simples, é importante reconhecer que nem todos os indivíduos lucrarão com esse formato. Alguns indivíduos deverão realizar os exercícios em uma velocidade mais lenta e outros mais rapidamente; ainda outros, por exemplo, não precisarão executar as manobras da técnica de vibração, mas deverão trabalhar um tempo maior na abertura das vogais. Desta forma, o aquecimento vocal moderno parece assumir um perfil mais individual e não grupal, como feito tradicionalmente.

Recentemente, Titze (2000) afirmou que do mesmo modo que os diferentes instrumentos de uma orquestra fazem seu aquecimento com escalas e arpejos particulares, assim deverá ser realizado o aquecimento vocal. Além disso, como o próprio autor comenta, as estratégias de aquecimento podem variar, dia-a-dia, de acordo com a condição vocal, representando o aquecimento um verdadeiro diálogo com o próprio corpo.

O conceito de aquecimento vocal fisiológico individual é, portanto, uma visão moderna do aquecimento, baseada no avanço do conhecimento sobre a fisiologia do aquecimento muscular. Evidentemente, os cantores, para realizarem o aquecimento individual, devem conhecer profundamente seu instrumento. Esse conceito requer ajustes operacionais para que seja aplicado pelo regente, que provavelmente agiria em dois tempos: primeiro, na exploração fisiológica individual e, segundo, na afinação e sintonia vocal do coro.

Programas de condicionamento vocal para profissionais da voz disfônicos, em atividade profissional, requerem necessariamente uma adaptação individual, de acordo com o quadro vocal dos indivíduos e com a evolução do processo de reabilitação fonoaudiológica.

No caso do aquecimento vocal fisiológico para profissionais da voz falada, é possível desenvolver um protocolo específico, que visa a prontidão do aparelho fonador para tarefas vocais particulares. Como um exemplo, o aquecimento vocal do professor deverá incluir trabalho de precisão articulatória e de projeção de voz.

Apesar de acreditarmos que um programa de aquecimento e desaquecimento vocal possa contribuir para reduzir a fadiga e aumentar o rendimento vocal, para minimizar os riscos de lesões laríngeas e para aumentar a longevidade vocal, não há estudos científicos suficientes que atestem essas suposições.

Fadiga vocal é descrita como uma adaptação vocal negativa que ocorre como conseqüência do uso prolongado de voz (Scherer, Titze, Raphael, Boone, Wood, Ramig, Blager, 1986 E 1991; Welham & Maclagan, 2003). Adaptação vocal negativa é vista como um conceito perceptivo, acústico ou fisiológico que indica alterações indesejáveis ou inesperadas no *status* funcional do mecanismo laríngeo, a curto prazo.

A fadiga vocal é um fenômeno clínico multifacetado e diferente de outras partes do corpo, principalmente porque a voz é uma função que envolve uma repetida aceleração e desaceleração dos tecidos (Elliot, Sundberg & Gramming, 1995; Welham & Maclagan, 2003). A compreensão dos mecanismos relacionados à fadiga vocal é um verdadeiro desafio na prática clínica e na pesquisa contemporânea, principalmente nas vozes profissionais, pelo fato de que os dados de prevalência sugerem que este é um fenômeno mais comum em professores (Gotaas & Star, 1993), cantores e atores (Kitch & Oates, 1994).

O artigo de Welham & Maclagan (2003) faz uma comentada revisão da literatura (ver a seção Boca em Boca deste capítulo) e conclui que há vários mecanismos que contribuem para a fadiga vocal, sendo que a viscosidade da prega vocal tem recebido maior atenção experimental. Outros aspectos dizem respeito às questões anatômicas e fisiológicas, assim como quanto ao tipos de tarefa vocal empregada (leitura continuada, emissão em forte intensidade, emissão em freqüências agudas), além de grandes variações nas respostas individuais. As conclusões genéricas indicam presença de alterações no padrão vibratório das pregas vocais após 15 minutos de comportamento fonatório excessivo; elevação da freqüência fundamental após uma hora de uso continuado de voz e alteração no limiar de pressão fonatória após 2 horas de uso. Indivíduos com menor treinamento vocal parecem ser mais afetados por tarefas de fadiga que indivíduos treinados, que precisam de tarefas mais sensitivas para se detectar o início da fadiga.

Pesquisas com profissões de grande demanda vocal possuem dificuldades metodológicas inerentes, porém há questões críticas a serem respondidas e com imediata aplicação educacional e clínica.

Um PAD é apenas uma pequena contribuição no aumento da resistência vocal, mas que não pode ser descartada, pois é de fácil administração e execução.

PEQUENO GLOSSÁRIO DE TERMOS DA VOZ PROFISSIONAL

Alguns dos termos correntes na área de voz profissional não são usuais na terminologia fonoaudiológica, ou por serem específicos do canto, do teatro ou, mais recentemente, por representarem a realidade da área de *telemarketing* ou telejornalismo. Desta forma, reunimos alguns dos vocábulos e jargões relacionados com o uso da voz profissional, sem a pretensão de oferecer uma lista representativa da voz profissional, tendo como intuito apenas auxiliar ao fonoaudiólogo a compreender uma linguagem específica que não é, necessariamente, a sua habitual.

- *A capella – em italiano*: "como na igreja"; o termo é utilizado para descrever música vocal sem acompanhamento instrumental, termo usado desde a Antigüidade, apesar de se ter conhecimento do uso de instrumentos nas igrejas a partir da Idade Média.
- *Abordagem (em telemarketing)*: forma de se identificar em atendimentos ativos, dizendo quem é e de onde está falando.
- *Ação (no teatro)*: na dramaturgia significa a intenção motivadora do enredo ou da seqüência de eventos.
- *Acidentes*: o semol e o bemol são os dois acidentes básicos, marcados, respectivamente, pelos símbolos "♯" e "♭"; colocados imediatamente antes de uma nota, causam uma alteração de meio tom acima (♯) ou abaixo (♭) do que ela representa.
- *Afinação*: ajuste do tom de uma nota em relação a outra, de modo que o número de vibrações corresponda às exigências da acústica. A afinação do coro em especial deve ser realizada em baixa intensidade, o ajuste vocal em grupo é mais efetivo nesta intensidade.
- *Antagonista (no teatro)*: principal opositor do protagonista.
- *Antipeça (no teatro)*: oposição formal à literatura dramática convencional qualifica as obras que constituem o teatro do absurdo.
- *Aquecimento vocal*: exercícios desenhados para oferecer flexibilidade aos músculos responsáveis pela produção da voz, preparando a emissão para o canto; a voz aquecida é mais aguda e mais intensa; o aquecimento fisiológico é da responsabilidade do fonoaudiólogo e tem como finalidade deixar o aparelho fonador nas condições básicas para a demanda necessária; o aquecimento técnico é da responsabilidade do professor de canto, ou regente e em geral tem como finalidade aspectos artísticos e musicais.
- *Arena (no teatro)*: tipo de teatro em que a área de atuação fica cercada pelo público.
- *Argumentação (em telemarketing)*: fase do atendimento na qual o operador justifica o motivo de sua ligação sendo objetivo, mas com detalhes o suficiente para ser claro.
- *Argumento (no teatro)*: resumo dos acontecimentos ocorridos numa peça.
- *Assessoria e consultoria (em telemarketing)*: englobam o auxílio a empresas por profissional gabaritado e especializado em um determinado assunto, aplicando seus conhecimentos técnicos, através de conselhos, construção e aplicação de projetos e ações específicas. Tanto as centrais de *telemarketing* podem oferecer tal assessoria a outras empresas que necessitam de suas ações, bem como receber assessoria e consultoria em assuntos específicos por parte de outros profissionais como fonoaudiólogos.
- *Assistente de direção (no teatro)*: principal assessor do diretor e seus substituto individual, faz as anotações dadas pelo diretor e ajuda-o na tarefa de dirigir o espetáculo.
- *Ato (no teatro)*: maior subdivisão de uma peça, trata-se de uma conversão cuja característica é a interrupção do espetáculo.

- *Auto (no teatro)*: em Portugal, na Idade Média, nome genérico para designar qualquer tipo de peça, seja religiosa ou profana.
- *Avaliação de desempenho ou avaliação geral da performance (em telemarketing)*: mediante monitoração, análise de atendimentos pré-gravados e observação do interrelacionamento pessoal do operador com todos os membros da central, cada um dos operadores é avaliado quanto à postura durante o atendimento, técnica e comportamental, qualidade de trabalho, produtividade.
- *Baixo*: a voz mais grave dentro da classificação vocal masculina, sendo também a voz mais rara neste sexo; sua tessitura vocal média vai de fá$_1$ a fá$_3$.
- *Balcão (no teatro)*: parte elevada da platéia, localizada acima dos camarotes.
- *Bancos de dados ou database em telemarketing*: sistemas nos quais se encontram cadastrados todos os dados importantes para o bom funcionamento de uma central: dados sobre a empresa e seus produtos e/ou serviços (características dos produtos, preços, prazos, formas de pagamento, financiamentos, estoques etc), dados sobre seus clientes (dados pessoais ou da empresa, o que e quando compram, últimos pagamentos, contas em aberto etc.) e futuros clientes (quem são no mercado, qual o perfil, de quem consomem etc.).
- *Barítono*: voz masculina de classificação intermediária, com tessitura vocal média de lá1 a lá$_3$.
- *Bastidor (no teatro)*: painel móvel feito de madeira leve e revestido de tecido esticado colocado nas partes laterais do palco.
- *Bloco de notícias*: partes que dividem um telejornal, que ficam normalmente entre dois intervalos.
- *Boca de cena*: nome dado para o final do palco sentido à platéia, delimita a altura e a largura da abertura do palco, da cena.
- *Boneco*: em dublagem, refere-se ao dublador que é fixo para dublar um certo personagem, como, por exemplo, o Super-Homem, ou um certo ator, como, por exemplo, Bruce Willis.
- *Bureau ou central de telemarketing*: uma empresa pode montar sua própria central dentro de seu espaço físico, ou terceirizá-la dentro ou fora deste espaço. Nessa segunda opção, as grandes centrais disponibilizam inúmeras posições de atendimento (PA), oferecendo números específicos de PA para cada diferente empresa num mesmo espaço. Essa central que atende muitos clientes também é chamada de *Bureau*.
- *Cabeça da matéria (no telejornalismo)*: é a introdução de uma matéria que é lida pelo apresentador do telejornal.
- *Caco*: pequena improvisação verbal, que não existia no texto, feita pelo próprio ator durante o espetáculo, pode ser usado para ter efeito cômico ou para superar uma situação de erro.
- *Call center*: central de *telemarketing* extremamente estruturada operacional e tecnologicamente, reunindo atendimentos feitos através do telefone e Internet.
- *Campanhas de incentivo (em telemarketing)*: visando motivar os operadores para a perfeita execução de suas tarefas as equipes de supervisão elaboram constantes e freqüentes campanhas de incentivo, premiando aqueles que atingirem metas específicas.
- *Canastrão (no teatro)*: termo pejorativo para designar o ator que carece de verdade na sua representação.
- *Carona (em telemarketing)*: monitoramento realizado na própria PA do operador, através da conexão de um outro *headset* ao sistema de telefonia. Utilizado em centrais menores que não tenham sistemas sofisticados de telefonia com interconexões. A desvantagem é que o operador, sabendo que está sendo monitorado, nem sempre atende naturalmente, não refletindo a realidade de seu desempenho.
- *Castrato*: cantor eunuco, em voga nos séculos XVII e XVIII. O menino era castrado antes da puberdade a fim de manter a voz de soprano, ou, mais raramente, de contralto. Atualmente os castrati foram substituídos pelos contratenores, cantores do gênero masculino que desenvolvem a técnica do canto erudito em falsete, reproduzindo as vozes femininas de contralto, meio-soprano e soprano. Podem apresentar freqüência fundamental grave na voz falada, uma vez que o falsete é tanto melhor quanto menor a fenda formada com a contração máxima do músculo cricotireóideo e a extensão máxima dos musculos vocais. Assim, a melhor coaptação das pregas vocais em falsete ocorre nos indivíduos que apresentam maior massa vibrante, ou seja, freqüência fundamental grave.
- *Catástrofe (no teatro)*: uma das três partes da tragédia, acontecimento que causa piedade e tristeza devido à uma ação que provoca a morte ou sofrimento.
- *Cena (no teatro)*: parte principal do palco, espaço utilizado para representação ou divisão narrativa dramática em partes.
- *Cenário (no teatro)*: forma dada ao espaço cênico, por meio da linguagem visual, pictórica e arquitetural.
- *Cenógrafo*: profissional que cria, projeta e supervisiona a execução do cenário.
- *Chamada (no telejornalismo)*: pequeno texto com os assuntos do telejornal que entra no ar durante a programação para chamar a atenção do telespectador.
- *Classificação vocal*: é a distribuição das vozes de acordo com sua qualidade e extensão vocais. As vozes masculinas são classificadas em baixo, barítono e tenor; enquanto que as vozes femininas em contralto, meio-soprano e soprano.
- *Claves*: são os sinais maiores que aparecem no princípio da pauta, que servem para denominar as notas na escala.
- *Contact centers (em telemarketing)*: conceito atual de atendimento a consumidores que engloba novas tecnologias e filosofia de relacionamento, em que o importante é o atendimento rápido, oferecendo todos os canais de contato disponíveis eficientemente integrados: telefone, fax, e-mail, multimídia, *chat* e outros. Tal filosofia pressupõe um ambiente de alta tecnologia, integrando infra-estrutura de *hardwares* e *softwares*.

- *Contralto*: voz mais grave do sexo feminino, muito rara, com tessitura vocal média de fá$_2$ a fá$_4$.
- *Coxias (no teatro)*: parte lateral do palco destinada ao trânsito de atores na entrada e saída de cena (bastidores).
- *CRM ou customer relationship management (em telemarketing)*: gestão de contato com clientes que engloba uma filosofia de relacionamento com clientes, *softwares* de gerenciamento de database completos e bem elaborados.
- *CTI ou computer telephony integration*: nosso antigo conceito de telemática, é a integração do sistema de telefonia aos computadores por meio de servidores. Essa possibilidade de interligação entre central telefônica e computadores, promove a sincronia entre softwares com banco de dados, redes locais da empresa e sistemas telefônicos. Tal conexão permite ao operador atender o cliente com a disposição de todas as informações sobre este e sobre a empresa sincronizadas na tela de seu computador.
- *DAC ou distribuidor automático de chamadas (em inglês, ACD, de automated call distributor)*: sistema responsável por distribuir as chamadas para as PA de acordo com critérios preestabelecidos em sistema. É esse sistema que organiza a fila de espera de ligações em uma central, bem como os programas de bancos de dados e de integração do sistema de telefonia aos demais recursos de informática.
- *Deixa*: qualquer indicação que permite ao ator identificar o momento de entrar, falar ou agir em cena.
- *Desaquecimento vocal*: exercícios empregados após o uso da voz cantada, a fim de retornar aos ajustes da voz falada; a voz desaquecida é mais grave e menos intensa que a voz aquecida.
- *Diapasão*: pequena forqueta metálica, cuja vibração produz um som de freqüência determinada (geralmente o lá de 440 Hz), é utilizado para afinar vozes e instrumentos.
- *Dinâmica*: variação de intensidade numa passagem musical.
- *Dissonância*: intervalo de sons ou acorde desagradável ao ouvido, que não satisfaz a idéia de repouso e pede resolução em uma consonância que, por sua vez, é um intervalo de sons ou um acorde que dá idéia agradável e estática de completeza e de repouso.
- *Drama*: o elemento propulsor é o conflito; ou fusão dos gêneros comédia e tragédia num gênero único, ou peça que aborda de forma séria um assunto sério.
- *Dramalhão*: pejorativo referente aos excessos emocionais no drama.
- *Dramaturgia*: arte, ciência e técnica de escrever peças de teatro.
- *Ensaio (no teatro)*: encontro entre equipe técnica e artistas de uma produção teatral, durante a fase de preparação do espetáculo.
- *Escala*: progressão seqüencial que compreende todas as notas utilizadas numa peça musical. Existem infinitas variedades de escalas, quatro, cinco, seis, sete, oito notas etc. A escala pentatônica, por exemplo, que pode ser ouvida ao se tocar as notas pretas do piano, é freqüentemente utilizada na música folclórica americana. Entretanto, durante séculos, a escala diatônica tem sido a base da música ocidental. A escala maior tem sete notas entre as oitavas: do, ré, mi, fá, sol, lá, si, dó. Na Inglaterra e na Alemanha: C, D, E, F, G, A, B, C. Na Alemanha, a notação "B" corresponde a si bemol.
- *Escalada (no telejornalismo)*: manchete do telejornal; frases que abrem o telejornal e que normalmente têm maior impacto, pois têm como objetivo prender a atenção do telespectador.
- *Estilo*: conjunto de características que identificam a maneira pela qual os compositores de países e épocas diferentes organizam os elementos básicos da composição de um trabalho intelectual artístico. No caso de uma peça musical, estilo é o modo de combinação entre melodia, harmonia, ritmo, timbre, forma e textura.
- *Excelência no atendimento (em telemarketing)*: filosofia de atendimento que busca a melhor forma de atender ao cliente, equilibrando a competência técnica do operador (amplo conhecimento sobre produtos e serviços de sua empresa), até a melhor aplicação de sua competência comportamental (comunicação correta, atitudes positivas, perfil adequado, entre outros).
- *Fala (no teatro)*: parte do diálogo de cada um dos personagens.
- *Falsete*: é um sub-registro vocal caracterizado por pregas vocais alongadas, não contraídas, mas sob tensão passiva; a voz nesse registro é aguda, sem grande intensidade, podendo ser levemente soprosa.
- *Fé cênica (no teatro)*: crida por Constatin Stanislavisk para designar a capacidade do ator de acreditar na ficção que está interpretando a ponto de convencer o espectador.
- *Fechamento (em telemarketing)*: é o momento de encerramento de uma negociação, no qual estimula-se o cliente a concluir a aquisição do produto/serviço oferecido pelo operador.
- *Feedback*: traduzido por realimentação ou reprovisão, é a devolutiva de uma observação interpretativa por parte do monitor e/ou supervisor sobre o desempenho do operador, oferecendo-lhe recursos para desenvolver suas habilidades de relacionamento com o cliente.
- *Finalização ou encerramento (em telemarketing)*: frase utilizada no encerramento da ligação receptiva. Seu conteúdo varia com a filosofia da central, podendo incluir apenas um agradecimento, até mesmo frases clichê como "A empresa tal agradece sua ligação, tenha um bom dia".
- *Forma*: é o projeto da composição como um todo. Em uma analogia com um trabalho científico, a "forma" básica de uma monografia resume-se em: introdução, literatura, material e método, resultados, comentários e conclusão. Na música, a "forma" sonata, por exemplo, muito utilizada no período Clássico, consiste basicamente em três sessões principais: "exposição", na qual as idéias musicais principais (ou temas) são apresentadas; "desenvolvimento", no qual os temas são extrapolados, modificados, elaborados e combinados de modo a produzir movimentos musicais de tensão, que pedem justamente a "recapitulação", parte final

em que a peça retorna à parte expositiva, repetindo os temas iniciais.
- *Fortíssimo*: sons e passagens executadas com grande intensidade.
- *Fraseologia (em telemarketing)*: são frases específicas da atividade de *telemarketing* e/ou daquela central e que deve estar presente a todo atendimento, caracterizando-o como padronizado.
- *Furo*: notícia exclusiva e de grande impacto.
- *Galeria*: parte mais alta da platéia.
- *Gênero (no teatro)*: teoria literária utilizada para classificar, sob o mesmo título, obras que possuem traços e características semelhantes: tragédia e comédia; farsa, drama e melodrama.
- *Gerente de telemarketing*: profissional que estabelece a ligação entre a rotina da central e a diretoria da empresa. Sua função está acima das do supervisor, monitores e operadores. Atua gerenciando a operação em si, estabelecendo estratégias e alternativas de sistemas, *hardware* e *software*, telefonia, buscando a integração da tecnologia com o fator humano de forma a buscar a eficácia da central.
- *Glissando*: formação italianizada da palavra francesa "glisser", que significa deslizar. Assim, glissando é o efeito obtido na harpa, por exemplo, ao se deslizar os dedos pelas cordas, ou no piano, ao longo das teclas, ou na voz, com a progressiva e contínua variação de freqüência. Pode ser ascendente ou descendente.
- *Hard news*: notícias sérias e importantes.
- *Harmonia*: intervalo de notas diferentes produzidas simultaneamente, resultando em um acorde. A palavra harmonia pode ser usada para descrever a progressão dos acordes durante uma composição.
- *Headset*: conjunto de fone de ouvido e microfone presos a uma haste que se fixa à cabeça, possibilitando que o operador fique com as mãos livres para manusear o computador. Geralmente monoaural, o sinal chega apenas de um dos lados facilitando a alternância dos lados de uso do *headset*.
- *HMM ou hora de maior movimento (em telemarketing)*: determinado pelos relatórios estatísticos e recursos tecnológicos, é possível estabelecer quais os horários de maior movimento, o que auxilia o redirecionamento das chamadas nesses momentos e posterior necessidade de redimensionamento da central.
- *Identificação ou saudação telefônica (em telemarketing)*: primeira frase pronunciada pelo operador em atendimentos receptivos com o objetivo de identificar-se. Inclui nome da empresa ou do setor, nome do operador e saudação propriamente dita ("bom dia", "boa tarde", ou "boa noite").
- *Iluminação (no teatro)*: arte e técnica de iluminar o espetáculo teatral.
- *Layout da central (em telemarketing)*: disposição das posições de atendimento dentro de um mesmo salão da central. Podem estar organizadas de diferentes formas como fila indiana, espinha de peixe etc., dependendo do espaço físico e análise ergonômica.

- *Mágico se (no teatro)*: recurso de interpretação do ator contido no método de Stanislavisk, por exemplo, o ator que interpretará o papel de um rei, deverá perguntar-se: "Se eu fosse um rei como eu falaria, qual seria a minha voz?".
- *Marcação (no teatro)*: refere-se ao deslocamento do ator, movimento executado pelo personagem, inclusive entradas e saídas de cena.
- *Marketing*: de acordo com Philip Kotler, *marketing* é o "conjunto de atividades humanas que tem por objetivo facilitar e consumar relações de trocas". Por meio de estratégias empresariais planejadas e dinâmicas, objetiva-se o relacionamento empresa/cliente.
- *Marketing direto*: variável do marketing convencional. Sua peculiaridade está em focalizar o indivíduo/cliente isoladamente, e não como massa consumidora. Assim, toda a ação de *marketing* visa a conquistar e manter a preferência do consumidor, buscando um relacionamento com o público-alvo, e não com a massa consumidora
- *Matéria (reportagem)*: o material que vai ser publicado.
- *Melodia*: seqüência de notas, de diferentes sons, organizados em uma dada forma de modo a fazer sentido musical para quem escuta.
- *Melodrama*: gênero dramático que floresceu entre os séculos XVII e XIX, tem como objetivo impressionar o espectador caracterizando artificialmente os personagens, enfatizando as virtudes do herói e os defeitos e vícios do vilão.
- *Memória emocional (no teatro)*: refere-se à criação da emoção de um personagem a partir da memória de um fato do passado do ator que provoca emoção similar.
- *Messa di voce*: expressão italiana que significa exercício de medida de voz; variação de intensidade do pianíssimo ao fortíssimo e de volta ao pianíssimo, realizada continuamente em um único tom sustentado; exercício utilizado para verificar a habilidade de um cantor.
- *Metas (em telemarketing)*: de acordo com o perfil e o serviço veiculado em cada central são estabelecidas metas que devem ser atingidas individualmente, por equipe de operadores ou por toda a central. As metas podem abranger maior número de vendas, maior número de atendimentos prestados, redução do tempo médio de atendimento, entre outros objetivos. Para cada meta alcançada sempre se estabelece uma premiação, fazendo parte da campanha de incentivo.
- *Metrônomo*: instrumento que regula o andamento da música, através de batimentos constantes.
- *Meio-soprano*: voz intermediária na classificação feminina, com tessitura vocal média lá$_2$- lá$_4$.
- *Monitoramento, monitorização ou escuta livisível (em telemarketing)*: esquema elaborado para ouvir cada um dos operadores de uma central no curso da conversa telefônica, possibilitando avaliar o desempenho do operador, a eficiência do script/roteiro utilizado, a reação do cliente atendido. Geralmente realizada pelo monitor e/ou supervisor da central, diretamente de seu posto de trabalho, sem que o operador saiba quando está sendo monitorado.

- *Monitores em telemarketing*: profissional com perfil específico, com maior formação e conhecimento quanto aos sistemas, processos, produtos e serviços da sua empresa que os próprios operadores. Sua função inclui a monitoração, sendo responsáveis por identificar talentos e, por outro lado, dificuldades entre os operadores, necessidade de treinamentos entre outros. É um profissional que atua como ponte entre o operador e o supervisor, transmitindo a esse tudo que ocorre na rotina da central. Entretanto sua atuação não se restringe à monitoração, pois dá andamento aos atendimentos difíceis, esclarece dúvidas dos operadores ou reporta-se diretamente ao cliente.
- *Monólogo*: tipo de peça teatral estruturada em torno de um único personagem.
- *Naipe*: cada um dos grupos de vozes em que se costuma dividir um coro: baixo, barítono e tenor (naipes masculinos) e contralto, meio-soprano e soprano (naipes femininos); a maioria dos corais adultos trabalha somente com quatro naipes, dois masculinos e dois femininos.
- *Nota ao vivo (no telejornalismo)*: notícia lida pelo apresentador sem nenhuma imagem.
- *Objeção (em telemarketing)*: é o nome dado para a negação do cliente ao que o operador está oferecendo. É visto como um momento que o operador deve aproveitar, explorando os motivos de tal negação, possibilitando maiores explicações sobre o que está oferecendo.
- *Objetivo (no teatro)*: Constatin Stanislavisk indica propósito, intuito ou vontade do personagem.
- *Off (no telejornalismo)*: Texto da matéria que é lido quando o narrador não está aparecendo na tela. Em geral o *off* é gravado em cabina acústica e sobreposto à imagem da matéria.
- *Operadores ou atendentes de telemarketing*: trabalhadores que atuam diretamente no atendimento telefônico aos consumidores e clientes dentro das centrais, intermediando o relacionamento entre a empresa e o cliente. Podem ser segmentados em categorias como júnior, pleno e sênior, ou outras nomenclaturas inerentes a cada central.
- *Ornamentação*: adornos musicais marcados na partitura. O trinado é um tipo de ornamento. O vibrato, antigamente era considerado como um ornamento. Atualmente é característica indicativa de boa qualidade vocal no canto erudito.
- *Ouvido absoluto*: é a capacidade de identificar pelo nome uma nota produzida isoladamente ou de cantar qualquer nota solicitada pelo nome.
- *PA ou posição de atendimento (em telemarketing)*: nome dado ao local individual de trabalho de cada operador. Em centrais com pouca estrutura pode apresentar-se apenas com uma mesa, cadeira, linha telefônica com aparelho comum. Já em centrais estruturadas compreende uma cabina de isolamento acústico, cadeira ergonômica, apoios para os pés e punhos, tampo com controle de altura, linha telefônica, microcomputador e equipamento para adaptação de *headset*. Em *call centers* com alta tecnologia as posições de atendimento podem estar equipadas até mesmo com *webcams*, câmeras de vídeo especiais conectadas à Internet.
- *PABX*: utilizado nas primeiras centrais e ainda hoje em centrais menores, funcionam como centrais telefônicas particulares que encaminham as chamada aos atendentes que estão sem atendimento há mais tempo.
- *Palco*: nome genérico dado ao local onde é realizada a representação teatral.
- *Papel (no teatro)*: sinônimo de personagem ou parte que o ator desempenha em um espetáculo.
- *Passagem (canto)*: chamam-se região de passagem ou notas de passagem dos tons intermediários entre os registros vocais; geralmente a emissão nesta região é menos estável.
- *Passagem (no telejornalismo)*: parte do texto da matéria que é gravado no local da notícia mostrando a participação do repórter.
- *Pauta (canto)*: cinco linhas sobre as quais as notas musicais estão escritas
- *Personagem*: seres fictícios.
- *Pesquisa de satisfação junto aos consumidores (em telemarketing)*: cada vez mais as centrais se preocupam em ouvir seus clientes e saber a opinião deles sobre os serviços e o próprio atendimento prestado pela central. É possível encomendar a empresas especializadas pesquisas que medem esse índice de satisfação do cliente.
- *Pianíssimo*: passagem ou som executado com pouquíssima intensidade, geralmente marcado na partitura com "pp". Em variação crescente de intensidade, temos o "piano", marcado com "p"; "forte", marcado com "f" e "fortíssimo", marcado com "ff".
- *Platéia*: público que vai ao teatro ou o lugar para a acomodação do público.
- *Produtor (no teatro)*: responsável pela parte administrativa e financeira de uma peça teatral.
- *Ponto eletrônico*: receptor de áudio intra-auricular que permite a comunicação com o repórter ou apresentador.
- *Predictive dialers:* os "discadores proféticos" são os equipamentos que realizam a discagem por antecipação.
- *Prospecção (em telemarketing)*: ato de buscar clientes, geralmente já cadastrados na *database* da central, por meio de ações de *telemarketing*.
- *Prospect (em telemarketing)*: possível futuro cliente, cujos dados estão na *database* da central, devendo ser prospectado.
- *Rede (em telemarketing)*: sistema no qual estão interligados todos os computadores da central, incluindo demais departamentos (faturamento, estoque etc.), o banco de dados da empresa e os servidores de fax e de e-mail. Essa integração é importante para o perfil do novo conceito de um *call center* moderno.
- *Registro basal*: é o registro que se compõe das notas mais craves da tessitura. A qualidade vocal nesse registro apresenta característica pulsátil; raramente empregado no canto ocidental, porém aparece em canções folclóricas e no canto tibetano Gyuto.
- *Registro elevado*: registro que possui as notas mais agudas; apresenta; dois sub-registros, falsete e flauta; quase nunca é usado na fala.

- **Registro modal**: é o registro usado na conversação habitual e no canto em geral; apresenta dois sub-registros, peito e cabeça, de acordo com a predominância da ressonância.
- **Registro vocal**: é o modo de emitir os sons da tessitura. A voz humana apresenta três registros: o basal, o modal e o elevado, sendo que cada registro apresenta uma característica auditiva, acústica, muscular e aerodinâmica específica que o identifica.
- **Ritmo**: a palavra ritmo é usada para descrever os diferentes modos pelos quais um compositor agrupa os sons musicais, principalmente do ponto de vista de duração dos sons e de sua acentuação; combinação de sons do ponto de vista de duração e acentuação num grupamento musical.
- **SAC ou serviço de atendimento ao cliente/consumidor**: podendo também ser nomeado CAC, central de atendimento ao cliente/consumidor, são centrais receptivas abertas a ouvir das dúvidas às reclamações dos consumidores, prestando um importante apoio ao cliente.
- **Sala de descanso ou descompressão (em telemarketing)**: as salas de descanso são ambientes que vão desde os mais simples, com mesas e cadeiras para que os operadores façam seus lanches, chegando até a salas de descompressão, ambientes bem estruturados para descanso, com *puffs*, colchonetes, música e iluminação suaves, e que propiciam o relaxamento do operador.
- **Script aberto (em telemarketing)**: o operador tem flexibilidade para usar outras frases durante o contato com o cliente, seguindo o script apenas como um roteiro de apoio.
- **Script fechado ou rígido (em telemarketing)**: o operador deve seguir as fases previamente elaboradas literalmente.
- **Scripts (em telemarketing)**: conjunto de frases ou pequenos textos bem elaborados e planejados, geralmente apresentado em fluxograma, utilizado como um guia de atendimento do operador no momento do diálogo com o cliente. A elaboração do *script* implica amplo conhecimento do perfil do cliente, produto e serviços prestados pela sua empresa, facilitando o direcionamento da conversa.
- **Sistema de estatísticas (em telemarketing)**: forma objetiva de medir o desempenho dos *call centers* por intermédio de relatórios analíticos com avaliação quantitativa podendo medir, por exemplo, o número de novos clientes ou clientes acessados, de chamadas atendidas e/ou tempo médio de atendimento, como se comportou a fila de espera ao longo do dia, e sobre o desempenho da tecnologia da central (o desempenho das URA, fax, e-mails, chamadas transferidas).
- **Sketch (no teatro)**: cena de curta duração de caracter cômico, geralmente parte de um ato.
- **Solfejo**: sistema de treinamento musical/auditivo para leitura musical à primeira vista; útil para regência e para outros elementos básicos da música.
- **Solilóquio**: o discurso do personagem com ele mesmo, por exemplo, *Hamlet* na cena "ser ou não ser, eis a questão..."
- **Sonoplastia**: som ou ruído relacionado ao enredo de uma peça de teatro produzida mecânica ou eletronicamente.
- **Soprano**: voz feminina mais aguda da classificação vocal, com tessitura vocal média de dó$_3$ a dó$_5$; é a voz mais comum do sexo feminino.
- **Supervisor de telemarketing**: profissional responsável pelo gerenciamento dos colaboradores, operadores e monitores da central, liderando a equipe, monitorando os atendimentos, oferecendo suporte à rotina da operação mediante avaliação de desempenho, elaboração de campanhas de incentivo, *feedback*. Em algumas centrais o supervisor tem atuação mais ampla, podendo dirigir projetos de ampliação do atendimento, controle de TMA, decisor em aquisição de equipamentos e novos sistemas de gerenciamento de telefonia ou *software*.
- **Tablatura**: sistema de notação musical em que as notas são representadas por um código de letras e símbolos que indicam o local de posicionamento das mãos e dos dedos do instrumentista, de modo a obter as notas desejadas. Ainda é utilizado para violão e alaúde, mas no período da Renascença era também utilizado para pianos, cravos e órgãos. Identificado por cifras, formadas por estas letras e acidentes, por exemplo, lá menor (Am).
- **Telemarketing (abreviação, TMKT)**: é originada da união entre a palavra "tele", que em grego significa "o que é feito à distância", e da palavra "marketing", do inglês "mercado" ou, por definição, "esforço destinado a obter e manter clientes". *Telemarketing* é, portanto, toda e qualquer atividade, profissional, planejada e controlada que integre telecomunicações e relacionamento com clientes, objetivando ações de comunicação, de venda, atendimento e demais esforços mercadológicos das empresas em conquistar ou manter clientes através do uso sistemático de telefone.
- **Telemarketing ativo**: termo usado para designar a ação de *telemarketing* que parte do operador, ou seja, é este quem realiza a ligação para o cliente. Destinado para todos os segmentos de *telemarketing*, como vendas, *marketing*, promoções, pesquisas, exceto para o atendimento ao consumidor, operação exclusivamente receptiva.
- **Telemarketing híbrido ou universal**: o operador nesse tipo de *telemarketing* tanto faz como recebe ligações.
- **Telemarketing receptivo**: antigo "passivo", a ligação parte do consumidor que busca na central o esclarecimento de dúvidas, a obtenção de serviços ou concretizar suas queixas.
- **Tempo**: andamento de uma peça musical, mais lento ou mais rápido: "presto", rápido; "largo", lento, e assim por diante.
- **Tenor**: voz masculina mais aguda da classificação vocal, com tessitura vocal média de dó$_2$ a dó$_4$; é a voz mais comum do gênero masculino.
- **Tessitura vocal**: número de notas produzidas por um indivíduo, sendo que a tessitura da voz cantada é menor que a da voz falada, pois na primeira incluem-se apenas as notas que apresentam qualidade musical.
- **Textura**: caracteriza-se pela quantidade de melodias combinadas formando uma peça musical. Há basicamente três tipos de textura: "monofônica", uma única linha melódica destituída de qualquer harmonia (canto gregoriano); "ho-

- mofônica", uma única linha melódica acompanhada de acordes (valsa); "polifônica" duas ou mais linhas melódicas combinadas (coro de Bach).
- *Timbre*: é a qualidade acústica característica de determinado instrumento. É a qualidade que faz distinguir, por exemplo, um trompete de um violino, mesmo que os dois instrumentos produzam exatamente a mesma nota musical.
- *TMA ou Tempo Médio de Atendimento (em telemarketing)*: tempo médio de duração de cada ligação. Na maioria das centrais esse tempo é pré-determinado a partir de uma análise do tempo dos atendimentos. É um dos dados numéricos mais importantes na central pois é fator determinante da produtividade da empresa, servindo de base para a avaliação do desempenho do operador. É um dos fatores citados pelos operadores como gerador de tensão e estresse.
- *TME ou Tempo Médio de Espera (em telemarketing)*: enquanto todos os operadores estão em atendimento em uma central de *telemarketing* receptivo, os clientes têm a opção de aguardar na fila de espera. O sistema oferece ao operador, no painel de controle e/ou em seu monitor, o número total de clientes que estão aguardando para serem atendidos. Esse número é o TME.
- *Tom*: 1. termo designado para identificar a primeira nota da escala na qual a peça ou a passagem musical está fundamentada e na qual ela geralmente se inicia e se conclui, por exemplo, sol maior (G); dó sustenido menor (C?m); 2. palavra utilizada para designar a qualidade da reprodução do som por voz ou instrumento; 3. na terminologia inglesa, a palavra tom (tone) é também utilizada como sinônimo de nota (note), som musical com freqüência e duração específicos.
- *Tonalidade*: designa um complexo de sons e acordes com um centro melódico principal, identificando a escala sobre a qual a peça está fundamentada.
- *Tragédia*: uma das formas principais do drama, move-se em sentido decrescente, da felicidade ao infortúnio.
- *Tremolo*: efeito de tremor obtido em instrumento de corda e arco pela reiteração da nota, mediante movimentos para frente e para trás com o arco. Em outros instrumentos, é a alternância rápida de duas notas, de forma semelhante ao trinado.
- *Trinado*: ornamento musical que consiste de alternância rápida entre a nota e o semitom imediatamente superior. Semelhantes a um vibrato, de duração específica.
- *Turn over (em telemarketing)*: rotatividade de operadores de uma central. Por se tratar de uma profissão de jovens, em sua maioria, ainda não formados em nível superior, o *telemarketing* não é um fim, e sim um meio de subsistência para esses estudantes, favorecendo a desistência. Questiona-se também a influência do estresse nessa alta taxa de *turn over*.
- *Unidade de discagem antecipada*: software muito utilizado nos serviços de *telemarketing* ativo de *call centers* modernos, economiza o tempo dos operadores na medida que realiza discagens automaticamente para um telefone já previamente cadastrado no banco de dados do sistema, ao "perceber" que o atendimento em curso está prestes a terminar. Pode-se também programá-lo para não passar aos operadores ligações cujo sinal der ocupado ou for atendida por secretária eletrônica e/ou fax. Tal unidade é aplicada em centrais de *telemarketing* ativo, principalmente vendas e promoções.
- *Uníssono*: significa emissão em conjunto de sons com as mesmas características acústicas; cantores ou instrumentos emitindo a mesma linha melódica, na mesma altura (freqüência), ao mesmo tempo.
- *URA ou unidade de resposta audível (IVR, em inglês)*: equipamento interligado ao sistema de telefonia que permite o atendimento da ligação do cliente e o direcionamento correto da chamada através de mensagens pré-gravadas padronizadas, tais como a saudação telefônica, solicitação de discagem de números importantes para o bom e rápido atendimento (por exemplo, senhas, números de cartões, número de serviços desejados).
- *Vibrato*: modulação periódica da freqüência fundamental da voz; basicamente apresenta três parâmetros: amplitude, extensão e freqüência. Tem sido reconhecida como característica indicativa de boa qualidade vocal e é amplamente utilizado em diversos estilos de canto.
- *Vilão*: personagem que se opõe ao herói; personificação do mal, existe apenas no melodrama, pois é o único gênero que separa claramente o bem e o mal, o herói e o vilão.
- *Visualização das falas (no teatro)*: consiste em expressar o valor rítmico e sonoro das palavras por meio de visualização, como se os sons, as vozes dos personagens tivessem formas.
- *Vocalize*: exercício vocal utilizado para treinamento e flexibilidade vocal por professores de canto, técnica e regentes de coro.
- *Yodel*: também escrito como "jodel". Tipo de canto associado às montanhas da Suécia e o Tyrol, no qual o cantor alterna a voz nos registros modal e falsete.

SÍNTESE

1. Denomina-se usuário de voz profissional todo o indivíduo que necessita de uma produção vocal e/ou qualidade específicas para sua sobrevivência profissional.
2. O panorama das vozes profissionais, além de ser dividido em artístico e não-artístico, apresenta ainda duas grandes modalidades, a da voz falada e da voz cantada, cujas principais diferenças estão nos seguintes parâmetros: respiração, fonação, ressonância e projeção vocais, vibrato, qualidade vocal, articulação dos sons da fala, pausas e postura.
3. Os principais profissionais da voz falada são: professores, instrutores de ginástica, atores, locutores, narradores, repórteres e apresentadores, dubladores, leiloeiros, operadores de pregão, operadores de *telemarketing*, religiosos, políticos, tradutores e intérpretes e fonoaudiólogos, cada um com características e demandas vocais específicas.
4. O problema básico da voz falada profissional é o despreparo dos usuários para as demandas vocais necessárias, sendo que destes, os professores apresentam maior ocorrência de alterações vocais.
5. A modalidade de voz cantada pode ser dividida em três grandes grupos: canto popular, canto erudito e canto coral.
6. No canto popular, os ajustes fonatórios aproximam-se, em maior ou menor grau, dos ajustes da voz falada; os estilos mais comumente encontrados no Brasil são: MPB, bossa-nova, samba e pagode, roque, sertanejo, *axé-music* e *rap*.
7. O canto erudito é universal e pressupõe treinamento vocal prévio específico; o desenvolvimento de uma voz erudita exige dom, empenho e dedicação por longo tempo.
8. O canto coral tem características particulares, pois é um trabalho realizado em grupo; a dinâmica de treinamento e de apresentações pode favorecer problemas para os coralistas e para o regente.
Existem muitos mitos relacionados com a voz cantada, por esta ser considerada abstrata e produzida por um instrumento não visível, sendo essencial o esclarecimento à luz da ciência vocal.
9. O trabalho fonoaudiológico com os profissionais da voz apresenta foco principal na orientação vocal, com características e detalhes particulares a esse grupo de indivíduos.
10. Um programa de condicionamento vocal, nas modalidades de aquecimento e desaquecimento, pode ser realizado por todos os profissionais da voz com vozes saudáveis; porém, formatos indiduais de aquecimento e desaquecimento parecem ser mais indicados para contemplar aspectos particulares de cada profissional da voz.

REFERÊNCIAS BIBLIOGRÁFICAS

Amir O, Kishon-Rabin L, Muchnik C. The effect of oral contraceptives on voice: preliminary observations. *J Voice* 16:267-73, 2002.

Andrada e Silva MA. Caracterização de um grupo de cantores da noite: um enfoque fonoaudiológico. *In* Ferreira LP. *Dissertando Sobre Voz.* Vol. 2. Carapicuíba: Barueri, 1998.

Andrada e Silva MA, Campiotto A. Atendimento fonoaudiológico a cantores populares. *In* Ferreira L, Oliveira I, Quinteiro EA, Morato E. *Voz Profissional: O Profissional da Voz.* São Paulo: Pró-fono, 1995, pp 67-90.

Algodoal MJ. Voz profissional: o operador de telemarketing. Tese de Mestrado – Pontifícia Universidade Católica de São Paulo, São Paulo 1995.

Aronson AE. *Clinical Voice Disorders.* 2. ed. New York: Thieme, 1985.

Bardelli F. Sintomas vocais em profissionais de telemarketing. *Monografia. Especialização. Centro de Estudos da Voz.* São Paulo, 2001.

Behlau M. Uma análise das vogais do português brasileiro falado em São Paulo: perceptual, espectrográfica de formantes e computadorizada de freqüência fundamental. *Tese de Mestrado – Escola Paulista de Medicina.* São Paulo 1984.

Behlau M. Considerações sobre a análise acústica em laboratórios computadorizados de voz. *In* Araújo R, Pracownik A, Soares L. *Fonoaudiologia Atual.* Rio de Janeiro: Revinter, 1996, pp 93-115.

Behlau M. Vozes preferidas: considerações sobre opções vocais nas profissões. *Fono Atual* 4:10-14, 2001.

Behlau M, Pontes P. *Higiene Vocal: Informações básicas.* São Paulo: Lovise, 1993.

Behlau M, Pontes P. *Avaliação e Tratamento das Disfonias.* São Paulo: Lovise, 1995.

Behlau M, Pontes P. *Higiene Vocal: Cuidando da voz.* 2. ed. Rio de Janeiro: Revinter, 2001.

Behlau M, Rehder MI. *Higiene vocal para o canto coral.* Rio de Janeiro: Revinter, 1997.

Bloch P. *Você Quer Falar Melhor?* Rio de Janeiro: Revinter, 2002.

Bogdasarian RS, Sataloff RT. Halitosis. In: Sataloff RT (ed.) *Professional Voice: The Science and art of Clinical Care.* New York: Raven, 1991, pp 185-90.

Blaylock TR. Effects of systematized vocal warm-up on voices with disorders of various etiologies. *J Voice* 13:43–50, 1999.

Brandalise J. D'arc – caracterização do perfil vocal de teleoperadores. *Monografia - Especialização – Centro de Estudos da Voz,* São Paulo, 2000.

Brasil OC, Rodrigues S, Madazio G. Refluxo gastresofágico – achados videolaringoscópicos. In: Behlau M (Org.) *Laringologia e Voz Hoje – Temas do IV Congresso Brasileiro de Laringologia e Voz.* Rio de Janeiro: Revinter, 1998, pp 325-6.

Brown O, Hunt E, Williams W. Physiological differences between trained and untrained speaking and singing voice. *J Voice* 12:102-10, 1998.

Bromn WS, Rothman HB, Sapienza CM. Perceptual and acoustic study of professionally trained versus untrained voices. *J Voice* 14:301-9, 2000.

Calas M, Verhulst J, Lecoq M, Dalleas B, Seilhean M. La pathologie vocale chez l'enseignant. *Revue Laryngol* 110:397-405, 1989.

Camargo MS. Telemarketing: um novo instrumento de marketing à disposição das empresas. *Rev Estudos EPM* 132:205-20, 1984.

Casper JK, Brewer DW, Colton RH. Variations in normal human laryngeal anatomy and physiology as viewed fiberscopically *J Voice* 1:180-5, 1987.

Castro MLD. Campanha de FHC à Presidência da República: quadro eleitoral face aos postulados do Marketing Político. *Dissertação de Mestrado. Universidade Federal de Goiás.* Goiânia, 1998.

Coelho MA, Vasconcelos EG. Falar sob "stress": considerações preliminares sobre as variações vocais e psicofisiológicas em repórteres em uma situação de entrada ao vivo. *In* Kyrillos LR (Org.) *Fonoaudiologia e Telejornalismo: Relatos de Experiências na Rede Globo de Televisão.* Rio de Janeiro: Revinter 2002, pp 61-72.

Cohen RS. Notas sobre las bases históricas y estéticas del arte vocal occidental. *In La Música y el Canto.* Rectorado Universidad Nacional de Tucumán. Tucumán, 1998.

Cohn JR, Spiegel JR, Hawkshaw M, Sataloff RT. Allergy. *In* Sataloff RT (Ed.) *Professional Voice: The Science and Art of Clinical Care.* 2. ed. San Diego: Singular, 1997, pp 369-74.

Costa Ros. O sentido da atuação fonoaudiológica com executivos em empresas. *Dissertação de Mestrado. Pontifícia Universidade Católica.* São Paulo, 2003. (Orient.) Prof^a. Dra. Sílvia Friedman.

Cotes C. Apresentadores de Telejornal: Análise descritiva dos recursos não-verbais e vocais durante o relato da notícia. *Tese de Mestrado. Pontifícia Universidade Católica de São Paulo.* São Paulo, 2000.

Cotes C. Avaliando o corpo. *In* KYRILLOS LR (Org.) *Fonoaudiologia e Telejornalismo: Relatos de experiências na Rede Globo de Televisão.* Rio de Janeiro: Revinter, 2002, pp 89-110.

Cotes C, Ferreira LP. Voz e gesto em telejornalismo. *Rev Soc Brasil Fonoaud* 6:29-38, 2001.

Crivelenti MPV. Análise dos parâmetros vocais em profissionais de telemarketing, pré e pós-hidratação oral. *Monografia - Especialização – Centro de Estudos da Voz.* São Paulo, 1998.

Crivelenti MPV, Behlau M. Pre and post – hydration analysis of the vocal parameters in telemarketing professionals. *Scientific Program of 2nd World Voice Congress, 5th International Symposium on Phonosurgery.* São Paulo, 1999. 106.

Curcio D. Medidas de variação da freqüência do vibrato em três estilos de canto profissional. *Monografia – Especialização – Centro de Estudos da Voz.* São Paulo, 1999.

Curcio D, Behlau M, Pontes P. Medidas de variação de freqüência do vibrato em três estilos de canto profissional. *In Sociedade Brasileira de Fonoaudiologia – Atualização em Fonoaudiologia. Collectanea Symposium.* São Paulo: Frontis, 2000, pp 39-64.

Detweiller RF. An investigation of the laryngeal system as the ressonance source of the singer´s formant. *J. Voice* 8:303-13, 1994.

Dragone MLS. Voz do professor: interfaces e valor como instrumento de trabalho. *Dissertação de Mestrado pela Universidade Estadual Paulista "Júlio de Mesquita Filho"– UNESP.* Araraquara, 2000.

Dragone ML. Ocorrência de disfonia em professoras: fatores relacionados à voz profissional. *Monografia de Especialização – Centro de Estudos da Voz.* São Paulo, 1996.

Duarte DM. Ocorrência de sintomas vocais nos instrumentistas de Sopro. *Monografia. Especialização. Centro de Estudos da Voz.* São Paulo, 2001.

Duffy R. Fundamental frequency characteristics of adolescents females. *Lang Speech* 13:14-24, 1970.

Duprat A, Eckley C, Silva MAA, Costa H. Avaliação laringológica de cantores da noite. *In* Marchesan I, Zorzi J, Gomes I (Ed.) *Tópicos em Fonoaudiologia 3*. São Paulo: Lovise, 1996, pp 355-60.

Elliot N, Sundberg J, Gramming P. What happens during vocal warm-up?. *J Voice* 9:37-44, 1995.

Emerich K, Baroody M, Carrol L, Sataloff R. The singing voice specialist. *In* Sataloff RT (Ed.) *Professional Voice: The Science and Art of Clinical care*. San Diego: Singular, 1997, pp 735-54.

Emerich K, Sataloff RT. Chronic fatigue syndrome in singers. *In* Sataloff RT (Ed.) *Professional Voice: The Science and Art of Clinical Care*. San Diego: Singular, 1997, pp 447-51.

Farghaly SM. Caracterização vocal de professores de hidroginástica de academias. *Monografia de Especialização. Centro de Estudos da Voz*. São Paulo, 2000.

Faustini V. *A Arte no Telemarketing*. São Paulo: Boas Notícias, 1992.

Feijó D. Avaliando a comunicação oral. *In* Kyrillos LR (Org.) *Fonoaudiologia e Telejornalismo: Relatos de experiências na Rede Globo de Televisão*. Rio de Janeiro: Revinter, 2002, pp 75-88.

Ferreira AE. Perfil vocal dos operadores de pregão da BM&F de São Paulo. *Monografia de Especialização – Centro de Estudos da Voz*. São Paulo, 1995.

Ferro G, Barros L, Azevedo R, Behlau M. Perfil vocal dos pastores evangélicos das igrejas: batista, unida, universal e presbiteriana. *In* Behlau M (Org.) *Laringologia e Voz Hoje - Temas do IV Congresso Brasileiro de Laringologia e Voz*. Rio de Janeiro: Revinter, 1998, pp 345-6.

Francato A, Nogueira Jr. J, PELA SM, Behlau M. Programa de aquecimento e desaquecimento vocal. In: Marchesan I, Zorzi J, Gomes ICD (Ed.) *Tópicos em Fonoaudiologia 3*. São Paulo: Lovise, 1996, pp 713-9.

Fröeschels E. Hygiene of the voice. *Arch Otolaryngol* 38:122-30, 1943.

Fujita RR, Ferreira AE. Síndrome Sicca. *In* Behlau M (Org.) *O Melhor Que Vi e Ouvi. Atualização em Laringe e Voz*. Rio de Janeiro: Revinter 1998, pp 103-9.

Fussi F, Magnani S. *L'Arte Vocal. Fisiopatologia ed Educazione Della Voce Artistica*. Itália: Omega, 1994.

Gama ACC. Caracterização do padrão de emissão espontânea e profissional no telejornalismo. *In* Kyrillos LR (Org.) *Fonoaudiologia e Telejornalismo: Relatos de Experiências na REDE Globo de Televisão*. Rio de Janeiro: Revinter, 2002, pp 35-46.

Garcia RAS. Operadores de uma central de telemarketing: os múltiplos sentidos da voz. *Tese de Mestrado. Pontifícia Universidade Católica*. São Paulo, 2000.

Gayotto LH. Voz do ator à partitura da ação. *Tese de Mestrado – Pontifícia Universidade Católica de São Paulo*. São Paulo, 1996.

Gayotto LH. *Voz, Partitura da Ação*. São Paulo: Summus, 1997.

Gonçalves N. *A Importância do Falar Bem*. São Paulo: Lovise, 2000.

Gotaas C, Starr CD. Vocal fatigue among teachers. *Folia Phoniatr* 45:120-9, 1993.

Haman A, Kyrillos L, Bortolai A, Figueiredo V. Avaliação vocal de cantores líricos e populares. In. Marchesan I, Zorzi J, Gomes I. *Tópicos em Fonoaudiologia 3*. São Paulo: Lovise, 1996, pp 327-39.

Harvey PL, Miller S. Nutrition and the professional voice users. *In* Sataloff RT (Ed.) *Professional Voice. The Science and Art of Clinical Care*. 2. ed. San Diego: Singular, 1997, pp 337-54.

Harvey P, Feudo Jr. P, Aronson D. Objectives analysis of actors' voices: an initial report. *J Voice* 2:143-7, 1989.

Harvey P, Feudo Jr. P, Aronson D. Objectives analysis of actors' voices: comparative development across training. *J Voice* 6:267-70, 1992.

Hein R. Perfil vocal de padres e seminaristas da Igreja Católica. *Monografia. Especialização. Centro de Estudos da Voz*. São Paulo, 1998.

Herman Jr. HH, Rossol M. Artificial fogs and smokes. *In* Sataloff RT (Ed.) *Professional voice. The science and Art of Clinical Care*. 2. ed. San Diego: Singular, 1998. pp 413-27.

Hietanem MT, Hoikkala MJ. Ultraviolet radiation and blue light from photofloods in television studios and theatres. *Health Physics* 59:193-8, 1990.

Hirano M, Hibi S, Hagino S. Physiological aspects of vibrato. *In* Dejonckere PH, Hirano M, Sundberg J (ed.) *Vibrato*. San Diego: Singular, 1995, pp 9-34.

Iwarsson J, Thomasson M, Sundberg J. Effects of volume on the glottal voice source – efeitos do volume pulmonar na fonte glótica. *J Voice* 1998;12:424-33.

Jackson E, Jackson-Menaldi CA. Técnicas vocales existentes en el mundo. *In* Jackson-Menaldi CA. *La Voz Normal*. Buenos Aires: Panamericana, 1993, pp 191-207.

Johnson AF. Disorders of speaking in the professional voice user. *In* Benninger M, Jacobson B, Johnson A (Ed.) *Vocal Arts Medicine: The Care and prevention of Professional Voice Disorders*. New York: Thieme, 1994. 153p.

Kitch JA, Oates J. The perceptual features of vocal fatigue as self-reported by a group of actors and singers. *J Voice* 8:207-14, 1994.

Knapp LM, Hall A. *Comunicação Não-Verbal na Interação Humana*. São Paulo: JSH, 1999.

Kyrillos LR, Cotes C, Feijó D (Ed.) *Voz e Corpo na TV: a Fonoaudiologia a Serviço da Comunicação*. São Paulo: Editora Globo S.A., 2003.

Koufman J. Gastroesophageal reflux and voice disorders. *In* Rubin J, Sataloff RT, Korovin G, Gould W (Ed.) *Diagnosis and treatment of voice disorders*. New York: Igaku-Snoin, 1995, pp 161-75.

Koufman JA, Isacson G. *Voice Disorders*. Philadelphia: Saunders, 1991.

Kucerová M, Polivková Z, Gregor V, Dolanská M, Málek B, Kliment V, Zdarsky E, Marousková A, Nováková J. The possible mutagenic effect of the occupation of TV announcer. *Mutation Res* 192:59-63, 1987.

Leroux H. Healthy voice training for all age groups and all singing styles. *In* Clemente MP (Ed.) *Voice update*. Amsterdam: Elsevier, 1996, pp 265-71.

Long J, Willford HN, Olson MS, Wolfe V. Voice problems and risk factors among aerobics instructors. *J Voice* 12:197-207, 1998.

Lopes V. *Oratória e Fonoaudiologia Estética*. Carapicuíba: Pró-Fono, 2000.

Lourenço L, Lopes C, Monteiro M, Rodrigues S, Kalil D. O perfil do locutor esportivo. *Anais do V Congresso Nacional de Fonoaudiologia*. Petrópolis, 1994, p 83.

Lovetri JL, Weekly EM. Contemporary commercial music (CCM) survey: who's teaching what in nonclassic music. *J Voice* 17:207-15, 2003.

Macedo FLV. Prevenção das disfunções vocais nos operadores de telefonia em uma instituição bancária. *Rev CIPA* 176:29-35, 1994a.

Macedo FLV. A voz da telefonista. *Proteção* 1994b;6:26-9.

Maciel P. *Jornalismo de Televisão*. Porto Alegre: Afiliada, 1995.

Master S, Algodoal MJ. Fonoaudiologia e telemarketing: um futuro promissor. *In* Ferreira LP, Oliveira IB, Quinteiro EA, Morato EM (ed.) *Voz Profissional: O Profissional da Voz.* Carapicuíba: Pró-fono, 1995, pp 183-96.

Märtz MLW. Os usos sociais da voz. *Rev Dist Com* 2:173-6, 1987.

Martin S, Darnley L. *The Teaching Voice.* San Diego: Singular, 1996.

Mchatton RJ. *Telemarketing Total.* São Paulo: McGrall Hill, 1988.

Medrado R. Locução publicitária: análise perceptivo-auditiva e acústica de recursos vocais. *Tese de Mestrado em Fonoaudiologia. Pontifícia Universidade Católica.* São Paulo, 2002.

Michel J, Hollien H, Moore P. Speaking fundamental frequency characteristics of 15, 16 and 17 year-old girls. *Lang Speech* 9:40, 1966.

Miller R. The mechanics of singing: coordinating physiology and acoustics in singing. *In* BenningeR M, Jacobson B, Johnson A (Ed.) *Vocal Arts Medicine: The Care and Prevention of Professional Voice Disorders.* New York: Thieme, 1994, pp 61-71.

Miller R. Voice skill and vocal longevity. *J Singing* 54:35-7, 1998.

Misterek M, Knothe M, Johannes E, Heidelbach JG, Scheuch K. Beanspruchungsuntersuchungen bei lehreurunnen mit funktionellen Stimmstörungen in der unterrichtlichen Tätigkeik. *Zentralblatt Furdie Gesamte Hygiene,* 1989.

Mitchel SA. The professional speaking voice. In: Benninger M, Jacobson B, Johnson A (Ed.) *Vocal Arts Medicine: the Care and Prevention of Professional Voice Disorders.* New York: Thieme, 1994, pp 69-76.

Moraes-Filho JPP, Cecconello I, Gama-Rodrigues J, Castro LP, Henry MA, Meneghelli U, Quigley E. Brazilian Consensus Group. Brazilian consensus on gastroesophageal reflux disease: proposals for assessment, classification, and management. *Am J Gastroenterol* 2002;97:241-246.

Morgan T. *A linguagem do corpo.* Rio de Janeiro: Tecnoprint, 1989.

Morrison M, Rammage L. *The Management of Voice Disorders.* San Diego: Singular, 1994.

Nagano L. Perfil vocal e análise perceptivo-auditiva das vozes de professoras de pré-escola. *Monografia de Especialização – Centro de Estudos da Voz.* São Paulo, 1994.

Navarro CA, Rodrigues S, Behlau M. Perfil dos locutores profissionais. *Anais do V Congresso Nacional de Fonoaudiologia.* Petrópolis, 1994, p 83.

Nakao E. Configuração laríngea durante o canto japonês em estilo Enka. *Monografia de Especialização. Centro de Estudos da Voz.* São Paulo, 2001.

Nascimento MA, Inácio V, Ferreira LP. Voz no telefone: a percepção sensorial, auditiva e qualidade vocal em telefonistas. *Pró-Fono* 7:3-10, 1995.

Navas DM. A voz em políticos. *In* Ferreira LP, Ferreira IB, Quintero EA, Morato EM (Ed.) *Voz Profissional: O Profissional da Voz.* Carapicuíba: Pró-fono, 1995, pp 197-210.

Oliveira IB. A educação vocal nos meios de comunicação e arte: a voz cantada. *In* Ferreira L, Oliveira I, Quinteiro EA, Morato E (Ed.) *Voz Profissional: o Profissional da Voz.* Carapicuíba: Pró-fono, 1995, pp 33-43.

Oliveira IB. Distúrbios vocais em professores da pré-escola e primeiro grau. *In* Ferreira L, Oliveira I, Quinteiro EA, Morato E (Rd.) *Voz Profissional: o profissional da Voz.* Carapicuíba: Pró-fono, 1995, pp 173-81.

Panico ACMC. A voz no contexto político: análise dos recursos vocais e gestuais no discurso de senadores. *Dissertação de Mestrado. Pontifícia Universidade Católica de São Paulo.* São Paulo, 2001.

Panico ACB, Fukusima SS. Confiabilidade – traços acústicos que a caracterizam e como desenvolvê-los. *In* Kyrillos LR (Org.) *Fonoaudiologia e Telejornalismo: relatos de Experiências na Rede Globo de Televisão.* Rio de Janeiro: Revinter, 2002, pp 47-60.

Passadori R (Ed.) *Comunicação Essencial – Estratégias Eficazes para Encantar Seus Ouvintes.* São Paulo: Gente, 2003.

Pedroso RA. Ajustes laríngeos e da expressão facial durante a ventriloquia. *Monografia de Especialização. Centro de Estudos da Voz.* São Paulo, 1999.

Pedroso RA, Behlau M, Pontes P. Larynx and supralarynx adjustments during the ventriloquism. *In 2nd World Voice Congress and 5th International Symposium of Phososrugeons.* São Paulo: 1999, pp 47-48.

Pinto AMM, Furck MAE. Projeto de saúde vocal do professor. *In* Ferreira LP (Org.) *Trabalhando a Voz: Vários Enfoques em Fonoaudiologia.* São Paulo: Summus, 1988, pp 11-27.

Polito R. *Gestos e Postura para Falar Melhor.* 12. ed. São Paulo: Saraiva, 1991.

Polito R. *Como Falar Corretamente e sem Inibições.* 33. ed. São Paulo: Saraiva, 1993.

Polito R. *A Influência da Emoção do Orador.* São Paulo: Saraiva, 2001.

Pope JL. *Telemarkting: O Comércio Através do Telefone.* São Paulo: Maltese, 1989.

Quinteiro EA. *Estética da Voz.* São Paulo: Summus, 1989.

Quinteiro EA. *O Poder da Voz e da Fala no Telemarketing – Treinamento Vocal para Teleoperadores.* São Paulo: Summus, 1995.

Ramos Alnf. Análise da constituição do estilo oral por radialistas: um estudo fonético-acústico comparativo. *Tese de Mestrado – Pontifícia Universidade Católica de São Paulo.* São Paulo, 1996.

Rector M, Trinta A. *Comunicação Não-Verbal: a Gestualidade Brasileira.* São Paulo: Vozes, 1978.

Rehder MI. Perfil vocal de regentes de coral do estado de São Paulo. *Tese de Mestrado. UNIFESP.* São Paulo, 1999.

Rehder MI. Análise comparativa de sinais auditivos e acústicos das vozes falada e cantada de regentes de coral do estado de São Paulo. *Tese de Doutorado. UNIFESP.* São Paulo, 2002.

Reinders AC. Heavy and light register, falsetto register, its history and use. Function and sensation of voice registers. *In* Clemente MP (Ed.) *Voice Update.* Amsterdam: Elsevier, 1996, pp 281-5.

Roch JB. Le Phoniatre et le comédien. *Revue Laryngol* 111:379-80, 1990.

Rodrigues S, Azevedo R, Behlau M. Considerações sobre a voz profissional falada. *In* Marchesan I, Zorzi J, Gomes ICD (Ed.) *Tópicos em Fonoaudiologia 3.* São Paulo: Lovise, 1996, pp 701-11.

Rothman HB, Bromn WS, Sapienza CM, Morris R. Acoustic analysis of trained singer perceptually identified from speaking samples. *J Voice* 15:25-35, 2001.

Rothstein SG. Reflux and vocal disorders in singers with bulimia. *J Voice* 12:89-90, 1998.

Roy N, Weinrich B, Gray SD, Tanner K, Toledo SW, Dove H, Corbin-Lewis K, Stemple JC. Voice amplification versus vocal hygiene instruction for teachers with voice disorders: a treatment outcomes study. *J Speech Lang Hear Res* 45:625-38, 2002.

Roy N, Weinrich B, Gray S, Stemple J, Sapienza C. Three treatment for teachers with voice Disorders: a randomized clinical trial. *J Speech Lang Hear Res* 46:670-8, 2003.

Rulnick R, Heuer R, Perez K, Emerich K, Sataloff RT. Voice therapy. *In* Sataloff RT (Ed.) *Professional Voice: the Science and Art of Clinical Care.* 2. ed. San Diego: Singular, 1997, pp 699-720.

Samuelson K. The impact os puberphonia on the female speaking and singing voice. *J Sing* 55:25-35, 1999.

Sarfati J. Réadaptation vocal des enseignants. *Rev Laryngol* 110:393-5, 1989.

Sataloff DM, SatalofF RT. Obesity and the professional voice user. *In* Sataloff RT. *Professional Voice: the Science and Art of Clinical Care.* 2. ed. New York: Raven, 1997, pp 335-6.

Sataloff RT. Voice and speech impairment and disability. Iin _____. (Ed.) *Professional Voice: Thoe Science and Art of Clinical Care.* 2. ed. San Diego: Singular, 1997, pp 795-800.

Sataloff RT. Professional singers: the science and art of clinical care. *Arch J Otolaryngol* 2:251-66, 1981.

Sataloff RT. Common diagnoses and treatment in professional singers. *J Ear Nose Throat* 66:278-88, 1987.

Sataloff RT. Endocrine dysfunction. *In* Sataloff RT (Ed.) *Professional Voice – The Science and Art of Clinical Care.* New York: Raven, 1991, pp 201-205.

Sataloff RT. Patient history. *In* Sataloff RT (Ed.) *Professional Voice: The Science and Art of Clinical Care.* 2. ed. San Diego: Singular, 1997, pp 193-202.

Sataloff RT. Medications for traveling performers. *In* Sataloff RT (Ed.) *Professional Voice: The Science and Art of Clinical Care.* 2. ed. San Diego: Singular, 1997, pp 471-6.

Sataloff RT, Castell D, Sataloff D, Spiegel JR, Hawkshaw M. Reflux and other gastroenterologic conditions that may affect the voice. *In* Sataloff RT (Ed.) *Professional Voice: the Science and Art of Clinical Care.* 2 ed. San Diego: Singular, 1997, pp 319-30.

Sataloff RT, Hawkshaw M, Rosen D. Medications: effects and side effects in professional voice users. *In* Sataloff RT (Ed.) *Professional Voice: The Science and art of Clinical Care.* 2. ed. San Diego: Singular, 1997, pp 457-70.

Scherer R, Titze I, Raphael BN, Wood RP, Ramig LA, Blager RF. Vocal fatigue in a professional voice user. *In* Lawrence VL. *Transcripts of the Fourteenth Symposium: Care of the Professional Voice.* New York: The Voice Foundation, 1986, pp 124-30.

Scherer R, Titze I, Raphael BN, Wood RP, Ramig LA, Blager RF. Vocal fatigue in a trained and non-trained voice user. *In* Baer T, Sasaki C, Harris K (Eds.) *Laryngeal Function in Phonation and Respiration.* I. San Diego: Singular, 1991. 533-55p.

Scherer R. Formant in singers. *In* Clemente MP (Ed.) *Voice Update.* Amsterdam: Elsevier, 1996, pp 273-80.

Shipp T, Leanderson R, Sundberg J. Some acoustic characteristics of vocal vibrato. *J Res Sing* 4:18-25, 1980.

Silva ML. Voz e voto. *Dissertação de Mestrado. Pontifícia Universidade Católica de São Paulo.* São Paulo, 1998.

Smith B, Sataloff RT. Choral pedagogy. *In* Sataloff RT (Ed.) *Professional Voice: The Science and Art of clinical care.* San Diego: Singular, 1997, pp 759-64p.

Södersten M, Hammarberg B. Effects of voice training in normal speaking women: videostroboscopic, perceptual, and acoustic characteristics. *Scand J Phon* 18:33-42, 1993.

Spiegel JR, Sataloff RT, Cohn JR, Hawkshaw M. Respiratory dysfunction. *In* Sataloff RT (Ed.) *Professional Voice – The Science and Art of Clinical Care.* 2. ed. New York: Raven, 1997, pp 159-77.

Stemple J. Management of the professional voice. In: _____. (Ed.) *Voice Therapy – Clinical Studies.* St. Louis: Mosby, 1993, pp 155-71.

Stier MA. A voz profissional do repórter de TV. *Monografia de Especialização – Centro de Estudos da Voz.* São Paulo, 1997.

Stone JR, RE. The speech-language pathologist's role in the management of the professional voice. *In* Benninger MS, Jacobson BH, Johnson AF (Ed.) *Vocal Arts Medicine: the Care and Prevention of Professional Voice Disorders.* New York: Thieme, 1994, pp 291-317.

Stone B, Wyman J. *Telemarketing.* São Paulo: Nobel, 1992.

Sundberg J. Speech, song and emotions. *In* SUNDBERG J. *The Science of the Singing Voice.* Illinois: Northern Illinois University, 1987, pp 146-56.

Sundberg J. Acoustic and psychoacoustic aspects of vocal vibrato. *In* Dejonckere PH, Hirano M, Sundberg J (Ed.) *Vibrato.* San Diego: Singular, 1995, pp 35-62.

Sundberg J. Vocal tract ressonance. *In* Sataloff RT (Ed.) *Professional Voice: The Science and Art of Clinical Care.* 2. ed. San Diego: Singular, 1997, pp 167-84.

Telles M. Evolução dos sintomas vocais em professoras portadoras de disfonia funcional, submetidas à terapia fonoaudiológica em grupo. *Tese de Mestrado pela Universidade Federal de São Paulo.* São Paulo, 1997.

Tenor AC. Postura corporal e voz de professores de pré-escolas, em sala de aula. *Monografia de Especialização – Centro de Estudos da Voz.* São Paulo, 1998.

Titze I. Voice classification and life-span changes. *In* _____. (Ed). *Principles of Voice Production.* Englewood Cliffs: Prentice-Hall, 1994, pp 169-90.

Titze I Choir warm-ups: how effective are they? *J Singing* 56:31-2, 2000.

Thomasson Monica. From air to aria- relevance of respiratory behaviour to voice function in classical western vocal art. *Tese de Doutorado do Department of Speech, Music and Hearing KTB.* Stockholm, 2003.

Thomasson M, Sundberg J. Lung volume levels in professional classical singing. Níveis do volume pulmonar em cantores clássicos. *Log Phoniatr Vocol* 1997;22:61-70.

Thomasson M, Sundberg J. Consistency of phonatory breathing patterns in professional operatic singers. Consistência dos padrões respiratórios fonatórios de cantores de ópera. *J Voice* 13:529-41, 1999.

Thomasson M, Sundberg J. Consistency of inhalatory breathing patterns in professional operatic singers. Consistência do padrão inspiratório em cantores de ópera. *J Voice*1 5:373-383, 2001.

Thomasson M. Effects of lung volume on the glottal voice source and the vertical laryngeal position in male professional opera singers – efeitos do volume pulmonar na fonte glótica e na posição vertical da laringe em cantores de ópera profissionais. *J Voice* 2003;45:1-9 (no prelo). (Prel. Version TMH-QPSR, KTH)

Thomasson M. Belly-in or belly-out? Effects of inhalatory behaviour and lung volume on voice function in male opera singers. – Barriga para dentro ou barriga para fora? Efeitos do padrão inspiratório e do volume pulmonar na função vocal de cantores de ópera. *Log Phoniatr Vocol* 45:61-73, 2003. (no prelo). (Prel. Version TMH-QPSR, KTH)

Torres MLGM. Estudo da intenção comunicativa do repórter de TV na transmissão de textos noticiosos com dois conteúdos diferentes. *Tese de Mestrado. Universidade de Brasília.* Brasília, 2002.

Urrutikoetxea A, Ispizua A, Madellanes F. Pathologie vocale chez les professeurs: une étude vidéo-laryngo-stroboscopique de 1046 professeurs. *Rev Laryngol Otol Rhinol* (Bordeaux) 116:255-62, 1995.

Verdolini-Marston K, Sandage M, Titze IR. Effect of hydration treatments on laryngeal nodules and polyps and related voice measures. *J Voice* 8:30-47, 1994.

Vernet JP. Voix, séduction, répulsion. *Rev Laryngol* 111:361-3, 1990.

Vicco DC. Perfil vocal dos cantores brasileiros de karaokê. *Monografia de Especialização. Centro de Estudos da Voz.* São Paulo, 2000.

Villela ACM. O perfil vocal de abusos, mau usos vocais e hábitos nocivos à saúde vocal realizados por fonoaudiólogos. *Monografia. Especialização. Centro de Estudos da Voz.* São Paulo, 1997.

Villela ACM, Behlau M. Perfil do abuso, mau uso vocal e hábitos nocivos à saúde vocal de fonoaudiólogos. In: Behlau M (Org.) *A Voz do Especialista.* Vol I. Rio de Janeiro: Revinter, 2001, pp 163-82.

Vilkman E. Voice problems at work: a challenge for occupational safety and health arrangement. *Folia Phoniatr Logop* 52:120-5, 2000.

Vintturi J, Alku P, Lauri E-R, Sala E, Sihvo M, Vilkman E. Objective analysis of vocal warm-up with special reference to ergonomic factors. *J Voice* 15:36-53, 2001.

Viola IC. Estudo descritivo das crenças populares no tratamento das alterações vocais em profissionais da voz. *Tese de Mestrado – Pontifícia Universidade Católica de São Paulo.* São Paulo, 1997.

Watts WD, Short AP. Teacher drug use: a response to occupational stress. *J Drug Educ* 20:47-65, 1990.

Welham NV, Maclagan MA. Vocal fatigue: current knowledge and future directions. *J Voice* 17:21-30, 2003.

Wilson DK. *Voice Problems of Children.* 3. ed. Baltimore: Willians & Wilkins, 1987.

Weiner H. Medical problems and treatment. Panel discussion. *In* Van Lawrence (Ed.) *Transcription of the 7th Symposium on Care of the Professional Voice Part III: Medical/Surgical Therapy.* New York: The Voice Foundation, 1978, pp 67.

Whitaker Penteado JR. *A Técnica da Comunicação Humana.* São Paulo Pioneira 1977.

White J, Diggory E. Assessment of the singing voice. *In* Benninger M, Jacobson B, Johnson A (Ed.) *Vocal Arts Medicine: The Care and Prevention of Professional voice Disorders.* New York: Thieme, 1994, pp 112-34.

Yanagisawa E, Estill J, Kmucha ST, Leder SB. The contribution of aryepiglottic constriction to "ringing" voice quality – a videolaryngoscopic study with acoustic analysis. *J Voice* 3:342-9, 1989.

Zampieri S. Análise perceptivo-auditiva, acústica e da configuração laríngea de cantores de baile durante trechos de músicas em estilo de canto popular e lírico. *Monografia Especialização. Centro de Estudos da Voz.* São Paulo, 2001.

LEITURAS RECOMENDADAS

BLOCH P. *Você Quer Falar Melhor?* Rio de Janeiro: Revinter, 2002.

O livro do professor Dr. Pedro Bloch, médico, teatrólogo e escritor, recentemente resgatado pela Editora Revinter, é um marco na arte de falar bem, considerando os aspectos humanísticos, estéticos e de saúde da comunicação. É um clássico da área, com incontáveis edições anteriores, lidas por todas as gerações de fonoaudiólogos brasileiros. O texto flui para o leitor, sendo quase um texto falado, recheado de histórias clínicas e de vivências do autor. Deve ser lido por todos aqueles que trabalham com a comunicação humana, podendo ser recomendado a profissionais da voz, de todas as categorias, e também a leigos que queiram compreender a diferença entre falar e falar bem.

GONÇALVES N. *A Importância do Falar Bem. A Expressividade do Corpo, da Fala e da Voz Valorizando a Comunicação Verbal.* São Paulo: Lovise, 2000.

O livro da fonoaudióloga Neide Gonçalves foi desenvolvido a partir de material utilizado em curso para o aperfeiçoamento da voz e da fala, ministrado para diversas categorias profissionais. A autora desenvolve seu trabalho partindo do indivíduo e não do processo da comunicação, apresentando a importância de falar bem e analisando os elementos corporais da comunicação, em capítulos chamados: postura corporal, respiração, voz, articulação da fala, ritmo e linguagem corporal, além de oferecer as famosas dicas para o bom falante. O capitulo 8, *Estruturação da Apresentação*, é um resumo prático das principais estratégias que podem ser utilizadas para se preparar uma boa apresentação.

LOPES V. *Oratória e Fonoaudiologia Estética.* Carapicuíba: Pró-Fono, 2000.

O livro da fonoaudióloga Vânia Lopes é o resultado de sua pesquisa de mestrado e vivência pessoal ministrando cursos de oratória para diversos profissionais. Além dos capítulos geralmente presentes nos livros da área, que discorrem sobre voz, fala, postura etc., a autora faz um interessante relato inicial sobre os dados históricos que envolvem a oratória, retórica e a fonoaudiologia no Brasil. O capítulo final, com o relato de um caso, mescla o conhecimento clínico e estético, mostrando como a contribuição do fonoaudiólogo pode ser útil e única nessa área do aperfeiçoamento vocal.

POLITO R. *Como Falar Corretamente e sem Inibições.* 33. ed. São Paulo: Saraiva, 1993.

O livro do professor de expressão verbal, Reinaldo Polito, é o maior *best-seller* na área escrito pelo mais famoso aluno do lendário prof. Melantonio. O livro é direcionado a um público leigo, com vários exemplos práticos de situações e inúmeras dicas e sugestões de resolução de problemas nas apresentações verbais. As últimas edições são acompanhadas de um CD com exemplos e exercícios.

PASSADORI R. (Ed.) *Comunicação Essencial – Estratégias Eficazes para Encantar seus Ouvintes.* São Paulo: Gente, 2003.

Esta obra aborda os variados aspectos da comunicação. O autor parte da premissa que qualquer pessoa é capaz de falar bem em público, expressar suas idéias com desenvoltura e falar com naturalidade em qualquer ocasião se conhecer as técnicas adequadas, esforçar-se para empregá-las e treinar com dedicação. O livro sugere o estabelecimento de metas e apresenta um projeto de mudanças a ser implementado pelo leitor. A leitura é indicada para o público leigo que deseja aprimorar suas habilidades comunicativas.

BEHLAU M, PONTES P. *Higiene Vocal: Cuidando da Voz.* 3. ed. Rio de Janeiro: Revinter, 2001.

Este é um pequeno manual de higiene vocal, abordando com detalhes a produção da voz, hábitos inadequados, riscos vocais, leitura da psicodinâmica vocal e a influência de diversos tipos de medicamentos sobre a voz. Não é dirigido para nenhuma categoria de profissional da voz em especial, interessando a todos que usam a voz em seu trabalho e também aos pacientes portadores de disfonia.

FERREIRA L, OLIVEIRA I, QUINTEIRO EA, MORATO E (Eds.) *Voz Profissional: O Profissional da Voz.* Carapicuíba: Pró-fono, 1995.

Este livro é uma publicação brasileira que apresenta os diferentes aspectos das vozes profissionais, em 16 capítulos com contribuições de diferentes autores, sobre as vozes do ator, do professor, do cantor popular e lírico, do locutor, do operador de *telemarketing*, do dublador, do político e de outros profissionais da voz, incluindo dados da realidade nacional.

BEHLAU M, DRAGONE ML, NAGANO L. *A Voz que Ensina. O Professor e a Comunicação Oral em Sala de Aula.* Rio de Janeiro: Revinter, 2003.

Este livro foi escrito para o professor, abordando diversos aspectos relativos à comunicação oral em sala de aula, oferecendo alternativas para auxiliar o docente a manter a saúde de sua voz e melhorar a qualidade do ensino. Escrito em linguagem simples, para o público leigo, ressalta também a importância de aprender a ouvir e a controlar os aspectos ambientais da comunicação.

BEHLAU M, REHDER MI. *Higiene Vocal para o Canto Coral.* Rio de Janeiro: Revinter, 1997.

Este é um pequeno livro, especificamente indicado para regentes, coralistas e fonoaudiólogos que trabalham com corais. Contém informações básicas sobre o trabalho com canto, mais especificamente canto coral incluindo dados de saúde e higiene vocal, problemas mais comuns dos corais, mitos da voz cantada, atuação fonoaudiológica e um pequeno glossário com termos da área.

COSTA H, ANDRADA E, SILVA M. *Voz Cantada. Evolução, Avaliação e Terapia Fonoaudiológica.* São Paulo: Lovise, 1998.

O livro em questão é de dois autores brasileiros, o médico otorrinolaringologista Henrique Costa e a fonoaudióloga especialista em voz Marta Andrada e Silva. O texto é bastante abrangente e analisa o canto sob diversos aspectos, da fisiologia à patologia, passando pelo estilo e pela acústica. Ressaltamos como uma contribuição rica e detalhada, os capítulos 7, Exame da Voz do Cantor, 8, Alterações Fisiológicas da Voz Cantada e 9, Alterações Patológicas da Voz Cantada.

SUNDBERG J. *The Science of the Singing Voice.* Illinois: Northern Illinois University, 1987.

Embora esse livro seja uma publicação relativamente antiga, contém conhecimentos essenciais sobre a dinâmica da voz, apresentando de modo extremamente didático os conceitos mais importantes, fisiológicos e acústicos, relacionados à produção do canto. É leitura básica com a obrigatória e, embora o texto tenha sido escrito por um cientista, o que poderia assustar o leitor clínico, prima pela excelência no didatismo e pelos exemplos oferecidos, resultados da grande vivência clínica e das décadas de trabalho do autor em equipe de saúde, com fonoaudiólogos e médicos. Uma segunda edição, atualizada e ampliada com novos capítulos, foi lançada em sueco, mas ainda sem previsão de lançamento em inglês. A tradução para o português está em andamento, sem data de lançamento no mercado.

BENNINGER M, JACOBSON B, JOHNSON A (Ed.) *Vocal Arts Medicine – The Care and Prevention of Professional Voice Disorders.* New York: Thieme, 1993.

Este é um livro voltado para fonoaudiólogos e médicos especialistas que se dedicam ao trabalho com profissionais da voz. Seis capítulos abrangem desde a anatomia da laringe até o papel do fonoaudiólogo no tratamento da voz profissional, incluindo também aspectos das alterações na voz falada e cantada, o envelhecimento da voz, e a ansiedade das apresentações. É um livro prático e resumido que oferece uma visão geral desta área.

SATALOOFF RT. (Ed.) *Professional Voice: The Science and Art of Clinical Care.* San Diego: Singular, 1997.

Este livro é conhecido como a "bíblia" de Sataloff para quem trabalha com vozes profissionais, sendo o mais abrangente e completo no assunto. Apresenta informações atualizadas sobre anatomia, fisiologia e acústica; explora aspectos da visão médica, fonoaudiológica, psicológica e do professor de canto em relação ao paciente profissional da voz; e, ainda, detalha questões particulares, tais como obesidade e refluxo gastresofágico em cantores. É fonte essencial para os fonoaudiólogos que se dedicam ao atendimento de profissionais da voz.

KYRILLOS LR. (Org.) *Fonoaudiologia e Telejornalismo: Relatos de Experiências na Rede Globo de Televisão.* Rio de Janeiro: Revinter, 2002, pp 75-88.

Este livro apresenta vários capítulos escritos por fonoaudiólogos que desenvolvem atendimento a repórteres e apresentadores da Rede Globo de Televisão. Aborda diferentes temas, como a experiência de atendimento nos canais afiliados à Rede Globo, até a avaliação da comunicação oral e gestual específica para estes profissionais. Aborda também algumas pesquisas relacionadas ao estresse e aos parâmetros relacionados com os índices de confiabilidade durante a narração de uma matéria. É uma leitura muito interessante para aqueles que trabalham com este tipo de profissional da voz.

KYRILLOS LR, COTES C, FEIJÓ D (Ed.) *Voz e Corpo na TV: a Fonoaudiologia a Serviço da Comunicação.* São Paulo: Editora Globo S.A, 2003.

Este livro apresenta um guia prático com vários capítulos que abordam dicas fáceis e exercícios rápidos de expressividade e precisão com o objetivo de transformar o ato primitivo da fala na mais radiante forma de comunicação humana. Tem a relevância de uma obra científica, desnudando as engrenagens complexas da estrutura de sonoridade em nosso corpo. Ao mesmo tempo é um guia, que nos aponta os caminhos para que o processo da fala seja elegante e confortável, também para o ouvinte. O livro foi criado para jornalistas, repórteres, apresentadores, radialistas, professores, palestrantes, alunos, atendentes, recepcionistas, vendedores e todos os profissionais que dependem da comunicação oral. Apresenta basicamente três grandes temas: higiene vocal, produção da voz e gestos, esta última parte amplamente ilustrada.

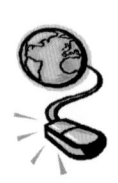

SÍTIOS RECOMENDADOS

☞ www.voicefoundation.org

Este é o sitio oficial da *The Voice Foundation*, dedicado a solucionar problemas de voz, promover pesquisas e elevar o nível do atendimento ao profissional da voz. Apresenta entradas para envio de trabalhos, informações sobre seu congresso anual e *links*.
Idioma: inglês
Sítio visitado em: 9/2/2004

☞ www.nats.org

Sítio oficial da *National Association of Teachers of Singing* – NATS, que apresenta tanto informações abertas como áreas restritas para sócios. Há dados sobre a história da NATS, eventos e cursos organizados, *links* variados, sessão com as perguntas mais comuns e informações sobre o *Journal of Singing*, a revista oficial da associação. A consulta ao *Journal of Singing* permite pesquisar *on-line* por autor ou por tema, com acesso a muitos resumos.
Idioma: inglês
Sítio visitado em: 9/2/2004

☞ www.sunrise.com.br/users/amoradio/default2.htm

Este sítio apresenta uma vasta gama de assuntos sobre rádio, oferecendo informações sobre a história do rádio, invenção do rádio, os variados segmentos do rádio, emissoras do Brasil, rádio no Brasil, tipos de locução, linguagem do rádio, dicas para diretores, equipamentos utilizados e simples informações sobre voz.
Idioma: português
Sítio visitado em: 9/2/2004

☞ www.vozesbrasileiras.com.br

Este sítio é o maior banco de vozes brasileiras da Internet. Oferece um acervo de 1260 gravações de 312 vozes. O item galeria das vozes apresenta pequenos trechos de gravações, desde Thomas Edison, com o primeiro registro da voz humana, passando pelas grandes vozes do rádio e TV brasileiros, como o Repórter Esso.
Idioma: português
Sítio visitado em: 9/2/2004

☞ www.retotv.com.br/dublagem

Este sítio conta a história da dublagem no Brasil e apresenta matérias, dicas e fatos curiosos. Mostra ainda os bastidores da dublagem, quem são os dubladores e seus personagens.
Idioma: português
Sítio visitado em: 9/2/2004

☞ http://www.microfone.jor.br/historia.htm

Este sítio escreve sobre a história do rádio no Brasil, as etapas do desenvolvimento da rádio difusão e surgimento das emissoras. Também oferece acesso a um arquivo sonoro.
Idioma: português
Sítio visitado em: 9/2/2004

☞ http://www.tudosobretv.com.br/

Este sítio é desenvolvido pelo jornalista Maurício Valin e pela pesquisadora Soraya Costa. Possui dados sobre o surgimento da televisão até dados atuais sobre a TV por assinatura. Mostra a história da TV no Brasil, por décadas, com destaques e depoimentos de personagens importantes, fotos históricas, história da telenovela (com fichas técnicas, resumos e trilha sonora) e dados curiosos. Apresenta ainda informações sobre técnicas de gravação, iluminação etc.
Idioma: português
Sítio visitado em: 9/2/2004

☞ http://jornalnacional.globo.com/site.jsp

Este é o sítio oficial do Jornal Nacional, telejornal exibido pela Rede Globo de Televisão todas as noites, exceto aos domingos. É o telejornal que tem a maior audiência da televisão brasileira com uma média de 40 milhões de espectadores toda noite. No sítio pode-se encontrar desde a última edição até a história do telejornal. É possível também assistir a vídeos com o dia-a-dia de quem faz o telejornal, os pioneiros e as reportagens mais interessantes. Além disso, pode-se fazer um passeio virtual pela redação no Rio de Janeiro. É interessante para aqueles que desejam trabalhar com repórteres e apresentadores e entender um pouco mais sobre a profissão e a demanda destes profissionais.
Idioma: português
Sítio visitado em: 9/2/2004

☞ www.metopera.org

Este é o sítio do teatro *Metropolitan Opera House*, de Nova Iorque, que apresenta a história da casa, com fotos de seus artistas e resumos das produções, desde o século XIX, além de resumos das principais óperas, apresentados em seus diferentes atos.
Idioma: inglês
Sítio visitado em: 9/2/2004

☞ www.sobresites.com

Neste grande guia de portais há três entradas especiais com interesse na voz profissional, uma relativa à opera (www.sobresites.com/opera), uma ao cinema (www.sobresites.com/cinema) e outra ao teatro (www.sobresites.com/teatro). No guia de ópera pode-se dirigir a vários *links* relacionados com o assunto, com informações sobre divas e cantoras, compositores, regentes, diretores de ópera, gravadoras, sociedades, entrevistas, listas de discussão, periódicos e libretos (alguns em português); seu editor é José Carlos Neves Lopes. Já o guia de cinema conta com o editor Renato Chagas Gaiarsa e também abre para outros *links* e possui informações sobre lançamentos, Oscar, cinema brasileiro, roteiros, atores e atrizes, diretores, cineastas, fichas técnicas sobre as produções, estúdios e críticas de filmes. O editor do guia de teatro é Atrhur Malheiro, e o guia conta com informações sobre história do teatro, sítios das companhias teatrais do mundo, dos atores e atrizes, dos teatros e casas de espetáculo, com informações sobre alguns dramaturgos, entrevistas e escolas e cursos.

Idioma: português
Sítio visitado em: 9/2/2004

☞ www.uol.com.br/prevler/

Este é o sítio do Instituto Nacional da Prenção das LER/DORT, em que há uma pequena síntese sobre o que são tais distúrbios, perguntas e dúvidas mais freqüentes, com dados da pesquisa da DATAFOLHA sobre a análise de 310.000 trabalhadores com LER.

Idioma: português
Sítio visitado em: 9/2/2004

☞ www1.folha.uol.com.br/folha/datafolha/po/ler_102001.shtml

Informações sobre a pesquisa realizada pelo Instituto Datafolha, em 2001, sobre trabalhadores paulistanos, com o objetivo de investigar condições de trabalho, concluindo que 6% da população tem diagnóstico de LER/DORT. São analisados os seguintes aspectos: perfil da amostra, fatores de risco, sintomas, fatores de esforço e repetição, entre outros.

Idioma: português
Sítio visitado em: 9/2/2004

☞ www.druginfonet.com

O sítio sugerido apresenta informações sobe medicamentos, principais perguntas sobre saúde e doenças, hospitais *online* (América do Norte, Europa, Ásia e Oriente Médio), informações sobre escolas médicas, listas de discussão, organizações, sítios governamentais e listas de referências médicas. Especificamente quanto aos medicamentos, é possível recorrer a um mecanismo de busca pelo nome comercial, sem necessidade de registro e senha de usuário, sendo também disponíveis respostas às perguntas mais comuns sobre as drogas.

Idioma: inglês
Sítio visitado em: 9/2/2004

☞ www.genérico.com.br

O sítio apresenta uma série de informações sobre medicamentos genéricos, incluindo a legislação na área e as dúvidas mais freqüentes (em documento que tem como fonte informações da Agência Nacional de Vigilância Sanitária – ANVISA). Há um dicionário de medicamentos, que pode ser consultado por produto, por fabricante, pelo nome químico da substância, por grupo farmacológico ou por indicações terapêuticas. Logo na abertura o sítio esclarece os riscos da automedicação e relembra que a competência de uma indicação medicamentosa é do médico do paciente.

Idioma: português
Sítio visitado em: 9/2/2004

☞ http://www.yahoogrupos.com.br/group/preparacaovocal

Sugerimos essa lista de discussão, criada em março de 2000 para abordar assuntos de interesse do cantor, sobretudo do cantor popular. A lista é bastante ativa, lida com assuntos polêmicos e funciona, muitas vezes, como uma excelente fonte de aprendizado na área. Conta com a participação de 150 membros, entre professores de canto, preparadores vocais, cantores profissionais e amadores, eruditos e populares, coralistas e regentes de coral, fonoaudiólogos, otorrinolaringologistas e interessados na voz cantada. Inscrições para participar da lista podem ser feitas pelo e-mail preparacaovocal-subscribe@yahoogrupos.com.br. Atuam como moderadores da lista Suely Mesquita (compositora popular, cantora, preparadora vocal e professora de canto), Alza Alves (cantora, preparadora vocal e professora de canto), Ana Calvente (cantora e fonoaudióloga), Fabiano Amorim Matta Machado (aluno de canto), além dos colaboradores Nana Valente Soutinho e Alê Porto.

Idioma: português
Lista ativa em 9/2/2004

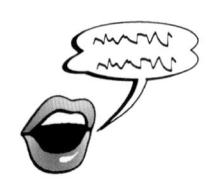

DE BOCA EM BOCA

1 NAGANO L. *Perfil vocal e análise perceptivo-auditiva das vozes de professoras de pré-escola.* São Paulo, 1994./Monografia. Especialização. CEV. Orientação: Profa. Dra. Mara Behlau.

Esta pesquisa teve como objetivo obter dados referentes à atuação profissional, hábitos vocais, higiene vocal e dados da saúde geral e de auto-avaliação vocal em professores de pré-escola. Foi realizada a avaliação perceptivo-auditiva por fonoaudiólogas especializandas em voz.

Participaram deste estudo 44 professoras da pré-escola, às quais foram aplicados questionários com perguntas abertas sobre dados de identificação, uso vocal em sala de aula e extra-classe, recursos utilizados para controlar a classe, presença de problemas de voz, presença de distúrbios hormonais, respiratórios, alérgicos e sobre comportamento vocal. Para a avaliação perceptivo-auditiva, foram realizadas a gravação do tempo máximo de fonação da vogal "a" e a contagem de números. Os resultados mostraram que:

- 75% das professoras nunca receberam orientação vocal, há piora da voz em datas comemorativas.
- 59% avaliou a própria voz como alterada, os sintomas mais citados foram fadiga vocal, garganta ressecada e sensação de raspar a garganta.
- na avaliação perceptivo-auditiva 26 professoras, mais da metade do grupo, foram consideradas disfônicas.
- entre as professoras disfônicas, 12 foram classificadas como roucas discretas. Foram encontrados TMF diminuídos para o grupo disfônico e normal.

A autora salienta que este tipo de profissional da voz deve ter um trabalho preventivo dirigido sobre higiene vocal, desde a sua formação até o exercício profissional.

2 DRAGONE MLS. *Voz do professor: interfaces e valor como instrumento de trabalho.* Araraquara, 2000./Dissertação. Mestrado. Universidade Estadual Paulista "Júlio de Mesquita Filho" – UNESP. Orientação: Profa. Dra. Maria Regina Guarnieri.

O objetivo deste estudo foi configurar como a voz do professor é abordada em duas áreas do conhecimento – fonoaudiologia e educação –, estabelecendo suas relações, e compreender a voz no trabalho docente sob a perspectiva dos professores. Optou-se por um estudo exploratório. Para tanto, buscou-se a bibliografia sobre voz do professor da área fonoaudiológica e as referências, na bibliografia da educação, sobre o comportamento vocal do professor no trabalho docente. Complementando a pesquisa, foram realizadas entrevistas com professores, para obter suas opiniões com relação ao valor da voz no exercício do trabalho docente.

A problemática vocal do professor é um assunto vastamente estudado na área fonoaudiológica, onde este profissional é visto como um grande usuário de voz, havendo uma enorme preocupação com a saúde vocal. No entanto a dinâmica da sala de aula ainda não foi explorada devidamente pelos pesquisadores desta área. Durante as entrevistas realizadas com cinco professores de diferentes níveis de atuação, foi fácil detectar que eles reconhecem a voz e sua complexidade no seu trabalho, e pôde-se constatar o quanto esta voz é valorizada sob seis focos de análise.

O primeiro foco de análise dos depoimentos dos professores tratava dos principais requisitos para o bom desempenho do professor, e destacou a interação professor-aluno. Neste aspecto destaca-se a importância da psicodinâmica vocal para despertar o interesse dos alunos.

O segundo foco de análise buscou quais papéis que os professores entrevistados denotariam a voz em sua performance profissional. O papel de recurso didático foi o mais referido sob diversas formas, colocando a voz como um recurso usado durante as aulas para conseguir despertar o interesse dos alunos para o conteúdo das matérias. Foi também mencionado o papel da voz como controladora da disciplina da classe.

As variações na voz que os entrevistados citaram realizar durante seu trabalho compuseram o terceiro foco de análise, e de certa modo complementam o anterior. Variações de intensidade foram as mais citadas pelos professores, seguidas pelas de entonação, de ressonância, de ritmo e da maneira de articular os sons. A intensidade foi referida como controladora de disciplina da sala de aula e as outras variações como recursos da aula, marcando a fala do professor.

O quarto, e talvez o mais marcante, dos focos de análise dos depoimentos dos professores revelou a memória das vozes de seus antigos professores. Neste foco, somente dois tipos de aspectos foram marcados: o impacto positivo e o negativo, ambos gerados pelas várias vozes recordadas.

Nos dois últimos focos de análise a percepção dos professores sobre suas vozes indicou sintomas de atrito vocal, consciência sobre algumas causas destes sintomas e das alterações de voz, limitações vocais e modificações de voz no decorrer no exercício profissional, tentativas de adaptação intuitiva da produção vocal para padrões mais efetivos e desconforto com a qualidade vocal alterada. Ficou evidente o interesse em conhecer como otimizar a voz no trabalho docente e em como cuidar das vozes já alteradas.

Pôde-se concluir com esta pesquisa que as principais interfaces entre a fonoaudiologia, a educação e a perspectiva dos professores com relação à voz estão na interação professor-aluno, com a influência da psicodinâmica vocal, e no papel da voz como recurso da atuação do professor em sala de aula. O valor da voz ainda é diferente na fonoaudiologia e na educação. A busca de um valor equilibrado pode estar no ouvir a voz usada na sala de aula, nas relações que o professor estabelecer com ela e no impacto que a voz do professor causar nos alunos.

3

URRUTIKOETXEA A, ISPIZUA A, MADELLANES F. Pathologie vocale chez les professeurs: une étude vidéo-laryngo-stroboscopique de 1046 professeurs. *Rev. Laryngol. Otol. Rhinol. (Bordeaux)*, **116:255-62, 1995.**

Este estudo foi feito com 1.046 professores do ensino público da província de Guipuzcoa (Espanha) com ou sem queixas de voz, com o objetivo de detectar a existência de lesões orgânicas nas pregas vocais. Os professores eram 63% do sexo feminino e 37% do sexo masculino, com idade média de 38 anos e faixa de distribuição de 22 a 64 anos; com tempo médio de atividade profissional de 13 anos, e faixa de distribuição de 1 a 42 anos; lecionando em média 4,2 horas-aula por dia, para alunos de diferentes faixas etárias. Foi aplicado um questionário e realizado o exame otorrinolaringológico, acrescido de audiometria tonal e laringoestroboscopia, com registro em videocassete.

Dos 1046 professores avaliados, 828 foram considerados normais (79,2%) e 218 portadores de lesões orgânicas das pregas vocais (20,8%). Do total de 218 exames alterados, 94 eram casos de nódulos (43,11%) e o restante, com diversas lesões, assim distribuído: 39 casos de edema de Reinke (17,9%), 24 hipertrofias de pregas vestibulares (12,9%), 19 pólipos (8,7%), 9 cistos (4,2%), 6 laringites crônicas (2,8%), 3 paralisias de pregas vocais (1,45) e 20 outros (9,2%).

Entre todos os profissionais avaliados, 70% afirmaram ter apresentado problemas de voz em algum momento de sua carreira, sendo que 17% já ficaram afastados do trabalho por disfonia. Os principais problemas descritos foram: rouquidão, fadiga vocal, instabilidade vocal e dor ao falar.

Os aspectos estroboscópicos mais importantes incluem: fenda glótica na maioria dos professores e regularidade da morfologia das pregas vocais. As características de atividade supraglótica, tono laríngeo, amplitude de vibração da mucosa, simetria, periodicidade e outros aspectos mostraram variações de acordo com a lesão detectada.

4

FARGHALY SM. *Caracterização vocal de professores de hidroginástica de academias.* **São Paulo, 2000./Monografia. Especialização. CEV. Orientação: Profa. Dra. Mara Behlau.**

Este estudo caracterizou o comportamento e perfil vocal de professores de hidroginástica, por meio da aplicação de um questionário, composto por 15 perguntas, enviado a cinqüenta professores, dez do sexo masculino e 40 do sexo feminino e faixa etária de 20 a 40 anos, com tempo mínimo de profissão de um ano, trabalhando em piscinas aquecidas e cloradas. Desta forma, foi analisado se esta modalidade esportiva pode ser considerada como um fator de risco para o desenvolvimento da disfonia.

A conclusão do estudo mostra que esta categoria de professores apresenta uso de voz bastante prejudicado, uma vez que trabalham em condições acústicas e ambientais inadequadas e desfavoráveis, na presença de ruídos competitivos interno e externo, geralmente sem o auxílio do microfone para amplificação vocal, cujo uso é alcançado às custas de muito esforço. A quase totalidade de professores apresenta inúmeros sintomas vocais negativos e uma somatória de práticas vocais abusivas, que podem limitar ou até mesmo impedir o uso da voz profissional em médio prazo, sendo que as queixas físicas são insignificantes.

Todos os sujeitos referiram que exercem outras funções além de ministrar aulas de hidroginástica e mencionam também o aparecimento de sintomas vocais negativos quando do início de suas atividades como professores de hidroginástica.

A totalidade dos professores apresentou sintomas vocais e corporais negativos em relação à hidroginástica, com significância para o cansaço vocal e o ardor na garganta, sendo a modalidade esportiva de maior prejuízo e limitação vocal, quando comparada a outras, dado este referido pelos próprios sujeitos da pesquisa.

A hidroginástica expõe o professor a uma fadiga vocal. Os autores sugerem que programas de orientação e profilaxia podem vir a beneficiar os professores de hidroginástica em seu uso vocal, pois efetivará por muito tempo o exercício profissional e ressalta, ainda, que novos estudos poderão ser desenvolvidos, por não haver literatura específica a essa categoria profissional, aprofundando o conhecimento científico nessa área de profissionais, pouco explorada.

5 LONG J, WILLIFORD H, OLSON M, WOLFE V. Voice problems and risk factors among aerobics instructors. *J. Voice*, 12:197-207, 1998.

Entre os grupos de profissionais que apresentam riscos de abuso vocal e alterações laríngeas está o dos professores de aeróbica. Estes profissionais apresentam hábitos similares aos de líderes de torcida, que falam enquanto exercitam, apresentam movimentos hipercinéticos agressivos durante a fonação, além de tendência à formação de nódulos de pregas vocais.

As líderes de torcida apresentam: rouquidão, disfonia, afonia, tensão músculo-esquelética, suporte respiratório inadequado, freqüência aguda, intensidade elevada e alta incidência de alterações de pregas vocais.

O objetivo deste estudo é determinar a incidência de problemas de voz relatados pelos próprios professores e examinar os fatores de risco para problemas de voz nesta população. O estudo foi realizado com um grupo de 54 professores, 50 mulheres e 4 homens, que tinham de 0,2 a 25 anos de prática. O grupo dava de uma à seis aulas por semana, com duração de 60 minutos. O grupo não incluía nenhum fumante, apresentava poucas queixas de doenças, alergias e pouco uso de medicações.

Foram distribuídos questionários em 11 instituições diferentes que incluíam academias, clubes, igrejas e instituições militares. O questionário apresentava perguntas sobre: duração da aula, uso de microfones, dados do local das aulas, técnicas vocais utilizadas, percepção de volume de música e acústica, história pessoal de doenças, alergias, perda de voz, rouquidão e conhecimentos de higiene vocal.

Os resultados mostraram que o grupo com perda de voz atua como professor de aeróbica há mais tempo e tem média de idade 3 anos acima do outro grupo; dores de garganta e mudanças de tempo foram significantemente maiores no grupo com perda de voz; o grupo com perda de voz apresenta maior porcentagem de abuso por gritar em aula e relaciona o aumento de rouquidão, perda de voz e dor de garganta ao fato de ensinar aeróbica; finalmente, não houve diferença significativa relacionada ao uso de microfones.

Os dados apontam algumas informações interessantes no que se refere a problemas de voz relatados por professores de aeróbica. Existe neste grupo de profissionais uma alta porcentagem de queixas vocais relacionadas ao ensino de aeróbica e um conhecimento muito pequeno de noções de higiene vocal. Além disso, existe uma piora do quadro com a duração da atividade, ou seja, quanto maior o tempo de experiência, mais suscetível é o profissional de desenvolver um problema vocal.

6 HARVEY P, FEUDO JR P, ARONSON D. Objective analysis of actors' voices: an initial report. *J. Voice*, 2:143-7, 1989.

Este estudo descreve um programa de avaliação acústica já em andamento, para estudantes de teatro de uma escola profissionalizante. O principal objetivo é desenvolver uma avaliação consistente e objetiva, apropriada para atores. O objetivo secundário é determinar se estas medidas objetivas poderiam ser usadas para estabelecer o tipo de trabalho a ser usado com os atores individualmente, e se poderiam ser utilizadas periodicamente para auxiliar no redirecionamento do treinamento.

As tarefas incluídas nesta avaliação tinham como pré-requisitos: precisão nas medidas, minimizar interferências da fala natural e atuação, fornecer *feedback* individual para os professores e alunos, identificar sutilezas na atuação e possibilidade de medir resultados periodicamente.

A avaliação inclui:

- Controle respiratório com a obtenção do tempo máximo de fonação com /s/ e /z/ e cálculo da relação s/z.
- Extensão vocal através da produção da freqüência mais grave em registro modal à freqüência mais aguda do falsete.
- Estabilidade e a periodicidade medidas na produção de uma voz com freqüência e intensidade confortáveis.
- Intensidade e freqüência média de fala em: leitura de texto em voz alta de forma natural, monólogo escolhido e treinado previamente e monólogo sem prévia preparação.

- Intensidade máxima no grito.
- Extensão de freqüência com a observação da porcentagem de tempo que o aluno permanece dentro da faixa de extensão estabelecida por dados normativos.

A avaliação acústica foi realizada em três momentos: antes do início, após um ano e no final do treino. Pôde-se observar que houve benefício para os estudantes com modificação do direcionamento do treino, de acordo com os seus resultados. Os dados da avaliação também ajudaram na compreensão de como os hábitos pessoais e abusos vocais influenciam na sua produção vocal.

Os resultados obtidos demonstraram que o protocolo descrito é eficiente para a avaliação de estudantes que estão iniciando na escola de atores e que a análise objetiva foi útil para fornecer informações e traçar objetivos com os estudantes.

7 HARVEY P, FEUDO JR P, ARONSON D. Objective analysis of actors' voices: comparative development across training. *J. Voice*, 6:267-70, 1992.

Este artigo é a continuação de um estudo que foi realizado em uma escola para atores, com o objetivo de criar uma avaliação acústica específica para atores. O presente estudo foi realizado com o intuito de avaliar se as medidas selecionadas revelam mudanças ocorridas com o treino dos estudantes.

Os dados avaliados incluem: tempo máximo de fonação; relação s/z; aperiodicidade; extensão vocal; freqüência de fala em leitura, monólogo ensaiado e monólogo sem treino; extensão de freqüência utilizada em leitura, monólogo ensaiado e monólogo sem treino; intensidade média em leitura, monólogo ensaiado e monólogo sem treino; e intensidade forte em leitura, monólogo ensaiado e monólogo sem treino.

Os dados comparados foram obtidos em um período de 9 a 12 meses consecutivos, de um grupo inicial de 84 estudantes. As análises foram feitas entre os próprios sujeitos, comparando as avaliações sucessivas e observando as mudanças de cada parâmetro. Entre os problemas observados estavam a longa duração do projeto e o grande número de avaliações e comparações.

Os resultados demonstraram um aumento do controle respiratório e capacidade fonatória. A extensão vocal, assim como a variabilidade de freqüência durante a fala, aumentou, mostrando que os estudantes passaram a fazer uso de modulações de freqüência durante a representação. A variabilidade de intensidade também aumentou, tanto em leitura quanto durante a representação.

Estes resultados mostram que algumas medidas são capazes de monitorar as mudanças ocorridas durante o treino. Além disso, os dados obtidos durante a avaliação podem sugerir as técnicas a serem utilizadas na formação do ator.

8 MEDRADO RBS. *Locução publicitária: análise perceptivo-auditiva e acústica de recursos vocais.* São Paulo, 2002/Tese. Mestrado. Pontifícia Universidade Católica de São Paulo. Orientação: Profa. Dra. Leslie Piccollotto.

O objetivo do presente estudo foi analisar auditivamente duas modalidades de emissão, locucionada e não-locucionada, de um texto comercial, em dois grupos de falantes (locutores e não-locutores) e identificar os recursos vocais da emissão locucionada nos mesmos grupos. Foi utilizado um texto comercial, gravado por dez locutores e dez não-locutores.

O material de fala foi submetido à análise perceptivo-auditiva por 40 juízes leigos, designados grupo de ouvintes, que escutou o material de fala duas vezes, identificando as emissões como pertencendo a locutores e a não-locutores e ainda assinalando se a emissão do texto havia sido locucionada na primeira, na segunda ou em ambas as vezes. As amostras também foram submetidas à análise acústica, contemplando: duração total do enunciado e pausas, pausas de ênfase, freqüência fundamental média, mínima e máxima, e número de semitons. Foram também identificados os vocábulos do texto nos quais ocorreram os valores de freqüência mínima e máxima.

Os resultados da análise perceptivo-auditiva indicaram que 84,25% dos locutores e 74% dos não-locutores foram identificados como tais. Um número de 58,75% dos ouvintes leigos identificaram corretamente a emissão locucionada do grupo de locutores, enquanto que 64% deles identificaram corretamente a emissão de não-locutores. Por outro lado, 9% dos ouvintes leigos identificaram incorretamente a emissão locucionada do grupo de locutores, e 21% a emissão de não-locutores. Para os ouvintes leigos, 31,25% dos locutores e 11,75% dos não-locutores locucionaram o texto comercial em ambas as vezes. A análise acústica demonstrou que a duração total do enunciado foi de 5,9 s para os locutores e 4,89 s para os não-locutores. Os locutores apresentaram um valor total de pausa de 2,372 ms e os não-locutores 1,769 ms. Quando se analisou o valor de cada uma das três pausas de ênfase observou-se que para os locutores, a pausa 1 foi de 794,90 ms, a pausa 2 de 983,10 ms e a pausa 3 de 594,00 ms. Para os não-locutores, a pausa 1 foi de 650,60 ms, a pausa 2 de 638,00 ms e a pausa 3 de 480,40 ms. Os locutores apresentaram freqüência fundamental média de 86,76 Hz, mínima de 57,36 Hz, máxima de 142,69Hz e 15,60 semitons. Os não-locutores apresentaram freqüência fundamental média de 131,29 Hz, mínima de 92,72 Hz, máxima de 180,97 Hz e 11,30 semitons. Com relação aos vocábulos em que ocorreram os valores de freqüência mínima observamos que em seis locutores foi no vocábulo "emoção", três no "país" e um no segundo "Brasil"; cinco não-locutores no vocábulo "país", um no primeiro "Brasil", um no segundo "Brasil", um no "vale" e um no segundo "viaje". Já com relação aos vocábulos em que ocorreram os valores de freqüência máxima observamos que em cinco locutores foi no segundo vocábulo "viaje", três no primeiro "viaje" e dois no segundo "pelo"; seis não-locutores no primeiro "viaje", um no "país" e um no segundo "pelo".

A partir dos dados obtidos pode-se concluir que os locutores e não-locutores produziram respostas diferentes do ponto de vista auditivo e acústico. A maioria dos locutores e não-locutores foi identificada como tal, em ambas as modalidades de emissão. Locutores foram identificados mais consistentemente como tais do que não-locutores. Ambas as modalidades de emissão foram próximas entre si para os locutores identificados como tais, ao contrário dos não-locutores. O locutor empresta ajustes da emissão locucionada para a não-locucionada. A duração total do enunciado na emissão locucionada é maior para os locutores em comparação aos não-locutores. A distribuição dos tempos das pausas foi estatisticamente mais homogênea nos locutores que nos não-locutores. Locutores apresentam valores de freqüência média, máxima e mínima mais graves e maior números de semitons.

9 STIER MA. *A voz profissional do repórter de TV.* São Paulo, 1997/Monografia. Especialização. CEV. Orientação: Profa. Dra. Mara Behlau.

A televisão faz parte da vida da maioria das pessoas e através dela o indivíduo ouve, vê e interage com o meio social. Os noticiários de TV devem cumprir a função de informar com clareza e verdade. Por sua vez, o papel do repórter é transmitir uma notícia, contando "histórias verdadeiras".

O repórter, no seu exercício profissional, vive diferentes situações em um mesmo dia. Pode, por exemplo, fazer uma entrevista com grevistas e, no momento seguinte, entrevistar um cantor importante. Isso exige versatilidade e habilidade profissional e vocal.

A reportagem apresenta três momentos diferentes: sonora, *off* e passagem. Sonora refere-se ao momento em que o repórter faz a entrevista; no *off*, o repórter narra o que está sendo mostrado no vídeo sem sua imagem, sendo, geralmente, uma leitura que acompanha as imagens mostradas; na passagem, o repórter aparece diante da câmera falando um texto previamente elaborado, porém não necessariamente decorado.

O objetivo do presente trabalho foi comparar as emissões de repórteres de televisão nas situações de *off* e passagem; para tanto, contamos com a participação de 20 repórteres, com idade média de 25 anos, sendo três homens e 17 mulheres, todos atuando profissionalmente por um período de 2 meses a 10 anos. A pesquisa foi realizada em três etapas: aplicação de um protocolo com questões de identificação e uso pessoal e profissional da voz, avaliação vocal e comparação do comportamento vocal profissional na reportagem e na fala coloquial.

A primeira parte da pesquisa foi realizada individual e oralmente, com gravação em vídeo. Para a avaliação vocal, foram utilizados os parâmetros de tempo máximo de fonação (TMF) das vogais /a/, /i/ e /u/, relação s/z e, finalizando, foi realizada uma comparação entre o comportamento vocal pessoal e profissional. A avaliação da voz profissional foi feita em dois momentos: *off* e passagem. Os parâmetros avaliados foram: sistema de ressonância, freqüência fundamental, *loudness*, padrão articulatório e velocidade de fala.

Os resultados sugerem que os repórteres apresentam auto-imagem vocal positiva, não realizam aquecimento vocal, tendem a mudar a voz com o desenvolvimento da profissão, estabelecendo diferenças entre a voz pessoal e profissional, apresentam voz mais grave no *off*, apresentam padrão articulatório indiferenciado, registro de voz modal, a intensidade vocal é adequada no *off* com tendência a aumentar na passagem, a modulação de intensidade é caracterizada pelo padrão repetitivo no *off* e, finalmente, a velocidade de fala tende a aumentar na passagem.

10
TORRES MLGM. *Estudo da intenção comunicativa do repórter de TV na transmissão de textos noticiosos com dois conteúdos diferentes.* Brasília, 2002. Tese/Mestrado. Universidade de Brasília. Orientação: Prof. Dr. Carlos Augusto de Oliveira e Profa. Dra. Mara Behlau.

O telejornal atinge milhões de brasileiros há mais de 50 anos. O repórter deve transmitir a notícia com credibilidade. O repórter deve fazer a interpretação da notícia, sem dar a impressão ao telespectador de que há um texto escrito. E é isso que o repórter deseja ao participar do treinamento fonoaudiológico: escrever e ler de tal forma que pareça que a fala é natural.

Para avaliar a relação entre a intenção do jornalista e a recepção do ouvinte, o objetivo do presente trabalho foi verificar a porcentagem de identificação correta da intenção do repórter na transmissão da notícia, independentemente do conteúdo do texto falado, nota esportiva ou nota editorial, e reconhecer, através de análise acústica, quais os parâmetros acústicos são provavelmente responsáveis por esta identificação nos dois estilos pesquisados. Para este estudo foram selecionados dez repórteres homens e 17 mulheres, entre 24 e 41 anos de idade, com média aproximada de 11 anos de experiência em telejornalismo. Foram selecionados dois tipos de notas: nota editorial e nota esportiva. Cada texto foi lido com duas diferentes intenções, editorial e de esportes. Assim, foram produzidas quatro situações, sendo duas de conteúdo e intenção concordantes e duas discordantes. Foi realizada uma análise perceptivo-auditiva com fonoaudiólogos especialistas em voz e o material lido foi também submetido à análise acústica (programa *Dr. Speech 4.0*, módulo *Real Analysis*). Os resultados apontaram um valor médio de 84% das respostas corretas, sendo que nas situações concordantes essa média ficou acima de 90% e mesmo nas discordantes foi maior de 70%, o que valoriza a interpretação do texto.

O estudo concluiu que a intenção de comunicação do repórter de TV na transmissão de uma nota editorial ou esportiva, independentemente do conteúdo falado, foi identificada pelas Fonoaudiólogas especialistas pelos aspectos da prosódia e da entonação. Alguns parâmetros acústicos como o desvio padrão da Intensidade (DPI) e a freqüência fundamental (F_0) determinam o gênero do falante. Houve uma forte inclinação dos repórteres homens em transmitir a nota com intenção de esporte com F_0 mais elevada; as mulheres, contudo, não elevam a freqüência da voz nesta tarefa. Já para a transmissão de nota editorial, os repórteres de ambos os sexos utilizaram uma redução da F_0 e do DPF_0; contudo, o parâmetro acústico de intensidade não identificou se a voz transmite nota esportiva ou nota editorial. Também não houve variação nas medidas de semitons ou medidas da extensão da F_0, para a transmissão de nota editorial ou nota esportiva de acordo com o sexo; já a transmissão da nota de conteúdo esportivo leva o repórter a falar mais rápido, mesmo quando a intenção vocal é de transmitir nota editorial.

Tais informações podem ser utilizadas em treinamento fonoaudiológico de jovens profissionais.

11
ALGODOAL MJA. *Voz profissional: o operador de telemarketing.* São Paulo, 1995/Tese. Mestrado. Pontifícia Universidade Católica. Orientação: Prof. Dra. Léslie Piccolotto Ferreira.

O presente trabalho teve como objetivo caracterizar o perfil vocal do operador de *telemarketing* de uma determinada empresa. Para realização da pesquisa, foi aplicado um questionário contendo 41 questões para 120 sujeitos operadores de *telemarketing*. As questões envolviam dados gerais como idade, estado civil, gênero, tempo de trabalho, carga horária e período de trabalho e questões específicas em relação a treinamento vocal, prática de outras atividades profissionais, opinião acerca da própria voz e uso vocal, assim como antecedentes e hábitos vocais.

Pôde-se concluir com a pesquisa, que a população estudada era composta basicamente por mulheres entre 19 e 29 anos, solteiras, com ensino médio completo e média de 1 ano de tempo de serviço.

As áreas de maior atuação dentro da empresa foram a de *telemarketing* receptivo seguido de ativo, com predomínio de jornada no período matutino. A maioria dos operadores não exerce outra atividade profissional paralela. Quanto ao treinamento, os assuntos mais abordados são de atendimento e vendas, sendo que 70% dos operadores não receberam nenhuma orientação ou treinamento vocal.

Os indivíduos da pesquisa caracterizaram o ambiente de trabalho quanto ao conforto da sala, cadeira e mesa como sendo de grau regular.

O uso de café, chá e água nos intervalos de trabalho aparecem geralmente associados ao fumo e ao uso de voz com os colegas.

Os operadores classificaram suas vozes como sendo boa (74,16%) e em sua maioria estão satisfeitos com a própria voz (47,5%). Acreditam que a voz deve ser clara, confiante e firme para maior sucesso no trabalho e não relataram ou perceberam alteração vocal após o início do trabalho.

Os sujeitos atribuíram melhora da voz ao uso de pastilhas e balas, repouso vocal e ingestão de água e relataram piora vocal com o consumo de líquidos ou alimentos muito gelados e uso intensivo de voz. Os operadores ainda reforçaram a necessidade de melhora do ambiente físico de trabalho e adequação da carga horária, assim como treinamento e assessorias vocal e psicológica.

12 BARDELLI F. *Sintomas vocais em profissionais de telemarketing*. São Paulo, 2001/Monografia. Especialização. CEV. Orientação: Profa. Dra. Mara Behlau.

A área de *telemarketing* é um importante campo de atuação fonoaudiológica, o que proporciona vasta possibilidade, mas também a necessidade de elaboração de trabalhos científicos. Os operadores de *telemarketing* de um *call center* em uma empresa de TV a cabo do Estado de São Paulo nas funções de atendimento ao cliente (N = 100) ou vendas (N = 41) foram estudados nessa pesquisa, por meio da aplicação de questionário, com o objetivo de verificar e comparar a ocorrência de sintomas vocais não somente entre os operadores dessas duas funções, mas também com profissionais da mesma empresa que não trabalhavam como operadores de *telemarketing* (N = 34).

Com a análise dos resultados obtivemos três grupos: atendimento, vendas e controle; quando comparamos os três, o grupo controle em relação aos outros dois obteve menor incidência de sintomas durante e/ou após o turno de trabalho. Podemos destacar que 100% dos sujeitos dos dois grupos de operadores de *telemarketing* e apenas 50% do grupo controle apresentaram tensão nos músculos do pescoço durante e/ou imediatamente após o turno de trabalho. Isto também ocorreu com o sintoma garganta ressecada, em que 47% dos sujeitos do atendimento, 53,66% do grupo vendas e 26,47% do controle responderam ter esse sintoma. Além disso, foram relatados sintomas relacionados à voz percebidos tanto durante e/ou imediatamente após o turno de trabalho quanto fora dele que foram marcadores de diferenças entre os três grupos. Nos sujeitos do grupo vendas 19,51% apresentaram dor na região do tórax, 14,71% rápido cansaço vocal e 8,82% veias saltadas no pescoço, tais sintomas quando comparados com o atendimento foram proporcionalmente mais presentes no grupo vendas. Ainda com relação aos grupos atendimento e vendas, observamos que nesse último houve maior incidência de sujeitos com sintomas vocais durante e/ou imediatamente após o turno de trabalho do que no grupo atendimento, porém sintomas relacionados com a fadiga corporal, estiveram mais presentes no grupo atendimento. Desta forma, podemos concluir que os dois grupos formados por operadores de *telemarketing* possuem maior incidência de sintomas vocais e corporais do que o grupo controle, mesmo os sujeitos dos três grupos trabalhando em uma única empresa que tem o mesmo perfil organizacional e, ainda, os grupos atendimento e vendas que diferem entre si na ocorrência e na incidência dos sintomas.

O Quadro 12-11 lista os sintomas marcadores de diferenças entre os sujeitos dos três grupos, atendimento, vendas e controle.

Quadro 12-11. Diferenças entre os sujeitos dos três grupos

Sintomas	Atendimento versus Vendas	Controle versus Atendimento	Controle versus Vendas
Durante e/ou imediatamente após o turno de trabalho			
Dor na região do tórax	0,028*	0,338	0,007*
Tensão nos músculos do pescoço	0,491	< 0,001*	< 0,001*
Sensação de corpo estranho na garganta	0,659	0,009*	0,035*
Pigarro na garganta	0,055	0,013*	0,577
Garganta ressecada	0,580	0,043*	0,033*
Tosse seca	0,481	0,027*	0,119
Fora do turno de trabalho			
Tosse seca	0,460	0,025*	0,212
Rápido cansaço vocal	0,001*	> 0,999	0,021*
Saltar das veias do pescoço	0,046*	0,171	0,722
Esforço para falar	0,052	0,451	0,018*

*Significância estatística.

13
GARCIA RAS. *Operadores de uma central de telemarketing: os múltiplos sentidos da voz.* São Paulo, 2000/Tese. Mestrado. Pontifícia Universidade Católica. Orientação da Profª. Dra. Léslie Piccolotto Ferreira.

O operador de *telemarketing* é o profissional que mantém contato direto com o cliente, portanto é a porta de entrada deste na empresa. Em função, ao telefone, esse profissional utiliza a voz como instrumento fundamental de trabalho, responsável por viabilizar o contato com o usuário do serviço. É imprescindível que a voz ao telefone transmita ao cliente credibilidade, confiabilidade, segurança, simpatia e disponibilidade. Ao compreendermos esses aspectos, podemos nos aproximar um pouco mais da realidade desses profissionais, do nosso foco de atuação e preocupação, bem como das suas necessidades vocais.

O objetivo desta pesquisa foi compreender os sentidos dados pelos operadores de *telemarketing* à sua voz. Os dados foram coletados a partir de duas estratégias: entrevistas indiduais e dinâmicas de grupos focais. Deve-se salientar que não foi objetivo deste trabalho esgotar as leituras temáticas possíveis de serem realizadas, e nem suas interpretações através da análise das entrevistas e dos grupos focais.

A dinâmica das entrevistas indiduais com os atendentes, de maneira geral, foi considerada positiva durante a sua realização. Na primeira fase da coleta dos dados, foram feitas entrevistas abertas com os seis atendentes mais antigos da empresa, por utilizarem a voz profissionalmente há mais tempo. Na abordagem não formal utilizada durante as entrevistas, as respostas puderam ocorrer da maneira mais espontânea possível, favorecendo, dessa forma, o aparecimento dos sentidos que se estavam buscando. As respostas foram gravadas em um minigravador e transcritas em ortografia regular.

Num segundo momento entrou-se em contato com o discurso dos atendentes utilizando a dinâmica de grupos focais. Os grupos reuniram-se em uma sala de reuniões na própria empresa, ao redor de uma mesa redonda e a duração média de cada encontro foi de 20 minutos. Os grupos focais apresentaram uma situação mais próxima do cotidiano e possibilitaram o acesso à interanimação dialógica: outras vozes foram apresentadas e pôde-se acompanhar os posicionamentos dos componentes dos grupos. Para a análise dos grupos focais foi feita uma leitura flutuante dos dados coletados em todos os grupos para a compreensão dos sentidos emergentes e para contrapor às categorias extraídas da entrevistas indiduais.

Pudemos constatar que muitos indivíduos passam a valorizar a voz após o uso profissional ou, até mesmo, após alguma experiência com problemas de saúde relacionados com a voz. Os atendentes ao se referirem à sua voz relacionaram a esta a fala e a linguagem utilizadas na comunicação. Em nenhum momento da coleta de dados a voz se restringiu a um som isolado, ela foi sempre considerada no contexto da comunicação, que envolvia a referência do outro, emoções, o conteúdo a ser verbalizado e o ambiente em que se deu tal situação – de trabalho ou não.

Constatamos para a nossa surpresa, que os atendentes atribuíram pouco valor à questão da saúde vocal, embora tenham em sua maioria, passado por treinamento fonoaudiológico que abordou este tema. Observamos então que na sua atuação no *telemarketing* o fonoaudiólogo pode contribuir para a saúde do atendente/operador, além de colaborar com resultados desejados pela empresa identificando falhas na comunicação e propiciando seu aprimoramento.

14
HEIN R. *Perfil vocal de padres e seminaristas da Igreja Católica.* São Paulo, 1998./Monografia. Especialização. CEV. Orientação: Profa. Dra. Mara Behlau.

Os padres e seminaristas pertencentes à Igreja Católica, assim como professores e cantores, também utilizam a voz para exercer seu trabalho e numa extensão muito variada de atividades, pois ministram aulas, palestras, sermões, cantam, aconselham, enfim, seu uso de voz não se limita somente aos sermões. O objetivo deste estudo foi analisar o perfil vocal desta população.

Participaram do presente estudo 127 padres e seminaristas com idade superior a dezoito anos e pertencentes à Igreja Católica.

O levantamento de dados foi realizado através da aplicação de um questionário contendo 10 questões fechadas que abordavam idade, formação, hábitos vocais, mudanças vocais durante os sermões, sintomas vocais, uso da voz em horas, fadiga e problemas relacionados com a voz.

Concluiu-se com o trabalho que a maior parte dos padres e seminaristas (57,5%) tinha entre 19 e 28 anos de idade. A maior parte da população estudada (92%) utilizava a voz profissionalmente de 1 a 5 horas por dia, 68,9% deles percebiam alteração vocal ao longo do dia, que caracterizaram como voz mais fraca.

Dos 126 respondentes, 94 referiram ocorrência de rouquidão ocasional. Também informaram que sentem cansaço vocal após uso excessivo da voz. A grande maioria (85%) nunca se ausentou do trabalho em decorrência de problemas vocais e 89,7% dos padres e seminaristas nunca consultaram um médico ou um fonoaudiólogo por apresentarem problemas vocais.

15 PEDROSO RA. *Ajustes laríngeos e da expressão facial durante a ventriloquia*. São Paulo, 1999/Monografia. Especialização. CEV. Orientação: Mara Behlau. Co-orientação: Dr. Paulo Pontes.

O objetivo deste estudo foi pesquisar e analisar as alterações existentes na emissão vocal, tanto no que diz respeito aos parâmetros acústicos como aos ajustes supralaríngeos de um mesmo indivíduo em fala coloquial e realizando ventriloquismo.

O ventriloquismo é uma atividade artística, na qual existem dois personagens: o ventríloquo e um boneco que geralmente permanece sentado no colo do ventríloquo. A idéia principal desta atividade é o diálogo que se estabelece entre ambos. Desta forma, o ventríloquo fala com a sua própria voz e com a voz que ele idealizou para caracterizar seu boneco. Como o ventríloquo procura caracterizar a fala do boneco como sendo realmente dele, a grande característica está no fato de que enquanto o boneco fala, não observamos praticamente nenhuma movimentação labial por parte do ventríloquo, no entanto, sua fala tem projeção e bom nível de inteligibilidade. Em função disto, surgiu a curiosidade de verificar como o ventríloquo pode produzir fala projetada, de excelente inteligibilidade para os ouvintes sem articulação labial. Participou deste estudo um indivíduo do sexo masculino, 61 anos de idade, que realiza ventriloquismo profissionalmente há 30 anos. Para a realização deste estudo foram feitas gravações das emissões do ventríloquo e das emissões do boneco no programa Dr. Speech. Além disso, foi feita a análise das movimentações laríngeas e supralaríngeas através de nasofibroscopia, tanto nas emissões do ventríloquo, como nas emissões do boneco. Pudemos observar que na análise acústica houve grande alteração de freqüência fundamental; também foram constatadas diferenças nos formantes entre as duas emissões. Pela telelaringoloscopia verificamos que o indivíduo apresenta laringe sem alterações. Na nasofibroscopia pudemos observar que durante a emissão do boneco existe grande participação supralaríngea, quase nenhuma movimentação labial e voz de qualidade nasal com bom grau de inteligibilidade de fala. Já na emissão do ventríloquo, observamos que esta participação supralaríngea e a nasalidade vão gradativamente deixando de aparecer e ele volta ao seu ajuste habitual, com fonação glótica, movimentação labial e ressonância de foco oral.

Foi interessante neste estudo observar como o mesmo indivíduo apresentando diferentes ajustes laríngeos e supra-laríngeos, quase sem movimentação labial apresentou emissões orais distintas em formantes e freqüência fundamental, mostrando diferenças até mesmo em termos de faixa etária do falante, pois o ventríloquo tem 61 anos de idade e sua voz mostra-se bem mais jovem, quando a emissão tem a intenção de representar o boneco, que tem 20 anos.

16 JACKSON E, JACKSON-MENALDI CA. Técnicas vocales existentes en el mundo. In: Jackson-Menaldi, C.A. – *La voz normal*. Buenos Aires, Panamericana, 1993. p. 191-207.

O propósito do capítulo é descrever as técnicas vocais conhecidas, do ponto de vista histórico, psicológico, fisiológico e musical. A descrição e o conhecimento da evolução das técnicas vocais existentes no mundo é de vital importância para a compreensão das bases da foniatria, que se utiliza destas mesmas técnicas para a obtenção de uma boa voz falada e cantada.

Técnicas Vocais Européias

Apesar da diversidade bibliográfica que se expressa em teorias e técnicas contraditórias da voz cantada, distinguimos três grandes categorias de canto no mundo: 1. canto gutural-laríngeo, 2. canto nasal e 3. canto palatal. As características das técnicas vocais estão resumidas a seguir:

Voz Espanhola

A voz espanhola parece uma emissão muito natural. É uma voz orgânica e espontânea. Apresenta um timbre quente. A força e o volume dependem da respiração diafragmática apoiada na parte alta da cavidade torácica, produzindo por esta razão agudos pouco claros, pouco redondos e gritados. Esta técnica evita a cobertura da voz. A boca amplia sua abertura à medida que se dirige aos agudos. A laringe encontra-se geralmente elevada, movendo-se de acordo com o registro. O golpe de glote tem lugar importante.

Voz Francesa

A voz francesa procura projetar-se através da compreensão verbal e dicção bem cuidada. A dinâmica geral é pouco animada, pois o francês é uma língua ligeira. A direção é horizontal. A voz é mais labial do que bucal. O /e/ mudo do francês e os sons nasais oferecem grande dificuldade de produção.

A respiração dominante caracteriza-se por um fechamento muito rápido das costelas, o que determina uma carência de sustentação e produz perda de sonoridade. A respiração curta provoca uma fadiga generalizada e pulmonar.

Voz Italiana

A Itália é o país do "bel canto". Depois do século XIX, surgem duas escolas de canto importantes: 1. Escola de Milão (emissão clara e projetada; ocupa-se dos sopranos e tenores);

2. Escola de Nápoles (emissão sombra *cupa)*; ocupa-se dos contraltos, vozes graves e algumas vozes de tenores.

A escola de canto do norte é a que tem obtido grande consenso na Europa por sua clareza e projeção.

O *bel canto* marca mais um repertório do que um estilo de canto. A princípio a escola italiana buscava força e volume, através da sustentação da respiração para sonorizar as frases longas. A prioridade está no mecanismo expiratório e não na agilidade glótica. No século XIX, o canto italiano desenvolve a cobertura vocal que permite ir de um registro a outro sem modificação no timbre da voz. Antes disso, o que se conhece como "passagem da voz" era cantada obrigatoriamente em falsete.

A voz italiana é projetada e extrovertida por excelência. A dinâmica geral é simples e direta, de orientação oblíqua: ligeiramente para cima e dependente da intensidade e dos registros. Apresenta todo o espectro de harmônicos, do grave ao agudo e sua cor é clara. A base do canto italiano é a respiração, e o apoio situado na zona do epigástrio. A laringe sobe e abaixa de acordo com a mudança dos registros. O ataque da nota deve vir pelo apoio de sustentação do sopro e a garganta deve estar aberta. A voz palatal exige uma abertura mediana da boca e dos lábios, acentuada apenas nos agudos.

Voz Alemã

A direção da voz alemã é vertical. Os graves dominam em relação aos agudos. A cor da voz é bastante faríngea e às vezes velada, com pouco vibrato. Como resultado, a sensação auditiva é de voz de tubo – voz na parte posterior da boca, palato mole. A posição laríngea é baixa, com aumento da faringe e elevação do véu palatino. A respiração é baixa: o ar é apoiado verticalmente sobre os músculos abdominais. É de base semelhante ao canto napolitano do ponto de vista fisiológico. Talvez a grande quantidade de consoantes posteriores na língua favoreça a ressonância na região posterior da boca.

Voz da Europa Central

As vozes da Europa central são as vozes checas, búlgaras, romenas, húngaras, polonesas etc. São vozes de característica profunda, entubadas e com direção vertical. Apoiam-se na laringe com grande vibração no peito. Os harmônicos graves são dominantes. Estes países, especialmente Rússia e Bulgária, desenvolvem vozes de baixos. A coluna de ar é profunda, com respiração abdominal que se apóia "quase no solo". A posição laríngea é baixa, boca é muito aberta tanto nos graves quanto nos agudos. A voz romena tem um som semelhante ao da voz espanhola e da voz italiana. A voz austríaca é quase sem vibrato.

Voz Inglesa

Não existe uma escola de canto particular da língua inglesa. Desta forma, a chamada voz inglesa utiliza as principais técnicas vocais européias, sobretudo as italianas e alemãs adaptadas à língua anglo-saxônica. Os ingleses são originais na voz do contratenor e preferem a escola de Milão à napolitana. Apresenta característica suave, com emissão que oscila entre a obliqüidade italiana e a verticalidade alemã. A cor e o timbre são de uma emissão ligeira e delicada com sons claros e velados dando, por vezes, a sensação de uma voz entubada. A laringe é posicionada ligeiramente baixa e em bocejo, procurando atingir uma semicobertura e apresentando uma certa propensão ao vibrato. Tem as características típicas italianas em relação à forma de apoio do ar. A expiração apresenta retenção mediana, com apoio no peito, sem lançar um canto vigoroso. A pronúncia é cheia de vogais compensadas (nem abertas nem fechadas) e se presta a uma técnica vocal colorida por palavras e sílabas que se compreendem muito bem. Esta técnica não é de fácil aplicação em todas as línguas.

Voz Nórdica

A voz sueca e a norueguesa apresentam características de clareza e limpidez. São vozes que se projetam: a emissão é coberta e forte. Não é uma voz muito fechada. A direção é oblíqua e vertical, de acordo com o som que se deseja obter. Como na França, utilizam a ressonância atrás do nariz. A respiração tem apoio abdominal na região epigástrica em todas as intensidades. A posição laríngea é ligeiramente baixa nos graves e se estabiliza numa região média. Nas regiões extremas do agudo, a projeção se dirige para a frente da boca, atingindo o som italiano da escola de Milão. Nas regiões agudas intermediárias utiliza a projeção no palato mole, como os alemães.

Voz *In Maschera*

A voz na máscara é uma técnica normalmente usada na França, Alemanha, Áustria e países nórdicos. Essa técnica produz nasalização da emissão, com projeção até a parte posterior do nariz, fixada entre os olhos. O conceito de voz de máscara suscita confusão, uma vez que envolve duas concepções: uma relacionada à ressonância nasal francesa e outra à palatal do canto italiano. O termo *voce in maschera* é uma imagem relacionada com a não-oclusão da nasofaringe, propiciando o livre funcionamento do músculo constritor faríngeo, evitando problemas no fechamento glótico e na produção dos agudos.

Voz *Moirèe*

Esta é uma voz rica em possibilidades e que põe em prática todos os mecanismos segundo o tipo de música (ópera, oratório, melódica, canção etc.). Utiliza-se uma técnica vocal fisiológica com suas adaptações particulares à língua, tipo de música, interpretação e características próprias do indivíduo.

Canto Coral

O coro, em sua representação física sonora, é o agrupamento de várias vozes para o exercício da interpretação musical por meio do canto. O canto coral pressupõe determinados princípios:

A) Ouvir, aprender e praticar com outras vozes.
B) Autodomínio, segurança e respeito aos demais.
C) Intervir e saber esperar ao obedecer às indicações do diretor.
D) Saber calar ou intervir: este equilíbrio forma e preserva a personalidade.
E) Aprender a dominar a respiração.

Idéias sociológicas, estéticas e éticas estão envolvidas com canto coral, como o fraternalismo, o idealismo nacionalista e a função educativa. Três categorias básicas compõem a sociedade:

1. **Comunidades organizadas, cuja finalidade é a música**: sociedades corais, sinfônicas ou dramáticas, com repertórios de oratórios, óperas e sinfonias corais.
2. **Comunidades organizadas com fins extramusicais**: utilizam o canto coral comunitário como um meio para fins específicos: a religião, a escola etc.
3. **Comunidades não organizadas**: o diretor do coro deve ser um músico com ampla cultura: professor, cantor, pedagogo e psicólogo, devendo possuir também uma intensa preparação musical e técnica, sabendo selecionar as vozes pelo timbre para atingir homogeneidade, potência e clareza. O conhecimento da anatomia e fisiologia da voz cantada é de grande importância para um diretor de coro. Além disso, ressaltamos a importância de haver foniatras e fonoaudiólogos especializados na voz cantada para colaborar com o diretor de coro e professor de canto.

Canto Coral na Escola Argentina

No Diário da Nação de 25 de Novembro de 1987, comenta-se o Decreto do Ministério da Educação e Justiça que cria a função do Diretor de Coro Escolar. É dada autonomia a este profissional, uma vez que suas funções são separadas e sem relação de dependência no que diz respeito à atuação dos professores de cultura musical. Mais de 200 escolas se beneficiam em todo país com seu coro estável.

Voz no Canto Popular

O canto popular não segue os mesmos princípios do canto clássico. É uma voz espontânea, natural e que dá as características do canto da região. É um meio de expressão que não chega a intelectualizar ou fazer consciente uma quantidade de mecanismos que devem funcionar na música culta profissional.

Classificação e Análise de Alguns dos Grandes Métodos de Educação da Voz Cantada

O método de educação da voz cantada é um conjunto de diretivas sistemáticas de natureza diversa. A realização progressiva de uma técnica vocal permite ao indivíduo obter um rendimento em freqüência, intensidade e timbre, sem provocar fadiga. Os métodos empregados atualmente são inúmeros e sua análise os agrupam em cinco grandes classes:

1. **Método de Atividades Musculares**: este método preconiza para o aluno a realização de certas atividades musculares ou posturas bem determinadas que condicionam a emissão vocal, buscando o apoio do som.
   - *Princípio do equilíbrio* (Stauprinzip): propõe posições laríngeas baixas, desde o ataque do som às escalas ascendentes. Tende a produzir uniões glóticas profundas, sendo, portanto classificado entre as técnicas de forte impedância. É fundamental na busca do apoio que consiste em fazer com que o indivíduo realize uma inspiração profunda abdominal, até provocar um ligeiro levantamento da parede torácica. Ao chegar a este ponto, a glote se fecha e pode-se então iniciar a emissão, durante a qual se deve manter a posição inspiratória, principalmente a postura torácica ligeiramente elevada. A manutenção da posição subglótica durante a emissão do som, é feita com a elevação regular do diafragma baixo, através da ação da musculatura abdominal comum. Quando a parede começa a fechar-se, a emissão não é mantida e, por isso, não é aconselhável cantar com a respiração terminal.
   - *Princípio da elasticidade e da mobilidade* (Wentung und Federung Prinzipien): baseia-se em dois princípios:
     - *Elasticidade* (Wentung): procura o aumento do volume da laringe mediante o emprego do semibocejo. Relaciona-se com o princípio do equilíbrio (*Stauprinzip*) que tende a imobilizar a laringe em uma posição baixa.
     - *Mobilidade* (Federung): busca a elasticidade dos fascículos musculares elevadores e descendentes da laringe, para permitir a adaptação às necessidades da articulação e a volta imediata à posição baixa, necessária à emissão baixa e sustentada. Assegura os deslocamentos verticais necessários para as diversas exigências fonológicas.
2. **Método de modificação do timbre e da cor das vogais**: esse método de modificação das vogais atua sobre a configuração faringobucal e procura evitar a elevação da laringe, trabalhando com compensações articulatórias. É um método de forte impedância.
3. **Método de busca das sensações internas precisas e bem localizadas**: com esse método realizam-se exercícios vocais progressivos na busca do esquema vocal permitindo um excelente controle da emissão. O princípio deste método repousa sobre fenômenos fisiológicos totalmente diversos dos considerados anteriormente. Os órgãos fonadores apresentam sensibilidades internas e bem localizadas durante o canto, que variam notavelmente com a técnica. Nem todas as sensações podem servir para controlar e dirigir uma técnica vocal. Algumas têm um caráter muito difuso e são insuficientemente localizadas. As sensibilidades utilizadas para controle e regulação da técnica vocal são:
   - *Sensibilidades palatais internas:* durante o canto em grandes potências, as sensibilidades internas percebidas na cavidade bucal apresentam um máximo de intensidade em um ponto invariável da região palatal anterior atrás dos dentes incisivos superiores. Este tipo de sensação é encontrada em uma técnica de segunda classe de impedância. Em técnicas de primeira classe, estas sensações desaparecem e tendem a limitar-se à parte posterior da boca. Este método é também utilizado na voz falada, especialmente em atores.
   - *Direções subjetivas de projeção dos sons:* os sons no canto têm uma direção orientada para frente ou para cima. Nos sons agudos, a elevação da laringe faz aparecer componentes subjetivos de direção vertical; ao contrá-

rio, se a laringe não se eleva, a direção subjetiva de projeção do som não varia, e permanece horizontal. Nos sons agudos, o direcionamento subjetivo do som ao vértice craniano implica uma técnica de primeira categoria, de débil impedância. Se o indivíduo não procurar manter a impedância no agudo, deve deixar a técnica evoluir até emissões de segunda categoria, de débil impedância.

4. **Método das vocalizações expressivas**: este método apresenta procedimentos que empregam intensidades expressivas voluntárias associadas, com o fim de extrair modificações bucais pela configuração faringobucal. A voz é uma manifestação emotiva do indivíduo acompanhada de modificações faciais mínimas localizada nos olhos e na boca. Há dois tipos gerais de estados afetivos: os estados estimulantes ou os depressivos, ambos atuando na articulação, na cor das vogais, na passagem da voz e na ativação geral da respiração. Por outro lado, a utilização de intenções motoras, tais como a de cantar a uma determinada distância para atingir uma projeção adequada também é um método utilizado. Este método se limita a pessoas com uma boa técnica vocal e são mais raramente utilizados.

5. **Método auditivo reflexo**: é um método que busca a modificação fonatória por via auditiva retroflexa. Para a utilização deste procedimento, é necessário o emprego de uma série de filtros nos ouvidos do indivíduo para obrigá-lo a tomar um timbre determinado. Este é um procedimento reflexo e, portanto, involuntário. Este método perdeu a praticidade e tem poucos seguidores.

Yodel

É o canto popular das regiões alpinas, do sul da Alemanha, Suíça e Áustria. Constitui uma engenhosa combinação entre a voz normal e o falsete. Nas melodias do *yodel*, alteram-se notas agudas e graves que obrigam o cantor a empregar dois registros: peito e falsete, em alternância rápida, o que exige um controle muscular muito desenvolvido.

Criança Cantora

Os coros infantis, tanto masculinos quanto femininos, compreendem sopranos e contraltos. Para evitar os transtornos vocais, o diretor do coro deve realizar uma boa classificação das vozes, sendo às vezes necessária a comparação da opinião do foniatra, professor de canto e fonoaudiólogo. O melhor período para cantar um vasto repertório é dos 9 aos 13 anos. O ensino do canto à criança deve ser mais artístico e higiênico do que científico e técnico. É útil aproveitar as grandes faculdades imitativas e assimilativas que possuem. Em geral, as crianças cantam gritando, com esforço, timbre aberto e voz branca. O termo voz branca, porém, é mal utilizado quando empregado para descrever a voz de uma criança cantora treinada. Nos melhores coros infantis do mundo, observa-se uma escola própria de cada instituição e um sistema de internato em que as crianças permanecem por 4 ou 5 anos, tendo aulas de educação musical, técnica vocal e repertório.

Para o canto infantil, considera-se a duração fonorespiratória curta quando uma nota dada não passa de 15 segundos. Além da idade, o tempo de treinamento da criança no coro também influi sobre esta medida. No coro de Montserrat observa-se: entre 9 e 10 anos, de 10 a 15 s; entre 11 e 12 anos, de 20 a 25 s; entre 13 e 14 anos, de 25 a 30 s.

A conduta fonatória deve ser ensinada levando-se em consideração a acomodação harmônica do relaxamento, respiração costodiafragmática, coordenação, ressonância e emissão. Para atingir uma boa qualidade de voz, é necessário utilizar uma boa técnica vocal, evitar o esforço desmedido e cuidar da higiene vocal.

A voz é considerada impostada quando pode produzir sons cheios, firmes, redondos, vibrantes, homogêneos, sem vacilações ou tremores em toda a sua extensão, que aumentará progressivamente com a idade.

---

17 THOMASSON M. From Air To Aria- Relevance of Respiratory Behaviour to Voice Function in Classical Western Vocal Art. Doctoral Dissertation, Department of Speech, Music and Hearing KTB. Stockholm, 2003.

A tese da fonoaudióloga sueca, foi baseada em uma série de seis estudos sobre diversos aspectos da respiração em cantores treinados, cujos resumos apresentamos a seguir.

Estudo 1. *THOMASSON M, SUNDBERG J. Lung volume levels in professional classical singing* – Níveis do volume pulmonar em cantores clássicos. *Log, Phoniatr, Vocol*, 22:61-70, 1997.

O objetivo deste estudo foi comparar dados da respiração na fala e no canto profissional, particularmente no estilo ópera ocidental. Os valores para o volume expiratório de repouso foram de 39% da capacidade vital, com variando entre 37 e 42%. Os cantores foram analisados em situação quase-real de concerto e verificou-se que a maioria inicia as frases musicais com elevado volume pulmonar (70 a 80% da capacidade vital) e termina suas frases ou canto próximo ou exatamente no nível correspondente ao volume expiratório de repouso (30 a 40% da capacidade vital). Em casos extremos os cantores iniciam em 100% da capacidade vital e terminam próximo a 0% da capacidade vital. Enquanto os cantores iniciam frases com altos volumes pulmonares em comparação com as não-cantoras, ambos terminam as frases com volumes similares. Os cantores usam entre 20 e 30% de sua capacidade vital em suas frases, mas alguns usam entre 80 e 90% desta. Em média, os cantores gastam três vezes mais de sua capacidade vital em suas frases que as não-cantoras. A diferença de resultados entre os sexos demonstra que: a maioria das cantoras utiliza 40-50% da sua capacidade vital em frases, sendo que os cantores utilizam 20 a 30% de sua capacidade vital. Muitas destas diferenças podem ser explicadas devido à maior duração frasal utilizada pelo gênero feminino. Contudo, um valor de fluxo aéreo levemente mais elevado nas cantoras (6-8% da capacidade vital), quando comparadas aos homens (4-6%), sugere que as cantoras na emissão de canto clássico ocidental consomem mais ar que os cantores.

Estudo 2. THOMASSON M, SUNDBERG J. *Consistency of phonatory breathing patterns in professional operatic singers – Consistência dos padrões respiratórios fonatórios de cantores de ópera. J. Voice, 13:529-41, 1999.*

O presente estudo teve como objetivo investigar se os cantores de ópera profissionais, em situação quase-real de apresentação, possuem padrão consistente de expiração. A comparação dos resultados respiratórios permitiu concluir que há três modos de realizar a expiração para a mesma frase musical, porém os cantores possuem alta consistência neste comportamento, o que também foi observado nos movimentos da caixa torácica, sendo que dois cantores apresentaram também consistência na movimentação da parede abdominal. Todos os cantores demonstraram elevada correlação entre a movimentação da caixa torácica e a troca do volume pulmonar, mas somente dois possuíam movimentação de parede abdominal associada. Portanto, a contribuição da troca do volume pulmonar para a movimentação da caixa torácica e da parede abdominal varia entre os cantores, por exemplo: três cantores sempre modificavam seu volume pulmonar quando realizavam a movimentação da caixa torácica; já outros dois cantores utilizavam uma maior movimentação de parede abdominal. Os resultados apontam que cantores profissionais não apresentam um padrão respiratório único ou uniforme.

Estudo 3: THOMASSON M, SUNDBERG J. *Consistency of Inhalatory Breathing Patterns in Professional Operatic Singers – Consistência do padrão inspiratório em cantores de ópera. J. Voice,15:373-383, 2001.*

Este trabalho pretende complementar o estudo prévio que examinou se cantores de ópera profissionais, em situação quase-real de apresentação. Os dados respiratórios revelam que os cinco cantores foram altamente consistentes, tanto no volume pulmonar como na movimentação da caixa torácica, durante as três emissões do mesmo trecho musical. Quando se variou o trecho musical, observou-se a mesma consistência já identificada na repetição do mesmo trecho. Contudo, a movimentação da parede abdominal apresentou baixa correlação, possuindo significância estatística em somente dois cantores. Os resultados mostraram que os sujeitos apresentam grande variabilidade entre si, porém pouca variabilidade intra-sujeito, independentemente do contexto musical. Estes resultados estão em concordância com a variabilidade presente intersujeitos, observado anteriormente, com relação ao padrão respiratório de cantores de opera.

Estudo 4: IWARSSON J, THOMASSON M, SUNDBERG J. *Effects of volume on the glottal voice source – Efeitos do volume pulmonar na fonte glótica. J Voice, 12:424-33,1998.*

O objetivo do presente estudo foi testar se existe efeito do volume pulmonar na função glótica durante a fonação em sujeitos não-treinados. A hipótese de que o alto volume pulmonar possui um componente de abdução glótica é apoiada em dados da fonte glótica; visto que se observou maior associação de alto volume pulmonar com grande fluxo pico-a-pico, pequeno cociente de fechamento glótico e maior escape de ar. O alto volume pulmonar foi mais associado com a tração da traquéia que o baixo volume pulmonar; e o abaixamento da traquéia foi associado a um componente da abdução glótica. Estes resultados podem ser compreendidos como conseqüência da influência da traquéia na fonação e não como resultados de ajustes fonatórios propriamente ditos.

Estudo 5: THOMASSON M. *Effects of lung volume on the glottal voice source and the vertical laryngeal position in male professional opera singers – efeitos do volume pulmonar na fonte glótica e na posição vertical da laringe em cantores de ópera profissionais. J. Voice, 2003/no prelo/. (Prel. Version TMH-QPSR, KTH, 2003;45:1-9).*

O objetivo deste estudo foi investigar o efeito do volume pulmonar na função vocal e na posição vertical da laringe em cantores profissionais de ópera. Para estes cantores o fluxo pico-a-pico foi o único parâmetro considerado significativamente alterado. O alto volume pulmonar foi mais associado a um alto fluxo pico-a-pico do que o baixo volume pulmonar. Além disso, foi observada uma tendência da posição vertical de laringe em ser mais baixa em altos volumes pulmonares do que em baixos volumes pulmonares. Não foram observadas diferenças em nenhum dos outros parâmetros da função glótico. Isto apóia a hipótese de que os cantores aprendem como compensar fatores musicalmente irrelevantes como volume pulmonar.

Estudo 6: THOMASSON M. *Belly-in or belly-out? Effects of inhalatory behaviour and lung volume on voice function in male opera singers. – Barriga para dentro ou barriga para fora? Efeitos do padrão inspiratório e do volume pulmonar na função vocal de cantores de ópera. Log, Phoniatr, Vocol, 2003./no prelo/.(Prel. Version TMH-QPSR, KTH, 2003;45:61-73).*

A proposta desta pesquisa era dupla. A primeira parte testou se o comportamento da parede abdominal durante a inspiração (conceito polar de barriga-para-dentro ou barriga-para-fora) teve algum efeito na tarefa fonatória subseqüente em cantores profissionais e, para tanto, a posição vertical da laringe, a pressão subglótica e as características da fonte glótica nas situações de barriga para dentro e barriga para fora, no padrão inspiratório, foram analisadas. Nenhum efeito do comportamento da parede abdominal durante a inspiração foi observado.

O segundo objetivo deste estudo foi testar se o volume pulmonar teve algum efeito no funcionamento fonatório e na posição vertical de laringe, quando cantores profissionais foram solicitados a abandonar seu padrão inspiratório habitual. Efeitos significantes foram encontrados de modo que o alto volume pulmonar foi mais associado com a alta pressão subglótica e melhor fluxo pico-a-pico do que em baixo volume pulmonar. Os resultados, foram semelhantes aos encontrados em sujeitos não-cantores. Somente tendências em diferenças significantes foram encontradas para a posição vertical da laringe e coeficiente de fechamento glótico; deste modo, o alto volume pulmonar foi associado à uma posição baixa de laringe e a um menor coeficiente de fechamento glótico. Estes resultados, também, foram similares em sujeitos não-cantores. Em outras palavras, quando cantores profissionais abandonaram seu padrão inspiratório habitual, seu funcionamento vocal foi afetado pelo volume pulmonar, do mesmo modo que nos sujeitos não-cantores. Estas descobertas sustentam a hipótese de que o alto volume pulmonar é associado à uma abdução glótica passiva, também em cantores, mesmo que eles consigam compensar este efeito quando realizam o padrão inspiratório habitual.

Conclusões Gerais dos Estudos

1. Cantores de ópera têm de compensar as grandes variações das forças de recolhimento geradas pelo sistema respiratório ao controlar a pressão subglótica que varia constantemente.
2. Cantores desenvolvem estratégias respiratórias e fonatórias para compensar as mudanças durante as frases musicais.
3. Ao comparar jovens mulheres não treinadas com cantores, em leitura e fala espontânea, os cantores iniciam as frases com volume de ar no pulmão substancialmente mais elevados, mas terminam frases em volumes de pulmão similares.
4. Há grande variabilidade intersujeitos no que diz respeito ao padrão respiratório, mas os cantores são altamente consistentes em seus padrões individuais de respiração, durante a inspiração e a fonação, especialmente no que diz respeito à mudança do movimento da caixa torácica e do volume do pulmão.
5. É provável que o padrão respiratório seja importante para a função vocal dos cantores, especialmente no que diz respeito ao comportamento da caixa torácica.
6. Cantores profissionais não possuem um padrão respiratório uniforme e único.
7. O movimento da caixa torácica é mais importante para a mudança de volume do pulmão do que o movimento da parede abdominal.
8. O contexto musical parece ter o mínimo efeito na consistência inspiratória.
9. Altos volumes pulmonares estão associados a altos níveis de pressão subglótica, diferentemente dos volumes pulmonares baixos encontrados em sujeitos não-cantores e, em menor grau, também em cantores profissionais, quando não utilizam o padrão inspiratório habitual.
10. Efeitos na fonte glótica devido ao volume pulmonar sugerem que a adução glótica global é menor nos altos volumes pulmonares que nos baixos volumes pulmonares, tanto em sujeitos não-cantores como também, embora em menor grau, em cantores quando usam um padrão não habitual.
11. Cantores aprendem a compensar os volumes pulmonares reduzidos para obter efeitos vocais.
12. O alto volume pulmonar é associado à baixa posição vertical da laringe, provavelmente por causa da forte influência do abaixamento da traquéia nos altos volumes pulmonares.
13. A posição vertical da laringe corresponde mais ao volume pulmonar do que às estratégias de inspiração.
14. A movimentação da barriga para dentro ou para fora, durante o padrão da inspiração, não afeta a função vocal de cantores profissionais.
15. A aplicação de um bom treinamento respiratório é importante para uma compensação bem-sucedida dos efeitos do volume pulmonar na função vocal.
16. Um padrão de respiração consistente é importante para o funcionamento vocal, provavelmente mais por questões de controle respiratório (pressão subglótica) que por questões de controle laríngeo.
17. Os reflexos induzidos pelos volumes pulmonares, altos ou baixos, afetam a fonação e são inibidos ou neutralizados nos cantores profissionais, mas não necessariamente por não-cantores.

Consideração pedagógica no ensino do canto: é evidente que o volume pulmonar é um fator relevante que deve ser levado em consideração no ensino do canto. Por um lado, é muito importante treinar o canto ao longo de toda a capacidade vital, pois algumas apresentações exigem vocalizações nos extremos desta capacidade. Por outro lado, o cantor iniciante sofrerá as influências dos mecanismos relacionados ao controle do volume pulmonar, tais como as forças elásticas de recolhimento da caixa torácica, o tracionamento da traquéia nos elevados volumes pulmonares e, de modo complexo, os aspectos neurológicos dos reflexos disparados pelos receptores de alongamento do pulmão e quebras de sonoridade. Embora tais limitações não tenham sido exploradas pela autora, ela reconhece que, se tais fatores não forem equilibrados a contento, uma série de compensações negativas será instalada ao longo do treinamento vocal.

18 TITZE I. Voice classification and life-span changes. In.: TITZE I. *Principles of voice production.* Englewood Cliffs, Prentice-Hall, 1994. p. 169-90.

O texto aborda os diferentes aspectos da classificação vocal, assim como descreve os períodos de desenvolvimento vocal durante a vida, discutindo ainda questões clínicas e pedagógicas.

A classificação vocal pode ser baseada no tamanho corporal e em fatores secundários.

Classificação Vocal Baseada no Tamanho das Estruturas

A classificação vocal baseada no tamanho da estrutura envolve considerações sobre o tamanho do corpo, o comprimento das pregas vocais e a dimensão do trato vocal.

A variável acústica mais importante na classificação da voz é a freqüência fundamental. A freqüência fundamental é inversamente proporcional ao tamanho corporal; logo, o crescimento tem uma grande importância na determinação da freqüência fundamental.

Podemos desenvolver uma relação entre tamanho do corpo e freqüência fundamental, mas não sabemos quais as dimensões importantes nesta definição. Comparando-se média de massa, em quilos, e altura com a freqüência fundamental em diversos estágios de crescimento, observa-se que existe uma correlação no caso de crianças e mulheres adultas. A crença de que sopranos e tenores têm estatura baixa e que contraltos e barítonos têm estatura alta, pode se mostrar verdadeira em muitos casos, mas os prognósticos individuais devem se basear em outros tipos de medidas, pois este esquema apesar de útil provavelmente não é o mais confiável.

Com relação ao tamanho, parece mais razoável que o tamanho da laringe possa influenciar na classificação vocal. O comprimento e a altura da laringe masculina são em média 40% maior do que na laringe feminina e apesar desta porcentagem chegar perto da diferença de freqüência fundamental entre homens e mulheres, não explica toda a diferença.

Deve-se ainda considerar o comprimento das pregas vocais e o comprimento do trato vocal.

Nos instrumentos de corda, a freqüência fundamental é baseada no comprimento, densidade e tensão longitudinal da corda. Com uma adaptação grosseira de uma fórmula de vibração de cordas e considerando-se que a densidade e a tensão dos tecidos não varia entre homens, mulheres e crianças, chega-se à uma fórmula na qual a freqüência fundamental é inversamente proporcional ao comprimento das pregas vocais. A principal diferença de freqüência fundamental entre homens e mulheres poderia, então, ser explicada pelo comprimento 60% mais longo da porção membranosa das pregas vocais nos homens.

O tamanho do trato vocal e a qualidade da voz também devem ser considerados. Um trato vocal mais longo produz uma voz com uma qualidade mais escura. Uma laringe feminina, com pregas vocais pequenas e com um trato vocal curto, tem maior chance de produzir uma classificação mais aguda. Já nos homens, o crescimento anatômico da laringe pode ser desproporcional ao resto do corpo. Isto pode causar algumas classificações interessantes, como, por exemplo, um homem com pescoço longo e pregas vocais pequenas, que apresenta uma voz aguda, mas com qualidade escura, ou ao contrário.

Classificação Baseada em Fatores Secundários

A classificação baseada em fatores secundários envolve aspectos de força muscular, habilidade musical, modelos e cultura, além de aspectos mercadológicos.

Quanto à força muscular, existem duas situações no canto que exigem habilidades diferentes do cantor e que devem ser avaliadas para a sua classificação. A primeira é quando ele tem que executar uma peça em uma tessitura mais aguda que a sua média, exigindo uma contração muscular por um longo período e a segunda, quando o cantor deve executar uma peça que contenha algumas notas agudas exigindo contrações musculares rápidas.

Por estas razões, sugere-se traçar o perfil de extensão vocal para os cantores, o que servirá como guia para uma classificação vocal ideal, já que a voz é mais estável nessa região.

A classificação vocal também pode incluir a habilidade musical do cantor, influenciando no tipo de papel escolhido.

A cultura e os modelos dos cantores podem influenciar diretamente o nível da freqüência fundamental dos cantores. Em certas culturas, é apropriado para o homem ter uma voz muito grave e para a mulher uma voz muito aguda. Além disso, existem os modelos, familiares ou profissionais, que são copiados e aprendidos. Apesar de a mudança destes padrões ser, muitas vezes, fisiologicamente necessária, ela é extremamente difícil.

Finalmente, vale lembrar que uma voz que seja interessante para o mercado é essencial para o cantor profissional, sendo que alguns tipos de vozes não contemplam os aspectos mercadológicos atuais. Existem padrões de vozes que variam conforme o estilo, o que deve ser também analisado; por exemplo, a voz do *blues* tem uma característica de tristeza e lamentação, enquanto a voz utilizada nas óperas de Verdi é essencialmente robusta.

Períodos Críticos de Mudança Vocal

A voz é um instrumento biológico que está sempre em transformação, podendo necessitar de diversas reclassificações. Os períodos mais críticos são a infância, puberdade ou a idade avançada.

Infância

Na infância a porção membranosa da prega vocal mede aproximadamente 2 mm. Com o crescimento a porção membranosa da prega vocal masculina chega a 16 mm e da feminina 10 mm, enquanto o crescimento da porção cartilagínea não apresenta uma diferença significante entre os sexos. Durante este crescimento existem mudanças de elasticidade do tecido e pode acontecer uma produção de voz hipertensa.

Adolescência

Existe uma mudança vocal que ocorre em todos os indivíduos durante a puberdade e esta mudança é mais acentuada nos homens do que nas mulheres. O hormônio masculino, testosterona, promove um crescimento da laringe, acarretando um alongamento das pregas vocais e um aumento do músculo tireoaritenóideo, com um aumento da porção medial das pregas vocais.

O aumento do músculo tireoaritenóideo produz uma mudança de qualidade vocal e de registro. O fechamento glótico ocorre em maior proporção das pregas vocais e há maior amplitude de vibração. Por causa deste crescimento rápido, o adolescente tem dificuldade em controlar a vibração, e também por este motivo, existe uma dificuldade muito grande de se classificar vozes neste período.

Maturidade e Idade Avançada

A voz humana é relativamente estável dos 20 aos 60 anos de idade, sendo possível manter estável a freqüência fundamental e intensidade na faixa dos 70 anos. É importante que se diferencie a idade cronológica da idade fisiológica, determinada pelas condições gerais de saúde e que influenciam diretamente na produção vocal.

Existem, entretanto, alguns problemas relacionados à idade como, por exemplo, atrofias, distrofias e edemas, os quais podem fazer surgir a necessidade de uma reclassificação vocal.

Questões Clínicas e Pedagógicas

As diferenças entre as vozes de homens e mulheres não são tão grandes quanto as diferenças propostas em um arranjo de coro de quatro vozes. Em outras palavras, não é possível fisiologicamente e acusticamente dispor de vozes humanas para alcançar muitas oitavas de uma escala. É verdade que alguns ajustes podem ser feitos para que ocorra uma adaptação e uma aproximação dos tons necessários, mas existe um limite de alcance possível. É importante que os cantores e professores saibam desta limitação e não fiquem frustrados quando não conseguirem reproduzir com vozes humanas, o que uma orquestra é capaz de realizar com instrumentos.

Não existe método de classificação totalmente confiável, mas uma combinação de métodos tem uma boa chance de promover um bom julgamento. Entre os métodos recomendados estão: perfil de extensão vocal, freqüência fundamental e, se possível, uma espectrografia acústica *(long-term average spectra – LTAS)*. A estes métodos pode-se acrescentar um questionário específico que inclua perguntas sobre as experiências prévias e modelos apreciados pelo cantor.

---

19 LEROUX H. Healthy voice training for all age groups and all singing styles. In: CLEMENTE MP. (ed) – *Voice Update*. Amsterdam, Elsevier, 1996. p. 265-71.

O autor apresenta seu método de treinamento vocal para cantores de todas as idades e diferentes estilos musicais, enfatizando o treinamento, o desenvolvimento e a manutenção vocal, concluindo, porém, que o treinamento antecede o ato de cantar, e que este deve ser realizado com muita energia e liberdade; acima de tudo, cantar exige paixão.

A seqüência de trabalho vocal: 1. relaxamento e focalização da mente; 2. boa postura externa e interna; 3. respiração eficiente; 4. fonação conectada com o fluxo aéreo e acoplada com a dicção, enunciação e articulação; 5. registros balanceados; 6. desenvolvimento de diferentes qualidades sonoras (falsete, ópera, *country*, fala, *belting* etc.); 7. desenvolvimento de um subtexto e das técnicas relacionadas para explorar, transferir e projetar os sentimentos interiores a um dado texto; 8. uso da voz falada para estabelecer uma conexão clara entre a fala e o canto; 9. construção e manutenção da autoconfiança.

Regras quanto aos exercícios: 1. o aquecimento deve ser individual; 2. os exercícios devem ser executados corretamente e supervisionados por um professor; 3. o tempo total de aquecimento deve ser de 10 a 15 minutos (5 minutos no mínimo), antes de serem executados exercícios mais vigorosos (por 15 a 20 minutos); a partir de então pode ser realizado de 30 a 60 minutos de uso de voz, dependendo da capacidade, idade, necessidade e experiência do cantor; 4. O cantor deve estar consciente da interdependência entre os componentes físico, emocional e intelectual.

Regras de higiene vocal: 1. se a sensação é ruim, não faça; 2. Mantenha o gesto motor simples; 3. evite gritar, aprenda a marcar o texto corretamente; 4. tussa e assoe o nariz de modo gentil; 5. não fale em locais barulhentos; 6. limite o uso de sua voz antes de uma apresentação; 7. evite cantar constantemente nos extremos da tessitura; 8. mude de registro quando necessário; 9. aprenda a usar sua voz com a menor quantidade de esforço possível; 10. mantenha uma boa saúde, exercite regularmente e pense positivo.

Aquecimento vocal e exercícios relacionados: 1. eliciam uma melhor qualidade vocal; 2. reduzem a possibilidade de mau uso vocal; 3. possibilitam o uso de maior intensidade de modo saudável; 4. melhoram a acurácia do tom; 5. estimulam uma respiração profunda; 6. suprem o cérebro de oxigênio, o que aumenta o estado de alerta; 7. oferecem energia; 8. fazem com que você se sinta bem.

20 BROWN WS, ROTHMAN HB, SAPIENZA CM. Perceptual and acoustic study of professionally trained versus untrained voices. *J. Voice*, 14:301-9, 2000.

O questionamento básico do texto é se, intuitivamente os anos de treinamento contínuo em voz cantada teriam efeitos sobre os padrões de fala do indivíduo. Desta forma, os autores realizaram uma análise acústica e perceptiva para determinar o efeito do treinamento vocal em cantores no canto e na fala. Participaram 20 cantores profissionais e 20 não-cantores, como grupo controle, em igual número de homens e mulheres, entre 21 e 62 anos, com histórico vocal negativo e voz normal.

Material de fala: vogal sustentada, leitura da *The Rainbow Passage* modificada (no qual foram incluídas três frases da canção a ser analisada) e canto de *America the Beautiful*. Para a análise perceptivo-auditiva participaram como ouvintes 30 alunos de fonoaudiologia, sem treinamento prévio, que identificaram em ordem casual as frases faladas e cantadas, como sendo de um cantor treinado ou de um não-cantor. Para a análise acústica utilizou-se a emissão sustentada do "i" (escolheu-se um segundo da região média dos 5 s da emissão), e uma das sentenças. Foram extraídas as seguintes medidas: F_0 média na fala, desvio-padrão da F_0 média, duração da sentença, duração de palavras (nas emissões de *white, light, beauty* e *colors*), sílabas por segundos e (na palavra *white*), porcentagem de *jitter*, porcentagem de *shimmer* e proporção harmônico-ruído, presença ou ausência de vibrato e do formante do cantor.

Resultados: os ouvintes identificaram corretamente apenas 57% das emissões de fala, o que é praticamente um resultado casual, porém tal porcentagem subiu para 87% quando se tratou da emissão cantada. Desta forma, os cantores são facilmente distinguíveis de não-cantores quando cantam, mas não quando falam. Quanto aos valores da análise acústica nos dois grupos, a F_0 média na fala não foi diferente (apenas entre os gêneros); o desvio-padrão foi maior nos homens cantores, o que indica que eles usam maior variação na fala que os não-cantores, mas isso não ocorreu nas mulheres; as medidas de duração na leitura da sentença e de palavras foram similares, assim como o número de sílabas por segundo, embora tivesse sido observada uma tendência dos homens não-cantores realizarem a leitura com uma velocidade de fala levemente maior; também a proporção da duração entre consoante e vogal não mostrou diferenças entre os dois grupos. Os dados de *jitter, shimmer* e proporção harmônico-ruído na fala foram de análise difícil: homens não-cantores tiveram maior *jitter* que cantores; já mulheres cantoras tiveram maior *jitter* que não-cantoras; o *shimmer* foi semelhante em todos os grupos, assim como os valores de proporção harmônico-ruído. Já a mesma análise no canto revelou que os cantores mostraram *jitter* e *shimmer* levemente menores que não-cantores, porém sem significância estatística. Já a proporção harmônico-ruído foi estatisticamente maior em homens cantores, porém, sem diferenças nas mulheres. Finalmente, a principal diferença entre cantores e não-cantores está no vibrato e no formante do cantor. Todos os cantores exibiram vibrato no canto, ao contrário dos não-cantores, dos quais 4/10 homens e apenas 1/10 mulheres utilizaram o vibrato; quanto ao formante do cantor, 9/10 homens cantores e 8/10 mulheres cantoras exibiram-no, enquanto nenhum homem não-cantor e somente 2/10 mulheres não-cantoras exibiram presença de energia na área deste formante.

Desta forma, os dados do presente estudo não apóiam a premissa de que os anos de treinamento no canto eventualmente teriam um efeito no padrão habitual de fala. Portanto, a "voz de ouro" no canto, quer seja um dom ou uma aprendizagem, é especial apenas durante o canto e não aparece na fala dos cantores, tanto em análise auditiva como em acústica. Por outro lado, a voz cantada é identificada como treinada, com alta porcentagem de acertos, muito provavelmente devido à presença do vibrato e do formante do cantor.

Sugestão de pesquisa futura: analisar as emissões de fala dos cantores que foram identificados como tais nas tarefas de leitura para verificar no que os seus parâmetros acústicos diferem dos não-cantores.

21 ROTHMAN HB, BROWN WS, SAPIENZA MC, MORRIS RJ. Acoustic analysis of trained singer perceptually identified from speaking samples. *J. Voice*, 15:25-35, 2001.

Essa pesquisa é a continuação de um outro trabalho realizado em 2000 (ver resumo anterior), por meio da qual verificou-se que um grupo de cantores treinados e de não-cantores foi identificado corretamente em quase 90% de suas emissões, a partir de trechos de emissão cantada. O objetivo dos autores, nesse segundo trabalho, foi identificar os parâmetros acústicos responsáveis pela identificação correta de cinco cantores profissionais, através de trechos de suas vozes faladas, o que permitiu diferenciá-los dos não-cantores e de cantores que nem sempre foram consistentemente identificados como tais.

Foram constituídos três grupos para análise: Grupo I, consiste em cinco indivíduos cantores, identificados como tais (três homens e duas mulheres), com um escore de identificação médio de 79%; Grupo II, com 15 indivíduos cantores, identificados como não-cantores (sete homens e oito mulheres), tendo sido corretamente identificados como tais em apenas 52% de suas emissões; Grupo III, com 20 indivíduos não-cantores (dez homens e dez mulheres), que foram corretamente identificados como tais em 64% de suas emissões e, portanto, incorretamente identificados como cantores em apenas 36% das vezes.

A hipótese é que esses cinco cantores do Grupo I devam ter propriedades idiossincráticas em suas emissões que os permitam ser altamente identificados como cantores, mesmo a partir de suas amostras de fala. Para análise acústica utilizou-se uma das sentenças da passagem analisada (*The Rainbow Passage*, modificada) e a emissão sustentada da vogal "i".

Os resultados indicaram que, embora a freqüência fundamental média tivesse sido diferente para os gêneros, não diferiu os grupos quanto ao treinamento do canto; por outro lado, a variabilidade de F_0 (em semitons) foi muito indicativa, com maior variabilidade nos indivíduos identificados como cantores, seguidos pelos não identificados como cantores e, finalmente, pelos não-cantores. Das medidas de perturbação, apenas o *jitter* porcentagem apresentou diferenças estatisticamente significantes para os três homens do Grupo I (menor *jitter*). Quanto às medidas de duração, o Grupo I estendeu mais o trecho analisado, enquanto o Grupo III produziu os menores valores de tempo de emissão. Na análise da duração da palavra "*white*" e do prolongamento da porção vocálica desta palavra, os dois grupos de cantores se opuseram ao grupo de não-cantores, com maior duração da palavra do segmento vocálico. O grupo I também apresentou a menor duração absoluta da consoante "t", ao contrário dos cantores não identificados como tais, que apresentaram o "t" mais longo dos três grupos. Contudo, a proporção CV deste segmento (razão entre o tempo do fechamento do som "t" e a porção vocálica da palavra "*white*") embora tivesse mostrado valores um pouco menores para o Grupo I, não apresentou resultados estatisticamente significantes. Quanto às outras palavras analisadas, verificou-se que os Grupos I e II alongaram a palavra "*beautiful*" (apesar dos Grupos I e II terem sido iguais); e que o "t" de "*into*" mostrou resultados semelhantes ao "t" de "*white*". Finalmente, o segmento "*a div*" (de "*a division*") não apresentou diferenças estatísticas entre os três grupos, mas o Grupo I apresentou maior duração da emissão. Assim, embora os cantores do Grupo II tivessem apresentado as mesmas estratégias dos indivíduos do Grupo I, elas não foram utilizadas no mesmo grau; como um exemplo podemos citar que os cantores do Grupo II variaram a freqüência mais que os não-cantores (Grupo III), mas não tanto como os cantores do Grupo I. Os autores reconhecem que nem todos os parâmetros acústicos foram identificados e analisados no trabalho.

Assim, embora a literatura ofereça pouca ou nenhuma evidência de que o treinamento contínuo da voz cantada tenha algum efeito na voz falada, o estudo revelou que um grupo específico com vozes treinadas pode ser fielmente identificado por meio de amostras de fala, sendo este grupo composto exclusivamente por cantores profissionais. Os parâmetros mais importantes na identificação dos cantores pela sua fala, foram: a variação da F_0 e uma maior duração de segmentos vocálicos associada à uma emissão mais curta de consoantes. Portanto, uma maior entonação e o alongamento das vogais adicionam um componente musical na frase e provocam um encurtamento das consoantes plosivas, que não acrescentam componente musical na qualidade vocal. Tais dados já foram referidos na literatura da década de 1930, que considera falantes superiores os que apresentam velocidade de fala mais lenta e com maior flexibilidade de freqüência fundamental.

22 SCHERER RC. Formants in singers. In: CLEMENTE MP. (ed) – *Voice Update*. Amsterdam, Elsevier, 1996. p. 273-9.

O autor apresenta uma revisão dos conceitos acústicos atuais sobre: regras acústicas gerais, sintonia de formantes, formante do cantor, classificação vocal e cobertura, procurando relacioná-los com dados fisiológicos do trato vocal.

Comprimento e constrição do trato vocal: à medida que o tubo se encurta, os formantes tornam-se mais agudos. Os formantes de um indivíduo são inerentes ao comprimento natural de seu trato vocal, que pode, porém, ser voluntariamente alterado pela mudança na posição da laringe e pela protrusão ou estiramento dos lábios. Regra básica na produção dos formantes:

1. Alongamento do trato vocal abaixa todos os formantes.
2. Uma constrição faríngea eleva F_1 e abaixa F_2, como no /a/.
3. Uma constrição na região anterior da boca decresce F_1 e eleva F_2, como em /i/.
4. As freqüências dos formantes decrescem com o arredondamento dos lábios e aumentam com o estiramento dos mesmos.
5. F_1 aumenta com a abertura da mandíbula.

Sintonia de formantes: diz respeito a um mecanismo que envolve a produção de F_1 e F_2, e é usado geralmente por sopranos e alguns atores. Quando um parcial (qualquer sobretom) da fonte sonora tem freqüência idêntica ou quase-idêntica à freqüência central de um dos formantes, ocorre a sintonia de formantes, o que faz esse parcial ser irradiado com intensidade relativamente maior. Ao contrário, quando F_0 está acima do valor central de F_1, ocorre uma confusão entre os parciais e os formantes, resultando em pobre integridade da vogal em questão e intensidade relativamente mais baixa. As sopranos contornam essa dificuldade com abertura da mandíbula nas notas agudas. Verificou-se também que a sintonia de formante ocorre em alguns atores, provavelmente como tentativa de melhorar a qualidade da emissão durante a apresentação. No caso de tenores, ocorre uma tentativa de sintonia de F_2 com um parcial, nas notas agudas, se a sintonia fosse com F_1 a característica dessa voz poderia ficar comprometida.

Formante do cantor: diz respeito a um ou vários mecanismos que envolvem a produção de F_3 e F_4, na área de 2.500 a

3.500 Hz. Um formante de cantor clássico apresenta uma superioridade de 15 dB de intensidade quando comparado ao valor espectral da orquestra, através da somatória da intensidade de F_3 e F_4. Alguns atores também usam o formante do cantor.

Origem do formante do cantor: abaixamento da laringe para ampliar a hipofaringe e alargar o ventrículo de Morgagni; constrição ariepiglótica, resposta global do trato vocal (do momento em que se observou FC em emissão de registro basal). Provavelmente mais de um mecanismo pode ser empregado.

Classificação vocal: a classificação vocal é altamente relacionada com o centro da extensão vocal de um indivíduo, ou seja, com as propriedades fisiológicas das pregas vocais. Além disso, o centro da extensão vocal corresponde à média dos valores dos quatro primeiros formantes, mostrando uma relação entre as propriedades da laringe quanto à freqüência do som e as propriedades de ressonância do trato vocal. Por outro lado, foi também observado que a classificação vocal depende da freqüência do formante do cantor e do comprimento do trato vocal. Resumindo, a classificação vocal depende da extensão vocal, dos valores médios dos formantes e da freqüência isolada do formante do cantor.

Cobertura de voz: no som coberto F_1 é mais grave (em 100 Hz ou mais) e parece que F_2 é mais agudo. Há também uma série de tendências observadas no som coberto: véu elevado, faringe alargada, ventrículos laríngeos alargados e aumento do fluxo aéreo transglótico pico-a-pico.

Regras e observações adicionais:

1. F_3 depende do tamanho da cavidade situada imediatamente atrás dos incisivos (F_3 é mais grave quanto maior essa cavidade).
2. F_4 parece depender da forma do tubo laríngeo.
3. A diminuição da distância entre F_3 e F_4 amplifica o formante do cantor;
4. Sintonia de formante (F_1 e F_2) acima de 500 Hz de F_0 para vozes femininas preserva a intensidade e a qualidade da performance clássica.
5. Sintonia de formante para o ator pode acrescentar intensidade e qualidade (representando treinamento).
6. Sintonia de formantes F_1 e F_2 não é regra geral no canto ocidental por questões de preferência na qualidade vocal.
7. O formante do cantor pode estar presente em homens e mulheres, cantores e atores, mas é menos evidente nas sopranos.
8. O formante do cantor parece estar associado à configuração anatômica do tubo laríngeo, adicionado de modelagem posterior.
9. A classificação vocal depende da extensão vocal e dos valores dos formantes, podendo ser estimada através do valor da freqüência do terceiro formante.
10. Emissão coberta parece envolver um abaixamento de F_1 e um potencial aumento de F_2, com véu elevado, faringe e ventrículos laríngeos mais amplos, com aumento de fluxo aéreo transglótico.

23 REINDERS AC. Heavy and light register, falsetto register, its history and use. Function and sensation of voice registers. In: CLEMENTE MP. (ed) – *Voice Update*. Amsterdam, Elsevier, 1996. p. 281-5.

O autor apresenta as noções de registro de peito e de cabeça relacionadas às sensações vibratórias do cantor, que associam a noção de registro à de ressonância. O registro de peito sempre foi usado em todas as formas de canto. Falsete foi usado em todas as formas da música oriental e na música ocidental do século XX. Hoje se observa o retorno do falsete principalmente nos cantores baixos e cada vez mais na música popular ocidental. O autor advoga uma terminologia considerada mais consistente e fácil: registro modal, que pode ser pesado ou leve, e um registro separado, com seu próprio padrão vibratório, o registro de falsete.

O termo voz de peito aparece na Idade Média, no tratado do monge dominicano austríaco J. De Moravia (aproximadamente 1260), que menciona "a voz produzida no peito, na garganta e na cabeça", advogando seu uso isolado. Na segunda metade do século XV, C. von Zabern ensina canto e explica: " a voz deve ser dividida em três partes: tons graves em forte, tons médios em meio forte e tons agudos em piano, já que o homem possui apenas uma traquéia onde esses sons são produzidos". Sempre se soube que o registro grave era nitidamente sentido no peito, mas a natureza da voz aguda foi sempre questionável: garganta, cabeça, seios paranasais ou no crânio?

O nascimento da monodia: o estilo monódico do século XVII, como reação à liturgia polifônica, acaba se transformando na base para o cantor de ópera, que necessita, então, de um treinamento específico. O mais importante tratado é o de G. Caccini (1602), que se refere à voz como: voz de peito, plena e natural, ou cheia; e voz de testa ou de cabeça (falsete).

Falsete × peito: a palavra falsete tem sido usada de modo paralelo ao termo voz de cabeça. TOSI (1723) reclama sobre o uso inconsistente e confuso dos termos voz de cabeça e falsete, acusando os estrangeiros de criarem a confusão. O uso do falsete era bem aceito até a metade do século XIX, pré-requisito para a voz masculina, no canto das notas agudas (*castratti*); a voz de peito era uma exceção para as mulheres.

Novos usos vocais: no século XIX os compositores (Berlioz, Bellini e Donizetti) começaram a escrever a chamada *Grand Opera* e as vozes tiveram que se adaptar: gesto articulatório mais amplo, maior expressividade, maior volume e projeção, maior abaixamento da laringe, como no bocejo, e protrusão dos lábios (ao contrário do canto em sorriso dos *castratti*). Introdução de um novo termo para essa voz: **voz coberta**.

Definição de registro por Garcia: Garcia (1840) – a noção de registros é a base da educação vocal: "Por registro entendemos uma série de sons sucessivos, de igual qualidade, numa escala do grave ao agudo, produzida pela aplicação de um mesmo princípio mecânico". A modificação no modo de vibração da prega vocal pode ser encarada como uma definição operacional de registro. Descreveu dois registros: peito e cabeça-falsete, sendo a voz de peito a base essencial da voz humana masculina e feminina. Garcia nomeou a oitava superior masculina de falsete (correto do ponto de vista da vibração das pregas vocais), mas criou confusão chamando a voz aguda feminina de cabeça, confusão esta que se observa até hoje.

24

CURCIO D. *Medidas de variação da freqüência do vibrato em três estilos de canto profissional.* São Paulo, 2000/Monografia. Especialização. CEV. Orientação: Profa. Dra. Mara Behlau e Prof. Dr. Paulo Pontes/Curcio, D.; Behlau, M. & Pontes, P. – Medidas de variação de freqüência do vibrato em três estilos de canto profissional. In: Sociedade Brasileira de Fonoaudiologia – Atualização em fonoaudiologia. Collectanea Symposium. São Paulo, Frontis, 2000. p. 39-64./*vencedor do melhor trabalho científico, prêmio Norberto Rodrigues, na categoria de tema livre, no X Congresso Nacional de Fonoaudiologia, Recife, 2000.

O vibrato é um dos recursos estéticos mais expressivos utilizados na voz cantada. É indicativo de boa qualidade vocal e, embora seja freqüentemente associado ao canto lírico, está presente em diversos tipos de canto popular. O vibrato é definido como uma perturbação periódica da freqüência fundamental, a longo prazo, caracterizado por uma modulação sinusoidal regular. O vibrato ocorre como resultado de um suprimento de estímulo neural intermitente na musculatura laríngea e a principal controvérsia na literatura refere-se à variabilidade e ao mecanismo fisiológico envolvido em sua produção.

O objetivo deste trabalho foi comparar as características relacionadas com a freqüência do vibrato (FV), acessando um total de 423 emissões produzidas por 15 cantores profissionais de reconhecida projeção no meio artístico, representativos de três estilos musicais: ópera, roque e sertanejo. Os cantores de ópera selecionados foram: Luciano Pavarotti, Plácido Domingo, Giuseppe Di Steffano, Mario Del Monaco, Steffan Krauss e; os cantores de roque foram: André Mattos, Ronnie, Dio, Bruce Dickinson e Ian Gillan; e, finalmente, os cantores sertanejos foram: Xororó, Leonardo, Luciano, Christian, Giovani. Os trechos analisados foram capturados diretamente das gravações em CD, com o auxílio do programa de análise espectrográfica GRAM 5.01, digitalizados em uma velocidade de gravação de 11 KHz, tendo-se realizados espectrogramas de faixa-estreita, transformação rápida de Fourier (FFT) com 1.024 pontos, e amplificação de 30 dB. O vibrato foi medido com o auxílio de uma grade guia, utilizando-se cálculo de média simples.

Os valores médios absolutos do vibrato e a faixa de distribuição média foram respectivamente de: 5,77 Hz (4,95 a 6,76 Hz), para a ópera; 5,04 Hz (3,88 a 6,38 Hz), para o roque; e, finalmente, de 5,91 Hz (4,65 a 7,35 Hz), para o estilo sertanejo. Desta forma, os valores da freqüência do vibrato, para cantores de ópera e cantores populares sertanejos mostraram-se equivalentes e mais elevados em relação aos cantores de roque; além disso, verificou-se que a maior estabilidade nos diferentes ciclos ocorreu na ópera, provavelmente em razão do treinamento específico desse parâmetro musical. Por outro lado, a análise individual dos cantores revelou que a FV apresentou-se constante intra-sujeito, independentemente do estilo de canto, o que reforça a noção de que o vibrato é uma manifestação fisiológica individual.

25

COHN JR, SPIEGEL JR, HAWKSHAW M, SATALOFF RT. Alergy. Medications: effects and side effects in the professional voice users. In: SATALOFF R.T. *Professional voice: the science and art of clinical care.* 2 ed. San Diego, Singular, 1997. p. 369-73.

A alergia é uma resposta anormal frente às substâncias que em geral, não afetam a maioria dos indivíduos. Um em cada cinco indivíduos são alérgicos.

A alergia pode ocorrer em resposta a inalantes: ingeridos, por contato ou injetáveis. E o grau da manifestação pode variar de leve a extremo.

De acordo com Coombs & Gell (1968), a hipersensibilidade pode ser:
- *Tipo I:* rinite, choque anafilático, asma, urticária.
- *Tipo II:* anemia hemolítica.
- *Tipo III:* envolve sistema imunológico de forma mais complexa.
- *Tipo IV:* dermatites.

A reação alérgica é mais comum e complexa do que se pensa. Ainda que em grau leve, afeta significativamente os profissionais da voz. Quando a alergia é temporária, os efeitos colaterais são menores e, quando constante, deve ser realizada uma avaliação mais detalhada.

As manifestações da rinite alérgica envolvem olhos, nariz, orelhas e garganta. Em alguns casos, pode evoluir para sinusite crônica. Os sintomas incluem: congestão nasal, espirro, coriza, olhos lacrimejantes, dor de garganta, pigarro, dor, plenitude auricular, dor de cabeça e fadiga geral.

No uso profissional podemos destacar: quebra de freqüência e ressecamento da mucosa. Ainda em relação ao uso profissional da voz, vários são os fatores que podem desencadear ou contribuir para uma reação alérgica: teatro empoeirado, cortinas e coxias sujas e empoeiradas etc.

Na avaliação deste profissional, o avaliador deve certificar-se de que se trata de um quadro alérgico. No exame otorrinolaringológico, deve-se procurar por: hipertrofia de mucosa, coloração pálida, secreção, e há uma comum associação com pólipos nasais. Ainda pode haver associação com conjuntivite, otite média, ressecamento de faringe e cavidade bucal, hipertrofia de linfonodos, edema de pregas vocais e supraglote, além de secreção.

Em alguns casos, pode ser necessário identificar fatores alérgicos com testes específicos.

O tratamento é realizado com esteróides, tópicos ou não, no controle de sintoma sazonal. Pode não reduzir sintomas visuais, que é prejudicial para o profissional da voz. O uso de anti-histamínicos pode se tornar necessário, porém gera ressecamento e sedação. Deve sempre ser prescrito em associação com agentes mucolíticos.

A conduta mais correta no caso de cantores é encaminhar para especialistas em alergia para identificação de fatores alérgicos.

Os pacientes devem realizar um controle circunstancial do ambiente, das roupas, dos hábitos etc. Em alguns casos, devem-se associar injeções de imunoterapia, pois em casos mais específicos é a melhor opção.

26 SATALOFF D, SATALOFF RT. Obesity and the professional voice user. In: SATALOFF RT. (ed) – *Professional voice: the science and art of clinical care*. San Diego, Singular, 1997. p. 335-6.

"A ópera não acaba enquanto a gorda não canta." Este é um dos estereótipos dos cantores líricos. Realmente é comum encontrarmos cantores líricos gordos. Há relatos de cantores que perderam peso rapidamente. Depois, recuperaram o peso em maior quantidade e mais rápido ainda.

É importante considerar que o canto é uma atividade atlética e exige resistência física. Atualmente, o deslocamento dos cantores e atores para a televisão exigiu que eles exibissem uma forma física mais esbelta, devido à estética.

Falar bastante e comer muito são características dos profissionais da voz.

É importante compreender o efeito da obesidade na saúde. O conceito de obesidade mórbida é usado quando o paciente pesa mais que 100% do peso ideal. Um a cada cinco norte-americanos apresenta "obesidade significativa".

Pesquisas apontam que 90% dos pacientes que emagrecem ganham peso novamente. Em alguns casos, é sugerida cirurgia gástrica. Segundo o Instituto Nacional de Saúde, os efeitos da obesidade podem ser: estresse, pressão alta, colesterol alto, diabetes, problemas cardíacos, aumento do risco de câncer, menor expectativa de vida, problemas respiratórios e artrite. O melhor tratamento é evitar a obesidade. O cantor deve estar consciente de sua boa saúde geral. O emagrecimento é indicado sempre que o paciente estiver 20% acima de seu peso ideal e este deve ser realizado sempre lentamente. A perda de peso muito rápida gera comprometimento vocal com queda de qualidade e resistência vocais. Maiores estudos sobre obesidade e canto/voz são necessários. A recomendação dos autores é que o cantor deve tratar de seu corpo como costuma tratar de sua voz.

27 SATALOFF RT, CASTELL D, SATALOFF D, SPIEGEL JR, HAWKSHAW M. Reflux and other gastroenterologic conditions that may affect the voice. In: SATALOFF RT. (ed) – *Professional voice: the science and art of clinical care*. San Diego, Singular, 1997. p. 319-29.

Os autores acreditam que, apesar de o refluxo gastresofágico (RGE) ser considerado um fator etiológico na maioria dos pacientes com queixas laringológicas, é mais particularmente comum em profissionais da voz. Foram estudados 583 profissionais da voz e 265 indivíduos receberam o diagnóstico de laringite por RGE.

O RGE pode ser conseqüência de uma disfunção do esfíncter esofágico. A função do esfíncter é impedir a movimentação anormal do bolo alimentar para cima e do ar para baixo. A pressão do esfíncter esofágico inferior deve ser maior do que a do estômago; se for contrária, o refluxo ocorre. A tonicidade deste esfíncter é determinada pela ação da musculatura intrínseca, mas quando necessário, o decréscimo desta tonicidade é determinado pela ação de medicamentos ou orientações e dieta alimentar.

Doenças gástricas, alterações da mobilidade do esfíncter e outras condições também favorecem o refluxo. O RGE provoca sintomas irritativos e edema na mucosa da prega vocal, desencadeando, desta maneira, uma alteração vocal. Os sinais mais freqüentemente encontrados na laringe são: eritema e edema de pregas vocais e úlceras e granulomas da região posterior. Em casos mais severos, já foram encontradas lesões extensas na laringe que chegam até a cavidade oral. Alguns autores também relacionam o RGE com artrite da junta cricoaritenóidea, estenose subglótica, glótica e supraglótica, carcinoma laríngeo e esofágico e fracasso terapêutico. Outros autores associam o RGE com a síndrome da insuficiência respiratória, uma vez que a laringe regula a respiração e, ela estando obstruída por algum edema conseqüente ao RGE, pode causar apnéia.

Em relação à fisiopatologia do RGE em cantores, podemos encontrar dificuldades no suporte respiratório por alteração da compressão abdominal. Devido às apresentações noturnas, os cantores possuem o hábito de fazer grandes refeições antes de dormir, além de não possuírem uma dieta equilibrada, favorecendo o RGE; e ainda, o estresse, inerente à profissão, que aumenta a produção de ácido gástrico.

Pequenas alterações vocais prejudicam as performances.

Tosses severas podem causar hemorragias de prega vocal ou lesão de massa. Obstruções respiratórias leves também prejudicam o suporte respiratório, podendo desenvolver focos de tensão.

Na anamnese do profissional da voz, alguns dados são auxiliares na hipótese diagnóstica do RGE: rouquidão matutina, aquecimento vocal prolongado, halitose, pigarro, globo, boca seca, alteração na língua, disfagia, dor de garganta, tosse noturna, dispnéia, pouco controle da asma, pneumonia, azia e indigestão, além de apresentar pigarro e secreção no início do aquecimento vocal.

O exame físico realizado é completo de cabeça e pescoço. Outros encaminhamentos são realizados quando necessários.

A deglutição de bário não é o teste que deve ser prescrito na suspeita de laringite por refluxo. A pHmetria é o melhor teste diagnóstico, principalmente quando associada à manometria esofágica, pois alguns pacientes apresentam RGE com pressão de esfíncter esofágico inferior alta. Em se tratando de um profissional da voz, a interpretação dos resultados é diferente: correlaciona-se o número de vezes que ocorreu o refluxo com os sintomas apresentados. A leitura também é feita em posição vertical, durante a execução de exercícios ou das performances.

Em um estudo realizado com 33 pacientes com rouquidão crônica, 78,8% apresentaram refluxo e o pH foi três vezes maior. O refluxo que ocorre na posição vertical está relacionado com a rouquidão e esofagite.

As orientações que devem ser dadas ao paciente com RGE incluem: elevação da cabeceira da cama, comer quatro horas antes de dormir, evitar álcool e café. São receitados bloqueadores de H_2 no início da terapia e o paciente deve seguir a prescrição dos antiácidos. Alguns pacientes são resistentes ao omeprazol, portanto deve-se realizar uma avaliação gastroenterológica. Deve-se também estabelecer um diagnóstico diferencial com a bulimia.

O refluxo pode estar presente também com o pH neutro e os sintomas são mais significantes nos profissionais da voz. A cirurgia corretiva é indicada na maioria dos casos.

Em se tratando de cantores, toda cirurgia é traumática, mesmo que não envolva cabeça e pescoço. A cirurgia laparoscópica nestes profissionais deve ser profundamente estudada pois a incisão abdominal prejudica o suporte respiratório, com sintomas de fraqueza e dor, e cantar sem suporte respiratório pode causar alterações vocais por ajustes inadequados.

Outros problemas gastroenterológicos que podem afetar a voz são: diarréia e constipação, esporádicas ou como sinais de problemas mais sérios. A diarréia desidrata as pregas vocais e a mucosa oral, e relaxa o esfíncter esofágico inferior, propiciando o RGE. Dores abdominais limitam contração da musculatura abdominal e podem desencadear uma disfonia.

28 HARVEY PL, MILLER S. Nutrition and the professional voice users. In: SATALOFF RT. ed. *Professional Voice: the science and art of clinical care.* 2ed. San Diego, Singular, 1997. p. 337-54.

Atores e cantores estão muitos expostos ao estresse e à fadiga. A nutrição adequada é extremamente importante para que estes profissionais tenham energia, peso apropriado e resistência a resfriados e outras doenças.

Assim como nos atletas, a dieta destes profissionais deve ser rica em carboidratos complexos, como grãos e massas, que formam uma reserva de glicogênio fornecendo energia. Como perdem muita água, devem repor líquidos e minerais, além de comer três a quatro porções de frutas por dia, que contém fibras e líquidos.

Nutrição Básica e Orientação Alimentar

O corpo humano necessita de alimentos e nutrientes para manter a vida e promover o crescimento de células e tecidos. As exigências nutricionais incluem: macronutrientes (carboidratos, proteínas e gorduras) e micronutrientes (vitaminas, minerais e água).

As porções diárias de nutrientes essenciais *(Recommended Daily Allowances – RDA)* foram estabelecidas pelo órgão americano *Food and Nutrition Board of the National Research Council*, em 1941, com o objetivo de estabelecer um mínimo necessário para garantir o crescimento das crianças e prevenir doenças. Esta lista de alimentos caiu em desuso quando se percebeu a enorme quantidade de americanos que apresentavam doenças cardíacas e câncer.

Em 1992, o Departamento Americano de Agricultura e Instituto Nacional de Saúde *(US Department of Agriculture and National Institute of Health)* sugeriram uma nova dieta baseada em uma pirâmide alimentar *(Eating Right Pyramid)*. Segundo esta dieta, a alimentação diária deve incluir: uma porção de gorduras, óleos, doces; duas a três porções de leite, iogurte e queijo; duas a três porções de carne, frango, peixe e ovos; duas a três porções de frutas; duas a quatro porções de vegetais e seis a 11 porções de pão, cereal, arroz e massa.

Um dos problemas desta dieta é que determina a quantidade e não o tipo de alimento, não diferenciando, por exemplo, alface de espinafre. Além disso, por ser difícil de ser seguida, somente 9% dos norte-americanos a fazem, e provavelmente uma porcentagem ainda menor de profissionais da voz.

O americano médio pode ser descrito como o povo mais bem alimentado e subnutrido do mundo. A alimentação americana típica é industrializada, sem elementos nutritivos essenciais, com menos frutas e verduras e mais gorduras. O estado nutricional adequado é difícil de ser atingido até por aqueles que seguem a dieta da pirâmide, pois as fazendas modernas produzem alimentos mais deficientes, por causa do esgotamento do solo e da falta de rotação de campos e alimentos.

Pesquisas Recentes em Nutrição

Desde 1990 foram realizados mais de 20.000 estudos clínicos relacionando nutrição, saúde e doenças. As pesquisas têm demonstrado resultados positivos relacionados à micronutrição, com relação a retardo do envelhecimento, melhora de desempenho atlético, proteção a alguns tipos de câncer e doenças cardiovasculares, redução de defeitos na formação do tubo neural e melhora do sistema imunológico.

Alteração de Radicais Livres e Defesas Antioxidantes

O radical livre é uma molécula de oxigênio que não têm elétron em um dos pares de elétrons, e sua missão é procurar, e destruir, uma outra célula para roubar uma molécula saudável.

Os radicais livres são produzidos no processo bioquímico de metabolização de oxigênio e os fatores que contribuem para a sua formação podem ser internos e externos. Entre os fatores internos estão os exercícios físicos exagerados, envelhecimento, estresse, infecções ou doenças, e entre os externos estão a fumaça de cigarro, poluição do ar, estresse e pesticidas.

Os radicais livres causam ligações irregulares que podem acarretar danos de DNA, mutação e morte celular, envelhecimento, câncer, problemas de coração, diabetes, arteriosclerose, infecções, doenças cerebrovasculares, Parkinson e esclerose lateral amiotrófica.

O corpo resiste ao ataque dos radicais livres fabricando antioxidantes endógenos que possuem um elétron extra para doar, mas infelizmente o corpo humano não consegue fabricar todos os antioxidantes necessários. Assim, os outros antioxidantes são fornecidos por meio de alimentação e suplementos vitamínicos.

Determinando as Condições de Nutrição

Existem medidas objetivas quantitativas para se avaliar o estado nutricional, como os exames de urina, sangue e cabelo. O cantor/ator deve ser avaliado, pois mesmo pequenas deficiências podem afetar a sua resistência à doenças e infecções, estresses e cirurgias.

Escolha de Suplementos

Pelo menos 80 milhões de americanos consomem suplementos, sendo que 90% das pessoas sem prescrição médica. É importante que o cantor ou ator não se automedique, pois suplementos devem ser individualizados, baseados na história familiar, condições físicas e testes funcionais. As fórmulas múltiplas são mais eficientes do que as doses altas de um ingrediente, e o suplemento não substitui a alimentação.

Longevidade Vocal e Nutrição

O envelhecimento laríngeo é manifestado por meio de atrofia muscular, deterioração de ligamentos, ossificação de cartilagem hialina e diminuição da transmissão dos impulsos nervosos. A partir dos 40 anos de idade as mudanças começam a ser sentidas e o estilo de vida e padrões vocais podem acelerar ou retardar sua progressão. A longevidade vocal depende da saúde vocal, higiene vocal e do estado geral de saúde.

Metas Alimentares para Cantores ou Atores

Para iniciar qualquer tipo de programa alimentar o cantor ou ator deve conversar com seu médico. O programa de nutrição deve seguir os seguintes itens:

1. Mínimo de quatro porções diárias de frutas e vegetais.
2. Vitaminas antioxidantes completas e suplemento mineral.
3. Porção de carne menor que a de vegetais.
4. Conferir informações nutritivas nos rótulos.
5. Escolher alimentos que contenham 20% ou menos de gordura.
6. Limitar o consumo de gordura a 30 a 40 gramas diários.
7. Beber oito copos de água diariamente.
8. Comer 25-30 gramas de fibras por dia.

Independente da idade, o cantor ou ator deve compreender que o que faz agora irá refletir em como ele/ela estará no futuro. Uma boa alimentação e exercícios físicos trazem saúde a longo prazo e são essenciais para uma carreira duradoura.

29
SATALOFF RT, HAWKSHAW M, ROSEN DC. Medications: effects and side effects in the professional voice users. In: SATALOFF RT. *Professional voice: the science and art of clinical care*. 2 ed. San Diego, Singular, 1997. p.457-69/SATALOFF RT. Medications for traveling performers. Medications: effects and side effects in the professional voice users. In: SATALOFF RT. *Professional voice: the science and art of clinical care*. 2 ed. San Diego, Singular, 1997. p. 471-75.

É imprescindível que se conheça os efeitos colaterais dos medicamentos e considerar a variabilidade biológica do indivíduo. Os efeitos colaterais variam de acordo com gênero, idade, metabolismo, resposta individual etc.

Anti-Histamínicos

- Usados para alergias.
- Causam ressecamento.
- Reduzem e espessam a secreção (tosse seca).
- Resultado vocal no final pode ser desastroso.
- Seldane e Claritin: causam menor ressecamento.
- Se necessário, testar efeito antes de uma performance para avaliar benefício.

Agentes Mucolíticos

- Auxiliam muito na hidratação.
- Não substituem a hidratação adequada.
- Humibid é um dos mais indicados, pois aumenta e dilui a secreção.
- Útil para cantores.

Corticoesteróides

- Potentes antiinflamatórios.
- Usados para laringite inflamatória aguda.
- Devem ser combinados com hidratação.
- Úteis para alergias variadas.
- Podem causar problemas gástricos, insônia e irritabilidade.

Diuréticos e Outras Medicações para Edema

- Aumento de diuréticos pode resultar em retenção de líquidos: edema.
- Uso de diuréticos pode causar a desidratação do cantor, reduzindo lubrificação e engrossando a secreção.
- Nunca deve ser usado mensalmente para edema pré-menstrual.
- Trauma vocal também é causa comum para edemas (falar em forte intensidade).
- Cantores dificilmente formam edema por cantar ou se apresentar, mas podem desenvolver edema em casos de canto sem técnica ou grito.
- Descongestionante pode ser usado para reduzir edema, mas pode gerar efeito rebote.

Medicação Antitussígena

- Supressores de tosse podem incluir agentes com efeito de ressecamento secundário.

Anti-Hipertensivos

- Quase todos apresentam um certo efeito parassimpático: ressecamento de mucosa.
- Freqüentemente são usados com diuréticos que causam desidratação.

Medicação Gástrica

- Medicação para refluxo gastresofágico inclui antiácidos.
- Podem causar: diarréia, constipação ou tontura: dificulta a *performance*.
- Podem também causar ressecamento.
- Vários outros medicamentos disponíveis causam diversos efeitos colaterais (Omeprazol, bloqueadores de H_2, agentes hipercinéticos, entre outros).

Vitamina C

- Muito comum entre profissionais da voz.
- Pode ocorrer ressecamento em alguns pacientes.
- Pode causar cálculo renal.

Pílulas de Dormir

- Não devem ser usadas por pessoas saudáveis.
- Evitar Benadryl, pois é anti-histamínico e causa ressecamento.
- Usar com muito critério.

Analgésicos

- Aspirina predispõe à hemorragia, especialmente no uso profissional.
- Optar por Tylenol.
- Evitar seu uso em cantores.
- Dor tem função protetora importante.
- Se a dor for tão forte que precise de analgésico, deve-se pensar em cancelar a *performance*.
- Em casos de cólicas, é possível utilizar codeína para controle no começo do dia. Se as cólicas permaneceram, cogitar cancelamento da *performance*.

Hormônios

- Podem alterar a voz por alterarem fluido ou gerarem alterações estruturais das PPVV.
- Podem gerar agravamento permanente da freqüência fundamental em mulheres.
- São muito usados no tratamento de câncer, endometriose, disfunção sexual pós-menopauas.
- Evitar sempre que possível.
- Pílulas anticoncepcionais também podem afetar a voz (por alta porcentagem de progesterona) – 5% das mulheres apresentam disfonias temporárias.
- Outros casos que afetam a voz: hipotireoidismo e tratamento de pituitária.

Medicação Broncoativa-Pulmonar

- Disfunção pulmonar pode causar alteração vocal no profissional da voz.
- Broncodilatadores podem ser muito úteis, embora possam produzir laringites.
- Epinefrina é o mais comumente utilizado.

Betabloqueadores

- Utilizados para reduzir a ansiedade frente às performances.
- Conduta não é unânime entre os médicos.
- Propranolol: muito usado para aumentar salivação. Este estudo foi feito a partir da comparação do peso de algodão mantido na boca pós-apresentação.
- Não deve ser usado por cantores: asma, pressão sangüínea, taquicardia etc.

Medicação Neurológica

- Profissional da voz que também sofre de uma doença neurológica pode ser forçado a interromper a carreira.
- Algumas das patologias incluem:

- Doença de Parkinson (L-dopa e agentes anticolinérgicos): ressecamento, alteração esfincteriana, nervosismo, perda da memória, depressão etc.
- *Miastenia gravis* (drogas visam aumentar ação de acetilcolina): salivação excessiva, confusão mental, fraqueza etc.
- Esclerose múltipla (droga procura reduzir a perda de mielina): "síndrome da gripe" e outros efeitos colaterais ocorridos nos corticóides.

Medicação Psicoativa

- Todos os agentes psicoativos podem interferir na fisiologia do trato vocal.
- Avaliar riscos e benefícios no uso das drogas.
- Antidepressivos tricíclicos e tetracíclicos: a maioria causa ressecamento da mucosa, constipação, refluxo gastresofágico, tremor, entre outros sintomas.
- Inibidores de oxidase podem causar disfunção sexual, sedação, insônia, ressecamento, entre outros.
- Prozac e Zoloft podem causar náusea, sudorese, dor de cabeça, ressecamento, tontura, insônia, sonolência, tremor, disfunção sexual, entre outros.
- Lítio pode causar tremor fino: dedos especialmente, ataxia, disartria, delório etc.
- Tegretol age mais no sistema límbico e lobo temporal.
- Diazepan: sedação, convulsões, fraqueza, entre outros.
- 14% dos pacientes submetidos a tratamentos por mais de 7 anos desenvolvem efeitos colaterais definitivos (discinesias) – não há tratamento disponível.
- É importante o controle do uso deste tipo de medicamento em profissionais da voz.
- Muitos pacientes negam informações psiquiátricas ao ORL, o que dificulta a seleção da melhor droga.

Dos medicamentos sugeridos para acompanhar uma turnê de um profissional da voz, Sataloff sugere que sejam incluídos, com ressalvas: analgésicos, antiácidos, antibióticos, agentes antivirais, medicação vaginal, *sprays* nasais, anti-histamínicos, agentes mucolíticos, esteróides, medicação para tontura e diarréia e pílulas para dormir.

30 HERMAN JR HH, ROSSOL M. Artificial fogs and smokes. In: SATALOFF RT. ed. – *Professional voice. The science and art of clinical care.* 2 ed. San Diego, Singular, 1998. p. 413-27.

Os efeitos nocivos da fumaça teatral são muito controvertidos, principalmente quando comparados com a informação oferecida pelo fabricante. Há maior prevalência de queixas e sintomas respiratórios em artistas que trabalham com fumaça teatral. Os esforços para a produção de fumaça a partir do vapor de água, a mais saudável, devem ser incentivados.

O trato respiratório é o local primário de lesão das substâncias tóxicas por via aérea; sendo que a exposição crônica pode gerar efeitos cumulativos.

Consideram-se fumaça artística todos os derivados químicos orgânicos, inorgânicos e mistos. Os orgânicos são à base de água, apesar de o nome incluir substâncias químicas (glicol e álcoois polifuncionais), derivados de petróleo, queima de óleos, papéis e perfumes; os inorgânicos e mistos são os cloridos, gases líquidos ou sólidos (gelo seco – dióxido de carbono, nitrogênio líquido e freon), tais substâncias reduzem a quantidade de oxigênio para respirar, causam falta de ar, dor de cabeça e fadiga; poeira (pó de madeira, farinha e talco – irritação e secura); pós variados e fumaça úmida de vapor de água (pode causar problemas elétricos nos equipamentos).

O TLV (*Threshold Limit Value* – padronização da qualidade do ar para trabalhadores) considera o operário em geral e não analisa os trabalhadores vocais, ou os alérgicos, ou ainda os indivíduos com padrões respiratórios incomuns (atores e cantores). Oferece três limites: **TLV média ponderada** – concentração média em 8 horas de trabalho; **TLV limite de exposição a curto prazo** – exposição média não deve exceder 15 minutos; **TLV limite máximo** – exposição não deve ser excedida nem por um instante. A indústria diz que as exposições abaixo do TLV são seguras, o que nem sempre é verdade. Não há trabalhos específicos sobre a fumaça teatral.

Os glicóis (etileno, dietileno, butileno e propileno) têm sido usados no processo de descongelamento, assim como para umectantes e em preservativos antimicrobianos – são combustíveis e inflamáveis quando em contato com o calor. São os produtos mais comuns para uso artístico. Causam dor e vermelhidão nos olhos e irritam as mucosas, além de: dor de cabeça, tosse irritativa, vômitos, alterações renais e do fígado, depressão do SNC e questionáveis efeitos carcinogênicos e reprodutivos. As próprias companhias de produtos químicos derivados de petróleo (*Texaco, Shell, Union Carbide*) **não** recomendam o uso de produtos de glicol para fumaça artística.

Pesquisas da NIOSH (*National Institute for Occupacional Safety and Health*), desde 1983, indicam maior prevalência de sintomas nasais, respiratórios e irritativos em atores expostos à fumaça, gerando 18% de faltas no trabalho (de 1 a 60 dias).

Conclusões: muitos artistas referem já terem sofrido efeitos negativos na saúde por exposição à fumaça, porém não se conseguiu provar uma relação entre fumaça e asma, ou entre a fumaça e outros sintomas; porém artistas expostos à fumaça procuram mais o serviço médico com alterações respiratórias.

O **Boletim de Segurança número 10 da AMPTP** (*Alliance of Motion Picture and Television Producers*), sobre o uso de fumaça e efeitos visuais criados artificialmente informa que: 1. as seguintes substâncias **não** devem ser usadas: tabaco e qualquer partícula em combustão de reconhecida ação carcinogênica; cloridos; glicóis (etileno, dietileno e trietileno), óleos minerais, hidrocarbonos aromáticos; hexacloretano e ciclohexilamina; 2. as seguintes substâncias podem ser usadas, desde que controladas e em locais ventilados: certos glicóis (propuleno, butileno e polietileno); derivados de glicerina; gases criogênicos (dióxido de carbono e nitrogênio líquido). Muitos profissionais da voz têm de literalmente escolher entre suas carreiras e sua saúde.

31 EMERICH K, SATALOFF RT. Chronic fatigue syndrom in singers. In.: SATALOFF RT. (ed) *Professional Voice: the science and art of clinical care*. San Diego, Singular, 1997. p. 447-51.

Cantar é uma atividade física e mentalmente desgastante, que exige do cantor uma boa função aeróbica e capacidade cognitiva para aprender e interpretar música. Existem várias doenças e condições físicas que poderão levar a um desgaste físico ou mental, capaz de prejudicar o bom desempenho do artista, entre estas está a Síndrome da Fadiga Crônica.

A Síndrome da Fadiga Crônica é definida como uma doença crônica de etiologia indefinida, caracterizada por no mínimo seis meses de fadiga e outros sintomas associados. O paciente precisa ter seis ou mais sintomas de uma lista de 11 sintomas (febre, dor de garganta, gânglios doloridos, fraqueza muscular, mialgia, fadiga prolongada após exercícios, dores de cabeça, queixas neuropsicológicas, distúrbios do sono e início abrupto dos sintomas) e dois ou mais sintomas físicos (febre, faringite e gânglios palpáveis) para serem diagnosticados com a doença.

Na literatura existem controvérsias sobre a etiologia orgânica e/ou psicogênica do problema. Existem estudos publicados no século XIX, de pacientes com sintomas que incluíam exaustão, dores, alterações de humor e distúrbios cognitivos e casos descritos no começo do século XX, de mulheres com cansaço crônico das quais parte foi curada com placebos.

A definição de síndrome da fadiga crônica aconteceu a partir de quatro fatos: 1. uma epidemia de fadiga e dores musculares em indivíduos que trabalhavam no *Los Angeles County Hospital;* 2. o reconhecimento do vírus causador da mononucleose, o vírus Epstein-Barr, com sintomas parecidos com a síndrome da fadiga crônica; 3. descrição da encefalomielite miálgica, que apresenta os mesmos sintomas da fadiga crônica e da mononucleose; 4. identificação da fibromialgia, que causa dor nas articulações e músculos de origem desconhecida. Todos estes acontecimentos levaram os pesquisadores a reconhecer a existência e concordar em uma definição para a doença.

Um dos maiores problemas na síndrome da fadiga crônica é o diagnóstico diferencial, uma vez que a fadiga é sintoma em diferentes patologias. A principal confusão estaria na depressão, pois esta pode ocorrer também como conseqüência de uma doença prolongada. Contudo, apesar de a fadiga estar presente na depressão e na síndrome da fadiga crônica, na segunda existem também sintomas associados de febre, faringites, gânglios, tosse e dores de garganta. Os sintomas descritos em vários estudos apresentados, incluem: fadiga física e mental; mialgia, faringite, febres e piora do quadro com atividades físicas. Uma comparação das atividades físicas em sujeitos normais e com fadiga crônica mostra que o segundo grupo não apresenta o mesmo número de batimentos cardíacos que os normais. Além disso, sujeitos com síndrome da fadiga crônica não apresentam a mesma capacidade de pulmonar que indivíduos normais e apresentam também distúrbios de sono.

Fica claro que o profissional da voz que sofre de alguns ou todos os sintomas acima descritos poderá ser incapacitado de trabalhar. Quando o diagnóstico de síndrome da fadiga crônica é feito, o cantor poderá continuar a praticar, mas em pequenos períodos e sob orientação especializada de uma equipe multidisciplinar de atendimento ao profissional da voz.

32 BROWN O, HUNT E, WILLIAMS W. Physiological differences between trained and untrained speaking and singing voice. *J. Voice*, 12:102-10, 1998.

Os cantores treinados quando questionados sobre a contribuição do treino de canto no desenvolvimento da própria voz, apresentam opiniões diversas. Enquanto alguns acreditam que a voz é o resultado do talento e das técnicas adquiridas, outros acreditam que seja somente um dom de Deus, atribuindo muito pouca importância às técnicas aprendidas.

Alguns trabalhos científicos demonstram que realmente cantores com treino possuem estratégias fisiológicas e ajustes diferentes para o canto. Um dos exemplos é que os cantores sem treino apresentam elevação de laringe na produção de agudos, o que não acontece em cantores treinados. Além disso, apesar de apresentarem técnicas diferentes para o canto, estes dois grupos não apresentam características fisiológicas diferentes na fala.

O objetivo deste estudo é comparar a habilidade de cantores, com treino e sem treino e detectar mudanças intraorais de pressão. O estudo incluiu um grupo de 10 mulheres com treino e 10 mulheres sem treino, com idades que variavam de 18 a 44 anos e com duração de treino de 2 a 30 anos.

Os sujeitos executaram dois tipos de tarefas: na primeira atividade deveriam produzir os sons fricativos /s/ e /z/, através de um tubo aberto, mantendo uma determinada pressão; na segunda atividade, realizada com um tubo fechado, deveriam produzir sons plosivos, mantendo a pressão, sem produzir ar expiratório. Não houve diferenças significativas entre os dois grupos nas duas tarefas. A única diferença apresentada aconteceu quando foram comparadas as atividades realizadas com apoio visual e sem apoio visual.

Desta forma os resultados obtidos mostram que cantores treinados não apresentam maior habilidade oral sensórioperceptiva do que os cantores sem treino. Além disso, com o apoio de outros trabalhos científicos pode-se afirmar que cantores com treino e sem treino usam ajustes fisiológicos similares para a fala. Os autores acreditam que a combinação de motivação pessoal, professor de canto e método de treinamento são essenciais para o desenvolvimento de um bom cantor.

33 NAKAO E. *Configuração laríngea durante o canto japonês em estilo Enka*. São Paulo, 2001/Monografia. Especialização. CEV. Orientação: Profa. Dra. Mara Behlau e Prof. Dr. Milton Nakao.

Enka é um estilo tradicional de música popular japonesa cujas raízes estão vinculadas a canções nativas. Durante a interpretação da canção em estilo *Enka* tem-se a sensação perceptivo-auditiva de que, em determinados momentos, o cantor realiza ajustes laríngeos específicos com o intuito de enfatizar essa interpretação.

O objetivo do presente estudo é observar quais ajustes laríngeos os cantores utilizam no momento em que enfatizam a sua interpretação musical. Participaram do estudo 14 cantores de karaoquê, 11 do sexo feminino e 3 do sexo masculino, com idade média de 39,4 anos e 47,6 anos, respectivamente. Documentou-se a avaliação por meio do exame videofibronasolaringoscópico em sistema de videocassete VHS. Solicitou-se que realizassem a emissão falada da vogal oral anterior aberta "é" e que cantassem a música *"Abaredaiko"* em dois trechos, sendo o primeiro denominado de "emissão não tensa" e o segundo de "emissão tensa".

Foi encontrada lesão de massa nas pregas vocais em dois cantores. Na emissão do "é" verificou-se a presença de constrição supraglótica anteroposterior moderada em nove (64,2%) cantores e acentuada em 5 (35,7%), constrição supraglótica mediana discreta em oito (57,1%) e moderada em dois (14,2%) e não foi possível visualizar as pregas vocais e vestibulares em quatro (28,5%), em função da posteriorização da epiglote. O vibrato esteve presente em dois (14,2%) cantores. Na voz cantada, durante a "emissão não tensa" constataram-se as seguintes características: constrição supraglótica anteroposterior moderada (28,5%) e acentuada (71,4%); constrição supraglótica mediana discreta (64,2%) e moderada (21,4%); vibrato (85,7%); constrição das paredes da faringe (100%); movimentação vertical superior da laringe (100%); posteriorização da epiglote (42,8%); e posteriorização da língua (92,8%). Durante a voz cantada na "emissão tensa" constataram-se as seguintes características: constrição supraglótica anteroposterior acentuada (92,8%) e moderada (7,2%); constrição supraglótica mediana discreta (71,42%) e moderada (14,8%); vibrato (85,7%); constrição das paredes da faringe (85,7%); posteriorização da epiglote (100%) e da língua (100%).

A partir dos dados obtidos, podemos concluir que nos momentos de emissão tensa do canto japonês em estilo *Enka* observa-se a presença de: constrição supraglótica anteroposterior e mediana, constrição das paredes da faringe, movimento vertical superior da laringe, posteriorização da epiglote e da base de língua e presença do vibrato.

34
VICCO DC. *Perfil vocal dos cantores brasileiros de karaokê*. São Paulo, 2000/Monografia/Especialização. Centro de Estudos da Voz/Orientação: Profa. Dra. Mara Behlau.

O objetivo do trabalho foi avaliar o perfil vocal de cantores brasileiros de karaoquê de descendência japonesa. Participaram deste estudo 27 cantores de karaoquê de ambos os gêneros e com idade entre 16 e 68 anos. Todos responderam a um questionário e foram submetidos à uma gravação de vogais sustentadas e fala encadeada. Foi medido o tempo máximo de fonação (TMF) da vogal "a" e das fricativas "s" e "z" e a proporção s/z. Os dados obtidos na gravação foram definidos quanto à qualidade da emissão como voz adaptada e voz alterada através da análise perceptivo-auditiva.

A análise acústica foi realizada com o auxílio do programa *Dr. Speech Science 4.0* da *Tiger Eletronics*. Os parâmetros acústicos analisados foram: freqüência fundamental (F_0), seu desvio-padrão (DP) e os índices de perturbação a longo prazo: freqüência do tremor e amplitude do tremor. Dentre os dados analisados a partir do questionário respondido, pudemos observar que os cantores de karaoquê ensaiam com bastante freqüência durante a semana como um preparo para obterem um bom êxito nos *taikais*, os chamados concursos de *karaokê*, embora não façam uso intenso da voz durante esses ensaios. Em sua maioria, fazem aquecimento vocal, mas não fazem desaquecimento vocal. As queixas vocais mais apontadas foram: garganta seca, pigarro, rouquidão e dor na garganta. Com relação aos hábitos, a maioria não fuma e não ingere bebida alcoólica. Pudemos observar que a maioria dos cantores de karaoquê apresenta qualidade vocal adaptada. Os valores dos TMF obtidos encontram-se dentro do esperado para ambos os gêneros. Os valores da freqüência fundamental para ambos os gêneros mostraram-se similares comparados com os da população em geral. O valor da freqüência do tremor para o gênero feminino mostrou-se acima do valor da literatura. Os cantores de karaoquê de descendência japonesa encontram-se, em geral, em treinamento vocal.

35
ZAMPIERI S. *Análise perceptivo-auditiva, acústica e da configuração laríngea de cantores de baile durante trechos de músicas em estilo de canto popular e lírico*. São Paulo, 2001/Monografia. Especialização. CEV. Orientação: Profa. Dra. Mara Behlau/Co-orientação: Prof. Dr. Osíris do Brasil.

O objetivo deste estudo foi verificar os ajustes laríngeos realizados por cantores profissionais do gênero popular durante a imitação do canto em estilo lírico. Tal intenção teve como fundamento o fato de que muitas vezes, ao ouvirmos um cantor popular interpretar uma música clássica, percebemos que o mesmo faz modificações em sua qualidade vocal, tentando se aproximar, por imitação, do canto lírico. Foram analisados 26 sujeitos, dez homens e 16 mulheres todos cantores profissionais, atuantes em baile, do gênero musical popular. Por exercer o papel de *cover*, ou seja, reproduzir sucessos de cantores famosos, o cantor de baile na maior parte das vezes tende a imitar a qualidade vocal dos grandes ídolos, estabelecendo com freqüência padrões de abuso vocal. Ao contrário dos cantores líricos, que geralmente têm um padrão estético vocal predeterminado, o cantor popular de baile é tão mais valorizado pelo público quanto mais se aproximar dos padrões estéticos de cantores famosos.

Foi aplicado um questionário para verificação do perfil vocal dos sujeitos, realizada gravação digital para análise perceptivo-auditiva e acústica das vozes, e também realizada avaliação nasofibrolaringoscópica, por um otorrinolaringologista experiente em voz cantada, para análise da configuração laríngea que foi realizada visualmente por consenso de um grupo de 30 fonoaudiólogas experientes na área de voz. As provas solicitadas foram: "é" falado, "é" cantado, primeira estrofe da música "Canção da América", cantada no estilo de canto popular, e refrão da música "Con te Partirò", cantada em estilo de canto lírico. Em relação ao perfil vocal, o grupo caracterizou-se pelo início da carreira profissional por imitação de cantores famosos (61,53%), pouco preparo para a prática do canto, apenas 15,4% pratica aula de canto atualmente ou praticou por mais de 6 anos e com elevada demanda vocal atual com média de três apresentações semanais e 13 músicas (solo) por apresentação.

As principais conclusões deste estudo foram:

- Ao cantar um trecho de música em estilo lírico, o cantor popular muda a qualidade vocal, aumentando o vibrato, o volume vocal, melhorando a ressonância vocal e sobrearticulando mais as palavras.
- Os ajustes laríngeos são diferentes para o canto em estilo popular e lírico, mesmo para cantores populares.
- Ocorre aumento das constrições ântero-posterior e mediana durante o trecho em estilo lírico em comparação com o trecho em estilo popular.
- A constrição mediana ocorre mais no gênero masculino que no feminino nas provas de "é" falado e cantado e no trecho de canto em estilo lírico.
- Os valores de *jitter* e *shimmer* são menores na vogal cantada, com redução estatisticamente significante nas vozes femininas.

Os dados obtidos sugerem a realização de outro estudo que analise a imitação do canto lírico por cantores amadores a fim de verificar se os ajustes observados neste estudo, realizados pelos cantores profissionais, são puramente fisiológicos ou se existe a influência da prática profissional do canto. Sugere-se ainda a comparação, por meio de análise perceptivo-auditiva, do canto em estilo lírico entre cantores populares e líricos.

36 DUARTE DM. *Ocorrência de sintomas vocais nos instrumentistas de sopro.* São Paulo, 2001/Monografia. Especialização. CEV. Orientação: Profa. Dra. Mara Behlau.

A preocupação dos otorrinolaringologistas em estudar as alterações orgânicas da laringe, bem como a dinâmica de produção de som e o movimento das pregas vocais no músico que toca instrumento de sopro, é antiga, porém são poucas as pesquisas que priorizam o estudo da voz do instrumentista de sopro.

O presente estudo tem como objetivo pesquisar compreender alguns aspectos sobre a voz do instrumentista de sopro, verificando se existem e quais são os sintomas vocais relatados por estes, além de analisar se estes sintomas são mais freqüentes no naipe dos metais, palhetas ou flautas. Os indivíduos incluídos no trabalho deveriam atender a pré-requisitos estabelecidos que foram: ser do gênero masculino, ter até 50 anos de idade, não apresentar alteração vocal ou problemas de saúde e não fazer uso profissional da voz. Também foi formado um grupo de não-instrumentistas e, para isto, certificou-se de que nenhum deles tocava nem nunca havia tocado instrumento de sopro.

Um questionário com 34 sintomas escolhidos e divididos entre: sensoriais, auditivos e perceptivos, além de informações sobre formação musical, tempo de carreira e de execução do instrumento, saúde geral e vocal do indivíduo, foi aplicado a 120 indivíduos. Deste total, sessenta eram instrumentistas de sopro (amadores e profissionais) e 60 pessoas que nunca tocaram instrumento de sopro. A distribuição dos indivíduos, independentemente de serem ou não-instrumentistas, foi estatisticamente a mesma para a maioria dos sintomas vocais analisados. Veias saltadas no pescoço foi o único sintoma estatisticamente significante observado no grupo dos instrumentistas. A quantidade de sintomas foi maior no grupo das palhetas; dor de garganta com freqüência e voz cansada foi mais freqüente no grupo das flautas e veias saltadas no pescoço no grupo das palhetas.

Outros estudos poderão nos proporcionar maior conhecimento sobre a voz dos instrumentistas de sopro e o desenvolvimento de estratégias específicas para a orientação vocal para estes profissionais.

37 SUNDBERG J. Speech, song and emotions. In: SUNDBERG J. *The science of the singing voice.* Illinois, Northern Illinois University, 1987. p. 146-56.

O autor desenvolve o fato de que os ouvintes são hábeis em detectar o estado emocional do falante. Embora no canto a macroentonação seja decidida pelo compositor, o cantor adiciona uma microentonação pessoal. O texto explora a relação entre o modo com que os órgãos do aparelho fonador são usados e o conteúdo emocional de uma emissão. Conclui afirmando que o comportamento simbólico na fonação e na articulação pode ser explicado pelo fato de que cada emoção e atitude apresenta um padrão típico de movimento que exerce uma influência sobre o comportamento de todo o corpo, incluindo os órgãos fonoarticulatórios.

Fala emocional: os ouvintes identificam corretamente a emoção em 85% das emissões de fala não manipulada; o que cai para 47% quando se elimina a contribuição supraglótica e articulatória, chegando a 14% quando se mantém apenas a modulação de amplitude. Os diferentes modos emocionais afetam os parâmetros acústicos de modo diverso; por exemplo, a raiva apresenta impacto acentuado sobre a amplitude da onda sonora. A habilidade de identificar a emoção não depende da habilidade do ouvinte em compreender o texto da frase em questão.

O autor descreve os perfis de vários estados emocionais na emissão falada:

Raiva: F_0 quase que uma oitava mais aguda, com extensão de freqüências expandida. Sílabas específicas enfatizadas por aumento de intensidade e decréscimo súbito de F_0; às vezes associado à F_1 elevada. Articulação excessivamente distinta.

Medo: F_0 grave quando comparada à raiva, com picos e irregularidades repentinas. Articulação mais precisa que na situação neutra.

Tristeza: pouca variabilidade de F_0. Articulação lenta, com vogais, consoantes e pausas longas; irregularidades e traços de rouquidão. A F_0 cai nos finais das frases e algumas vezes apresenta traços de tremor.

Situação neutra: velocidade de fala mais rápida que os estados emocionais acima descritos; consoantes com pronúncia muitas vezes imprecisa, mas vogais com padrão bem definido e raros instantes de irregularidades, que evidenciam falta de controle vocal.

Cantar com expressão emocional: o tempo (duração média da sílaba) é mais rápido para o medo e mais lento para a tristeza; medo é caracterizado por longas pausas entre as sílabas, sendo que o estado neutro mostra as menores pausas; raiva tem a maior *loudness* e medo a menor; tristeza tem o início do tom mais lento e raiva e medo o mais rápido. Testes com emissão sintetizada mostraram diferentes estados emocionais, mas a emoção de felicidade apresentou um problema adicional: nunca o estímulo parecia ser realmente feliz! Provavelmente, não apenas a duração das sílabas e as pausas, mas também a amplitude da voz e o *raise* e o *decay* de cada tom é que expressa a felicidade no canto.

Fonação emocional: o estado emocional ou a atitude do falante introduz efeitos consideráveis nos ajustes laríngeos, o que é chamado de gestos expressivos pré-conscientes, como, por exemplo, pregas vocais escondidas por um avanço das pregas vestibulares na fonação tensa e afastamento das pregas vestibulares na emissão de ternura.

Articulação emocional: emoções e atitudes introduzem efeitos articulatórios que podem ser tão desviados da emissão original e natural de uma vogal, que o gesto motor pode deslocar-se na categoria de outro som; por exemplo: a raiva pode aparecer associada a movimentos violentos e posições articulatórias extremas do trato vocal; no desapontamento ocorre um relaxamento progressivo da língua, do véu e um decréscimo da velocidade dos movimentos articulatórios, revelando um paralelo entre esse comportamento e o paradigma emocional do desapontamento: expectativa-suspense-desapontamento-resignação. É o desvio da articulação esperada que carrega a informação do estado emocional do falante.

Movimento corporal emocional e som: existe uma correlação entre os movimentos corporais observáveis a olho nu e os movimentos corporais ocultos. Exemplo de movimentos corporais invisíveis é o das cartilagens laríngeas envolvidas no controle de freqüência. Se um certo padrão de movimento corporal expressivo é típico de um modo emocional específico, pode-se assumir que a freqüência da voz será produzida do mesmo modo emocional. Em outras palavras, movimentos corporais expressivos são traduzidos em termos acústicos na produção da voz. Exemplos: a atividade muscular global do corpo tipicamente reduz nos estados de tristeza e depressão, e esse decréscimo de atividade muscular também aparece no parâmetro tempo (duração da sílaba) da fala, sendo que a entonação reta sugere uma atividade reduzida do cricotireóideo e de outros músculos, enquanto o número reduzido de sobretons parece também indicar uma atividade reduzida dos músculos expiratórios, resultando numa pressão subglótica baixa; na verdade, todos os músculos parecem passivos na fala de uma pessoa triste. O oposto aparece na emissão da raiva, com uma F_0 aguda, com picos amplificados e emissão rica em sobretons, tempo rápido e intensidade elevada, o que indica uma atividade muscular vigorosa e rápida. Os gestos de mão indicam-nos o que pode estar ocorrendo com a musculatura laríngea.

38 ELLIOT N, SUNDBERG J, GRAMMING P. What happens during vocal warm-up? *J. Voice*, 9:37-44, 1995.

Vários estudos indicam que a viscosidade das pregas vocais interfere na função fonatória. A redução da viscosidade implica na redução do limiar de pressão fonatória.

Os autores questionam se a redução da viscosidade pode ser causada pelo aquecimento vocal. A pergunta foi embasada no fato de que, após o aquecimento vocal ocorre um aumento da temperatura muscular, gerando a redução da viscosidade das pregas vocais.

O objetivo do estudo foi investigar se o aquecimento vocal induz à redução da pressão fonatória em cantores amadores. Participaram do estudo dez indivíduos, sete mulheres e três homens, todos cantores amadores. Foram escolhidos os cantores amadores, pois o efeito do aquecimento vocal na qualidade vocal é maior nestes profissionais.

Os participantes emitiram escalas e repetições da sílaba "pa" para gravação e registro da pressão fonatória. Foram realizadas sessões de aquecimento vocal de 30 minutos. Após as sessões, as gravações foram repetidas, assim como a análise da pressão fonatória.

Os resultados apontaram que o aquecimento vocal favoreceu melhores resultados em todos os indivíduos, melhorando a qualidade vocal e facilitando o canto, principalmente nas freqüências mais agudas.

Houve grande variabilidade nos resultados do limiar da pressão sonora. Em alguns casos, a variação ocorreu de acordo com a freqüência fundamental do indivíduo.

Portanto, os autores concluíram que, provavelmente, o aquecimento possui o mesmo efeito nos vários músculos do corpo, ou seja, propicia um aumento de temperatura, o que reduz a viscosidade.

Porém, surgiu uma dúvida: o que pode ter ocorrido na amostra deste trabalho para que houvesse tanta variação nos resultados? Os autores elaboram algumas hipóteses:

1. O aquecimento vocal não gera efeitos como ocorre em outros músculos do corpo.

2. O músculo tireoaritenóideo possui menor viscosidade após o aquecimento vocal, ou seja, funcionaria exatamente como os outros músculos do corpo.

3. A redução da viscosidade que provavelmente ocorreu não induziu a redução do limiar de pressão fonatória.

4. O limiar de pressão fonatória pode depender de outros fatores que podem ter sido influenciados pelo aquecimento vocal.

39 VINTTURI J, ALKU P, LAURI ER, SALA E, SIHVO M, VILKMAN E. Objective analysis of vocal warm-up with special reference to ergonomic factors. *J. Voice*, 15:36-53, 2001.

O presente artigo estuda as implicações do chamado *voice loading*, é definido como uso prolongado de voz; já aquecimento vocal é descrito como o período inicial de rápidas alterações vocais que ocorre durante o uso prolongado da voz. Acredita-se que após o período de aquecimento vocal a voz torna-se mais fácil e limpa, o que pode ser constatado durante o período de uso prolongado da voz, tanto na fala como no canto. O aquecimento vocal também pode ser conseguido por meio de exercícios vocais específicos, o que é considerado muito importante na preparação para a fala e para o canto. Há muita dificuldade em se realizar estudos nessa área principalmente para selecionar parâmetros sensíveis para detectar as modificações subjetivamente referidas. Parece haver grande variação individual, assim como uma provável relação do resultado obtido de acordo com a condição de referência pré-aquecimento.

O objetivo do presente estudo foi analisar os efeitos do aquecimento vocal realizado em uma sessão de 45 minutos de uso prolongado da voz no período da manhã; esse período foi particularmente escolhido por representar uma linha de base da qualidade vocal antes de qualquer uso importante de voz. Os autores já haviam realizado vários estudos anteriores, não publicados, nos quais observaram que as maiores modificações vocais ocorriam exatamente nessa sessão matutina de uso prolongado de voz, com alterações que variavam de 5 a 45 minutos e com duração destas modificações por mais de 45 minutos, quando se mantinha o uso vocal continuado; observaram também que após 45 minutos de leitura não havia modificações ocasionais nos parâmetros vocais.

Assim, os autores optaram por realizar o presente estudo de manhã e com 45 minutos de uso prolongado da voz, para que o fenômeno de aquecimento vocal se manifestasse nos indivíduos estudados. Participaram 40 homens e 40 mulheres voluntários com idade média de 22 anos (distribuição de 18 a 45 anos), não-fumantes e sem problemas auditivos, vocais ou de fala, sem terapia ou treinamento de voz ou fala, selecionados ao acaso para ler um conto em voz alta. Como a tarefa de leitura de um conto não era considerada extenuante para os sujeitos, não se esperava encontrar efeitos negativos de fadiga durante essa sessão de leitura, ou imediatamente após a ela. Na verdade, os efeitos apareceram mais tarde no dia, como será explorado em outro trabalho.

Todos os indivíduos passaram por avaliação clínica e desconheciam os objetivos e as condições do estudo. Os participantes chegaram na universidade às 8 horas e a coleta começou às 8 horas 45 minutos, horário aproximado do início das aulas. Desta forma, assumiu-se que qualquer rouquidão matutina não-específica já teria desaparecido, no momento da coleta de voz. As extrações das medidas foram realizadas em cabina acústica, e a tarefa de leitura foi feita nos escritórios usuais da universidade, sendo que cada sujeito escolheu a leitura que quisesse; a execução da tarefa não foi gravada.

Os fatores analisados foram os seguintes: 1. umidade de ar no ambiente baixa (25 ± 5%) ou alta (65 ± 5%); 2. intensidade de leitura baixa (< 65 dBNPS) ou alta (> 65 dBNPS), para simular o uso de voz com ruído de fundo; 3. postura sentada ou em pé durante a tarefa de leitura. Umidade de ar e postura corporal são fatores tipicamente ergonômicos (relacionados às condições de trabalho); uso de voz em forte intensidade não é um fator ergonômico, mas a causa desse uso, ou seja, presença de ruído de fundo, é um fator ergonômico. Desta forma, os três fatores estudados foram considerados ergonômicos. A umidade relativa do ar foi ajustada aproveitando-se as diferenças climáticas das estações, na Finlândia, sendo que as análises com baixa umidade foram realizadas em janeiro e as com alta umidade entre setembro e dezembro, monitoradas por um gravador de umidade e temperatura, com índices mantidos constantes por um umidificador com vaporizador. A intensidade foi controlada por meio de uma luz indicadora calibrada a uma distância de 2 metros. Desta forma, trabalhou-se com oito combinações possíveis, com cinco sujeitos em cada uma dessas combinações.

Duas coletas de amostras de fala foram realizadas: uma coleta de repouso antes da sessão de demanda vocal e uma coleta após a sessão. O material de fala foi a emissão das palavras /pa:ppa/, por cinco vezes, com média de uma emissão por segundo, em três séries: em intensidade normal, a mais fraca e a mais forte possível, nessa mesma ordem, para todos os indivíduos; registradas em gravador digital, com microfone a 40 cm da boca do sujeito. A vogal "a" prolongada da primeira palavra foi analisada por filtragem inversa para se obter a forma de onda do fluxo glótico. Foram extraídos inúmeros parâmetros de diversos domínios: tempo, amplitude e novos parâmetros. Foram observadas diferenças estatisticamente significantes entre as amostras pré e pós-tarefa de leitura, em diversos parâmetros testados, mas tais diferenças dependem do sexo e do tipo de fonação. As mudanças observadas podem ser interpretadas como sinais de mudanças em direção à uma produção vocal hiperfuncional. A baixa umidade foi associada com alterações mais hiperfuncionais que a alta umidade e a intensidade elevada foi associada com alterações mais hiperfuncionais que a baixa intensidade. A posição sentada foi associada a um alargamento de ambos os extremos do perfil de extensão vocal para os homens, enquanto o contrário foi observado para a posição em pé.

Nas mulheres, os valores de CQ (cociente de fechamento), AQ (cociente de amplitude) e CQAQ (combinação dos dois cocientes anteriores) diminuíram e os valores de SQ (cociente de velocidade) e "p" (pressão intra-oral) aumentaram na fonação em intensidade normal; os valores de f_{AC} (fluxo glótico), d_{peak} (primeiro derivativo do fluxo glótico) e o NPS (nível de pressão sonora) aumentaram na fonação em fraca intensidade; os valores de AQ (cociente de amplitude) e CQAQ (combinação de CQ e AQ) reduziram na fonação em forte intensidade; a energia harmônica na região do formante do cantor aumentou em todas as freqüências. Nos homens, os valores de OQ (cociente de abertura) e AQ (cociente de amplitude) diminuíram e os valores de d_{peak} (primeiro derivativo do fluxo glótico), F_0, pressão intra-oral e NPS aumentaram em fonação com intensidade normal; os valores de f_{AC} (fluxo glótico) e a pressão intra-oral aumentaram na fonação fraca.

Em conclusão, pode-se afirmar que o aquecimento vocal afeta variados aspectos da produção vocal, tanto para homens como para mulheres, sendo influenciado por fatores ambientais e ergonômicos. Como achado geral, os parâmetros indicam que com o aquecimento ocorre um deslocamento na direção da hiperfuncionalidade; desta forma, seria interessante verificar se os indivíduos que apresentam modificações mais acentuadas nessa direção são aqueles que relatam mais fadiga, menos motivação, mais desconforto e outros sintomas, após o período de uso continuado de voz.

Nas mulheres, a umidade do ar afetou maior número de parâmetros que os outros dois fatores. Já nos homens, a intensidade de fala e a postura afetaram mais que a umidade do ar. Dos três fatores, a umidade do ar foi o único que já afetou os sujeitos antes do teste. Como implicação deste estudo, percebe-se ser necessário padronizar os fatores ergonômicos, assim como o estado vocal pré-teste entre os sujeitos antes de serem efetuados testes que verifiquem mudanças sutis nos parâmetros vocais.

40 BLAYLOCK TR. Effects of systematized vocal warm-up on voices with disorders of various etiologies, *J. Voice,* 13:43-50, 1999.

Profissionais da voz cantada ou falada utilizam o mesmo processo de base para a produção da voz, entretanto, quando apresentam alguma alteração vocal o impacto na qualidade de vida pode ser maior, com sentimentos de frustração e baixa auto-estima. O autor considera o aquecimento vocal necessário para manter uma voz falada ou cantada saudável e, portanto, um programa de aquecimento vocal sistematizado baseado na fisiologia vocal pode beneficiar os profissionais da voz.

Este trabalho estudou os efeitos de um programa de aquecimento vocal sistematizado em vozes alteradas e comparou a qualidade vocal de quatro sujeitos com alteração vocal por um período de 4 meses e meio: um cantor profissional, dois amadores e um não-cantor. Tal programa foi desenvolvido pelo autor para aprimorar a função vocal de cantores e não-cantores. Duas hipóteses foram testadas: 1. se haveria uma melhora global na qualidade do som produzido proporcionalmente à duração dos exercícios de aquecimento vocal sistematizados; 2. se a melhora vocal seria mantida por períodos longos em relação ao número de sessões de exercício vocal.

Todos os indivíduos foram encaminhados para um atendimento médico e/ou uma clínica fonoaudiológica e todos os sujeitos haviam recebido outros tratamentos (médico ou terapia fonoaudiológica) sem melhoras significativas. O aquecimento vocal era a única forma de terapia vocal que os indivíduos estavam recebendo no momento desta pesquisa. O sujeito 1 era uma professora com nódulo vocal e quadro de abuso por falar em alta intensidade durante anos; o sujeito 2 era um escritor com disfonia pós-cirurgia por carcinoma escamoso *in situ;* o sujeito 3 era uma mulher de 47 anos de idade, com alteração vocal pós infeccção de vias aéreas superiores há quatro meses; e o sujeito 4 era uma mulher com 46 anos de idade, com história pregressa de infecção de vias aéreas superiores e restrição na adução das pregas vocais.

Os sujeitos foram instruídos a praticar pelo menos uma vez por dia o programa de aquecimento vocal sistematizado. Este programa consistiu de uma seqüência de exercícios com vogais e consoantes cantadas dentro da tessitura vocal de cada indivíduo. Também foram orientados quanto à postura corporal e suporte respiratório. A sessão de aquecimento vocal tinha a duração de 15 minutos. Os dados para análise foram colhidos a cada 3 semanas de aquecimento vocal. Os sujeitos foram solicitados a falar e cantar – contando de 1 até 5, vogais sustentadas "a" e "o", o texto *The Rainbow Passage* e fala espontânea. Seis professores de técnica vocal avaliaram cinco amostras de voz de cada sujeito da pesquisa e fizeram uma classificação das vozes com base na melhora global da qualidade vocal. Os sujeitos da pesquisa foram solicitados a relatar sobre o tempo de duração do efeito dos exercícios de aquecimento vocal na voz. Na seqüência, foram comparados dados acústicos.

Os resultados indicaram que a qualidade vocal foi positivamente afetada pelo programa de aquecimento vocal sistemático. A forma de onda forneceu dados sobre o aumento de intensidade. Já o espectrograma revelou um aumento na informação acústica dos harmônicos. Além disso, os indivíduos perceberam melhoras em suas vozes, que se estenderam por um período de tempo maior, à medida que as semanas de aquecimento vocal foram passando.

Desta forma, o aquecimento vocal nos quatro sujeitos com alteração vocal resultou em uma melhora global da qualidade vocal, associado a um aumento de intensidade da voz. Além disso, os resultados também mostraram que quanto mais tempo de prática em aquecimento vocal melhor a qualidade vocal ao longo do tempo. Independentemente da alteração vocal e do tempo de existência da lesão, todos os sujeitos apresentaram melhora na qualidade vocal após o aquecimento.

Profissionais da voz com alteração vocal podem ser beneficiados com o programa de exercícios de aquecimento vocal sistematizado para aumentar e/ou manter a qualidade vocal. Os resultados indicam que há aplicação prática deste programa na reabilitação vocal.

41 TITZE I. Choir warm-ups: how effective are they? *J. Sing.*, 56:31-2, 2000.

O autor analisa a questão do aquecimento vocal, como uma prática comum, mas quase sempre sem que os cantores compreendam o que os exercícios produzem nas vozes.

Aquecimento vocal é um diálogo com o corpo. Para tanto, deve-se inicialmente avaliar onde a voz está e qual sua liberdade e flexibilidade naquele momento. A velocidade e o tipo de exercício que deverá ser feito varia de acordo com o momento. Algumas vezes, consegue-se uma voz leve e com ressonância mista após 5 minutos, outras vezes, várias sessões de aquecimento ao longo de meio dia, serão necessárias para deixar a voz preparada. Em alguns dias, é melhor começar com a técnica de vibração, em outros, com trabalho de configuração das vogais.

De modo semelhante, o aquecimento dos instrumentos da orquestra também é feito individualmente, com escalas ou arpejos específicos. Os cantores solistas e os coralistas precisam conhecer seu instrumento o suficiente para aprender como chegar à essa condição vocal. Quanto mais evoluir o conhecimento sobre a fisiologia do aquecimento, exercícios mais específicos poderão ser desenvolvidos para músculos, juntas e tendões, bem como para auxiliar a vencer as deficiências vocais específicas.

42 REHDER MI. *Perfil vocal de regentes de coral do Estado de São Paulo*. São Paulo, 1999. [Tese – Mestrado – Universidade Federal de São Paulo].

O objetivo do trabalho foi traçar o perfil vocal de regentes de corais do Estado de São Paulo. Participaram deste estudo 150 regentes de corais. Na seleção dos sujeitos foram incluídos regentes de corais infantis e adultos, com ou sem formação acadêmica específica, de ambos os sexos. O critério de inclusão foi o de estar atuando na função de regente na data da coleta de dados.

Os dados obtidos foram colhidos no local de trabalho do profissional, por intermédio de um questionário fechado, incluindo os seguintes aspectos: composição do(s) coro(s) que rege quanto ao número de participantes, faixa etária, gênero, tipo e divisão de naipes; anos de exercício de regência; caracterização pessoal do regente; comparação temporal da voz entre o período inicial e atual da regência; queixas e sintomas vocais e hábitos.

A conclusão foi de que os regentes têm em média 8,4 anos de exercício de profissão, regem um coro e já fizeram de 1 a 5 anos de aula de canto. Em sua maioria, ensaiam os naipes em separado, cantam junto com os naipes, fazem aquecimento vocal e não fazem desaquecimento vocal. Para a afinação do coro, usa-se o piano e/ou a própria voz. A maior parte considera a voz falada igual à cantada e ambas eficientes. Há concordância no que se refere ao dom e à técnica como componentes necessários para uma boa voz cantada. Com os anos de exercício de regência, a tessitura fica mais ampla, a qualidade vocal mais estável, a passagem mais controlada e a intensidade, tanto no pianíssimo quanto no fortíssimo, permanece inalterada.

As queixas vocais mais apontadas foram: pigarro, rouquidão, garganta seca, acúmulo de secreção na garganta, cansaço após fala, cansaço após canto e tensão na garganta. A maior parte dos regentes apresenta até três sintomas vocais.

Com relação aos hábitos, a maioria dos regentes não fuma, não bebe, não costuma gritar nem pigarrear, fala muito e come tarde da noite.

Os dados de maior significância estatística demonstram que: a rouquidão está associada à tessitura vocal mais restrita, pior intensidade no pianíssimo, qualidade vocal menos estável e passagem pior; o acúmulo de secreção na garganta está associado à voz falada não eficiente, pior intensidade no pianíssimo, qualidade vocal menos estável e à uma pior passagem; o cansaço vocal está associado à uma pior intensidade no fortíssimo; o cansaço após o canto está associado ao ensaio de naipes em separado, à uma voz falada melhor que a cantada, voz cantada ineficiente, pior intensidade no pianíssimo e qualidade vocal menos estável; a tensão na garganta está associada à voz falada menos eficiente, pior intensidade no pianíssimo e à qualidade vocal menos estável; e a garganta seca está associada à tessitura vocal mais restrita. O parâmetro que mais se alterou diante dos sintomas foi a qualidade vocal.

43 MILLER R. Voice skill and vocal longevity. *J. Singing*, 54:35-7, 1998.

A questão abordada é a seguinte: uma carreira longa é sinal de boa técnica vocal? SIM. Uma carreira que acaba mais rapidamente é sinal de uma técnica menos sólida? NÃO!

Há várias razões para que uma carreira acabe precocemente:

1. Situações fora do controle do cantor.
2. Escolhas feitas pelo cantor.
3. Estado de saúde debilitado: o estado de saúde e bem estar geral é o fator determinante na longevidade de uma carreira: nódulos não são a principal razão do término de uma carreira, mas sim a forma com que o corpo mantém sua saúde e tonicidade através de dieta e repouso, evitando o fumo e o álcool. Não somente os cantores clássicos encaram os problemas da longevidade da carreira, mas também os cantores populares, com vozes não-treinadas, que realizam uma grande quantidade de abusos vocais, não somente por falta de técnica, mas também pelo estilo de vida e profissão.
4. Cantar canções que vão além das habilidades técnicas atuais.
5. Tipo de voz: vozes femininas operáticas agudas (do tipo *soubrette* ou *coloratura*) duram menos que as vozes de meio-soprano ou soprano-dramático, em razão das alterações hormonais. Os cantores clássicos facilmente mantêm suas carreiras até os sessenta anos e alguns tenores continuam cantando publicamente até os 70 anos. Carreiras mais longas pertencem a cantores que demonstraram alto nível de profissionalismo e treinamento ao longo dos anos.
6. Estilo de vida desregrado tem sido um vilão mais agressivo do que problemas de saúde fora do controle do cantor.
7. Administração perigosa da carreira pelo agente que visa apenas o benefício monetário e sobrecarrega o cantor.
8. Muitos cantores excelentes acabam suas carreiras precocemente não por excesso de agenda, mas sim por uso excessivo da voz falada em atividades letivas. O uso da voz cantada no ensino é um peso adicional que o cantor concertista não enfrenta, porém não é o uso em si, mas sim a falta de cuidado e a adoção de um regime de treinamento pessoal. Nenhum professor de canto deve começar seu dia de aulas sem ter antes trabalhado com sua própria voz.

44 WELHAM NV, MACLAGAN MA. Vocal fatigue: current knowledge and future directions. *J. Voice*, 17:21-30, 2003.

A fadiga vocal é um fenômeno clínico multifacetado e diferente de outras partes do corpo, principalmente porque a voz é uma função que envolve uma repetida aceleração e desaceleração dos tecidos. Há várias hipóteses sobre o mecanismo subjacente, assim com uma série de estudos empíricos sobre suas manifestações. O presente artigo revisa a literatura disponível.

Fadiga vocal representa um desafio na prática clínica e na pesquisa contemporânea, sendo que os dados de prevalência sugerem que é um fenômeno mais comum em professores, cantores e atores. Não há uma definição universalmente aceita de fadiga vocal e a sugerida no texto descreve a fadiga vocal como uma adaptação vocal negativa que ocorre como conseqüência do uso prolongado de voz. A adaptação vocal negativa é vista como um conceito perceptivo, acústico ou fisiológico que indica alterações indesejáveis ou inesperadas no *status* funcional do mecanismo laríngeo, no curto-prazo

A revisão na literatura aponta que os sintomas de fadiga vocal manifestam-se nas seguintes áreas: qualidade vocal, extensão dinâmica, extensão fonatória limitada, suporte respiratório para fonação, nível de desconforto ou tensão muscular/estrutural, controle do mecanismo vocal e nível de esforço vocal. Os principais sintomas incluem: qualidade vocal rouca, soprosa, perda de ar, quebras de freqüência, inabilidade de manter a freqüência, extensão fonatória reduzida, extensão dinâmica reduzida, falta de energia vocal, necessidade de usar maior esforço vocal, ar acaba enquanto fala, voz instável, tensão de pescoço e ombros, dor na garganta e pescoço, fadiga na garganta, sensação de constrição ou aperto na garganta, dor à deglutição, necessidade aumentada de tossir ou pigarrear, desconforto no peito, orelhas ou na nuca.

Enquanto atores apontam inicialmente dificuldades em se conseguir projeção de voz na fadiga vocal, cantores relatam redução na extensão fonatória e dinâmica; ambos relatam aumento de tensão e desconforto na garganta, pescoço e mandíbula.

Mecanismos Fisiológicos e Biomecânicos Subjacentes à Fadiga Vocal

Serão considerados os aspectos da fadiga neuromuscular, o aumento da viscosidade das pregas vocais, a redução na circulação sangüínea, a tensão dos tecidos não-musculares e a fadiga muscular respiratória.

Fadiga neuromuscular: é definida como uma redução na capacidade de um músculo sustentar uma tensão sob estimulação repetida. A fadiga da musculatura intrínseca e/ou extrínseca da laringe pode potencialmente resultar em capacidade reduzida para manter a tensão das pregas vocais e a estabilidade da postura laríngea. A fadiga é um processo complexo e pode ocorrer em vários níveis, periférico e central; no periférico envolve depleção dos compostos de energia (glicogênio – geralmente associado à contração muscular submáxima de longo termo e fosfato creatinina) e o acúmulo de ácido lático nos músculos (associado com contração muscular máxima no curto termo). Na contração máxima prolongada, a tensão muscular é mantida pelo recrutamento de unidades motoras adicionais e, quando todas as unidades são ativadas, ocorre tensão muscular e atividade neural reduzidas. A habilidade de se manter uma contração muscular ao longo do tempo depende, em parte, da distribuição dos tipos de fibras nos músculos, sendo que as unidades motoras do tipo I (fibras lentas) são mais resistentes que as do tipo IIa e IIb (fibras rápidas). Embora não haja evidência em humanos, o músculo tireoaritenóideo, com maior proporção de fibras do tipo I, é altamente resistente à fadiga neuromuscular.

Aumento da viscosidade da prega vocal: há uma relação hipotética entre fadiga vocal e viscosidade alterada das pregas vocais. O uso prolongado de fala pode levar à alterações na composição dos fluidos nas pregas vocais, o que resulta em elevação da viscosidade e rigidez das pregas, o que, por sua vez, produz maior fricção e dissipação de calor durante sua vibração. Tal redução na eficiência fonatória, supostamente requer mais energia para iniciar e sustentar a oscilação das pregas vocais. Estudos empíricos mostraram que o limiar de pressão fonatória (a pressão subglótica mínima necessária para iniciar a oscilação das pregas vocais) varia de acordo com a viscosidade da prega vocal. Os estudos com laringes de cães excisadas mostraram que o limiar de pressão fonatória aumentou após a desidratação (ar seco seguido de banho salino) e decresceu seguindo a reidratação. Estudos com humanos mostraram que quando o nível de hidratação foi manipulado sistêmica (alterando a ingestão de água e/ou administrando drogas mucolíticas ou descongestionantes) ou ambientalmente (alterando os níveis de umidade ambiental), o esforço fonatório e o limiar de pressão fonatória variaram inversamente à hidratação, sendo que o *status* original de hidratação e a tarefa em si também influenciam nos resultados. Até o presente momento, os estudos indicam que os efeitos do aumento de viscosidade das pregas vocais são mais evidentes durante a fonação em freqüências agudas.

Redução na circulação sangüínea: a circulação nas pregas vocais decresce durante a fonação, por constrição dos vasos sangüíneos associado a um aumento da pressão intramuscular durante a contração. Um reduzido fluxo sangüíneo nas pregas vocais pode atuar como um mecanismo indutor de fadiga por dois mecanismos. O primeiro deles é por redução da habilidade de mover o ácido lático dos músculos em contração e recolocar os níveis de oxigênio e de energia celular (o que fisiologicamente é considerado o início da fadiga neuromuscular) e, em adição, o aumento de ácido lático pode ser controlado e diluído pela formação de edema nas pregas vocais (não se sabendo ainda se o edema provoca aumento ou redução da viscosidade global das pregas vocais). O segundo modo é que o fluxo sangüíneo reduzido inibe a habilidade do sistema circulatório de transferir o calor dissipado durante a fonação para fora das pregas vocais e, se esse calor não for dissipado em direção à pele, um aumento na temperatura da prega em relação à temperatura do corpo pode ocorrer, o que pode potencialmente danificar os tecidos da laringe.

Tensão dos tecidos não-musculares: a aplicação repetida de mecanismos de estresse mecânico no epitélio e na lâmina própria durante o alongamento das pregas vocais pode contribuir para a fadiga vocal. Efeitos similares podem ser significantes para os ligamentos e cartilagens. A natureza desse mecanismo de fadiga por alongamento das pregas vocais indica que ele é mais aplicável à fonação prolongada em freqüências agudas, embora não haja dados comprovando esta afirmação.

Fadiga muscular respiratória: a fadiga muscular respiratória resulta em reduzida capacidade de pressão subglótica e pode ser um mecanismo adicional de contribuição para o disparo da fadiga vocal. Contudo, é controverso se a fadiga respiratória é fisicamente possível em indivíduos saudáveis, como o resultado de uma atividade fisiológica normal. Se a fadiga respiratória é um fator importante para a fadiga vocal, é mais provável que seja mais significante nas atividades vocais que exijam maior suporte respiratório, como no canto. Enquanto na fala iniciamos a emissão ao redor de 50% da capacidade vital, no canto a emissão pode iniciar-se próximo a 100% desta capacidade, o que permite pensar que a importância do mecanismo respiratório na fadiga vocal pode ser tarefa dependente.

Fadiga Induzida Experimentalmente em Seres Humanos

Há três categorias de estudos empíricos com seres humanos sem histórico de problema vocal: estudos perceptivos e acústicos, achados laringoscópicos e videoestroboscópicos e análises aerodinâmicas.

Estudos perceptivo-auditivos e acústicos: há vários estudos controversos e problemas metodológicos (tempo da tarefa e controle da intensidade da emissão), sendo que alguns apontam dificuldade em manter freqüências agudas em tarefas de leitura de vogal por 20 minutos; outros indicam nenhuma alteração após 45 minutos de leitura sob ruído mascarante de fundo; outros identificaram aumento na freqüência fundamental após uso prolongado de voz. De modo semelhante, as medidas acústicas de perturbação também foram controversas com aumento ou redução de *jitter*, *shimmer* e proporção harmônico-ruído, com valores que também dependeram do tipo de treinamento do sujeito, sendo que vozes treinadas mostraram poder sustentar uma leitura em voz alta por um período duas vezes e meio mais longo que não-treinadas.

Achados laringoscópicos e videoestroboscópicos: os principais achados, de diversos estudos, com discrepâncias prováveis decorrentes dos equipamentos utilizados e questões metodológicas foram: aumento de edema após leitura em voz alta, presença de fenda glótica anterior ou fechamento incompleto, ou ainda fenda fusiforme e alterações no padrão vibratório das pregas vocais, particularmente nas freqüências agudas.

Análises aerodinâmicas: as provas realizadas em alguns estudos não revelaram mudanças aerodinâmicas após 60 minutos ou até mesmo 2 horas de leitura em alta intensidade; contudo, a pressão subglótica, estimada pela pressão intraoral, aumentou nas intensidades mínimas, ou seja, houve deslocamento do limiar de pressão fonatória.

Fadiga Vocal e Exigências Vocais Ocupacionais

A limitação dos estudos mencionados anteriormente é a artificialidade de estudar fadiga em indivíduos normais, manipulando-se sistematicamente alguns parâmetros como freqüência, intensidade e duração da fonação; portanto, alguns estudos resolveram analisar indivíduos com queixa de fadiga vocal sintomática. Em alguns pacientes observou-se aumento do fluxo aéreo, tempos máximos de fonação reduzidos, presença de fenda anterior ou anterior e posterior, e padrão vibratório com fenda fusiforme. Outros estudos mostraram presença de edema na região média das pregas vocais, fenda posterior, fenda em ampulheta e presença de nódulos de pregas vocais. Estudos com dados acústicos mostraram-se normais. Estudos realizados com 30 minutos de uso vocal excessivo (leitura em voz alta, tosse, canto em registros alternados, imitação de vozes, sons de animais) não mostraram alterações nas medidas de perturbação acústica nem no padrão eletroglotográfico, em dois indivíduos testados, o que levou os autores a concluir que curtos períodos de fonação excessiva e não-natural podem não ser representativos do uso prolongado tipicamente realizado no exercício profissional. Nessas situações observou-se queda espectral e aumento de concentração de energia nas altas freqüências ao final de um dia de trabalho, com correlação elevada com a auto-avaliação vocal. Outros estudos demonstraram que há diferenças quando se documenta vozes de professores do ponto de vista aerodinâmico ou perceptivo-auditivo. Os relatos de fadiga por técnica inadequada são de natureza anedótica. Outros estudos demonstraram que pode haver uma resposta idiossincrática às demandas de uma *performance*: alguns cantores melhoraram após o canto-coral e outros pioraram, provavelmente por influência do tipo de treinamento vocal e experiência em apresentações, além de ansiedade e natureza e quantidade de uso de voz antes da apresentação; além disso, todos os cantores realizaram a tarefa de canto ao mesmo tempo e as vozes foram coletadas ao longo de 30 minutos após a tarefa, o que pode ter provocado diversos graus de recuperação vocal antes da coleta.

Sumário e Conclusões

Vários mecanismos contribuem para a fadiga vocal, sendo que a viscosidade da prega vocal tem recebido maior atenção experimental. Os mecanismos sugeridos são difíceis de serem estudados em seres humanos e sua importância relativa é desconhecida, porém é possível que idiossincrasias anatômicas e fisiológicas, assim como os tipos de tarefa envolvidos, sejam igualmente significantes em influenciar o processo de fadiga. Os estudos realizados freqüentemente levaram a resultados opostos e conflitantes; as medidas acústicas falharam na sensibilidade de detectar as prováveis alterações e as respostas individuais parecem ter sido muito variáveis. Parece também ser verdadeiro que alguns indivíduos são capazes de realizar ajustes finos em seu estilo vocal para compensar o disparo inicial da fadiga.

Apesar das discrepâncias, podem ser feitas algumas conclusões genéricas: alterações no padrão vibratório das pregas vocais podem aparecer após 15 minutos de comportamento fonatório excessivo; elevação da freqüência fundamental pode ser medida após uma hora de uso continuado de voz; alteração no limiar de pressão fonatória pode ser verificada após duas horas de uso. Indivíduos com menor treinamento vocal parecem ser mais afetados por tarefas de fadiga que indivíduos treinados, que precisam de tarefas mais sensitivas para se detectar o início da fadiga. As pesquisas com profissões de grande demanda vocal estão apenas começando e há questões críticas a serem respondidas como sobre a quantidade ou natureza de uso de voz considerada saudável, sobre variações na suscetibilidade individual à fadiga vocal como dependente do estilo ou modo de *performance*, sobre o que pode ser evitado ou atenuado com técnica e treinamento adequados e sobre a possibilidade de um aquecimento vocal apropriado ser capaz de atenuar o início do mecanismo de fadiga vocal.

13

Aperfeiçoamento Vocal e Tratamento Fonoaudiológico das Disfonias

Mara Behlau, Glaucya Madazio, Deborah Feijó, Renata Azevedo, Ingrid Gielow & Maria Inês Rehder

OBJETIVOS

O tratamento fonoaudiológico das disfonias, ou seja, a terapia de voz, é um processo que envolve procedimentos de diversas naturezas a fim de desenvolver uma melhor comunicação oral, reduzindo o esforço fonatório e adequando a qualidade vocal às necessidades pessoais, sociais e profissionais do indivíduo. O atendimento ao paciente disfônico requer uma equipe multidisciplinar, que na maior parte dos casos inclui essencialmente o fonoaudiólogo e o médico otorrinolaringologista. Existem várias filosofias de trabalho vocal com pacientes portadores de disfonia, não necessariamente excludentes e muitas vezes complementares; são elas: sintomática, psicológica, etiológica, fisiológica e eclética.

O fundamento de uma reabilitação vocal bem-sucedida é a precisão diagnóstica, contudo uma série de recursos pode ser utilizada quando este é impreciso, dúbio ou inexistente. A reabilitação fonoaudiológica consiste, de modo simplificado, no emprego de procedimentos integrados de orientação, psicodinâmica e treinamento vocal. Pelo caráter abstrato da voz e pela falta de conhecimento vocal em geral, a orientação ao paciente é base de qualquer trabalho de reabilitação. O trabalho de psicodinâmica vocal depende do impacto da alteração vocal, e sua profundidade é dimensionada de acordo com a demanda do paciente e sua necessidade profissional. O treinamento vocal é a busca de novos ajustes para uma produção melhor, podendo-se utilizar abordagens simples ou combinadas. As inúmeras abordagens do treinamento vocal expressam não somente a dimensão multifacetada do fenômeno voz, mas também a diversidade dos caminhos fisiológicos para que seja obtido um ajuste motor mais adequado.

A natureza e a extensão da reabilitação devem ser racionalmente determinadas de acordo com a etiologia da disfonia, o comportamento vocal do indivíduo e os dados semiológicos disponíveis. A terapia fonoaudiológica deve ser elaborada individualmente, embora seus fundamentos estejam baseados em regras genéricas de uma produção vocal saudável, com ajustes anatomofisiológicos eficientes e que produzam uma voz socialmente aceita. O objetivo da reabilitação é obter a melhor voz possível, o que nem sempre significa uma voz sem desvios.

INTRODUÇÃO

O processo de aperfeiçoamento vocal, bem como o tratamento fonoaudiológico das disfonias, tem como objetivo primário oferecer voz melhor ao paciente e como objetivo mais amplo melhorar a comunicação e desenvolver uma voz adaptada às diferentes demandas, quer sejam pessoais, sociais ou profissionais.

A situação ideal para o início de um tratamento vocal é aquela na qual o paciente já passou por um exame otorrinolaringológico e por uma avaliação fonoaudiológica e apresenta um diagnóstico preciso. Neste caso, o programa de reabilitação pode ser definido com detalhes, elaborado de acordo com o quadro apresentado. Muitas vezes isso não ocorre, e se não há dados de avaliação suficientes ou em casos de dúvida diagnóstica, é possível desenvolver uma terapia diagnóstica que nada mais é do que um teste terapêutico por um período definido, que pode variar de algumas sessões a 2 meses, com a utilização de recursos introduzidos de forma programada e controlada. Desta forma, na terapia diagnóstica são testados vários procedimentos, modificados ativamente de acordo com a resposta do paciente no decorrer das sessões de reabilitação. Após esse período de sessões diagnósticas, deve-se realizar uma revisão otorrinolaringológica e fonoaudiológica do quadro, para detalhar o diagnóstico e redefinir a conduta. Nos casos sem diagnóstico, pode-se realizar uma abordagem exploratória. Nesta situação, o clínico deverá basear-se na capacidade ou incapacidade momentânea de certos aspectos da produção vocal, independentemente da natureza da disfonia, com preocupação central quanto à progressão da alteração e à resposta ou não ao tratamento ministrado. A avaliação fonoaudiológica continuada, ao longo da abordagem exploratória, conforme ressaltado por Weiss (1971), é o elemento mais importante na decisão da evolução do caso. O próprio autor afirma que esta é uma situação de exceção e não exclui a necessidade de um diagnóstico preciso, sempre que possível.

É importante ressaltar a necessidade de uma avaliação médica para o tratamento fonoaudiológico, antes ou depois da avaliação fonoaudiológica. Nos documentos da *American Speech-Language and Hearing Association – ASHA* (www.asha.org – *Cardinal Documents, Volume 1 – Preferred practice patterns for the profession of speech language pathology*), no item referente à avaliação de voz (*Voice assessment 12.7*), a recomendação da associação americana é bastante clara "Todos os pacientes/clientes com transtornos de voz precisam ser examinados por um médico, preferencialmente da especialidade a que se refere a queixa. O exame médico pode ser realizado antes ou depois da avaliação de voz do fonoaudiólogo" *(All patients/clients with voice disorders must be examined by a physician, preferably in a discipline appropriate to the presenting complain. The psysician's examination may occur before or after the voice evaluation by a speech-language pathologist)*. Embora não tenhamos documento similar no Brasil, é consenso e bom senso a recomendação realizada. Evidentemente o documento americano não especifica otorrinolaringologista, e sim médico, mas é essa a especialidade que mais contribui para nossa intervenção. Do mesmo modo que o fonoaudiólogo generalista está habilitado a tratar de todos os distúrbios da comunicação humana, sabemos que o especialista em voz reúne maiores condições de fazê-lo com qualidade e eficiência.

NOTAS HISTÓRICAS SOBRE O TRATAMENTO FONOAUDIOLÓGICO DAS DISFONIAS

Podemos considerar como os primeiros livros técnicos sobre a voz humana os chamados manuais de canto do século XVI, os quais apresentam exercícios com o objetivo de desenvolver uma voz artística para o canto. Contudo, textos clínico-científicos, com descrição de casos tratados por reabilitação vocal, aparecem somente na segunda metade do século XIX (Oliver, 1870) e início do século XX (Gutzmann, 1910). A noção de terapia de voz, com um programa básico e especificamente desenvolvido para reabilitação vocal surge de modo sistemático a partir da década de 1930. Neste período, laringologistas, professores de técnica vocal, dicção, canto e os chamados terapeutas da palavra começaram a ministrar o tratamento vocal, tendo como base os exercícios tradicionais dos manuais de dicção e canto (West, Kennedy & Carr, 1937; Van Riper, 1939). A década de 1940 representou um marco na reabilitação vocal, com Emil Froeschels, proeminente médico foniatra da Escola de Viena, que descreve o chamado método mastigatório e as técnicas de empuxo (Froeschels, 1943, 1952; Froeschels, Kastein & Weiss, 1955), baseando sua metodologia em observações dos aspectos comportamentais e fisiológicos, dando um cunho científico à reabilitação vocal.

A leitura dos primeiros textos voltados para a correção dos distúrbios vocais evidencia que os autores reconhecem pelo menos uma parte das disfonias como multifatoriais. Os autores pioneiros admitem não somente a existência de diferentes propostas terapêuticas, mas também a natureza multifacetada da própria terapia (Zerfi, 1948; Tarneaud, 1955; Briess, 1957).

Behlau & Pontes (1995) fazem uma revisão histórica sobre a contribuição de alguns autores quanto à natureza da reabilitação vocal. Enfocando a década de 1960, os autores ressaltam a contribuição de Brodnitz (1963), que define o objetivo da terapia de voz como o retorno à uma função vocal normal por meio de uma *gestalt* integrada, observando que não é possível atuar sobre parâmetros vocais independentemente; o autor considera a disfonia uma perturbação de toda a função vocal. Além disso, critica de forma pioneira a fixação no trabalho de relaxamento com pacientes disfônicos, considerando-a uma mania nacional de pouca utilidade. Na década de 1970, o fonoaudiólogo americano Boone (1991) merece citação especial, por rejeitar a dicotomia orgânico *versus* funcional, considerada até então uma discussão interminável, afirmando que não é real separar técnicas de terapia vocal para esses dois tipos de transtornos, pois tais considerações dizem respeito apenas às bases da disfonia. Defende que a terapia deve ser aplicada às dimensões comportamentais da voz e que seu objetivo é auxiliar o paciente, por meio de técnicas facilitadoras, a encontrar sua melhor voz. O texto de Daniel Boone tornou-se a bíblia da área de voz, tendo sido editado em sucessivas edições atualizadas (Boone & Mcfarlane, 1988). Ainda naquela década, a publicação de outro fonoaudiólogo, Perkins (1971), enfatiza que uma das poucas verdades universais na controversa área de voz é *"a noção de que a voz é produzida de maneira mais saudável quanto menor for o esforço empregado..."*. O autor esclarece, porém, que o marco de uma *"produção higiênica, acústica e esteticamente optimal"* é a habilidade de variar o esforço vocal proporcionalmente às necessidades da altura, intensidade e qualidade vocal do indivíduo.

Alguns autores reconhecem, desde a década de 1970, que o tipo de caso também define a filosofia de intervenção: a psicológica, a ambiental e a terapia restauradora. Na linha psicológica, Moore (1971) propõe que a abordagem deve necessariamente considerar a atitude do paciente em relação à sua disfonia. A proposta da abordagem ambiental baseia-se no fato de que a comunicação em diferentes situações, tais como em casa, no trabalho e na vida social e recreativa, exige considerações terapêuticas diversas e individuais. A abordagem restauradora, um termo cunhado pelo próprio autor, é uma abordagem empregada nas disfonias orgânicas após terem sido submetidas a tratamento cirúrgico, visando estabelecer uma produção de voz que permita às estruturas laríngeas sua recuperação, do momento em que a lesão foi eliminada pela cirurgia, mas a voz ainda não se encontra adaptada.

Como uma introdução à abordagem fisiológica que foi a mais desenvolvida a partir da década de 1980, Moore (1971) escreve que uma terapia vocal razoável deve-se basear, quando possível, em conceitos físicos e fisiológicos confirmados experimentalmente e relacionados ao funcionamento do aparelho fonador normal e anormal. Weiss (1971), um dos mais importantes discípulos de Emil Froeschels, afirma que embora existam muitos caminhos que levem à uma disfonia, assim como diferentes categorias de distúrbios da voz, a principal pergunta sempre será o que é excessivo e o que é insuficiente na voz do paciente, pois o excesso deverá ser reduzido e a insuficiência complementada. Observa também que a maior parte dos distúrbios vocais funcionais é conseqüência do excesso da função muscular – a hiperfunção vocal, sendo uma minoria o resultado da hipofunção.

Na análise da evolução do pensamento terapêutico, observamos que ora os mecanismos laríngeos de produção fonatória são mais valorizados, ora questões psicoemocionais (Bloch, 1977; Brodnitz, 1981) ou ambientais da comunicação. Alguns textos, porém, consideram de modo eqüitativo ambos os aspectos. Moncur & Brackett (1974), por exemplo, propõem que a terapia de voz deva abranger duas situações: manipulação das variáveis intrínsecas ao paciente e manipulação dos fatores externos. Os autores ressaltam que a terapia de voz não terá sucesso se dissociada das circunstâncias de comunicação individual do paciente, mas que, ao mesmo tempo, este deve receber informações diretas sobre as alterações encontradas em sua voz.

Já em nossa realidade, o autor mais lido e respeitado como o pai da reabilitação vocal, Pedro Bloch, oferece uma visão humanística e dialética, escrevendo que *"falar bem e com boa voz é um predicado de um ser humano... O problema não é puramente mecânico, por detrás está o pensamento, o sentir bem, o ser gente, ter personalidade."* (Bloch, 1977). O autor reforça que a terapia é, então, centrada na pessoa, em sua personalidade e no seu modo de relacionar-se com o mundo, sendo facilitada por meio de exercícios específicos. Esse mesmo autor afirmou, na década de 1970, que a análise vocal moderna permite uma abordagem objetiva, clara e precisa, podendo-se abandonar a forma empírica com que a voz era estudada. O livro do professor russo, naturalizado brasileiro, tornou-se leitura obrigatória tanto pela classe científica, como pelo público leigo. O Prof. Pedro Bloch foi o primeiro brasileiro de projeção internacional nesta área, tendo-se tornado uma das colunas mestras do pensamento psicológico no estudo da voz humana e suas alterações.

Da contribuição da fonoaudiologia brasileira, os nomes de Edmée Brandi Mello e Maria da Glória Beutenmüller merecem destaque especial.

Mello (1972), uma das fonoaudiólogas pioneiras na educação da voz falada no Brasil, ressalta que quem governa a voz é o indivíduo: *"É sua personalidade que a define."* Destaca a importância do esquema corporal vocal, da coordenação fonorrespiratória, da lei da unidade funcional e da diretividade do sopro entre outros. Desenvolve as detalhadas Escalas Brandi de avaliação e numa publicação posterior (Brandi, 1990) explica o conceito humanístico da voz falada que é *"a pessoa transfigurada com quem fala."* Apresenta um método elaborado por ela, o Método Indutivo Progressivo (MIP), para o tratamento das disfonias. A autora estuda a voz de acordo com seis categorias: respiração, sonorização, dimensões, impulso-direção, ressonância e expressão. Com seu método propõe a reformulação de esquemas do falante, o que significa "a reestruturação do sujeito falante pelo próprio sujeito" e apresenta como primeiro objetivo da Técnica Brandi a eliminação de esforço. A contribuição da Profa. Edmée Brandi é, sem dúvida, o mais abrangente estudo brasileiro.

Beutenmüller & Lapport (1974) desenvolveram o Método Espaço Direcional, um método global que trabalha com a relação da expressão vocal e expressão corporal, com o ritmo corporal e vocal e com as diferentes dimensões sonoras, dando especial atenção à *"forma global da palavra"*. As autoras propõem uma prática inicial de exercícios de relaxamento, mas esclarecem que o objetivo não é ficar inerte, mas conseguir *"um estado dinâmico em que tomam parte corpo e mente... em sentido contrário ao da agitação e do nervosismo."* Este trabalho tem sido particularmente utilizado com profissionais da voz e, sem dúvida, a Profa. Glorinha Beutenmüller colocou a fonoaudiologia brasileira na mídia, devido ao seu incansável trabalho com a classe artística e política brasileira.

Na década de 1980, firma-se no cenário internacional a figura do fonoaudiólogo Arnold Aronson, da Clínica Mayo, de Rochester, EUA, que oferece um livro clínico sobre os distúrbios da voz, mostrando um conhecimento específico e organizado, em áreas pouco exploradas anteriormente, como a das disfonias neurológicas (Aronson, 1990). O texto de Arnold Aronson é ainda bastante atual, representando um atestado de reconhecimento da complexidade da terapia de voz, da necessidade de uma formação ampla do clínico da voz e, acima de tudo, da transformação desse *"filho adotivo da área dos distúrbios da comunicação"* em uma especialidade interdisciplinar.

Apesar de todo esse conhecimento concreto e objetivo sobre voz, publicações de concepção tradicional encontram espaço na área de voz. Um desses exemplos é o livro de Dinville (1981, 1996), que baseia seu método de reabilitação através da respiração, afirmando que a produção da voz é semelhante à produção de um som por um instrumento de sopro, o que indica o lugar que a reeducação da respiração deve ter.

Apesar de as primeiras publicações no início deste século sustentarem a noção de que a maioria das disfonias era conseqüência de um padrão respiratório inadequado, é simples verificarmos que os textos recentes não designam à respiração o mesmo valor dado no passado (Boone & Mcfarlane, 1988; Colton & Casper, 1990) e que autores de grande renome discutem esta questão, apresentando as opiniões contraditórias vigentes (Greene, 1983; Greene & Mathieson, 1989). De fato, já se observa desde a década de 50 que alguns autores não situam a respiração como cerne ou base de suas propostas terapêuticas (Froeschels, 1952; Briess, 1957; Brodnitz, 1963). Contudo, o abandono das técnicas respiratórias teve maior impulso com o resultado das pesquisas sobre a aerodinâmica da fonação (Isshiki & Von Leden, 1964; Isshiki, 1965; Isshiki, Okamura, Tanabe & Morimoto,1969), as quais não apoiaram a idéia das alterações respiratórias como base das disfonias. Darley, Aronson & Brown (1975) afirmam categoricamente que não há bases científicas para se dedicar tempo de terapia no intuito de aumentar a capacidade respiratória, pois esta raramente é o fator limitante na produção vocal. Vale notar que não empregar trabalho específico para a instalação de um certo tipo respiratório na terapia vocal não significa negação da necessidade de avaliação e treinamento da coordenação pneumofônica.

Numa das melhores reflexões sobre a filosofia da reabilitação vocal, Stemple (1993 e 2000) comenta que a terapia de voz tornou-se verdadeiramente uma mescla de arte e ciência. Esclarece que a natureza artística depende de certas habilidades de relacionamento humano do clínico, tais como companheirismo, compreensão, aconselhamento, credibilidade, habilidade de ser bom ouvinte e capacidade de motivação. A outra face da terapia de voz é de natureza científica, o que envolve o conhecimento de inúmeras áreas de estudo, sendo as principais a fisiologia e fisiopatologia da voz, o conhecimento das alterações vocais e laríngeas, os estudos de acústica e aerodinâmica, correlatos etiológicos das disfonias, comportamentos vocais de diferentes distúrbios e correlatos vocais de estados emocionais e condições neurológicas. O autor conclui que o terapeuta bem sucedido é um *"artista científico"*, que combina uma atuação artística com bases científicas para identificar o problema e planejar o tratamento do paciente. Entretanto, é evidente que uma base sólida de informação não substitui a experiência essencial nessa área, imprescindível para a formação de um bom clínico.

A preocupação com a validade da reabilitação vocal e com a relação ciência-clínica vocal passou a merecer os esforços dos fonoaudiólogos, o que evidencia uma postura de maior maturidade profissional. Neste sentido, quatro trabalhos são de grande importância, representando uma fonte de inspiração para a conscientização profissional (Moore, 1977; Reed, 1980; Ramig & Verdolini, 1998; Pannbacker, 1998).

Estariam as principais questões na área dos distúrbios da voz sendo respondidas pela pesquisa? Moore (1977) analisa 50 anos de publicações na área entre as décadas de 1920 e 1970, e aponta quatro características básicas das publicações mais modernas:

- Os transtornos vocais passaram a ser descritas em detalhes, refletindo uma maior compreensão dos problemas básicos; porém, os problemas permanecem os mesmos.
- Maior atenção está sendo oferecida aos transtornos vocais específicos, como voz sem laringe.
- Uma maior variedade de técnicas terapêuticas passou a ser apresentada.
- A ênfase em terapia de voz permanece a mesma: treinamento no controle respiratório (quando indicado), relaxação e redução na tensão laríngea, treinamento auditivo, ajustes articulatórios e técnicas especiais. O autor conclui que um conhecimento sólido está sendo construído para prover bases científicas e racionais à reabilitação vocal.

Três anos após, Reed (1980) afirma que estudos comprovando a efetividade na terapia de voz são raros, havendo grande disparidade entre o que já se sabe sobre o mecanismo vocal e a aplicação clínica deste conhecimento. Aponta ainda uma necessidade premente de desenvolvimento de medidas comportamentais, fisiológicas e acústicas não somente como conhecimento do fonoaudiólogo, mas também para o desenvolvimento de uma postura científica que permita aos clínicos mostrarem aos seus pacientes a evolução do tratamento ministrado.

A questão da eficácia da reabilitação vocal vem tomando vulto, mais do que nunca, não somente pela necessidade de verificação dos próprios procedimentos fonoaudiológicos, mas também por uma questão de sobrevivência da própria fonoaudiologia no mercado de trabalho. Ramig & Verdolini (1998) fazem uma recente revisão cuidadosa das publicações que descrevem o sucesso da reabilitação vocal, compilando os dados de estudos selecionados sobre a ação do tratamento fonoaudiológico em diferentes situações. As autoras consideram o panorama analisado muito favorável (ver resumo em *De Boca em Boca*):

- Há dados de eficácia na resolução de problemas relativos ao uso da voz, como os nódulos vocais, em que o tratamento comportamental vocal é capaz de reduzir os abusos vocais e a hiperfunção muscular, equilibrando a musculatura laríngea.
- Condições médicas especiais, como na doença de Parkinson e no pós-operatório de lesões laríngeas podem ser compensadas ou corrigidas por reabilitação vocal.
- Sem dúvida, é possível desenvolver uma boa voz na presença de um transtorno vocal psicogênico.

Em uma ampla revisão das técnicas de terapia de voz, Pannbacker (1998) apresenta resumos de 49 estudos de eficácia no tratamento das disfonias, publicados entre 1965 e 1998. A autora ressalta que o número de trabalhos aumentou de modo expressivo na década de 1990, quando 33 foram publicados, sendo o *Journal of Voice* o maior celeiro dos artigos sobre pesquisas em tratamento de voz. De acordo com a autora, a prática clínica deveria ser definida pelos resultados científicos obtidos, ou seja, o tratamento baseado em evidências científicas e não pelo que é popular na área. No entanto, ainda se observa que o tipo de tratamento ministrado depende da categoria diagnóstica, das características do paciente e da preferência do clínico (Verdolini-Marston, Burke, Lessac, Glaze & Caldwell, 1995). Por exemplo, duas pesquisas de opinião publicadas no início da década de 1990 (Larson & Mueller, 1992; Mueller & Larson, 1992) identificaram as técnicas de relaxamento, aconselhamento, redução de abusos vocais e ataque brusco como as técnicas preferidas no tratamento de crianças e adultos; contudo, apesar da utilização disseminada dessas abordagens, há dados limitados sobre sua eficácia (Pannbacker, 1998).

Recentemente, Casper & Murry (2000), em uma revisão das abordagens mais comuns na reabilitação vocal, ressaltam a natureza única da terapia de voz como uma maneira direta de modificar comportamentos que exigem a cooperação ativa do paciente. Os autores ainda comentam que o trabalho fonoaudiológico difere da abordagem médica que quase sempre, se utiliza medicamentos ou de cirurgia no tratamento de pacientes; e difere também do trabalho dos professores de técnica vocal, que atuam sobre a voz normal. Em geral, os pacientes que necessitam de terapia fonoaudiológica nunca pensaram sobre suas vozes até que passaram a enfrentar dificuldades, com uma expectativa de rápida recuperação, o que nem sempre é possível. É importante reconhecer essas diferenças para compreender os procedimentos padronizados e avaliar o sucesso ou falha da fonoterapia.

Embora as publicações disponíveis sejam muito importantes para comprovar a natureza da ação fonoaudiológica, é essencial o desenvolvimento de protocolos de pesquisa, em diferentes instituições, para que se produza uma quantidade suficiente de informação a ser estatisticamente tratada e analisada, para adequada veiculação no mundo leigo e no científico. Os dados empíricos e de estudos de caso são uma realidade inquestionável, porém ainda estão muito aquém do que a área necessita.

O futuro da clínica vocal depende, como todas as outras especialidades da saúde, de evidências científicas, precisas e controladas. Em suma, nossa história mostra uma evolução fantástica e uma situação da qual podemos nos orgulhar profundamente, porém procedimentos clínicos deverão ser fundamentados em evidências científicas: este é um dos principais desafios das próximas gerações de fonoaudiólogos.

LINHAS FILOSÓFICAS NO TRABALHO VOCAL

Em uma das melhores reflexões sobre as filosofias da reabilitação vocal, Stemple (1993) as organiza em cinco principais orientações: terapia vocal sintomatológica, psicológica, etiológica, fisiológica e eclética. Tais propostas não são excludentes, porém, dependendo do caso, uma abordagem específica pode trazer mais vantagens sobre outras, o que deve ser considerado pelo clínico vocal. O autor ainda acrescenta que "somente o terapeuta limitado ou inconseqüente aderiria a uma única orientação filosófica da terapia de voz".

Recentemente, Stemple (2000) reclassificou as filosofias de terapia vocal em higiênica, sintomatológica, psicológica, fisiológica e eclética, elevando a higiene vocal à categoria de linha de terapia e excluindo a linha etiológica dessa classificação.

As diferentes linhas, com suas vantagens e críticas, foram descritas e ampliadas por Behlau & Pontes (1995), onde observamos de forma mais evidente a complementaridade entre elas.

Apresentamos essas filosofias de acordo com seu foco, premissa básica, vantagens e desvantagens no emprego, críticas e principal indicação, para que possamos delinear o campo de ação dessas diferentes orientações. A higiene vocal não é incluída nessa descrição, sendo apresentada posteriormente como uma parte do atendimento ao paciente disfônico, dentro da abordagem global das disfonias.

Terapia Vocal Sintomatológica (Sintomatológica: do grego *Symptoma* – Acontecimento)

Foco
Modificação direta dos sintomas.

Premissa
A maior parte das disfonias tem como causa abuso ou mau uso funcional da freqüência, da intensidade e da respiração, entre outros.

Vantagens
A modificação direta dos sintomas pode oferecer resultados vocais imediatos e até mesmo surpreendentes.

O paciente fica motivado por estar trabalhando diretamente com sua voz, comprovando rapidamente o efeito da manipulação dos parâmetros vocais.

Críticas
A causa pode continuar operante e a disfonia recidivar.

A modificação dos sintomas exige grande participação do paciente que, por vezes, não colabora o necessário.

A rejeição da dicotomia orgânico *versus* funcional pode limitar a identificação do distúrbio vocal.

Indicação
É excelente nos casos de alterações isoladas de parâmetros vocais, como freqüência muito aguda, por exemplo, na muda vocal incompleta ou intensidade elevada, como em casos de abuso vocal, principalmente em profissionais da voz.

Terapia Vocal Psicológica (Psicológica: do grego *Psyché* – Alma, Espírito)

Foco
Identificação e modificação dos distúrbios emocionais e psicossociais associados ao início e à manutenção do problema.

Premissa

Há sempre causas emocionais subjacentes e, portanto, necessidade de determinar a dinâmica emocional do problema.

Vantagens

A terapia de voz é também um processo de autoconhecimento.

A compreensão da "história emocional" da disfonia pode propiciar *insights* sobre o comportamento emocional do indivíduo.

Críticas

A compreensão da dinâmica emocional não assegura uma nova produção vocal.

O paciente pode ficar ansioso pela ausência de meios concretos para conseguir uma melhor produção vocal.

Indicação

É um trabalho bastante efetivo nos casos em que a voz é usada como um meio de extravasar o conteúdo emocional do indivíduo ou quando a disfonia serve a propósitos secundários, ou seja, nas disfonias psicogênicas.

Terapia Vocal Etiológica (Etiológica: do grego *Aitiología*, pelo Latim *Aetiologia* – Origem das Coisas)

Foco

Eliminação da causa do distúrbio.

Premissa

É essencial a identificação e a modificação ou eliminação das causas da disfonia ou fatores correlatos.

Vantagens

Eliminada a causa da disfonia, as chances de recidiva são praticamente inexistentes.

O paciente sente-se confortável porque vivencia o seu tratamento embasado na eliminação da gênese do distúrbio.

Críticas

Nem sempre se pode eliminar ou até mesmo identificar a causa de uma disfonia e mesmo assim há recursos para se tratar o paciente.

A relação causa-efeito não é necessariamente direta e única.

Muitas disfonias apresentam causa já inoperante, porém a voz continua alterada por fixação funcional dos ajustes motores inadequados.

Indicação

Quando a causa pode ser controlada, como nas disfonias por refluxo laringofaríngeo e nos quadros de abuso vocal, que podem ou não estar acompanhados do diagnóstico de nódulo ou pólipos vocais, ou ainda de edema de pregas vocais.

Terapia Vocal Fisiológica (Fisiológica: do grego *Physis* – Natureza Física)

Foco

Modificação da atividade fisiológica inadequada.

Premissa

Dados das funções fonatória e laríngea são essenciais para modificar as relações musculares e respiratórias.

Vantagens

Os dados fonatórios e fisiológicos podem contribuir enormemente na solução rápida de muitas disfonias.

O monitoramento visual da dinâmica laríngea ou da acústica vocal permite a identificação da contribuição da fonte (laringe) e dos filtros (sistema de ressonância) na produção vocal.

Críticas

A fisiopatologia pode ser não-modificável e mesmo assim há recursos para se tratar o paciente.

As causas emocionais, não sendo consideradas, podem ser restritivas às modificações fisiológicas.

Pode-se ficar hiperfocado nos aspectos fisiológicos e cometer-se o erro de tratar a alteração laríngea ou vocal, e não o indivíduo.

Esta terapia só pode ser feita quando existem recursos avançados de semiologia vocal e laríngea (instrumentação) por meio da qual se obtêm dados necessários ao seu planejamento.

Indicação

É a melhor opção nos casos de inadaptação vocal, quando é possível conseguir um equilíbrio fisiológico melhor que o apresentado pelo indivíduo, como nos casos de alteração estrutural mínima, ou em casos de disfonia neurológica.

Terapia Vocal Eclética (Eclética: do grego *Eklektismós* – Método que Consiste em Reunir Teses de Sistemas Diversos)

Foco

Produção de uma melhor voz e uma comunicação mais efetiva.

Premissa

Teses de sistemas diversos oferecem um tratamento mais abrangente para o paciente.

Vantagens

O terapeuta percebe que tem maior número de recursos de atuação, o que lhe dá maior segurança.

O maior número de recursos disponíveis se traduz em uma chance maior de reabilitação completa do paciente.

O efeito da aplicação de procedimentos de diversas naturezas auxilia na melhor compreensão da disfonia.

O processo de seleção das abordagens a serem empregadas é um excelente instrumento de exercício profissional e de desenvolvimento da mente científica.

Críticas

Exige conhecimento profundo e amplo de diversas áreas relacionadas à voz, tais como comunicação, psicologia e medicina.

Os terapeutas pouco experientes podem se sentir perdidos ou com poucas condições de uma atuação satisfatória.

O paciente pode se sentir bombardeado de procedimentos pelas tentativas da terapeuta nas diversas facetas do problema.

Questões peculiares a um caso podem ser colocadas em um segundo plano.

Indicação

É a melhor orientação nos casos complexos de disfonia orgânico-funcional multifatorial, como, por exemplo, nos nódulos vocais e granulomas de laringe.

ABORDAGENS TERAPÊUTICAS MODERNAS

A literatura disponível mostra diversas abordagens terapêuticas com enfoques variados no tratamento dos problemas da voz. Em 1994, o *National Center for Voice and Speech* da Universidade de Iowa (NCVS) publicou um resumo de diferentes abordagens terapêuticas, com sugestão de bibliografia. Este resumo foi recentemente revisado por Verdolini (1998), com uma melhor explanação sobre as técnicas mais utilizadas na terapia de voz moderna. São elas: terapia de voz confidencial, terapia de ressonância, terapia de fonação fluida, método de acentuação, técnicas facilitadoras, exercícios de função vocal, método Lee Silverman e massagem laríngea. Algumas técnicas são específicas para determinadas situações e outras apresentam indicação mais ampla.

Terapia de Voz Confidencial

Este tipo de abordagem é utilizada para pacientes com lesões laríngeas benignas, essencialmente advindas de um comportamento vocal alterado, que possuem edema como a modificação histológica de base, tais como nódulos, pólipos e diversos tipos de edemas de pregas vocais. A abordagem de voz confidencial é, portanto, indicada para pacientes que precisam eliminar o abuso ou mau uso vocal, permitindo uma produção vocal minimalista.

Embora os fundamentos da terapia de voz confidencial, ou seja, a redução do esforço e da intensidade vocais, sejam procedimentos tradicionais na reabilitação do paciente com disfonia, um programa organizado dessa abordagem foi elaborado e descrito pela primeira vez por Colton & Casper (1990).

Nesta abordagem, o paciente deve falar sem esforço, em intensidade fraca, produzindo uma voz bastante soprosa. Comparasse esta voz àquela utilizada em confidências, advindo daí o nome do programa. É importante certificar-se de que o paciente não reduza o movimento da articulação dos sons nem abaixe a freqüência vocal ao utilizar a voz confidencial. É importante nos certificarmos também de que o paciente esteja realmente produzindo uma voz em intensidade fraca e não sussurrada. A voz confidencial deve ser utilizada em toda a fala, durante 4 semanas, após um treinamento inicial em sala de terapia. A autora descreve que são necessárias quatro sessões de terapia em média para realmente capacitar o paciente a utilizar a qualidade vocal desejada, quando também devem ser discutidas e antecipadas as situações de frustração e problemas, como falar em ambientes ruidosos. Toda fala em forte intensidade é, assim, eliminada brusca e temporariamente. Outra orientação importante que também é trabalhada nesse período refere-se à modificação da coordenação pneumofonoarticulatória, já que será utilizado um menor número de palavras por respiração, devido ao maior gasto de ar. É sugerido o aumento da ingestão de líquidos, aconselhando-se o paciente a carregar consigo uma garrafa de água, uma vez que um dos efeitos do aumento do fluxo de ar translaríngeo é o ressecamento da mucosa. Após 4 semanas de utilização contínua da voz confidencial, o paciente é novamente submetido à avaliação otorrinolaringológica para verificação das modificações obtidas nas lesões laríngeas e no mecanismo de produção vocal, e em seguida às abordagens de reabilitação tradicionais, com o objetivo de dar continuidade ao tratamento.

Neste tipo de fonação ocorre uma diminuição do movimento de adução das pregas vocais causando um impacto menor e, desta maneira, reduzindo potencialmente as possibilidades de trauma laríngeo. Colton & Casper (1996) descrevem que, durante a realização da voz confidencial, a glote permanece levemente aberta, com redução da força de contato e da compressão mediana de pregas vocais. Há ausência de tensão laríngea, e a fase fechada do ciclo glótico é reduzida. Pode haver uma tendência a produzir soprosidade, com uma fenda glótica posterior e configuração glótica em Y. Verificou-se, também, que os pacientes passam facilmente da voz confidencial à vocalização aumentada sem retornar a padrões abusivos.

Desta forma, a abordagem de voz confidencial pode ser empregada como um procedimento inicial nos pacientes com lesões benignas de massa, podendo-se observar a redução de até 60% do tamanho da lesão após 1 mês de sua aplicação.

Terapia de Ressonância

A terapia de ressonância é uma abordagem holística de terapia de voz, empregada no tratamento de indivíduos com hipo e hiperfunção vocal, chamada de Método Lessac ou Método Lessac-Madsen de ressonância.

Esta abordagem é o resultado da convergência do conhecimento da voz nas artes cênicas, particularmente no teatro, aliado ao conhecimento das ciências físicas e cognitivas. A premissa básica é que uma configuração laríngea específica pode ser identificada e ajustada voluntariamente, a fim de produzir uma voz mais forte e com menor esforço pulmonar, o que coincide com redução no estresse de impacto entre as pregas vocais. O resultado é uma voz com bom funcionamento, de qualidade esteticamente agradável e que pode ser ouvida em quase todos os ambientes, além de apresentar menor risco de comprometimento dos tecidos da laringe. Uma premissa paralela, mas igualmente importante, é que a aquisição de novas habilidades vocais é intensificada pela atenção à informação sensorial durante o treinamento, particularmente as de efeito cinemático, e não por meio de explicações verbais.

O método de ressonância é recomendado como método de prevenção das disfonias, para o aperfeiçoamento vocal, para pacientes com disfonia funcional e para problemas de adução das pregas vocais. Duas aplicações principais são os casos de nódulos, que estão invariavelmente associados às fendas glóticas e necessitam de redução na concentração e no esforço da adução, e as paralisias, que necessitam de melhor adução.

Arthur Lessac, professor de técnica vocal de teatro, é um dos precursores da técnica de ressonância, a qual passou a ser empregada não somente com voz profissional, mas também na clínica vocal. Esta abordagem consiste em dar ênfase às sensações de vibração nos ossos da face durante a fonação. Lessac (1997) utiliza o som da vogal "i" associado a sons nasais, como "m, n e nh". Podem ser utilizadas vogais nasais e outros sons nasais como a técnica de ressonância e o som "hum-hum" (Cooper, 1973), como facilitadores para promover a sensação de vibração na face.

A proposta original do teatro foi adaptada para a clínica fonoaudiológica. Verdolini-Marston, Burke, Lessac, Glaze & Caldwell (1995) desenvolveram um programa de reabilitação vocal com 8 semanas de duração, com foco na proposta da terapia de ressonância, no qual são trabalhados os sons nasais, designados genericamente por *humming*. Depois de desenvolvida a sensação de emissão ressonante, deve-se aplicar esse tipo de voz na conversação habitual e no canto. Neste programa há mais ênfase à informação sensorial relacionada com a produção da voz ressonante do que às explicações fisiológicas do processo de produção vocal. As pregas vocais, durante a execução desta técnica, tendem a permanecer levemente separadas, diminuindo o impacto durante o fechamento glótico e, mesmo assim, produzindo uma voz clara e intensa.

Comparando a terapia de ressonância e a terapia de voz confidencial para o tratamento de nódulos vocais, Verdolini-Marston, Burke, Lessac, Glaze & Caldwell (1995) concluíram que os dois métodos de reabilitação promovem benefícios para os pacientes, desde que a técnica desenvolvida seja generalizada nas atividades diárias de uso de voz; os resultados foram atestados por avaliação perceptivo-auditiva vocal, medidas de esforço fonatório e imagem laríngea, sendo que não houve modificações no grupo controle. Em um estudo posterior, Verdolini, Druker, Palmer & Samawi (1998) verificaram que tanto indivíduos com nódulos como aqueles com laringes normais conseguem produzir a voz ressonante deste método, com uma configuração laríngea levemente aduzida ou levemente abduzida, diferente do ajuste observado na produção da voz comprimida ou soprosa.

Tal abordagem é bastante útil e oferece um ajuste laríngeo saudável.

Terapia de Fonação Fluida

Sundberg & Gauffin (1989) idealizaram e descreveram esta abordagem como uma forma de obtenção de uma boa voz de modo geral. Os autores não especificaram o tipo de patologia onde a técnica deva ser empregada, mas o *National Center for Voice and Speech* sugere a mesma indicação da terapia de ressonância.

A voz fluida representa um estágio de contração glótica intermediária entre as vozes neutra e soprosa. Do ponto de vista auditivo, é uma emissão agradável, solta e relaxada.

Na produção da voz fluida ocorre a maior amplitude possível de vibração das pregas vocais, com o fechamento completo das pregas vocais a cada ciclo e a laringe permanece baixa. A voz fluida, quando comparada à voz comprimida, apresenta uma menor compressão mediana das pregas vocais, ou seja, as pregas vocais encontram-se levemente abduzidas.

Os autores propõem a utilização de monitoramento com filtragem inversa para demonstrar o padrão vibratório das pregas vocais, que acreditam ser similar ao observado na técnica de ressonância, com redução de adução das pregas vocais. Contudo, não há estudos que comprovem essa hipótese.

Também consideramos a abordagem de voz fluida excelente quando o indivíduo deve usar a voz continuadamente, por um longo período, como ocorre no desenvolvimento de cursos diários de treinamento de pessoal, ou mesmo nas atividades letivas em geral, pois esta qualidade vocal é extremamente saudável e aumenta a resistência vocal. Seguindo o mesmo raciocínio, pode-se considerar a abordagem de voz fluida como uma alternativa nos casos em que se elegeria a técnica de voz confidencial, porém o paciente não pode utilizar uma qualidade vocal soprosa e de baixa intensidade, devido às suas demandas sociais e/ou profissionais.

Método de Acentuação

Smith & Thyme (1976) desenvolveram o método de acentuação, chamado de *Accent Method*, uma abordagem generalista proposta para uma ampla variedade de problemas vocais, além de ser também empregado em problemas de fluência e linguagem. O método enfatiza o treinamento rítmico durante a fala. Basicamente, o método envolve o treinamento de uma produção vocal fácil, com movimentos respiratórios que alternam entre contração e relaxamento da musculatura abdominal, em que a laringe e pregas vocais estejam totalmente relaxadas. É essencial o desenvolvimento de uma respiração diafragmático-abdominal como a base da hierarquia do método. São utilizados movimentos rítmicos com todo o corpo para favorecer uma produção vocal relaxada ao mesmo tempo em que são produzidas sílabas sem significado. Como marcadores auxiliares de ritmo podem ser empregadas palmas ou tambores. Os objetivos deste método são: aumento do rendimento respiratório, redução do escape glótico, redução da tensão muscular excessiva e normalização do padrão vibratório durante a fonação (Koschkee, 1993).

Segundo os autores, os exercícios rítmicos promovem uma alternância da sensação de tensão e relaxamento, resultando em um fechamento rápido e completo das pregas vocais, melhorando a produção de harmônicos na voz. Com a evolução do treinamento, são introduzidas palavras, frases e, finalmente, a conversação, à medida em que há uma diminuição dos movimentos associados.

Pegoraro-Krook (1990), em nosso meio, investigou as mudanças ocorridas em 12 indivíduos com vozes normais, treinados pelo método de acentuação; os resultados demonstraram que o treinamento proposto produziu um aumento na extensão de freqüências e intensidade, assim como na modulação e entonação, com decréscimo no tempo de abertura da glote à eletroglotografia, o que indica melhor coaptação glótica.

Kotby, El-Sady, Basiouny, Abou-Rass & Hegazi (1991) estudaram pacientes com lesões de pregas vocais, com disfonias funcionais e com diminuição de movimento de pregas vocais, empregando o método de acentuação. Os autores obtiveram melhora da qualidade vocal e diminuição das queixas iniciais. Foram observados particularmente uma redução no tamanho dos nódulos vocais e um aumento no número de harmônicos no espectro. Fex, Fex, Shiromoto & Hirano (1994) realizaram uma análise acústica com dez pacientes antes e depois da aplicação do método de acentuação, mostrando resultados positivos com essa abordagem. Houve uma redução das medidas de perturbação (*jitter* e *shimmer*) e de ruído glótico (ERG), para pacientes de ambos os sexos, sendo que nas mulheres houve também regularização da freqüência fundamental.

Técnicas Facilitadoras

As técnicas facilitadoras são indicadas para pacientes com hiperfunção vocal mas podem ser utilizadas em quase todos os casos de disfonia. Estas técnicas não constituem um programa ou método pois podem ser usadas de forma isolada ou em combinação com outras abordagens.

As técnicas mais conhecidas e utilizadas por diferentes autores foram compiladas por Boone (1971), tendo sido atualizada nas edições consecutivas desse livro (Boone & Mcfarlane, 1988), que se tornou a maior fonte de consulta de fonoaudiólogos em busca de soluções práticas para a o treinamento vocal.

As 25 técnicas facilitadoras descritas pelos autores incluem: mudança de postura de língua; mudança de intensidade; voz salmodiada; orientação vocal; manipulação digital; treinamento auditivo; eliminação de abusos vocais; eliminação de ataque vocal brusco; estabelecimento de uma nova freqüência; orientação vocal; monitoramento auditivo; som basal; deglutição incompleta sonorizada; mudança de postura de cabeça; análise hierárquica; fonação inspiratória; mascaramento auditivo; sobrearticulação; variação de freqüência; colocação de voz na máscara; técnicas de empuxo; relaxamento; treinamento respiratório; deslocamento lingual; técnica do bocejo-suspiro.

A lista apresentada não pretende ser completa e excluiu muitas técnicas, como as manobras de sonorização facilitadas por funções reflexovegetativas, como tosse ou riso, empregadas com sucesso nos casos de afonia funcional. Dentre as técnicas acima citadas, não existe um mecanismo único que explique os benefícios propiciados a partir do emprego de cada uma delas.

Várias dessas técnicas tiveram sua aplicação analisada cientificamente. Por exemplo, os resultados da análise da técnica do bocejo-suspiro indicam que o bocejo tende a abaixar a laringe e aumentar o espaço entre as pregas vocais, oferecendo a maior dimensão possível da faringe, comprovada por imagens radiográficas (Boone & Mcfarlane, 1993); esta técnica é considerada uma poderosa estratégia para redução de hiperfunção vocal (Boone & Mcfarlane, 1988). Por sua vez, a eficácia da técnica de manipulação digital da laringe foi comprovada por Roy & Leeper (1993). Os autores documentaram que, após uma sessão de manipulação digital da laringe ocorreu uma melhora significativa no parâmetro rouquidão, presente em alguns pacientes com disfonia funcional.

Muitas dessas abordagens, além de outras não apontadas nessa lista, serão descritas no item 6.

Exercícios de Função Vocal

Briess (1957) foi o precursor na descrição de técnicas terapêuticas baseadas em exercícios especificamente desenvolvidos para contemplar determinados aspectos da fisiologia laríngea, podendo ser considerado o pai da linha fisiológica de reabilitação vocal. Mais recentemente, Stemple, Lee, D'amico & Pickup (1994) apresentaram um programa específico de exercícios laríngeos, formalmente denominado Exercícios de Função Vocal. Os autores desenvolveram um estudo com 35 mulheres adultas sem disfonia ou alteração laríngea, divididas em três grupos, controle, placebo e experimental, utilizando um programa de exercícios elaborado para o desenvolvimento do controle laríngeo, aplicado por 4 semanas. Os resultados objetivos acústicos, aerodinâmicos e videoestroboscópicos demonstraram que houve mudanças apenas no grupo experimental, sem mudanças estatisticamente significantes nos grupos placebo e controle.

A abordagem de exercícios de função vocal é indicada para qualquer tipo de problema de voz em que haja hiperfunção vocal, hipofunção vocal ou desequilíbrio muscular. A ação dos exercícios ocorre em grupos musculares específicos. O programa básico consiste em exercícios de sustentação máxima de vogais, em cinco diferentes notas, por repetidas vezes, passando-se para a execução de glissandos, ascendentes e descendentes, também no tempo máximo de fonação. A prática do prolongamento máximo das vogais melhora a força e a resistência das pregas vocais, além de desenvolver a coordenação entre os músculos laríngeos e respiratórios. Os exercícios de glissando ascendente, alcançando altas freqüências, requerem a contração não só do próprio músculo da prega vocal, o tiroaritenóideo, mas principalmente do cricotireóideo, particularmente nas freqüências mais agudas. A ativação do cricotireóideo provoca uma movimentação de báscula da cartilagem tireóidea sobre a cricóidea, aproximando e tensionando as pregas vocais, e fazendo-as vibrar mais rapidamente. Por outro lado, glissandos descendentes, que alcançam freqüências baixas, ativam apenas o músculo tireoaritenóideo. A prática do exercício do glissando ascendente e descendente, alterando a contração dos dois músculos, aumenta a força e massa muscular e, muitas vezes, a própria resistência do músculo.

Desta forma, o protocolo básico resume-se em:
1. Para o aquecimento vocal: vogal "i" sustentada, em baixa intensidade e o mais longo possível, na freqüência habitual do indivíduo ou determinada pelo terapeuta.
2. Para o alongamento vocal: glissando ascendente, utilizando-se a vogal "o" da palavra "gol".
3. Para a contração vocal: glissando descendente, utilizando-se novamente o apoio da palavra "gol", chegando-se a tons bem graves, porém evitando-se o registro basal.
4. Para melhorar a adução: emitir a vogal "ô", o mais longo possível, em notas selecionadas.

Acredita-se que este tipo de terapia funcione como qualquer técnica de condicionamento físico, com a resposta muscular ocorrendo após várias séries de repetições, realizadas duas vezes ao dia.

O programa de exercícios da função vocal teve sua eficiência comprovada por Stemple, Lee, D'Amico & Pickup (1994), por meio da melhora de parâmetros vocais selecionados após a aplicação do programa, a saber: tempo máximo de fonação, extensão vocal e fluxo aéreo. É um método fácil, simples, objetivo e fisiologicamente fundamentado. Recentemente, uma comparação de resultados de tratamento com os exercícios de função vocal e higiene vocal, em professores com disfonia, mostrou a superioridade deste procedimento ativo de exercícios sobre a abordagem de mudança de comportamento, embora os autores admitam que uma modificação de hábitos vocais seja provavelmente mais difícil e exija mais tempo para que resultados sejam observáveis (Roy, Gray, Simon, Dove, Corbin-Lewis, & Stemple, 2001).

Método Lee Silverman

O método Lee Silverman (LSVT® – Lee Silverman Voice Treatment) é ampla e mundialmente divulgado pela fonoaudióloga Lorraine Ramig, uma de suas criadoras, e foi descrito com detalhes por Ramig, Bonitati, Lemke & Horii (1994). Este método tem aplicação principal no tratamento de transtornos motoras da fala, como a doença de Parkinson, cuja eficácia tem sido profundamente pesquisada (Ramig, Countryman, O'Brien, Hoehn & Thompson, 1996). Os pacientes, em geral, apresentam um distúrbio fonoarticulatório, com produção de fala com voz de fraca intensidade, emissão monótona e instável, além de redução de inteligibilidade da fala em razão de soprosidade, rouquidão, tremor vocal e imprecisão articulatória.

O método Lee Silverman é centrado no controle da válvula fonatória, ou seja, na coaptação glótica. Os objetivos principais do método são: aumentar a intensidade e reduzir a soprosidade por meio de uma melhor adução das pregas vocais; melhorar a inflexão através do aumento da atividade do músculo cricotireóideo; e, melhorar a qualidade vocal por meio de uma maior estabilidade de vibração das pregas vocais. Apenas fonoaudiólogos certificados podem aplicar este método.

Como o foco da terapia é aumentar a intensidade, os pacientes são orientados e treinados a utilizar uma voz forte, lembrando sempre da frase "Fale forte, pense forte!" (Fig. 13-1). Neste método, a terapia é intensiva (quatro sessões semanais,

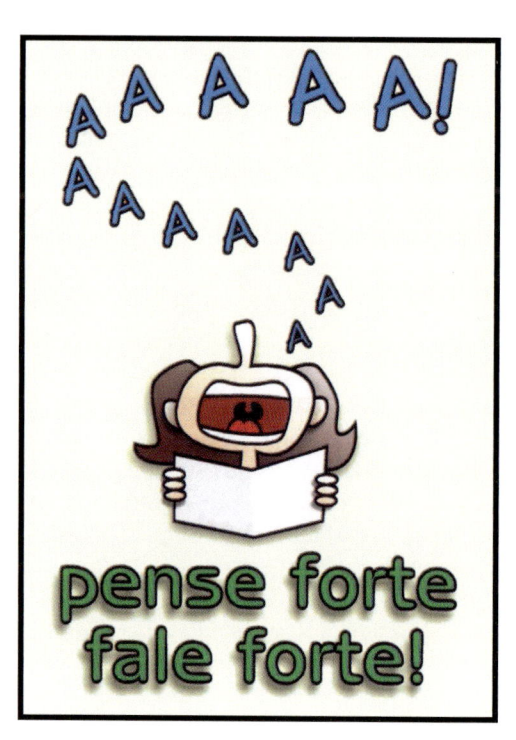

Fig. 13-1. Cartão lembrete feito por uma paciente com doença de Parkinson submetida à reabilitação com o método Lee Silverman (arquivo da CLINCEV).

durante 4 semanas) para que o paciente se habitue à nova intensidade de voz e, segundo os autores, para que o enfoque na fonação favoreça a melhora da articulação e projeção vocal.

Os exercícios utilizados em todas as sessões têm o objetivo de aumentar o tempo máximo de fonação, associado à estabilidade na qualidade vocal; de utilizar a fonação com variação de freqüência, expandindo-se a extensão vocal; e, de aumentar o esforço fonatório em frases selecionadas e durante a conversação. A terapia também tem como objetivo calibrar a intensidade adequada de voz que o paciente está utilizando, pois, muitas vezes, em razão de uma limitação no controle sensorial, os pacientes têm a sensação de que estão falando forte demais, quando na verdade estão dentro dos padrões esperados. A mudança na intensidade produz um impacto global na comunicação oral, com melhorias induzidas secundariamente na coordenação pneumofônica, na articulação dos sons da fala e na inteligibilidade da fala, o que é facilmente constatado por análise acústica da emissão (Fig. 13-2A e B).

Recentemente foi realizado um estudo sobre os correlatos neurais de hipofonia em pacientes com Doença de Parkinson, antes e depois de tratamento vocal com o método LSVT®, utilizando-se análises por PET SCAN (Liotii, Ramig, Vogel, New, Cook, Ingham, Ingham & Fox, 2003). Os resultados indicaram que a melhora vocal obtida foi acompanhada por uma redução de ativação cortical nas áreas motora e pré-motora do cérebro, o que sugere uma modificação de uma atividade cerebral anormal e com esforço (córtex pré-motor) para uma atividade mais automática (gânglios da base e ínsula anterior) com o tratamento pelo método LSVT®. Tais resultados são animadores, não somente para comprovar a eficácia do método em si, mas

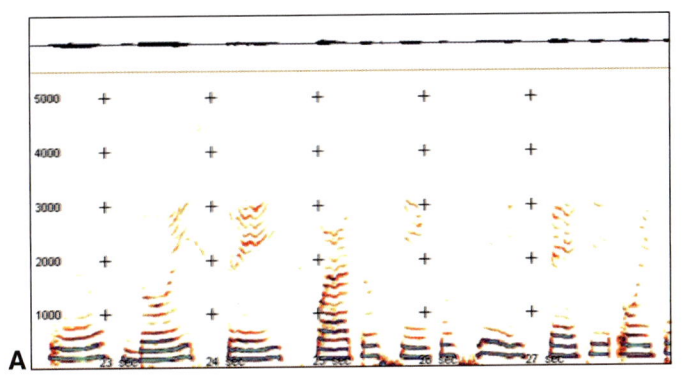

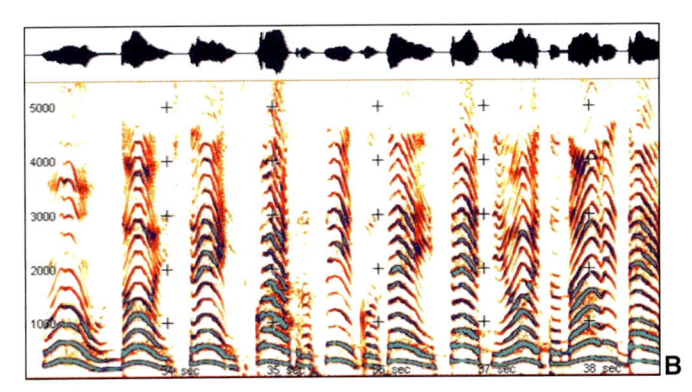

Fig. 13-2. Análise espectrográfica da emissão de uma paciente com doença de Parkinson (GRAM 5.7, VOICE TOOLS), pré e pós-reabilitação vocal com o Método Lee Silverman (contagem de números de 1 a 8). **A.** Pré-fonoterapia; observar emissão com intensidade reduzida, poucos harmônicos, modulação restrita e subarticulação. **B.** Pós-fonoterapia; observar emissão com maior intensidade e maior número de harmônicos, além de modulação mais variada e articulação marcada, o que reflete melhor coaptação glótica, habilidade de alongamento e encurtamento das pregas vocais e controle articulatório mais preciso (arquivo da CLINCEV).

também como um modelo de investigação para comprovar a eficácia da própria terapia de voz.

Como se pode facilmente depreender, os exercícios do Método Lee Silverman têm uma base fisiológica bem definida e podem ser teoricamente empregados nas disfonias hipocinéticas em geral, com especial valia nas paralisias unilaterais de laringe inferior e na presbifonia. Assim, o uso do LSVT® tem-se ampliado além do tratamento original para doença de Parkinson, sendo empregado com sucesso em outros transtornos neurológicos progressivos, como, por exemplo, na esclerose lateral amiotrófica e na *miastenia gravis* (Countryman, Ramig & Pawlas, 1994). Devido à simplicidade deste método, possíveis limitações cognitivas geralmente não limitam sua aplicação ou efetividade. A aplicação desse método em outras alterações vocais, como presbifonia, paralisia de prega vocal e fendas fusiformes (Fig. 13-3) pode ser realizada, em casos cuidadosamente selecionados, podendo-se obter ótimos resultados.

Massagem Manual Laríngea

A massagem laríngea, ou massagem manual circunlaríngea, foi desenvolvida e descrita por Aronson (1990), e considerada muito importante após a publicação de Morrison & Ramage (1993), podendo ser utilizada para qualquer problema de voz que envolva tensão na região da laringe. A massagem laríngea é uma técnica específica de manipulação da laringe, batizada por Roy & Leeper (1993), que comprovaram a efetividade dessa manobra para redução de tensão muscular, principalmente na musculatura supra-hióidea e a membrana tireoióidea. Um músculo muito tenso encontra-se ou muito contraído ou encurtado, o que pode ser observado com certa facilidade na palpação da membrana tireóidea. Com o auxílio dos dedos das mãos, inicia-se a manipulação da musculatura paralaríngea, que pode ser feita por meio de movimentos digitais descendentes, do queixo ao osso externo, exercendo uma pressão nos contornos laterais da laringe, ou por meio de pequenos deslocamentos laterais de todo o corpo da laringe, ou ainda com pequenos movimentos rotatórios na membrana tireoióidea, com a ajuda do polegar e do indicador. Durante essa manobra, pede-se ao paciente que emita vogais curtas, como nos bocejos, observando-se a qualidade vocal.

O efeito da manipulação laríngea é imediato, e geralmente observa-se, nos casos de prova terapêutica positiva, uma voz mais relaxada, com diminuição da tensão da laringe, e com freqüência fundamental mais grave. A massagem é efetiva tanto na redução da tensão muscular laríngea quanto na tensão geral e na liberação das articulações.

A eficácia da técnica foi demonstrada em um estudo realizado por Roy, Bless, Heisey & Ford (1997), no qual 25 pacientes com disfonias funcionais apresentaram melhora de voz somente com a técnica de massagem laríngea.

Recentemente, Morrison & Gagnon (2002) detalham a técnica de palpação da laringe para avaliação do envolvimento muscular em uma disfonia, incluindo também os critérios empregados para a gradação da tensão muscular extralaríngea. Os músculos identificados como tensos devem ser especificamente trabalhados, associando-se uma vocalização suave à manipulação digital, como descrito anteriormente.

As principais estratégias de palpação da musculatura paralaríngea, assim como os critérios de gradação do envolvimento muscular encontram-se no Quadro 13-1.

ABORDAGEM GLOBAL NAS DISFONIAS

O trabalho de identificação, diagnóstico e tratamento dos distúrbios da voz por nós utilizado, é denominado abordagem global (Behlau & Pontes, 1995), que corresponde a uma abordagem de natureza eclética ou, utilizando-se uma terminologia mais atual, de natureza holística. A terapia vocal holística é definida por Stemple (2000) como um programa terapêutico que integra o trabalho de respiração, fonação e ressonância para a reabilitação do paciente com transtorno vocal. Na verdade, holismo significa uma tendência de "sintetizar unidades em totalidades organizadas" (Ferreira, 1986) e, desta forma, compreendemos a terapia holística na reabilitação do paciente disfônico em uma dimensão mais abrangente da definida por

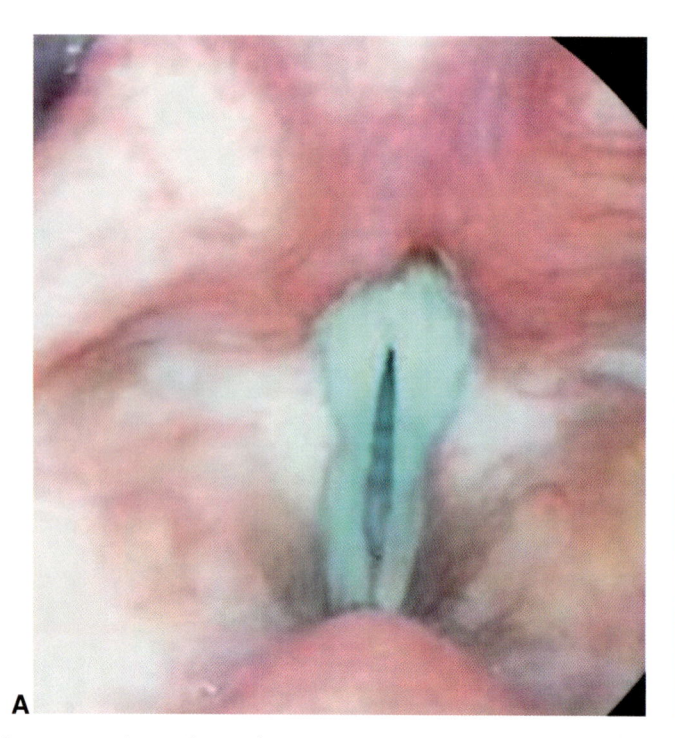

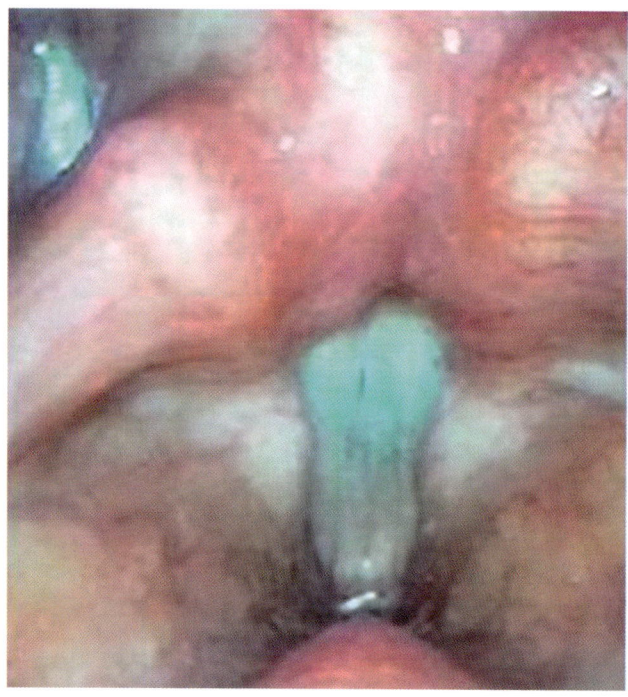

Fig. 13-3. Avaliação laringológica pré e pós-aplicação do método LSVT em um paciente professor, 45 anos de idade, com fenda fusiforme e queixa de voz fraca no final do período letivo, com excelente resultado (arquivo Osíris do Brasil).

Stemple (2000). Uma terapia de natureza holística deve não somente sintetizar os diferentes subsistemas do aparelho fonador, mas também integrá-los nas dimensões biológica, psicológica e emocional do indivíduo e, por sua vez, integrar o próprio indivíduo em suas relações de comunicação com o mundo.

Face ao exposto, propomos uma abordagem global para a reabilitação vocal que baseia seus procedimentos na compreensão da disfonia como um distúrbio da comunicação, analisando suas causas, identificando os parâmetros vocais alterados, definindo as configurações laríngeas fonatórias e não-fonatórias, considerando o histórico emocional e a psicodinâmica vocal da disfonia, assim como os diferentes papéis de comunicação desempenhados pelo indivíduo.

Desta forma, embora a abordagem global considere todo o processo de produção da voz, desde seus aspectos emocionais até a dimensão mais puramente mecânica, a atuação fonoaudiológica apresenta grande parte de seu foco na produção de uma qualidade vocal mais adequada e eficiente, principalmente por meio de provas terapêuticas que favoreçam uma mudança vocal imediata.

Apesar da natureza global da reabilitação vocal, há duas situações específicas nas quais a atuação fonoaudiológica assume um perfil particular: a terapia diagnóstica e a terapia exploratória. A terapia diagnóstica é baseada no conhecimento do comportamento diferencial de determinadas alterações, quadros ou lesões, no percurso da reabilitação vocal. A terapia diagnóstica é, geralmente, de curta duração, podendo-se resumir a uma sessão ou chegar a 4-6 atendimentos. A terapia diagnóstica consiste de um atendimento controlado, onde uma série de abordagens, técnicas e exercícios são empregados, analisando-se cuidadosamente o resultado obtido. Pode-se realizar cada sessão com acompanhamento médico para verificação das modificações nos ajustes laríngeos e nas lesões encontradas, mas, geralmente, apenas ao término deste período é que se faz nova avaliação laringológica. Exemplos de situações nas quais se emprega uma terapia de natureza diagnóstica são a diagnose diferencial entre cistos e nódulos, ou entre quadros com espasmo laríngeo de natureza psicológica ou neurológica. Por vezes, os dados coletados na avaliação não são suficientes para se definir o quadro com segurança, contudo, a experiência clínica demonstra que o atendimento em si pode oferecer uma importante contribuição ao diagnóstico do problema. Já a terapia exploratória foi proposta por Weiss (1971), para aquelas situações onde não se consegue identificar a causa original do distúrbio e, mesmo assim, pode-se desenvolver uma terapia satisfatória, com base na avaliação dos aspectos funcionais da voz. Em suas próprias palavras, o autor esclarece que "isto não quer dizer, entretanto, que não precisamos de um bom diagnóstico, quando possível. Contudo, não devemos nos sentir perdidos se o diagnóstico é duvidoso ou de valor questionável (...) A principal questão reside em saber se a alteração orgânica é progressiva ou estacionária. Nesta última situação, podemos agir com segurança." Assim, o autor assume uma eventual dificuldade diagnóstica e acena com a possibilidade de uma atuação nesta situação.

A abordagem global consta de três trabalhos interligados, a saber: orientação vocal, psicodinâmica vocal e treinamento vocal. Sempre que possível, devem ser incluídos no atendimento ao paciente esses três trabalhos, a orientação e a psico-

Quadro 13-1. Procedimentos da técnica de palpação e critérios de gradação da tensão muscular extralaríngea

Técnica de Palpação (Morrison & Gagnon, 2002)

Músculos supra-hióideos
- Palpação do espaço submentoniano, em movimentos para cima, na linha média, com o dedo médio
  Observar: 1. tensão no repouso
  2. contração durante emissão da vogal "a" em freqüência grave seguida da vogal "u" em freqüência aguda

Músculos tireo-hióideos
- Palpação de ambos espaços tireo-hióideos com o polegar e o indicador
  Observar: 1. tensão no repouso
  2. contração durante fala encadeada (contagem de 1 a 5) e som nasal suave

Músculos cricotireóideos
- Sentir o espaço cricotireóideo na linha mediana com a ponta do dedo indicador
  Observar: 1. posição do arco da cricóide em relação à cartilagem tireóidea
  2. tamanho do espaço em repouso
  3. abertura e fechamento do espaço durante a fonação em freqüências graves e agudas

Músculos faringolaríngeos (músculos constritores inferiores)
- Rotação da laringe, segurando a margem posterior da cartilagem tireóidea com o indicador, deslocando-a para frente, sentindo a parte posterior da cartilagem cricóidea com o dedo médio e o anular.
  Observar: 1. tensão nos músculos faríngeos
  2. movimentos associados das cartilagens aritenóideas com a contração dos músculos cricoaritenóideos posteriores durante o *sniff*

Critérios para Gradação de Tensão Muscular Extralaríngea

Músculos supra-hióideos
0 = macios no repouso, podem contrair levemente à fonação
1 = macios no repouso, contração em freqüências discretamente graves e moderadamente agudas
2 = alguma tensão no repouso, tensos com protrusão de mandíbula à fonação
3 = tensos o tempo todo, tensão máxima à fonação

Músculos tireo-hióideos
0 = não há contração muscular no repouso, contração discreta à fonação
1 = espaço tireóideo macio no repouso, alguma contração à fonação
2 = músculos tensos, espaço tireóideo reduzido no repouso, contração moderada à fonação
3 = músculos muito tensos, espaço tireóideo fechado o tempo todo

Músculos cricotireóideos
0 = espaço cricotireóideo e movimentação muscular normal à fonação
1 = espaço cricotireóideo reduzido no repouso, algum movimento durante a fonação
2 = deslocamento anterior da cartilagem cricóidea com estreitamento do espaço cricotireóideo no repouso, com fechamento do espaço à fonação
3 = espaço cricotireóideo fechado o tempo todo

Músculos faringolaríngeos (músculos constritores inferiores)
0 = músculos macios, fácil rotação da laringe em 90 graus e palpação do cricoaritenóideo posterior e movimento das cartilagens aritenóideas durante o *sniff*
1 = músculos levemente tensos, não é possível palpar os músc. cricoaritenóideos posteriores durante o *sniff*
2 = músculos moderadamente tensos, difícil rotação da laringe, porém ainda se pode palpar a margem posterior da cartilagem tireóidea
3 = músculos muito tensos, impossível realizar rotação de laringe

dinâmica – denominado trabalho de fundamento ou de base – e o treinamento vocal. Não há dúvidas quanto à importância do trabalho de base, porém, alguns grupos que defendem uma abordagem analítica dos distúrbios da voz questionam o treinamento por suas características mecânicas. É importante compreender que o treinamento vocal não é uma repetição mecânica de exercícios pré-concebidos, e sim a exploração de um gesto motor que ofereça uma melhor produção vocal (Behlau & Pontes, 1995).

Orientação Vocal

A orientação vocal inclui esclarecimentos sobre a fonação e a saúde vocal. Explicações corretas e simples sobre o mecanismo de produção dos sons, além do ensino das normas básicas de higiene vocal e do uso correto da voz auxiliam no processo de conscientização do paciente, ajudando-o a evitar crises disfônicas e a controlar abusos vocais (Behlau & Pontes, 1999). O termo higiene vocal foi utilizado pela primeira vez por Froeschels (1943) para se referir a um uso adequado de voz para prevenir a hiperfunção vocal e o uso excessivo de tensão musculoesquelética. A utilização de programas de higiene vocal baseia-se na assunção de que os abusos vocais contribuiriam para o desenvolvimento de um problema de voz e, portanto, a eliminação ou redução desses procedimentos inadequados auxiliariam na reabilitação vocal e prevenção de problemas. Vários relatos na literatura indicam que os programas de higiene vocal são efetivos para prevenir e eliminar abusos vocais, assim como para melhorar as vozes de crianças e professores (Johnson, 1985; Mcfarlane & Waterson, 1990; Aaron & Madison, 1991; Nickel, Midleton & Brand, 1992; Chan, 1994).

Pacientes que usam a voz profissionalmente, como professores, cantores e atores, em geral demonstram maior interesse pela orientação vocal; para estes pode-se incluir na orientação o uso de fotos e registros em fitas cassete ou videocassete. Deve-se desmistificar a produção vocal, explicando-se, em termos simples, a mecânica do aparelho fonador. Sugerimos a seqüência apresentada na caixa a seguir, simplificada, para explicar como a voz é produzida.

A explicação pode ser encerrada com o esclarecimento de como os diferentes sons da fala são articulados na boca, e da importância desses movimentos serem precisos para produzir uma fala clara e inteligível, a fim de se transmitir uma mensagem. Esse conjunto de informações é suficiente para o paciente compreender, em linhas gerais, como se dá a produção normal da voz e de que maneira sua voz está alterada.

"O processo de produção da voz inicia-se no cérebro, que envia impulsos para a laringe, o órgão que produz a voz. A laringe localiza-se na região anterior do pescoço, com a forma de um tubo, podendo-se palpá-la com os dedos. É dentro desse tubo que estão as pregas vocais, popularmente conhecidas por cordas vocais. O nome cordas vocais é errado, pois não se tratam de fios, mas sim de duas dobras de tecido, paralelas ao solo, que vibram com a passagem do ar que vem dos pulmões. Pode-se sentir a vibração dessas estruturas ao se emitir qualquer som com a mão na laringe, como um "a" prolongado. Desta forma, para produzir a voz é necessário o comando do cérebro e o ar vibrando as pregas vocais. O ar é o combustível para a produção da voz. Quando se inspira, o ar entra nos pulmões e, para isso, as pregas vocais se afastam. Para falar, o ar sai dos pulmões, as pregas vocais se aproximam e vibram. Qualquer desequilíbrio nesse mecanismo, como força ou ar em demasia, pode acarretar um problema de voz. Se o ar dos pulmões for excessivo, a voz vai ser soprosa e vai se ouvir ar no som; se, ao contrário, a força muscular for maior que a necessária, o som ficará comprimido em pouco ar e a voz sairá tensa ou rouca.

O som gerado na laringe não é a voz que ouvimos no ambiente. O som da laringe assemelha-se a um ruído de um barbeador elétrico. Esse som básico passa por um alto-falante natural formado pela faringe, boca e nariz, onde é amplificado. Essas estruturas também modificam o som básico e, principalmente por movimentos da língua e dos lábios, e assim são produzidas as vogais e consoantes para a formação das palavras."

Quanto à higiene vocal, é importante que o paciente observe algumas orientações básicas que auxiliam a preservação da saúde vocal e a prevenção do aparecimento de alterações e doenças (Behlau & Pontes, 1993; Behlau & Pontes, 1999). O conceito de saúde vocal é representado pela capacidade do indivíduo de variar a voz em qualidade, freqüência, intensidade e modulação, de acordo com o ambiente, a situação e o contexto da comunicação.

A partir principalmente da década de 1990, a importância de uma hidratação adequada como uma medida de higiene vocal tem sido referida como um excelente coadjuvante na terapia de voz. O tratamento por hidratação inclui uma série de medidas, tais como umidificação do ambiente, inalação direta de vapor frio ou quente, via oral ou nasal, aspiração de gotículas de água e a administração de drogas mucolíticas (guaifenesina) para fluidificar as secreções (Mcfarlane & Waterson, 1990; Verdolini-Marston, Sandage & Titze, 1994). Medidas de controle de situações desidratantes também têm sido sugeridas, como evitar ambientes muito secos, fumo, álcool, cafeína e outros agentes diuréticos, medicamentos anti-histamínicos, *sprays* e descongestionantes nasais e respiração bucal. Geralmente sugerimos para hidratação goles de água ao longo do dia (melhor que copos de água de uma só vez), principalmente quando se faz uso continuado da fala, podendo-se utilizar as garrafas de ciclistas que possuem bocais muito convenientes para uso e transporte. Outra estratégia bastante útil é aspirar pelo nariz gotículas de água de uma gaze ou lenço de papel grosso, previamente molhados em água filtrada ou destilada; a aspiração vai diretamente para a laringe e as gotículas promovem uma lubrificação instantânea, auxiliando a redução da viscosidade do muco. Evidentemente, o paciente deve estar com as vias aéreas desimpedidas, sem processos alérgicos, inflamatórios ou infecciosos para fazer hidratação por aspiração de água.

Apesar da concordância geral de que a hidratação seja benéfica, em um estudo duplo-cego com placebo, com a participação de seis mulheres com nódulos ou pólipos (Verdolini-Marston, Sandage & Titze, 1994), os autores verificaram que houve melhoras vocais e laríngeas em ambos os grupos, embora as melhoras obtidas com a hidratação tenham sido maiores. Em nosso meio, Crivelenti & Behlau (2001) estudaram operadoras de *telemarketing* pré e pós um período de trabalho, com e sem hidratação, verificando que as únicas diferenças encontradas no grupo não-hidratado se referiam a uma menor intensidade vocal após a jornada de trabalho, provavelmente indicando uma condição vocal pior. Os parâmetros utilizados nesses estudos talvez não tenham sido suficientemente sensíveis às melhoras vocais geralmente referidas com a hidratação. Estudos mais amplos, com avaliação de fatores múltiplos e com diversos tipos de pacientes, precisam ser ainda realizados. Desta forma, no presente momento, sugerimos orientar o paciente quanto à uma hidratação adequada, evitando-se tanto as condições ressecantes como a hidratação excessiva, que pode inclusive piorar as condições vocais pela diminuição de sais minerais no organismo.

Explicações básicas sobre higiene vocal devem incluir informações que auxiliam a preservação da saúde vocal e a prevenção do aparecimento de alterações e doenças. Apesar da importância de se desenvolver com o paciente um programa de higiene vocal, se as informações forem dadas agressiva e insistentemente, o paciente pode acreditar que sua laringe é um órgão frágil, que sucumbe a qualquer impacto negativo, podendo-se criar, principalmente nas crianças, uma população de fonofóbicos (Sander, 1989). O paciente deve ser informado sobre os principais fatores de risco, a saber: fumo, álcool, poluição, drogas, alergias, hábitos vocais inadequados, uso de ar condicionado, alimentação inadequada, falta de repouso adequado, vestuário incorreto, esportes abusivos, alterações hormonais e medicamentos.

Fumo

A fumaça agride todo o sistema respiratório, principalmente as pregas vocais, podendo causar irritação, edema, tosse, aumento de secreções e infecções. Além disso, a fumaça ainda provoca o ressecamento das pregas vocais, dificultando a vibração. O fumo é considerado um dos fatores desencadeantes do câncer de laringe e pulmão, justamente pela grande irritação que provoca nestes órgãos. O indivíduo não-fumante que fica exposto à fumaça do cigarro pode também apresentar alterações e, portanto, não fumar em ambientes fechados é uma questão de respeito à saúde do outro. A conduta fonoaudiológica é orientar o paciente em relação aos efeitos nocivos do cigarro e da fumaça no aparelho fonador, estimulando-o a interromper definitivamente o hábito de fumar. Em alguns casos é indicado o encaminhamento para outros profissionais que podem auxiliar neste processo.

Álcool

O consumo de bebidas alcoólicas, especialmente as destiladas, causa irritação do aparelho fonador semelhante à produzida pelo cigarro, porém com uma ação principal de imunodepressão, ou seja, redução nas respostas de defesa do organismo. Isto ocorre porque há uma liberação inicial do controle cortical do cérebro nas primeiras doses, o que faz o indivíduo sentir-se mais solto. Ocorre, também, uma leve anestesia na faringe e, com a redução da sensibilidade nessa região, uma série de abusos vocais podem ser cometidos sem serem percebidos. As conseqüências desses abusos só serão evidentes após o efeito da bebida.

As bebidas destiladas, uísque, vodca, pinga e conhaque, são piores para a saúde vocal, irritando mais intensamente os tecidos, principalmente quando misturadas às fermentadas, como cerveja, champanhe e vinho. Há uma forte associação entre consumo excessivo de bebidas alcoólicas destiladas e câncer de laringe.

O dano do álcool e do cigarro varia de acordo com a ingestão, mas há outros fatores contribuintes na extensão e gravidade da doença, como características individuais, constitucionais, genéticas e familiares.

Finalmente, o hábito de alguns cantores de gargarejar e/ ou ingerir bebidas alcoólicas para "esquentar a voz" não é bom, visto que o efeito de superfície do álcool na boca e na faringe é o de uma anestesia temporária, o que faz as sensações desagradáveis realmente ficarem minimizadas. Assim, o esforço necessário para falar ou cantar não é percebido, e as conseqüências após o efeito do álcool ter passado podem ser irritação no aparelho fonador ou piora na qualidade vocal.

A conduta fonoaudiológica é orientar o paciente em relação aos efeitos do álcool e quanto aos prejuízos pessoais, familiares e sociais decorrentes da ingestão indiscriminada. O fonoaudiólogo deve apoiar o paciente a reduzir o seu consumo, principalmente frente ao uso profissional da voz. Em caso de continuidade do uso indiscriminado, limites terapêuticos devem ser abordados, principalmente nos casos das lesões malignas, como o carcinoma laríngeo.

Poluição

A poluição pode produzir alterações vocais e laríngeas agudas ou crônicas. As situações mais extremas envolvem acidentes com fogo, fumaça e vazamento químico que podem lesar todo o trato respiratório. O uso do gelo seco e de fogos de artifício, em situações de shows e apresentações, também provoca irritação no trato vocal e até mesmo lesões na laringe, havendo maior queixa e sintomas respiratórios em artistas que trabalham com fumaça teatral (Herman & Rossol, 1997).

Não é fácil provar a relação entre a poluição e os transtornos da voz, pois esta relação é complexa e não necessariamente direta: alguns poluentes atingem diretamente nosso organismo mediante deposição por inalação, mas outros agem de forma indireta, pela corrente sangüínea. Estudos recentes indicam maior incidência de câncer nas vias aéreas respiratórias em pessoas que trabalham em locais onde há toxinas e poluentes em aerossol, tais como inseticidas.

Os sintomas vocais e laríngeos incluem rouquidão, sensação de irritação na garganta, tosse, dificuldade na respiração e irritação dos tecidos da boca, língua, nariz e trato respiratório.

A exposição a ambientes ruidosos, a poluição sonora, pode colocar em risco não apenas a audição mas também a voz. Em ambiente barulhento, por um comportamento reflexo, elevamos a voz em um esforço de comunicação, tentando vencer o ruído de fundo – efeito Lombard.

A conduta fonoaudiológica é orientar o paciente frente ao impacto vocal das diversas formas de poluição existentes, tais como a sonora e ambiental, buscando-se alternativas para procurar minimizar os efeitos negativos, já que nem sempre é possível modificar o ambiente que o paciente vive ou trabalha. Ou seja, em caso de ambiente com reduzida umidade e níveis alarmantes de poluentes dispersos no ar, o paciente é orientado a aumentar o consumo de água e a respirar sempre que possível pelo nariz; já em casos de exposição a ruídos intensos, orienta-se a limitar o uso da voz, usando de sobrearticulação e reduzindo-se a distância em relação aos ouvintes, a fim de não se colocar em risco a saúde vocal.

Drogas

O uso de drogas inalatórias ou injetáveis tem ação direta sobre a laringe e voz, além dos inúmeros efeitos nocivos conhecidos, tais como alterações cardiovasculares e neurológicas.

Quanto à maconha, sua ação é extremamente lesiva, irritando a mucosa não somente pela agressão da fumaça, mas também pelas toxinas da queima do papel no qual a erva é enrolada. Além disso, o ato de fumar apertando o cigarro com os dedos e entre os dentes provoca uma grande elevação da temperatura da fumaça, lesando os tecidos do trato vocal. Além da voz ficar mais grave, o indivíduo pode apresentar imprecisão articulatória e alterações no ritmo e fluência da fala.

A aspiração da cocaína em pó pode lesar diretamente a mucosa do trato vocal por meio de um efeito de irritação e acentuada vasoconstrição. São comuns as lesões perfuradas no septo nasal e as ulcerações na mucosa das pregas vocais. O uso da cocaína pode também alterar a percepção e o controle sensorial e, desta forma, reduzir o controle da voz e induzir ao abuso vocal. Cocaína injetável provoca hipotonia muscular, produzindo fadiga vocal, gerando dificuldade na manutenção de uma comunicação adequada e eficiente, particularmente no uso profissional.

A conduta fonoaudiológica é explicar os efeitos nocivos na voz e na vida do paciente, apoiando-o fortemente a interromper o consumo das drogas, com riscos de não se obter os efeitos terapêuticos esperados, podendo, inclusive, agravar o quadro laríngeo existente.

Alergias

A alergia é um estado biológico alterado, individual, que ocorre após a exposição de um indivíduo alérgico a um agente alérgeno específico. As reações alérgicas dependem de um grau individual de imunidade e de hipersensibilidade a determinadas substâncias. As manifestações mais comuns incluem espirros, obstrução nasal e edema. Durante as crises alérgicas, podem ocorrer sintomas como distúrbios do sono, ronco, secura matinal e irritação na rinofaringe.

Indivíduos com reações alérgicas manifestadas em vias respiratórias são mais propícios a desenvolverem problemas de voz, numa relação direta com o grau de alergia. Há uma tendência ao edema das mucosas respiratórias, o que dificulta a vibração livre das pregas vocais e a presença constante de secreção pode levar à uma irritação direta da laringe.

A obstrução nasal e o edema constante, decorrentes de quadros de alergia, prejudicam potencialmente a ressonância nasal, dificultando a projeção da voz no espaço. Esta dificuldade pode, por sua vez, ocasionar um esforço vocal compensatório, especialmente em crianças e profissionais da voz. Por conseguinte, indivíduos alérgicos, principalmente os profissionais da voz, devem seguir corretamente as orientações médicas na tentativa de evitar crises. Os efeitos da alergia são mais limitantes para o cantor, que pode apresentar dificuldades nas notas agudas, quebras de sonoridade e menor agilidade vocal.

Um problema adicional refere-se ao uso de medicamentos, como descongestionantes e anti-histamínicos, que apresentam um efeito ressecante, prejudicando a produção vocal. É importante que a alergia seja controlada e, se possível, que o agente disparador seja identificado. O controle ambiental é uma grande arma, sem efeitos secundários adversos.

A conduta fonoaudiológica, na vigência de uma crise alérgica, é orientar o paciente para que restrinja o uso de voz ao necessário, aumentando concomitantemente a hidratação, visando a fluidificação da secreção e a melhoria das condições de vibração da mucosa. Em caso de ressecamento exagerado e necessidade de uso profissional da voz, sugere-se, além da hidratação com ingestão de líquidos, a hidratação tópica, com o uso de inaladores de vapor de água, via oronasal, ou ainda a aspiração ativa de gotículas de água filtrada, via nasal, a partir de uma gaze embebida e colocada na palma da mão, próxima às narinas, antes do uso intenso da voz.

Medicamentos

Medicamentos são complexos químicos que podem comprometer decisivamente a produção vocal, quando administrados incorretamente. Remédios inadequados ou remédios corretos tomados de modo errado podem representar uma ameaça à voz.

Os efeitos dos medicamentos e as reações colaterais variam enormemente em função de cada indivíduo. É necessário atenção especial para se tomar o medicamento correto, na dosagem certa para a situação específica, procurando-se controlar os efeitos colaterais indesejáveis.

Os principais remédios que devem ser evitados, por apresentarem efeitos secundários negativos à voz (Behlau & Pontes, 1999), são descritos resumidamente a seguir:

- *Analgésicos:* evitar medicações que contenham o ácido acetilsalicílico, pois podem provocar hemorragia de prega vocal.
- **Sprays** *nasais:* usados em excesso podem provocar ressecamento e edema.

- *Medicações antitussígenas:* altamente irritantes, podem provocar ressecamento do trato vocal.
- *Descongestionantes, anti-histamínicos e corticosteróides:* provocam diminuição das secreções do trato respiratório e ressecamento, além de insônia, irritabilidade, irritações gástricas e tremores.
- *Antidiarréicos:* também reduzem secreções e provocam ressecamento das mucosas.
- *Diuréticos:* provocam redução das secreções, gerando muco viscoso e pigarro persistente.
- *Vitamina C:* em altas doses pode provocar ressecamento do trato vocal.
- *Hormônios:* podem causar profundas modificações na qualidade vocal produzindo virilização da voz.
- *Tranqüilizantes, calmantes e indutores do sono:* podem interferir no controle neural da produção da voz e da fala, alterando o controle da emissão e o ritmo.

A conduta fonoaudiológica é explorar com o paciente os efeitos vocais das medicações prescritas pelo médico, procurando-se contrabalançar o impacto negativo, por meio da hidratação e de exercícios selecionados. Por outro lado, a automedicação pode representar um risco de enormes proporções, devendo-se orientar o paciente que abandone tal prática, tão comum na sociedade brasileira. Por exemplo, muitos pacientes tomam indiscriminadamente uma ou duas Aspirinas® diárias, porque ouviram falar sobre os efeitos positivos em se deixar o sangue mais fluido; sabe-se que o ácido acetilsalicílico pode favorecer a hemorragia dos tecidos, podendo provocar hemorragias submucosas nas pregas vocais, úlceras de contato ou pequenos sangramentos francos, além de ser causa conhecida de irritação gástrica e úlcera. Outra situação bastante comum é a do artista, ator ou cantor, que tomou uma injeção de corticóide em uma situação de um quadro agudo, e que desenvolve o hábito de injeções mensais, ou a cada mínima alteração vocal, o que pode provocar danos irreversíveis na laringe, inclusive envolvendo atrofia da mucosa das pregas vocais. O paciente deve interromper a automedicação e procurar seu médico. É importante que o fonoaudiólogo conheça o efeito dos medicamentos na qualidade vocal para que possa orientar o seu paciente adequadamente.

Hábitos vocais inadequados: pigarrear, tossir, gritar ou sussurrar

Há inúmeros hábitos inadequados, dos quais podemos destacar o uso freqüente de pigarro, tosse, grito ou sussurro. Pigarro e tosse constantes são hábitos geralmente encontrados em indivíduos com problemas de voz. Tais hábitos inadequados podem contribuir para o aparecimento de alterações nas pregas vocais por causa do atrito que provoca irritação e descamação do tecido.

Quando houver secreção persistente e a necessidade de eliminá-la for grande, o fonoaudiólogo pode recomendar ao paciente que inspire profundamente pelo nariz e deglut logo a seguir, o que auxilia no deslocamento da secreção da área vibratória das pregas vocais. O pigarro persistente e o muco viscoso são sinais de hidratação insuficiente, para a qual nada melhor do que fazer uma reposição natural, ou seja, criar o hábito de ingestão de água e de mecanismos de hidratação citados anteriormente.

Quanto aos hábitos de gritar constantemente ou utilizar voz sussurrada na emissão habitual, deve-se orientar o paciente que tais emissões são tipos de vozes a serem utilizados apenas eventualmente, em situações onde são especificamente requeridas. Gritar constantemente favorece o aparecimento de lesões de massa e falar sussurrado ou cochichado, embora possa parecer absolutamente inócuo, também deve ser evitado, pois geralmente representam um esforço maior que o necessário para a produção natural da voz. É aconselhável que se mantenha uma intensidade vocal em um nível moderado, modulada dentro de uma extensão fonatória média, de acordo com a situação e o contexto da comunicação. A fala em forte intensidade e sob ruído ambiental excessivo também deve ser pontuada com o paciente uma vez que este constitui um hábito muitas vezes constante e despercebido.

Ar-condicionado

O limite de resistência ao ar-condicionado é individual, mas, de modo geral, ocorre uma agressão à mucosa das pregas vocais, pois o resfriamento do ar é acompanhado pela redução da umidade do ar, que provoca ressecamento do trato vocal, induzindo à uma produção vocal com maior tensão e esforço.

Medidas como colocar baldes de água ou plantas aquáticas em ambientes com ar-condicionado são ineficazes, uma vez que a evaporação da água na temperatura ambiente é muito baixa, não chegando, portanto, a umedecer suficientemente o ar, embora possa trazer algum conforto psicológico. Se o uso do ar-condicionado for inevitável, como nos prédios de escritórios ou nos carros nas grandes cidades, aconselha-se que os aparelhos sejam regulados e os filtros limpos, periodicamente, e que a ingestão de água à temperatura ambiente seja aumentada. Alguns indivíduos que inicialmente apresentavam impacto vocal negativo, em ambientes de ar condicionado, desenvolvem resistência a esse tipo de tratamento de ar, com o uso associado da hidratação.

O aquecimento por calefação ou estufa provoca o mesmo efeito de ressecamento. Nestes casos, pequenos vasilhames com água podem auxiliar na melhoria da umidade relativa do ar, além da hidratação oral.

Alimentação inadequada

Alimentos pesados e muito condimentados lentificam a digestão e dificultam a movimentação livre do músculo diafragma, essencial para a respiração. Grande parte da energia do nosso corpo passa a ser utilizada no processo digestivo e, portanto, a função vocal fica prejudicada. Além disso, o excesso de condimentos favorece o refluxo gastresofágico, principalmente nas refeições noturnas, podendo ocasionar irritação da mucosa das pregas vocais e o aparecimento de lesões na região posterior da laringe.

Deve-se orientar o paciente para ingerir alimentos leves, frutas e verduras bem mastigadas, pois, além dos nutrientes adequados que oferecem, também relaxam a musculatura da mandíbula, da língua e da faringe, melhorando a dicção e dando sensação de leveza ao corpo. Sugere-se evitar chocolate, leite e derivados antes do uso intensivo da voz, pois estes alimentos aumentam a secreção de muco no trato vocal, prejudicando a ressonância e induzindo a produção de pigarro. Bebidas gasosas favorecem a flatulência, prejudicando o controle da voz; portanto, devem ser evitadas. Não se deve também deitar após as refeições, reservando-se um intervalo de 2 horas e 30 minutos a 3 horas antes de fazê-lo.

Balas, pastilhas e *sprays* locais podem atenuar sensações desagradáveis, porém acabam por mascarar a dor do esforço vocal, prejudicando ainda mais o estado das mucosas.

A maçã, com sua propriedade adstringente, é recomendada para limpeza da boca e faringe. Os sucos cítricos, particularmente laranja e limão, auxiliam na absorção do excesso de secreção, mas não devem ser consumidos em excesso para se evitar a estimulação do refluxo gastresofágico.

Alimentos e bebidas muito geladas podem ser prejudiciais pois o choque térmico causa uma descarga imediata de muco e edema das pregas vocais; contudo, algumas pessoas são mais sensíveis que outras e esse aspecto deve ser considerado. Desta forma, os primeiros goles de gelado devem ser mantidos na boca por alguns segundos antes de serem engolidos, evitando a brusca mudança de temperatura das pregas vocais.

Vestuário incorreto

O vestuário pode interferir de três modos negativos na produção da voz: por compressão, por produção de alergias e por favorecimento de uma postura inadequada.

A compressão da região do pescoço e abdome são causa de tensão vocal; por isso, deve-se escolher roupas leves e folgadas, que permitam a movimentação livre do corpo. Recomenda-se não usar adereços na região do pescoço e da cintura.

Alguns indivíduos têm alergias à determinadas fibras como, por exemplo, à lã. Sabões e amaciantes empregados na lavagem das roupas também podem provocar reações alérgicas na pele, com manifestações também na mucosa respiratória.

Uma postura corporal inadequada também favorece uma produção vocal alterada. Por isso, sapatos devem ser preferencialmente baixos e de material natural, como o couro. Saltos altos provocam uma postura tensa para manter o corpo ereto e, conseqüentemente, enrijecem a postura corporal, particularmente o diafragma, dificultando a emissão.

Esportes

Alguns esportes favorecem mais a produção vocal do que outros. A natação e o caminhar são muito indicados, ativam a circulação e o corpo como um todo, melhorando a respiração. Os exercícios contra-indicados são aqueles que exigem movimentos violentos e concentram a tensão muscular na região do pescoço, das costas, dos ombros e do tórax e acabam por aumentar a tensão na área da laringe, favorecendo uma produção vocal comprimida e tensa. São eles: boxe, tênis, vôlei e musculação.

Deve-se orientar o paciente a realizar exercícios de alongamento, que oferecem flexibilidade e controle da musculatura corporal. Técnicas de massagem e relaxamento podem auxiliar no equilíbrio da musculatura corporal.

Os exercícios de esforço muscular não devem ser realizados de modo associado à produção da voz e da fala, ou com o canto, como ocorre em muitas academias de ginástica, pois acarretam uma sobrecarga no aparelho fonador.

O instrutor de academia é um profissional de alto risco vocal, pois dá instruções sobre os exercícios enquanto os realiza, geralmente tendo que projetar a voz competindo com uma música de elevada intensidade. Sugere-se que ele primeiramente explique com palavras o que quer, de preferência tendo desligado ou abaixado a música, demonstrando a seguir fisicamente os exercícios e dando o ritmo por meio de palmas ou apitos. Desta forma, a voz não é usada enquanto ele estiver executando as manobras físicas.

Alterações hormonais

A influência dos hormônios na voz é inegável, embora complexa e não totalmente compreendida. Nossa voz muda durante toda a vida e os hormônios têm grande participação nessa mudança.

A voz da criança muda na adolescência, de modo mais acentuado nos meninos, ao redor dos 13 anos e 6 meses. Essa mudança é chamada muda vocal e ocorre em função do crescimento das estruturas da laringe. Problemas relacionados com a muda vocal podem indicar alterações no crescimento ou podem estar relacionados a fatores emocionais.

Durante a menopausa, a queda dos hormônios femininos poderá produzir uma voz mais grave nas mulheres. Já os homens na terceira idade sofrem uma tendência a apresentar um aumento da freqüência fundamental. Indivíduos em boa forma física, ou que possuem vozes treinadas, apresentam tendência a manter suas vozes joviais e saudáveis.

Distúrbios vocais também podem ser observados de forma repetida no período pré-menstrual, nos primeiros dias da menstruação, na gestação e mediante o uso de pílulas anticoncepcionais. As pílulas anticoncepcionais geralmente têm elevada dosagem de progesterona e, embora geralmente, não produzam efeitos virilizantes na voz, algumas mulheres têm referido alterações vocais temporárias com seu uso.

Mulheres que apresentam tensão pré-menstrual demonstram maior probabilidade de apresentarem sinais vocais relacionados ao ciclo menstrual, tais como: discreta rouquidão, voz grossa, cansaço vocal ou perda da potência vocal, em conseqüência de edema e de alterações hormonais.

No final da gestação, ou ainda nos primeiros dias após o parto, é comum encontrar incoordenação respiratória. Uma voz mais grave, rouca, cansada e com tempos de emissão encurtados pode ser encontrada. Mulheres que usam a voz profissionalmente devem organizar sua agenda para respeitarem esse período de limitação vocal.

Como em todas essas situações de desequilíbrio hormonal ocorre uma redução da eficiência vocal, é necessário que o paciente seja orientado sobre limitações de seu uso e procure controlar o uso da voz, evitando a emissão continuada por longos períodos.

Falta de repouso adequado

A energia necessária para colocar as pregas vocais em vibração e produzir a fala é muito grande e pode ocorrer fadiga vocal após o uso excessivo da voz ou o uso em grande intensidade. A fadiga pode ser tão intensa que inclui também o cansaço corporal global.

Geralmente, após uma noite bem dormida, os sintomas de fadiga vocal desaparecem e no dia seguinte a voz retorna às condições usuais. Uma noite mal dormida pode acarretar voz rouca, fraca e soprosa pela manhã. Recomenda-se repouso adequado, principalmente em casos de uso intenso de voz no dia seguinte.

Além do repouso corporal, devemos considerar o repouso vocal. Após o uso intensivo da voz, é ideal um período de descanso ou de uso limitado, com a mesma duração de tempo no qual a voz foi utilizada. Recomenda-se o repouso vocal relativo, ou seja, restringir a quantidade de fala e evitar a forte intensidade.

O repouso vocal absoluto passa a ser obrigatório em situações muito especiais, tais como nas laringites agudas infecciosas, em que a produção vocal é muito dolorida, nos quadros gripais severos e no pós-operatório das lesões da laringe. Pode também ser empregado, de modo absoluto ou modificado, por meio de emissão em baixa intensidade, frases curtas e períodos de descanso vocal, após situações de abuso, a fim de favorecer uma recuperação rápida da mucosa laríngea.

É bom lembrar que repouso vocal não é tratamento de voz, embora possa ser indicado em algumas situações especiais. O tratamento dos transtornos vocais inclui todo um processo de mudança de comportamento vocal e de aprendizado das técnicas corretas de emissão.

O uso correto da voz, sem abusos freqüentes, é a melhor garantia para a sua saúde vocal. Comportamentos vocais negativos, chamados abuso e mau uso da voz, colocam em risco sua integridade vocal. O fonoaudiólogo deve saber identificar e diferenciar os comportamentos abusivos daqueles de mau uso vocal.

As normas de higiene vocal devem ser seguidas por todos e particularmente por aqueles que utilizam a voz em suas profissões ou que apresentam tendência a alterações vocais. O mais importante é lembrar que o paciente não é um especialista em voz e que fatos muito simples para nós podem ser totalmente desconhecidos para ele. A orientação, portanto, deve ser considerada um verdadeiro aconselhamento vocal. O tratamento de algumas disfonias, principalmente aquelas relacionadas ao uso profissional da voz, dependem em grande parte de um aconselhamento vocal bem realizado.

O Quadro 13-2 apresenta uma lista de abusos vocais ou de outros abusos com impacto negativo na produção da voz, geralmente observados na atuação fonoaudiológica. A coluna da direita apresenta sugestões de controle ou soluções dessas situações, que devem ser exploradas individualmente com os pacientes disfônicos ou com os indivíduos que usam suas vozes profissionalmente. Outras soluções podem ser encontradas com a ajuda do próprio paciente, analisando-se a ocorrência específica do abuso, a situação e os motivos pelos quais ele aparece.

Psicodinâmica Vocal

A avaliação da psicodinâmica vocal é a descrição do impacto psicológico produzido pela qualidade vocal do indivíduo, considerando-se desde os aspectos fonatórios propriamente ditos, até elementos de velocidade e ritmo da fala. O estudo clássico de Moses (1948, 1954) é ainda o principal guia de orientação desta análise. O trabalho de psicodinâmica vocal consiste em utilizar a interpretação obtida na avaliação e aproveitar esses dados para desenvolver a consciência do paciente sobre seus próprios padrões de comunicação e como estes interferem no julgamento que o interlocutor faz do falante. Portanto, o objetivo do trabalho de psicodinâmica vocal é levar o indivíduo a reconhecer os elementos de sua qualidade vocal que foram condicionados durante sua vida e que produzem impactos específicos, por vezes, independente do conteúdo verbal da mensagem. Por meio da conscientização desses fatores, o paciente poderá realizar as mudanças necessárias até redescobrir uma expressão vocal espontânea e mais adequada à pessoa que ele é hoje. Assim sendo, o trabalho de psicodinâmica vocal atualiza a comunicação do indivíduo, reduzindo as falhas de transmissão da mensagem causada pelo uso de parâmetros inadequados.

Com o desenvolvimento do trabalho de psicodinâmica vocal, o indivíduo traz ao consciente as informações que sua qualidade vocal contém e avalia os efeitos que a seleção dos diversos parâmetros (como qualidade vocal, freqüência, intensidade, ressonância etc.) produzem no ouvinte. Assim sendo, o indivíduo compreende que, embora tenha nascido com determinadas características anatômicas que favorecem a produção de um certo tipo de voz, ao longo de sua vida foi formando uma identidade vocal, a partir de sua história pessoal e da maneira como se comunica com os outros. Tal configuração de parâmetros pode não ser mais conveniente no presente momento.

Algumas pessoas têm uma imagem relativamente fiel sobre sua voz e sobre o impacto que ela exerce sobre o ouvinte. Outras nunca pararam para pensar no assunto e nem observaram as reações do outro sobre o seu modo de comunicar-se. De qualquer forma, conscientes ou não, influenciamos os outros com nossas vozes e somos influenciados pelas vozes das pessoas com quem contatamos.

O trabalho de psicodinâmica vocal deverá ser realizado de modo cuidadoso, com a mesma preocupação que foi realizada a avaliação da psicodinâmica vocal, considerando-se todos os aspectos da comunicação do paciente e não apenas um parâmetro vocal isolado, de ocorrência eventual. As principais relações psicodinâmicas dos diferentes parâmetros vocais são apontadas em outras publicações (Behlau & Pontes, 1995; Beh-

Quadro 13-2. Principais abusos vocais ou com impacto na produção da voz, com as principais sugestões de controle, redução ou modificação

Falar em grande intensidade (voz forte)	Reduzir a intensidade de fala
Falar durante muito tempo	Introduzir pequenos intervalos de repouso vocal; usar fonação fluida ou modular bem a freqüência
Falar agudo demais (muito fino)	Procurar falar em freqüência mais grave
Falar grave demais (muito grosso)	Procurar elevar a freqüência da fala
Falar sussurrando	Aumentar a intensidade da emissão, sonorizando sempre a voz
Falar com os dentes travados	Abrir a boca e articular bem os sons
Falar com esforço	Soltar a emissão e manter a sensação de relaxamento enquanto fala
Falar sem respirar	Fazer pausas respiratórias constantes e não usar o final do ar
Usar o ar até o final	Fazer frases mais curtas e aumentar o número de recargas respiratórias
Falar rápido demais	Desenvolver uma velocidade variada; reduzir a velocidade pelo prolongamento das vogais
Falar junto com os outros	Respeitar a mudança dos turnos entre os interlocutores; aguardar sua vez de falar
Falar muito tempo sem hidratar-se	Habituar-se a ingerir líquidos
Falar sem descansar	Fazer pequenas pausas durante uma exposição vocal mais longa e hidratar-se
Articular exageradamente as palavras	Reduzir o padrão exagerado
Falar muito ao telefone	Restringir a duração das ligações
Falar muito ao ar livre	Usar frases curtas e evitar os excessos
Falar muito no carro, metrô e ônibus	Evitar conversas longas nessas situações
Pigarrear constantemente	Conscientizar-se desse hábito e reduzi-lo; hidratar-se, respirar e deglutir com força para deslocar a secreção
Tossir demais	Procurar seu médico; identificar e tratar a causa, se for emocional, procurar controlar-se
Rir demais	Evitar a forte intensidade e a risada tensa
Chorar demais	Evitar a forte intensidade e emissão com raiva durante o choro
Gritar demais	Controlar a intensidade; usar o grito apenas nas situações de emergência; usar gestos, apitos e opções similares
Trabalhar em ambiente ruidoso	Melhorar as condições acústicas, se possível, fechando portas e janelas; reduzir o uso continuado da fala nessas situações; orientar se pelas pistas vocais cinestésicas
Viver em ambiente familiar ruidoso	Desenvolver hábitos de uma comunicação saudável; conscientizar os outros
Viver com pessoas com problemas de audição ou comunicação	Não gritar, desenvolver boa articulação, usar frases curtas e mensagens claras
Manter rádio, som ou TV ligados enquanto fala, quando faz os deveres com os filhos, nas refeições em família, ou quando ao telefone	Valorizar esses momentos, desligando ou reduzindo o som
Imitar vozes dos outros ou sons	Certificar-se de que não existe um abuso vocal importante na imitação
Usar a voz em posturas corporais inadequadas	Controlar a postura, mantendo a coluna reta e o corpo livre de tensões
Praticar esportes enquanto fala ou grita	Limitar o uso da voz ao essencial
Freqüentar competições esportivas	Torcer sem gritar ou usar alta intensidade
Participar de grupos religiosos com uso intensivo de voz expressivos	Não gritar, manifestar sua devoção por meio de vocalização ou canto
Falar em crise alérgica	Reduzir o uso da voz nessas situações; hidratar-se adequadamente
Usar a voz normalmente quando resfriado	Restringir seu uso; poupar-se
Tomar pouca água	Aumentar habitualmente a ingestão de líquidos

Quadro 13-2. Principais abusos vocais ou com impacto na produção da voz, com as principais sugestões de controle, redução ou modificação *(Cont.)*

Usar ar-condicionado	Aumentar a hidratação e verificar as condições de limpeza do filtro
Viver em cidades com clima muito seco	Aumentar a hidratação
Viver em cidade com ar muito poluído	Aumentar a hidratação e respirar pelo nariz, sempre que possível
Permanecer em ambiente empoeirado, com mofo ou pouca ventilação	Evitar tais ambientes; melhorar as condições de limpeza e ventilação; usar máscara nas situações mais drásticas
Expor-se a mudanças bruscas de temperatura	Agasalhar-se adequadamente, hidratar-se
Tomar bebidas geladas constantemente	Evitar os excessos; aquecer os primeiros goles na boca, antes de engolir
Tomar café ou chá em excesso	Controlar o excesso de cafeína, hidratar-se; substituir o chá preto por de flores ou frutas
Comer alimentos gordurosos ou excessivamente condimentados	Evitá-los; desenvolver hábitos alimentares mais saudáveis
Consumir achocolatados em excesso	Reduzir o consumo desses alimentos
Fumar	Interromper definitivamente esse hábito; se for impossível, reduzir o consumo
Viver em ambiente de fumantes	Solicitar que não fumem na sua presença; principalmente em seu quarto; definir os locais de fumo permitido
Tomar bebidas alcoólicas destiladas	Reduzir o consumo e hidratar-se mais
Usar drogas	Interromper definitivamente seu consumo; não há negociação
Automedicação	Nunca se automedicar, o risco pode ser enorme
Dormir pouco	Estabelecer uma rotina que inclua um mínimo de sete horas de repouso
Cantar demais	Evitar ensaios longos; aquecer e desaquecer a voz; hidratar-se; não cantar peças para as quais não está preparado; repousar a voz
Cantar fora de sua extensão vocal	Conversar com seu regente ou professor de técnica vocal; evitar forçar a voz
Cantar em várias vozes	Cantar apenas em seu naipe
Usar roupas apertadas na região do pescoço, tórax ou cintura	Usar roupas de tamanho certo; ventiladas
Apresentar azia constante; má digestão ou refluxo gastresofágico	Procurar seu médico; cuidar da alimentação
Ter vida social intensa e constante	Estabelecer prioridades e limites; evitar uso de voz em excesso em ambientes negativos
Viver sob estresse constante	Cuidar-se; procurar ajuda; desenvolver estratégias rápidas e diretas de controle ou redução da tensão

lau, 2001). Como exemplos podemos lembrar que conversações em situações de alegria são acompanhadas de tons mais agudos, palavras e frases com maior ênfase e maior gama tonal. Por outro lado, a tristeza e a melancolia são sempre transmitidas em tons mais graves e intensidade reduzida. Já quanto aos aspectos da personalidade, indivíduos autoritários, por exemplo, tendem a usar vozes de freqüência mais grave que indivíduos frágeis e submissos; e, de modo semelhante, pessoas extrovertidas geralmente usam maior intensidade vocal que as introvertidas.

O trabalho fonoaudiológico de psicodinâmica implica a identificação pelo paciente do impacto causado pelo desvio vocal apresentado. É solicitado ao paciente que procure descrever sua percepção e a percepção dos outros frente sua voz, identificando os aspectos positivos e os negativos da psicodinâmica. Tal tarefa nem sempre é fácil para o paciente disfônico e, assim sendo, várias estratégias podem ser empregadas para auxiliar neste processo. Por exemplo, pode-se solicitar ao paciente que escreva nomes de pessoas públicas com vozes que ele gosta, assim como selecione vozes das quais não gosta, trabalhando-se o impacto psicodinâmico das vozes dos indivíduos selecionados. Esse exercício faz com que o indivíduo perceba, de forma mais direta, como certas características do corpo, da personalidade, da profissão, da situação e do contexto do discurso manifestam-se nos diferentes parâmetros vocais. Outra estratégia interessante é pedir ao paciente que identifique quantas vozes diferentes ele usa em seu dia-a-dia, por exemplo: em casa, no trabalho, com seus subordinados, com figuras de autoridade, em diferentes situações, dando nomes a essas vozes (a voz do pai, a voz do chefe, a voz da autoridade, a voz do cansaço etc.). Nestes exemplos é possível explorar, junto ao paciente, as diversas qualidades vocais que todos nós apresentamos e o impacto específico causado por cada uma delas, podendo-se compreender melhor os diferentes papéis vocais do indivíduo, tornando mais claro o que o incomoda e as características vocais que deverão ser modificadas em terapia.

O trabalho de psicodinâmica vocal pode ser ainda auxiliado pela análise da seleção de dez termos relativos à voz do paciente, escolhidos por ele mesmo. Boone (1991) propõe uma lista de cem palavras descritivas de atributos vocais, apresentadas em ordem alfabética, que foi adaptada à língua portuguesa e ampliada a 172 termos pelos participantes do "Clube do Livro da Voz do CEV", publicada por Behlau & Pontes (1995). Nesta adaptação, novos termos foram inseridos a partir dos prontuários de pacientes disfônicos e de depoimentos das impressões pessoais e dos outros sobre suas vozes. Nesta abordagem, o paciente deve selecionar dez termos que se refiram à sua própria voz, assinalando, de acordo com seu julgamento pessoal, quais os que considera positivos e quais os negativos, para refletir com o terapeuta. Uma variante desta análise é solicitar que o paciente assinale quais os termos que representam como ele gostaria que sua voz fosse, ou seja, sua fantasia vocal. Esse exercício simples oferece um material rico para o trabalho psicodinâmico, evidenciando a percepção do indivíduo sobre o impacto de sua emissão, sobre suas possibilidades e limitações vocais, além de auxiliar os indivíduos que têm dificuldade de lidar com questões emocionais. A adaptação da lista de Boone (1991) encontra-se no Quadro 13-3. Convém ressaltar que a leitura da psicodinâmica do paciente deve ser realizada considerando-se todo o aspecto da comunicação, inclusive a situação e o contexto do discurso. Os dados de psicodinâmica vocal dependem dos padrões sociais, culturais e do sistema de valores indiduais e, logo, tanto a leitura vocal como o trabalho de psicodinâmica não devem considerar nenhum aspecto de forma isolada.

Treinamento Vocal

Por treinamento vocal entende-se a realização de exercícios selecionados para fixar os ajustes motores necessários à reestruturação do padrão de fonação alterado. O treinamento vocal é importante para modificar a produção da voz, para melhorar as estratégias musculares, para atuar sobre a interação entre a fonte do som e os filtros no trato vocal e para demonstrar ao paciente as inúmeras possibilidades de ajustes motores e produção vocal.

Os exercícios são apenas sugestões de trabalho que enfatizam e privilegiam determinados parâmetros vocais; a voz, porém, é um todo e qualquer divisão é sempre uma simplificação didática. Além disso, a voz é um produto mecânico apenas em sua realização muscular; há um processo existencial complexo relacionado com a produção do som, que atua antes, durante e depois da emissão vocal.

O treinamento vocal é composto por inúmeras abordagens, algumas delas oferecendo alterações na qualidade vocal como um todo – as chamadas técnicas universais, e outras favorecendo mudanças laríngeas específicas – as abordagens específicas. Técnicas universais podem ser aplicadas a quase todos os pacientes, melhoram globalmente a produção vocal e ocupam boa parte de nossa terapia; as técnicas específicas dependem em grande parte da realização de uma avaliação otorrinolaringológica dirigida à fonoterapia e objetivam o trabalho de grupos musculares específicos. Consideradas as questões relativas ao comportamento vocal, o recurso das provas terapêuticas tem contribuído de forma significativa no auxílio da seleção das abordagens adequadas ao paciente. O uso de provas terapêuticas na rotina clínica é uma estratégia direta, ativa e prática, servindo de elemento educacional para o paciente em seu próprio tratamento.

Prova terapêutica pode ser definida como um teste realizado com determinado recurso para observação de uma provável alteração na voz, ou nas sensações relacionadas com a sua produção. Podem ser consideradas provas terapêuticas todas e quaisquer manobras, técnicas, exercícios, abordagens ou modificações de comportamentos empregados para explorar a resposta vocal do paciente. As provas terapêuticas devem ser registradas, de preferência em gravação de áudio (mini-disc, CD-ROM) ou vídeo, sendo muitas vezes realizadas durante a endoscopia do paciente, o que deve ser filmado para análise detalhada *a posteriori*. Solicita-se que o paciente emita uma vogal prolongada e, quando possível, produza uma contagem de números de 1 a 10; realiza-se, então, o exercício correspondente à técnica selecionada, de 1 a 3 minutos; repete-se a gravação do mesmo material de fala e comparam-se os resultados dos dois registros e a impressão do paciente.

Podem ser utilizadas como provas terapêuticas ou de diagnóstico as próprias abordagens do treinamento vocal que depois serão empregadas como exercício de terapia, além de produção vocal nos diferentes registros, variação de freqüência e intensidade, modulação vocal e tarefas não-fonatórias da laringe, como provas de respiração e deglutição e tarefas reflexivas, como tosse, choro e riso.

Uma prova terapêutica pode ser positiva, negativa ou neutra, sendo considerada positiva quando ocorre redução da disfonia, ou maior facilidade de emissão apesar da aparente piora na qualidade vocal, que ocorre nos casos em que a técnica empregada na prova terapêutica elimina os mecanismos compensatórios que mascaram a real produção da voz. Nessa situação, apesar de a voz apresentar-se qualitativamente mais disfônica após o teste, o paciente refere mais facilidade para falar, o que indica que a produção está sendo gerada com maior conforto e alívio. Se a voz permanece a mesma, e não há nenhuma redução das discinesias associadas, a prova terapêutica é considerada neutra, ou seja, a abordagem testada não deve ser empregada, pelo menos naquele momento.

As provas terapêuticas, além de auxiliar a definir a conduta de tratamento, podem contribuir na decisão diagnóstica transformando-se em provas de diagnóstico (Behlau, Gonçalves & Pontes, 1991).

Quadro 13-3. Termos descritivos sobre voz (Boone 1991; adaptado por Behlau & Pontes, 1995)

Assinale com um círculo pelo menos 10 (dez) palavras relacionadas à sua voz

Abafada	Constrita	Grossa	Pobre
Aberta	Convincente	Gutural	Poderosa
Adequada	Cortante	Harmoniosa	Polida
Afetada	Crepitante	Hesitante	Pontuda
Afiada	Cruel	Imatura	Potente
Agitada	Débil	Imponente	Prateada
Agradável	Desafinada	Impotente	Prazerosa
Agressiva	Desagradável	Inadequada	Profunda
Aguda	Descontrolada	Inaudível	Quebrada
Alegre	Deteriorada	Incisiva	Quente
Alta	Dirigente	Inconfundível	Rachada
Amável	Dócil	Inexpressiva	Radiante
Ameaçadora	Dourada	Infantil	Rápida
Anasalada	Dura	Infantilizada	Rara
Animada	Efeminada	Insegura	Raspada
Antipática	Encoberta	Instável	Redonda
Apagada	Efervescente	Instrumental	Relaxada
Apertada	Enjoada	Irregular	Ressonante
Ardida	Entediada	Irritante	Rica
Arrogante	Entrecortada	Jovial	Rouca
Artificial	Esbranquiçada	Lenta	Rude
Áspera	Escura	Leve	Ruidosa
Assobiada	Esganiçada	Limitada	Ruim
Autêntica	Estável	Limpa	Seca
Autoritária	Estrangulada	Macia	Sedosa
Aveludada	Estressada	Madura	Sedutora
Baixa	Estridente	Masculina	Sensual
Boa	Expressiva	Masculinizada	*Sexy*
Bonita	Falsa	Medrosa	Simpática
Branca	Fanhosa	Meiga	Sofisticada
Brilhante	Feia	Melodiosa	Solta
Bruta	Feminina	Melosa	Soprosa
Cansativa	Fina	Metálica	Suave
Charmosa	Flutuante	Meticulosa	Submissa
Chata	Forçada	Mole	Suja
Chorosa	Forte	Monótona	Temida
Clara	Fraca	Morta	Tensa
Colorida	Fria	Oca	Tímida
Com cor	Fúnebre	Ofensiva	Transparente
Comprimida	Gostosa	Oscilante	Trêmula
Comum	Grande	Pastosa	Triste
Confiante	Grave	Pequena	Velha
Conflituosa	Gritante	Pesada	Vigorosa

Transcreva as selecionadas e comente: _____

ABORDAGENS DE TREINAMENTO VOCAL E SUAS APLICAÇÕES: MÉTODOS, SEQÜÊNCIAS, TÉCNICAS E EXERCÍCIOS

As abordagens do treinamento vocal são geralmente apresentadas como uma série de exercícios com finalidades específicas, quer seja para contribuir na mudança do resultado vocal, quer seja para favorecer um novo ajuste muscular.

Antes da apresentação dos diversos métodos de tratamento das disfonias é importante compreender a prática do treinamento vocal, em seus diversos aspectos, o que é raramente abordado em textos da área, apesar de representar um dos pontos mais discutidos em supervisão clínica.

Prática do Treinamento Vocal

O treinamento vocal é apenas uma parte do processo de reabilitação do indivíduo, contudo, uma prática essencial que requer conhecimento dos métodos, das seqüências, das técnicas e dos exercícios relacionados, para sua administração conscienciosa e racional. O objetivo deste item é discutir algumas das principais questões que devem ser consideradas na elaboração do treinamento vocal.

Exploraremos, a seguir, os seguintes aspectos: a. critérios de seleção de exercícios; b. freqüência da terapia e dos exercícios; c. importância da correção e do aprimoramento das técnicas; d. identificação de limitação ou fracasso terapêutico; e. influência da relação paciente-clínico no processo terapêutico. Muitos desses aspectos podem ser analisados e predeterminados, contudo nenhuma informação substitui o conhecimento de um clínico experiente. A experiência clínica e as preferências individuais podem acrescentar outras observações; desta forma, ao abordarmos esses itens, estamos apenas expondo uma determinada realidade clínica, que seguramente não é representativa da experiência comum. Não existe normatização de freqüência ou de seleção de exercícios, portanto aliar conhecimento, racionalidade, experiência e bom senso, em geral, garante um planejamento terapêutico adequado.

Critérios de seleção de abordagens

Os critérios de seleção de abordagens são altamente individuais, podendo-se considerar alguns aspectos básicos, tais como diagnóstico e avaliação do caso, o objetivo da terapia, a eficiência conhecida da técnica selecionada, as características da personalidade do indivíduo e a familiaridade do terapeuta com o método ou a técnica em questão.

Quanto à avaliação do caso, o diagnóstico médico e a avaliação fonoaudiológica são fundamentais na definição de programa de reabilitação. Por exemplo, se o diagnóstico de manifestação incluir mucosa excessivamente tensa ou rígida, deverá ser dada ênfase aos exercícios que liberam a mucosa, como a técnica de vibração; já em casos de lesão de massa, um dos focos principais será a redução do atrito sobre a lesão e sua reabsorção, podendo-se utilizar as técnicas de sons nasais. Se o diagnóstico médico incluir a ocorrência de fenda glótica, dependendo do tipo, o objetivo será estimular vibração de mucosa para auxiliar a coaptação glótica, ou ainda, dependendo do diagnóstico etiológico, deverão ser incluídos exercícios de maior esforço vocal para facilitar a aposição das pregas vocais. Em caso de tensão excessiva do aparelho fonador ou de mecanismos compensatórios negativos, também as abordagens selecionadas deverão enfatizar a melhoria destes aspectos.

Desta forma, não é o diagnóstico médico, isolado e exclusivamente, que define a abordagem fonoaudiológica. Um mesmo diagnóstico médico poderá levar a caminhos diferentes, pois o comportamento vocal, as compensações musculares e os aspectos associados ao quadro principal, podem requerer decisões terapêuticas diferentes, que inclusive podem ser modificadas no decurso do tratamento. Por exemplo, dois pacientes com o mesmo diagnóstico médico de nódulo vocal podem apresentar duas avaliações fonoaudiológicas diferentes: um deles com voz mais aguda, por predominância da tensão paralaríngea, e travamento articulatório, enquanto o outro pode apresentar uma voz mais grave, pela grande massa do nódulo, com ataque vocal brusco e incoordenação pneumofônica. Certamente ambos irão se beneficiar de exercícios vibratórios, mas, haverá variação nos demais exercícios em função das diferentes manifestações. Se, no segundo caso, tivermos a informação adicional de presença de constrição supraglótica mediana, este é mais um dado que será considerado na seleção terapêutica. Portanto, relacionar as alterações encontradas com a provável ação de uma determinada técnica é essencial.

Um outro aspecto é que seguramente a terapia de voz não oferece resultados similares para disfonias de diferentes naturezas etiológicas; apesar disso, ainda não se sabe até que ponto a etiologia influencia a efetividade da fonoterapia (Colton & Casper, 1996). Contudo, a experiência clínica demonstra que não se obtêm os mesmos resultados para nódulos e cistos, duas lesões benignas da lâmina própria, e para fendas fusiformes de natureza funcional e estrutural, embora ambas representem uma falta de coaptação glótica com a mesma imagem de configuração laríngea.

Quanto ao objetivo da terapia deve-se procurar separar a expectativa do paciente dos objetivos e prognóstico do terapeuta, que nem sempre coincidem. Para tanto, avaliar o impacto da disfonia pela percepção do próprio paciente, por meio de um protocolo como o QVV ou o IDV (Behlau, 2001) é bastante útil. O terapeuta deve desenvolver sensibilidade suficiente para compreender os anseios do paciente. Por exemplo, o paciente pode estar interessado em obter maior conforto fonatório e reduzir a fadiga vocal, enquanto o terapeuta está mais preocupado em desenvolver uma melhor qualidade vocal. Em muitos casos, limitações quanto ao prognóstico devem-se a aspectos anatômicos que dificilmente poderão ser totalmente compensados, como em casos de cordectomia ou retração de mucosa. É importante que o paciente esteja consciente sobre o impacto vocal de determinados quadros etiológicos e de limites terapêuticos. Este esclarecimento pode evitar que o paciente desenvolva uma expectativa muito alta em relação ao procedimento e sucesso terapêutico e que nem sempre será possível alcançar. Portanto, critérios de seleção de exercícios devem considerar também este aspecto e eleger os exercícios que estejam diretamente relacionados ao objetivo proposto e discutido com o paciente.

Já no que diz respeito à eficiência conhecida da técnica selecionada, obviamente uma técnica não é indicada para todos os casos, embora as pesquisas possam demonstrar sua ação genérica positiva. Portanto, resista à tentação de insistir em determinada técnica porque ela foi anteriormente eficiente para um caso semelhante, com o mesmo diagnóstico. Provas terapêuticas são fundamentais na avaliação do efeito das técnicas e não devem ser dispensadas. Lembre-se de que um exercício ou uma técnica com resposta negativa hoje poderá apresentar uma resposta positiva em 2 meses e vice-versa. Considere, também, o valor transitório do resultado de uma prova terapêutica. É importante mencionar que, em muitos casos, não observamos uma melhora imediata da técnica selecionada, ou seja, se gravarmos pré e pós-exercício em uma mesma sessão, é possível que a diferença não seja exatamente em qualidade vocal, mas sim em facilidade e conforto fonatório, com redução de fadiga vocal. Nestes casos, a prova terapêutica positiva é considerada. O ideal seria que utilizássemos apenas técnicas de eficácia comprovada (Ramig & Verdolini, 1998; Pannbacker, 1998), mas há poucos estudos disponíveis na área e, muitas vezes, a pesquisa vem para comprovar uma prática clínica estabelecida. Desta forma, apesar da segurança que a experiência nos proporciona para a utilização de determinadas técnicas sem que estudos científicos tenham sido desenvolvidos, é importante que fique claro quais são os riscos que corremos ao aplicarmos um procedimento sem fundamento em evidências científicas.

Por outro lado, por mais que a efetividade de um tratamento tenha sido descrita, determinadas características de personalidade de um paciente podem contribuir positiva ou negativamente no resultado obtido. Por exemplo, um paciente com doença de Parkinson, mais intelectualizado e sem comprometimentos cognitivos, pode sentir-se entediado em ter que realizar todas as repetições requeridas pelo método Lee Silverman (LSVT®), de eficiência comprovada. Um outro exemplo é o de pacientes mais formais, que podem sentir-se constrangidos executando as manobras do chamado método mastigatório, um dos primeiros métodos descritos para a terapia de voz, que podem ser aplicadas sem nenhum constrangimento em atores de teatro.

Algumas das técnicas descritas na literatura podem tornar-se vilãs do processo de reabilitação quando feitas de maneira errada, com tensão, timidez, constrangimento ou sensação de ridículo. Explicações excessivas sobre a importância de uma determinada técnica também podem produzir frustração ao paciente se ele não conseguir executá-la ou se uma prova terapêutica revelar um resultado negativo. Suponhamos que a técnica selecionada tenha sido o som basal e que o paciente não consiga entrar corretamente nesse registro, apresentando tensão de pregas vestibulares, emissão comprimida e, portanto, neste caso, a técnica não seria aplicada. Na tentativa de realizar corretamente o exercício, o paciente poderá treinar em casa e forçar em excesso todo aparelho fonador, piorando o quadro inicial.

Um outro aspecto, desta vez focalizado no próprio terapeuta, diz respeito à familiaridade do clínico e suas experiências prévias com um determinado método. Naturalmente, desenvolvemos preferências pessoais pela utilização de determinadas técnicas de terapia. A maior familiaridade com algumas dessas técnicas desenvolve também a maior habilidade do terapeuta em aplicá-las de modo correto. Portanto, torna-se automaticamente mais fácil a identificação do aspecto positivo e negativo no resultado da técnica, assim como é mais imediata a percepção de um provável erro e do mecanismo de sua correção. Por exemplo, um dos sons mais positivos para suavizar a emissão da voz é a técnica de sons nasais; contudo, alguns pacientes referem sensação de ardência, coceira e irritação, durante o exercício. Tais sensações não são naturais da técnica e não devem ocorrer; dizer ao paciente que deve continuar a executar exercícios dessa técnica, até que o incômodo passe, é um erro de execução da terapia. É importante poder variar e inovar, no entanto, tenha certeza do seu domínio sobre a utilização de novas técnicas que não fazem parte do seu dia-a-dia. Em casos de dúvidas, procure por orientação, consultando um colega mais experiente.

Finalmente, vale a pena comentar sobre o aprendizado seqüencial hierárquico dos exercícios de voz. Embora, muitas vezes, os livros clássicos apontem para uma seqüência didática que começa com relaxamento, respiração, ataque vocal, ressonância etc., tal indicação é apenas didática e não indica uma fórmula de trabalho específica e isolada nos subsistemas da produção vocal. O processo de modificação da qualidade vocal é um processo coordenado, com aprendizado interdependente ou paralelo do controle de diversos parâmetros. Assim, vários exercícios treinam conjuntamente diversos aspectos, como por exemplo a técnica dos sons fricativos sonoros, emitidos de forma continuada e sustentada, que favorece o ataque vocal suave, trabalha a coordenação pneumofônica, reduz a ação da musculatura paralaríngea e aumenta o tempo máximo de fonação.

A seleção das técnicas e seus exercícios deve, portanto, considerar vários aspectos. A escolha deve ser criteriosa e estar sempre sujeita a modificações e reformulações, sendo raramente definida *a priori*. Identificar o objetivo na utilização dos exercícios orienta o terapeuta, que se sente mais preparado para compreender e controlar o processo de reabilitação vocal, adaptando-se às necessidades do caso em questão.

Freqüência da terapia e dos exercícios

Uma questão freqüentemente discutida entre fonoaudiólogos é a clássica "Mas quantas vezes ao dia o paciente deverá fazer o exercício, e por quanto tempo cada vez?". Assim como não existe a normatização de quantas abdominais são suficientes para fortalecermos a musculatura abdominal, ou de quantos quilômetros deve-se correr para que se mantenha a forma, não é possível predeterminar quantas vezes ao dia e por quanto tempo o paciente deverá realizar os sons vibratórios ou os sons nasais, ou qualquer outra abordagem. Uma base racional é a experiência clínica, aliada ao conhecimento da fisiologia do exercício e à observação dos efeitos do mesmo no paciente, tanto em relação aos sinais (voz mais limpa, ressonância mais equilibrada, menos esforço visível etc.) quanto aos sintomas (mais fácil falar, fadiga reduzida etc.).

Uma outra questão similar é a de quantas sessões por semana são necessárias para uma reabilitação adequada. Embora a maior parte dos estudos não apresente explicitamente o número de sessões por semana e a duração de cada sessão de terapia, encontrou-se uma variação de 4 sessões (Aaron & Madison, 1991) a 51 sessões de terapia (Mcfarlane & Waterson, 1990) no tratamento de problemas de voz; quanto à duração das sessões de terapia, a variação relatada na literatura vai de 30 minutos a 1 hora e 30 minutos ou 4 horas (Robertson & Thomson, 1984). Além disso, a periodicidade do tratamento varia de um atendimento intensivo diário, com cinco sessões por semana (Verdolini-Marston, Sandage & Titze, 1994) ao esquema usual de duas vezes por semana, podendo chegar a um controle mais espaçado, com seguimento a cada 3 a 7 meses (Yamaguchi, Yotsukure, Sata, Watanabe, Hirose, Kabayashi & Bless, 1993).

Várias são as questões a serem consideradas e que interferem na definição da freqüência da terapia e dos exercícios de reabilitação vocal. Alguns aspectos dizem respeito à periodicidade da terapia, dosagem, variação e periodicidade dos exercícios, evolução do tratamento e disponibilidade do paciente.

A definição da periodicidade da terapia é uma questão pouco abordada nos livros técnicos. Tradicionalmente, as sessões fonoaudiológicas ocorrem duas vezes por semana, mas não há estudos que comprovem a eficácia desta ou de outra fórmula alternativa. Recentemente, o Método Lee Silverman introduziu um sistema novo de administração de tratamento fonoaudiológico para pacientes com doença de Parkinson, de modo intensivo, com quatro sessões por semana, por um período de quatro semanas, totalizando 16 sessões em um mês, esquema esse baseado nas regras de aprendizagem. Geralmente pacientes em início de tratamento devem ir à terapia com maior periodicidade, duas ou três vezes por semana, podendo-se espaçar as sessões ao cabo do primeiro mês, para uma vez por semana ou ainda com menor periodicidade, de acordo com a evolução do tratamento. Exemplos de situações que podem requerer atendimento duas a três vezes por semana são o pós-operatório imediato, a necessidade de controle de abusos vocais, ou ainda a aplicação de métodos específicos, como a técnica de arrancamento para granulomas. Especialmente em casos de cirurgias nas alterações estruturais mínimas, particularmente no sulco vocal, sabemos que a não realização de pelo menos três sessões de terapia por semana, no pós-operatório imediato, poderá comprometer a recuperação da qualidade vocal e conseqüentemente, o resultado da cirurgia. Em casos de disfonia infantil, onde o vínculo com a família e o paciente é o alicerce de todo o processo terapêutico, certamente que a freqüência será muito importante. Dificilmente a disfonia infantil poderá ser atendida adequadamente com periodicidade menor que duas vezes por semana, com risco de não se estabelecer o vínculo necessário à boa evolução do caso. Algumas situações podem ainda requerer periodicidade diária e sessões com duração aumentada para uma ou duas horas, como nas disfonias de conversão; nessa situação, o espaçamento das sessões pode produzir conseqüências desastrosas com a fixação do ajuste conversivo. Contudo, alguns pacientes dedicados e conscientes conseguem bons resultados com um tratamento espaçado, com controle quinzenal ou até mesmo mensal, dependendo da aderência ao programa de tratamento e do tipo de disfonia.

A dosagem, variação e periodicidade dos exercícios é sempre uma questão de dúvida quando no início da prática clínica. A seleção dos exercícios deve ser criteriosa, e aqueles que forem considerados negativos certamente não devem ser utilizados. No entanto, se muitos exercícios são ministrados de uma vez, fica praticamente impossível identificar seus efeitos, podendo ainda por cima, confundir o paciente, não favorecer a aprendizagem e até mesmo serem causa de fadiga vocal. Portanto, principalmente no início do processo terapêutico, quando não se sabe o efeito das técnicas naquele caso em específico, é importante que sejam utilizados poucos exercícios por vez para o paciente fazer em casa. Assim, em caso de haver um ou dois que sejam considerados negativos, fica relativamente fácil identificar qual deles deverá ser removido ou corrigido. Na sessão de terapia podem ser usadas diversas técnicas com a mesma finalidade, selecionando-se as de melhor efeito ou conforto, para serem repetidas em casa. Solicitar a execução de exercícios em casa é um dos modos mais efetivos de se criar conscientização vocal, fixar o aprendizado e garantir sua generalização; desta forma, o paciente deve ser estimulado a fazer os exercícios fora da sala de terapia, quer seja enquanto toma banho ou guia para o trabalho, quando possível. Cada exercício deve ser repetido de três a cinco vezes consecutivas. No início do processo terapêutico, sugerimos a restrição dos tipos de exercícios solicitados para casa, variando-se entre dois e cinco, no máximo, que deverão ser executados por uma média de três vezes, ao longo do dia, nunca ultrapassando um tempo de 10 minutos continuados de treinamento. Por outro lado, em situações específicas, como no pós-operatório de lesões laríngeas com possibilidade de retração cicatricial, quando se quer aumentar a resistência vocal, ou quando é essencial modificar um parâmetro de ocorrência constante, como por exemplo, a forma do ataque vocal, a execução de um exercício em casa pode ser aumentada de modo expressivo, tanto no número de repetições consecutivas como na periodicidade de sua execução, ao longo do dia. Contudo, cada situação deve ser avaliada de acordo com o tipo de disfonia, o envolvimento e a fixação dos ajustes musculares (o que produz uma voz disfônica constante ou flutuante) e características individuais do paciente; desta forma, enquanto para um indivíduo com uma fenda triangular médio-posterior, exercícios três vezes ao dia, por 5 a 10 minutos, geralmente são suficientes, para um paciente com disfonia vestibular e co-vibração de pregas vocais e vestibulares, exercícios por alguns minutos, a cada hora, será o mínimo necessário para a desativação do envolvimento supraglótico.

Um outro aspecto importante é a postura corporal durante os exercícios. Geralmente, o ideal é manter a coluna reta, o corpo bem apoiado em uma cadeira, ou movimentos de cabeça direcionados para determinados objetivos. Alguns exercícios dinâmicos, que envolvem movimentação do corpo, também requerem orientação sobre o posicionamento dos pés, ombros e cabeça, para que se controle outras possíveis áreas de tensão. Apesar de sempre solicitarmos a execução de exercícios fora da sala de terapia, inclusive para trabalhar a conscientização vocal do paciente, é importante analisar as situações em que eles são realizados. Em razão de poucas pessoas terem tempo para dedicar-se ao treinamento, muitos exercícios são realizados no carro, em casa, no chuveiro, no escritório, antes de reuniões ou no trajeto de mudança de sala de aula. Isto pode ser viável ou impraticável, o que deve ser cuidadosamente analisado.

Embora a definição da periodicidade da terapia seja um dos aspectos importantes de seu sucesso, deve haver flexibilidade suficiente para se adaptar o tratamento aos casos de limitação de disponibilidade do paciente, por motivo de distância, viagens, ou incompatibilidade de horários. Nesse caso, a motivação para as mudanças requeridas e a possibilidade de se realizar exercícios em casa adquirem um valor especial, podendo-se tentar uma redução da freqüência de terapia, controles por telefone ou contatos por *e-mail*. O sucesso deste procedimento está diretamente relacionado ao grau de interesse e empenho do paciente, além de ser indicado em casos específicos. Nos casos em que se pode comprometer o prognóstico, tal reformulação é inviável. Assim, esta adaptação não é usada nos casos de disfonia infantil, no pós-operatório imediato e nas disfonias conversivas, independentemente da motivação e do interesse do paciente.

O tempo total de terapia deve ser estimado pelo terapeuta, considerando-se as características do quadro do paciente, sua motivação e disponibilidade, além do resultado das provas terapêuticas. É possível, salvo raras exceções, estipular o tempo aproximado da reabilitação. Por exemplo, lesões benignas apresentam evolução evidente nos dois primeiros meses de tratamento, sendo que quando não há alterações estruturais mínimas associadas, o resultado é ainda mais rápido; casos de muda vocal incompleta ou falsete mutacional evoluem rapidamente em duas a cinco sessões; disfonias de conversão podem ser tratadas em apenas uma sessão ou no período de uma semana de treinamento; paralisias unilaterais de pregas vocais podem ser compensadas em dois ou três meses de treinamento; finalmente, um paciente que desenvolve voz esofágica de qualidade superior pode apresentar uma emissão de frases fluentes já no primeiro mês de terapia. Uma situação particular envolve as disfonias neurológicas por problemas centrais, que podem requerer um trabalho mais longo e um acompanhamento periódico por vários anos, assim como as alterações de voz nos indivíduos portadores de fissura labiopalatina e de deficiência auditiva; contudo, quadros comportamentais são geralmente passíveis de definição de tempo de terapia. Assim sendo, nos casos de evolução limitada ou diferente da inicialmente esperada pelo fonoaudiólogo e pelo médico, deve-se proceder a uma reavaliação multidisciplinar completa, com nova conduta.

Quanto à alta fonoaudiológica, deve-se considerar o diagnóstico médico e fonoaudiológico inicial, a evolução do tratamento e a possibilidade de controle do comportamento vocal pelo próprio paciente. Pode-se optar por uma alta relativa, efetuando-se reavaliações periódicas, para verificar a manutenção do resultado obtido, ou ainda a identificação de melhoras complementares. A alta definitiva não necessariamente indica uma voz sem desvios, mas sim a melhor adaptação obtida. Além disso, a alta médica, referente, por exemplo, à reabsorção de uma lesão de massa, não necessariamente indica a alta fonoaudiológica, que se refere também ao comportamento vocal do indivíduo.

Finalmente, na definição do planejamento terapêutico geral, todas as informações individuais devem ser consideradas: sexo, idade, características de personalidade, fatores cognitivos, educação, cultura, profissão, saúde geral, disponibilidade para terapia, diagnóstico, uso de voz profissional, objetivos da fonoterapia e limitações do caso.

Importância da correção e do aprimoramento

Se o tratamento de reabilitação vocal se resumisse à repetição mecânica de certos ajustes, bastaria que se passasse ao paciente uma lista com exercícios indicados para o seu caso, acompanhada de uma fita de áudio ou de vídeo, verificando-se o resultado obtido em alguns meses. Contudo, o processo de reabilitação vocal é muito mais complexo, baseia-se no vínculo clínico-paciente e envolve várias etapas fundamentais que incluem correção e aprimoramento na execução dos exercícios.

A correta execução de um exercício é condição básica para a verificação de seus efeitos. Contudo, além de ser executado, um exercício deve ser repetido, corrigido, modelado pelo terapeuta e aprimorado pelo paciente. A repetição de um exercício geralmente melhora sua qualidade de execução, mas é importante que este processo seja modelado por um terapeuta experiente. A tarefa de corrigir um exercício é tão fundamental quanto a de selecionar uma técnica e adaptar o exercício às necessidades do paciente. Existe uma tendência de o paciente reproduzir o padrão alterado de sua emissão habitual durante o exercício; em tais situações, o papel do terapeuta é guiar adequadamente o paciente. Deve-se considerar que se o paciente tivesse condições de identificar o esforço vocal nos exercícios, provavelmente também o faria na fala e não seria disfônico.

Os exercícios não devem produzir sensações desagradáveis, desconforto ou piora vocal; quando isto ocorre a seleção da técnica ou seu modo de execução devem ser revistos. Um paciente sem orientação suficiente pode querer se dedicar tanto à reabilitação e realizar os exercícios de modo excessivo, até ficar com fadiga vocal, acreditando que com isso poderá evoluir mais rapidamente. A utilização de pistas visuais, auditivas e proprioceptivas pode contribuir e aumentar a conscientização do paciente, assim como a reprodução de registros de áudio de sua própria voz. É de total responsabilidade do terapeuta orientar o paciente neste processo.

Identificação de limitação ou fracasso terapêutico

Muitas podem ser as causas de limitação ou fracasso terapêutico, o que pode envolver um ou vários dos seguintes aspectos: limitações anatomofuncionais, diagnóstico médico ou fonoaudiológico imprecisos ou equivocados, abordagens terapêuticas inadequadas, tempo de duração dos sintomas vocais, não valorização de fatores de manutenção da disfonia, como alergias ou refluxo gastresofágico, utilização da voz como única válvula de escape emocional, ou ainda resistência ou não-adesão ao tratamento. Estes aspectos devem ser devidamente explorados para que se tenha a oportunidade de reverter o quadro. É importante considerar que, em muitos casos, não é possível reverter determinados agentes causadores ou mantenedores da disfonia vigente. Nestes, é necessário que se converse abertamente com o paciente sobre a limitação terapêutica do caso em questão.

Algumas das limitações anatomofuncionais dizem respeito às grandes fendas glóticas e rigidez dos tecidos; nas fendas glóticas há um limite para a compensação muscular, podendo-se, contudo, em determinados casos, induzir o estabelecimento de uma fonação supraglótica; já nos casos de rigidez, há limitação na qualidade vocal resultante, assim como um prolongamento maior no tempo de terapia, que pode chegar a atingir de 12 a 18 meses, em esquema de controle mensal. Lembre-se que aqueles casos que evoluem muito rapidamente e que nos oferecem excelentes resultados vocais em questão de dias ou semanas, são os que estão publicados em livros e apresentados em congressos. Na prática clínica, é comum que o paciente permaneça por mais tempo sem que isso indique, necessariamente, fracasso na terapia por abordagem terapêutica inadequada. Em casos de dúvidas, procure discutir o caso com colegas para seu maior esclarecimento.

Quanto ao diagnóstico médico ou avaliação fonoaudiológica imprecisa, há situações onde, por mais que se procure definir o quadro, certos aspectos inerentes à alteração não são passíveis de uma conclusão imediata; desta forma, a terapia assume também uma característica diagnóstica ou exploratória, em que cada técnica empregada tem a função de reunir dados sobre a dinâmica vocal do paciente, contribuindo para a elucidação do problema e, assim, para uma melhor direção da conduta.

A utilização de abordagens terapêuticas inadequadas é um importante fator limitante dos resultados; além da valorização dos vários sinais negativos associados a um direcionamento fonoaudiológico incorreto, o terapeuta deve rever sua abordagem sempre que os resultados obtidos estejam aquém do esperado e da experiência prévia com casos similares.

No que diz respeito ao tempo de duração dos sintomas vocais, admite-se que o prognóstico é tão melhor quanto mais precocemente um distúrbio vocal seja identificado e tratado (Colton & Casper, 1996); contudo, faltam estudos que controlem essa variável. Em linhas gerais, quanto mais precocemente o paciente for atendido, menor a fixação dos ajustes musculares negativos e mais facilmente pode-se obter a resolução do problema. Isto ocorre desde casos puramente funcionais, como na reabilitação de pacientes com nódulos vocais, até na reabilitação de casos orgânicos, como na aquisição de voz esofágica após uma laringectomia total. Especificamente com o paciente laringectomizado, sabemos que, quanto antes ele for encaminhado para reabilitação, maiores as chances de aquisição de uma voz esofágica de boa qualidade (Behlau, Gonçalves & Ziemer, 2001).

Os fatores de manutenção de uma disfonia, como, por exemplo, o refluxo gastresofágico (que pode inclusive ser a causa da alteração vocal) e a alergia nasal, devem ser cuidadosamente controlados pelo médico, sendo que o fonoaudiólogo pode auxiliar o paciente a compreender a relação entre esses problemas e sua disfonia, assim como ajudá-lo a aderir às orientações recebidas.

A relação entre emoção e voz é reconhecida e explorada desde a antigüidade. Alguns pacientes referem espontaneamente à influência das emoções e do estresse na voz, mas não percebem que algumas medidas simples podem ser tomadas para se minimizar esse impacto e contribuir para a saúde vocal. Neste sentido, o fonoaudiólogo pode sugerir e verificar a possibilidade de pequenas mudanças, identificando inicialmente se o impacto da emoção na comunicação se expressa por meio de manifestações corporais gerais ou especificamente sobre a voz.

Nas manifestações de natureza mais física, pode-se sugerir que o indivíduo realize alguns dos seguintes movimentos, para diluir o impacto do estresse:

- Respirar profunda e calmamente, pelo menos por três ciclos, para quebrar a tensão corporal.
- Rodar lentamente a cabeça, assim como os ombros, de frente para trás, para liberar a tensão na cintura escapular.
- Estirar e alongar os braços, como se estivesse espreguiçando.
- Particularmente nos períodos de estresse elevado, procurar dormir adequadamente, alimentar-se corretamente, com quantidade suficiente de proteínas e fazer exercícios físicos para liberar as tensões.

Nas manifestações de natureza mais vocal, verificar se é possível:
- Adiar a conversa ou reunião para um momento mais adequado em que o fluxo das emoções, do estresse e do cansaço já estejam mais controlados.
- Procurar falar pausadamente, alongando as vogais e realizando recargas respiratórias constantes, o que é um bom recurso para reduzir a velocidade de fala.
- Articular com precisão os sons da fala e fazer pausas respiratórias, evitando o uso do ar até o final, o que aumenta ainda mais a tensão interna.
- Monitorar a produção vocal, auditiva e proprioceptivamente, não ignorando os sinais de tensão vocal.
- Reduzir a intensidade e a freqüência da voz, que geralmente se deslocam na situação de tensão, emoção e estresse.
- Observar se a mandíbula não está travada.
- Evitar todo e qualquer recurso de redução de tensão que possa prejudicar ainda mais a produção da voz, tais como gritar, fumar e ingerir bebidas alcoólicas.
- Procurar não ser pessimista, não se remoer por causa de problemas e não descontar a tensão na voz.

É necessário ainda reconhecer quando o paciente tem dificuldades reais de seguir as orientações propostas, ou quando apresenta sinais de resistência à terapia, tais como: errar constantemente dia e horário das sessões, chegar sempre atrasado, nunca realizar os exercícios ou seguir as recomendações, queixar-se constantemente do problema de voz e da natureza da terapia, mostrar-se descrente dos resultados e não reconhecer as melhoras obtidas. Tais situações devem ser calmamente colocadas ao paciente para que ele reconheça a importância de sua colaboração genuína; ao contrário, o tratamento deve ser suspenso.

Influência da relação paciente-clínico no processo de reabilitação

É de consenso geral que qualquer processo de tratamento que envolva a comunicação de duas pessoas, no caso específico das disfonias, o clínico vocal e o paciente, parte da premissa básica do estabelecimento de uma relação profissional saudável, que se caracterize pela cordialidade, respeito mútuo e confiança. No processo de reabilitação vocal, estas características são fundamentais, já que a terapia vai além da produção vocal, melhorando as habilidades de comunicação do paciente. A participação ativa do paciente e do clínico no processo de reabilitação é muito importante, pois a modificação do comportamento vocal exige adesão ao tratamento pelo paciente e dedicação mútua.

O terapeuta deve ser um modelo positivo de comunicação e ter competência comunicativa. Ele deve saber falar e ouvir, respeitando as mudanças de turno, mostrando-se sensível às dificuldades do paciente, valorizando os aspectos emocionais trazidos para a sala de terapia, demonstrando os exercícios com paciência e usando um modelo vocal correto, apoiando o paciente nas mudanças que deverá realizar e contribuindo para a aceitação de suas limitações, quando necessário. É importante que o clínico tome muito cuidado com o padrão dado como modelo na realização das técnicas de exercícios selecionadas, pois um padrão tenso passado pelo terapeuta poderá ser rapidamente assimilado pelo paciente e não só manter uma disfonia, como também piorá-la. Embora este cuidado soe óbvio ao leitor, nem sempre o é, pois em muitos casos o terapeuta não percebe que está passando ao paciente o exercício corretamente indicado para o caso, mas de forma tensa. As causas desta tensão podem estar, segundo Andrews (1991a, 1998), na relação terapeuta-paciente que poderá estar comprometida por inúmeros motivos. Identificar as possíveis causas e procurar solucioná-las poderá ser a única saída para garantir a eficácia da terapia. Se isto não for possível, pode ser necessário encaminhar o paciente para uma colega. O cuidado com a relação profissional é um dos mais altos atributos do clínico.

Não apenas o prognóstico terapêutico, mas limitações do caso deverão ser apresentadas ao paciente tão logo inicie a terapia vocal. Os objetivos da fonoterapia e do paciente deverão, portanto, ser abordados para evitar falsas expectativas. Nem sempre esta avaliação poderá ser feita logo no início do processo, mas deverá ser considerada assim que houver condições e oportunidade.

Influência do gênero nos resultados obtidos

A laringe masculina é muito diferente da feminina, tanto no que diz respeito ao tamanho das estruturas, como em suas relações musculares e cartilagíneas, como também nos ajustes fonatórios. Embora geralmente o gênero não seja especificado quando se considera a efetividade da terapia, o trabalho de Koufman & Blalock (1988) avaliou os efeitos de tratamentos em homens e mulheres, concluindo que os resultados são melhores para o gênero feminino. Não há estudos sistemáticos e controlados, contudo, os poucos trabalhos que analisaram homens e mulheres apontaram para a possibilidade do efeito de pelo menos algumas técnicas depender não somente da lesão e do comportamento vocal, mas também do gênero do falante. Por exemplo, a técnica de vibração de língua demonstrou ter efeitos mais evidentes e com menor tempo de execução nas mulheres que nos homens (Menezes, 1999) e a técnica do "b" prolongado produziu modificação nos parâmetros acústicos como redução da freqüência fundamental e aumento do tempo máximo de fonação apenas nas mulheres (Castro, 1999).

Categorias de Abordagens de Terapia Vocal

Behlau & Pontes (1990 e 1995) apresentam as principais abordagens na terapia vocal classificadas em cinco grandes categorias, a saber: sons facilitadores, técnicas de mudança de postura, técnicas de associação de movimentos dos órgãos fonoarticulatórios e funções reflexovegetativas à emissão, técnicas com utilização de fala encadeada e técnicas de favorecimento da coaptação das pregas vocais. Uma descrição detalhada desses procedimentos encontra-se na publicação de Behlau & Pontes (1995), livro-texto dedicado aos estudantes de graduação em Fonoaudiologia. Tal classificação, embora útil para fins didáticos, merecia uma nova organização pela própria evolução do conhecimento ocorrida neste período de uma década da publicação original dos autores. Uma reorganização inicial desse material, em forma de itens, foi feita em outra publicação (Behlau, 1996), com o objetivo de auxiliar os fonoaudiólogos iniciantes a acessarem de modo mais rápido e prático os diferentes recursos de treinamento vocal. Contudo, uma revisão mais profunda foi somente realizada recentemente, a partir de discussões ocorridas com fonoaudiólogos participantes do Grupo RACC do CEV (Reciclagem e Atualização Clínico-Científica em Voz, 2001 e 2002), em que se procurou adequar as designações das abordagens empregadas na terapia de voz (Quadro 13-4), o que foi compartilhado em um encontro com a Profa. Leslie Picollotto Ferreira, da PUC-SP.

Assim, após uma revisão sobre a terminologia empregada na denominação dos métodos, técnicas e exercícios, BEHLAU (2002) propõe uma nova classificação das abordagens do treinamento vocal em sete categorias genéricas, a saber: I. Método corporal; II. Método dos órgãos fonoarticulatórios; III. Método auditivo; IV. Método de fala; V. Método de sons facilitadores; VI. Método de competência fonatória; e, VII. Método de ativação vocal (Quadro 13-4).

Quadro 13-4. Classificação das categorias de abordagens usuais de tratamento fonoaudiológico das disfonias, com suas principais técnicas ou seqüências de exercícios (Behlau, 2002, modificado)

Categorias de Abordagens	Seqüências ou Técnicas
I. Método corporal O tratamento da voz é baseado em técnicas que envolvem movimentos corporais, quer sejam globais ou por meio de ações específicas sobre o esqueleto laríngeo	a. Técnica de movimentos corporais com sons facilitadores b. Técnica de mudança de posição de cabeça com sonorização c. Técnica de massagem na cintura escapular d. Técnica de manipulação digital da laringe e. Técnica de massageador associado à sonorização glótica f. Técnica de movimentos cervicais g. Técnica de rotação de ombros
II. Método de órgãos fonoarticulatórios O tratamento da voz é realizado por meio de técnicas de manipulação dos órgãos fonoarticulatórios participantes na produção vocal	a. Técnica de deslocamento lingual b. Técnica de rotação de língua no vestíbulo c. Técnica de estalo de língua associado a som nasal d. Técnica de bocejo-suspiro e. Técnica mastigatória f. Técnica de abertura de boca
III. Método auditivo O tratamento da voz é baseado na modificação da escuta da própria voz e seu conseqüente impacto na qualidade vocal	a. Técnica de repetição auditiva b. Técnica de amplificação sonora c. Técnica de mascaramento auditivo d. Técnica de monitoramento auditivo retardado e. Técnica de deslocamento de freqüência f. Técnica de marca-passo vocal ou ritmo
IV. Método de fala O tratamento da voz é baseado na modificação da produção da fala para facilitar a produção vocal	a. Técnica de voz salmodiada b. Técnica de monitoramento por múltiplas vias c. Técnica de modulação de freqüência e intensidade de fala d. Técnica de leitura somente de vogais e. Técnica de sobrearticulação f. Técnica de fala mastigada
V. Método de sons facilitadores O tratamento da voz é realizado com o emprego de sons selecionados que propiciam uma produção vocal mais equilibrada	a. Técnica de sons nasais b. Técnica de sons fricativos c. Técnica de sons vibrantes d. Técnica de sons plosivos e. Técnica de som basal f. Técnica de som hiperagudo
VI. Método de competência fonatória O tratamento da voz é baseado em diversos ajustes musculares laríngeos para favorecer uma coaptação glótica adequada e suficiente	a. Técnica de fonação inspiratória b. Técnica de sussurro c. Técnica de ataques vocais d. Técnica de emissão em tempo máximo de fonação e. Técnica de *messa di voce* f. Técnica de escalas musicais g. Técnica de Esforço (Empuxo) h. Técnica de deglutição incompleta sonorizada i. Técnica de firmeza glótica j. Técnica do "b" prolongado l. Técnica do *sniff* m. Técnica de sopro e som agudo n. Seqüência de constrição labial o. Seqüência de arrancamento
VII. Método de ativação vocal O tratamento da voz é baseado em técnicas variadas para eliciar a sonorização necessária para uma produção vocal glótica ou vicariante	a. Técnica de sons disparadores b. Técnicas de manobras musculares c. Seqüências de aquisição de voz esofágica

Tomando-se como base essa nova classificação, os procedimentos foram renomeados e realocados. Verificou-se também que, algumas vezes, os verbetes método, técnica e exercício estavam sendo utilizados inadequadamente ou de modo indiferenciado, como sinônimos. Procedeu-se, então, a uma reorganização desse material, considerando-se definições básicas desses verbetes desenvolvidas com base na especificidade da área de voz, do momento em que esses termos podem ser usados nas mais variadas situações.

Embora muitas vezes os dicionários apontem método e técnica como sinônimos, os conceitos subjacentes a esses vocábulos são bastante diferentes, assim como os relacionados à técnica e exercício. Além dessas três designações, podemos ainda utilizar o verbete seqüência, bastante comum na Fisioterapia, mas pouco empregado pela Fonoaudiologia. De modo simplificado para a área de voz, podemos conceituar método, seqüência, técnica e exercício da seguinte forma (Behlau, 2002):

- **Método:** é o conjunto sistemático de idéias, regras e princípios normativos, com o objetivo de alcançar uma melhor produção vocal; o método baseia-se em uma determinada concepção filosófica, que pode ou não estar formalmente identificada. O exemplo mais imediato é o Método Lee Silverman, que tem como principal idéia e concepção filosófica que o tratamento da disartria hipocinética por Parkinson deve ser baseado em um trabalho de coaptação glótica, realizado a partir de uma série de regras e princípios normativos: 16 sessões, quatro por semana, exercícios de exigência progressiva, repetidos por um número mínimo de vezes etc., com o objetivo de alcançar uma voz mais clara e forte. Apesar de denominarmos as sete categorias sugeridas acima como métodos de terapia de voz, nem todas apresentam suas regras ou princípios normativos identificados e descritos completamente. Apesar disso, pode-se reconhecer que as técnicas incluídas nas diferentes categorias comungam de princípios comuns, o que nos permite tal classificação didática.
- **Seqüência:** é uma série de procedimentos ou exercícios organizados, com ordenação temporal predeterminada, para um fim específico. Como exemplo podemos citar a seqüência de arrancamento para granuloma, que consta de uma série de exercícios em ordem predefinida, cujo objetivo é a amputação da lesão e sua expulsão, por meio da criação de um pedículo com área isquêmica e sua posterior expulsão. Apesar desse conceito de seqüência ser bastante utilizado na fisioterapia, é raramente empregado na reabilitação vocal, contudo: alguns dos procedimentos empregados podem ser interpretados como seqüência de tratamento, como a seqüência de arrancamento para granuloma, a seqüência de constrição labial para desativação de disfonia vestibular, a seqüência de aquecimento ou desaquecimento vocal e as seqüências de aquisição de voz esofágica.
- **Técnica:** é o conjunto de modalidades de aplicação de um exercício vocal, utilizadas de modo racional, para um fim específico; a técnica baseia-se em um método e em dados anatomofuncionais do indivíduo. Como exemplo, podemos citar a técnica de vibração, com inúmeras modalidades de exercícios, tais como vibração de lábios, de língua, em monotom, em modulação e em escalas musicais, entre outras.
- **Exercício:** é qualquer estratégia para corrigir ou aprimorar uma dada habilidade vocal ou parâmetro de voz: o exercício baseia-se nas necessidades do indivíduo. Podemos citar os exercícios em baixa intensidade ou quaisquer exercícios das técnicas de vibração, como vibração com vogais, vibração de língua com escalas etc.

Apesar dessas definições parecerem bem individualizadas, na prática observamos que algumas técnicas, dependendo de seu emprego, podem ser transformadas em seqüências predeterminadas de exercícios. Além disso, exercícios de diferentes métodos podem ser organizados em uma nova seqüência, para uma finalidade específica, como exercícios da técnica de vibração e exercícios com sons nasais e de manipulação da cintura escapular, organizados em uma seqüência de aquecimento e desaquecimento vocal (ver Capítulo 12).

Além disso, essa tarefa de classificação das abordagens é também dificultada pelo fato de a pesquisa sobre a efetividade de o tratamento vocal ser ainda insipiente, embora se reconheça que seja um dos tipos de pesquisa mais difíceis de serem realizadas (Minifie & Flower, 1994). Os resultados dependem de tantas variáveis, relacionadas com o paciente, com o clínico e com as técnicas em si, que é praticamente impossível desenhar um procedimento que contemple adequadamente todas as regras da metodologia científica. Do que é disponível na literatura, algumas técnicas são mais bem organizadas e possuem dados científicos que suportam sua aplicação, enquanto outras são menos formais e seus princípios não são totalmente descritos ou comprovados. É importante que o clínico tenha consciência deste fato antes de optar por sua aplicação.

Embora a classificação em sete métodos não seja de todo confortável, representa um avanço na compreensão da natureza da intervenção fonoaudiológica no tratamento das disfonias.

MÉTODO CORPORAL PARA O TRATAMENTO DAS DISFONIAS

O método corporal preconiza que uma produção vocal equilibrada pode ser obtida por meio de uma série de técnicas que envolvem movimentos corporais, quer sejam globais ou específicos sobre a região do esqueleto laríngeo. Desta forma, utilizam-se movimentos e mudanças de postura, que, por ação indireta ou direta sobre o aparelho fonador, buscam a harmonia entre a voz e o corpo. As técnicas de ação indireta envolvem movimentos de todo o corpo, podendo ter reflexo direto ou indireto na emissão vocal; já as técnicas de ação direta envolvem os músculos do próprio aparelho fonador ou estreitamente relacionados com esse sistema e produzem efeitos mais imediatos. Por meio deste método, procura-se quebrar o padrão muscular habitual e oferecer ao paciente a possibilidade de um novo ajuste. Inúmeros sons facilitadores podem ser associados às abordagens de mudanças de postura, o que as tornam mais fáceis de serem executadas pelo cliente e, muitas vezes, mais eficazes. Uma avaliação corporal individual deve servir de base na aplicação deste método. Embora se reconheça a relação entre corpo relaxado e voz equilibrada, não necessariamente o revés é verdadeiro, ou seja, nem sempre à uma voz tensa está associado um corpo tenso, do momento em que pode haver desequilíbrios regionalmente localizados. Além disso, a um corpo relaxado pode estar associada uma voz hipofônica, fraca, astênica e não compatível com as demandas do uso profissional. Algumas regras básicas desse método consistem em verificar limitações físicas do cliente para a execução das técnicas propostas e ter a observação suficientemente desenvolvida para identificar movimentos anormais, contrações, tensões excessivas e desnecessárias. Alguns desses trabalhos podem exigir formação específica e vários cursos de técnicas corporais, como alongamento, biodanca, Reike, ioga e massagem, oferecem uma boa experiência para o fonoaudiólogo que quer trabalhar em uma linha corporal com pacientes disfônicos. Inúmeras técnicas dessas disciplinas podem ser adaptadas e utilizadas como exercícios na terapia de voz ou no aperfeiçoamento vocal, às vezes empregados como exercícios preparatórios para o uso profissional da voz, no teatro, no canto ou mesmo em palestras e apresentações orais. O método corporal possui em si a vantagem de desenvolver uma conscientização do corpo, de seus movimentos e da relação com a produção vocal. Descrevemos aqui sete técnicas com suas aplicações e variações, contudo são inúmeras as possibilidades de trabalho.

Técnica de Movimentos Corporais Associados à Emissão de Sons Facilitadores

A técnicas de movimentos corporais associadas à emissão de sons facilitadores envolve inúmeros exercícios corporais, que podem ser também adaptados às técnicas de alongamento, de exercícios de relaxamento dinâmico, eutonia e ioga. Pode ser empregada a movimentação de todo o corpo ou de regiões mais específicas como o pescoço e os ombros, sendo que a experiência do terapeuta com essas abordagens é essencial na determinação do sucesso de seu emprego.

Esta técnica possibilita ao paciente desenvolver uma expressão corporal associada à uma voz equilibrada. Se por um lado as técnicas clássicas de relaxação são pouco efetivas com os pacientes disfônicos, já as técnicas de relaxação dinâmica são mais fáceis de serem executadas e auxiliam o paciente a identificar estados de hipercontração indesejáveis, aumentando sua consciência corporal, podendo anteceder os exercícios específicos de aquecimento vocal para os profissionais da voz.
- Procedimento básico:
  - Movimentações amplas do corpo associadas a sons facilitadores.
- Objetivos:
  - Relaxamento dinâmico.
  - Melhor integração corpo-voz.
- Aplicações principais:
  - Voz profissional.
  - Disfonias por tensão muscular.
  - Disfonia Infantil.
- Variações:
  - Movimentação de corpo com emissão de pequenos textos.
  - Movimentação de corpo associada à emissão de vogais projetadas, sons em recurso de passagem de sonoridade ou vogais bocejadas.
- Observações:
  - Verificar se há alguma limitação na movimentação corporal ou do labirinto associada à execução desses exercícios.

Técnica de Mudança de Posição de Cabeça com Sonorização

As técnicas de mudança de posição de cabeça são particularmente indicadas nos casos de assimetria de tamanho, massa, forma, vibração ou tensão das pregas vocais devido à inadaptação fônica, malformação congênita ou cirurgias da laringe, sendo também úteis nos casos de disfonias em alterações neurológicas. Deve-se procurar em qual posição de cabeça o paciente apresenta uma melhor produção vocal. O objetivo é que o paciente posteriormente consiga esta mesma qualidade vocal sem o recurso da postura específica.

As posições a serem pesquisadas pertencem ao plano de deslocamento horizontal ou vertical. O deslocamento no plano horizontal é um trabalho clássico nas paralisias e paresias laríngeas e consiste do exercício de cabeça rodada para as laterais ou de sua variante de cabeça inclinada para os ombros.

O trabalho de cabeça rodada para as laterais visa tanto à compensação da prega vocal sadia, nos casos de paralisia unilateral definitiva, como à estimulação da prega vocal paralisada, quando há chances de retorno da função. Quando se tem certeza da irreversibilidade da paralisia, como ocorre nos casos de ressecção cirúrgica, a estimulação deve ser realizada rodando-se a cabeça homolateralmente ao lado paralisado, para estimular a sobreexcursão da prega vocal sadia. Quando há chances de retorno da função da prega vocal, a estimulação deve ser feita rodando-se a cabeça contralateralmente ao lado paralisado.

Os exercícios de cabeça inclinada para os ombros seguem o mesmo raciocínio, sendo particularmente úteis quando há desnível vertical entre as pregas vocais.

Mais uma vez, a avaliação fonoscópica é de grande valia, pois quando o paciente não é encaminhado logo após a instalação da paralisia, uma série de compensações podem já se ter instalado, dificultando a interpretação das manobras posturais de cabeça, que podem ser insuficientes para o trabalho de compensação, devendo-se provar a ação de técnicas mais agressivos, como a deglutição incompleta sonorizada.

Já o trabalho de deslocamento vertical de cabeça consiste de três variantes (Behlau, Carrara, Gonçalves & Rodrigues, 1993): emissão com cabeça para trás, para estimular a coaptação glótica; emissão com cabeça para baixo, para estimular a liberação da constrição vestibular; emissão com cabeça e tronco para baixo, para favorecer a difusão da ressonância.

Plano horizontal

Procedimento básico:
- Deslocamento horizontal por cabeça rodada para as laterais direita ou esquerda, enquanto se realiza uma emissão selecionada e controlada.

Objetivos:
- Melhorar aproximação das pregas vocais na linha mediana.
- Reduzir a rouquidão ou a soprosidade.
- Reduzir a bitonalidade.
- Estabilizar a qualidade vocal.

Aplicações principais:
- Disfonias neurológicas.
- Sobreexcursão da prega vocal sadia – movimentação homolateral ao lado paralisado.
- Estimulação da prega vocal parética – movimentação contralateral ao lado paralisado.
- Inadaptação fônica.
- Desnível de prega vocal – cabeça inclinada apresenta melhores resultados.

Variações:
- Em vez de usar rotação de cabeça pode-se usar inclinação, para a direita ou para a esquerda, em direção aos ombros, o que às vezes favorece particularmente a bitonalidade ou os quadros com pregas vocais desniveladas, por inadaptação laríngea ou alterações neurológicas.
- Usar emissões nos extremos dos movimentos ou iniciar a emissão na posição extrema e mantê-la durante todo o retorno da movimentação.
- Associar a sons facilitadores, como os nasais ou fricativos prolongados.
- Gravar as emissões nas diferentes posições e mostrar ao paciente.
- Usar esta técnica como monitoramento da evolução do tratamento.

Plano vertical

Há três variantes:

1. **Cabeça para trás**
   Procedimento básico:
   - Emissão, com a cabeça para trás, dos sons plosivos posteriores "k" e "g", em sílabas repetidas.

   Objetivos:
   - Aproximação mediana das estruturas em nível glótico e/ou supraglótico.
   - Favorecimento da constrição ântero-posterior.

   Aplicações principais:
   - Fendas fusiformes de natureza orgânica.
   - Fendas irregulares por retração cicatricial.
   - Pós-laringectomias parciais.

   Variações:
   - Mesmas utilizadas no item anterior.
   - Substituir os sons plosivos por sons nasais sustentados, isolados ou antecedendo os plosivos, principalmente nas fendas glóticas fusiformes.
   - Substituir os sons plosivos por vogais quando ocorre solicitação não desejada das pregas vestibulares.

2. **Cabeça para baixo**
   Procedimento básico:
   - Emissão com a cabeça inclinada em direção ao peito, associada a sons nasais, sustentados ou em sílabas.

   Objetivos:
   - Suavizar a emissão.
   - Eliminar a interferência das pregas vestibulares.
   - Elevar o foco de ressonância.

   Aplicações principais:
   - Disfonia vestibular.
   - Disfonias por tensão muscular.

   Variações:
   - Mesmas do item anterior.

3. **Cabeça e tronco para baixo**
   Procedimento básico:
   - Dobrar o tronco (de pé ou sentado), emitir o som facilitador selecionado enquanto se sobe o tronco paulatinamente.

   Objetivos:
   - Vibrar a mucosa a favor da força da gravidade.
   - Dissipar energia no trato vocal.
   - Afastar pregas vestibulares.

   Aplicações principais:
   - Ressonância laringofaríngea.
   - Edema de Reinke.
   - Disfonia por pregas vestibulares.
   - Voz profissional.

   Variações:
   - Mesmas utilizadas no item anterior.

   Observações:
   - Em todas as variantes da modificação postural, verificar sempre limitações musculoesqueléticas, articulares e do labirinto.
   - Nos casos de exercícios prolongados em uma só posição, fazer a compensação muscular do lado contrário, sem o uso de sons vocais.
   - Nos casos de edema de Reinke severo, observar se o paciente não fica com restrição respiratória com a cabeça para baixo.
   - Quando se realiza exercícios com a cabeça e tronco para baixo, verificar o equilíbrio do paciente e, no casos de uso de saltos altos, principalmente plataforma, fazer a manobra com o paciente descalço, para o paciente não cair.

Técnica de Massagem na Cintura Escapular

A técnica de massagem na região da cintura escapular atua diretamente na musculatura cervical, comumente contraída, na tentativa de compensar a deficiência na produção da voz. Podem ser utilizados vários movimentos, como toque, pressionamento, estiramento, pequenas batidas, ou massagem propriamente dita. Se o paciente referir muita dor, estratégias como calor local, exercícios de abertura de boca, técnica do bocejo-suspiro e exercícios corporais globais, podem ser utilizadas antes da massagem propriamente dita. O fonoaudiólogo que deseja atuar com procedimentos de massagem deve buscar formação complementar.

O uso de massageadores elétricos ou martelinhos de borracha, ou ainda rolos deslizantes, são importantes coadjuvantes na redução da hipertonicidade desta região e, muitas vezes, mais bem aceitos por pacientes que apresentam dificuldades em receber toque e manipulação terapêuticos.

É importante considerar o grau de desconforto e dor gerados, para se optar por manter ou suspender a administração da técnica. Muitas vezes o paciente apresenta uma musculatura muito tensa e inicialmente não refere dor ao toque, a qual pode ser relatada após algumas sessões de terapia e deve ser considerada uma resposta positiva ao procedimento. O paciente deve ser orientado e induzido a manter uma respiração livre e emissões suaves e moduladas, durante a manipulação, com a ajuda de modelo dado pelo terapeuta.

Procedimento básico:
- Movimentos de toque, pressionamento, estiramento e massagem na musculatura cervical, nas costas e nos ombros.
- Exercícios corporais globais ou exercícios de órgãos fonoarticulatórios.
- Massageadores elétricos, calor úmido ou bolsas térmicas nas regiões acima mencionadas.

Objetivos:
- Reduzir hipercontração da musculatura da cintura escapular.

Aplicações principais:
- Disfonia por tensão muscular.
- Fenda triangular médio-posterior.
- Hipertonicidade secundária ao quadro orgânico de base.

Variações:
- Massagem após aplicação de calor.
- Massagem e sonorização induzida.

Observações:
- Não usar essa abordagem quando o paciente rejeita toque ou se sente desconfortável com massagem.

Técnica de Manipulação Digital da Laringe

Esta técnica consiste na massagem da musculatura paralaríngea, principalmente na tentativa de relaxar a musculatura supra-hióidea e a membrana tireo-hióidea, comprometidas nos casos de disfonia associada à síndrome de tensão musculoesquelética, sendo também chamada de técnica de massagem circunlaríngea.

Foi descrita inicialmente por Aronson (1990) e posteriormente modificada e ampliada por vários autores (Morrison & Ramage, 1993; Roy & Leeper, 1993). A manipulação básica consiste na realização de movimentos digitais descendentes, do queixo ao osso externo, exercendo-se uma pressão nos contornos laterais da laringe, ou por meio de pequenos deslocamentos laterais de toda a laringe, ou ainda pequenos movimentos rotatórios na membrana tireo-hióidea. Durante tais manobras, solicita-se ao paciente que emita vogais curtas e relaxadas; comumente observa-se uma voz mais grave e mais limpa pós-manipulação. Boone & Mcfarlane (1993) sugerem que se realize uma leve pressão digital, na região anterior da cartilagem tireóidea, enquanto o paciente sustenta uma vogal; neste caso, obtém-se uma freqüência fundamental mais grave, pela diminuição do comprimento, relaxamento da tensão e aumento de massa das pregas vocais, sendo, desta forma, muito indicada nos casos psicogênicos e na muda vocal incompleta.

Embora os autores não descrevam uma posição para o clínico aplicar essa técnica, é aconselhável fazer a manipulação colocando-se em pé, atrás do paciente sentado, com as duas mãos na laringe, ou uma das mãos na laringe e a outra levemente apoiando a cabeça do paciente, por oferecer mais conforto e controle para o terapeuta, além de desinibir o paciente, que não fica face a face com o terapeuta na situação de toque e manipulação. Pacientes com disfonias organofuncionais, particularmente com nódulos de pregas vocais, são bons candidatos ao trabalho de manipulação digital da laringe (Fig. 13-4A e B).

Procedimento básico:
- Massagem na musculatura perilaríngea com movimentos digitais descendentes e pequenos deslocamentos laterais do esqueleto da laringe, além de movimentos circulares na membrana tireo-hióidea.
- Pressão anteroposterior sobre a laringe.
- A realização dos movimentos pode envolver vocalização durante ou após a manipulação.

Objetivos:
- Reduzir a hipertonicidade laríngea.
- Abaixar levemente a freqüência fundamental.
- Reduzir a sensação de "bolo" na laringe.

Aplicações principais:
- Disfonia por tensão muscular.
- Muda vocal incompleta.
- Falsete mutacional ou de conversão.
- Sulco vocal.
- Disfonias tensionais secundárias a pós-operatórios com rigidez de mucosa.

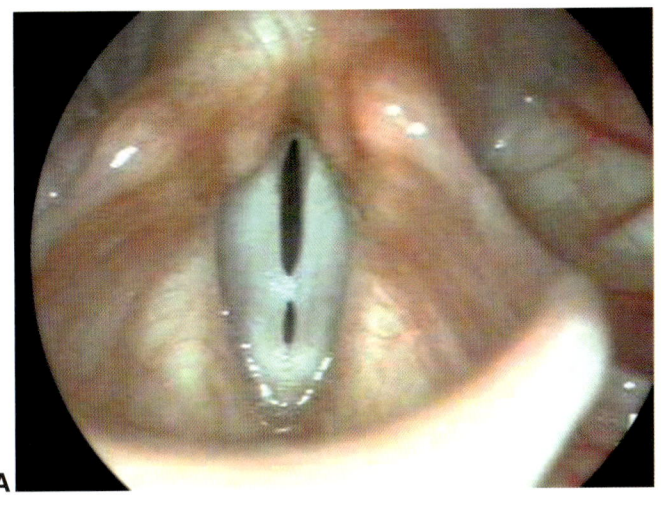

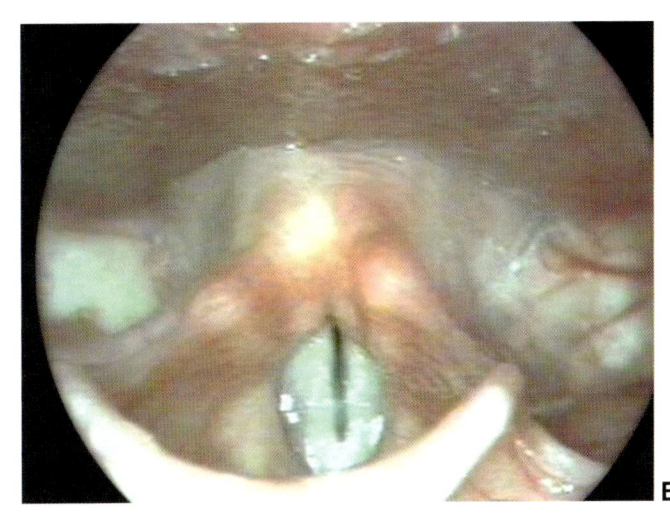

Fig. 13-4. Imagem de avaliação laríngea com disfonia, instrutora de academia de ginástica, 28 anos de idade. **A.** Pré-fonoterapia. observar a laringe elevada, presença de nódulos em contato e fenda em ampulheta. **B.** Pós-fonoterapia, empregando-se preferencialmente a técnica de manipulação digital; observar a laringe em posição vertical mais baixa, a redução da massa dos nódulos e uma melhor coaptação glótica (arquivo Paulo Pontes).

Variações:
- Massagem após aplicação de calor local.
- Massagem associada à sonorização induzida relaxada.
- Massagem associada à emissão de sons nasais ou a bocejos.

Observações:
- Não usar essa abordagem quando o paciente demonstra rejeição ao toque na região da laringe, podendo-se substituir por massagem na nuca e ombros.

Técnica de Massageador Associado à Sonorização Glótica

Nesta técnica, utiliza-se um massageador a pilha ou elétrico, levemente posicionado sobre a quilha da cartilagem tireóidea, podendo-se inclusive provocar um discreto deslocamento posterior da laringe. Com o massageador acionado, solicita-se ao paciente que realize uma emissão, em fraca intensidade e de modo relaxado, como o som facilitador nasal ("mmm...") ou uma vogal prolongada. A vibração do aparelho tende a suavizar a emissão do paciente, pode ser utilizada após manipulação digital da cintura escapular e, algumas vezes, serve como recurso auxiliar facilitador na produção do som basal.

Procedimento básico:
- Acoplar um massageador sobre a quilha da cartilagem tireóidea e produzir um som nasal ou uma vogal prolongada.

Objetivos:
- Suavizar a emissão e relaxar a musculatura laríngea.
- Reduzir fenda triangular médio-posterior.
- Aumentar a propriocepção da sonorização.

Aplicações principais:
- Disfonia por tensão muscular.
- Rigidez de mucosa.
- Auxiliar na produção do som basal.
- Falsete mutacional ou de conversão.
- Muda vocal incompleta.

Variações:
- Utilizar o massageador na testa e ou no crânio.
- Utilizar diferentes consoantes prolongadas, nasais ou fricativas, sonoras, emitidas isoladamente ou com vogais.

Observações:
- Não usar essa abordagem quando o paciente sentir-se desconfortável com o massageador, podendo-se passar para manipulação digital.

Técnica de Movimentos Cervicais

Esta é uma das técnicas mais conhecidas da terapia de voz (Soares & Piccolloto, 1980) e usa vários exercícios cervicais, associados ou não a sons, o que contribui para uma emissão mais solta. Evidentemente, se o paciente apresenta limitações reumáticas, desvios de coluna ou problemas de labirinto, o emprego desses exercícios deve ser bem avaliado, principalmente os exercícios de rotação de cabeça.

Embora a simples movimentação da cabeça auxilie no relaxamento da laringe, os exercícios clássicos de relaxamento da cintura escapular, tornam-se mais efetivos se forem associados aos sons facilitadores.

Os movimentos cervicais devem ser realizados lentamente e a emissão deve ser suave e controlada.

Procedimento básico:
- Emissão com movimentação de cabeça e pescoço, como: o "sim" (cabeça para frente e para trás), o "não" (cabeça de um lado para o outro), o "talvez" (cabeça de um ombro para outro) e os "círculos" (rotação ampla de cabeça), incluindo

também os exercícios de rotação de ombros; associados à emissão de vogais ou de sons facilitadores selecionados.
- As movimentações solicitadas devem ser realizadas lentamente.
- Esses exercícios podem ser realizados no chuveiro, onde o calor da água auxilia no relaxamento muscular e a reflexão dos azulejos melhora a ressonância e aumenta o monitoramento da qualidade vocal.

Objetivos:
- Suavização de ataques vocais.
- Redução da compressão medial das pregas vocais.
- Aumento do tempo máximo de fonação.
- Propiciar a ressonância difusa.

Aplicações principais:
- Disfonias por tensão muscular.
- Nódulos de pregas vocais.
- Disfonias hipercinéticas.
- Remoção de compensações negativas nas paralisias laríngeas.
- Voz profissional.

Variações:
- Na primeira parte o paciente deverá inspirar e na segunda parte poderá utilizar uma das opções a seguir ou toda a sequência:
  - Emissão de um som facilitador escolhido, prolongando durante toda a segunda etapa do movimento.
  - Emissão de um som facilitador escolhido, prolongado até acabar a expiração enquanto se realiza o movimento cervical repetidamente.
  - Primeira etapa com emissão de um som facilitador e passagem para uma vogal, na segunda etapa do movimento.
  - Emissão de vogal prolongada durante toda a segunda etapa do movimento.

Observações:
- Verificar se o paciente não apresenta nenhuma contra-indicação para movimentos cervicais, principalmente nos indivíduos idosos, que podem apresentar restrições articulares, musculares ou do labirinto.
- Controlar a postura geral do paciente, tanto de tronco, como de ombros, que podem estar rodados para frente, caídos ou tensos e elevados, ou ainda acompanhando a movimentação do pescoço, em bloco; pode-se colocar os braços para trás, unindo-se as mãos, para oferecer maior firmeza na posição correta dos ombros.
- Controlar o "travamento" mandibular sugerindo que a cabeça esteja levemente abaixada evitando assim tensão mandibular adicional.

Técnica de Rotação de Ombros

Os movimentos de ombros permitem uma expansão torácica, propiciando uma emissão mais equilibrada. Solicita-se que o indivíduo rode os ombros de frente para trás, em sentido horário, associado à uma emissão prolongada de um som facilitador, como os sons nasais, ou mesmo de vogais prolongadas, o que permite a expansão torácica, facilitando a coordenação pneumofônica. A rotação sonorizada é sempre realizada no sentido horário, ou seja, rodando os ombros de frente para trás; contudo, pode-se alternar com movimento de ombros no sentido anti-horário, não sonorizado, para relaxar o trapézio.

Procedimento básico:
- Emissão com rotação de ombros no sentido horário, de frente para trás, bilateralmente ou alternadamente, associada à emissão de vogais ou sons facilitadores.

Objetivos:
- Redução da tensão da musculatura da cintura escapular e pescoço.

Aplicações principais:
- Disfonias por tensão muscular.
- Nódulos vocais.
- Remoção de compensações negativas nas paralisias laríngeas.
- Voz profissional.
- Laringectomias totais.

Variações:
- Associação com a técnica de vibração de língua ou lábios.
- Associação com as técnicas de movimentação de órgãos fonoarticulatórios e emissão.
- Emissão de boca aberta.

Observações:
Verificar se há limitações na movimentação ou dores nos ombros.

MÉTODO DE ÓRGÃOS FONOARTICULATÓRIOS

Os órgãos fonoarticulatórios participam de diversas funções além da produção da voz: sucção, mastigação, deglutição e respiração, assim como de movimentos reflexos, tais como o bocejo. Sendo a produção vocal uma função mais recente na evolução do homem, produzida de forma superposta, pode-se empregar movimentos mais estáveis e funções mais antigas para equilibrar a função mais recente. É neste preceito que se baseia o emprego das técnicas desse método. Assim sendo, a associação de movimentos ou funções dos órgãos fonoarticulatórios à produção da voz utiliza o encadeamento de duas ou mais dinâmicas (fonatória, articulatória e/ou reflexovegetativa), em diversas técnicas e exercícios. Tal método permite aproveitar uma série de procedimentos usuais da área de motricidade oral, como exercícios de lábios, língua, bochechas, mandíbula e musculatura faríngea, associados a emissões de diversos sons facilitadores selecionados, de acordo com o objetivo. Em alguns casos, observa-se o desvio de mais de uma função, como presença de disfonia e deglutição atípica, ou disfonia e distúrbio articulatório. Nessas situações, os exercícios desse método podem ser utilizados direcionados às duas alterações, priorizando-se alguns parâmetros de base. É ainda regra desse método a verificação de desequilíbrios musculares e articulatórios que impeçam a execução de certos exercícios, como a técnica mastigatória em indivíduos com limitação de articulação temporomandibular. Apresentamos seis técnicas, sendo algumas delas mais específicas, como a de deslocamento lingual, e outras mais universais, como a técnica mastigatória e a técnica de abertura de boca.

Técnica de Deslocamento Lingual

A técnica de deslocamento lingual compõe-se de três manobras básicas: posteriorização, anteriorização e exteriorização da língua, devendo ser empregadas de modo específico durante a realização do exercício, a fim de desativar o ajuste motor inadequado e mudar o padrão de voz. Portanto, o paciente não deve adquirir o hábito de falar desta maneira.

Antes da realização desses movimentos, é interessante relaxar a musculatura lingual, especialmente a de inserção direta na laringe, com a simples manobra de posicionar a cabeça para trás e abrir e fechar a boca, em movimentos extensos, diversas vezes, voltando-se a seguir a cabeça para a posição reta e realizando-se, então, o exercício de deslocamento lingual proposto.

Procedimento básico:
- Posteriorização, anteriorização e exteriorização da língua.

Objetivos:
- Uniformizar a área circular longitudinal do trato vocal.
- Posteriorização: maior aproveitamento da cavidade oral.
- Anteriorização: liberação da faringe.
- Exteriorização: abertura do ádito da laringe e sua elevação.

Aplicações principais:
- Posteriorização: fonação delgada, voz infantilizada e alterações de ressonância.
- Anteriorização: ressonância posteriorizada.
- Exteriorização: disfonias hipercinéticas com constrição mediana ou vibração de pregas vestibulares.

Variações:
- Deslocamento lingual com sonorização associada.
- Deslocamento lingual com movimentos da musculatura perioral e de pescoco.

Observações:
- Tais manobras podem provocar reflexo nauseoso, devendo-se então substituir o exercício por outro, como a técnica do bocejo-suspiro.
- Alguns pacientes sentem-se constrangidos em realizar a exteriorização de língua, nesses casos, deve-se procurar uma alternativa.
- Quando há acentuada disfunção da articulação temporomandibular, a exteriorização de língua pode causar dor, devendo ser evitada.

Técnica de Rotação de Língua no Vestíbulo Bucal

A técnica de rotação de língua no vestíbulo bucal, associada ou seguida de emissão vocal, é empregada para reduzir as constrições do trato vocal, reposicionar a língua e a laringe e ampliar a faringe, aumentando a ressonância oral.

Procedimento básico:
- Emissão com rotação da língua no vestíbulo bucal, lentamente, com os lábios unidos, duas vezes em cada sentido, aumentando o número de rotações a cada série. Associar as rotações de língua à emissão do som nasal "m", prolongado, juntar a saliva e deglutí-la. Inspirar profundamente e emitir vogais bocejadas.

Objetivos:
- Redução das constrições do trato vocal.
- Reposicionamento da língua e laringe.
- Ampliação da faringe.

Aplicações principais:
- Reorganização muscular fonoarticulatória.
- Redução da tensão laringofaríngea.
- Voz com emissão faríngea ou ressonância posterior.

Variações:
- Substituir o movimento de rotação no vestíbulo pelo de "varrer o palato", dos dentes ao véu palatino, nos dois sentidos, também sonorizado.
- Associar o exercício de rotação de ombros.
- Gravar e comparar a emissão antes e depois desta técnica.

Observações:
- Geralmente, no início desse exercício há sensações musculares dolorosas na língua ou mais especificamente em sua região posterior, sensações essas que são esperadas pela elevada mobilização muscular; é importante o paciente manter um ritmo respiratório durante a realização do exercício, para aliviar a sensação de dor.
- Não realizar este exercício quando o paciente apresenta lesões de boca, tais como aftas.
- O uso de aparelhos ortodônticos ou próteses dentárias pode dificultar ou mesmo impedir a realização deste exercício.

Técnica do Estalo de Língua Associado ao Som Nasal

Essa técnica compõe-se de dois exercícios básicos, feitos associados e conjuntamente. O exercício de estalo de língua movimenta a laringe verticalmente no pescoço, favorece uma melhor tonicidade da musculatura paralaríngea e, portanto, dificulta a manutenção do foco de ressonância baixo. O segundo exercício associado é a produção de um som nasal ("n....") cujas propriedades são reduzir o esforço laríngeo e difundir a ressonância no trato vocal. A associação desses dois exercícios constitui a técnica de estalo de língua associado ao som nasal, também conhecida pelo nome de "técnica do carro e cavalo", pela semelhança do som produzido durante esse exercício.

É interessante comentar que esta técnica tem se mostrado efetiva nos casos em que os pacientes apresentam prova terapêutica negativa com o uso do som nasal, sentindo irritação ou ardor na laringe.

Procedimento básico:
- Estalar a ponta da língua de modo constante e repetido, associado à emissão do som nasal "n" prolongado. Pode-se iniciar tanto pelo estalo como pelo som nasal, de acordo com a facilidade do paciente.

Objetivos:
- Relaxamento da musculatura supra-hióidea.
- Reequilíbrio fonatório.
- Movimentação vertical da laringe.
- Sintonia fonte-filtros.
- Auxilia a anteriorizar a ressonância.
- Disfagia discreta.

Aplicações principais:
- Travamento articulatório.
- Foco ressonantal baixo ou posterior.
- Disfonias por tensão muscular.
- Disfonias da muda com laringe elevada.

Variações:
- Associação dessa técnica à rotação de ombros.
- Associação dessa técnica à mudança de postura de cabeça.

Observações:
- Verificar se não há tensão excessiva na produção dos dois sons.

Técnica do Bocejo-Suspiro

A técnica chamada de bocejo-suspiro originou-se do treinamento vocal para o canto lírico. Brodnitz (1968) escreve que o bocejo e o suspiro são funções naturais da laringe capazes de liberar a constrição vocal.

Deve-se explicar ao paciente como ocorre o bocejo: após uma inspiração profunda a boca se abre amplamente, a laringe se abaixa, a faringe se amplia, facilitando a emissão de um som mais suave, com boa qualidade vocal. Como todo o trato vocal está aberto, a resistência à saída do ar é menor e as ondas sonoras são amplificadas mais livremente.

O paciente é orientado a provocar bocejos amplos e suspiros prolongados e relaxados.

O paciente deve ser incentivado a aproveitar os bocejos naturais, nas situações em que isto for possível, sonorizando de modo relaxado e prolongado, sem procurar conter a abertura da boca. Uma variação dessa técnica, sugerida por Boone (1991) para o emprego em situações públicas, depois que já se domina a execução tradicional e completa da técnica, é bocejar por dentro, não deixando transparecer o ajuste internamente empregado, mantendo-se os lábios unidos, os dentes levemente afastados e todo o trato vocal ampliado.

A técnica do bocejo-suspiro pode ser empregada como uma estratégia preparatória para a execução da técnica mastigatória, ou para a liberação do som basal. Quando a emissão dos sons nasais causa desconforto, com sensação de garganta raspando ou ardendo, a execução prévia da técnica do bocejo-suspiro freqüentemente desativa a tensão excessiva e propicia uma subseqüente execução adequada dos exercícios de ressonância.

O estudo de Boone & Mcfarlane (1993) comprova endoscopicamente o abaixamento da laringe com essa técnica, aliada à ampliação da faringe, ajustes considerados excelentes para uma boa produção vocal.

Procedimento básico:
- Inspirar profundamente e imitar um bocejo, com língua baixa e anteriorizada, sonorizando-o com uma vogal aberta, aproveitar principalmente os bocejos naturais.

Objetivos:
- Redução de ataques vocais bruscos.
- Ampliação do trato vocal e faringe.
- Abaixamento da laringe.
- Projeção vocal.
- Sintonia fonte-filtros de ressonância.
- Ajuste motor mais equilibrado das estruturas do aparelho fonador.

Aplicações principais:
- Travamento articulatório.
- Disfonias com foco ressonantal faríngeo ou laringofaríngeo.
- Nódulos vocais.
- Disfonia por tensão muscular.
- Fonação vestibular.
- Hipercinesia laríngea.
- Auxilia na aquisição da voz esofágica.
- Como preparatório para melhor execução de outras técnicas como som basal e técnica do som nasal.
- Desaquecimento vocal para voz profissional.
- Fissura labiopalatina.

Variações:
- Provocar bocejos com todas as vogais.
- Bocejar com grande modulação de freqüência.
- Bocejar terminando a emissão com o som "mmm...", prolongado e de ressonância difusa.
- Bocejos múltiplos.
- Fazer bocejo silencioso com lábios unidos e soltando o ar pelo nariz, emitindo em seguida muááá, muééé...

Observações:
- Verificar se não há limitações na abertura de boca para a realização desta técnica.

- Dar instruções detalhadas para que o paciente não oclua a saída do som reduzindo a abertura da boca ou posteriorizando a língua.
- Pode-se provocar um bocejo fazendo boca em bico, como na vogal "ô", com a língua baixa, fazendo o ar entrar e sair rapidamente.
- Substituir pela técnica de som nasal caso o paciente sinta-se constrangido em bocejar na frente do terapeuta.

Técnica Mastigatória

A técnica mastigatória, descrita originalmente com o nome de método mastigatório (Froeschels, 1943 e 1952), utiliza exercícios de interrelação das funções reflexovegetativas de sucção, mastigação e deglutição, com a voz e a fala. Constitui umas das abordagens mais rápidas e eficientes para o tratamento das disfonias. A utilização das mesmas estruturas para a fonação, e para as outras funções apontadas, oferece ao terapeuta a possibilidade de utilizar o mecanismo precedente da deglutição também como um facilitador para alcançar uma fonação equilibrada e uma articulação precisa dos sons da fala.

Na descrição original da técnica ressalta-se que a mastigação é uma das funções mais naturais do ser humano, servindo de apoio para o equilíbrio da fonação, uma função superposta. Esse método é fundamentado nas observações comportamentais de que se pode falar e mastigar ao mesmo tempo e que, na verdade, povos primitivos, indivíduos de pouca educação e deficientes auditivos ainda o fazem, por vezes com ativas e variadas emissões.

Solicita-se ao paciente que mastigue normalmente, com os lábios fechados, sem nada na boca, e que observe a movimentação contínua dos lábios, da língua e da mandíbula. Em seguida, pede-se que ele mastigue ativamente, como um selvagem, abrindo a boca com amplos e vigorosos movimentos e emitindo sons diversos, evitando o monótono "iam iam iam...". Froeschels (1952) sugere que se repita a mastigação sonorizada 20 vezes ao dia, durante alguns segundos, evitando fazê-lo de forma mecânica.

Esse método é considerado um poderoso recurso para o equilíbrio da produção da voz, modificando a qualidade vocal globalmente, sendo uma técnica universal na terapia de voz. Sua execução pode ser considerada constrangedora por alguns pacientes, podendo-se usar uma variante de mastigação real de chicletes sonorizada com sons nasais, ou associada à emissão de seqüências automáticas, conversa ou leitura.

Uma adaptação desse método foi proposta para pacientes laringectomizados (Behlau, Gama, Azevedo, Carrara & Priston, 1992), em reabilitação para aquisição de voz esofágica. O emprego desse método, associado à tentativa de emissão de uma seqüência automática, como a contagem de números, pode auxiliar o paciente a desativar uma fonação faríngea ou melhorar a qualidade vocal de uma produção esofágica tensa.

Do momento em que esta técnica exige uma movimentação de mandíbula ampla, dinâmica e variável, convém verificar se existem alterações na articulação temporomandibular que a contra-indique, limite ou impeça sua execução.

Procedimento básico:
- Mastigar ativamente, com a boca aberta e movimentos amplos dos lábios, da mandíbula, da língua e das bochechas, emitindo-se uma grande variedade de sons, evitando-se um monótono "iam iam iam...".

Objetivos:
- Técnica universal.
- Equilíbrio da qualidade vocal.
- Redução de constrições inadequadas.
- Aquecimento vocal.
- Aumento de resistência vocal.
- Deficiente auditivo.

Aplicações principais:
- Disfonias por tensão muscular.
- Foco ressonantal baixo.
- Aquecimento vocal.
- Aumentar a resistência vocal.
- Melhorar a coordenação fonodeglutitória.
- Melhorar o padrão articulatório.
- Favorecer a projeção vocal.

Variações:
- Usar goma de mascar nos lados da boca, enquanto emite-se os sons, desde que não haja contra-indicação por problemas de articulação temporomandibular e limitando-se o tempo de realização do exercício.
- Fazer repetição de frases ou leitura com mastigação selvagem.
- Fazer contagem de números com mastigação selvagem.

Observações:
- Verificar se há limitações na abertura de boca.
- Substituir por outra técnica, como a de som nasal mastigado, associado à produção de vogais, caso o paciente se sinta constrangido e inibido na execução desse exercício.

Técnica de Abertura de Boca

Essa técnica de abertura de boca era anteriormente chamada de técnica de emissão de boca aberta (Behlau & Pontes, 1995) e o foco de ação é o aumento da dimensão vertical da abertura da mandíbula.

O padrão vertical de abertura da boca deve ser privilegiado na emissão vocal e não a chamada impostação em sorriso, que reduz a projeção vocal pelo aumento da resistência à saída do ar sonorizado. A técnica de emissão de boca aberta pode ser realizada com as vogais ou fala encadeada, sendo útil para reduzir a resistência à saída da produção glótica. Convém lembrar que essa técnica não somente reduz a tensão em nível glótico, mas também favorece o volume e a projeção da voz no espaço, com ressonância adequada. É um excelente recurso para a voz profissional, principalmente quando não é habitual o emprego de amplificação sonora, como no teatro e na maior parte das atividades letivas.

Procedimento básico:
- Emissão de sons da fala isolados, em seqüências automáticas ou em leitura de texto, com a boca o mais aberta possível.

Objetivos:
- Reduzir as constrições do trato vocal.
- Ampliar as cavidades de ressonância.
- Melhorar articulação.

Aplicações principais:
- Disfonias com travamento articulatório.
- Baixa resistência vocal.
- Projeção e volume vocal.
- Redução de atrito entre as pregas vocais.
- Uso profissional da voz.

Variações:
- Emissão de boca aberta em frente a um espelho.
- Emissão de boca aberta associada a exercícios de rotação de ombros.
- Emissão de boca aberta antecedendo o trabalho de sons nasais.

Observações:
- Alterações da articulação temporomandibular podem limitar a abertura de boca e impossibilitar a realização desta técnica; o paciente deve ser encaminhado a um especialista quando a alteração é importante, por suas inúmeras repercussões negativas.

MÉTODO AUDITIVO

O sistema de controle auditivo parece ser crucial na vocalização humana, ou seja, a organização da produção vocal é governada auditivamente, embora esse sistema de controle auditivo e as vias envolvidas não sejam ainda bem compreendidos.

O método auditivo baseia-se exatamente neste fato de que a audição é determinante na qualidade e no controle da produção vocal. As alterações vocais do deficiente auditivo e o descontrole vocal em situações de ruído competitivo são dois exemplos diretos do impacto de uma modificação auditiva na voz, quer seja orgânica ou ambiental circunstancial. O paciente disfônico, particularmente quando alterações no comportamento vocal estão envolvidas na base da disfonia, geralmente apresenta uma imagem distorcida de sua produção de voz e poucas vezes utiliza sua própria audição para controlar a voz. Assim, este método baseia-se no impacto imediato que uma modificação na escuta da própria voz causa sobre a produção vocal. Neste método, várias técnicas e procedimentos podem ser utilizados tanto com a finalidade de utilizar a audição para melhorar a produção vocal, como de bloquear totalmente o seu controle, para verificar as conseqüências na voz. Esse método produz um impacto global na qualidade vocal, contudo certos aspectos podem ter sua modificação favorecida, como redução da tensão vocal por meio da técnica de amplificação auditiva. O método auditivo pressupõe limiares auditivos dentro da normalidade ou perdas discretas a moderadas. Requer a utilização de recursos tecnológicos, como gravador de som, sistemas de amplificação, reprodução, mascaramento ou monitoramento ou metrônomo. Podem ser utilizados aparelhos específicos (Fig. 13-5), como o FACILITATOR (KAY ELEMETRICS), desenvolvido pelo Fgo. Dr. Daniel Boone, ou programas computadorizados como o FONO TOOLS (CTS), desenvolvido pela Fga. Dra. Mara Behlau. A principal vantagem do FACILITATOR (Fig. 13-5A a E) é a de ser um aparelho independente, que pode ser usado pelo cliente em diversos locais, com a desvantagem de ser mais de custo mais elevado; esse aparelho possibilita os seguintes modos de operação: repetição (*loop*), amplificação, mascaramento, monitoramento auditivo retardado e marca-passo vocal. O impacto da transformação da audição sobre a própria fala é imediato e pode ser facilmente verificado no exemplo oferecido.

As vantagens do FONO TOOLS (Fig. 13-6) são incorporar um maior número de modos de operação, permitir a visualização do registro e o salvamento de arquivos e ter um custo menor, mas carrega a desvantagem de necessitar de um computador para sua utilização; os modos de operação do programa incluem: amplificação, atraso no monitoramento, deslocamento de freqüência, inversão, mascaramento, repetição e ritmo.

Apresentamos seis técnicas que atuam de diversos modos na modificação da audição da própria voz.

Técnica de Repetição Auditiva

A técnica de repetição auditiva, ou *loop* auditivo, consiste no registro e reprodução da própria voz para aumento da conscientização sobre a qualidade vocal ou sobre parâmetros em particular, modificando-se e registrando-se novamente a emissão, para um segundo exercício de escuta guiado.

Procedimento básico:
- Registrar uma pequena frase, de preferência com sons todos sonoros para ressaltar aspectos da qualidade vocal (exemplo: "Um homem e uma mulher viram um anjo", "A menina jantou laranja", "Hoje rezei na aurora iluminada") e reproduzi-la via fones de ouvido, em modo de *loop*, ou seja, em reprodução continuada (média de oito repetições), o que pode ser feito com o uso do programa FONO TOOLS (da CTS) ou do equipamento FACILITATOR (KAY ELEMETRICS).
- Um recente estudo analisou o impacto da escuta da própria voz na percepção da qualidade vocal (Oliveira, 2003) evidenciando a contribuição deste simples recurso para ressaltar parâmetros vocais geralmente inconscientes.

Objetivos:
- Desenvolver o monitoramento auditivo.
- Melhorar a conscientização vocal.
- Identificar parâmetros vocais específicos.

Aplicações principais:
- Disfonias comportamentais.
- Voz profissional.
- Disfonias por técnica ou modelo vocal inadequado.
- Disfonias monossintomáticas.

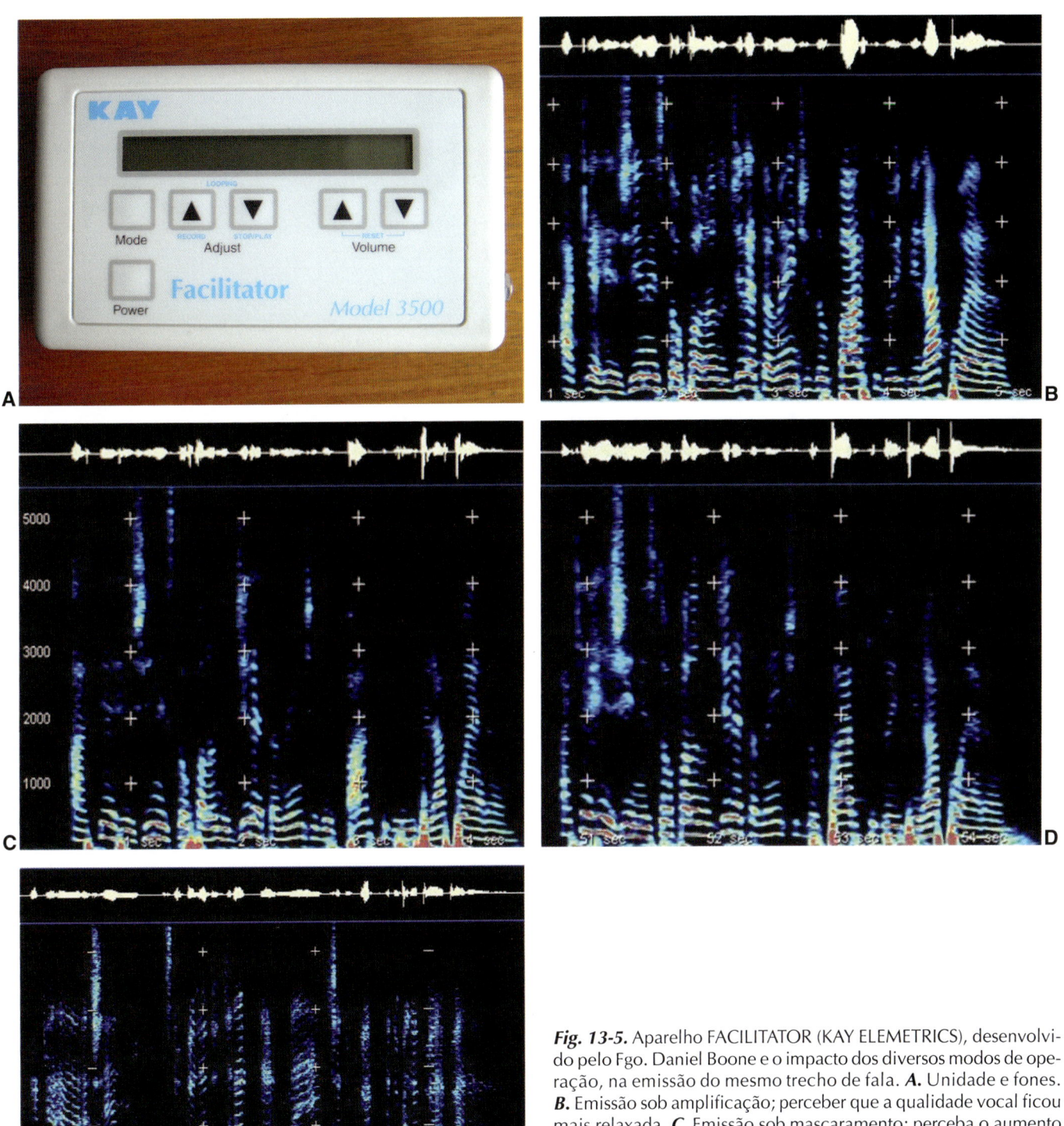

Fig. 13-5. Aparelho FACILITATOR (KAY ELEMETRICS), desenvolvido pelo Fgo. Daniel Boone e o impacto dos diversos modos de operação, na emissão do mesmo trecho de fala. *A.* Unidade e fones. *B.* Emissão sob amplificação; perceber que a qualidade vocal ficou mais relaxada. *C.* Emissão sob mascaramento; perceba o aumento de intensidade e a marcação mais acentuada dos sons consonantais. *D.* Emissão sob monitoramento auditivo retardado; perceber que a emissão ficou mais lenta e ocorreram algumas repetições de sílabas. *E.* Emissão sob marca-passo vocal; perceber que houve melhor organização rítmica no trecho de fala.

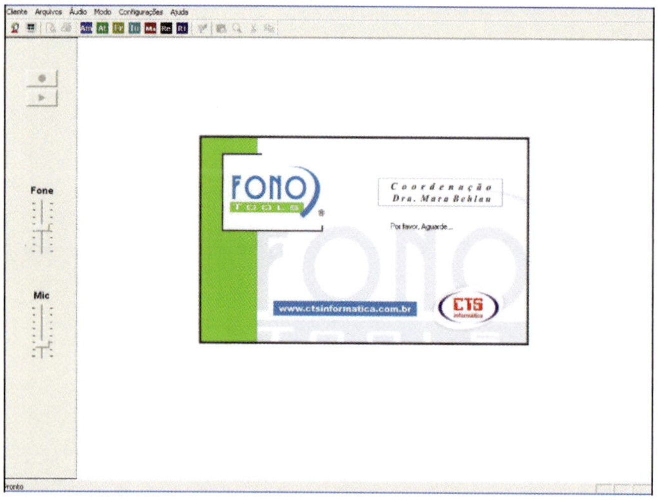

Fig. 13-6. Tela de abertura do programa computadorizado FONO TOOLS (CTS), desenvolvido pela Fga. Mara Behlau, que apresenta inúmeras aplicações no tratamento de transtornos da comunicação oral (amplificação, atraso, deslocamento de freqüência, inversão, mascaramento, repetição e ritmo), as quais podem ser ativadas pela barra de ferramentas na região superior do programa.

Variações:
- Treinamento com registro simples em gravador ou MD e retorno via fone ou alto-falante.
- Treinamento com bonecas ou papagaios que possuem sistema de gravação e repetição de trecho de fala.
- Repetição auditiva em práticas negativas, ou seja, produzindo o erro de forma exagerada para aumentar a conscientização do mesmo.
- Repetição auditiva e visual com registro em qualquer programa que permita análise em tempo real, como o programa GRAM (Richard Horne, VOICE TOOLS, EUA).

Observações:
- Alguns pacientes incomodam-se com a repetição auditiva, pois ressalta os aspectos negativos da voz, contudo, é importante que o paciente desenvolva um a conscientização vocal adequada.

Técnica de Amplificação Sonora

Efeito da amplificação da voz do próprio falante é uma redução imediata do volume de voz, e uma emissão mais fácil e com qualidade menos tensa. Até mesmo uma pequena amplificação pode ser suficiente para auxiliar o indivíduo a focalizar nos aspectos auditivos de sua produção vocal, o que gera uma voz mais clara, mais estável e com tempos máximos de fonação mais longos.

Aronson (1990) reforça que o retorno auditivo instantâneo é de maior importância na terapia vocal; comenta ainda que uma característica singular na reabilitação vocal é o fato de se conseguir uma produção vocal melhor, muitas vezes na primeira sessão, em uma emissão ou pequenas frases, o que, apesar da imediata identificação pelo clínico, geralmente não é reconhecido pelo paciente. Neste sentido, o treinamento sob amplificação auxilia o paciente e acelera os resultados da terapia.

A utilização constante de um sistema de amplificação sonora, portátil e individual é uma opção alternativa para a redução de sintomas de disfonia em professores, mostrando resultados vocais até mesmo superiores, em alguns aspectos, quando comparado aos exercícios de função vocal, terapia de ressonância e treinamento respiratório (Roy, Weinrich, Gray, Tanner, Toledo, Dove, Corbin-Lewis & Stemple, 2002; Roy, Weinrich, Gray, Stemple, & Sapienza, 2003). Desta forma, conseguindo um bom resultado com o emprego da técnica de amplificação sonora em terapia, pode-se indicar ao paciente o uso de uma unidade de amplificação em seu trabalho, como auxiliar no tratamento ou em situações de uso continuado de voz por longos períodos (treinamentos e cursos), se a atividade profissional do paciente o permitir.

Procedimento básico:
- Executar treinamento vocal, com amplificação da própria voz, recebida via fone de ouvidos por meio de qualquer sistema para esse uso, como o FONO TOOLS (CTS) ou o FACILITATOR (KAY ELEMETRICS) que permite uma amplificação na faixa de freqüências de 70 a 7.800 Hz, com 26 dB de ganho de volume máximo, que pode ser ajustado de acordo com a necessidade.

Objetivos:
- Reduzir a tensão fonatória excessiva.
- Desenvolver o monitoramento auditivo.
- Melhorar a conscientização vocal.

Aplicações principais:
- Disfonias por tensão muscular.
- Voz profissional.
- Disfonias por técnica ou modelo vocal inadequado.
- Disfonia por uso de intensidade elevada.

Variações:
- Treinamento com amplificação da voz do paciente e do terapeuta.
- Prática negativa sob emissão amplificada.
- Redução da quantidade de amplificação e busca de estabilidade e controle na emissão vocal.
- Na impossibilidade de amplificação imediata, pode-se gravar a emissão do paciente e pedir que ele a avalie, de preferência com fones de ouvido.
- Utilizar como recurso auxiliar um gravador simples ou o programa *Windows Media Player* do computador.
- Trabalhar com amplificação com fones no computador, utilizando-se como recurso o programa GRAM e mantendo os fones ou os alto-falantes ativados durante a gravação.

Observações:
- Alguns pacientes incomodam-se em ouvir sua voz amplificada, portanto deve-se iniciar com uma amplificação reduzida, podendo-se aumentar a quantidade de amplificação paulatinamente.

Técnica de Mascaramento Auditivo

O uso do mascaramento auditivo para se produzir uma resposta reflexa foi introduzido em 1911, por Lombard, passando a ser conhecido como Efeito Lombard.

De acordo com relato de Weiss (1971), o uso de mascaramento auditivo bilateral data da Primeira Guerra Mundial, quando foi inicialmente empregado para o tratamento de soldados com afonia de conversão. Logo se percebeu que a aplicação desse procedimento era mais ampla do que o inicialmente proposto, servindo tanto como teste diagnóstico como auxiliar na terapia vocal.

O treinamento vocal sob mascaramento auditivo consiste em se aplicar em ambas as orelhas um ruído branco, suficientemente intenso para impedir a escuta da própria voz, o que ocorre em média a 100 dBNA. O mascaramento reduz o impacto do controle auditivo, que pode estar alterado em algumas disfonias, possibilitando uma produção vocal melhor.

Devemos lembrar que a maior parte das pessoas é do tipo perceptivo-auditivo e monitora sua voz pela audição; quando esse controle é suprimido, existe, portanto, a possibilidade da emissão vocal natural se estabelecer. O ruído branco pode ser aplicado por meio de fones do audiômetro, ou ainda de fita cassete previamente gravada e reproduzida pelos fones, ao paciente; pode ser gravado o ruído de uma emissora de televisão fora do ar. Opções mais sofisticadas podem ser oferecidas com o programa FONO TOOLS (CTS) ou o aparelho FACILITATOR (KAY ELEMETRICS), na opção de mascaramento, que permite a produção de um ruído de faixa larga, de 100 a 8.000 Hz, com um ganho de até 26 dB, o qual, estando concentrado na faixa da fala não precisa ser tão intenso como o ruído branco ou *pink noise*; pode ser aplicado de modo contínuo ou ativado por fala. É importante comentar que o aumento de intensidade obtido com a inclusão de um ruído mascarante, em indivíduos normais, é produzido por modificações nos padrões respiratórios (Winkworth & Davis, 1997).

Teoricamente, os transtornos vocais de natureza psicoemocional cedem com essa estratégia. Na prática, uma prova terapêutica negativa apenas indica que o paciente não responde a este procedimento, mas não garante, com segurança, a natureza orgânica do quadro.

Weiss (1971) sugere os seguintes passos: aumento gradual da intensidade do mascaramento, bilateralmente, até chegar a 100 dBNA. Quando o paciente experimenta a intensidade do ruído a que será submetido, perguntam-se coisas simples como nome, idade, profissão e, como paciente não está ouvindo a voz do clínico, deve manter-se atento ao movimento de nossos lábios. Pode-se pedir para o paciente contar os números, como, por exemplo, de 100 a zero, até se ter certeza de que ele o esteja fazendo automaticamente. Nesse momento pode-se tirar as conclusões do teste.

Na área das disfonias psicogênicas, o uso do mascaramento é uma das abordagens mais poderosas na remoção do sintoma de afonia de conversão, principalmente nos casos mais persistentes, contribuindo também para a modificação de padrões vocais atípicos mantidos basicamente por monitoramento auditivo.

Uma outra aplicação importante do mascaramento auditivo é com usuários ocupacionais ou profissionais da voz, que podem desenvolver melhor controle vocal com esse treinamento.

Procedimento básico:
- Emissão em leitura ou seqüência automática, sob ruído branco em ambas as orelhas, suficientemente intenso para impedir a escuta da própria voz, ao redor de 100 dB.

Objetivos:
- Efeito Lombard.
- Supressão do monitoramento auditivo sobre a voz.
- Aumento de monitoramento proprioceptivo.

Aplicações principais:
- Diagnóstico diferencial entre psicogênicas e neurológicas.
- Disfonias a afonias de conversão.
- Disfonias hipocinéticas.
- Controle de competição sonora em voz profissional.
- Desenvolvimento de monitoramento proprioceptivo.

Variações:
- Gravar a voz sob mascaramento e comparar a uma emissão habitual do paciente.
- Usar essa técnica para desenvolver o monitoramento cinestésico e o controle vocal em situações de competição sonora, direcionando a atenção do paciente para controlar as sensações negativas durante a emissão.

Observações:
- Evitar o uso prolongado ou em intensidade excessiva de mascaramento, para não elevar os níveis de contração muscular.
- Verificar se não ocorre desconforto auditivo, caso o paciente seja recrutante.

Técnica de Monitoramento Auditivo Retardado

O treinamento vocal sob monitoramento auditivo retardado (MAR), simplesmente, atraso no monitoramento *(delay auditory feedback – DAF)* baseia-se no efeito Lee, que diz respeito à ação da fala de um indivíduo com estimulação auditiva de sua própria voz, reproduzida aos seus ouvidos com um atraso de frações de segundos ou até de alguns segundos.

Esta técnica é muito útil como prova diagnóstica para diferenciar casos de disfonias orgânicas neurológicas e casos funcionais psicogênicos.

Aparentemente, o monitoramento auditivo retardado rompe a habilidade do indivíduo em monitorar sua produção vocal; este fato, em indivíduos normais, produz prolongamento das vogais das palavras e uma fala arrastada, como que intoxicada ou neurológica; no paciente com disfonia de origem psicológica, pode haver regularização da produção vocal, pela ruptura no monitoramento auditivo; já no paciente disfluente, a redução da velocidade da fala produz uma emissão melhor organizada, melhorando a qualidade global de sua emissão.

Kalinowski & Stuart (1996) definiram que um atraso de 50 ms parece ser o menor intervalo necessário para se produzir uma redução na freqüência da disfluência de pacientes gagos. Como o monitoramento auditivo retardado produz uma emissão de maior intensidade, o uso dessa estratégia pode melhorar a emissão de indivíduos com Parkinsonismo, presbifonia, ou disfonias hipocinéticas. Greene & Mathieson (1989) relatam o uso do monitoramento auditivo retardado como um recurso para reduzir a velocidade de fala em pacientes com doença de Parkinson.

Para se introduzir atraso no monitoramento auditivo pode-se empregar o aparelho FACILITATOR (KAY ELEMETRICS), o programa FONO TOOLS (CTS) ou ainda um gravador com atraso, como o MARANTZ (PMD 440). A extensão do atraso produzido pode variar de 0,01 a 0,5 segundo, no FACILITATOR, ou em média de 0,06 a 0,130 segundo (depende do computador em questão) com o uso do FONO TOOLS (Fig. 13-7). Pede-se para o paciente simplesmente continuar a falar normalmente. Colocam-se os fones e faz-se algumas perguntas simples, apenas para o paciente compreender o procedimento; a seguir, pede-se que ele repita continuamente frases selecionadas ou uma contagem de números, ou leitura de texto, enquanto se aumenta o atraso no monitoramento da emissão.

Essa técnica é muito útil como prova diagnóstica para diferenciar casos de disfonias orgânicas neurológicas, como a distonia focal laríngea, e casos funcionais psicogênicos, como fonação vestibular ou disfonia por sonoridade intermitente. Especialmente nos casos que apresentam quebras de sonoridade, espasmos à emissão e fonação comprimida, a técnica do monitoramento retardado tem se mostrado um recurso valioso no restabelecimento de uma fonação constante e menos tensa.

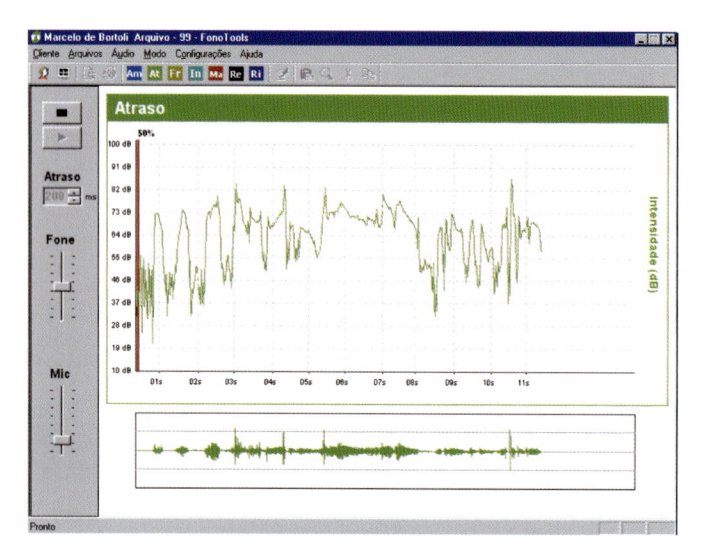

Fig. 13-7. Exemplo da tela do modo de operação atraso no monitoramento, do programa FONO TOOLS (CTS) em que se pode perceber, à esquerda, os botões de controle do tempo de atraso, da entrada nos fones e no microfone; o andamento de freqüência e intensidade é mostrado em um gráfico, havendo também a possibilidade de reproduzir a fala do paciente.

Procedimento básico:
- Emissão com monitoramento auditivo defasado em frações de segundo.

Objetivos:
- Efeito Lee.
- Fonação constante e menos tensa.
- Aumento do monitoramento proprioceptivo.
- Redução da velocidade de fala.
- Modificação do monitoramento habitual de fala.

Aplicações principais:
- Diagnóstico diferencial entre psicogênicas e neurológicas.
- Aumento do monitoramento proprioceptivo.
- Voz profissional.
- Transtornos da fluência da fala.

Variações:
- Usar a técnica para desenvolver o controle vocal de forma independente do monitoramento auditivo, ampliando-se o monitoramento proprioceptivo. Pede-se ao paciente para focalizar sua atenção na articulação dos sons da fala e não em como a sua voz soa.

Observações:
- Nos casos psicogênicos, gravar a emissão sob monitoramento retardado para o paciente poder se ouvir após o exercício.
- Para aperfeiçoamento vocal, verificar se o paciente fica muito tenso e ir indicando as regiões de tensão a serem aliviadas.

Técnica de Deslocamento de Freqüência

A técnica de deslocamento de freqüência consiste em se registrar a voz do paciente em sua emissão habitual, geralmente utilizando-se como material de fala uma seqüência automática (contagem de números, dias da semana ou meses do ano) e reproduzi-la com o deslocamento das freqüências de fala em alguns semitons, para cima ou para baixo. Tal procedimento requer a utilização de um programa específico, como o FONO TOOLS (CTS), no modo de operação freqüência, ou de programas conhecidos na área de edição musical, como o SOUNDFORGE ou o PRO TOOLS, muito empregado profissionalmente na gravação e na edição de músicas. Esta técnica pode ser ainda otimizada com o emprego do programa SPEECH PITCH (VOICE TOOLS), desenvolvido pelo maestro Garyth Nair, pela Fga. Dra. Mara Behlau e pelo Engenheiro Richard Horne (Fig. 13-8A e B) para auxiliar o diagnóstico e o tratamento dos desvios da freqüência vocal (ver De Boca em Boca).

Procedimento básico:
- Emissão habitual e reprodução com deslocamento da faixa de freqüências.

Objetivos:
- Ouvir a própria voz mais grave ou mais aguda.
- Melhorar a conscientização da emissão.
- Avaliar as possíveis mudanças de freqüência fundamental.

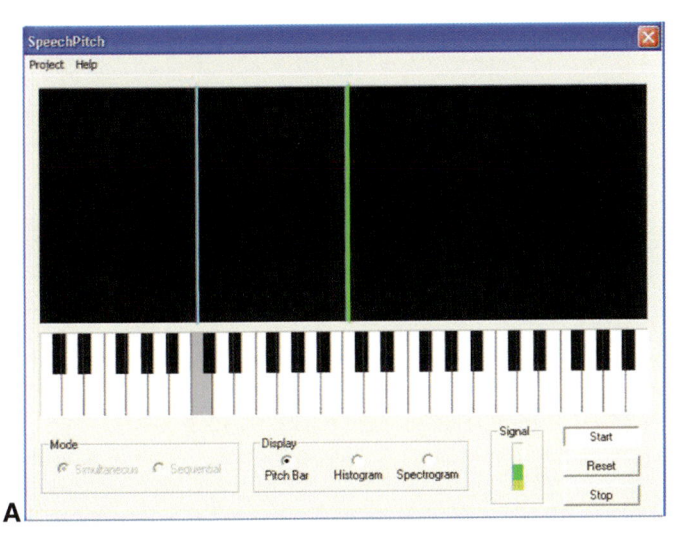

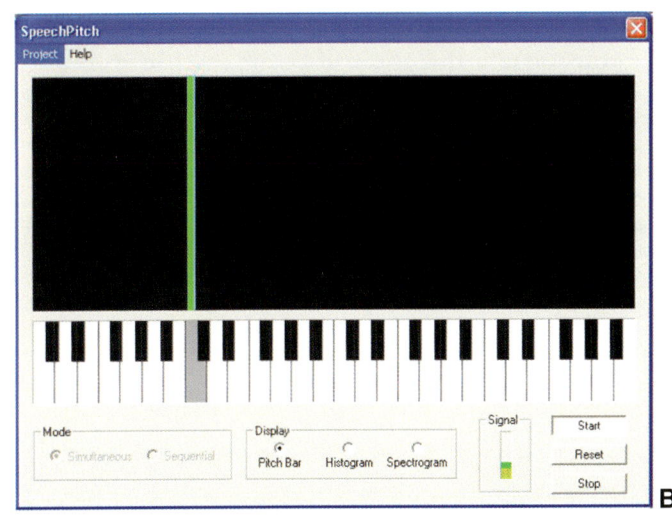

Fig. 13-8. Telas do programa SPEECH PITCH (VOICE TOOLS), no modo de barras *(pitch bar)*, mostrando um exemplo de treinamento de freqüências. **A.** A barra verde, correspondente à emissão do paciente, está deslocada para os agudos (uma oitava acima), fora do alvo proposto, que é a barra azul, correspondente à tecla acionada. **B.** Barras azul e verde coincidentes, indicando que o paciente acertou a freqüência solicitada.

Aplicações principais:
- Disfonia da muda vocal.
- Disfonia por edema de Reinke.
- Disfonias endocrinológicas (virilização vocal).
- Voz profissional.
- Falsete paralítico, de conversão ou mutacional.

Variações:
- Reproduzir a emissão com o deslocamento de freqüências, procurando acompanhar o novo tom.
- Procurar reproduzir a emissão com a freqüência deslocada após a escuta do trecho modificado.

Observações:
- O deslocamento de freqüência introduz uma certa diminuição de freqüência nos graves e uma aceleração nos agudos, havendo uma pequena distorção na reprodução do trecho.

Técnica de Marca-Passo Vocal ou Ritmo

O treinamento vocal com marca-passo ou ritmo é de utilidade principal para os transtornos vocais que envolvem também alterações no ritmo da fala, como algumas disartrofonias, principalmente as de origem cerebelar. Um ritmo-guia produzido por qualquer sistema pode favorecer uma velocidade de fala mais elevada, como nos casos de esclerose múltipla, *miastenia gravis*, esclerose lateral amiotrófica ou nos distúrbios fonoarticulatórios pós-acidente vascular cerebral. Recentemente, tem-se enfatizado a importância da velocidade de fala na melhora global da emissão oral e na inteligibilidade de fala (Schwartz & Goffman, 1995; Campbell & Dollagham, 1995).

Várias estratégias podem ser utilizadas para se marcar o ritmo de uma emissão, como bater palmas, marcar o ritmo com uma caneta na mesa, usar um metrônomo ou, uma opção mais sofisticada, usar um marca-passo eletrônico (*metronomic pacing*), como o disponível no equipamento FACILITATOR (KAY ELEMETRICS), que permite variações rítmicas com 50 a 150 cliques por minuto, ou com o aumento progressivo de 5 cliques por minuto; ou o modo de operação ritmo, disponível no FONO TOOLS (CTS), que oferece uma grande variabilidade de cliques por segundo (Fig. 13-9). Esse recurso também pode ser empregado com usuários de voz ocupacional ou profissional, para aumentar o controle na produção da voz e da fala, assim como a atenção auditiva.

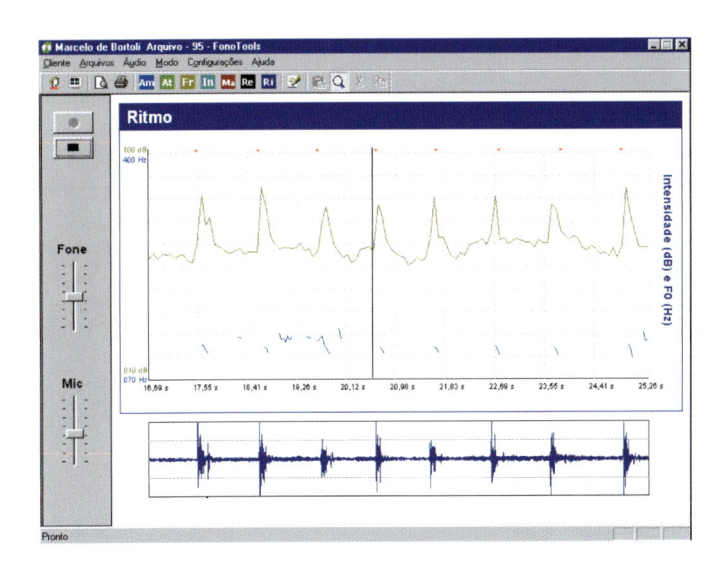

Fig. 13-9. Exemplo da tela do modo de operação de ritmo, do programa FONO TOOLS (CTS) em que se pode perceber a marcação do ritmo em vermelho, na região superior do gráfico, e o andamento da emissão do paciente, em azul, procurando acompanhar o ritmo introduzido via fones de ouvido; observar que o controle dos fones e do microfone pode ser feito facilmente nas réguas verticais à esquerda da janela de registro.

Procedimento básico:
- Procurar seguir o ritmo marcado, tanto em treinamento de seqüências articulatórias, duplas de vogais, como na leitura de estrofes e poesias.

Objetivos:
- Modificar, regularizar ou controlar o ritmo da emissão.

Aplicações principais:
- Disartrofonias em geral.
- Ataxia cerebelar.
- Voz profissional.
- Transtornos da fluência da fala.

Variações:
- Produção de unidades fonatórias com sons facilitadores, como os nasais, ou vogais curtas, no ritmo marcado.

Observações:
- Alguns pacientes ficam com a emissão truncada e escandida no trabalho com o marca-passo vocal, o que pode ser aliviado com a associação de voz salmodiada.
- Utilizar sons nasais e fricativos na presença de ataque vocal brusco.

MÉTODO DE FALA

A voz é a matéria básica com a qual a fala é produzida. Embora trabalhar diretamente com o som da voz pareça ser a opção mais lógica, podemos também trabalhar com a própria fala, o produto final, para beneficiar um de seus aspectos particulares, ou seja, a produção da voz. Há também inúmeras técnicas que empregam a própria fala encadeada; a opção do uso de exercícios com fala é indicada quando se quer promover uma melhora global na emissão, sem a manipulação de certos parâmetros. Os exercícios, de modo geral, propiciam uma qualidade vocal mais harmônica, com redução do grau de alteração vocal por meio de uma melhor coordenação das forças mioelásticas da laringe, aerodinâmica dos pulmões, articulatórias dos sons da fala, assim como das forças musculares envolvidas nas diversas outras funções desses órgãos. Assim, o resultado favorece o equilíbrio da coordenação pneumofonoarticulatória e da coordenação deglutição-fala. Indivíduos que usam a voz profissionalmente lucram com os métodos que empregam fala encadeada, pois há um aumento da resistência vocal. Assim sendo, esse método é indicado no aperfeiçoamento vocal.

Técnica da Voz Salmodiada

A técnica de voz salmodiada baseia-se na produção de uma emissão semelhante a das cantilenas dos salmos nas igrejas. O objetivo da técnica é oferecer para indivíduo a percepção de outros estilos de produção vocal.

O paciente é orientado a produzir uma seqüência de sílabas, fala automática ou leitura, com emissão repetida em padrão de freqüência e intensidade, como uma cantilena, o que caracteriza a voz salmodiada. Treinamento em voz salmodiada pode também ser realizado com seqüências articulatórias, tais como:

ma	na	nha	vá	zá	já
mé	né	nhé	vé	zé	jé
mê	nê	nhê	vê	zê	jê
mi	ni	nhi	vi	zi	ji
mó	nó	nhó	vó	zó	jó
mô	nô	nhô	vô	zô	jô
mu	nu	nhu	vu	zu	ju

O ajuste do trato vocal na emissão salmodiada é menos tenso do que habitualmente. A coaptação das pregas vocais faz-se de modo mais suave e o foco de ressonância distribui-se, projetando melhor a voz no ambiente. É muito útil por trabalhar a destreza fonoarticulatória, o que reduz o esforço desnecessário à fonação. Pode ainda ser empregada a excelente seleção de conjuntos ritmados dos exercícios de flexibilidade articulatória propostos por Mello (1984).

Procedimento básico:
- Produzir uma seqüência de fala automática, como os dias da semana, meses do ano ou contagem de números, com a emissão repetida em padrão de intensidade. O padrão de freqüência é repetitivo, com uma queda de um tom no final da emissão, o que caracteriza a voz salmodiada.
- Usar a voz salmodiada no tempo máximo de fonação.

Objetivos:
- Redução do ataque vocal e do esforço vocal global.
- Aumento de resistência vocal.
- Quebra do padrão habitual de voz e fala.

Aplicações principais:
- Disfonia por tensão muscular.
- Nódulos vocais.
- Aquecimento vocal.
- Aperfeiçoamento vocal e de fala.

Variações:
- Usar fala automática, estrofes, provérbios, poesias ou leituras.
- Reduzir gradativamente a emissão salmodiada para a fala natural.
- Finalizar a emissão com variação para o grave e para o agudo para trabalhar a extensão vocal.

Observações:
- Substituir essa técnica por outra, como o som nasal, ou leitura somente de vogais, se o paciente não se sentir à vontade com o exercício.

Técnica de Monitoramento por Múltiplas Vias

O monitoramento da própria voz é de grande importância para a obtenção de uma fonação equilibrada. Indivíduos disfônicos geralmente utilizam poucas informações que sejam de natureza auditiva, visual ou tátil-proprioceptiva para controlar suas emissões. É interessante acompanhar o desenvolvimento de tais vias de percepção e verificar como o indivíduo modifica sua relação com a comunicação, valendo-se do autoconhecimento vocal adquirido.

O trabalho de monitoramento visual inclui duas estratégias básicas. A primeira é a observação de emissão em frente a um espelho, verificando regiões de tonicidade excessiva, movimentos compensatórios, posição, postura e gestos inadequados. A segunda estratégia, mais sofisticada, é monitorar a própria voz pela expressão corporal e pelas reações do interlocutor. Tal recurso é amplamente utilizado pelos comunicadores de auditório, que modificam habilmente sua comunicação em função das respostas corporais da platéia.

O retorno visual pode ser oferecido por um medidor de unidade de volume – "V.U. meter", dispositivo comum nos gravadores de som profissionais e nos audiômetros, ou mediante registro gráfico obtido por analisadores de som, como o VOCAL-2 (Madsen) e o VISI-PITCH (KAY ELEMETRICS), ou por meio de programas que ofereçam retorno em tempo real, como o GRAM (VOICE TOOLS), ou o programa FONO TOOLS (CTS).

O trabalho de monitoramento auditivo é o que apresenta maior número de estratégias. O aumento do retorno auditivo da própria voz pode ser obtido a partir do uso de recursos muito simples, sem nenhuma instrumentação, até recursos que envolvem a amplificação das vias auditivas aérea e/ou óssea e têm sido tradicionalmente utilizadas por cantores e maestros para a afinação de suas vozes. O benefício imediato do desenvolvimento do monitoramento auditivo é uma redução generalizada no esforço vocal.

A gravação em vídeo da atuação do paciente em seu ambiente de trabalho é um excelente recurso de monitoramento, principalmente para indivíduos que usam suas vozes profissionalmente. Com este recurso, além do monitoramento visual e auditivo, é possível o trabalho com a conscientização postural do paciente e a integração corpo-voz.

Já o monitoramento tátil-proprioceptivo é o mais difícil de ser desenvolvido, pois raramente é a via perceptiva preferencial dos indivíduos; contudo, esse monitoramento deve ser também trabalhado e desenvolvido, principalmente nas situações em que o monitoramento auditivo fica comprometido, como na emissão com ruído de fundo.

Procedimento básico para monitoramento visual:
- Observar a emissão em frente a um espelho, verificando regiões de tonicidade excessiva, movimentos compensatórios, posição, postura e gestos inadequados.
- Monitorar a própria voz através da expressão corporal e das reações dos interlocutores.
- Monitorar a emissão em qualquer sistema de registro visual da onda sonora.

Procedimento básico para o monitoramento auditivo:
- Oclusão digital de uma ou ambas as orelhas para aumento do retorno auditivo por via óssea.
- Mãos em concha sobre as orelhas.
- Posicionamento de mãos em concha atrás das orelhas, aumentando artificialmente o pavilhão auricular, chamado de "orelha de cachorro".
- Mãos unidas em concha sobre a boca e o nariz, durante a emissão de som nasal ("m..."), abrindo-se as mãos com a passagem do som nasal para uma vogal (exemplo: "mmmmm...a").
- Emissão vocal próxima a anteparos que ofereçam retorno auditivo com reforço da energia da onda sonora (canto de parede, paredes azulejadas etc.).
- Emissão com o uso de fones de ouvido acoplados a gravador de som, para retorno da voz amplificada.
- Retorno monoaural da emissão de sons prolongados, como a vogal "u:", por meio de tubo flexível de borracha da boca ao conduto auditivo externo.
- Retorno auditivo da informação sonora da laringe, captada por um estetoscópio posicionado na lâmina da cartilagem tireóidea.
- Gravação da voz do paciente e *playback* via fones de ouvido, dirigindo-se a atenção auditiva do paciente para alguns parâmetros vocais específicos.

Procedimento básico para o monitoramento tátil-proprioceptivo:
- Identificação de sensações e sintomas proprioceptivos indicativos ou sugestivos de uma emissão incorreta, tais como: aperto, pigarro, dor, ardor, secura, bolo na garganta, coceira, sensação de "garganta raspando" etc.
- Emissão com mãos posicionadas sobre a cabeça, testa, face e cavidades de ressonância, incluindo asas do nariz, pescoço e tórax.
- O exercício de mãos unidas em concha sobre a boca e o nariz, durante a emissão de som nasal ("m..."), abrindo-se as mãos com a passagem do som nasal para uma vogal (por exemplo, "mmmmm...a"), já incluído no item de monitoramento auditivo é também muito bom para o desenvolvimento do monitoramento tátil-cinestésico; com esse objetivo, dirige-se a atenção do paciente para as sensações nas mãos.

Objetivos:
- Formação de um esquema corporal vocal.
- Conscientização da emissão correta e incorreta da voz.

Aplicações principais:
- Voz profissional.
- Disfonias por técnica vocal deficiente.
- Uso de voz em ambientes pouco propícios.

Variações:
- Enfatizar um dos monitoramentos.
- Excluir um dos monitoramentos.
- Desenvolver análise visual, auditiva e tátil-proprioceptiva das emissões dos outros.

Observações:
- Se uma via é muito pobre para o paciente, insistir em seu desenvolvimento para que ela tenha um mínimo de informação adicional.

Técnica de Modulação de Freqüência e Intensidade

A técnica de modulação de freqüência e intensidade visa a reunir condições mínimas para se obter uma plasticidade vocal adequada e saudável.

Utilizar monoaltura ou monointensidade na fala habitual, além de uma psicodinâmica vocal negativa, pode provocar um desgaste no aparelho fonador, gerando fadiga vocal. Portanto, variações de freqüência e intensidade geram um melhor desempenho do sistema fonatório. Uma boa comparação é dizer ao paciente que, assim como devem ser mudadas as marchas de um carro para se ter um bom rendimento, devem-se mudar a freqüência e a intensidade durante a emissão.

Exercícios com frases especiais para treino de modulação, leitura de prosa e versos com entonação marcada e, mesmo conversação espontânea com foco na intenção do discurso são recursos muito úteis para uma melhor plasticidade vocal. Através do jogo dinâmico da plasticidade vocal, a voz torna-se mais agradável e o falante mais interessante.

Procedimento básico:
- Exercícios com frases especiais para treino de modulação, leitura de versos com entonação marcada e conversação espontânea com foco na intenção do discurso.
- Sons facilitadores em diversas freqüências e intensidades.

Objetivos:
- Técnica universal.
- Suavizar a emissão.
- Reduzir a qualidade vocal monótona.
- Controle consciente das alterações na extensão e dinâmica vocal.
- Aumentar a resistência vocal.

Aplicações principais:
- Disfonias por tensão muscular.
- Paralisia unilateral de prega vocal: nervo recorrente.
- Vozes profissionais.
- Fadiga vocal.
- Paralisia de prega vocal.
- Aperfeiçoamento vocal.

Variações:
- Técnica do bocejo-suspiro com modulação.
- Escalas ascendentes e descendentes contínuas ou em degraus, explorando os extremos da emissão, mesmo que os sons não tenham qualidade musical.
- Dissociação de freqüência e intensidade, ou seja, modular a freqüência mantendo-se a intensidade, ou modular a intensidade mantendo-se a freqüência.

Observações:
- Alguns pacientes têm dificuldade para perceber variações de freqüência. Nestes casos é possível utilizarmos instrumentos musicais, como por exemplo o teclado, o que facilita muito a execução correta do exercício.
- Observar se as modulações realizadas não são muito limitadas, excessivas ou artificiais.
- Nas paralisias de prega vocal, reduzir o fluxo translaríngeo durante a realização do exercício.
- Utilizar o programa SPEECH PITCH (VOICE TOOLS) na realização dos exercícios, como apoio visual (ver De Boca em Boca).

Técnica de Leitura somente de Vogais

A técnica de leitura somente de vogais utiliza apenas a fonte glótica e os diversos ajustes na geometria tridimensional do trato vocal na produção das vogais. Essa técnica é um verdadeiro trabalho de fonte e amplificador, pois a emissão resume-se às diversas vogais, emitidas e moduladas de acordo com o texto original.

Como material de fala podem ser utilizadas frases simples, seqüências automáticas, pequenas poesias e refrões de músicas conhecidas; pode ser também associada à técnica de voz salmodiada. Assim, ao invés do paciente ler a frase "- Bom dia, como vai você?", ele lerá "-õia, ooaioê?", ao invés de contar os números "um, dois, três, quatro, cinco...", ele irá fazê-lo "u oi e uao io..", de modo encadeado e respeitando a modulação do texto em questão. A gravação desse exercício, ou o monitoramento da produção com o auxílio de um programa computadorizado (por exemplo, com o uso dos espectrogramas em faixa estreita com o GRAM ou o VOX METRIA) permite avaliar uma melhora na definição das vogais, assim como o componente harmônico do sinal.

Procedimento básico:
- Eliminar as consoantes e ler apenas as vogais de um texto, de forma encadeada e modulada.

Objetivos:
- Controle da fonte glótica.
- Redução das constrições no trato vocal.
- Melhora do padrão articulatório.
- Estabilização da qualidade vocal.
- Conscientização vocal.

Aplicações principais:
- Travamento articulatório.
- Falta de volume e projeção.
- Voz profissional.

Variações:
- Produzir as vogais encadeadas de frases simples, poesias e seqüências automáticas de fala.
- Cantar pequenas músicas somente com as vogais da letra.
- Associar à técnica de voz salmodiada.

Observações:

- Observar se a emissão fica truncada e escandida, trabalhando-se inicialmente com pequenas frases moduladas e conhecidas.
- Controlar a emissão dos ataques vocais, evitando-se que sejam bruscos.

Técnica de Sobrearticulação

A técnica de sobrearticulação consiste em exagerar os movimentos fonoarticulatórios, fazendo ampla excursão muscular, grande abertura de boca e emitindo cada sílaba com precisão excessiva sem, no entanto, aumentar a tonicidade laríngea ou da cintura escapular. O paciente sente-se menos incomodado em realizar a sobrearticulação em tarefas de leitura ou seqüências automáticas do que em conversação.

Os objetivos da fala sobrearticulada são vários entre os quais podemos destacar a redução da hipertonicidade laríngea, por meio de um melhor aproveitamento das estruturas supraglóticas e a melhoria do rendimento vocal, pois o trabalho muscular dos articuladores reduz a resistência à saída do som laríngeo. Desta forma, indivíduos com demanda de uso freqüente de voz em intensidade elevada, como atores e operadores de pregão têm se beneficiado desta técnica para aumentar sua resistência vocal e, pela própria dinâmica articulatória inerente a sua emissão, conseguir maior volume e projeção no espaço (Fig. 13-10).

Uma aplicação recente consiste na introdução da sobrearticulação para os pacientes que apresentam hipernasalidade moderada ou mesmo acentuada, por inadequação velar ou por cirurgias ablativas da cavidade oral – ressecções de língua, palato e cirurgias retromolares. A técnica de sobrearticulação tem oferecido bons resultados, melhorando a percepção auditiva da qualidade vocal não pela redução da nasalidade em si, mas pelo aumento da oralidade da emissão, o que mascara o foco nasal por um incremento na ressonância oral.

Mello (1984) sugere o uso de exercícios articulatórios realizados com uma pequena rolha entre os dentes (a de espingarda de rolha, deitada, tem o tamanho ideal; equivalente a um diâmetro de 0,5 a 1 cm), posicionada mais para fora do que para dentro da cavidade da boca, emitindo as sílabas com maior nitidez possível, o que apresenta as mesmas vantagens da sobrearticulação. Observamos que solicitando um emissão bem articulada, e retirando-se o movimento da mandíbula, ao se manter a rolha na boca, os músculos da face e da boca apresentam um trabalho mais acurado e, após a remoção da rolha, a emissão ganha em clareza e projeção. Tal exercício não deve ser feito mordendo-se a rolha com força para não gerar um aumento desnecessário de tonicidade muscular.

É interessante perceber que a qualidade vocal hipertensa e comprimida, freqüentemente se suaviza após emissão e fala sobrearticulada.

Procedimento básico:

- Emissão com movimentação fonoarticulatória exagerada, com ampla excursão muscular e grande abertura de boca.

Objetivos:

- Redução da hipertonicidade laríngea.
- Maior volume e projeção vocal.
- Aumento da precisão articulatória.
- Aumento da resistência vocal.
- Diminuir velocidade de fala.

Aplicações principais:

- Voz profissional.
- Disfonias neurológicas (disartrias hipocinéticas, como, por exemplo, doença de Parkinson).
- Hipernasalidade.
- Disfonia por fissura labiopalatina.
- Velocidade de fala excessiva.
- Reorganização muscular fonoarticulatória.

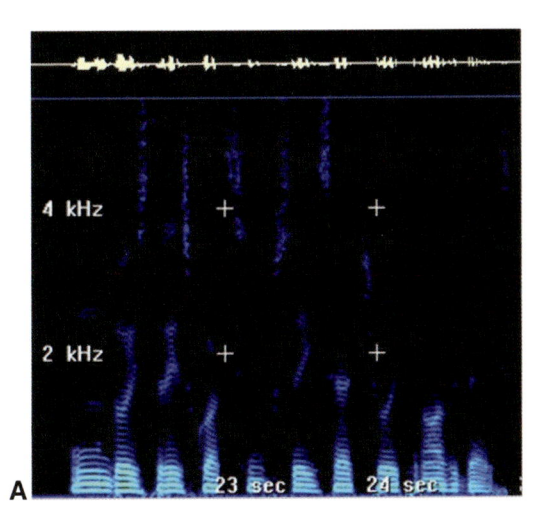

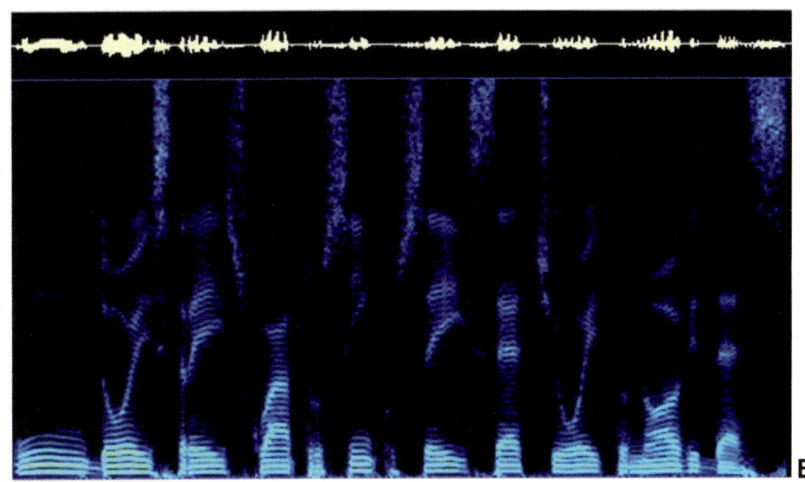

Fig. 13-10. Espectrografia acústica pré e pós-treinamento articulatório (GRAM 5.7, VOICE TOOLS), de atriz de 27 anos de idade; observar que no gráfico b, pós-treinamento, não somente a articulação dos sons está mais bem definida, mas também há um maior número de harmônicos, melhor projeção vocal, modulação mais definida e maior tempo para a emissão do mesmo trecho de fala (verso inicial de "Batatinha quando nasce").

Variações:
- Usar espelho para monitoramento visual.
- Realizar os exercícios articulatórios com uma pequena rolha (altura máxima de 1 cm) entre os dentes, posicionada mais para fora do que para dentro da cavidade da boca.
- Usar indicador dobrado entre os dentes, o que auxilia o controle do travamento articulatório.
- Usar calor local na região dos masseteres e temporal para relaxar, então trabalhar com a técnica de sobrearticulação.

Observações:
- Não privilegiar apenas o trabalho de abertura vertical de boca, mas também a movimentação horizontal dos lábios.
- Verificar o envolvimento excessivo da musculatura do pescoço e da testa.
- Quando da utilização da rolha, controlar a saliva e deglutir, sem tirar a rolha de posição, selando-se firmemente os lábios ao redor da cortiça.

Técnica de Fala Mastigada

A técnica de fala mastigada utiliza os recursos da técnica mastigatória associados à produção de seqüências automáticas ou leitura de texto. Tal técnica é um recurso de apoio para situações de grande exigência vocal, principalmente para os profissionais da voz. Pode-se solicitar ao paciente a emissão de contagem de seqüências automáticas ou leitura de pequenos textos, primeiramente mastigando de maneira evidente e exagerada, com ou sem chiclete (eliminando-se a presença de problemas de articulação temporomandibular e utilizando-se esse recurso por um período restrito), depois reduzindo os movimentos e, finalmente, apenas pensando nesse ato e deixando a emissão sair mais livre.

Esta técnica é um recurso de apoio para situações de grande exigência vocal ou de comunicação sob tensão, tanto para os profissionais da voz, como os atores, quanto para os indivíduos que usam sua voz profissionalmente como professores, vendedores, fonoaudiólogos, operadores do pregão da bolsa, entre outros.

Pode-se começar com uma mastigação mais ampla e extensa, reduzindo-se paulatinamente e mantendo-se a emissão solta.

Procedimento básico:
- Emissão vocal como na técnica mastigatória, associada à contagem de números, emissão de seqüências automáticas ou leitura de textos.
- Inicia-se mastigando de maneira evidente e exagerada, depois os movimentos são reduzidos e, finalmente, apenas pensando nesse ato, deixa-se a emissão sair mais livre.

Objetivos:
- Redução da hipertonicidade excessiva.
- Aumento da dinâmica fonoarticulatória.
- Melhor equilíbrio ressonantal.

Aplicações principais:
- Situações de grande exigência vocal.
- Profissionais da voz falada e cantada.
- Aumento de resistência vocal.
- Disfonia por deficiência auditiva.
- Disfonia por fissura labiopalatina.

Variações:
- Usar goma de mascar durante a emissão, se não houver problemas de articulação temporomandibular e restringindo-se o tempo de utilização.
- Usar calor local na face para relaxar os masseteres e então trabalhar com a técnica mastigatória.

Observações:
- Pode haver sensações doloridas em função de disfunção da articulação temporomandibular, nestes casos a utilização deste exercício é desaconselhada.

MÉTODO DE SONS FACILITADORES

O método de sons facilitadores emprega uma série de sons selecionados, também chamados de sons facilitadores da emissão (Behlau & Pontes, 1990), para se obter uma produção vocal mais equilibrada. Esses sons têm como objetivo favorecer um melhor equilíbrio funcional da produção vocal. O trabalho com sons facilitadores age de modo direto na fonte glótica e, portanto, na maioria das vezes, é o trabalho de eleição nas disfonias, com o qual se obtém efeitos mais imediatos. Isso não quer dizer que sua ação seja exclusivamente fonatória; por exemplo, embora a técnica de sons nasais reduza o impacto entre as pregas vocais, há também um efeito positivo na ressonância da voz.

É importante esclarecer que, para se chegar a esse equilíbrio, um mesmo som de apoio poderá ser utilizado tanto numa disfonia hipercinética – que constitui a maioria dos quadros clínicos, em média 85% das disfonias, – como num quadro hipocinético. Apesar da emissão dos sons facilitadores, por definição, favorecer uma melhor produção vocal, isto não significa que sua aplicação seja universal, pois em alguns pacientes tais sons podem produzir ainda mais desequilíbrios e tensões. Portanto, devem ser realizadas provas terapêuticas com o objetivo de dirigir a escolha das técnicas a serem utilizadas, principalmente quando não se tem muita experiência na área, ou com o tipo de paciente que se está tratando. As técnicas desse método, mais do que quaisquer outras, precisam ser corrigidas e monitoradas constantemente, pois é comum a realização de produções desviadas e inadequadas desses sons o que, além de comprometer sua eficácia, pode também prejudicar a saúde vocal.

Técnica de Sons Nasais

Tradicionalmente empregados na reabilitação vocal por sua característica suavizadora da emissão, a técnica de sons nasais é também conhecida como técnica de ressonância ou trabalho de colocação da voz na máscara.

Do ponto de vista da emissão fonoarticulatória, ao emitir um som nasal, por exemplo o "m...", ocorre uma maior dissipação de energia sonora no trato vocal, pois o ar sonorizado será dirigido para ambas as cavidades – oral e nasal.

Os sons nasais auxiliam a deslocar o foco de ressonância de inferior para superior, reduzindo assim a tensão da laringe e da faringe, funcionando como um trampolim de projeção da voz no espaço, quando coarticulados com vogais. São também considerados excelentes para treinar a relaxação mandibular e de todo o aparelho fonador (Bloch, 1977). Os aspectos simbólicos da emissão do som nasal são descritos por Ostwald (1961), e encontram-se resumidos em *De Boca em Boca* do presente capítulo.

O objetivo desta técnica não é criar uma nasalidade na voz, mas sim reduzir a ressonância baixa e aumentar o componente oral da ressonância nasal. Isso produz uma série mais rica de harmônicos e favorece a estabilidade da emissão (Fig. 13-11A e B).

Procedimento básico:
- Emissão dos sons "m" – com a boca fechada, "n" ou "nh" contínuos, sustentados, modulados ou em escalas.

Objetivos:
- Suavizar a emissão.
- Reduzir o foco de ressonância laringofaríngea, aumentando o componente oral da ressonância nasal.
- Aumentar os tempos máximos de fonação sem esforço.
- Auxiliar o monitoramento da voz.
- Dissipar a energia sonora no trato vocal, melhorando a projeção vocal.

Aplicações principais:
- Técnica universal.
- Laringe isométrica (fenda triangular médio-posterior).
- Nódulo vocal.

Variações:
- Isolados ou associados à técnica mastigatória, vogais, escalas e glissandos, ou alternados com a técnica de vibração (m...brrr...m...brrr...; ou, n...drrr...n...drrr...n...).

- Produção de "mmm...." associado à posição do bocejos com a boca fechada, para se obter expansão interna e aumento da ressonância.
- Sintonia fina, emissões pequenas e repetidas, para treinamento de unidades fonatórias, estabilidade no ataque vocal (m...m...m...m).
- "Mini-mini-mini-mini.....aaaaaa"; "mananha-ménénhé-..." associado a voz salmodiada.
- Dissociar freqüência de intensidade com apoio do som nasal.
- Produção concomitante de som nasal e estalo de língua: técnica do "carro e cavalo".
- Técnica da sirene: língua em posição do som nasal "nh" com oclusão continuada da cavidade da boca e variação ampla de freqüências, em glissando.
- Exercício de sintonia vocal fina: treinamento de unidades fonatórias curtas e repetidas, como "m..m...m...m...", para favorecer um início de vibração simétrico, harmônico e especular entre as pregas vocais nos casos de qualidade vocal bitonal; pode ser associado à mudança de postura, quando necessária.
- Para aumento da percepção da ressonância nasal e liberação da cavidade do nariz, realizar o exercício de vibração de língua, direcionando o ar para o nariz e ocluindo levemente as narinas com os dedos.

Observações:
- Se o paciente referir incômodo, ardor, coceira ou abertura da tuba faringotimpânica, verificar a execução da técnica ou precedê-la por exercício da técnica do bocejo para reduzir os sintomas negativos.
- É esperada uma certa coceira ou sensação de vibração nos lábios, na face e no nariz, sendo que, no princípio, alguns pacientes param para coçar essas regiões, o que não é considerado negativo.

Técnica de Sons Fricativos

A técnica de sons fricativos emprega diversos exercícios com as consoantes fricativas surdas, que usam uma fonte friccional e são sons continuantes – isto é, podem ser prolonga-

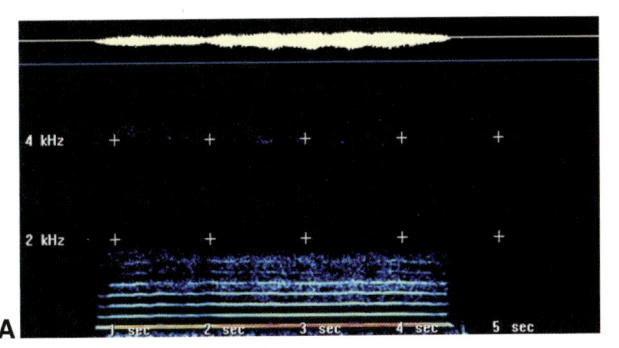

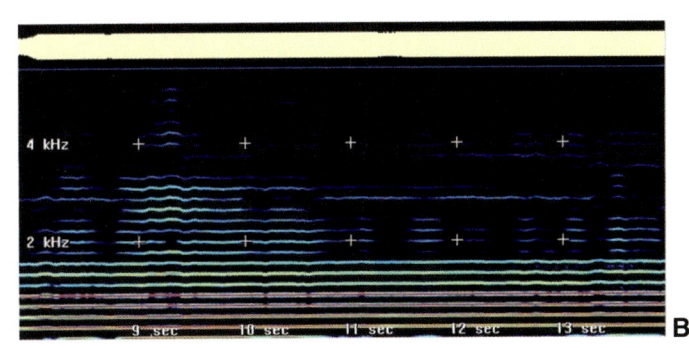

Fig. 13-11. Espectrografia acústica da vogal "é" sustentada (GRAM 5.7, VOICE TOOLS), pré e pós-técnica de som nasal, de paciente professora de pré-escola, 25 anos de idade, com cisto de prega vocal e reação contralateral. **A.** Pré-exercício; observar os poucos harmônicos e a presença de ruído, além de sinal de áudio reduzido (registro branco na parte superior do traçado). **B.** Pós-técnica; observar o aumento do número de harmônicos (embora com traçado irregular), a redução do componente ruído e o aumento no sinal de áudio.

dos sem que se alterem suas qualidades – atua-se numa série ampla de parâmetros vocais. Assim, por exemplo, ao emitir um "sss..." sustentado pode-se trabalhar a direção do fluxo aéreo para o ambiente, o tempo máximo de emissão, o apoio respiratório e o controle da intensidade, tudo sem solicitar a fonte glótica; os exercícios dessa técnica são também indicados para se conscientizar da chamada economia de ar (Bloch, 1977).

Um dos exercícios mais interessantes dessa técnica, o de passagem de sonoridade, começa pela emissão de um som surdo, com sua paulatina sonorização, por exemplo "ssszzz", ou seja, insere-se a fonte glótica na fonte friccional, tendo-se que coordenar esse acoplamento com suavidade. Unindo-se a emissão dos sons fricativos sonoros à uma vogal, por exemplo "s...z...a", chega-se a uma emissão que utiliza somente a fonte glótica e que foi dirigida a fazê-lo com harmonia e equilíbrio de forças.

Projetar curtas emissões de "sss...", com diferentes níveis de pressão de ar: fraco, moderado e forte, é um modo simples e eficiente de o paciente vivenciar o aumento de intensidade, devido ao fluxo de ar transglótico e aprender a dissociar intensidade de esforço excessivo laríngeo.

Liechavicius & Priston (1999) avaliaram dez mulheres adultas normais, pré e pós-exercício de passagem de sonoridade, utilizando-se o par fricativo medial "sss...zzz", em emissões repetidas por um minuto; concluíram que o exercício favoreceu estabilidade na qualidade vocal, menores desvios acústicos e redução no contato entre as pregas vocais.

Procedimento básico:
- Emissão dos sons "f", "s" ou "x" contínuos (ou seus correspondentes sonoros).
- Emissão dos mesmos sons em passagem de sonoridade, por exemplo, "sss.." → "zzz.."

Objetivos:
- Direcionar o fluxo aéreo para o ambiente.
- Dissociar a variação da intensidade da sonorização glótica.
- Dissociar intensidade e esforço laríngeo, usando-se os sons surdos em diversas intensidades.
- Suavizar o ataque vocal.
- Controlar a sonorização glótica.
- Aumentar os tempos máximos de fonação sem esforço.
- Melhorar a coordenação pneumofonoarticulatória.
- Trabalhar apoio respiratório e controle de intensidade sem solicitar fonte glótica.

Aplicações principais:
- Pós-operatório imediato de lesões laríngeas.
- Padrão hipertenso de fonação.
- Ataques vocais bruscos persistentes.
- Incoordenação pneumofônica.
- Aumentar tempo máximo fonatório.

Variações:
- Emissões contínuas isoladas ou associadas à movimentação cervical, modulação, escalas e variação de intensidade.
- Emissão dos fricativos sonoros de forma concatenada "vzj vzj vzj".
- Projetar curtas emissões surdas "sss..." com diferentes níveis de pressão de ar.
- Exercício de sintonia fina – ver sons nasais.
- Trabalho de passagem de sonoridade, com "fff...vvv...", "sss....zzz...", e "xxx...jjj...", sem ou com associação de emissão de vogais no final: "fff...vvv...aaa..."

Observações:
- A emissão continuada pode dar leve tontura por oxigenação excessiva.
- Se a produção fonoarticulatória for distorcida, melhor usar outra técnica, do que produzir tensão adicional.
- De modo geral, o par "f,v" é muito abstrato para o paciente, o "x,j" exige um gasto de ar maior, sendo o "s,z" o de mais fácil para o paciente, a menos que haja distorção em sua produção articulatória.

Técnica de Sons Vibrantes

A técnica dos sons vibrantes, também conhecida pelo nome genérico de técnica de vibração, é um excelente recurso para a facilitação de uma emissão normotensa e equilibrada em ressonância, observando-se como impacto imediato maior facilidade à emissão, produção mais estável e com componente harmônico mais rico (Fig. 13-12A e B), mesmo em indivíduos sem queixa vocal e com discreta fenda, a técnica de vibração favorece o fechamento glótico, otimizando a produção vocal (Fig. 13-13A e B).

Esta técnica apresenta duas modalidades básicas, vibração de língua (rrr... ou trrr... – para auxiliar no disparo da vibração da língua) e vibração de lábios (brrr...), além de uma modalidade menos utilizada que é a vibração com língua para fora, relaxada e apoiada sobre o lábio inferior, a vibração linguolabial *(rasberry)*.

Ao realizar a vibração continuada da língua, sem esforço, pode-se perceber, em nível laríngeo, a intensa vibração reflexa de todo o esqueleto cartilaginoso. O uso da vibração dos lábios tem efeito laríngeo e auditivo semelhante ao obtido com a técnica de vibração de língua, entretanto trabalha mais com a musculatura extrínseca da laringe. Pode ser utilizada alternadamente à técnica de vibração de língua, para favorecer tanto a musculatura extrínseca como a intrínseca, ou ainda em substituição à primeira, quando o paciente tem dificuldades em realizar o gesto motor de vibração de língua, o que ocorre em média em 20% dos indivíduos. O uso da vibração de lábios com língua para fora, relaxada, pode ser inicialmente difícil de ser executado, tanto por falta de coordenação, como por um certo constrangimento pela manobra envolvida na produção deste som; contudo, a vibração linguolabial ajuda a liberar a tensão da faringe, tendo efeito bastante evidente em cantores populares que apresentam emissão tensa e constrita.

Com essa técnica, o esforço fonatório extra é reduzido e a laringe fica mais livre no pescoço. Um estudo comparando o traçado espectrográfico da emissão pré e pós-técnica de vibração de língua indicou aumento de energia sonora e estabilida-

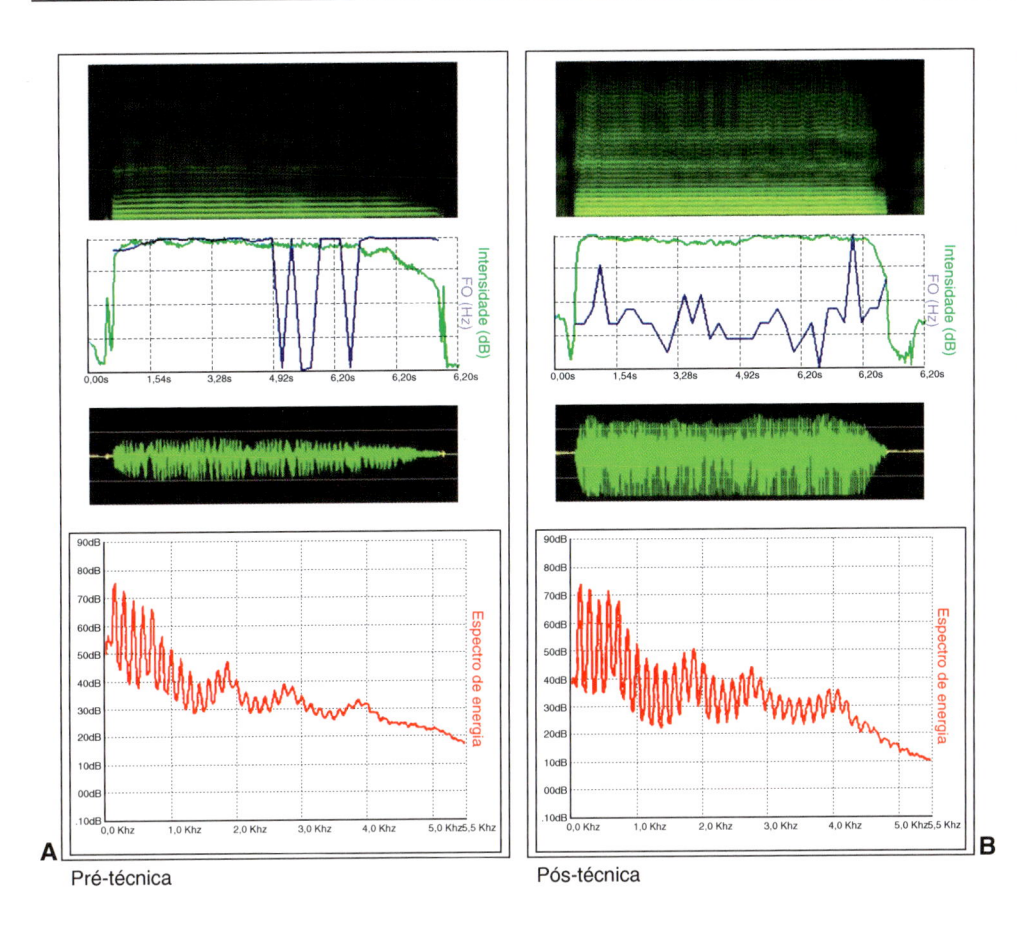

Fig. 13-12. Exemplo do impacto da técnica de vibração de língua em uma repórter, 34 anos de idade, com nódulos vocais. **A.** Pré-técnica; observar o reduzido número de harmônicos, o sinal de áudio fraco e irregular e o espectro de energia com harmônicos agudos enfraquecidos. **B.** Pós-técnica de vibração de língua; verificar o aumento do número de harmônicos, o sinal de áudio mais largo e estável e a série mais definida de harmônicos no espectro de energia (VOX METRIA, CTS).

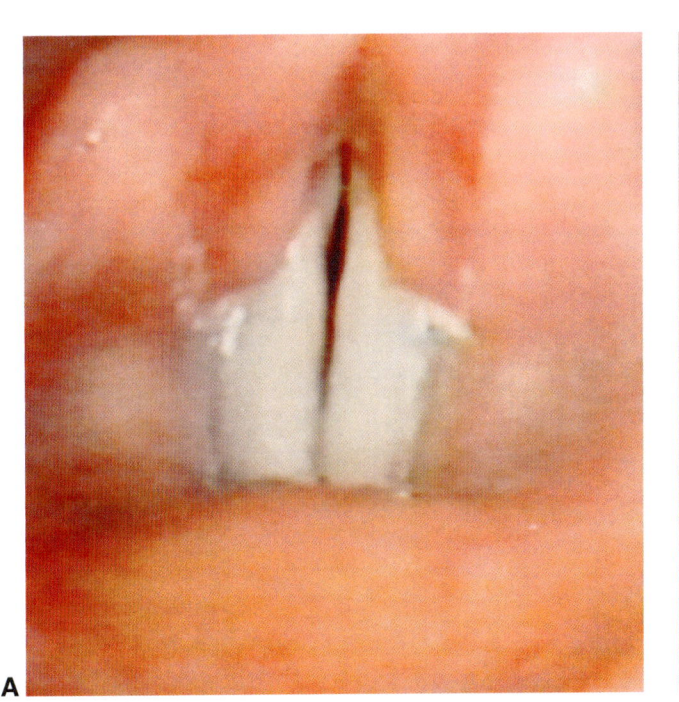

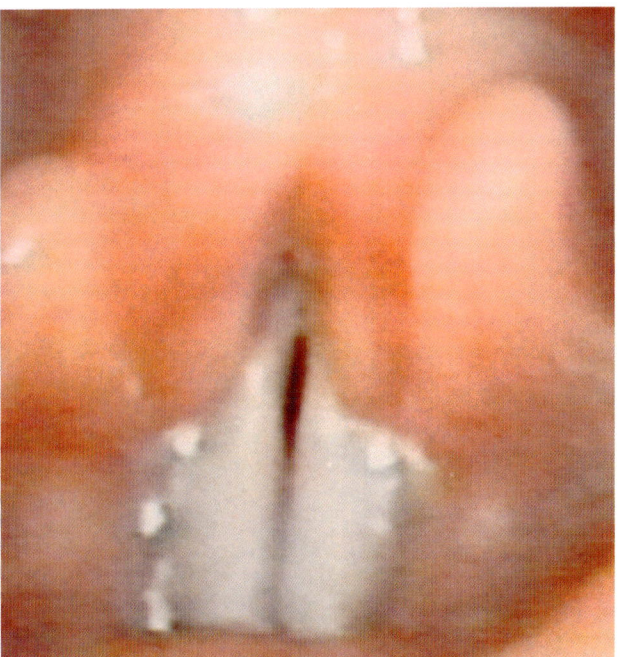

Fig. 13-13. Imagem de laringe de fonoaudióloga, 28 anos de idade, sem queixa vocal, pré e pós-execução de um minuto de exercícios da técnica de vibração de língua. **A.** Pré-técnica; observar uma discreta fenda triangular que atinge o terço médio das pregas vocais. **B.** Pós-técnica; observar a redução da fenda, que ficou restrita ao terço posterior, glote cartilagínea, em imagem típica da laringe feminina (arquivo Paulo Pontes).

de da emissão (Behlau, Gonçalves, Rodrigues & Pontes, 1994; Rodrigues, 1995). Embora diferentes em sua realização, as variantes de língua e lábios parecem oferecer um impacto similar. Rechenberg (1999) comparou os efeitos das técnicas de vibração de lábio e língua e concluiu que as duas variantes apresentam resultados equivalentes, do ponto de vista acústico, com apenas maior redução de *shimmer* na técnica de vibração de lábios. Não é ainda claro o tempo ideal de duração da execução desta técnica, mas seguramente este é um dos fatores de interferência nos resultados obtidos. As sensações desagradáveis durante ou após a realização da vibração devem ser consideradas pelo terapeuta na definição da dose do exercício (Menezes, 1999).

Dois trabalhos muito interessantes foram realizados com a técnica de vibração de língua e merecem comentários. Guberfain, Müller & Sarvat (1999) estudaram 20 atores profissionais, pré e pós-técnica de vibração de língua, e constataram uma série de modificações auditivas, acústicas e laríngeas, das quais podemos ressaltar: melhoria na qualidade vocal, estabilidade da emissão, menor tensão fonatória e aumento da energia acústica com maior número de harmônicos em 70% dos casos; redução de *jitter* e *shimmer* em 50% dos atores, e dados de exame laríngeo mais adequados em 60% dos casos; alguns indivíduos (30%) ainda melhoraram sua qualidade vocal sem, contudo, apresentar alterações nos achados físicos. No mesmo ano, Rosa & Bompet (1999) aplicaram essa mesma técnica em 20 cantores profissionais, sendo 12 eruditos e oito populares. Neste estudo foi analisado um mesmo trecho de canto, pré e pós a execução da técnica de vibração de língua por três minutos, quando se observou que houve um melhor ajuste vocal e maior facilidade de emissão após a execução da vibração, principalmente nos cantores com menor uso vocal.

Um recente estudo sobre a percepção de indivíduos normais quanto ao efeito imediato do exercício de vibração sonorizada de língua, do exercício de som nasal sustentado e do exercício de sopro mostrou a superioridade do exercício de vibração de língua quanto aos efeitos positivos sobre a voz, tendo sido eleito como o melhor exercício dos três executados por 75% dos participantes (Gonzaga, 2003).

Lesões de massa, de natureza edematosa, como nódulos moles, parecem ser candidatas por excelência para o trabalho com essa técnica (Fig. 13-14A e B).

Procedimento básico:
- Emissão sonora com vibração continuada de língua ("rrr...", "trrr...") ou de lábios ("brrr...."), ou, ainda, com língua para fora, relaxada e apoiada sobre o lábio inferior.

Objetivos:
- Mobilizar a mucosa.
- Equilibrar a coordenação pneumofonoarticulatória.
- Reduzir o esforço fonatório.
- Aquecimento vocal.

Aplicações principais:
- Técnica universal.
- Laringites agudas, gripes ou resfriados.
- Nódulo vocal.
- Edema de Reinke.
- Cicatrizes na mucosa.
- Sulco vocal.

Variações:
- Emissões sustentadas, moduladas ou em escalas musicais, associadas às vogais.
- Técnica de vibração com passagem de sonoridade: alternância de "brrrrr..." ou "trrrr...." surdo e sonoro, para treinamento de controle laríngeo e suavização do ataque vocal.
- Técnica de vibração de língua com movimentos amplos de lábios, executando-se bico-e-sorrisos abertos, para mudança da resistência do trato vocal e soltura dos músculos da face.

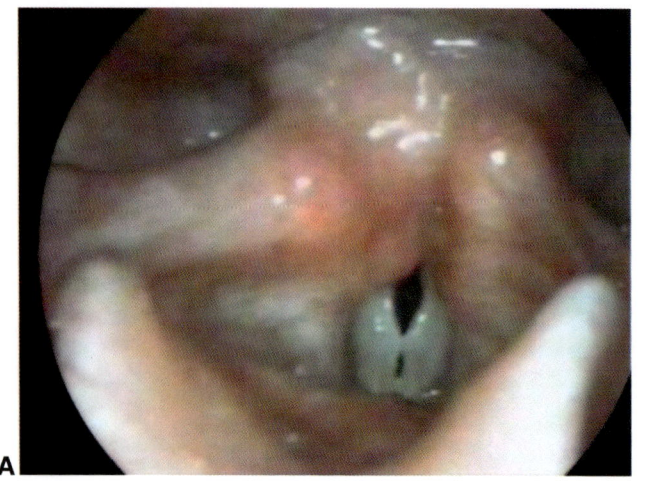

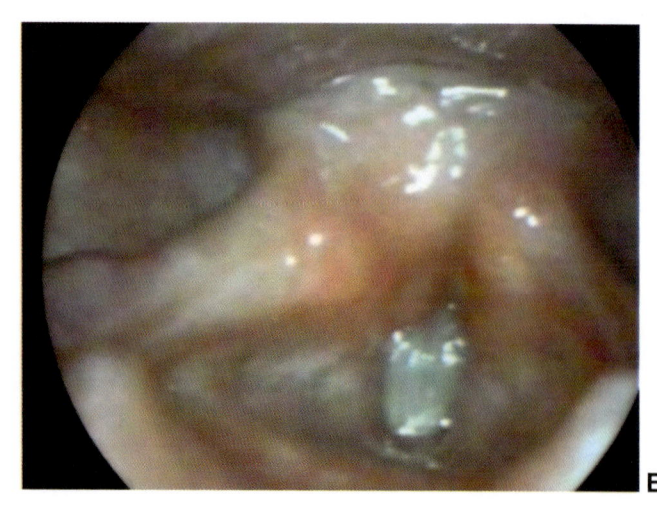

Fig. 13-14. Exame de laringe de paciente estudante universitária, de 22 anos de idade. **A.** Pré-reabilitação vocal; observe os nódulos edematosos e a presença de fenda dupla. **B.** Pós-reabilitação vocal; observar o fechamento completo à reabsorção dos nódulos, após dez sessões de reabilitação; fonoterapia baseada em trabalho de higiene e orientação vocal, além de treinamento vocal intensivo, com o emprego principalmente da técnica de vibração de lábios e língua (arquivo Paulo Pontes).

- Exercícios de alternância de técnica de vibração e sons nasais: "brrr...m....brrr...m...." ou "trrr...n....trrr....n....trrr...n....", o que favorece uma emissão solta e com ressonância anterior.
- Sintonia fina, emissões pequenas e repetidas.
- Vibração em estacato e/ou glissando, incluindo a variante de vibração com língua para fora.
- Exercícios de vibração associados a movimentos de cabeça, como os cervicais sonorizados.
- Uma variação muito interessante é a de se realizar o exercício de vibração de língua com lábios levemente protruídos e relaxados, que passam a vibrar passivamente, aumentando as sensações proprioceptivas na boca e laringe devido à ressonância retroflexa.
- Exercício de sintonia fina – ver sons nasais.

Observações:
- Vibração de língua inconstante geralmente se regulariza com o treinamento continuado.
- A vibração de lábios, quando difícil, pode ser estimulada apoiando-se os dedos indicadores na lateral da rima labial.
- Se as vibrações forem realizadas com esforço, haverá sensações desagradáveis ou piora de voz após o exercício.
- A vibração com a língua para fora deve ser feita de tal forma que é o lábio inferior quem vibra ativamente, sendo a vibração da língua apenas passiva.
- Morder levemente a língua, na variante de vibração com língua para fora, muitas vezes auxilia na realização e estabilização deste exercício.
- Caso o paciente não consiga realizar nem vibração de língua e nem de lábios, pode-se optar por realizar uma vibração posterior sonorizada, de véu palatino e úvula, ou seja, um gargarejo sonoro com um pequeno gole de água.

Técnica de Sons Plosivos

A técnica de sons plosivos envolve tanto a utilização de exercícios com plosivos surdos como sonoros. Os exercícios com emissão do plosivo surdo, embora sem vibração de mucosa, provoca um ajuste pré-sonorizado que consiste na aproximação das pregas vocais na linha média, que pode ser utilizado para reforço do controle glótico emitindo-se o som repetidas vezes, por exemplo, "p p p p p p p p". Podem ser usados os sons plosivos sonoros, quando se quer também estimular a vibração da mucosa. O uso desses sons reforça a cavidade oral como ressonador e pode contribuir para a redução da nasalidade.

Procedimento básico:
- Emissão repetida de "p", "t" ou "k" ou seus sonoros.
- Exercícios envolvendo diadococinesia.

Objetivos:
- Favorecer a coaptação das pregas vocais.
- Reforçar ressonância oral.
- Clareza de emissão.
- Estabilizar a emissão.
- Estimular vibração de mucosa – plosivos sonoros.

Aplicações principais:
- Disfonias hipocinéticas.
- Doença de Parkinson.
- Paralisia unilateral de prega vocal.
- Pós-laringectomias parciais.
- Como alternativa na impossibilidade de se usar técnica de esforço (empuxo).
- Voz profissional para adquirir precisão articulatória.

Variações:
- Emissões associadas às vogais, técnica de esforço (empuxo) e mudança postural de cabeça.
- Emissões com variação de ritmo e intensidade.

Observações:
- Evitar a realização desse exercício com excesso de força, inflando-se as bochechas.

Técnica de Som Basal

O registro basal apresenta as freqüências mais graves de toda a tessitura vocal e é caracterizado pela percepção dos pulsos de vibração glótica, durante a emissão. A intensidade neste registro é muito débil e a corrente aérea entre as pregas vocais é mínima.

O som basal foi introduzido com finalidade terapêutica por Boone & Mcfarlane (1988), mostrando-se um procedimento poderoso para a desativação do ajuste motor habitual do paciente, propiciando uma adaptação miofuncional mais saudável. A utilização do som basal como técnica de terapia consiste na emissão prolongada sem esforço, o que deve ser feito após expiração de quase todo o ar dos pulmões para não criar uma elevada pressão subglótica. As cavidades supraglóticas devem estar relaxadas, próximas ao ajuste articulatório da vogal "a". O som basal é mantido por um longo tempo, o que é facilmente obtido, pois o fluxo é mínimo.

Um estudo multifatorial sobre o efeito desse som (Carrara, 1991), também apresentado como texto do *De Boca em Boca* deste capítulo, constatou os benefícios de sua produção como um exercício do treinamento vocal, tal como melhor coaptação glótica, com redução ou fechamento de fendas triangulares, aumento da amplitude de vibração da mucosa, maior energia acústica no espectro, redução da tensão fonatória e decréscimo da freqüência fundamental (Figs. 13-15A, B e 13-16A, B). Posteriormente, Machado (1996) apontou um efeito de fechamento velofaríngeo durante a produção do som basal, descrevendo uma outra aplicação desta técnica.

O som basal pode ser também empregado para se verificar o grau de independência muscular na laringe, ou seja, quando se consegue entrar facilmente nessa produção, realizada de modo solto, a laringe está equilibrada. Desta forma, o nível de contração laríngea pode ser monitorado por análise da produção do som basal.

Nos casos de pacientes com disfonia hipercinética, não devemos forçar a entrada do som basal para evitar aumento de tensão; entretanto, em pacientes com cicatrizes de prega vocal, devemos insistir na produção do exercício, pois a dificulda-

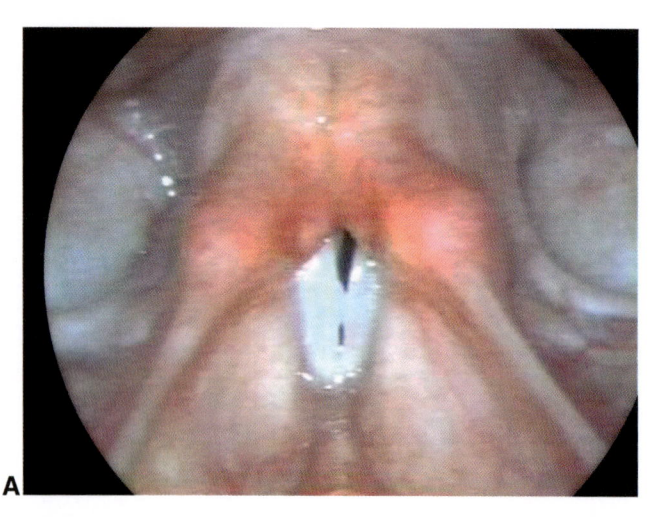

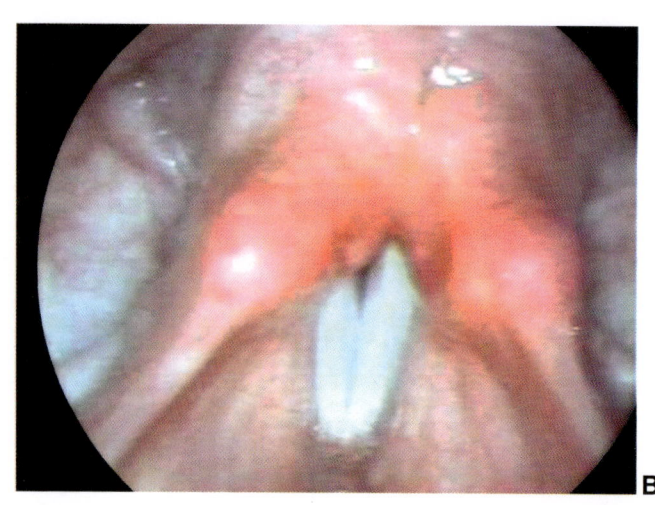

Fig. 13-15. Imagem de avaliação laríngea em paciente com nódulos de pregas vocais, professora, 32 anos de idade, pré e pós três sessões de fonoterapia com base na técnica de som basal. Observar na figura *(A)* presença de fenda dupla e maior volume dos nódulos e na figura *(B)* aparência mais difusa, melhor fechamento glótico e aumento da movimentação de mucosa, evidenciada pela característica borrada na margem livre da prega vocal (arquivo Paulo Pontes).

de se dá devido à falta de mucosa vibrante, que será estimulada nas inúmeras tentativas. O resultado da execução da técnica do som basal pode oferecer um maior conforto imediato na emissão do paciente, o que pode ser verificado por uma comparação de registro espectrográfico, onde se pode observar freqüência mais grave, maior número de harmônicos e sinal de áudio mais regular (Fig. 13-16A e B). Podem também ocorrer aumento no tempo máximo de fonação e série de harmônicos mais rica no espectro de energia (Fig. 13-17A e B).

Procedimento básico:
- Emissão contínua em registro pulsátil, na expiração ou inspiração.

Objetivos:
- Contrair efetivamente os músculos tireoaritenóideos.
- Relaxar os músculos cricotireóideos.
- Relaxar os músculos cricoaritenóideos posteriores.
- Mobilizar e relaxar a mucosa.
- Favorecer melhor coaptação glótica.
- Promover fonação confortável após o exercício.
- Favorecer o decréscimo da freqüência fundamental.
- Aumentar o componente oral da ressonância.

Aplicações principais:
- Nódulo vocal.
- Disfonia por tensão muscular – isometria laríngea.
- Fadiga vocal.
- Fenda triangular médio-posterior.
- Muda vocal incompleta.
- Falsete de conversão.
- Fonação desconfortável.
- Monitoramento do equilíbrio laríngeo.
- Hipernasalidade.

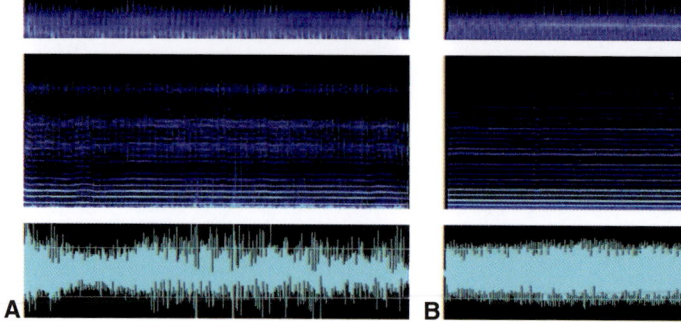

Fig. 13-16. Pranchas espectrográficas para comparação. *A.* Pré-som basal, emissão mais aguda, mais instável e maior componente ruído. *B.* Pós-som basal, com emissão mais grave, mais estável e maior componente harmônico (VOX METRIA, CTS).

Pré-som basal — Pós-som basal

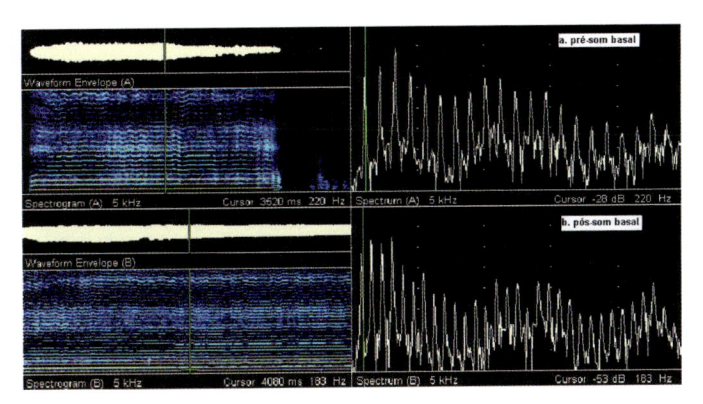

Fig. 13-17. Análise acústica (VOCE-VISTA AUDIO, VOICE TOOLS) da emissão da vogal "é" sustentada em paciente com nódulos bilaterais e fenda dupla. **A.** Pré um minuto de execução de som basal; observar a instabilidade no sinal de áudio e nos harmônicos, o tempo de fonação encurtado e a bifurcação da freqüência fundamental ao final da emissão. **B.** Pós um minuto de execução de som basal; observar a maior estabilidade no sinal de áudio e no traçado dos harmônicos, o aumento do tempo máximo de fonação e o espectro de energia com harmônicos mais definidos, principalmente os mais agudos, além do decréscimo da freqüência fundamental.

Variações:
- Emissões com "a" sustentado, com a sílaba "lá" ou com as sílabas com consoantes oclusivas sonoras (ba, da, ga, ma, na, nha), repetidas vezes.
- Emissões com a cabeça para trás podem auxiliar o disparo desse som.
- Emissão em registro basal, com passagem lenta de uma vogal a outra, em eco, como em "i...ê...é...", "ó...ô...u...", em articulação precisa e aberta.
- Emissões em escalas do tipo glissando.

Observações:
- O som basal, emitido com tensão excessiva, apresenta vibração característica, de freqüência mais aguda e tensa, devendo ser imediatamente corrigido.
- Na impossibilidade de produzir esse som, trabalhe com sons graves, estimule o bocejo e os exercícios cervicais e depois verifique novamente se o paciente consegue executar corretamente esta técnica.
- Não sugira este exercício para casa antes de ter certeza que o paciente consegue executá-lo corretamente.
- Verifique se o paciente está produzindo um som basal ou apenas uma emissão crepitante, que pode ser emitida em qualquer freqüência da tessitura; os sons basais são excepcionalmente graves.

Técnica de Som Hiperagudo

A técnica de som hiperagudo consiste em trabalhar a produção vocal por meio de uma série de exercícios, no registro elevado de falsete. Na produção desses sons, ocorre o relaxamento dos músculos tireoaritenóideos, responsáveis pela emissão em registro modal, e a contração do músculo cricotireóideo. A laringe fica um pouco mais baixa e anteriorizada no pescoço pela rotação e inclinação que a cartilagem tireóidea faz sobre a cartilagem cricóidea – o chamado movimento de báscula. Esse movimento favorece um estiramento adicional das pregas vocais, ou seja, um aumento no comprimento destas, mas, sem tensão do momento em que o tireoióideo está relaxado, o que é conhecido por alongamento paradoxal.

A produção do falsete limpo, exige, portanto, o relaxamento da musculatura tireoióidea e, após uma série de emissões em falsete, quando se retorna ao registro modal, observa-se um melhor ajuste fonatório, com uma emissão mais equilibrada e menos disfônica.

A escolha do som a ser utilizado para a emissão em hiperagudo varia de acordo com a facilidade do paciente, mas geralmente empregamos os sons da técnica de vibração ou sons nasais. Pode ser também utilizada a vogal "i" ou seqüências "mini-mini-mini", repetidas vezes. Se o paciente apresenta muita dificuldade para entrar em falsete, solicita-se que ele sopre por entre os lábios e depois insira um som hiperagudo – técnica do sopro e som agudo, de extrema utilidade, descrita no método de competência fonatória.

O trabalho em hiperagudo pode ser complementado pelo treino do glissando, popularmente chamado de exercício da sirene. Para esta emissão, posiciona-se a língua na cavidade bucal como na produção da consoante oclusiva nasal "nh" ou como na produção do "n" se for mais fácil para o paciente, com os lábios entreabertos, iniciando-se a produção do som na região dos sons graves e deslizando suavemente até os sons agudos, procurando evitar quebras no som ou saltos na freqüência.

Procedimento básico:
- Emissão contínua em falsete.

Objetivos:
- Relaxar o músculo tireoaritenóideo.
- Contrair o músculo cricotireóideo.
- Equilibrar a emissão no registro modal.
- Fendas fusiformes.
- Nódulo residual.
- Aumento da resistência vocal.

Aplicações principais:
- Disfonia vestibular.
- Constrição mediana do vestíbulo.
- Paralisia unilateral de prega vocal.
- Edema de Reinke (aumento de massa).
- Disfonias de natureza hipercinética.

Variações:
- Emissão associada às diferentes vogais ou consoantes sonoras selecionadas, em construção consoante-vogal (CV).
- Associar o sopro à emissão do som hiperagudo, para facilitar a desativação dos tireoaritenóideos, o que é chamado de técnica do sopro e som agudo, devendo-se iniciar o exercício pelo sopro e depois sonorizar a emissão.
- Associar com fonação inspiratória.
- Associar com som ou seqüência nasal, em eco, por exemplo, "mini-mini-mini-mini…."

Observações:
- Embora a produção destes sons exija um trabalho muscular elevado, não deve ser observada excessiva tensão da musculatura paralaríngea.
- Na ocorrência de freqüência dicrótica durante a produção deste exercício, procurar ajustar com o paciente a qualidade vocal, modificando um pouco o tom ou a intensidade, até que a emissão se estabilize.
- Se o paciente não conseguir emitir o som agudo em falsete, pode-se começar em registro de cabeça, onde há maior ação dos músculos cricotireóideos sobre os músculos tireoaritenóideos, procurando-se passar, a seguir, para emissão em registro elevado.
- Quando se usa o exercício da sirene é importante que o som saia totalmente nasal, ou seja, quer se utilize o ajuste articulatório do "nh" ou do "n", não deve haver fluxo de ar bucal.

MÉTODO DE COMPETÊNCIA FONATÓRIA

Competência fonatória é condição essencial para uma boa voz. Entende-se por competência fonatória uma aposição suficiente das pregas vocais, um alongamento correspondente à freqüência da voz requerida e uma resistência glótica adequada para se contrapor à força da coluna aérea pulmonar. O método de competência fonatória baseia-se na necessidade desse ajuste muscular primário para uma produção vocal suficientemente equilibrada e que favoreça o uso continuado da voz sem sinais e sintomas de fadiga vocal.

É evidente que a interação entre o ajuste muscular laríngeo e o produto vocal é complexa e não direta e que, além disso, competência fonatória não é o único pré-requisito nem é suficiente para uma voz adaptada, no entanto, uma glote competente é condição essencial para a produção vocal, tanto no que diz respeito à qualidade do som produzido como ao esforço na emissão.

Pertencem ao método de competência fonatória uma série de técnicas que estimulam a coaptação das pregas vocais, que podem utilizar tanto tarefas fonatórias específicas (como o sussurro ou a fonação inspiratória), como outras funções da laringe (como a função respiratória, deglutitória ou esfincteriana) para favorecer a aproximação correta das pregas vocais e, se necessário, a aproximação das pregas vestibulares. A aproximação inadequada das pregas vocais é multifatorial, e o emprego dessas técnicas requer a compreensão do mecanismo subjacente a esse desequilíbrio, quer sejam aspectos musculares ou estruturais responsáveis por uma fenda glótica, quer seja falta de resistência glótica suficiente, ou mecanismos hipercinéticos habituais, ou ainda presença de lesão de massa. Desta forma, tais técnicas somente devem ser utilizadas nos casos em que se possui a descrição ou a documentação visual da configuração laríngea durante a produção. É interessante observar que este método é o que apresenta o maior número de técnicas, das sete categorias de abordagens aqui propostas, o que parece espelhar o avanço no conhecimento fisiológico dos diversos ajustes e produções fonoarticulatórias.

Técnica de Fonação Inspiratória

A técnica de fonação inspiratória é também denominada fonação reversa por indicar que o mecanismo empregado difere do normal. Foi inicialmente descrita por Powers, Holtz & Ogura (1964), por meio de análise radiológica da laringe. A principal alteração observada na configuração da laringe durante a fonação inspiratória foi o relaxamento do vestíbulo laríngeo.

Durante a realização desta técnica, não é essencial que o som inspiratório tenha uma boa qualidade vocal, mas sim que o paciente, a seguir, consiga uma emissão expiratória mantendo a coaptação das pregas vocais.

Solicita-se ao paciente que produza a vogal "i" prolongada, durante uma inspiração bucal, ou mesmo um som inalatório por inspiração nasal. Com isso, as pregas vocais se apõem e o ar inspiratório passa a ser parcialmente bloqueado, provocando uma queda na pressão subglótica. Isto provoca uma distensão dos ventrículos pela diferença de pressão (Lehmann, 1965). Se houver dificuldade na fonação inspiratória, solicita-se que o paciente expire completamente e, a seguir, produza um som enquanto enche os pulmões de ar.

Desta forma, a estratégia de fonação inspiratória pode também ser empregada nas disfonias hipercinéticas com participação de pregas vestibulares, ou ainda nos casos extremos de fonação ariepiglótica. Aos pacientes resistentes à produção de uma emissão limpa através da fonação inspiratória utilizando-se a vogal prolongada, solicita-se uma emissão constituída de pequenas unidades sonoras, como se o paciente estivesse ofegante (respiração do cachorrinho), com o "ihn" inspiratório e uma curta vogal expiratória, de preferência "a", que geralmente o paciente refere como mais confortável, ou ainda "i" ou "u", pois a elevação da língua nessas vogais auxilia na retirada da epiglote da luz laríngea. Portanto, o paciente é solicitado a realizar a seguinte emissão: "ihn → ah", "ihn → ah", "ihn → ah", repetidas vezes ou, por exemplo, "ihn → uh", "ihn → uh".

Recentemente, Lopes, Behlau, Brasil & Andrade (1999) utilizaram a fonação inspiratória como um recurso para a especificação das lesões de massa, comprovando que esta manobra auxilia na identificação de cistos de pregas vocais e a determinação da integridade da lâmina própria da mucosa.

Procedimento básico:
- Esvaziar os pulmões e inspirar durante a emissão da vogal "i" prolongada, seguida pela emissão expiratória de uma vogal relaxada: "ihn" inspiratório (oral ou nasal) -> "ah" expiratório relaxado.

Objetivos:
- Aproximação das pregas vocais.
- Afastamento das pregas vestibulares.
- Estimulação de onda de mucosa.

Aplicações principais:
- Fendas por paralisia e paresia das pregas vocais.
- Fonação com pregas vestibulares.
- Fonação ariepiglótica.

- Remoção de disfonia psicogênica pela mudança imediata do ajuste muscular.
- Alterações da muda vocal, pois a emissão que se segue à fonação inspiratória é geralmente modal grave.
- Fendas triangulares médio-posteriores.
- Auxílio diagnóstico de lesões de massa.

Variações:
- Realizar a técnica com o monitoramento visual por meio de nasoendoscopia.
- Usar inspiração com vogal curta, repetindo várias vezes (ihn......a, ihn.......a etc.).
- Usar fonação inspiratória nasal que, para alguns pacientes, produz maior ampliação do vestíbulo laríngeo.
- Usar fonação inspiratória antes de sons facilitadores para garantir ajuste supraglótico adequado na execução dos mesmos.

Observações:
- Quando não se consegue emitir um som inspiratório, algumas vezes apenas o gesto motor correspondente pode ser suficiente.
- Deglutir antes de realizar a fonação inspiratória, para evitar a aspiração de saliva para os pulmões.

Técnica do Sussurro

Na emissão em sussurro, a glote funciona como uma fonte friccional, controlando a saída do ar pulmonar sem realizar vibração glótica. Uma vez que não existe uma configuração laríngea típica do sussurro, a aplicação desta técnica deve ser precedida de avaliação fonoscópica para determinar a configuração laríngea e a constrição supraglótica durante a aplicação da tarefa (Phee, Orsoni, Alencar, Peloggia, Botelho, Baruzzi, Padovani, Combochi, Madazio, Behlau & Pontes, 1997). Embora o sussurro seja geralmente descrito como apresentando configuração laríngea com pregas vocais aproximadas, sem vibração, fenda posterior, para onde o fluxo aéreo friccional é desviado, em avaliação endoscópica de diversos indivíduos, durante a produção do sussurro, podemos observar diversas configurações, algumas das quais apresentadas na Fig. 13-18A a E. Do ponto de vista auditivo, é impossível prever a configuração glótica do sussurro. Por exemplo, na Fig. 13-18, as emissões correspondentes às imagens C e D foram avaliadas auditivamente como sussurro tenso; portanto, apenas a análise auditiva da qualidade do sussurro nem sempre é suficiente, e somente o monitoramento da imagem da laringe pode oferecer essa informação.

A fonação sussurrada pode ser utilizada como o auxílio no fechamento das fendas das regiões anterior e medial da glote membranosa. Desta forma, o forte fechamento anterior durante o sussurro, pode ser utilizado como técnica de compensação das fendas anteriores.

Pinho & Pontes (1991) sugerem o uso da voz sussurrada para as fendas fusiformes anteriores, supondo nesta situação, a ineficiência dos músculos tensores.

A técnica de fonação sussurrada pode ser também empregada nos casos de lesões de terço posterior das pregas vocais, como úlceras e granulomas de contato, na tentativa de se afastar a forte coaptação posterior.

Um outro recurso quando se quer estimular o fechamento da região anterior da glote é o uso de ataques vocais soprosos, cuja configuração laríngea por meio de fotografia ultra-rápida demonstra aproximação anterior com imobilidade posterior, criando um triângulo permanentemente aberto, com base na região posterior (Werner-Kukuk & Von Leden, 1970). Solicita-se ao paciente a repetição de vogais curtas, com ataque vocal soproso.

Cabe lembrar que na emissão em sussurro existe um gasto aéreo e, logo, é importante que o paciente mantenha-se hidratado durante o exercício.

Procedimento básico:
- Emissão de seqüências articulatórias, seqüências automáticas e leitura de texto em voz sussurrada, sem esforço.

Objetivos:
- Coaptação anterior das pregas vocais.
- Reforço da ação do músculo tireoaritenóideo.
- Aumento da resistência vocal.

Aplicações principais:
- Fendas glóticas anteriores.
- Fendas glóticas fusiformes.
- Arqueamento de pregas vocais.
- Granulomas e lesões de região posterior.

Variações:
- Usar ataques soprosos.
- Trabalhar com controle do modo vibratório, iniciando a emissão no sussurro e gradualmente passando-se à emissão soprosa, fluida, neutra e comprimida.
- Usar monitoramento visual por nasoendoscopia e comparar o áudio das emissões.

Observações:
- Verificar a configuração glótica na realização do sussurro.
- Observar a possibilidade de hiperventilação com o uso continuado e excessivo do sussurro.
- O paciente deve ser orientado a ingerir água durante a realização do mesmo para não ressecar a mucosa.

Técnica de Controle de Ataques Vocais

A técnica de controle de ataques vocais constitui um dos aspectos muitas vezes hipervalorizados como etiologia de transtornos vocais ou mesmo para intervenção de tratamento. Compreendendo-se essa ressalva, o uso dessa técnica pode ser de certa valia e se constitui na produção de ataques vocais bruscos, ou no extremo contrário, de ataques vocais soprosos, de acordo com o quadro apresentado pelo paciente.

Ataques vocais bruscos:

O uso de ataques vocais bruscos promove uma aproximação forçada das pregas vocais. Desta forma, é uma estratégia indicada nos casos de disfonias hipocinéticas, por paresias ou

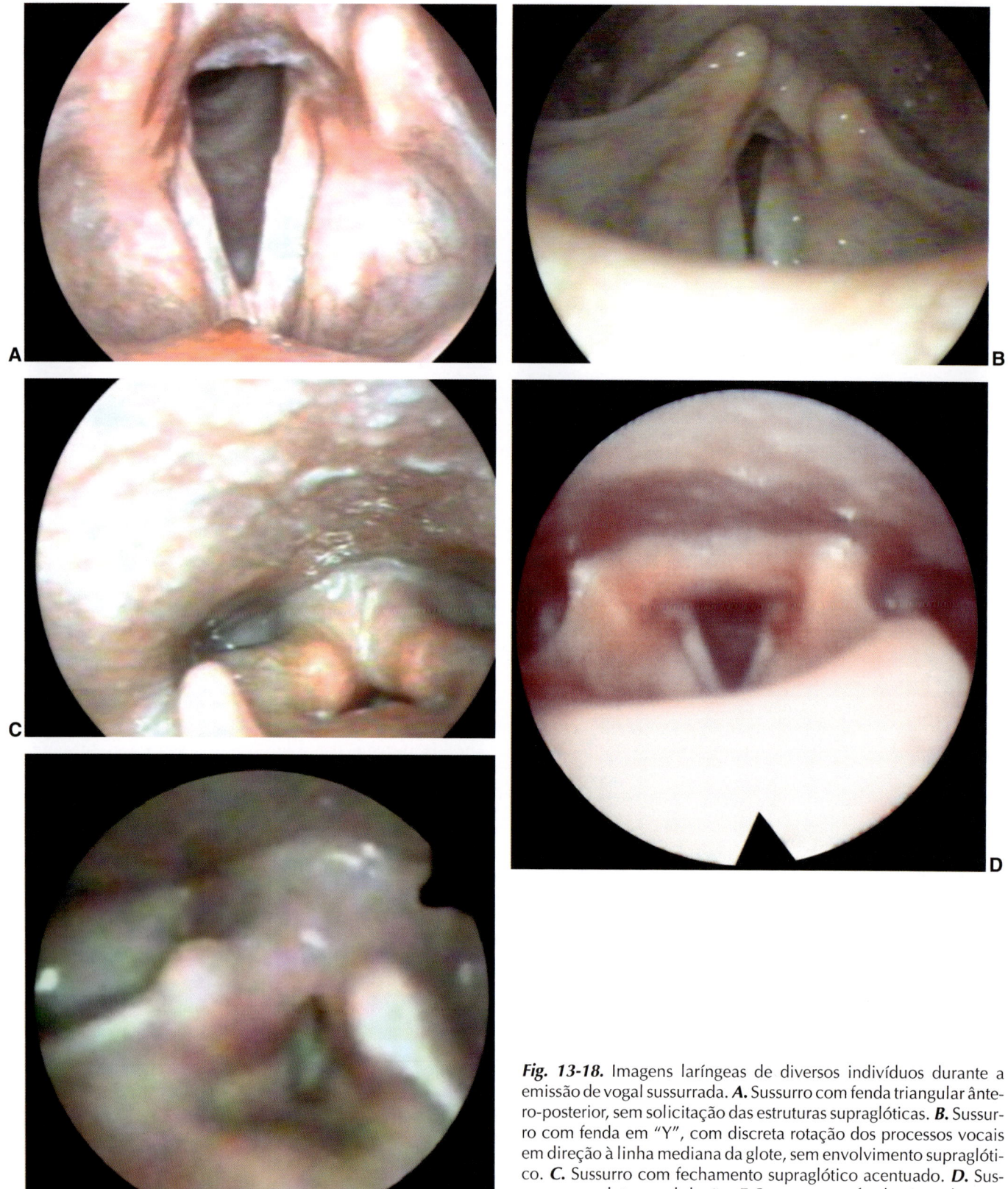

Fig. 13-18. Imagens laríngeas de diversos indivíduos durante a emissão de vogal sussurrada. **A.** Sussurro com fenda triangular ântero-posterior, sem solicitação das estruturas supraglóticas. **B.** Sussurro com fenda em "Y", com discreta rotação dos processos vocais em direção à linha mediana da glote, sem envolvimento supraglótico. **C.** Sussurro com fechamento supraglótico acentuado. **D.** Sussurro com glote em abdução. **E.** Sussurro com fenda triangular posterior, geralmente apresentada na literatura como a fenda típica desta emissão (arquivo Osíris do Brasil).

paralisias e, temporariamente também nos casos de disfonia hipocinética secundária à uma hipercinética inicial. Com essa manobra, ocorre uma aproximação forçada das pregas vocais e solicita-se ao paciente que emita várias vezes a mesma vogal, usando o ataque vocal brusco. A emissão resultante tem maior intensidade que a habitual, e esse recurso deve ser suspenso tão rapidamente quanto possível, para evitar traumatismos na mucosa das pregas vocais. O uso de ataques bruscos deve ser controlado verificando-se sempre se o esforço utilizado não é excessivo e se não há um acionamento exagerado do vestíbulo laríngeo.

Procedimento básico:
- Emissão de vogais iniciada por um golpe de glote.

Objetivos:
- Fechamento forçado da glote.

Aplicações principais:
- Disfonias hipocinéticas.
- Doença de Parkinson.
- Paralisias ou paresias de prega vocal.

Variações:
- Leitura de palavras que começam por vogais, produzindo ataques vocais bruscos.
- Leituras de textos com a emissão de ataques bruscos nas palavras que se iniciam por vogais.

Observações:
- Verificar se os ataques excessivos não eliciam o envolvimento das estruturas supraglóticas.

Ataques vocais soprosos:
- O uso de ataques vocais soprosos promove um amplo afastamento das pregas vocais. A emissão resultante apresenta maior suavidade que a emissão habitual reduzindo a tensão fonatória. Estudos fisiológicos porém, indicam que esta tarefa fonatória pode ser muito difícil para indivíduos disfônicos (Casper, Colton, Woo & Brewer, 1992) e, desta forma, deve-se observar auditivamente como é realizada a sonorização. Se a emissão aspirada é seguida de ataque brusco ou emissão tensa, ou ainda de aumento súbito da intensidade, deve-se modificar a técnica.

Procedimento básico:
- Emissão de vogais iniciadas por ataque soproso.

Objetivo:
- Abertura forçada da glote.
- Suavização da emissão.

Aplicação principal:
- Disfonia Hipercinética.
- Uso constante de ataques vocais bruscos.
- Qualidade vocal tensa.
- Treinamento de controle de ataque vocal para voz profissional.

Variações:
- Início do ataque soproso como um bocejo.
- Ataque soproso com grande fluxo de ar associado.

Observações:
- Verificar se não ocorre hiperventilação.
- Controlar a possibilidade de excesso de tensão para bloquear a sonorização glótica, o que pode ser pior que os ataques bruscos em si.

Técnica de Emissão em Tempo Máximo de Fonação

O emprego de emissão de vogais sustentadas no tempo máximo de fonação tende a melhorar a coaptação glótica e a aumentar a resistência à passagem do ar expiratório, sendo de grande eficácia em todas as situações de hipotonia vocal, quer sejam de natureza funcional ou neurológica, auxiliando ainda a melhorar a estabilidade fonatória. Esta técnica é um dos exercícios do Método Lee Silverman para tratamento de pacientes com Parkinson e também compõe parte da seqüência dos exercícios de função vocal.

Indica-se também a aplicação dessa técnica em várias freqüências para trabalhar o diferencial de tensão, de acordo com o alongamento das pregas vocais.

Procedimento básico:
- Emissão de vogais sustentadas, no tempo máximo de fonação, com abertura de boca adequada, sem esforço muscular excessivo, controlando-se a qualidade vocal ao longo da emissão.

Objetivos:
- Aumentar a resistência glótica.
- Melhorar a estabilidade fonatória.
- Adequar a coaptação glótica.

Aplicações principais:
- Hipotonia laríngea.
- Fendas fusiformes.
- Doença de Parkinson.
- Projeção vocal.
- Estabilização da qualidade vocal.
- Voz profissional.
- Aperfeiçoamento vocal.

Variações:
- Produção de vogais em diferentes freqüências.
- Produção de consoantes fricativas ou nasais no tempo máximo de emissão.
- Produção no tempo máximo, modificando-se a vogal, em duplas (ao.ao.ao.ao.ao.ao.ao....), trios (aiu.aiu.aiu.aiu.aiu.aiu.aiu....), ou em maior número de vogais.
- Produção no tempo máximo, modificando-se a consoante (vzjvzjvzjvzj....).
- Pode-se utilizar o programa SPEECH PITCH (VOICE TOOLS) no modo de Histograma para monitorar a emissão em tempo máximo de fonação (ver De Boca em Boca).

Observações:
- Controlar a qualidade da emissão durante a tarefa de tempo máximo.
- Verificar se o aumento do tempo máximo não é realizado à custa de tensão excessiva ou envolvimento das estruturas supraglóticas.

Técnica de *Messa di Voce*

Esta técnica remete-se a um dos exercícios mais antigos e difíceis do canto, o *messa di voce* (*mettere la voce* – colocar a voz), empregado para se verificar as habilidades de um cantor em manter uma mesma nota cantada, com vibrato e mantendo-se a ressonância plena, manipulando-se a intensidade, de um pianíssimo a um fortíssimo, retornando-se então ao pianíssimo (pp-FF-pp), com qualidade musical e tempo de fonação aumentado ao máximo. Tal habilidade era muito considerada nos testes de seleção de cantores de ópera, assim como no treinamento de vozes operáticas, aparecendo nos manuais de canto desde o século XVII (Giulio Caccini, *Le nuove musiche*, 1601-2). O *messa di voce* é um dos principais elementos do estilo *bel canto*, muito presente nas árias italianas do século XVIII.

A realização deste exercício, adaptado para a terapia de voz, segue o mesmo princípio de sua execução para o canto, ou seja, o tom deve permanecer constante, tanto no piano como no forte, assim como nos trechos de crescendo e decrescendo, com mesma qualidade vocal e ressonância; contudo, não se exige nem qualidade musical nem vibrato. Tal produção requer acurado controle respiratório e da pressão subglótica, para que o tom não fique mais tenso e agudo no trecho forte e mais grave e soproso no trecho fraco, pela tendência fonatória fisiológica natural. O uso desta manobra, como técnica de tratamento das disfonias, embora não tenha sido submetido à pesquisas controladas, possui evidências clínicas bastante promissoras.

Procedimento básico:
- Emissão em um tom selecionado, iniciando-se o mais fraco possível (pianíssimo), crescendo-se a intensidade até bem forte (fortíssimo), porém sem gritar, e retornando-se ao pianíssimo em direção ao final da emissão; no uso clínico não se realiza a emissão com vibrato, mas controla-se a tensão e a qualidade vocal da emissão.

Objetivos:
- Controle da aproximação das pregas vocais e compressão mediana das mesmas.
- Controle da pressão subglótica.
- Ajuste do suporte respiratório de acordo com a mudança de intensidade.

Aplicações principais:
- Pequenas fendas, principalmente fusiformes e paralelas.
- Paresia e paralisia de prega vocal.
- Fadiga vocal.
- Vozes profissionais.
- Aperfeiçoamento vocal.
- Dissociação de freqüência e intensidade.
- Hipofonia, como na doença de Parkinson.
- Monointensidade.

Variações:
- Usar sons facilitadores variados e vogais no treinamento.
- Realizar o exercício em diversos tons, próximos à freqüência fundamental do paciente.
- Associar com manobras posturais de cabeça (rodada ou inclinada), se forem convenientes.

Observações:
- Embora o objetivo não seja afinação, procurar ajudar o paciente a parear os diversos tons oferecidos pelo clínico.
- Utilizar recursos de monitoramento visual, como o SPEECH PITCH (VOICE TOOLS) ou o FONO TOOLS (CTS), para auxiliar o paciente a manter a freqüência da emissão, que é a base deste exercício.

Técnica de Escalas Musicais

O uso de escalas musicais com sons facilitadores induz o alongamento e encurtamento das pregas vocais, de grande eficácia no trabalho das fendas vocais. Fendas triangulares em toda a extensão de natureza hipotônica, também se beneficiam de exercícios de variação de intensidade e melodia (Pinho & Pontes, 1991). Indica-se as escalas com tons graves para fendas posteriores e escalas com tons agudos para fendas anteriores.

Procedimento básico:
- Emissão vocal em escalas, glissandos ascendentes e descendentes, vocalizes, associada aos sons facilitadores.

Objetivos:
- Alongamento e encurtamento das PPVV.

Aplicações principais:
- Fendas fusiformes.
- Fendas triangulares em toda extensão.
- Reduzir o grau de fendas em geral.
- Disfonias hipocinéticas.
- Edema de Reinke.
- Paralisia de prega vocal.
- Lesões de massa discretas.
- Voz profissional.
- Vozes de qualidade monótona.

Variações:
- Produção de escalas musicais pré e pós-manipulação laríngea e massagem cervical, comparando-se as emissões.
- Associar a técnica a sons facilitadores.
- Associar às abordagens de mudança de postura.
- Escalas com monitoramento visual por meio dos programas SPEECH PITCH (VOICE TOOLS), GRAM (VOICE TOOLS) ou VOX METRIA (CTS).

Observações:
- Embora o objetivo não seja afinação, procurar ajudar o paciente a parear os tons produzidos.
- Iniciar o exercício a partir da freqüência média de fala do paciente, evitando assim o esforço conseqüente da emissão fora da tessitura adequada.
- Utilizar instrumentos musicais, como, por exemplo, um teclado, para facilitar a correta execução do exercício.

Técnica de Esforço (Empuxo)

A técnica de esforço é conhecida como técnica de empuxo e consiste na realização de movimentos de esforço, principalmente de braços, simultâneos à fonação. Esta abordagem foi proposta por Froeschels (1944), com o nome de método de empuxo, inicialmente para o tratamento de hipernasalidade por paralisias de véu palatino, tendo sido adaptadas posteriormente para o tratamento das paralisias uni e bilaterais das pregas vocais (Froeschels, Kastein & Weiss, 1955).

A técnica inicial baseava-se na execução de uma série de socos no ar com os punhos cerrados concomitantemente à emissão de vogais; podem também ser utilizadas sílabas com consoantes plosivas sonoras, para reforçar o aumento da pressão no trato vocal, como "ba", "da" e "ga", mantendo-se, porém, os punhos cerrados durante as emissões (Fig. 13-19A a D). Há outras variantes para estimular a ação esfincteriana da laringe, como postura de mãos enganchadas e levantadas próximo ao queixo, sustentando-se um som de apoio, ou o movimento de pressão exercido pelas mãos sobre uma superfície (como uma mesa, cadeira ou parede), também durante a emissão sustentada de um som de apoio (Fig. 13-19A a D).

A eficácia dessa técnica foi comprovada no estudo de Yamaguchi et al. (1993) que trataram 29 pacientes com incompetência glótica e concluíram seus benefícios em casos selecionados, avisando também quanto aos perigos de uma compensação excessiva, hiperfunção ou hemorragia de pregas vocais quando há fechamento completo da glote posterior. Em um estudo comparativo entre as diferentes variantes da técnica de empuxo, Alves (2001) constatou que nem sempre ocorre o envolvimento da supraglote durante a execução dos exercícios. A autora concluiu que há algumas variações nos ajustes induzidos por essa técnica, sendo que do ponto de vista perceptivo-visual há um aumento da constrição anteroposterior durante o exercício de mãos segurando a cadeira e um acentuado deslocamento vertical da laringe observado somente na técnica socos no ar. O exercício de mãos segurando a cadeira também induz ao ataque vocal brusco e à uma emissão mais aguda. Na Fig. 13-20A a D observamos algumas imagens das variantes dessa técnica; observar que as imagens obtidas com as variantes de socos no ar da Fig. 13-20C e D mostram ajustes laríngeos bastante diferentes, com e sem envolvimento da supraglote. Assim sendo, aconselhamos a verificação dos ajustes laríngeos por meio de avaliação endoscópica, na suspeita de envolvimento negativo da estruturas supraglóticas.

Em casos de grandes fendas glóticas por paralisias de pregas vocais pode-se associar a técnica de empuxo com mudanças de postura de cabeça ou manipulação digital de laringe, aproximando-se as pregas vocais por meio de pressão com os dedos polegar e indicador, em forma de "U", sobre as alas da cartilagem tireóidea. Fendas triangulares ou paralelas são favorecidas com o uso dessa abordagem, enquanto tais estratégias parecem ser ineficientes ou até mesmo negativas nos casos de fendas fusiformes, quando se pode inclusive favorecer o aparecimento de úlcera de contato ou hemorragia de prega vocal, pelo forte pressionamento entre as cartilagens aritenóideas.

Nas laringectomias parciais o emprego de exercícios dessa técnica pode favorecer a aproximação das estruturas remanescentes, inclusive das pregas vestibulares, contribuindo para a sonorização e para o aumento de intensidade (Fig. 13-21A e B).

Deve-se procurar manter a qualidade vocal obtida durante a técnica de esforço (empuxo), mesmo após o término do esforço de braços.

Procedimento básico:
- Emissão de sílabas plosivas sonoras associada à execução de socos no ar.
- Emissão sonora acompanhada do ato de empurrar ou levantar pesos.
- Emissão de vogais sustentadas com as mãos em gancho, entrelaçadas, empurrando as palmas das mãos entre si.

Objetivos:
- Aproximação das estruturas laríngeas.
- Socos no ar: maior risco de aproximação de pregas vestibulares e deslocamento vertical da laringe.
- Mãos em gancho: adução firme das pregas vocais na linha média.
- Melhorar o esfíncter laríngeo para garantir a função deglutitória.

Aplicações principais:
- Paralisia unilateral de prega vocal.
- Grandes fendas glóticas.
- Disfonias hipocinéticas.
- Laringectomias parciais.
- Paralisias de véu palatino.
- Hipernasalidade.
- Transtornos da muda vocal.
- Falsete.
- Quadros psicogênicos com emissão em sussurro ou fala articulada.
- Disfagias discretas.
- Pregas vocais arqueadas.

Variações:
- Monitorar a emissão enquanto se reduz o movimento de empuxo, procurando manter a qualidade vocal obtida.
- Pensar no empuxo e procurar transferir a ativação muscular para a laringe, sem ter que realizar o movimento auxiliar.
- Associar à técnica de mudança de postura de cabeça.
- Usar várias sílabas com um único movimento de empuxo (socos no ar ou mãos em gancho) ou emissão de frases completas durante o empuxo.

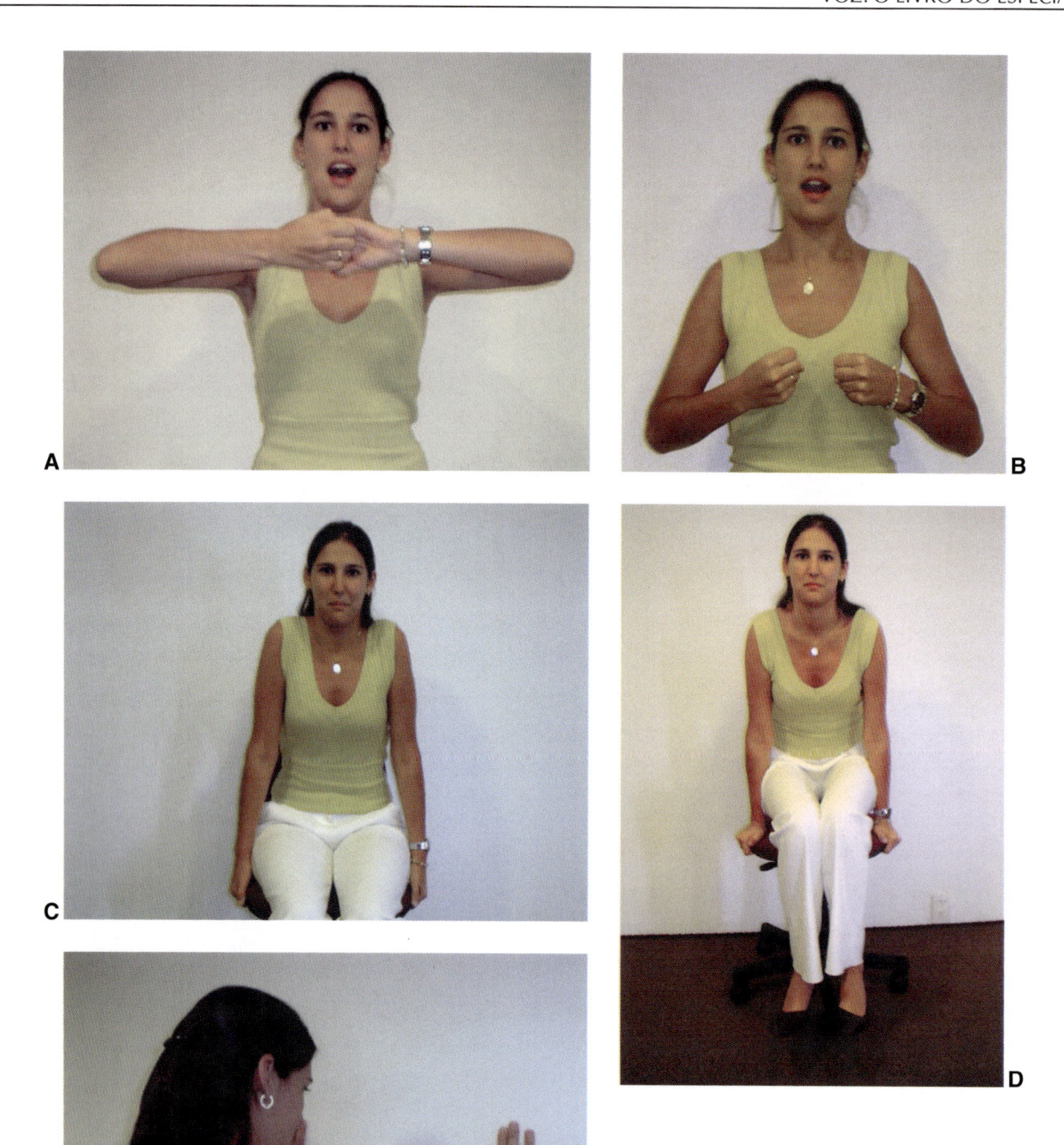

Fig. 13-19. Fotos ilustrando a técnica de esforço em algumas das diversas variantes. *A.* Mãos em gancho. *B.* Socos no ar. *C.* Mãos sob a cadeira. *D.* Mãos empurrando a cadeira. *E.* Mãos contra a parede.

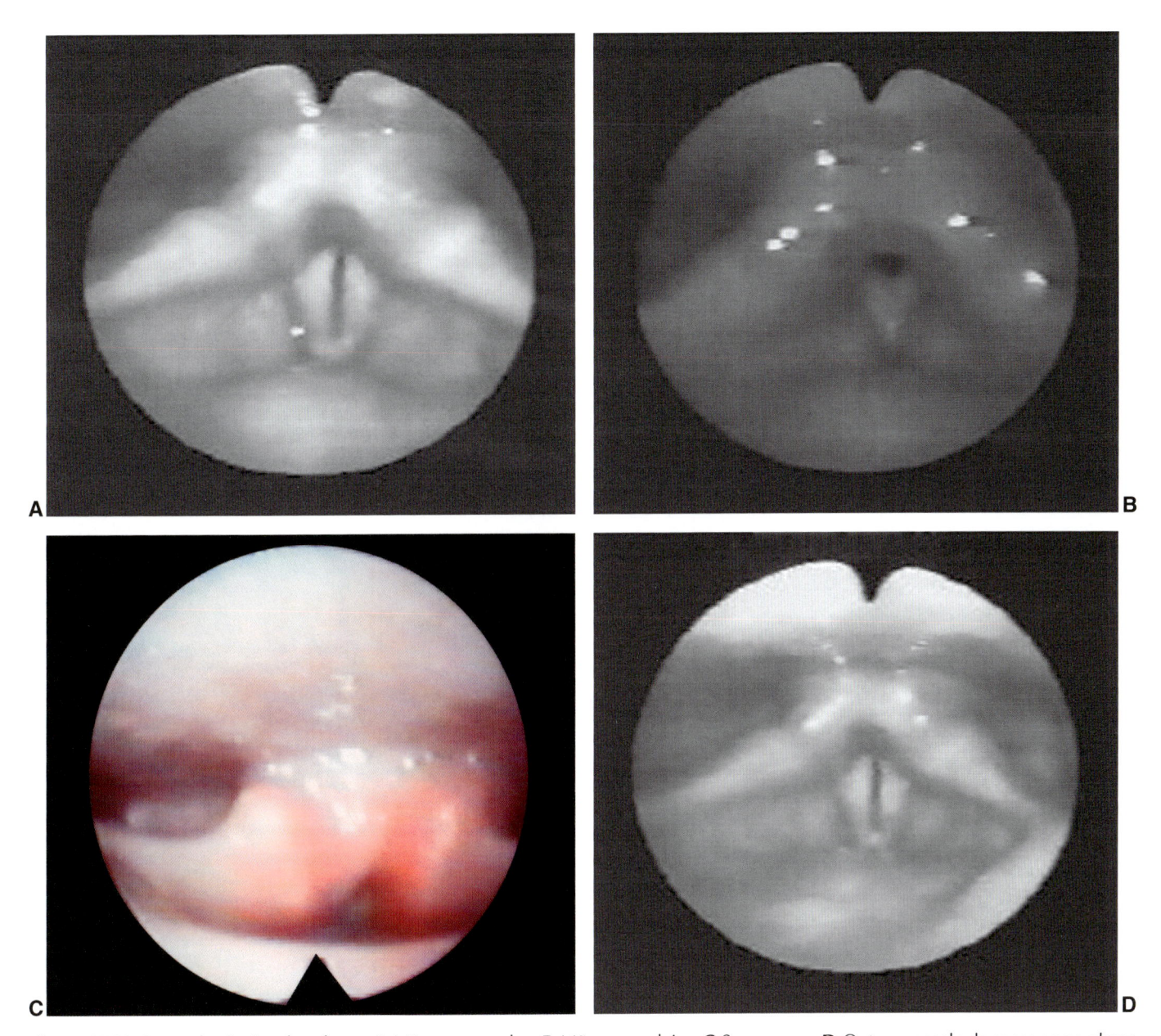

Fig. 13-20. Variantes da técnica de esforço. ***A.*** Mãos em gancho. ***B.*** Mãos na cadeira. ***C.*** Socos no ar. ***D.*** Outro exemplo de socos no ar; observar que na série apresentada a melhor coaptação glótica ocorreu com mãos em gancho e com o segundo exemplo de socos no ar (arquivo Osíris do Brasil).

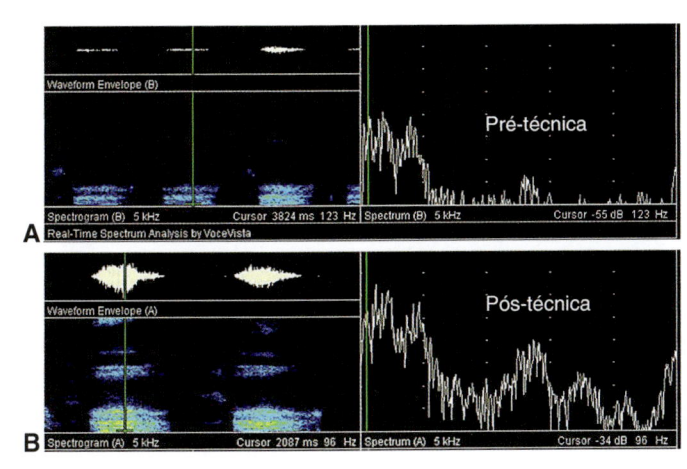

Fig. 13-21. Imagem espectrográfica pré e pós-técnica de esforço, com exercícios de mãos sob a cadeira, em paciente com laringectomia parcial (VOCE VISTA, VOICE TOOLS). ***A.*** Pré-técnica; observar o tempo máximo de fonação muito curto e reduzida energia acústica. ***B.*** Pós-técnica; observar como aumentou o tempo máximo de fonação, com maior energia acústica, evidente no sinal de áudio, no traçado espectrográfico e no espectro de energia.

- Usar a variante de socos no ar, seguida de deglutição forçada, para favorecer o deslocamento vertical da laringe em casos de disfagia discreta.
- Empurrar a parede com as mãos associando emissão de vogais. O paciente se aproxima da parede e deixa seu corpo solto para realizar um movimento pendular (como na brincadeira de "João Bobo"), em que o terapeuta empurra-o em direção à parede.

Observações:
- Nos exercícios de socos no ar, não pressionar excessivamente a laringe.
- Monitorar cuidadosamente a dosagem dessa técnica, pois há riscos potenciais de lesões nas pregas vocais ou do envolvimento de constrição supraglótica.
- Evitar tais exercícios quando há fechamento da glote posterior, ou seja, aproximação suficiente das cartilagens aritenóideas.

Técnica de Deglutição Incompleta Sonorizada

A técnica de deglutição incompleta sonorizada foi introduzida por Boone & Mcfarlane (1988), e atua no fechamento da laringe, aproveitando-se da constrição que ocorre na passagem da fase faríngea para a esofágica da deglutição. Solicita-se ao paciente que, ao iniciar o ato de deglutir, emita uma seqüência de sons sonoros, por exemplo: "bam", "bem", "bim", "bom", "bum". Assim, ocorre uma associação entre o início da deglutição, onde encontramos a laringe cerrada e elevada, e a emissão de um som com coaptação forçada das pregas vocais. Podem ser associadas palavras e pequenas frases e o paciente deverá procurar manter a mesma qualidade vocal conseguida, já sem o recurso da deglutição. É importante fazer o paciente compreender que esta técnica não é uma simples emissão em forte intensidade, mas uma emissão que foi precedida do fechamento da faringe, com a língua elevada e na papila, direcionada para a região posterior da boca.

As mudanças observadas com o uso das técnicas de empuxo ou de deglutição incompleta sonorizada podem prover uma alteração nítida e imediata na qualidade vocal. São também eficazes nos quadros de puberfonia, quando o paciente ainda não fez a muda funcional e observa-se fenda à fonação e restrição da vibração da mucosa à região anterior da glote.

Procedimento básico:
- Emissão de seqüência de sons sonoros, como "bam", ou "bem" etc., no topo de uma deglutição, ou seja, antes de deglutir.

Objetivos:
- Sonorização com maior fechamento laríngeo.
- Redução de grandes fendas glóticas.

Aplicações principais:
- Paralisia uni ou bilateral de prega vocal.
- Falsete mutacional ou de conversão.
- Laringectomias parciais.
- Grandes fendas glóticas.

Variações:
- Anteceder a emissão de frases com o movimento da deglutição, no início da primeira palavra.
- Monitorar a deglutição incompleta e a emissão associada por nasoendoscópio colocado superiormente na nasofaringe.
- Associar palavras e pequenas frases mantendo a mesma qualidade vocal.

Observações:
- Verificar se o paciente compreende corretamente a técnica e se não ocorrem engasgos, ou ainda, se o paciente produz a seqüência sonora após a deglutição, o que não é o objetivo.

Técnica de Firmeza Glótica

A técnica de firmeza glótica foi desenvolvida por Behlau (1994) e é realizada através da oclusão quase que total da boca, com uma emissão sonorizada, sustentada de modo prolongado, desenvolvendo-se as sensações proprioceptivas do trato vocal, estimulando-se a ressonância e propiciando uma melhor coaptação glótica. Com o trato vocal semi-ocluído (Fig. 13-22), ocorre o fenômeno de ressonância retroflexa, havendo expansão de toda a área do trato vocal, da boca à laringe e, como a produção glótica continua ativada, ela se estabiliza (Fig. 13-23A e B). Além disso, o aumento da pressão interna favorece a percepção do diafragma, da parede abdominal e da própria laringe.

Tal técnica é de grande eficiência para melhorar a coaptação glótica, como por exemplo no pós-operatório de lesões benignas laríngeas, particularmente quando há fenda glótica residual ou área de menor vibração de mucosa, como em nódulos, pólipo e edema de Reinke, podendo também ser empregada no trabalho de aperfeiçoamento vocal. Além disso, pela mudança na resistência do trato vocal, esta técnica é particularmente útil nas situações onde há envolvimento indeseja-

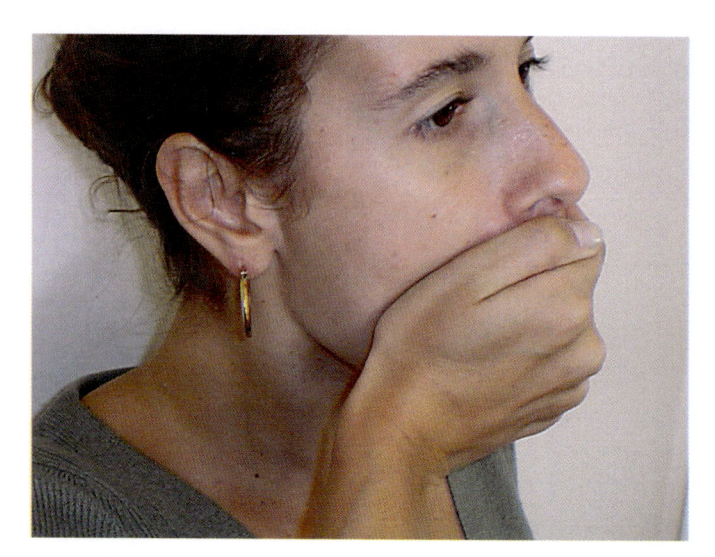

Fig. 13-22. Foto ilustrativa da execução da manobra de oclusão quase completa da saída do trato vocal na técnica de firmeza glótica (observe que as bochechas não estão inflamadas).

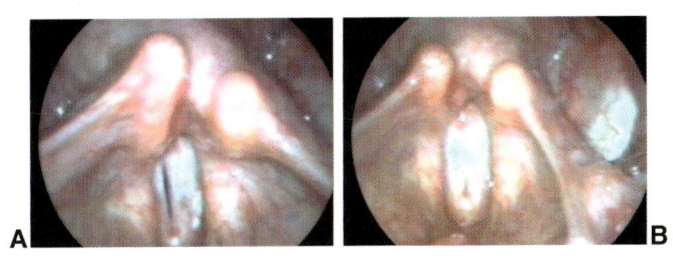

13 ✔ APERFEIÇOAMENTO VOCAL E TRATAMENTO FONOAUDIOLÓGICO DAS DISFONIAS   475

Fig. 13-23. Imagem laríngea de paciente com inadaptação vocal. *A.* Pré-fonoterapia; observar a presença de fenda fusiforme, discreto deslocamento de prega vestibular direita e a grande assimetria do complexo aritenóideo. *B.* Pós-treinamento intensivo, com técnica de firmeza glótica; observar a melhor coaptação glótica, o não-envolvimento da prega vestibular e redução da assimetria funcional do complexo aritenóideo (arquivo Paulo Pontes).

do das estruturas supraglóticas, especialmente das pregas vestibulares, quer seja em quadros de inadaptação vocal (Fig. 13-23A e B) ou em pós-operatório de microcirurgia de laringe (Fig. 13-24A e B).

A técnica de firmeza glótica é um dos procedimentos de maior impacto imediato, sendo comum referências positivas de pacientes, imediatamente após sua execução, incluindo relatos de voz mais fácil, mais limpa e com maior tempo de fonação. As Figs. 13-25A e B e 13-26A e B mostram exemplo de estabilização da emissão por meio de análise acústica.

Procedimento básico:
- Ocluir quase totalmente a boca com a palma da mão sobre os lábios entreabertos (como se alguém estivesse tapando sua boca e impedindo-o de falar), enquanto se produz uma emissão indiferenciada e prolongada (semelhante à produção grave de um "u" ou "v"), mantendo a língua relaxada e

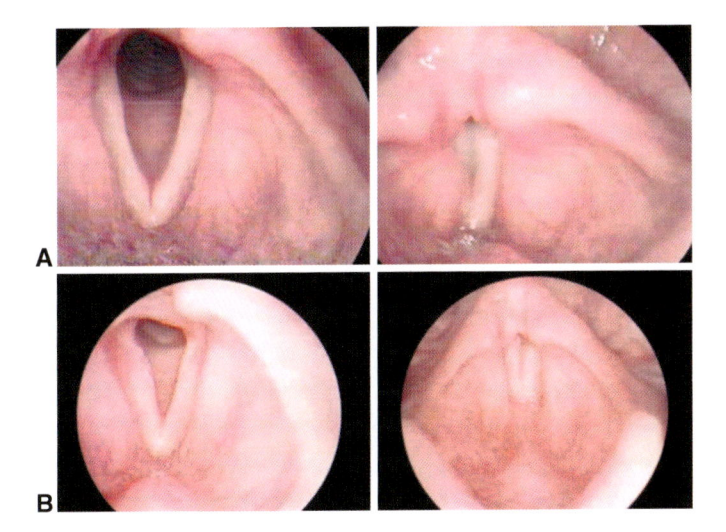

Fig. 13-24. Imagem laríngea de paciente operado de pólipo de prega vocal direita, operador de pregão, 41 anos de idade. *A.* Pré-fonoterapia; observar o afastamento das pregas vestibulares à respiração e o deslocamento da prega vestibular direita, à fonação. *B.* Após quatro sessões de fonoterapia observar a não-interferência da constrição mediana anteriormente observada (arquivo Paulo Pontes).

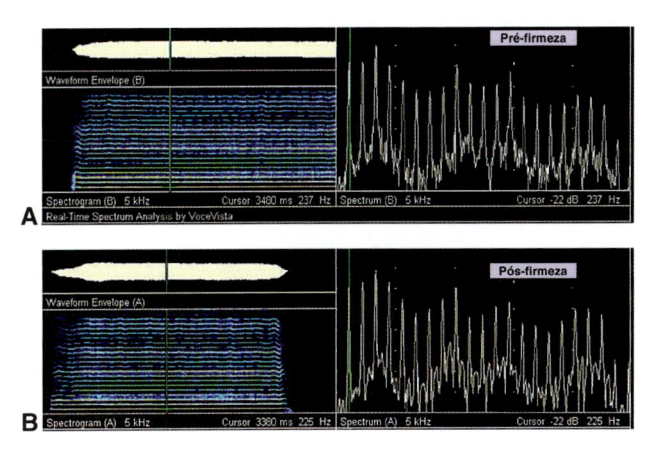

Fig. 13-25. Imagem espectrográfica pré e pós-técnica de firmeza glótica (VOCE VISTA, VOICE TOOLS). *A.* Pré-técnica; observar o traçado mais irregular e um menor tempo de fonação. *B.* Pós-técnica; observar um traçado mais regular e o aumento do tempo de fonação.

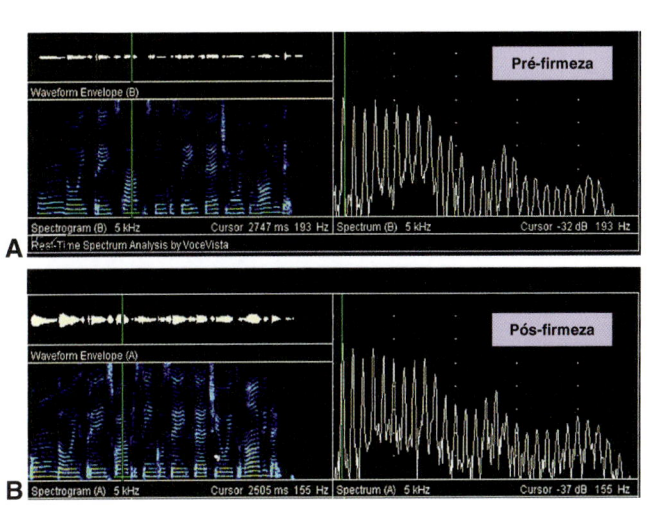

Fig. 13-26. Imagem espectrográfica pré e pós-técnica de firmeza glótica (VOCE VISTA 1.12, VOICE TOOLS). *A.* Pré-técnica; observar menor número de harmônicos e traçado menos definido. *B.* Pós-técnica; observar maior número de harmônicos e articulação mais definida.

em posição baixa na boca, repetindo a emissão por pelo menos cinco vezes; evitar inflar as bochechas.

Objetivos:
- Favorecer os ajustes da musculatura laríngea.
- Expandir o trato vocal.
- Melhorar a coaptação glótica.
- Reduzir a interferência supraglótica.
- Estimular o aumento da ressonância.
- Aumentar o componente oral da ressonância.
- Estimular elevação de palato mole.
- Proporcionar melhor coordenação pneumofônica.
- Desenvolver o monitoramento proprioceptivo da voz.

Aplicações principais:

- Fonação vestibular ou envolvimento supraglótico negativo.
- Pós-operatório de lesões laríngeas, com presença de fenda glótica.
- Fendas glóticas em geral.
- Aperfeiçoamento vocal.
- Vozes de qualidade destimbrada.

Variações:

- Início com mínima intensidade, aumentando-se ao longo da emissão.
- Usar dedo em gesto de silêncio, na frente dos lábios, e emitir som aproximado a "u..." se o paciente tiver dificuldades na oclusão manual; esta técnica é chamada de *finger kazoo* (Emerich, 2001).
- Produzir o som de "u" dentro de um canudinho em copo cheio de água fazendo bolhas.
- Usar canudinhos, de preferência rígidos e estreitos, mantendo "u" sustentado ou em escalas.

Observações:

- Verificar se há pressão excessiva ou bochechas infladas durante a realização da oclusão manual.
- Controlar a presença de sinais de esforço fonatório, como coceira, tosse, pigarro, ardor e dor na laringe.
- Controlar se a qualidade vocal produzida não envolve as estruturas supraglóticas; neste caso, orientar o paciente para que o fluxo de ar seja controlado pela mão apoiada nos lábios e não pela laringe.
- Embora o exercício com a oclusão manual ofereça resultados comparáveis ao *finger kazoo* e ao sopro sonorizado no canudinho, a oclusão manual oferece sensações mais evidentes de todo o trato vocal, incluindo a expansão pulmonar e o diafragma.

Técnica do "b" Prolongado

A técnica do "b" prolongado é uma técnica de origem finlandesa apresentada como uma manobra eficiente para se alterar a posição vertical da laringe no pescoço e propiciar uma melhor coaptação glótica. A posição vertical baixa da laringe

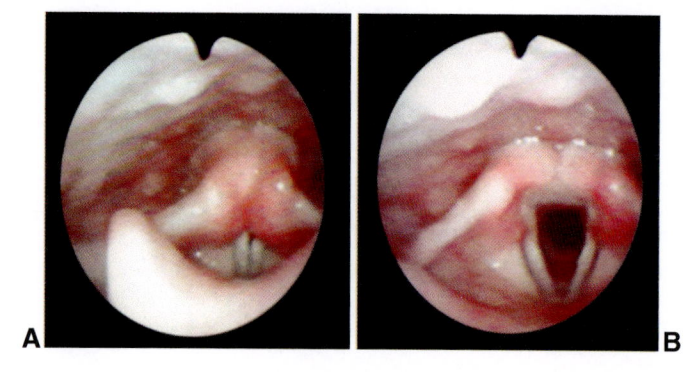

Fig. 13-27. Imagem da laringe durante a execução do exercício da técnica do "b" prolongado. **A.** Durante a realização do "b"; observe a laringe baixa e o vestíbulo ampliado. **B.** Após a execução da manobra (arquivo Paulo Pontes).

tem sido buscada por cantores com treinamento clássico, particularmente na ópera, como um recurso para aumentar a ressonância e produzir maior energia na região aguda do espectro, gerando uma qualidade vocal mais rica em termos acústicos.

A execução dessa técnica consiste na tentativa de prolongamento da oclusão bucal da consoante "b", como se esse som fosse produzido lentamente, emitida sem a força característica do som plosivo, quase como um fricativo, seguido da emissão da vogal "a", emitida de modo bastante neutro, como um *scwha*, repetidas vezes "b...ba b...ba b...ba b... ba". O prolongamento da fase inicial da produção da oclusiva bilabial, o abaixamento da mandíbula, a separação dos dentes, o aumento da cavidade da boca favorecem o abaixamento da laringe no pescoço, associado à uma ampliação de seu vestíbulo (Fig. 13-27A e B). A emissão após essa técnica é geralmente mais estável, com freqüência mais grave e quase sempre com tempo máximo de fonação aumentado, sobretudo em mulheres (Fig. 13-28).

Elliot, Sundberg & Gramming (1997) estudaram a técnica do "b" prolongado através da eletroglotografia com múltiplos canais, verificando uma posição vertical de laringe mais baixa, com a realização desse exercício.

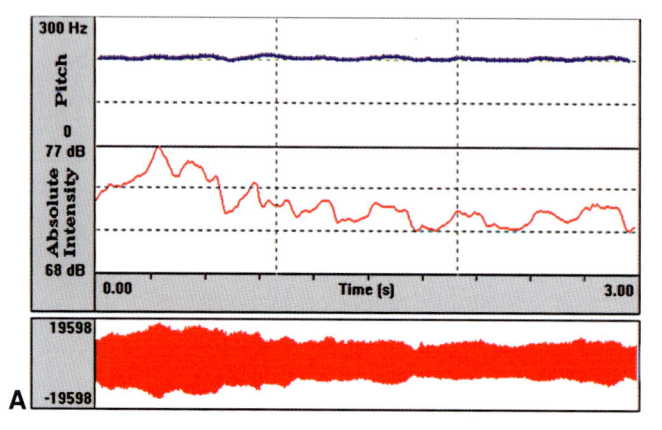

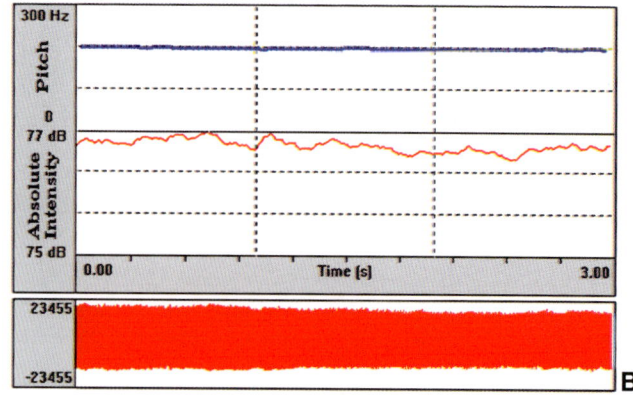

Fig. 13-28. Registro do deslocamento de freqüência e intensidade, pré e pós-execução da técnica do "b" prolongado; observar que no gráfico "A" há maior instabilidade, tanto no controle da freqüência (*pitch*) como no da intensidade (*absolute intensity*), além de a emissão ser um pouco mais aguda e o sinal de áudio (em vermelho) apresentar-se bastante irregular (Dr. SPEECH 4.0, TIGER).

Castro (1999) estudou os efeitos da técnica finlandesa do "b" prolongado e verificou que após sua realização ocorre uma tendência a abaixar a freqüência fundamental e aumentar o tempo máximo de fonação, particularmente nas mulheres. Krimberg (2000) comparou a configuração laríngea pré e pós a utilização desta técnica e verificou que o "b" prolongado promove um aumento da amplitude de vibração das pregas vocais.

Laukkanen, Lindholm, Vilkan, Haataja, & Alku (1996) estudaram uma variante da técnica do "b" prolongado, a técnica vocal do/β/fricativo bilabial, verificando que a laringe posiciona-se mais baixo no pescoço, com reduzida atividade muscular. Os autores esclarecem que os resultados com as duas técnicas não são comparáveis pois se tratam de dois sons diferentes.

Procedimento básico:
- Prolongamento do gesto motor que precede a emissão da consoante "b", com abaixamento da laringe, seguida da emissão da vogal "a", átona e nasal, na sílaba "b...bã", repetida várias vezes, sem inflar as bochechas.

Objetivos:
- Relaxar e abaixar a laringe.
- Melhorar a coaptação ao longo de toda a extensão das pregas vocais, com redução da compressão mediana.
- Melhorar a coaptação glótica com redução de fendas triangulares.
- Diminuir a compressão mediana das PPVV.
- Melhorar a ressonância.
- Aumentar tempo máximo de fonação.
- Aumentar a dissipação de energia na região aguda do espectro.
- Reduzir o impacto entre as pregas vocais.
- Aumentar a onda de mucosa.

Aplicações principais:
- Disfonia por tensão muscular, particularmente nódulos.
- Disfonias com elevação da laringe.
- Disfonias com compressão mediana.
- Falsete mutacional, de conversão ou paralítico.
- Muda vocal incompleta ou prolongada.
- Uso excessivo da voz – *vocal overdoers*.
- Fendas glóticas diversas.
- Disfagias discretas pós-intubação.

Variações:
- Emissão da técnica com o queixo levemente em direção ao peito.
- Produção do som em questão como se fosse em câmera lenta.
- Associado a escalas musicais, especialmente as ascendentes, para ampliação da tessitura e emissão de agudos com laringe baixa e sem esforço excessivo.

Observações:
- Verificar se o paciente não está forçando excessivamente, com grande pressão intra-oral, o abaixamento da laringe.
- Não inflar as bochechas na realização da técnica.

- Nos casos de dificuldade no deslocamento da laringe para baixo, pode haver aumento de tensão dos músculos suprahióideos, o que pode ser reduzido colocando a cabeça do paciente para trás e pedindo para que ele abra e feche a boca, por diversas vezes (dez em média), estirando a musculatura anterior do pescoço; manipulação digital também pode ser empregada.

Técnica de *Sniff*

A técnica de *sniff* é uma estratégia muito simples para afastar as estruturas do vestíbulo laríngeo, particularmente as pregas vestibulares, favorecendo uma coaptação adequada, em nível glótico. Esta técnica consiste em realizar múltiplas inspirações nasais, aspirando o ar rapidamente (como que fungando), o que abre, de modo reflexo, a laringe, possibilitando a entrada rápida do ar. Após múltiplos *sniffs*, solicita-se que o paciente faça uma emissão solta, de boca bem aberta, usando-se vogais, de preferência.

Em razão ao movimento fisiológico associado ao *sniff*, essa técnica tem indicação específica para o afastamento das pregas vestibulares (Fig. 13-29).

Procedimento básico:
- Aspirar rapidamente o ar, pelo nariz, em inspirações curtas e repetidas.

Objetivos:
- Afastar as pregas vestibulares da linha média.
- Favorecer a coaptação adequada das pregas vocais.

Aplicações principais:
- Disfonia vestibular.
- Interferência supraglótica mediana.
- Paralisia de laringe uni ou bilateral em adução com interferência supraglótica.

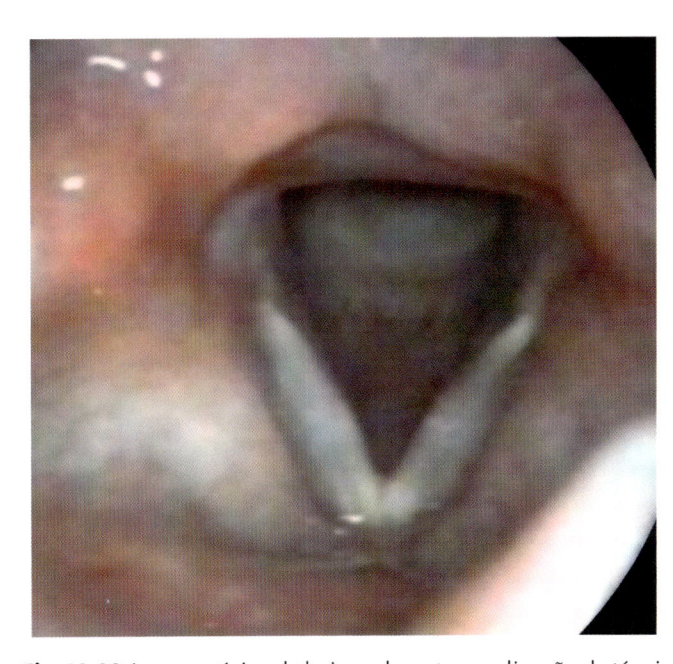

Fig. 12-29. Imagem típica de laringe durante a realização da técnica de *sniff* por meio de análise nasoendoscópica (arquivo Osíris do Brasil).

Variações:
- Alternar a técnica de *sniff* com a seqüência de constrição labial, utilizando um movimento de *sniff* antes de cada assobio, ou antes de cada emissão da fricativa anterior "v" ou da vogal "u" prolongada.
- Alternar a técnica de *sniff* com uma emissão em bocejo.

Observações:
- Não utilizar a técnica de *sniff* quando há processos inflamatórios ou infecciosos das vias aéreas superiores.
- Deve-se ter cuidado para que o paciente não entre em quadro de hiperventilação.

Técnica de Sopro e Som Agudo

A técnica do sopro e som agudo foi desenvolvida por Behlau (1994) como um recurso adicional para favorecer a coaptação glótica sem o envolvimento das estruturas da supraglote e sem a ação conjunta e inadequada dos músculos laríngeos intrínsecos (isometria laríngea). É também referida como técnica do sopro e som fino, ou sopro e falsete.

A execução do exercício deve ser realizada iniciando-se pelo sopro, exatamente para desativar o envolvimento supraglótico e induzir a produção de um som hiperagudo com a mínima ação do músculo tireoaritenóideo, o que quase sempre é difícil sem o auxílio do sopro, que aqui funciona como uma estratégia para se atingir o hiperagudo de modo adequado. A imagem laríngea típica, durante a execução do exercício dessa técnica é a de pregas vocais alongadas, afiladas, com discreta fenda, de configuração fusiforme (Fig. 13-30) ou paralela (Fig. 13-31B). Deve-se ressaltar que o indivíduo pode referir "esforço" na produção desta técnica, contudo, o esforço é situado na parede abdominal e na musculatura faríngea, e não na laringe, onde não devem ocorrer sensações desagradáveis.

Este recurso é uma estratégia bastante eficiente para desativar a compressão mediana das pregas vestibulares, o que pode ser observado na Fig. 13-31A a C. O registro acústico, na comparação pré e pós-técnica, geralmente mostra maior estabilização no traçado, com harmônicos mais definidos, o que pode ser observado tanto no traçado espectrográfico, como por meio do aumento dos picos no espectro de energia (Fig. 13-32A e B).

Procedimento básico:
- Iniciar soprando o ar, em fluxo contínuo, na palma da mão, para controlar o fluxo, e acrescentar uma emissão aguda, preferivelmente hiperaguda, contínua, mantendo-se o grande fluxo de ar e os lábios no gesto do sopro.

Objetivos:
- Afastar as pregas vestibulares da linha média.
- Favorecer a coaptação adequada das pregas vocais.
- Favorecer o equilíbrio muscular laríngeo.
- Desativar a isometria laríngea.
- Desativar constrição mediana do vestíbulo.

Aplicações principais:
- Disfonia vestibular.
- Interferência supraglótica mediana.
- Voz profissional.

Variações:
- Alternar a técnica do sopro e som agudo com a técnica do assobio.
- Associar a técnica do sopro e som agudo à emissão encadeada de vogais em glissando descendente.

Observações:
- Verificar se ocorre freqüência dicrótica e favorecer a estabilização da emissão.
- Tomar cuidado para não provocar hiperventilação.

Seqüência de Constrição Labial

A seqüência de constrição labial foi inicialmente chamada técnica de constrição labial, tendo sido introduzida recentemente por Behlau & Isdebski (1998), para desativação dos quadros de fonação vestibular. Essa seqüência baseia-se no deslocamento do local de constrição máxima do trato vocal da laringe para os lábios e envolve grande fluxo translaríngeo para impedir a ação do vestíbulo laríngeo e auxiliar na restauração da voz normal. O monitoramento visual, por meio de avaliação endoscópica da laringe, mostra as modificações na configuração laríngea e a soltura da compressão glótica e da constrição supraglótica (Fig. 13-33A e B). Esta seqüência também pode ser empregada como uma opção alternativa quando não se consegue usar a técnica do sopro e som agudo ou do assobio, para as mesmas indicações, e apresenta a vantagem de a sonorização laríngea estar diretamente envolvida em sua produção.

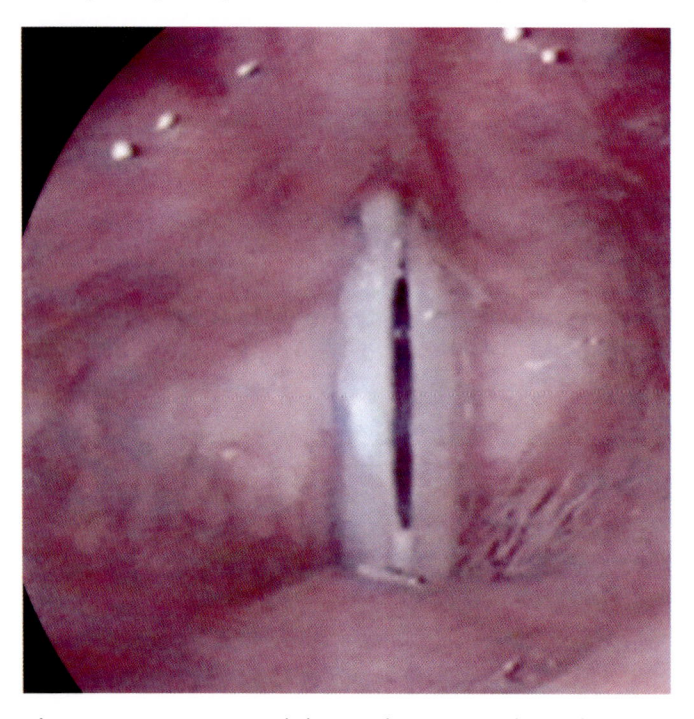

Fig. 13-30. Imagem típica da laringe durante a produção da técnica de sopro e som agudo; observar o alongamento das pregas vocais, a não interferência do vestíbulo laríngeo e a fenda produzida (arquivo Paulo Pontes).

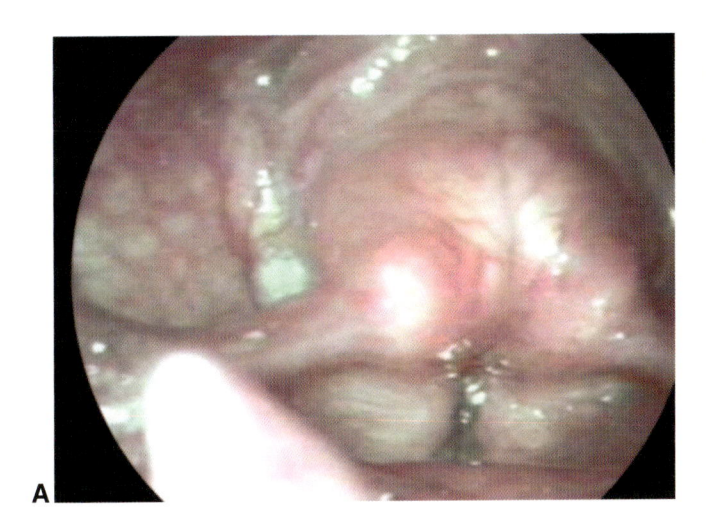

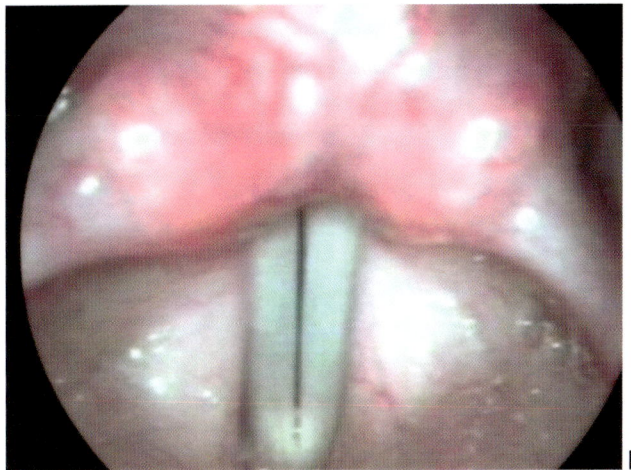

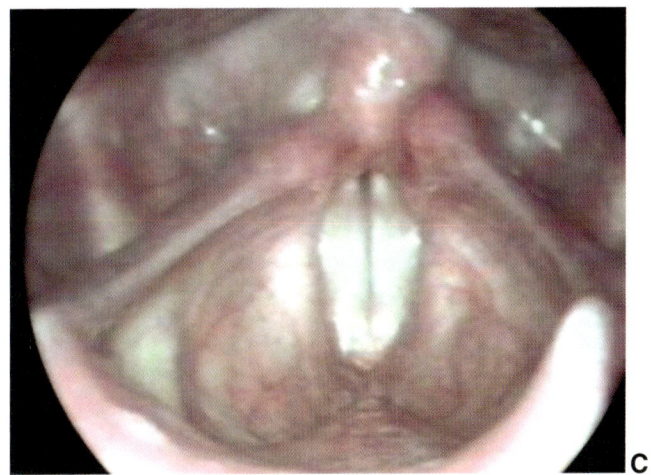

Fig. 13-31. Imagens de laringe de paciente com fonação vestibular, 34 anos de idade, religioso. ***A.*** Pré-sopro e som agudo, mostrando acentuado envolvimento das pregas vestibulares à fonação. ***B.*** Durante a execução da técnica de sopro e som agudo, quando se observa a eliminação da interferência das pregas vestibulares, o alongamento das pregas vocais e a presença de fenda paralela. ***C.*** Pós-técnica de sopro e som agudo sem o ajuste negativo das pregas vestibulares à fonação (arquivo Osíris do Brasil).

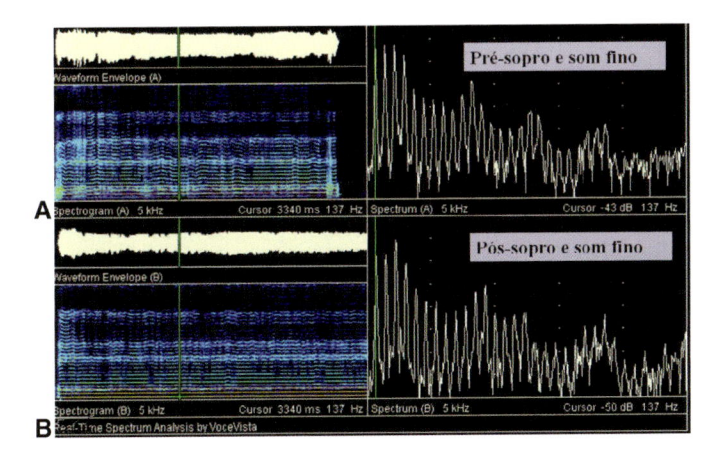

Fig. 13-32. Imagem espectrográfica pré e pós-técnica do sopro e som agudo (VOCE VISTA, VOICE TOOLS), de paciente com 49 anos de idade, com deslocamento medial de prega vestibular pós-cirurgia de pólipo de prega vocal. ***A.*** Pré-técnica; observar a instabilidade e os trechos de interferência das pregas vestibulares (esmagamento dos harmônicos). ***B.*** Pós-técnica; observar maior estabilidade no sinal de áudio e no registro dos harmônicos, tanto no traçado espectrográfico como nos picos do espectro de energia.

Essa seqüência pode ser facilitada com o uso de outros recursos terapêuticos, tais como: monitoramento auditivo retardado ou visual e manipulação digital laríngea.

Procedimento básico:
- Iniciar usando o sopro, passando para emissões com sons prolongados, como a fricativa anterior "v" ou a vogal "u".

Seqüência dos exercícios (Behlau & Izdebski, 1998):
- Treinar o estreitamento do fluxo de ar pelos lábios protrusos até que se consiga um fluxo contínuo e sem esforço, o que pode ser monitorado por imagem laríngea (Fig. 13-34).
- Misturar o fluxo de ar com um som (fricativa anterior "v" ou vogal "u").
- Treinar diferentes tons, um por vez.
- Reduzir o fluxo de ar e aumentar a quantidade de som emitido.
- Modular o som em freqüências próximas entre si.
- Modular o som na extensão de freqüência da fala.
- Treinar em diferentes graus de intensidade.
- Passar para a emissão de vogais isoladas ou em seqüências.

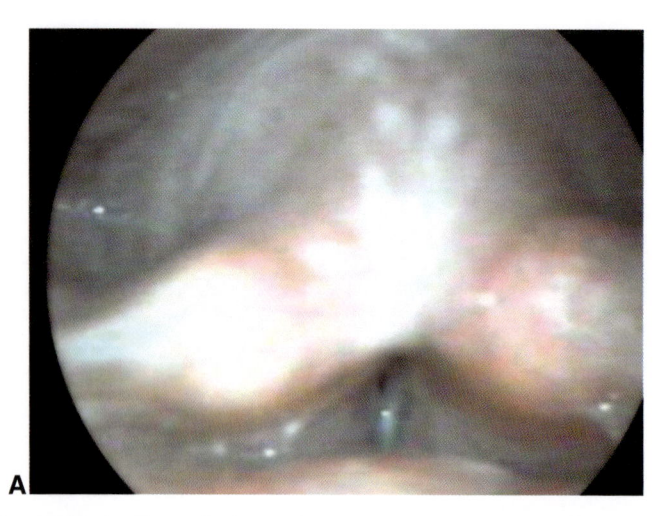

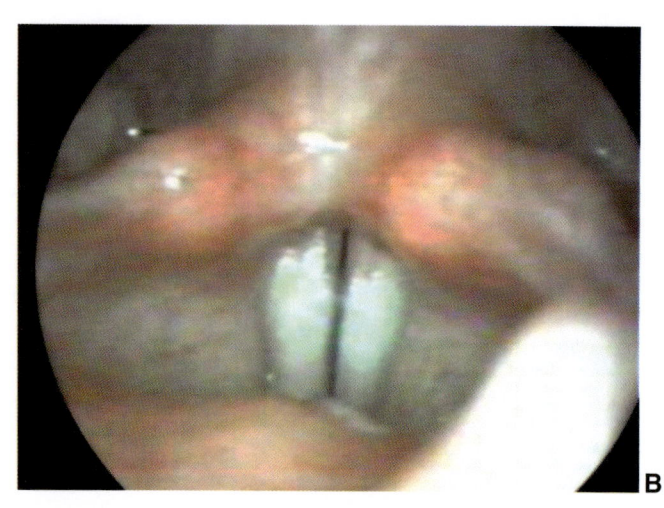

Fig. 13-33. Avaliação laríngea *(A)* pré e *(B)* pós-seqüência de constrição labial, em que se pode observar maior expansão laríngea, maior alongamento das pregas vocais e afastamento das pregas vestibulares após o emprego dos exercícios dessa seqüência *(imagem "B")*, em paciente com disfonia funcional, apresentando voz comprimida e interferência de pregas vestibulares à fonação (arquivo Paulo Pontes).

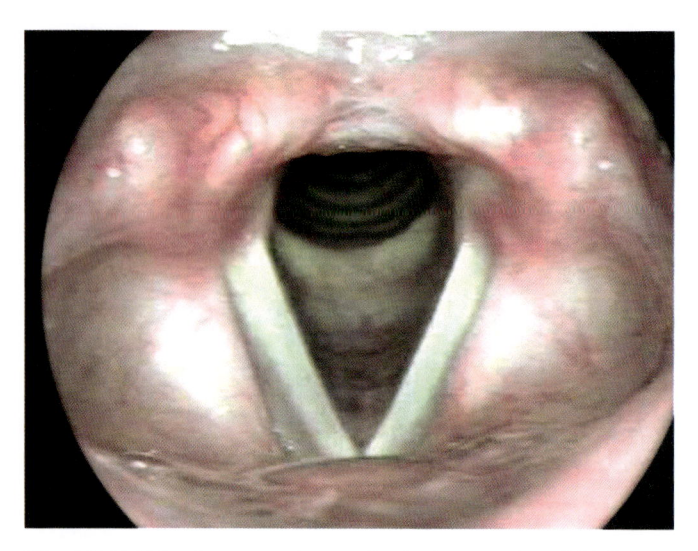

Fig. 13-34. Primeiro passo da seqüência de constrição labial: conseguir abertura laríngea durante sopro contínuo de ar, sem sonorização (arquivo Osíris do Brasil), para então iniciar uma sonorização suave, com muito fluxo de ar.

- Treinar com sílabas totalmente sonoras.
- Passar para seqüências silábicas totalmente sonoras (logatomas).
- Passar para segmentos totalmente sonoros.
- Transferir a emissão para construções consoante-vogal-consoante (CVC).
- Treinar em construções CVC mais complexas ou vogal-consoante-vogal (VCV).
- Treinar palavras com construções mistas e com diferentes freqüências e intensidades.

Objetivos:
- Transferir o local de constrição da laringe para os lábios, favorecendo um ajuste mais equilibrado.
- Redução da compressão glótica e da constrição supraglótica.
- Liberação dos movimentos das pregas vestibulares.
- Coordenação pneumofônica.

Aplicações principais:
- Fonação vestibular.
- Disfonia por tensão muscular com constrição supraglótica associada.

Variações:
- Uso de assobio ao invés da produção da fricativa "v" ou da vogal "u".
- Emissão contínua, intermitente ou com melodias.
- Associar o assobio ao som glótico, e após, alternar assobio com a emissão da vogal "u", sem modificar a posição dos lábios.
- Realizá-la em bico.

Observações:
- Passar para etapas superiores apenas quando há domínio total da etapa precedente, a fim de realmente desativar o envolvimento supraglótico.
- Quando se utiliza o assobio, não importa a qualidade de sua produção, mas sim o gesto motor utilizado.

Seqüência de Arrancamento

A seqüência de arrancamento é um procedimento agressivo e aplicado de modo intensivo, especificamente indicada para granulomas de laringe, de aspecto preferencialmente pediculado, de preferência pós-intubação ou pós-cirurgias ablativas da laringe (Fig. 13-35A e B).

Na seqüência de arrancamento procura-se amputar a lesão por meio de exercícios, produzindo-se microtraumatismos de repetição na base do granuloma, por meio de exercícios de empuxo sonorizados associados a um forte apoio do tronco e fluxo respiratório máximo, com emissões fortes e curtas para promover atrito.

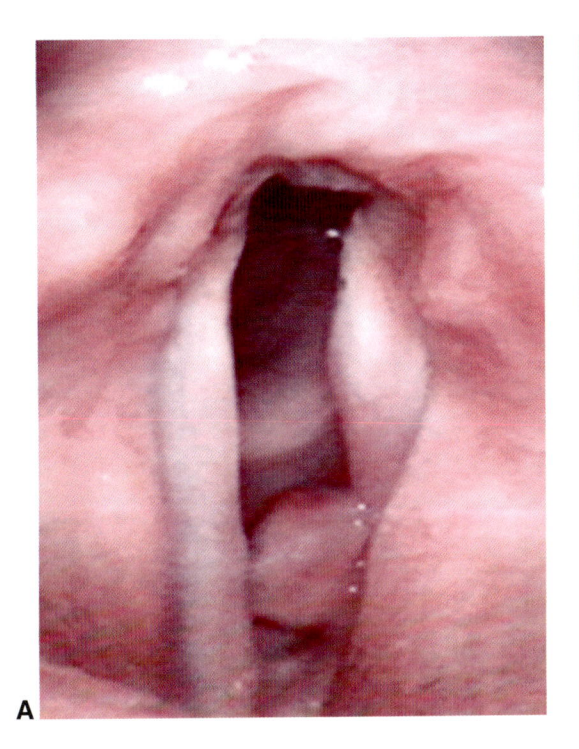

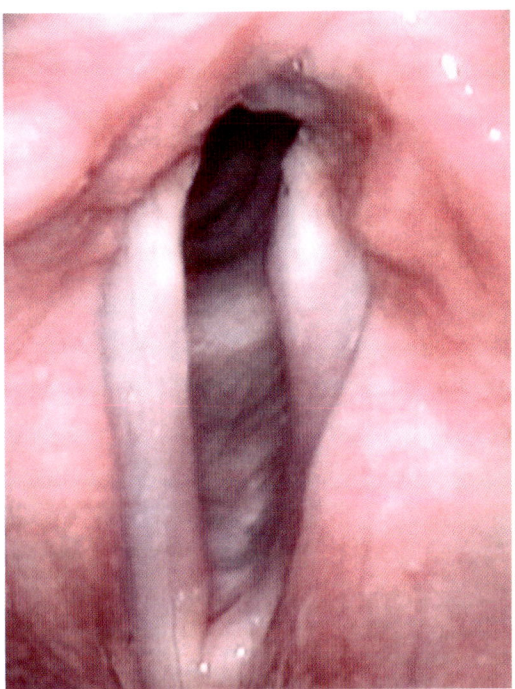

Fig. 13-35. Granuloma pós-cordectomia por carcinoma de laringe. **A.** Pré-seqüência de arrancamento. **B.** Pós-seqüência de arrancamento; observar que não permanece área de cicatrização após o arrancamento (arquivo Paulo Pontes).

O arrancamento de um granuloma por esforço vocal é uma ocorrência relativamente comum na clínica otorrinolaringológica e quase sempre ocorre induzido por crise de tosse persistente. Contudo, a seqüência de arrancamento, de modo organizado e administrada voluntariamente, foi inicialmente descrita pela foniatra francesa Arnoux-Sindt (1991), como técnica alternativa de tratamento dos granulomas pós-intubação, ou pós causa mecânica. Posteriormente, essa técnica foi também empregada em granulomas pós cordectomia, com sucesso, pelo grupo italiano da *Universitá di Modena* (Bergamini, Luppi, Dallari, Kokach & Romani, 1995). O grupo italiano emprega essa técnica para todos os tipos de granuloma. Nos casos de lesões de natureza comportamental, após o arrancamento são ministradas sessões adicionais de reabilitação vocal, no modelo tradicional. O grupo não observou nenhum caso de recorrência.

Nossa experiência não inclui os casos de granuloma por comportamento vocal, a não ser que o granuloma seja pediculado. O resultado é positivo com uma média de dez sessões, em periodicidade de três encontros semanais, acompanhados de treinamento intensivo em casa, de cinco a oito sessões ao dia, por um período de 5 a 10 minutos. Pode haver sensação dolorida discreta e, às vezes, devido à hiperventilação, alguns pacientes referem tontura. Nesses casos, reduz-se a quantidade de ar ou a rapidez com que os exercícios são realizados, podendo-se ainda utilizar a posição sentada, durante o treinamento.

O granuloma pode ser expelido durante ou após os exercícios (Fig. 13-36), mas também pode, raramente, ser engolido. Também não verificamos nenhuma recorrência da lesão nos casos tratados por esta técnica. Se o paciente apresentar muita dor na realização da prova terapêutica, a técnica agressiva deve ser abandonada em favor da tradicional.

Procedimento básico
- Posição do paciente: paciente em pé, com pernas levemente fletidas, respiração profunda e costoabdominal, tronco anteriorizado e cabeça para baixo, com as mãos apoiadas sobre um plano rígido, como uma mesa ou um móvel (Fig. 13-37A e B).

Seqüência dos exercícios (Behlau & Pontes, 2001)
- Inspiração e expiração orais, profundas, com a boca aberta e a língua para fora (monitorar a respiração do paciente com mão em sua região abdominal, para auxiliá-lo a sair do padrão superior).
- Pausa com fechamento laríngeo intenso e completo.

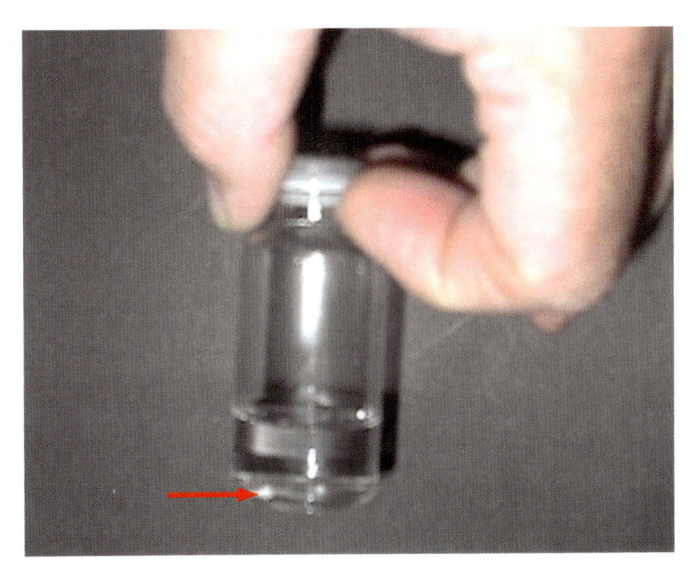

Fig. 13-36. Vidro com granuloma, expelido em fonoterapia, segurado pelo próprio paciente.

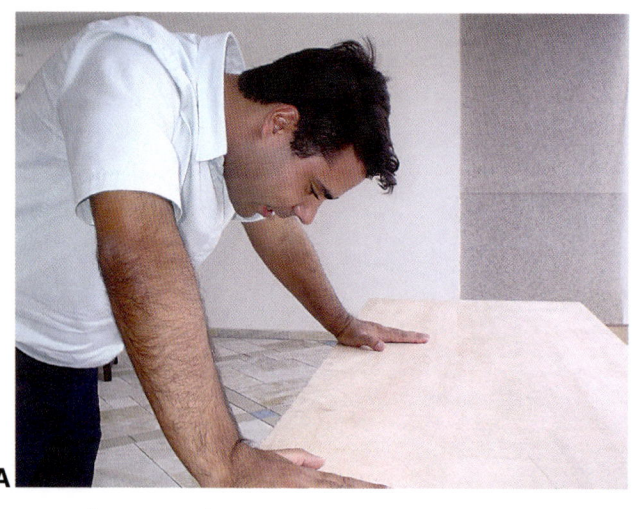

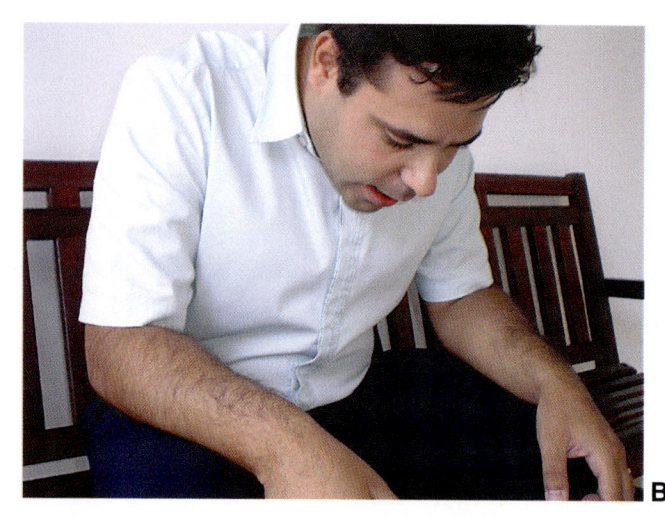

Fig. 13-37. Ilustração sobre a execução das manobras da seqüência de arrancamento. **A.** Procedimento com o paciente em pé. **B.** Manobra com o paciente sentado.

- Expiração oral energética interrompida, travando-se o fluxo intermitentemente.
- Tosse sonora isolada, com som grave, como "de cachorro", ou seguida de vogal.
- Inspiração oral, seguida de expiração com o som "k" repetido ("k.k.k.k.k.k.k").
- Inspiração oral, seguida de expiração com os sons "p" e "k", alternados e repetidos, utilizando-se grande pressão intraoral, ("p.k.p.k.p.k.p.k").
- Inspiração e expiração sonorizadas, rápidas e repetidas.
- Emissões em freqüências graves e agudas, de modo alternado.
- Emissões de vogais fortes, prolongadas e depois interrompidas, com ataques vocais bruscos.
- Emissão de vogais alternadas com "p" e "k" bloqueados ("a.....k"; a.....p").
- Gargarejo "seco", com som "r" posterior, vibrante e intenso, seguido de vogais curtas e fortes.

Objetivos:
- Eliminar a lesão granulomatosa por meio de microtraumatismos em sua base.

Aplicações principais:
- Granuloma.

Variações:
- Podem ser utilizadas modificações na posição do paciente: paciente sentado, com o tronco reto, mãos firmemente apoiadas sobre as coxas e cabeça fletida; ou paciente sentado, com o tronco fletido, cotovelos apoiados sobre os joelhos, mãos soltas (Fig. 13-37A e B).

Observações:
- Há riscos potenciais de se favorecer uma hemorragia submucosa e, portanto, o paciente deve ser orientado quanto ao apoio respiratório necessário durante a realização das emissões agressivas e não deve realizar maior quantidade de exercícios que o recomendado (Fig. 13-38A a C).

- Se a opção for a de ministrar a técnica de arrancamento em casos de etiologia comportamental, deve-se submeter o paciente aos procedimentos tradicionais de reabilitação vocal, após a expulsão da lesão.
- O agendamento deve ser cuidadoso, preferencialmente em horários de pouco movimento no consultório, para evitar situações de constrangimento.

MÉTODO DE ATIVAÇÃO VOCAL

A utilização deste método é indicada nos quadros onde há acentuado comprometimento da produção da voz. Neste método, o objetivo principal é eliciar a sonorização necessária para que a produção vocal se realize, quer seja em nível glótico, quer seja por formação de um mecanismo vicariante. Na impossibilidade de qualidade vocal glótica, outras estruturas do corpo podem ser empregadas para constituir a fonte sonora de substituição. Podem ser ativadas diversas estruturas da supraglote, assim como o esôfago, a faringe e, em último caso, as estruturas da cavidade oral. As técnicas e seqüências desse método são aplicadas em duas situações principais: disfonias psicogênicas e disfonias pós-cirurgias ablativas da laringe, sejam laringectomias parciais ou totais.

Em qualquer situação, deve-se preferir a ativação de estruturas com massa vibrante para favorecer uma qualidade vocal rouca, do momento em que estruturas rígidas e cicatriciais geram vozes mais tensas e ásperas.

Técnica de Sons Disparadores

A técnica de sons disparadores emprega uma série de estratégias simples para eliciar a produção de voz laríngea, que pode estar totalmente inibida, como nas disfonias psicogênicas com fala articulada, ou substituída por uma emissão friccional, sem fonte vibratória, como nas psicogênicas com fala sussurrada (Fig. 13-39A e B).

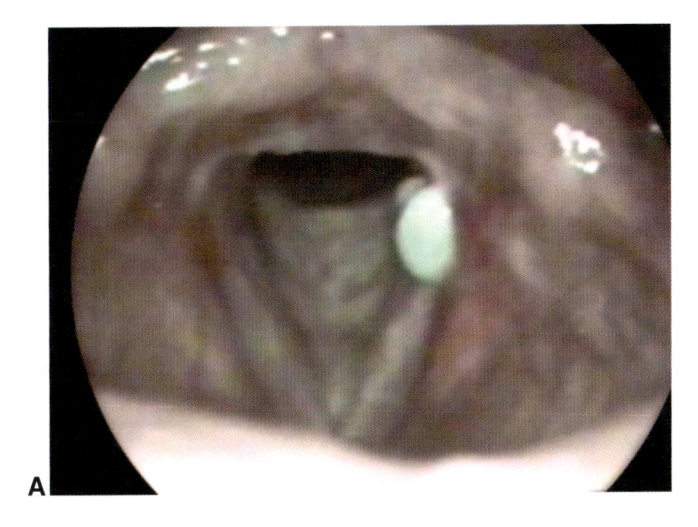

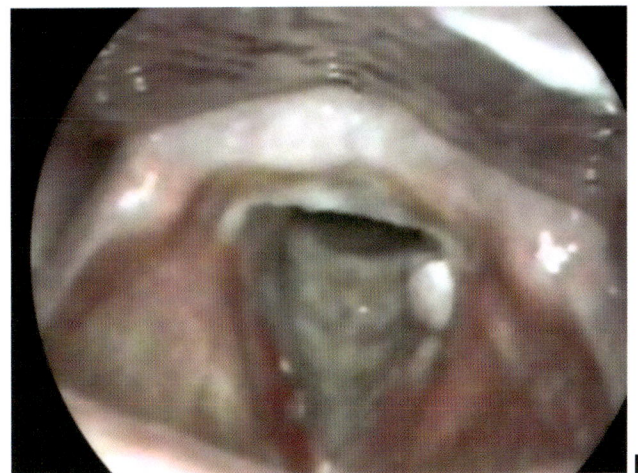

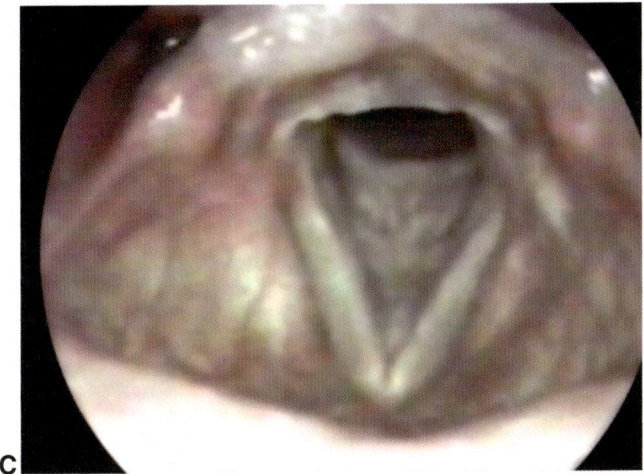

Fig. 13-38. Imagens de avaliação laríngea em paciente com granuloma bilobado de processo vocal da cartilagem aritenóidea esquerda. **A.** Avaliação pré-seqüência de arrancamento. **B.** Avaliação após exercícios intensivos de esforço e gosto de sangue na boca (alteração da prescrição fonoaudiológica pelo próprio paciente, na tentativa de eliminar a lesão em um dia, sozinho, em casa). **C.** Imagem final, após dez sessões da seqüência de arrancamento; observar que a hemorragia não comprometeu o resultado final, contudo, este traumatismo deve ser evitado (arquivo Osíris do Brasil).

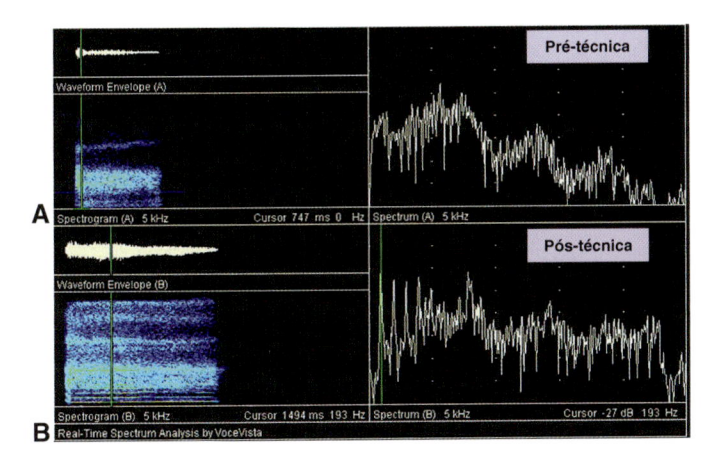

Fig. 13-39. Imagem espectrográfica pré e pós-técnica de sons disparadores, com exercícios empregando-se sons vegetativos, no caso pigarro, seguido de sons nasais, em paciente com laringectomia parcial e fonação glótica (VOCE VISTA, VOICE TOOLS). **A.** Pré-técnica; observar o tempo máximo de fonação muito curto, praticamente ausência de harmônicos e espectro de energia caracterizado por ruído (gráfico com traçado branco, sob fundo preto, à direita da prancha). **B.** Pós-técnica; observar como aumentou o tempo máximo de fonação, com a presença de harmônicos inferiores, que também são facilmente identificados no espectro de energia.

A técnica dos sons disparadores consiste em realizar repetidas emissões de sons sem significado, dirigidas pelo terapeuta (como "uhm", "vvv", "zzz") ou de sons geralmente produzidos nas funções vegetativas da laringe, tais como pigarro, tosse, espirro, bocejo e suspiro. A produção desses sons pode ser acompanhada de manipulação de certas regiões do paciente, como a cabeça, pescoço e a própria laringe, passando-se a seguir, para uma produção sonora continuada, com a inclusão de vogais, pequenas palavras totalmente sonoras, frases e conversação. Tal técnica pode também ser utilizada para ativação de fonação supraglótica, quando há limitações importantes em nível glótico, como em certas laringectomias parciais (Fig. 13-40A e B).

Procedimento básico:
- Repetir sons curtos ou pigarrear, tossir, bocejar, com ativação glótica, após modelo do terapeuta, com ou sem manipulação muscular das regiões da cabeça e do pescoço, seguidos por sons nasais ou fricativos sonoros.

Objetivos:
- Ativar a vibração das pregas vocais.
- Ativar a participação das estruturas supraglóticas (quando indicado).

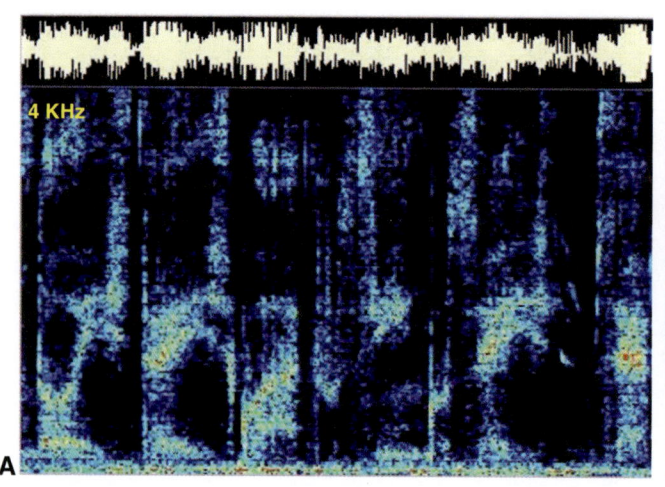

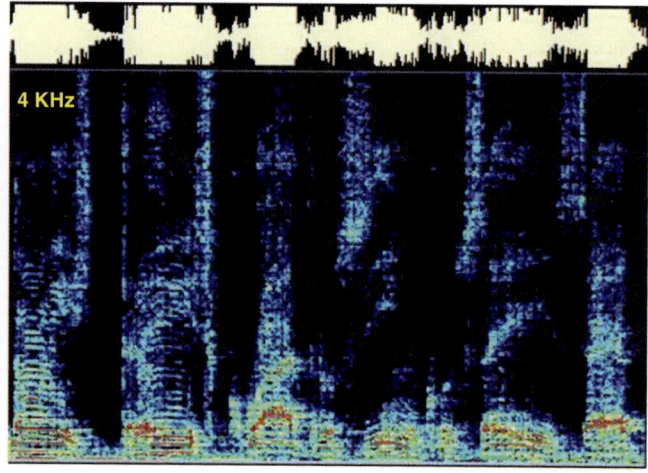

Fig. 13-40. Imagem espectrográfica (GRAM 5,7, VOICE TOOLS) de trecho de fala encadeada, em paciente laringectomizado parcial, do gênero masculino, 62 anos de idade, pré e pós-técnica de sons disparadores para o estabelecimento de fonação supraglótica, com ênfase na utilização dos sons fricativos sonoros. **A.** Pré-técnica; observar a emissão sussurrada, sem sonorização laríngea. **B.** Pós-técnica, 2 meses de fonoterapia, com emissão de fonte supraglótica de boa qualidade; observar o traçado espectrográfico, com nítido componente harmônico

- Favorecer a coaptação adequada das pregas vocais.
- Favorecer a coaptação das estruturas supraglóticas (quando indicado).
- Afastar interferência negativa de constrições supraglóticas mediana, anteroposterior ou global, quando for o caso.

Aplicações principais:
- Disfonia psicogênica com fala articulada ou sussurrada.
- Disfonia no pós-operatório de laringectomias parciais, para ativação de fonte glótica ou supraglótica.

Variações:
- Alternar a técnica de sons disparadores com massagem na cintura escapular e manipulação laríngea para os casos psicogênicos.
- Associar os sons disparadores às técnicas de empuxo nas laringectomias parciais.
- Associar emissões fortes como pigarro prolongado a sons nasais difusos para aumentar a ressonância nas laringectomias parciais.

Observações:
- Sons nasais são disparadores bastante efetivos nas disfonias psicogênicas, contudo consoantes fricativas sonoras e vogais em bocejo podem auxiliar.
- Palavras com significado podem reverter o processo de sonorização, devendo-se iniciar com sons e sílabas sem sentido.
- Pigarro sonorizado e prolongado com vogais são disparadores poderosos nas laringectomias parciais.
- Além do objetivo terapêutico, tais manobras também podem ser utilizadas como indicadores prognósticos e como prova diagnóstica em diversas situações.

Técnica de Manobras Musculares

A técnica de manobras musculares consiste em diferentes procedimentos de manipulação laríngea para ativar a produção da voz ou modificar a qualidade da emissão. Pode ser empregada nas disfonias psicogênicas com emissão em fala articulada ou sussurro (Fig. 13-41A e B), nas disfonias da muda (como o falsete mutacional), nas disfonias monossintomáticas com desvios de freqüência e intensidade, nas paralisias de pregas vocais e nas laringectomias parciais. Podem ser utilizadas diversas manipulações que envolvem a aproximação das alas da cartilagem tireóidea, ou a redução da dimensão anteroposterior da laringe ou o abaixamento do esqueleto laríngeo (Fig. 13-42A a C).

Procedimento básico:
- Há três manobras diferentes, com objetivos específicos:
  1. Aproximação mediana das alas da cartilagem tireóidea: nesta manobra deve-se apoiar o polegar e o indicador nas laterais da laringe do paciente e imprimir uma pressão moderada, enquanto se solicita a emissão de um som, por exemplo, do nasal "mmm...". Ressaltamos que a pressão deve ser moderada e não leve devido à calcificação das cartilagens da laringe do adulto.
  2. Pressionamento anterior da laringe: esse pressionamento tem como objetivo a diminuição do alongamento das pregas vocais, podendo ser feito apoiando-se a mão aberta, com os dedos unidos, na região anterior da laringe, pressionando-se levemente todo o esqueleto em direção ao pescoço, enquanto se solicita a emissão de um som, por exemplo, do nasal "mmm...", ou de uma vogal fechada, como o "ôôô..."; manter a outra mão na região cervical para apoiar a cabeça do paciente durante a manobra.
  3. Pressionamento vertical da laringe: esta manobra tem como objetivo o deslocamento vertical da laringe para

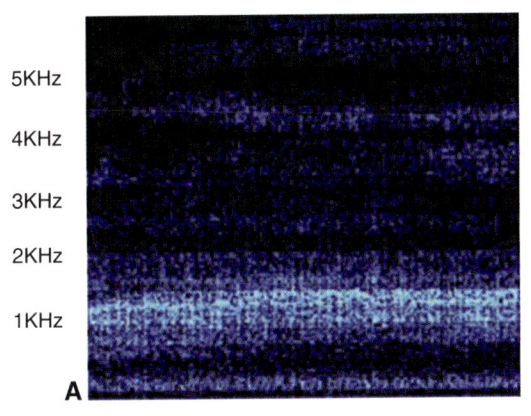

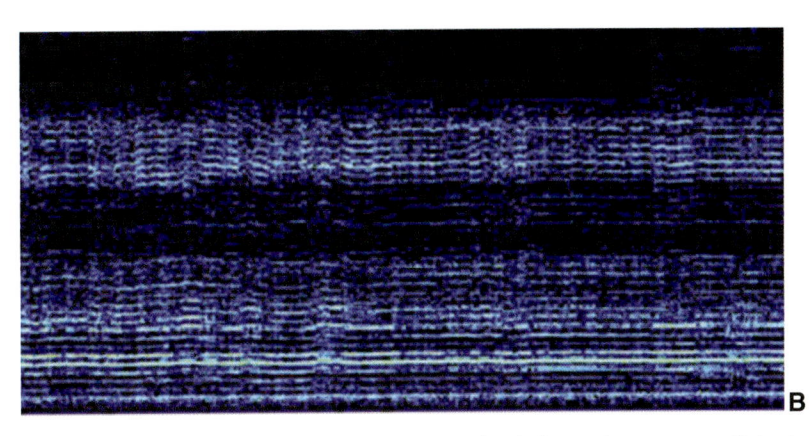

Fig. 13-41. Imagem espectrográfica da emissão de vogal sustentada de paciente do sexo feminino, 36 anos de idade, professora, com disfonia psicogênica e emissão em voz sussurrada, pré e pós-manobra de aproximação mediana das alas da cartilagem tireóidea (com pressionamento digital) associado à emissão de um som nasal com boca fechada, "m....". *A.* Pré-técnica; observar o registro apenas de emissão em sussurro. *B.* Pós-técnica; observar sonorização glótica (GRAM 5.7, VOICE TOOLS).

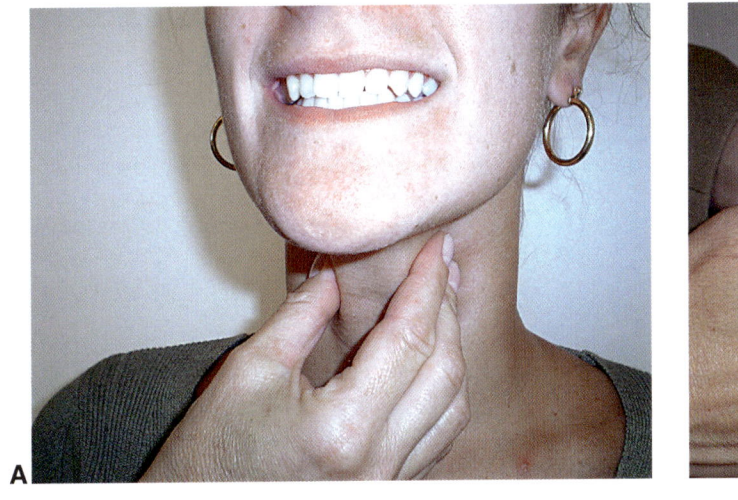

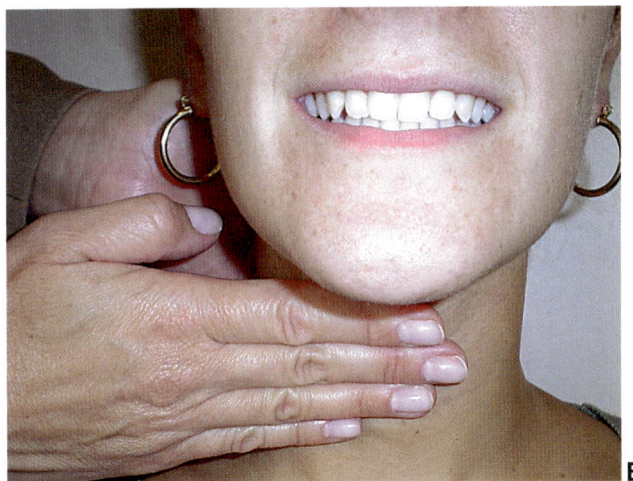

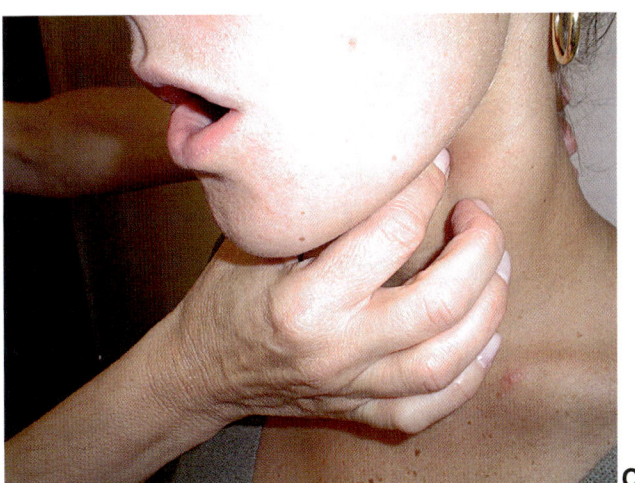

Fig. 13-42. Técnica de manobras musculares. *A.* Aproximação mediana das alas da cartilagem tireóidea. *B.* Pressionamento anterior. *C.* Deslocamento vertical.

baixo, sendo uma manobra semelhante à do primeiro procedimento descrito neste item, porém com apoio firme na membrana tireoióidea, a fim de permitir o deslocamento da laringe para baixo, enquanto se produz a vogal "uuuu..."; também apoiar a cabeça do paciente com a outra mão na região cervical.
- Repetir sons curtos ou pigarrear, tossir, bocejar, com ativação glótica, após modelo do terapeuta, com ou sem manipulação muscular das regiões da cabeça e do pescoco.

Objetivos:
- Manobra 1. Ativar a vibração das pregas vocais por aproximação das alas da cartilagem tireóidea ou ativar a vibração das estruturas supraglóticas por aproximação das alas da cartilagem tireóidea, quando for o caso.
- Manobra 2. Reduzir tensão vocal ou a freqüência fundamental aguda por diminuição do diâmetro ântero-posterior da laringe.
- Manobra 3. Deslocar a freqüência da voz para regiões mais graves por meio da mudança da posição vertical da laringe, posicionando-a mais baixa no pescoco.

Aplicações principais:
- Manobra 1. Disfonia psicogênica com fala articulada, sussurrada ou falsete de conversão, disfonia por paralisia de prega vocal, disfonia por sulco vocal ou disfonia no pós-operatório de laringectomias parciais.
- Manobra 2. Disfonia da muda vocal, disfonia por tensão muscular ou sulco vocal.
- Manobra 3. Disfonia por muda vocal, disfonia por tensão muscular ou diversos tipos de falsete.

Variações:
- Associar a técnica de manobras musculares com as técnicas de mudança de posição de cabeça, como, por exemplo, aproximação das alas da cartilagem tireóidea com cabeça para as laterais.
- Associar as diversas manobras com técnicas de amplificação sonora.
- Associar fala encadeada, como seqüências automáticas durante a produção das manobras.
- Pode-se utilizar o FONO TOOLS (CTS) para aumentar a percepção do paciente.

Observações:
- Alguns indivíduos sentem-se desconfortáveis ou constrangidos com manipulação, devendo, portanto, substituir a via de abordagem.
- Posicionar-se atrás do paciente e realizar as manobras nessa posição, de pé, enquanto o paciente está sentado, produz menor rejeição e incômodo, que em posição de frente para o paciente.
- Colocar o paciente sentado na frente de um espelho, durante tais manobras, reduz o nível de tensão durante os procedimentos.
- Além do objetivo terapêutico, tais manobras também podem ser utilizadas como indicadores prognósticos e como prova diagnóstica em diversas situações.

- A manobra deve ser suspensa assim que o paciente conseguir produzir a emissão desejada sem o apoio do procedimento.
- A pressão utilizada na aproximação mediana e no deslocamento vertical da laringe é maior do que a pressão na manobra de pressionamento anterior.

Seqüências de Aquisição de Voz Esofágica

A conduta tradicional (não-cirúrgica) para aquisição da voz esofágica é a reabilitação vocal por meio do desenvolvimento do esôfago como fonte sonora substituta, introduzindo-se o ar do ambiente para a região do esfíncter cricofaríngeo. Podem ser utilizadas diversas manobras para favorecer a entrada do ar no esôfago, geralmente denominadas método de deglutição de ar, método de aspiração ou sucção de ar e método de injeção de ar. Contudo, tais procedimentos são essencialmente diferentes apenas no modo de direcionar o ar no esôfago, não se constituindo verdadeiramente em métodos, mas sim como seqüências de exercícios. Detalhes sobre indicações e procedimentos envolvidos na aquisição da voz esofágica, pós-laringectomia clássica, ou voz traqueoesofágica, pós-laringectomia com prótese fonatória, são oferecidos no capítulo de reabilitação fonoaudiológica em cirurgia de cabeça-e-pescoço (Capítulo 11); contudo, cumprindo uma função didática, apresentamos aqui as principais características dessas técnicas.

Procedimento básico:
- Seqüência de deglutição: usar o mecanismo já conhecido da deglutição dos alimentos para direcionar o ar para dentro do esôfago, expulsando-o a seguir, com a emissão de sons, palavras e frases. As etapas da seqüência de deglutição são: 1. abrir a boca; 2. abocanhar o ar; 3. selar fortemente os lábios; 4. pressionar a língua contra o palato; 5. impulsionar o ar para o esôfago; 6. expulsar o ar; 7. sobrearticular os sons.

- Seqüência de aspiração de ar: usar o mecanismo de sugar o ar, criando-se um aumento de pressão positiva na cavidade da boca, para abrir a cavidade virtual do esôfago, ativando-se a vibração das mucosas na expulsão do mesmo, com a emissão de sons, palavras e frases. As etapas da seqüência de aspiração são: 1. abrir a boca, como em bocejo; 2. puxar o ar para o esôfago, como se estivesse aspirando; 3. expulsar o ar; 4. sobrearticular os sons.

- Seqüência de injeção de ar: apresenta duas variantes, podendo-se injetar o ar por meio de uma manobra de pressão glossofaríngea ativa ou por meio da utilização de consoantes plosivas "p", "t" ou "k". As etapas da manobra de pressão glossofaríngea são: 1. abrir a boca; 2. iniciar um movimento firme da língua contra o palato e a faringe; 3. bombear o ar para o esôfago – injetar; 4. expulsar o ar; 5. sobrearticular os sons. Por sua vez, as etapas da manobra consonantal são: 1. abrir a boca; 2. realizar plosivas com plosão máxima de ar; 3. direcionar o ar para o esôfago – injetar; 4. expulsar o ar; 5. sobrearticular os sons da emissão.

Objetivos:
- Ativar a vibração do esôfago, de modo voluntário, para desenvolver uma sonorização substitutiva da fonte glótica.

Aplicações principais:
- Pós-laringectomia total por câncer de laringe.
- Pós-cirurgias extensivas por estenose laríngea ou traumatismos laríngeos múltiplos, com impossibilidade de manter a fonação laríngea.
- Em qualquer situação de impedimento anatomofuncional da laringe ser fonte sonora.

Variações:
- Auxiliar a emissão esofágica com insuflação de ar no esôfago, enquanto se procura produzir diversos sons.
- Relaxar a região cervical e o esôfago com o auxílio de movimentos cervicais, postura de bocejo e exercícios de órgãos fonoarticulatórios.

Observações:
- Para a maior parte dos pacientes é mais fácil começar a aquisição da voz esofágica com a seqüência da deglutição, passando-se, a seguir, para a de aspiração ou injeção.
- Falantes esofágicos com uso de seqüência mista ou essencialmente injetores adquirem fluência de fala mais natural.
- Alguns indivíduos são injetores naturais, o que deve ser imediatamente reconhecido e incentivado.
- A injeção por manobra consonantal pode ser realizada com quaisquer sons, incluindo as fricativas, embora seja mais fácil com as consoantes plosivas.
- Pacientes que fracassam na aquisição da voz esofágica pela reabilitação tradicional têm a seu dispor uma série de recursos cirúrgicos e protéticos para auxiliar a reabilitação de sua comunicação.

Para auxiliar a consulta do jovem clínico, organizamos no Quadro 13-5 uma lista de sugestões de técnicas de treinamento vocal de acordo com a alteração principal de determinado tipo de disfonia. As técnicas sugeridas são apresentadas de acordo com os objetivos e limitações da terapia, sendo que alguns comentários importantes foram também incluídos. Ressaltamos que este quadro não é fechado, completo e nem mandatário. As características de cada indivíduo são muito particulares e é impossível, *a priori*, definir o que será efetivo; contudo, a prática clínica e evidências científicas nos permitem organizar o conhecimento disponível desta forma, com fins didáticos.

Já no Quadro 13-6, também apresentado com objetivos didáticos, organizamos as principais informações relativas ao treinamento vocal, tendo como ponto de partida as técnicas de treinamento vocal, relacionando-as com seus objetivos principais e com as aplicações mais diretas.

Muito conhecimento ainda deve ser produzido para que o tratamento das disfonias seja baseado em evidências científicas, todavia, as publicações recentes revelam cada vez mais o interesse do fonoaudiólogo em comprovar a eficácia dos procedimentos de reabilitação vocal e de sua atuação clínica. O caminho é longo, mas os esforços estão sendo corretamente direcionados.

As pesquisas futuras devem considerar os seguintes aspectos (Pannbacker, 1998):

A) Eficácia a longo prazo.
B) Influência da severidade do problema na eficácia do tratamento.
C) Tratamento *versus* não-tratamento.
D) Comparação de diversos tipos de tratamento.
E) Eficácia de tratamentos intensivos.
F) Comparação da autopercepção dos pacientes com as medidas objetivas sobre os resultados do tratamento.

ATENDIMENTO FONOAUDIOLÓGICO NO PRÉ E PÓS-OPERATÓRIO DAS DISFONIAS

Há várias situações que envolvem o atendimento fonoaudiológico, quando se considera uma cirurgia laríngea, sendo que o paciente pode chegar à fonoterapia em uma das situações a seguir (Behlau & Pontes, 1995): 1. encaminhamento no pré-operatório, onde a indicação cirúrgica não é imperiosa; 2. encaminhamento no pré-operatório com indicação cirúrgica definida; 3. encaminhamento no pós-operatório por alterações orgânicas decorrentes do uso da voz; 4. encaminhamento no pós-operatório de um quadro orgânico não-decorrente do uso da voz; 5. encaminhamento no pós-operatório por remoção de estruturas essenciais à função fonatória. Na primeira situação, a reabilitação vocal é empregada como tentativa de tratamento e o paciente geralmente apresenta uma manifestação orgânica secundária à uma disfonia funcional, ou uma alteração estrutural mínima. A segunda situação, pré-operatório com cirurgia definida, merece maiores detalhes e será abordada logo a seguir. A terceira situação, paciente encaminhado apenas no pós-operatório de alterações orgânicas decorrentes do uso da voz pode ser complexa, já que o terapeuta não possui a avaliação vocal e o registro da qualidade vocal no pré-operatório; neste caso, se houver registro em fita de videocassete da avaliação otorrinolaringológica, ou qualquer vídeo ou fita caseira (como a mensagem da secretária eletrônica), pode ser bastante útil solicitar esse material. Na quarta situação, quando a cirurgia eliminou uma lesão não decorrente do uso da voz, em geral a qualidade vocal normaliza-se rapidamente, em 15 dias, o que elimina a necessidade de fonoterapia; contudo, quando a voz não se normaliza ou quando há novas alterações em decorrência de situações relacionadas com a cirurgia em si, deve-se proceder à reabilitação, após avaliação detalhada. Finalmente, quando o paciente é encaminhado no pós-operatório por remoção de estruturas essenciais à fonação, os objetivos do trabalho fonoaudiológico são: induzir o uso das estruturas remanescentes e estimular os possíveis mecanismos compensatórios, além de auxiliar o paciente na aceitação da nova voz.

As situações que envolvem o período imediatamente antes ou após uma intervenção cirúrgica merecem destaque neste capítulo sobre o tratamento fonoaudiológico das disfonias,

Quadro 13-5. Alterações mais comuns na clínica fonoaudiológica com as respectivas técnicas sugeridas na reabilitação vocal

Tipos	Alteração Principal	Objetivos e Limitação da Terapia	Técnicas Sugeridas	Comentários
Disfonias funcionais	AEMC – cisto epidermóide	Eliminar compensações negativas, reduzir edema associado, buscar o equilíbrio fonatório Limitações ocorrem quando há hemorragia submucosa ou acentuada fixação do cisto no ligamento vocal	Sons vibrantes, sons nasais, sons fricativos, cervicais sonorizados, voz salmodiada	Alguns pacientes conseguem obter um bom equilíbrio fonatório, com boa qualidade vocal e outros mantém variações da qualidade vocal, o que pode ser considerado indicação cirúrgica
	AEMC – Sulco vocal	Minimizar compensações negativas, produzir um bom equilíbrio muscular, reduzir ou prevenir lesões secundárias. Nos casos pós-cirúrgicos, flexibilizar mucosa, reduzir freqüência fundamental, melhorar equilíbrio ressonantal e evitar compensações negativas, principalmente supraglóticas As limitações dizem respeito à grande falta de mucosa, com mínima coaptação glótica, quando se pode tentar fonação supraglótica	Sons vibrantes, manipulação digital de laringe, técnica de firmeza glótica, técnica masigatória, técnica do "b" prolongado	Nos casos de sulco oculto, quando sintomático, e estria menor, o tratamento indicado é essencialmente fonoaudiológico. Nos casos de sulco estria maior, em que o desvio vocal é significativo, provavelmente a primeira opção é a cirurgia. A fonoterapia deve se iniciar no pós-operatório imediato com o objetivo de flexibilizar a mucosa e adequar a coaptação glótica, eliminando compensações negativas
	Fendas triangulares	Equilibrar a fonação, reduzir o tamanho da fenda glótica Limitações ocorrem quando a fenda faz parte da composição de uma disfonia idiossincrática	Triangulares médio-posteriores: som basal, técnica do "b" prolongado, sons nasais, técnica mastigatória, massageador associado à sonorização, massagem na cintura escapular, treinamento sob amplificação, técnica de repetição auditiva e técnica de firmeza glótica Triangulares ântero-posteriores: técnicas de empuxo em grau leve, ataques bruscos e modulação de freqüência e intensidade com vibração; sussurro pode ser eventualmente empregado Fendas em geral: emissão em TMF e técnica de firmeza glótica	Não há indicação de fonoterapia nos casos de fenda triangular posterior nas mulheres pois estas são consideradas fisiológicas. Este tipo de fenda só evolui para as fendas triangulares médio-posteriores quando existe contração muscular excessiva, devendo então ser reabilitado
	Fendas fusiformes	Equilibrar a fonação, reduzir o tamanho da fenda As limitações podem estar relacionadas com a presença de sulco vocal	Fusiformes anteriores: técnica de vibração com escalas musicais, técnica do sussurro, técnica de messa di voce Fusiformes ântero-posteriores: escalas musicais com diversos facilitadores, som basal, técnica de vibração, técnica do "b" prolongado, técnica de messa di voce	Procurar definir se a natureza dessa fenda é mais estrutural ou muscular, optando-se por maior atuação sobre a vibração da mucosa ou sobre o ajuste muscular. Verificar se ocorre a presença de sulco vocal associado, bastante comum nesse tipo de fenda

13 ✓ APERFEIÇOAMENTO VOCAL E TRATAMENTO FONOAUDIOLÓGICO DAS DISFONIAS

		Objetivos/limitações	Técnicas	Observações
Disfonias funcionais	Constrição mediana do vestíbulo laríngeo	Desativar a participação das pregas vestibulares à fonação, quando esta é considerada negativa, ou seja, quando o quadro se configura dentro de uma disfonia funcional. Limitações podem ocorrer quando a constrição mediana faz parte da composição de uma disfonia idiossincrática	Sons fricativos, exteriorização de língua, bocejo-suspiro, técnica de constrição labial, técnica de firmeza glótica, fonação inspiratória, técnica de sopro e som agudo, técnica do *finger kazoo*, técnica do *sniff*	Avaliar o tipo de envolvimento supraglótico: pode haver somente aproximação ou co-vibração das pregas vestibulares e vocais. Definir cuidadosamente a causa da participação supraglótica mediana, pois pode indicar insuficiência vibratória das pregas vocais por lesão de massa, inclusive carcinoma *in situ*. Em casos extremos pode-se utilizar a toxina botulínica
	Disfonias psicogênicas – STME	Reduzir a tensão, equilibrar a produção vocal, melhorar a qualidade vocal e diminuir esforço. Romper o esquema habitual de produção de voz. As limitações dizem respeito aos ganhos secundários que o paciente pode usufruir com o desvio vocal	Manipulação digital de laringe, massagem na cintura escapular, bocejo-suspiro, estalo de língua com som nasal, técnica mastigatória, rotação de ombros sonorizada, sons com cabeça para baixo, sons associados a movimentos corporais, cervicais sonorizados, voz salmodiada, mascaramento auditivo e monitoramento auditivo retardado	A manipulação digital não é aceita por todos os pacientes, mas promove uma modificação imediata na qualidade vocal, com emissão mais relaxada e grave, o que indica o grau de envolvimento muscular na produção da voz. Em casos extremos, pode-se utilizar a toxina botulínica na laringe para alívio de sintomas e facilitação do desenvolvimento da terapia comportamental
	Disfonias psicogênicas – disfonia vestibular	Ativar a fonação glótica. Romper o esquema de produção vocal presente. Limitações dizem respeito aos ganhos primários ou secundários com o quadro vocal	Exteriorização de língua, sons nasais com cabeça ou cabeça e tronco para baixo, fonação inspiratória, bocejo-suspiro, técnica de firmeza glótica, técnica do assobio, técnica do *finger kazoo*, técnica do *sniff*, mascaramento auditivo e monitoramento auditivo retardado	É importante fazer o paciente diferenciar auditivamente a emissão com envolvimento supraglótico da emissão glótica; em alguns casos a prática negativa revela-se bastante útil. Por vezes, o mascaramento auditivo ou o monitoramento retardado pode auxiliar nessa tarefa de desativar a emissão supraglótica. Em casos extremos pode-se utilizar a toxina botulínica
	Disfonias psicogênicas – puberfonias	Desativar o ajuste infantil, estabelecer uma emissão adulta estável, com freqüência adequada ao sexo e à idade. As limitações estão relacionadas às dificuldades de assumir as responsabilidades da vida adulta	Técnica do "b" prolongado, som basal, sons facilitadores em região grave da tessitura e em escala, técnicas de empuxo, manipulação digital de laringe com pressionamento ântero-posterior e deslocamento vertical da laringe para baixo	As puberfonias podem ser classificadas como: mutação prolongada, incompleta, excessiva, precoce, retardada ou falsete mutacional. Todas se caracterizam por uma emissão em tessitura mais aguda, com exceção da mutação excessiva que naturalmente deve utilizar técnicas com objetivo de promover uma fonação mais aguda do que a utilizada

(Continua)

Quadro 13-5. Alterações mais comuns na clínica fonoaudiológica com as respectivas técnicas sugeridas na reabilitação vocal *(Cont.)*

Tipos	Alteração Principal	Objetivos e Limitação da Terapia	Técnicas Sugeridas	Comentários
Disfonias organofuncionais	Nódulos	Reabsorção da lesão, modificar ajustes laríngeos inadequados, modificação de hábitos do paciente, melhora da qualidade vocal e diminuição do esforço fonatório As limitações ocorrem nos pacientes que são laringorreatores e não conseguem modificar seu comportamento vocal	Sons nasais, sons vibrantes, som basal, cervicais sonorizados, bocejo-suspiro, voz salmodiada, técnica de repetição auditiva	A reabilitação é o tratamento de eleição, mas a cirurgia pode ser indicada quando os nódulos são antigos, fibróticos ou quando há necessidade de mudança rápida de qualidade vocal. Quando se opta pela cirurgia, deve-se fazer reabilitação no pré e pós-operatório para se otimizar os resultados
	Pólipos	Orientação, diminuição de edema associado e melhora de qualidade vocal; orientação quanto ao uso da voz na vigência da lesão; raros casos podem reabsorver com fonoterapia As limitações ocorrem quando há AEM associada, que deve ser tratada adequadamente para evitar a recorrência dos pólipos	Sons vibrantes, cervicais com sons facilitadores e escalas musicais, som basal	O tratamento dos pólipos é quase sempre cirúrgico, pois a regressão com fonoterapia tem chances reduzidas. A fonoterapia pode ser indicada no pré-cirúrgico com objetivo de reduzir o edema associado, e no pós-cirúrgico, quando necessário, com objetivo de melhorar a qualidade vocal e favorecer os novos ajustes na produção vocal
	Edema de Reinke	Orientação, favorecimento do movimento muco-ondulatório da mucosa e recuperação do campo vocal dinâmico. A limitação principal à evolução favorável desse quadro é a não interrupção do tabagismo	Sons vibrantes, sons com cabeça e tronco para baixo, sons facilitadores com escalas para o agudo, técnica de sopro e som agudo	Nos casos discretos e moderados o prognóstico com a terapia fonoaudiológica é bom, com a reabsorção pelo menos parcial do edema. Nos casos severos a melhor combinação é cirurgia com fono pré e pós-cirúrgica A interrupção do fumo é fundamental
	Granuloma	Terapia suavizadora, com mudanças no comportamento vocal procurando reduzir o impacto na região posterior da laringe ou eliminação do granuloma Terapia agressiva pela sequência de arrancamento, provocando microtraumatismos na base da lesão, para produzir seu desgarre A limitação ocorre quando não se controla a causa da alteração, seja o comportamento vocal ou principalmente o refluxo gastresofágico	Terapia suavizadora: sons facilitadores para suavizar emissão, sons nasais ou vibrantes com frequência aguda, ataques vocais suaves, redução de intensidade, trabalho de ressonância com anteriorização do foco da emissão. Terapia agressiva: inspiração abdominal, inspiração e expiração sonorizada, fechamento glótico intenso, sons posteriores, violentos e fortes, emitidos repetidamente – sequência de arrancamento	Sugerimos utilizar a abordagem suavizadora nas lesões de natureza comportamental e a sequência de arrancamento nos granulomas pós-cirúrgicos ou pós-intubação. O risco potencial de uma hemorragia submucosa deve ser controlado Nos casos idiopáticos a melhor opção de tratamento parece ser a injeção de toxina botulínica

13 ✓ APERFEIÇOAMENTO VOCAL E TRATAMENTO FONOAUDIOLÓGICO DAS DISFONIAS

Disfonias orgânicas	Paralisias unilaterais	Promover sonorização adequada, reduzir o fluxo translaríngeo, reduzir a fenda glótica e minimizar o esforço compensatório. Melhorar a função deglutitória da laringe para reduzir a disfagia, quando presente As limitações dizem respeito à falta de condição de saúde geral para realizar os exercícios ou presença de disfagia em grau elevado	Técnica de modulação de freqüência e intensidade, com fluxo translaríngeo baixo. Sons plosivos, mudança de postura de cabeça, cervicais sonorizados ou técnica do "b" prolongado. Técnica de *messa di voce* com diversos sons facilitadores, com aumento do tempo de duração do exercício. As técnicas de empuxo, aplicadas de modo não excessivo, podem ser muito positivas. Quando há freqüência dicrótica, trabalhar com oposição de tons extremos, por exemplo, hiperagudos versus basal	Verificar se o trabalho deve ser enfocado na prega paralisada, quando há chances de retorno da movimentação, ou na prega vocal sadia, para favorecer a compensação, quando a paralisia é irreversível. A redução do fluxo translaríngeo excessivo produz efeito imediato de melhor qualidade vocal. Sinais de disfagia têm importância maior que os de disfonia, por risco de aspiração pulmonar
	Paralisias bilaterais	Atuação restrita, principalmente nas paralisias em abdução, quando há aspiração intensa. Nos quadros de paresia o objetivo é a coordenação pneumofônica, com voz de volume aceitável e boa amplitude de vibração da mucosa As limitações dizem respeito ao comprometimento da saúde geral e aos extremos da configuração glótica, quer seja por uma fenda muito grande ou por espaço glótico praticamente ausente	Nas paralisias em adução, verificar o efeito da técnica de empuxo, utilizando-se socos no ar, para tentar ganhar um ou dois milímetros na glote. Verificar também o efeito das técnicas de mudança de postura de cabeça e fonação inspiratória	Nos casos da paralisia bilateral em adução, a cirurgia tem maiores chances de um resultado positivo que a fonoterapia, mas a personalidade do paciente tem grande importância nesta decisão. Na paralisia em abdução, a atuação fonoaudiológica limita-se a um melhor equilíbrio no pós-operatório
	Disfonia espasmódica adutora	Diminuir a compressão mediana e o esforço vocal, melhorar o padrão articulatório e diminuir o tremor, quando presente Nos casos pós-toxina botulínica, o objetivo é melhorar a coordenação pneumofônica e a fluência da fala, prevenindo-se o estabelecimento de um padrão de esforço compensatório Limitações ocorrem quando o quadro não é bem definido, ou o paciente não pode ser submetido à injeção de toxina botulínica ou é refratário a seus efeitos	Exercícios de firmeza glótica, técnicas de sons nasais sustentados, técnica de sons fricativos, técnica de hiperagudos e técnica de sobrearticulação dos sons da fala	O tratamento de eleição é a aplicação de toxina botulínica, unilateralmente, o que reduz a tonicidade de uma das pregas vocais, diminuindo o contato glótico e produzindo uma emissão sem espasmos. É importante que a reabilitação, no pós-toxina botulínica, procure um melhor equilíbrio vocal sem compensar a fenda glótica obtida, para que não haja o retorno dos espasmos

(Continua)

Quadro 13-5. Alterações mais comuns na clínica fonoaudiológica com as respectivas técnicas sugeridas na reabilitação vocal *(Cont.)*

Tipos	Alteração Principal	Objetivos e Limitação da Terapia	Técnicas Sugeridas	Comentários
Disfonias orgânicas	Parkinsonismo	Melhorar a característica hipofônica da emissão, por meio de fechamento glótico mais eficiente, maior intensidade vocal e tempo máximo de fonação mais longo. As limitações dizem respeito à presença de comprometimento cognitivo acentuado e a um grau avançado da doença	Trabalho com base fonatória por meio de exercícios com ataques bruscos, tempo máximo de fonação, intensidade elevada e variação de frequência, como no Método Lee Silverman (LSVT®)	Este método é um procedimento certificado, que exige habilitação para sua aplicação. A vantagem é de que os resultados são mantidos no longo prazo. Alguns pacientes com Parkinson *plus* (parkinsonismo associado a outras alterações neurológicas) podem não responder satisfatoriamente a este método
Disfonias orgânicas	Cicatrizes na mucosa	Liberar e flexibilizar a vibração da mucosa das pregas vocais. A limitação está relacionada com a extensão e a profundidade da área cicatricial, assim como a presença de mucosa livre para vibração	Sons vibrantes, fricativos e nasais, massageador associado à sonorização, exercícios cervicais e de ombros sonorizados, técnica de firmeza glótica, com inúmeras repetições diárias. Técnica de *ressa di voce* associada a diversos sons, incluindo vibrantes e nasais	A melhoria desses quadros pode ser muito lenta e a dedicação do paciente aos exercícios deve ser sempre incentivada; pode-se levar até um ano para se conseguir um bom resultado vocal
Outras	Voz profissional	Treinamento e resistência vocal, melhorar projeção, ressonância e eficiência vocal, adequar a voz ao tipo de atividade desenvolvida. Orientar quanto a hábitos vocais negativos. Desenvolver programa de aquecimento e desaquecimento vocal adaptado às demandas específicas do indivíduo. As limitações dizem respeito à agenda do indivíduo, para poder participar de um programa de treinamento vocal, assim como ao tipo de demanda vocal específica, que pode ser muito desviada das possibilidades de uma emissão saudável	Sons facilitadores, técnica de som basal, emissão em boca aberta, sons associados a movimentos corporais, bocejo-suspiro, técnica mastigatória, voz salmodiada, técnicas de ressonância, fala mastigada, técnica de mascaramento auditivo, treinamento vocal com marca-passo e monitoramento auditivo retardado, amplificação sonora, técnica de sopro e som agudo	O tratamento para uma alteração vocal tem objetivos diferentes de uma abordagem estética. As demandas e limites individuais devem ser cuidadosamente analisados. As necessidades vocais da atividade desenvolvida devem ser consideradas em relação aos riscos vocais envolvidos. Atenção especial deve ser dada à voz preferida pela categoria profissional

Quadro 13-6. Principais aplicações das técnicas de reabilitação vocal, com seus objetivos

Métodos	Técnicas	Objetivos	Aplicações Principais
I. Método corporal	a) Técnica de movimentos corporais com sons facilitadores	Relaxamento dinâmico, integração corpo-voz	Voz profissional, disfonia por tensão muscular, disfonia infantil
	b) Técnica de mudança de posição de cabeça com sonorização	1. Movimento horizontal: melhorar aproximação ou nivelamento das pregas vocais, reduzir rouquidão, soprosidade ou bitonalidade, estabilizar a qualidade vocal 2. Movimento vertical para trás: aproximação mediana das pregas vocais e pregas vestibulares 3. Movimento vertical para baixo: suavizar emissão, eliminar constrição mediana das pregas vestibulares, elevar o foco de ressonância 4. Cabeça e tronco para baixo: vibrar mucosa, dissipar energia no trato vocal, afastar pregas vestibulares	1. Movimento horizontal: disfonias neurológicas, compensação da prega vocal sadia (movimentação homolateral), estimulação da prega vocal comprometida (movimentação contralateral), inadaptação fônica, desnível de pregas vocais (cabeça inclinada) 2. Movimento vertical para trás: fenda fusiforme estrutural, fendas irregulares por retração cicatricial, pós-laringectomia parcial, auxiliar produção do som basal 3. Movimento vertical para baixo: fonação vestibular, disfonia por tensão muscular 4. Cabeça e tronco para baixo: ressonância laringofaríngea, edema de Reinke, disfonia vestibular
	c) Técnica de massagem na cintura escapular	Reduzir hipercontração e emissão tensa	Disfonia por tensão muscular, fenda glótica médio-posterior, hipertonicidade
	d) Técnica de manipulação digital da laringe	Reduzir hipertonicidade, abaixar freqüência fundamental, reduzir sensação de estrangulamento ou "bolo na garganta"	Disfonia por tensão vocal, muda vocal incompleta, falsete mutacional ou de conversão, sulco vocal
	e) Técnica de massageador associado à sonorização glótica	Suavizar emissão, relaxar musculatura, reduzir fenda triangular médio-posterior	Disfonia por tensão muscular, rigidez de mucosa, auxiliar na emissão do som basal
	f) Técnica de movimentos cervicais	Suavizar ataque vocal, reduzir compressão mediana das pregas vocais, aumentar o tempo máximo de fonação	Disfonia por tensão muscular, nódulo de prega vocal, disfonias hipercinéticas, remoção de compensações negativas, sulco vocal e voz profissional
	g) Técnica de rotação de ombros	Reduzir a tensão da musculatura da cintura escapular e pescoço, projeção de voz	Disfonia por tensão muscular, nódulo vocal, remoção de compensações negativas, voz profissional

(Continua)

Quadro 13-6. Principais aplicações das técnicas de reabilitação vocal, com seus objetivos (Cont.)

Métodos	Técnicas	Objetivos	Aplicações Principais
II. Métodos de órgãos fonoarticulatórios	a) Técnica de deslocamento lingual	Uniformizar trato vocal, com aproveitamento da cavidade oral, liberação da faringe e abertura da laringe	Língua para trás: fonação delgada, voz infantilizada; língua para frente: ressonância posterior; língua para fora: disfonias hipercinéticas, fonação vestibular
	b) Técnica de rotação de língua no vestíbulo	Reduzir as constrições do trato vocal, reposicionar a língua e laringe, ampliar a faringe e reduzir a ressonância posterior	Reorganização da musculatura fonoarticulatória, ressonância laringofaríngica ou posterior
	c) Técnica de estalo de língua associado ao som nasal	Relaxar musculatura supra-hióidea, reequilibrar fonação, melhorar movimentação vertical da laringe, sintonia fonte-filtros, elevar foco de ressonância	Travamento articulatório, foco ressonantal baixo, disfonia por tensão muscular
	d) Técnica de bocejo-suspiro	Reduzir ataque vocal brusco, reduzir as forças de compressão glótica mediana, ampliar o trato vocal e particularmente a faringe, abaixar laringe, melhorar projeção e sintonia fonte-filtros, elevar o véu	Disfonia com travamento articulatório, ressonância laringofaríngea, nódulo de prega vocal, disfonia por tensão muscular, fonação vestibular, hipercinesia laríngea, hipernasalidade, muda vocal incompleta
	e) Técnica mastigatória	Método universal, equilibrar qualidade vocal, reduzir constrições no trato vocal, favorecer a ressonância oral, aumentar a resistência vocal	Disfonia por tensão muscular, foco ressonantal baixo, aquecimento vocal, hipernasalidade, voz profissional
	f) Técnica de abertura de boca	Reduzir as constrições no trato vocal, ampliar as cavidades de ressonância, projeção vocal	Disfonia com travamento articulatório, disfonia por tensão muscular, baixa resistência vocal, projeção e volume vocais restritos, emissão tensa, voz profissional
III. Método auditivo	a) Técnica de repetição auditiva	Desenvolver o monitoramento auditivo, melhorar a conscientização vocal e identificar parâmetros específicos	Disfonias comportamentais, voz profissional, disfonia por técnica ou modelo inadequado e disfonias monossintomáticas
	b) Técnica de amplificação sonora	Reduzir esforço global, suavização de emissão tensa, conscientização da qualidade vocal e de parâmetros específicos	Disfonia por tensão muscular, voz profissional, disfonia por técnica ou modelo vocal inadequado
	c) Técnica de mascaramento auditivo	Suprimir o monitoramento auditivo sobre a voz, com aumento do monitoramento proprioceptivo; aumentar intensidade	Diagnóstico diferencial entre disfonias psicogênicas e neurológicas, disfonias conversivas, hipocinéticas, controle de competição sonora, voz profissional
	d) Técnica do monitoramento auditivo retardado	Lentificar a velocidade de fala, fonação constante e menos tensa, aumentar o monitoramento proprioceptivo	Diagnóstico diferencial entre disfonias psicogênicas e neurológicas, voz profissional, disfluências
	e) Técnica de deslocamento de frequência	Ouvir a própria voz com frequência mais aguda ou mais grave	Disfonia da muda vocal, disfonia por edema de Reinke, disfonias endocrinológicas (virilização vocal), falsete paralítico, de conversão ou mutacional, voz profissional.
	f) Técnica de marca-passo vocal ou ritmo	Modificar ou regularizar o ritmo e a velocidade da emissão	Disartrofonias em geral, disfonias cerebelares, voz profissional e alterações da fluência da fala

13 ✓ APERFEIÇOAMENTO VOCAL E TRATAMENTO FONOAUDIOLÓGICO DAS DISFONIAS

IV. Método de fala

Técnica	Objetivos	Indicações
a) Técnica de voz salmodiada	Reduzir esforço global, aumentar resistência vocal e melhorar a coordenação pneumofonoarticulatória	Disfonia por tensão muscular, nódulo vocal, aquecimento vocal, voz profissional
b) Técnica de monitoramento por múltiplas vias	Formação de esquema corporal vocal completo, resistência vocal, aperfeiçoamento vocal	Voz profissional, técnica deficiente, uso vocal em ambientes inóspitos, deficiência auditiva
c) Técnica de modulação de freqüência e intensidade de fala	Método universal, suavizar emissão, controle consciente de extensão e dinâmica vocais, reduzir a qualidade monótona, aumentar a resistência vocal, melhorar a adução glótica	Disfonia por tensão muscular, voz profissional, fadiga vocal, fendas glóticas, doença de Parkinson
d) Técnica de leitura somente de vogais	Controlar a fonte glótica, reduzir as constrições no trato vocal, melhorar identificação das vogais, estabilizar a qualidade vocal, aumentar a conscientização vocal, equilibrar ressonância	Travamento articulatório, falta de volume e projeção, voz profissional, hipernasalidade
e) Técnica de sobrearticulação	Reduzir hipertonicidade, aumentar: volume, projeção, resistência vocal e precisão articulatória; reduzir a nasalidade	Voz profissional, disfonia neurológica, hipernasalidade, disfonia por fissura labiopalatina
f) Técnica de fala mastigada	Reduzir hipertonicidade global, aumentar a dinâmica fonoarticulatória e a resistência vocal, melhorar o equilíbrio na produção vocal, favorecer ressonância oral	Situações de grande exigência vocal, voz profissional falada e cantada, disfonia por deficiência auditiva e por fissura labiopalatina, hipernasalidade

V. Métodos de sons facilitadores

Técnica	Objetivos	Indicações
a) Técnica de sons nasais	Suavizar emissão, diminuir ressonância laringofaríngea, aumentar o tempo máximo de fonação, melhorar a projeção e o monitoramento vocal	Método universal, laringe isométrica, lesões de massa, particularmente o nódulo vocal, pós-operatório imediato
b) Técnica de sons fricativos	Direcionar fluxo aéreo, dissociar intensidade de esforço, aumentar o tempo de fonação, controlar a sonorização glótica e melhorar a coordenação pneumofônica	Pós-operatório imediato, padrão hipertenso de fonação, ataques vocais bruscos, incoordenação pneumofônica
c) Técnica de sons vibrantes	Mobilizar a mucosa, equilibrar a coordenação pneumofônica, reduzir esforço fonatório, aquecimento vocal	Método universal, quadros agudos como laringites e gripes, nódulo vocal, edema de Reinke, cicatrizes e escaras, sulco vocal
d) Técnica de sons plosivos	Favorecer a coaptação das pregas vocais, reforçar ressonância oral, treinar a diadococinesia	Disfonias hipocinéticas, doença de Parkinson, paralisia unilateral de prega vocal, reabilitação de laringectomias parciais, como alternativa às técnicas de empuxo
e) Técnica de som basal	Desativar a laringe isométrica, contraindo acentuadamente os músculos tireoaritenóideos e relaxando os cricotireóideos e os cricoatirenóideos posteriores; mobilizar e relaxar mucosa, favorecer coaptação glótica equilibrada, promover fonação confortável, aumentar foco de ressonância, elevar o véu	Nódulo vocal, disfonia por tensão muscular, fadiga vocal, fenda glótica médio-posterior, muda vocal incompleta, falsete de conversão, fonação tensa e desconfortável, desequilíbrio laríngeo, hipernasalidade, aquecimento vocal
f) Técnica de som hiperagudo	Relaxar os músculos tireoaritenóideos, contrair os músculos cricotireóideos, equilibrar emissão em registro modal	Disfonia vestibular, constrição mediana, paralisia unilateral de prega vocal, edema de Reinke, disfonias hipercinéticas, aquecimento vocal

(Continua)

Quadro 13-6. Principais aplicações das técnicas de reabilitação vocal, com seus objetivos (Cont.)

Métodos	Técnicas	Objetivos	Aplicações Principais
VI. Método de competência glótica	a) Técnica de fonação inspiratória	Aproximação de pregas vocais, afastamento de pregas vestibulares, estimulação de mucosa	Fenda glótica médio-posterior, ou por paralisia ou paresia de prega vocal, fonação supraglótica, disfonia psicogênica, muda vocal incompleta, diagnóstico diferencial das lesões de massa
	b) Técnica de sussurro	Coaptação da região anterior, reforço da ação dos tireoaritenóideos, aumentar a resistência vocal	Fenda glótica na região anterior ou fenda fusiforme, arqueamento de pregas vocais, granulomas e lesões da região posterior da laringe
	c) Técnica de ataques vocais	1. Ataques bruscos: fechamento forçado da glote, aproximação das pregas vocais 2. Ataques aspirados: abertura forçada da glote, afastamento das pregas vocais, suavização da emissão	1. Ataques bruscos: disfonias hipocinéticas, paralisia ou paresia de prega vocal, doença de Parkinson 2. Ataques aspirados: disfonia hipercinética, qualidade vocal tensa, uso constante de ataques bruscos, alguns casos de lesão de massa
	d) Técnica de emissão em tempo máximo de fonação	Aumentar resistência vocal, estabilidade fonatória e coaptação glótica; controlar a qualidade vocal; coordenação pneumofonoarticulatória	Hipotonia laríngea, fenda fusiforme, doença de Parkinson, voz profissional, aperfeiçoamento vocal
	e) Técnica de escalas musicais	Alongamento e encurtamento das pregas vocais, aperfeiçoamento vocal, conscientização da frequência vocal, aumentar a extensão vocal	Fenda glótica fusiforme ou triangular ântero-posterior, disfonias hipocinéticas, lesões de massa, doença de Parkinson, voz profissional
	f) Técnica de *messa di voce*	Controlar a aproximação das pregas vocais e a compressão mediana destas, com ajuste do suporte respiratório de acordo com a mudança de intensidade	Pequenas fendas, principalmente fusiformes e paralelas; paresia e paralisia de prega vocal; fadiga vocal; hipofonia (como na doença de Parkinson); treinamento com vozes profissionais (para controle e dissociação de frequência e intensidade)
	g) Técnica de empuxo	Aproximar as estruturas laríngeas: pregas vocais e/ou vestibulares, melhorar esfíncter laríngeo para a deglutição, deslocamento vertical da laringe	Paralisia unilateral, grandes fendas glóticas, disfonia hipocinética, pós-laringectomia parcial, paralisia de véu, disfagias discretas
	h) Técnica de deglutição incompleta sonorizada	Sonorização com maior fechamento laríngeo; redução de grandes fendas	Paralisia de prega vocal uni ou bilateral, grandes fendas glóticas, falsete mutacional ou de conversão, pós-laringectomias parciais
	i) Técnica de firmeza glótica	Melhorar coaptação glótica, favorecer ajustes glóticos sem envolvimento supraglótico, suavizar a emissão, estimular ressonância e a coordenação pneumofônica	Envolvimento negativo da supraglote, pós-operatório de microcirurgia de laringe com fenda glótica, fendas glóticas em geral, voz destimbrada e aperfeiçoamento vocal
	j) Técnica do "b" prolongado	Relaxar e abaixar a laringe, favorecer a coaptação glótica adequada, com menos impacto entre as pregas vocais e com onda de mucosa mais ampla; aumentar o tempo máximo de fonação; aumentar energia na região aguda do espectro	Disfonia por tensão muscular, disfonia com laringe elevada ou compressão mediana acentuada, falsete mutacional, conversivo ou paralítico, fendas diversas, sobreuso vocal; muda vocal incompleta
	l) Técnica de *sniff*	Afastar pregas vestibulares, favorecer a coaptação glótica	Fonação vestibular, constrição supraglótica mediana

VI. Método d competência glótica	m) Técnica de sopro e som agudo	Afastar as pregas vestibulares, favorecer a coaptação das pregas vocais; favorecer o equilíbrio laríngeo, desativar a isometria laríngea	Disfonia vestibular, interferência supraglótica mediana, vozes profissionais, aquecimento vocal
	n) Seqüência de constrição labial	Reduzir a compressão glótica e constrição supraglótica, expandir o trato vocal, estimular a ressonância, melhorar coordenação pneumofônica	Fonação vestibular, disfonia por tensão muscular com constrição supraglótica
	o) Seqüência de arrancamento	Eliminar granuloma por meio de microtraumatismos na base da lesão	Granuloma de laringe
VII. Método de ativação vocal	a) Técnica de sons disparadores	Ativar vibração de pregas vocais para produção de sonoridade glótica; ativar a participação de estruturas supraglóticas na produção da voz; afastar a interferência de constrições supraglóticas inadequadas	Disfonia psicogênica com fala articulada ou sussurrada Disfonia no pós-operatório de laringectomias parciais
	b) Técnicas de manobras musculares	Ativar vibração de pregas vocais por manipulação no esqueleto laríngeo por meio de três manobras: 1. Aproximação mediana das alas da cartilagem tireóidea para sonorizar 2. Pressionamento anterior para reduzir a freqüência e a tensão 3. Pressionamento vertical para baixo, para reduzir a freqüência e a tensão	1. Ativar vibração das pregas vocais nas disfonias psicogênicas ou na paralisia de prega vocal, ou ativar estruturas glóticas ou supraglóticas nas disfonias pós-laringectomias parciais 2. Muda vocal incompleta, sulco vocal, disfonia por tensão muscular, falsete paralítico, mutacional ou de conversão 3. Disfonia da muda, falsete ou sulco vocal
	c) Seqüências de aquisição de voz esofágica	Desenvolver a voz esofágica, introduzindo-se o ar no esôfago por meio de diversas seqüências (deglutição, aspiração ou injeção) e trabalhando a expulsão do ar	Laringectomias totais Pós-cirurgias extensivas com estenose de laringe Pós-traumatismo múltiplo da laringe

do momento em que podem modificar profundamente os resultados obtidos. Murry (2001) discorre sobre a fonoterapia pré e pós-cirúrgica, ressaltando que no pré-operatório é essencial auxiliar o paciente a realizar mudanças no estilo de vida, a trabalhar com higiene e repouso vocal, a cancelar apresentações e compromissos que envolvam o uso da voz, e a trabalhar sobre relaxamento corporal e manipulação laríngea. Já no período do pós-operatório imediato, o autor chama atenção para os aspectos psicológicos e de estresse que podem ser causados pela restrição no uso da fala; além disso, elabora uma comparação do retorno ao uso da voz com a recuperação de atletas, que deve ser lenta e sob a orientação de treinadores e técnicos conscientes e cuidadosos. Desta forma, o terapeuta deve decidir com o paciente sobre a quantidade e a necessidade do uso da voz, nas primeiras semanas, evitando-se os excessos de qualquer natureza. Sugere orientação sobre o mecanismo vocal, monitoramento auditivo e visual e o treinamento com as técnicas de bocejo e suspiro, técnica mastigatória e coordenação pneumofônica.

O atendimento fonoaudiológico no pré-operatório das lesões laríngeas benignas não é um procedimento comum na maior parte dos serviços clínicos por uma série de razões que envolvem a falta de tradição terapêutica, o não-encaminhamento e a ausência de estudos com dados objetivos que atestem a eficácia desse procedimento. Apesar da falta de dados que apoiem a importância do atendimento fonoaudiológico pré-cirúrgico, o estudo de Koufman & Blalock (1989) é extremamente interessante e explora também as conseqüências da ação fonoaudiológica na disfonia pós-operatória. Os autores estudaram os protocolos de 127 pacientes, verificando os efeitos da terapia de voz no pré-operatório e do repouso vocal no pós-operatório de lesões laríngeas. De todo este grupo, 37% desenvolveu disfonia prolongada no pós-operatório, não tendo sido encontrada nenhuma correlação com o gênero, natureza da lesão, tabagismo ou tipo de cirurgia (com o uso de *laser* ou não). Terapia pré-operatória foi ministrada em 56 pacientes, sendo que destes apenas 9% desenvolveram disfonia no pós-operatório. Já dos 71 pacientes que não receberam terapia no pré-operatório, 38 (54%) desenvolveram disfonia no pós-operatório, diferença estatisticamente significante. Além disso, 29 pacientes não seguiram as orientações do pós-operatório, sendo que 86% destes indivíduos desenvolveram disfonia após a cirurgia. Isto indica que a terapia no pré-operatório pode oferecer melhores resultados no pós-operatório. Além disso, o abuso vocal no período de pós-operatório imediato, é o principal correlato de uma disfonia prolongada no pós-operatório.

Desta forma, acreditamos que o paciente, sendo mais bem orientado no pré-operatório, poderá colaborar mais adequadamente em sua recuperação, percebendo antecipadamente a importância de sua participação ativa e consciente. A terapia pré-cirúrgica prepara o paciente para a intervenção, para o período de recuperação da cirurgia e para a necessidade da terapia no pós-operatório. A cirurgia, isolada, nem sempre cura o paciente e não necessariamente modifica o comportamento vocal. É importante salientar que a orientação no pré-operatório não diz respeito ao procedimento médico a que o paciente será submetido, mas objetiva o estabelecimento inicial do vínculo com o paciente, oferecendo informações complementares e adicionais sobre o trabalho vocal subseqüente, ou, ainda, nos casos onde a cirurgia não é imperiosa, verificar a possibilidade da reabsorção de uma lesão ou do reequilíbrio vocal.

Na avaliação pré-operatória, é importante que seja realizada uma história vocal completa e que a avaliação inclua o registro da voz do paciente (em DAT, minidisc, computador e/ou fita de vídeo), uma análise perceptivo-auditiva descritiva, uma bateria acústica mínima (TMF, freqüência fundamental e índices de perturbação, medidas de ruído e análise espectrográfica), e protocolos de qualidade de vida e voz (IDV ou QVV), como dados básicos (Behlau & Casper, 2000; Casper & Behlau, 2000; Casper & Behlau, 2001). Nesta situação, o fonoaudiólogo desenvolve um papel complementar ao cirurgião, podendo oferecer ao paciente informações sobre a fisiologia vocal, a natureza da disfonia, os efeitos na qualidade vocal, os resultados esperados e a necessidade de adesão a todas as recomendações (Casper & Behlau, 2001).

Uma proposta interessante foi apresentada por Dejonckere & Lebacq (2001) para explorar a situação do pré-operatório, chamada de índice de plasticidade vocal (IPV) (VPI – *vocal plasticity index*). O índice de plasticidade vocal é o grau de melhora na qualidade vocal que pode ser observado imediatamente ou logo após a realização de mudanças nas condições básicas de sonoridade glótica, postura, articulação, ressonância, mecanismo respiratório, posição da laringe ou controle auditivo. Tais mudanças são constatadas e quantificadas por análise auditiva, acústica e estroboscópica, oferecendo uma medida objetiva sobre a potencialidade real de mudanças laríngeas com um atendimento fonoaudiológico antes da cirurgia. Embora a aplicação do IPV implique a utilização de semiologia vocal e laríngea avançadas, não disponível na maior parte das clínicas brasileiras, o conceito de flexibilidade vocal imediata, em resposta a diferentes manobras vocais e musculares, como a base do sucesso de um atendimento pré-cirúrgico pode ser empregado.

O atendimento no pré-operatório pode resultar em mudanças significativas, tais como (Casper & Behlau, 2001): redução ou eliminação da hiperfunção e do envolvimento das estruturas supraglóticas, redução das características inflamatórias da laringe, melhoria na flexibilidade da mucosa, modificações na configuração glótica, redução das lesões contralaterais, e até mesmo reabsorção, como em nódulos e excepcionalmente em pólipos, ou eliminação de lesões laríngeas, como no emprego da técnica de arrancamento para granulomas. Finalmente, se o paciente vai ser encaminhado para treinamento vocal após a cirurgia, porque não lhe permitir os benefícios do atendimento no pré-operatório? É uma questão cultural e de organização dos serviços multidisciplinares que produz um impacto positivo na vida do indivíduo.

De modo genérico, na orientação de pré-operatório, sugerimos as estratégias apresentadas no Quadro 13-7.

Já na situação de pós-operatório de lesões laríngeas, sugerimos oferecer ao paciente um resumo da colaboração esperada dele nesse período. Esse resumo deve ser simples e direto,

Quadro 13-7. Estratégias de orientação fonoaudiológica no pré-operatório de alterações laríngeas

Resumo da Orientação Fonoaudiológica no Pré-Operatório de Disfonias
1. Atenda o paciente que vai se submeter à uma cirurgia laríngea pelo menos uma vez antes da cirurgia
2. A sessão de atendimento pré-operatório, quando única, deve priorizar a orientação do paciente, específica ao procedimento que será realizado, esclarecendo as dúvidas eventuais: a. devem-se abordar as prováveis modificações vocais, com a eventualidade de uma piora da voz no pós-operatório imediato ou a curto prazo, b. deve-se trabalhar a aceitação de uma nova voz nos casos de laringectomias; c. devem ser exploradas as questões relativas aos limites terapêuticos, prognóstico e duração da reabilitação; d. devem-se trabalhar a conscientização da adesão às orientações no pós-operatório e a necessidade do treinamento vocal subseqüente
3. No caso de ser possível realizar uma série de atendimentos no pré-operatório, além do exposto no item anterior, pode-se explorar as situações causais, de manutenção ou de conseqüência da alteração vocal, assim como se minimizar as características inflamatórias associadas e os ajustes compensatórios negativos encontrados
4. Nos casos de grande prejuízo vocal com a cirurgia, particularmente nas laringectomias parciais ou totais, o atendimento pré-operatório deve também visar ao estabelecimento do vínculo terapeuta-paciente, aproveitando-se as condições de comunicação naturais do paciente
5. Deve-se ressaltar a importância da adesão ao tratamento fonoaudiológico, no pós-operatório, como um dos fatores que contribui para o sucesso da recuperação do paciente

salientando-se tanto o que deve ser feito como o que deve ser evitado ou está contra-indicado. Nunca é demais ressaltar a importância do repouso vocal no pós-operatório, mesmo se o paciente tiver sido operado a *laser*, para garantir uma melhor recuperação e um resultado vocal mais satisfatório. O treinamento propriamente dito começa quando o cirurgião libera o paciente para sair do repouso vocal, o que geralmente ocorre de 3 a 10 dias no pós-operatório, dependendo da cirurgia realizada, da área de ressecção, da superfície cruenta e da experiência do cirurgião com o tipo de procedimento empregado.

Se a cicatrização ocorre de forma adequada e a voz se recupera sem desvios importantes, o foco do atendimento no pós-operatório é de natureza educacional, levando-se o indivíduo à uma progressão na quantidade e nas diferentes situações de uso da voz, o que auxilia a prevenção da recorrência das lesões, principalmente nos nódulos vocais. Contudo, alguns problemas pós-cirúrgicos podem ocorrer, de natureza orgânica ou funcional, que se constituem em oito situações principais (Behlau & Casper, 2000; Casper & Behlau, 2000; Casper & Behlau, 2001). Tais problemas podem ser de natureza orgânica ou funcional. As principais alterações orgânicas ou estruturais são: rigidez ou escara cicatricial, edema, onda de mucosa assimétrica ou fechamento glótico insuficiente. Os principais problemas funcionais ou musculares são: hiperfunção, hipofunção, compensações inapropriadas, disfonias psicogênicas ou fechamento glótico incompleto.

Dos problemas de natureza orgânica, aquele que provoca os piores desvios vocais é, sem dúvida, a presença de rigidez ou escara cicatricial no local da remoção cirúrgica ou em áreas adjacentes. A presença de zonas de rigidez ou cicatrizes pode ser devastadora, produzindo uma qualidade desagradável, inaceitável socialmente, instável, imprevisível e com muito esforço associado à sua produção. A terapia é de longa duração e os resultados são aceitáveis apenas a médio prazo, chegando-se à qualidade vocal final geralmente não antes de 1 ano após a cirurgia. Os resultados vocais tendem a se estabilizar após um ano e meio do início da terapia. Isto não significa que o paciente estará em atendimento fonoaudiológico semanal durante todo este período, mas sim em acompanhamento periódico sendo, contudo, dependente de um programa de exercícios para executar em casa. O objetivo da reabilitação vocal é aumentar a flexibilidade dos tecidos. As principais técnicas de reabilitação empregadas são: técnica de vibração, exercícios de variação de freqüências (escalas musicais), técnica do "b" prolongado e mudanças posturais. Os primeiros resultados evidentes observam-se após 6 a 8 sessões e a terapia é de longa duração, com exigência de muita prática em casa.

A presença de edema no pós-operatório pode não provocar grandes desvios vocais, observando-se uma voz quase-adaptada na emissão coloquial, com desvios mais evidentes quando se altera a freqüência e a intensidade da emissão. O objetivo do trabalho é reduzir o edema e, neste sentido, há três opções principais de acordo com as características da profissão do paciente e de sua personalidade: a terapia de voz confidencial, para os indivíduos que podem se submeter a uma redução drástica de intensidade vocal; a técnica de vibração, para os que necessitam de pronto uso vocal e conseguem realizar a vibração de língua e/ou lábios, de modo correto; e, as técnicas de ressonância (som nasal), quando a vibração não é possível. O treinamento é de curta duração, geralmente requerendo poucas sessões.

Na presença de onda de mucosa assimétrica, a voz pode variar de normal a diplofônica, dependendo da extensão da assimetria. Se a assimetria está associada à uma prega vocal rígida, o desvio vocal vai ser mais acentuado. O objetivo do trabalho é estabilizar a voz, o que nem sempre é um correlato de uma onda perfeitamente simétrica. As principais técnicas de terapia empregadas são as técnicas de ressonância (som nasal) e empuxo discreto, como mãos em gancho e emissão associada. A duração do treinamento varia, sendo geralmente de curta a média duração, podendo ser de longa duração quando há escara associada à onda de mucosa assimétrica.

Os quadros de fechamento glótico incompleto podem ser tanto de natureza orgânica (retração cicatricial ocasionando fenda), como funcional (esforço muscular) ou, ainda, de natureza mista (escara e fenda muscular). O objetivo do treinamento vocal é alcançar um melhor fechamento glótico, tendo-se bons resultados com a técnica de vibração, com exercícios de extensão de freqüências (escalas) e com mudanças posturais. O treinamento é de média a longa duração, podendo haver casos excepcionais com melhoria muito rápida do fechamento glótico, quando é necessário apenas trabalhar sobre uma compensação muscular.

Os quadros de hiperfunção laríngea, como às vezes observados após a remoção de nódulos vocais, ou de hipofunção laríngea, como por exemplo após a remoção de edema de Reinke, podem representar a fixação dos ajustes prévios do trato vocal quando da presença da lesão, após a sua remoção, o que foi chamado de tratopatia funcional (Behlau & Pontes, 1995). O objetivo da reabilitação é promover o reequilíbrio funcional, podendo ser utilizadas várias técnicas universais, como a técnica mastigatória, e específicas, de acordo com as bases da alteração. A reabilitação é de curta duração, do momento em que a remoção da lesão favorece a normotonia laríngea. Contudo, a manutenção dos desvios funcionais, principalmente nos quadros de hiperfunção, é indicativa de possibilidade potencial de recorrência e deve ser diretamente tratada.

Finalmente, após qualquer intervenção laríngea, devido à grande mobilização emocional, pode-se observar uma discrepância entre a avaliação anatômica e o resultado funcional obtido. Essa é a principal característica que leva a se considerar uma disfonia de natureza psicogênica no pós-operatório, que pode manifestar-se por ausência total de produção de som, por fala articulada ou por diferentes graus de desvio na qualidade vocal. O objetivo da terapia é restabelecer a voz, atingindo-se uma qualidade compatível com as condições físicas do indivíduo, o que pode ser realizado com técnicas que contribuem para a remoção sintomática, como a vibração de língua ou lábios, o som nasal ou técnicas de coaptação glótica por tarefas fonatórias específicas, como a fonação inspiratória e o ataque brusco, ou por outras funções da laringe, como as técnicas de empuxo. A reabilitação, nesses casos, é geralmente de curta-duração.

O Quadro 13-8 apresenta uma sugestão geral de orientação para o pós-operatório de cirurgias laríngeas.

CONSIDERAÇÕES SOBRE A ATUAÇÃO FONOAUDIOLÓGICA NO TRAUMA VOCAL AGUDO

Um trauma vocal agudo representa uma situação de uso de voz excessivo ou inadequado, de curta duração, geralmente por minutos ou poucas horas, sob condições inadequadas, atípicas, incomuns ou inesperadas. Um trauma vocal agudo pode levar a uma lesão orgânica e/ou alteração na prega vocal e requer diagnóstico e tratamento médico, o que pode incluir repouso vocal absoluto, medicamentos antiinflamatórios, eventualmente cirurgias ou, em menor porcentagem, encaminhamento para o treinamento vocal.

Recentemente, Behlau (2001) realizou um levantamento internacional sobre trauma vocal agudo, revelando aspectos interessantes da experiência de 40 renomados especialistas em voz, médicos e fonoaudiólogos. Tal levantamento evidenciou que os principais tipos de desvios vocais que levam a um trauma agudo como sendo: comportamento vocal agressivo (40 respostas, 100%); uso de voz sobre condições de edema, inflamação, infecção, alterações vasculares ou desidratação do trato vocal (13 respostas, 32,5%); técnica vocal inadequada (8 respostas, 20%); ou, ainda, uso de voz com tensão muscular elevada ou qualidade vocal tensa (5 respostas, 12,5%). Desta forma, fica um alerta sobre o perigo de um comportamento vocal agressivo, mesmo que por alguns momentos, assim como sobre o uso de voz em situações de quadros agudos das vias aéreas, o que muitas vezes é difícil de ser evitado por profissionais da voz, como, por exemplo, o professor. Os principais comportamentos vocais agressivos apontados foram gritar ou berrar, principalmente quando se está cansado ou doente, descontroles no uso da freqüência e da intensidade; abuso vocal durante a menstruação; participação ativa em torcidas esportivas; gritos sobre ruído de fundo; choro compulsivo; tosse e espirros violentos, abuso vocal, imitações ou uso de voz em situações médicas específicas, como na anemia severa. Alguns colegas ressaltaram que um único episódio de grito ou berro pode ser o responsável por um trauma vocal agudo, mesmo em um paciente com comportamento vocal habitual adaptado. Vários fatores de predisposição foram apontados como favorecedores de um trauma vocal agudo, tais como inflamações recorrentes ou infecções de vias aéreas superiores, alterações histológicas individuais, como colágeno reduzido, tipo de tecido das pregas vocais e vibrações anormais, inadaptações anatômicas, alterações vasculares ou doenças hemorrágicas, aspectos da personalidade (extroversão e agressão), sexo feminino, reduzida resistência laríngea, vocal ou corporal, questões genéticas, uso de drogas anticoagulantes e sistema imunológico fraco, entre outras.

Várias lesões podem ser produzidas por trauma vocal agudo, de espessamentos discretos a pólipos volumosos (Fig. 13-43A a F). A lesão mais comumente produzida por um trauma vocal agudo é a chamada hemorragia de prega vocal, segundo 27 respostas (65%) seguida por pólipo (20 respostas, 50%) e granuloma (12 respostas, 30%). Na hemorragia de prega vocal não ocorre extravasamento sangüíneo para fora do órgão, mas a ruptura de capilares sangüíneos, com a formação de uma coleção de líquido sob o epitélio, deixando a prega vocal com coloração de rosada a vermelho-escuro, dependendo da quantidade de sangue e da data da lesão. Mulheres parecem ser mais propensas a hemorragias por trauma agudo, principalmente nas situações de maior permeabilidade vascular na tensão pré-menstrual. Apesar deste quadro ser o mais comum no trauma vocal agudo, outras lesões podem ainda ocorrer, como úlcera de contato, edema generalizado, vasos dilatados e aumento de lesões previamente existentes, como nódulos. Os colegas que participaram do levantamento também relataram a ocorrência de pseudocisto e paralisia unilateral de prega vocal após um trauma vocal agudo (Behlau, 2001).

Embora o tratamento do trauma vocal agudo consista essencialmente em medicamentos e repouso vocal absoluto, a fonoterapia foi considerada importante na reabilitação desses pacientes pela totalidade dos especialistas. A metade dos cole-

Quadro 13-8. Orientação no pós-operatório de cirurgias laríngeas

Resumo da Orientação Fonoaudiológica no Pós-Operatório de Cirurgias Laríngeas
1. Obedecer e seguir fielmente todas as orientações de seu médico
2. Se lhe for indicado repouso vocal, além de não usar a voz em nenhuma situação, não sussurrar e nem cochichar, evitar tossir com esforço e com som, não pigarrear nem vocalizar durante atividades tais como defecação e relações sexuais
3. Nos dois primeiros dias após a cirurgia é comum a presença de dores musculares na região do pescoço, dos ombros, das costas e do peito
4. Tomar os medicamentos que lhe foram prescritos, respeitando a dosagem recomendada; não interromper a medicação e não reduzir ou aumentar a dose sem orientação médica, mesmo que não tenha nenhum sintoma
5. Não fazer uso da automedicação, vários medicamentos produzem efeitos colaterais negativos à sua recuperação; eliminar o uso de ácido acetilsalicílico (Aspirina) para dores de cabeça
6. Resistir às receitas caseiras para melhorar a voz que lhe forem oferecidas
7. Evitar alimentação muito condimentada, assim como cafeína e álcool, nos primeiros dias de pós-operatório
8. Não fumar e aproveitar esse momento para abandonar definitivamente o hábito nocivo de fumar; solicitar aos familiares e às visitas que não fumem em sua presença
9. Hidratar-se adequadamente para reduzir o excesso de secreção ou, quando o muco estiver muito espesso, engolir com força ou inspirar profundamente pelo nariz, para tirá-lo de cima das pregas vocais
10. Proteger-se das gripes e dos resfriados
11. Evitar gelados e o uso de ar-condicionado
12. Evitar emoções intensas, como filmes e leituras fortes
13. Evitar exercícios físicos de alto impacto como musculação e halterofilismo
14. Limitar as visitas durante o período de repouso vocal
15. Retornar o uso da voz paulatinamente, restringindo-o às situações necessárias
16. Na primeira semana após a cirurgia, habituar-se a incluir, em seu dia-a-dia, pequenos períodos de 10 a 15 minutos de descanso de voz
17. Nas duas primeiras semanas evitar o telefone, em especial o celular; não freqüentar ambientes ruidosos; não falar por tempo prolongado nem alto
18. Obedecer à orientação fonoaudiológica quanto ao uso de voz e à realização de exercícios em casa
19. Ao primeiro sinal de febre, sangramento, falta de ar, dor intensa e secreção amarelada ou esverdeada, procurar o médico
20. Lembrar-se de que você também é responsável por sua recuperação

gas (21 respostas, 52,5%) refere que a reabilitação vocal é importante, até mesmo durante o processo agudo. As principais abordagens consideradas úteis no manejo desses casos são: estratégias de prevenção, aconselhamento e higiene vocal, abordagens de redução de uso de voz durante o processo agudo e treinamento respiratório. Somente um colega referiu que a atuação fonoaudiológica deve começar apenas após a resolução do processo agudo.

Na vigência da hemorragia de prega vocal o repouso vocal é imperioso, sendo um aliado poderoso na recuperação do paciente. O retorno à utilização vocal deverá ser gradativo, mantendo-se a voz na freqüência mais confortável para o paciente e reduzindo-se a intensidade vocal para evitar o aumento das forças de compressão entre as pregas vocais. O treinamento vocal deverá incentivar a mobilização da mucosa e, neste sentido, as técnicas de som nasal e a técnica de vibração (inicialmente surda e depois sonorizada levemente) ocupam lugar de destaque. O alongamento da prega vocal deve ser favorecido e, para tanto, a emissão de vogais bocejadas, por meio de bocejos suaves e modulados é mais fácil que a execução de escalas. Exercícios com sons fricativos sustentados, com treinamento de passagem de sonoridade (início da produção surda e sonorização gradual) também contribuem para a mobilização da mucosa e a redução das forças de adução. Os exercícios devem ser feitos por um curto período de tempo, diversas vezes ao dia, entre oito e dez vezes.

Nos casos de edema a utilização de técnica de vibração sonora, com execução de escalas é a técnica de eleição.

O granuloma apresenta as opções do trabalho de suavização, mais lento, ou do trabalho agressivo, técnica de arrancamento, mais rápido, porém, com riscos potenciais. O paciente deve ser cuidadosamente avaliado para verificar-se qual a decisão mais indicada.

Na úlcera de contato é importante favorecer uma voz mais aguda e de ressonância anterior, evitando-se os sons graves e a elevada intensidade, para proteger a região posterior da laringe.

De qualquer modo, o atendimento desses casos está profundamente baseado em uma avaliação conjunta ORL-Fono, cabendo ao médico a liberação do paciente para se submeter à uma manipulação vocal, na vigência de um quadro agudo.

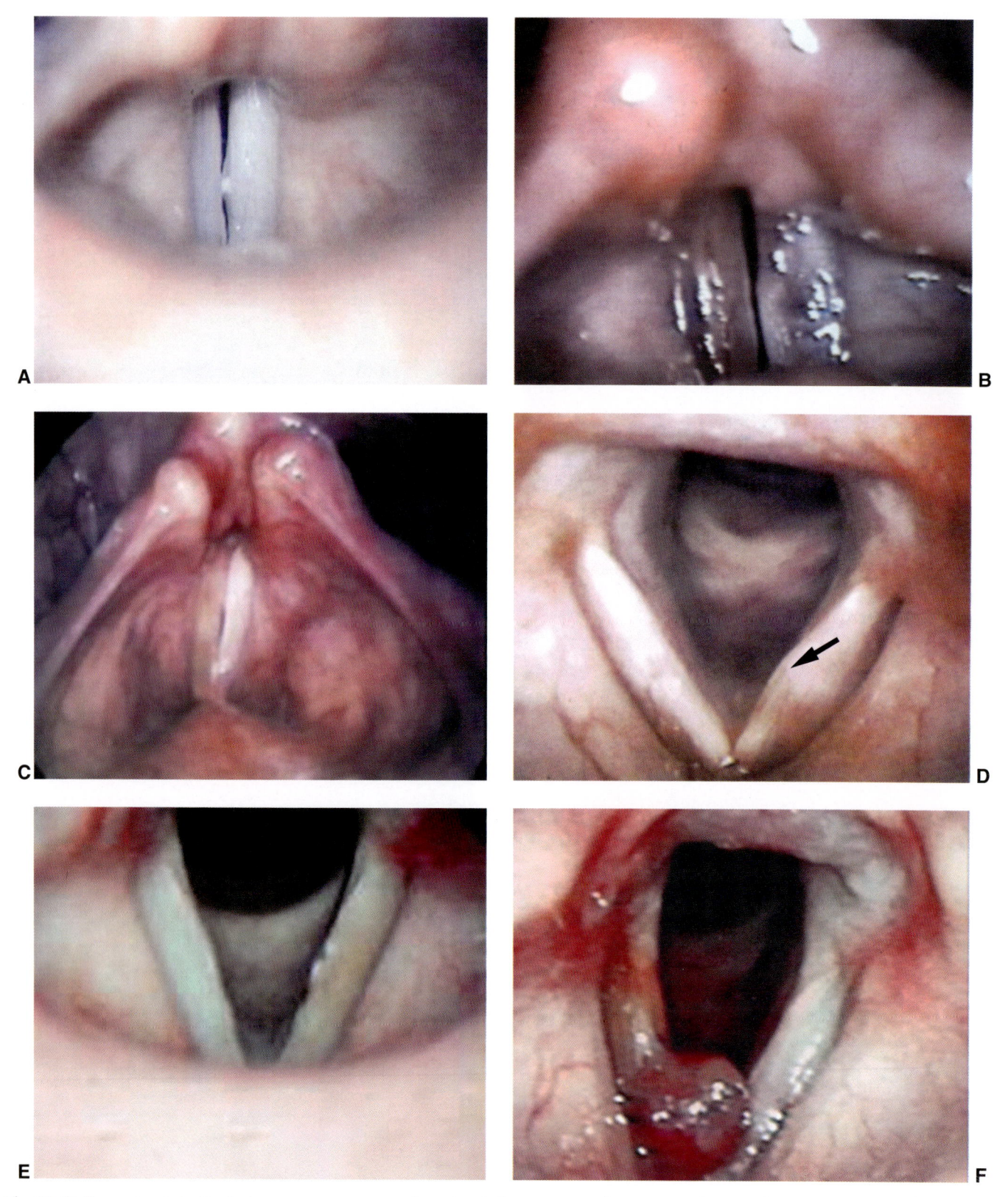

Fig. 13-43. Exemplos de lesões laríngeas por trauma vocal agudo. *A.* Espessamento de prega vocal esquerda, em cantora *gospel*, 29 anos de idade, após festival de final de semana. *B.* Hemorragia de prega vocal em torcedor de futebol, 34 anos de idade, pós-abuso em final de copa mundial. *C.* Hemorragia de prega vocal direita, em regente de coral, 38 anos de idade, após uso intensivo de voz com quadro de infecção de vias aéreas superiores. *D.* Espessamento de prega vocal esquerda e alteração vascular na região proximal, em cantora e atriz de teatro musical, 26 anos de idade, após final de semana com sessões duplas de espetáculo. *E.* Irregularidade de prega vocal, em professora, 41 anos de idade, com irritação da região posterior da laringe, após crise de tosse irritativa por traqueíte. *F.* Pólipo hemorrágico e hemorragia de prega vocal direita, em vendedor, 29 anos de idade, após festa de confraternização na empresa (arquivo Paulo Pontes).

CONSIDERAÇÕES NO TRATAMENTO FONOAUDIOLÓGICO DAS DISFONIAS INFANTIS

A disfonia infantil representa um importante desafio aos profissionais que atuam na área de voz. A ocorrência referida na literatura, de cerca de 6% (Wilson, 1979), é muito distante da baixa incidência de crianças na clínica fonoaudiológica. Tal discrepância pode ser devida à uma não valorização do sintoma, às dificuldades de realização de um exame laringológico adequado, à natureza essencialmente benigna das alterações vocais nessa faixa etária e à ausência de dados científicos sobre a efetividade da terapia em crianças (Ramig & Verdolini, 1998), assim como sobre as conseqüências, na idade adulta, de um problema de voz não tratado. Evidentemente, os pais deveriam ser os primeiros a perceber que as vozes de seus filhos estão alteradas; contudo, tais desvios são muitas vezes confundidos com infecções nas vias aéreas superiores ou ainda vistos como uma fase normal do desenvolvimento infantil. Analisando a opinião de 526 pais sobre as vozes de seus filhos, com idade entre 5 e 12 anos, Teixeira, Trezza & Behlau (2003) verificaram que os pais percebem ocasionalmente problemas vocais em seus filhos, mas somente às vezes se preocupam com eles, não buscando um diagnóstico e tratamento para o quadro. Além dos pais, professores e pediatras muitas vezes também não valorizam a disfonia infantil o que, associado aos poucos estudos disponíveis na área, faz com que os avanços sobre a reabilitação das disfonias pediátricas sejam insipientes.

Há discordância sobre a indicação de reabilitação vocal para crianças. Sander (1989) acredita em objetivos menos agressivos no tratamento de voz na infância principalmente porque: a. os nódulos infantis tendem a desaparecer na adolescência, especialmente nos meninos; b. a intervenção fonoaudiológica é freqüentemente desnecessária ou de pouco valor. Por outro lado, Kahane & Mayo (1989) advogam identificação precoce, prevenção e tratamento dos transtornos vocais na infância. Acima de todos os autores, Andrews (1991b) apresenta uma proposta cognitiva e recomenda terapia de voz para pré-adolescentes disfônicos mostrando resultados positivos com este tipo de intervenção.

Todo o processo de interação com a criança disfônica, da avaliação à terapia vocal, segue uma rotina diferenciada, com utilização de facilitadores e apoios concretos variados, permitindo uma melhor integração do paciente com a terapeuta e maior compreensão sobre o que é requerido, o que favorece a adesão ao tratamento e, conseqüentemente, melhor desempenho do pequeno paciente.

Como exemplo de adaptação de estratégias para a avaliação de crianças, podemos citar a análise dos tempos máximos fonatórios (TMF) e da relação s/z. Sabemos que o tempo máximo de fonação esperado corresponde grosseiramente à idade da criança, até a adolescência (ou seja, 5 segundos para 5 anos, 8 segundos para 8 anos e assim por diante). Embora tais medidas sejam bastante reais nas crianças, a relação s/z já não se apresenta tão confiável (Eckel & Boone, 1981). Para obter os tempos máximos das vogais, uma adaptação pode ser feita com a utilização de diversos apoios. Por exemplo, podemos utilizar um apoio gráfico que consiste em solicitar que o paciente continue a emissão do som enquanto a terapeuta estiver desenhando sobre o papel. Pode-se também furar um copo plástico na base e dentro colocar um barbante bem comprido, que deverá ser puxado pela terapeuta durante a emissão da vogal sustentada. A criança é orientada a manter a emissão ao máximo para ver o quanto de barbante vai ser puxado para fora. O barbante pode ser colorido para tornar a tarefa mais atraente. Apoios gestuais também facilitam a emissão máxima possível pela criança.

O delineamento do trabalho com as crianças também vai envolver os aspectos de orientação, psicodinâmica e treinamento vocal propriamente ditos. Contudo, as abordagens propostas precisam considerar o estágio do desenvolvimento neuropsicomotor da criança, para que as estratégias empregadas sejam compreendidas e eficientes. A ênfase dada em determinado aspecto da terapia pode variar muito em importância no caso de crianças e adultos. Por exemplo, em determinados casos da terapia infantil, a orientação aos pais para algumas modificações no comportamento de comunicação em casa, que pode envolver excesso de intensidade constante, gritos, competição sonora por TV e rádio constantemente ligados e falta de atenção auditiva durante os diálogos, pode ser suficiente e até mais importante do que exercícios propriamente ditos ou uma certa freqüência nas sessões de terapia. Portanto, ter condições de avaliar o que pode ser cobrado de uma criança, saber a maneira correta e eficiente de fazê-lo, assim como ter a habilidade de lidar com os pais e babás, ambiente escolar e atividades extracurriculares é parte do trabalho fonoaudiológico no tratamento da criança disfônica, o que exige disponibilidade e dedicação do terapeuta.

Orientações Filosóficas na Terapia Vocal da Criança

A terapia vocal na criança obedece a três orientações filosóficas gerais e pode ser classificada em: comportamental, cognitiva e de aconselhamento. Recentemente Bonatto (2002) oferece uma contribuição muito interessante, considerando a intervenção fonoaudiológica na disfonia infantil como pertencente a duas vertentes principais, uma mecanicista e outra comunicativa. A autora ressalta que, enquanto a vertente mecanicista é fundamentada em estudos anatômicos e histoestruturais sobre o desenvolvimento da laringe, a comunicativa considera a voz como parte da estrutura da comunicação, que se presta para manter os relacionamentos sociais. Analisando o discurso de crianças submetidas a tratamento fonoaudiológico e crianças disfônicas antes dessa intervenção, o estudo aponta que as crianças desenvolvem uma noção riquíssima sobre a voz como elemento de comunicação, transpondo o que é aprendido em terapia para a sua vida. A autora ressalta que a criança deve, acima de tudo, ser compreendida e não repreendida e que o fonoaudiólogo deve contemplar o aspecto comunicativo da voz no trabalho com esses pacientes. Desta forma, embora a realização de exercícios pareça ser um aspecto importante no tratamento do paciente disfônico, sobretudo nas crianças, a questão da comunicação deve ser trabalhada com a devida importância.

Terapia vocal comportamental

A terapia comportamental procura modificar ou eliminar padrões vocais adquiridos que sejam inadequados, desviados ou não-saudáveis. As técnicas utilizadas enfatizam modificação do abuso vocal e de aspectos comportamentais de naturezas psicológica, social e familiar. O programa inclui também orientação familiar, higiene e treinamento vocal (Johnson, 1985; Wilson, 1993). Considerando que as crianças seguem modelos no desenvolvimento de suas características pessoais, o padrão vocal utilizado por determinado adulto poderá influenciar no estabelecimento do padrão vocal infantil. Alguns destes modelos são marcados por abusos vocais, com uso constante de forte intensidade, uso de ar de reserva, incoordenação pneumofonoarticulatória, travamento mandibular, desrespeito às trocas de turnos, para citar somente alguns dos mais comuns. Pais que, apesar de não gritarem com a criança, usam de gritos em outras situações, tais como chamar alguém ao telefone, mandar tomar banho ou informar que o jantar está servido, demonstram, com atitudes que podem ser facilmente imitadas, que o grito é eficiente para resolver grande parte das necessidades do dia-a-dia.

A abordagem comportamental prevê, portanto, que a família seja orientada quanto à ocorrência de abusos vocais deste tipo e que procure modificar o que for possível, permitindo que modelos vocais mais saudáveis façam parte da rotina familiar. É comum a ocorrência de resistência por parte dos pais que não apresentam o esclarecimento necessário, e que entendem que já levam seu filho às sessões de terapia fonoaudiológica e contribuem para os exercícios, tendo ainda, como um ônus adicional, que modificar seus hábitos pessoais. Certamente o esclarecimento da relação causa-e-efeito em quadros de disfonia infantil assim como a compreensão da importância que os pais têm na formação de conceitos e valores para a criança costumam ser suficientes para a colaboração dos pais junto ao processo terapêutico. Em muitos casos, os indivíduos a serem orientados para modificação dos ajustes vocais inadequados incluem irmãos, avós, tios, primos, babás e professores.

Terapia vocal cognitiva

Já a orientação cognitiva, preconizada por Andrews (1991a, 1998), enfatiza a necessidade de se atuar sobre aspectos relacionados à competência comunicativa, ou seja, ao domínio das regras de comunicação. Do ponto de vista desta orientação, a criança é considerada disfônica por um problema de comunicação, ou seja, por não utilizar estratégias eficientes para a transmissão da mensagem, o que a deixa mais tensa e contribui para o estabelecimento de um quadro vocal. O paciente é, portanto, orientado quanto às características do discurso: intensidade da emissão, respeito às trocas de turnos, pausas respiratórias, velocidade e clareza de fala, padrão articulatório, freqüência vocal e padrão de ressonância, entre outros.

A instalação de um programa de reabilitação com base cognitiva, em adultos, baseia-se em instruções dirigidas, seguidas de explicação lógica dos efeitos nocivos para um padrão de comunicação eficiente, abordando aspectos fisiológicos da produção da voz e todas as informações que forem julgadas necessárias à melhor compreensão de padrões ideais de comunicação. Certamente estes aspectos também são importantes na disfonia infantil. No entanto, a criança não costuma mostrar-se interessada pelo processo de comunicação por uma infinidade de motivos: não sabe o que tem; não se considera "rouca"; não percebe o quanto a disfonia a prejudica; não reconhece impactos negativos por seu problema de voz, é levada à clínica por alguém e não por vontade própria e, além disso, pode usufruir ganhos secundários pela vigência da alteração vocal, como atenção familiar.

É interessante comentar que, em um estudo psicológico realizado com crianças disfônicas (Güntert, 1996; Güntert, Yazigi & Behlau, 2000), as autoras verificaram que muitas das crianças com nódulo vocal apresentam um atraso no desenvolvimento social, buscando soluções de problemas menos efetivas e mais centralizadas em si mesmo, ou seja, sem estratégias cognitivas adequadas. Tais crianças apresentam baixo nível de frustração e são mais imaturas socialmente, analisando o mundo de modo mais particularizado. Por outro lado, a agressividade, geralmente apontada como característica da criança com problema de voz, embora tenha se apresentado em níveis elevados, não se mostrou estatisticamente diferente do nível de agressividade da criança com voz adaptada, moradora da cidade de São Paulo. De modo indireto, tal estudo aponta que uma abordagem cognitiva para o desenvolvimento de uma comunicação mais efetiva poderia vir ao encontro da necessidade desse pequeno paciente.

O trabalho com a criança dentro de uma linha cognitiva é desenvolvido de modo lúdico, utilizando fitas de vídeo e áudio para treinamento auditivo e percepção das características do discurso presentes nos personagens infantis. Aspectos associados à psicodinâmica vocal também são abordados de modo lúdico, utilizando fitas de vídeo nas quais são observadas as vozes de animais de diferentes características e seu impacto.

O pressuposto teórico para esta abordagem é que o desenvolvimento de um bom padrão de comunicação envolve a aquisição de regras que podem ser modificadas e adaptadas. O trabalho objetivo e direcionado aos aspectos que devem ser alterados no padrão de comunicação da criança não costuma funcionar simplesmente porque a criança não demonstra interesse pela ocorrência da disfonia e por não identificar em si o que muitas vezes é comentado de maneira muito geral. Portanto, dizer para a criança que ela fala com tensão exagerada, articula pouco ou não pára para respirar durante o discurso e esperar que o paciente compreenda esses desvios e empenhe-se para sua melhora imediata é, em geral, esperar demais. Andrews (1991a, 1998) sugere, por exemplo, que grande parte da aquisição de novas regras de comunicação seja de respon-

sabilidade do terapeuta. A utilização de fitas de vídeo com vozes caricatas cumpre um importante papel, pois por meio delas o paciente aprende a:
- Identificar que as vozes de adultos, crianças, homens, mulheres e idosos são diferentes entre si.
- Associar a voz aos personagens com treinamento auditivo, uma vez que trechos de uma história de vídeo conhecida do paciente é gravada em áudio para que o paciente identifique os donos das vozes.
- Associar corpo-voz pela gravação de trechos de uma história de vídeo desconhecida do paciente, que deverá identificar pelo registro de áudio as figuras dos personagens apresentadas em fotos xerocadas.
- Perceber características de uma comunicação eficiente, com a identificação do que alguns personagens caricatos disseram. É necessário selecionar trechos adequados do vídeo previamente, pois são inúmeros os exemplos em que a comunicação não é efetiva e o modelo é inadequado, já que a fala é: muito rápida, muito baixa, muito alta, com articulação pouco definida, com freqüência muito grave, com desrespeito das regras das mudanças de turnos etc.

O treinamento com a utilização de fitas de vídeo estende-se para treinamento com fitas de áudio, gravadas pelos familiares, com exemplos de vozes dos pais, tios, irmãos, babá e amiguinhos, repetindo a mesma seqüência automática, sendo que o paciente em terapia tentará identificar cada trecho. É imprescindível que tenhamos uma roteiro de quem é quem na gravação, fornecido pelos pais.

Estratégias como essas permitem que o paciente mantenha-se interessado na terapia fonoaudiológica, pois utilizamos aspectos de seu universo no treinamento auditivo e na discussão de regras de uma comunicação eficiente, abordando-se a psicodinâmica vocal, de modo indireto. É comum que nesse momento o paciente demonstre interesse pela sua própria voz e questione sobre sua disfonia, ficando mobilizado para aderir ao tratamento.

Obviamente que higiene vocal e orientação também são abordados, sempre de maneira gradual, de acordo com o interesse da criança e dentro de uma linguagem menos elaborada, para garantir a compreensão do que é dito. Neste sentido, a utilização de apoios como livros que reproduzem estórias infantis cujo assunto principal seja a disfonia podem auxiliar na compreensão do que ocorre e no seu impacto para o dia-a-dia. O livro *O Mago da Vozes* (Cotes, 1997) é um excelente exemplo de como uma estória infantil pode abordar temas importantes de maneira cativante. A utilização de textos que exploram os abusos vocais mais freqüentes em crianças, como o *Manual de Higiene Vocal Infantil* (Behlau, Dragone, Ferreira & Pela, 1997) auxiliam na compreensão do que é inadequado.

Contudo, a elaboração de histórias, contada por diversas vezes à criança, em terapia e em casa, como geralmente os pais o fazem com seus filhos, parece ser o mais eficiente. Como um exemplo, transcrevemos uma das conhecidas estórias elaboradas por Andrews (1991a, 1998), seguida por uma sugestão de trabalho terapêutico.

História da Princesa Amanda e da Bruxa Brenda

Brenda, a Bruxa, ficava muito eufórica toda vez que via o belo príncipe. Ela ficava tão agitada que falava o tempo todo. Quando ela não sabia o que falar ela dizia "ah..." ou "um..." ou "e..." bem alto de forma que ninguém mais pudesse começar a falar até que ela tivesse pensado no que dizer. O Príncipe nunca reparou nela porque estava entretido demais sorrindo para a princesa Amanda. A Bruxa tentava dançar, pular na ponta do pé e deslizar pelo chão. Ela então fazia todos os barulhos possíveis: tossia, pigarreava e até cacarejava. Ela falava, recitava e cantava, cada vez mais alto. Mas quanto mais ela tentava, pior ficava pois o Príncipe franzia a testa e a ignorava. Todos os barulhos fizeram com que a cabeça do Príncipe começasse a doer. E quanto mais ansiosa Brenda ficava, quanto mais ela tentava impressionar o Príncipe, mais horrível e estridente a voz soava e, pior ainda, mais a dor de cabeça do Príncipe aumentava. Ela inclusive tentou se esconder atrás de uma cortina do palácio do Príncipe, só para ficar mais pertinho dele. Nada funcionava. Ele só queria falar com a Princesa Amanda. Pobre Brenda, ela se sentia muito mal. Ela queria tanto que ele gostasse dela...

A sugestão para o trabalho com esta história consiste em o terapeuta formular uma série de perguntas para serem discutidas com a criança, como, por exemplo, "O que fez o Príncipe ficar chateado com a Brenda?"; "O que pode ser feito para Brenda melhorar sua voz?"; "O que ela fazia com a sua garganta?", "Como você acha que era a voz da Amanda?".

Deve-se então discutir com a criança os aspectos de abuso vocal, eficiência de comunicação e orientação vocal neste caso específico.

Criar histórias e elaborar juntamente com a criança a evolução do seu quadro em particular com uso de colagens e pinturas pode ser uma maneira eficiente de personalizar o caso, fazendo com que ela compreenda o que pode estar prejudicando a sua saúde vocal.

Terapia vocal de aconselhamento

Já a linha de terapia baseada em aconselhamento, como o próprio nome diz, aborda de modo direcionado a orientação à família, escola e ao paciente. A identificação dos abusos vocais em ambientes nos quais a criança está inserida é fundamental para o controle desses abusos e modificação do comportamento vocal. Para tanto, é necessário informar às pessoas diretamente ligadas à criança sobre a ocorrência e a necessidade de controlar os abusos vocais, oferecendo alternativas que visem sua redução. Em muitos casos de disfonia infantil, a dinâmica familiar envolve abusos vocais constantes que nem sempre são percebidos pelos pais como abusivos. Para sua identificação, é necessário que o terapeuta pergunte com detalhes sobre a ocorrência de abusos vocais, nunca abordando o tema de modo geral, mas sempre de maneira específica. Pode não parecer importante os pais nos dizerem que seu filho adora jogar vídeo game, mas pode ser fundamental sabermos que esta criança imita os sons da serra elétrica e de todo o arsenal de barulhos que os jogos possuem, por horas, todos os dias. Sempre que for possível, deve-se tentar negociar alguns dos abusos vocais, o que somente pode ser feito se eles forem corretamente identificados. O ideal seria que pudéssemos observar a criança, *in loco*, durante tais atividades. Como nem sempre isto é possível, é necessário um questionário minucioso para facilitar nossa abordagem.

O aconselhamento para crianças nem sempre é tão simples como com o adulto. A criança disfônica que adora jogar futebol, detestaria trocá-lo por natação, embora fosse indicado. Negociar, nestes casos, é a única saída. Na prática, sabemos que por vezes pode ser mais abusivo uma dinâmica constante de alta intensidade do que alguns gritos durante a semana, além da resistência ao tratamento fonoaudiológico que tal privação poderia oferecer.

A orientação aos pais engloba desde aspectos mais práticos, como providenciar uma alimentação saudável, oferecer líquidos em abundância e evitar gritos em casa, até aspectos que podem ser mais difíceis de serem abordados, como os de aumentar a atenção dada ao filho. Ouvir a criança disfônica é premissa básica para que o restante possa evoluir de modo satisfatório. A criança que possui pouca atenção dos pais e que tem de gritar para ser ouvida na mesa de jantar, competindo com os irmãos mais velhos, certamente poderá se beneficiar de uma disfonia, que a fará destacar-se junto aos pais, obtendo deles alguma atenção.

A orientação aos professores é fundamental, pois exercem importante papel de modelos para as crianças durante grande parte do dia. Professores disfônicos podem servir de modelo vocal para crianças e, neste sentido, muitas vezes são incapazes de perceber o efeito de quadros disfônicos em crianças próximas. Quando bem orientados, os professores nos auxiliam na identificação de outros abusos vocais que nem sempre os pais conhecem, além de agirem como fatores importantes no controle destes abusos. Certamente identificar outras queixas associadas à queixa de disfonia também pode contribuir para a conduta adequada do caso. Vários são os estudos que mostram o quanto programas de orientação vocal aos professores auxiliam a reduzir a ocorrência de disfonia infantil atuando como agentes de prevenção destes quadros (Deal, Mcclain & Sudderth, 1976). Segundo Andrews (1991a, 1998), existem alguns comportamentos que devem ser coibidos ou orientados a partir de sua identificação. O Quadro 13-9 apresenta uma lista de comportamentos negativos a serem averiguados com informantes e aqueles que devem ser observados pelo clínico.

Um aspecto interessante é o da imitação de sons de animais ou objetos, hábito comum em uma determinada faixa etária. No sentido de identificar os mecanismos envolvidos na imitação de sons, analisando-se a qualidade vocal e os aspectos corporais envolvido, Giusti (2001) elaborou um estudo analisando imitações feitas por crianças com vozes adaptadas e desviadas, de uma mesma escola. Os resultados são muito interessantes e permitem concluir que as estratégias empregadas nas imitações diferem entre esses dois grupos de crianças, sendo mais distantes de uma produção saudável na criança

Quadro 13-9. Comportamentos negativos a serem averiguados com informantes e observados pelo clínico

Comportamentos a serem averiguados com os informantes
- Fala prolongada acima de barulho de fundo
  - Nos carros com as janelas abertas
  - Com TV, som ou videogames ligados
  - Da janela de casa ou do apartamento, chamando os amigos
  - Competindo por atenção em grupos com sua voz
- Fala e canto excessivos
  - Quantidade de tempo de fala continuada
  - Atividades quaisquer envolvendo vocalizações
  - Canto constante mesmo durante a conversação de outros
- Respostas habituais
  - Efeitos sonoros e imitações de animais, pessoas e objetos
  - Assustar os outros com gritos
  - Explosões vocais de diversas naturezas
  - Expressões de raiva e de excitação com a voz
  - Tosse, pigarro, respiração ruidosa
  - Vômitos repetitivos com esforço vocal
  - Fumo ativo ou passivo

Comportamentos a serem observados e pelo clínico
- Quantidade de fala excessiva
- Fala em alta intensidade
- Fala durante a inspiração
- Fala em freqüência muito aguda ou muito grave
- Uso constante de ataques bruscos
- Vocalizações forçadas
- Gritos repentinos sem necessidade
- Risadas e gargalhadas forçadas
- Imitações de vozes, animais e sons de objetos
- Canto forçado, em alta intensidade ou fora da tessitura
- Pausas preenchidas com sons, ruídos ou palavras
- Respiração ruidosa, com glote semi-ocluída na inspiração
- Não respeito aos turnos dos falantes

com voz desviada, que empregou qualidade tensa ou rouca na imitação da voz do monstro ou do cachorro, ao contrário da criança com voz adaptada. Além disso, alguns ruídos particularmente favorecem uma produção nociva, tais como os sons do leão, da moto e do carro. Desta forma, ao invés de uma proibição total da imitação dos sons, parte integrante do lúdico infantil, deve-se analisar as estratégias empregadas e o resultado vocal obtido; além disso, sons alternativos podem ser ensinados.

As terapias comportamental, cognitiva e de orientação e aconselhamento não são exclusivas, podendo ser empregadas de modo complementar. Em muitos casos, a combinação das três abordagens pode ser a melhor opção no tratamento das disfonias infantis. O importante é analisar o caso em questão, e considerar quais aspectos deverão ser enfatizados, em detrimento de outros que, naquele caso, não sejam fundamentais.

Hersan & Behlau (2000) fazem uma revisão dos principais aspectos no tratamento da criança disfônica, ressaltando a importância da atuação sobre o comportamento vocal e a redução dos abusos vocais, assim como de um diagnóstico específico para identificar alterações que não são diretamente relacionadas com o uso da voz. As autoras analisam ainda as diferenças entre a terapia vocal da criança e do adulto disfônico.

É importante comentar que alguns quadros de disfonia infantil não são uma manifestação vocal pura, mas podem estar associados a problema de praxia fonoarticulatória. Nesses casos não se observa fraqueza, paralisia ou incoordenação do mecanismo da fala como parte dos sinais e sintomas, mas sim uma dificuldade na programação motora de sons da fala e de sua coarticulação. Esses casos podem apresentar excelente evolução terapêutica, mas também podem manter-se por toda a vida sem melhora dos sintomas. A etiologia é controversa, sendo cinco as principais teorias para o desenvolvimento de uma alteração práxica: problemas de processamento auditivo; distúrbio de linguagem específico que afeta o desenvolvimento em nível de som-sílaba-prosódia; comprometimento organizacional com os movimentos seqüenciados necessários para a fala; déficit na realização de movimentos volitivos ou uma combinação de diversos desses fatores.

Particularmente nos casos em que se observa disfonia na presença de distúrbio articulatório, com imprecisão e distorção dos sons da fala, deglutição atípica e desequilíbrio da musculatura perioral, verificamos que os desvios vocais parecem ser apenas mais um elemento dentro de todo esse transtorno fonoarticulatório global. Nessa situação, uma atuação fonoaudiológica mais focalizada no processo da musculatura perioral e na deglutição parece ser mais efetiva do que um foco vocal. A observação clínica de alguns casos sugere que o equilíbrio da musculatura e o desenvolvimento de uma melhor competência articulatória favorecem uma produção vocal mais harmônica.

Processamento Auditivo e Disfonia Infantil

O insucesso na terapia fonoaudiológica de crianças com nódulos nas pregas vocais é uma realidade acima de níveis desejados. As justificativas apontadas geralmente incluem a não-colaboração em terapia, a falta de envolvimento dos pais ou a manutenção dos abusos vocais. Outras vezes, observam-se redução da lesão de massa, melhora do comportamento vocal, contudo piora do quadro após um certo tempo, o que desanima pais e clínicos. Embora não haja dados estatísticos que embasem essa afirmação, a observação clínica permite sugerir que alterações do processamento auditivo podem fazer parte do quadro de disfonia de algumas crianças, principalmente daquelas que não evoluem com o emprego de abordagens tradicionais de reabilitação.

O sentido da audição é um dos principais responsáveis pelo estabelecimento do padrão de emissão vocal que acompanha uma vida. A qualidade da voz de um indivíduo depende diretamente de sua capacidade de monitoramento auditivo.

Existe uma estreita correlação entre o desenvolvimento da fonação e da capacidade perceptiva verbal na criança, principalmente durante o primeiro ano de sua vida (Rocha, 1999).

Já nos primeiros meses de vida, a criança é capaz de distinguir diferenças no tempo de início de sonorização de plosivos, além de identificar pausas supra-segmentares, que delimitam elementos sintáticos nas frases, e modulações impostas sobre som verbal pela prosódia. O balbucio inicia-se com padrões definidos, que mudam no decorrer dos meses, em função das características dos sons da língua que a criança ouve em seu ambiente. À medida que a criança ganha a competência de seu balbucio em relação à língua materna, também especializa seu sistema perceptivo em função dos sons verbais presentes no ambiente. Ela sofre uma redução concomitante nas capacidades de identificar e de produzir os sons não utilizados na língua materna e especializa, assim, tanto seu aparelho perceptivo, como o fonador (Rocha, 1999).

Segundo Diament & Cypel (1989), a causa mais freqüente da associação entre atraso na aquisição de fala e hiperatividade é a síndrome do déficit de atenção (SDA), decorrente de uma imaturidade neurológica difusa. Esta síndrome é um conjunto de sinais e sintomas que tem como uma das características principais o fato de a criança não conseguir inibir sua agitação. Considera-se que exista uma disfunção cerebral fundamental na atenção, provavelmente por alteração na formação reticular, que tem função de filtro dos estímulos que atingem o organismo, determinando quais podem ou devem atingir o córtex cerebral, tornando-os conscientes, e quais não precisam interferir na função cortical, permanecendo inconscientes. Essa capacidade de filtrar e eleger os estímulos que devem ou não alterar a atenção desenvolve-se com a maturação do sistema nervoso, o que já é demonstrado no primeiro ano de vida, quando a criança mantém sua atenção sobre um único objeto (Ferreira, 1995).

Um transtorno na maturação da formação reticular pode ser responsável pela desatenção, assim como por desencadear uma série de outros sintomas, como a hiperatividade, o atraso na aquisição da fala e a insensibilidade à dor (Ferreira, 1995). Tal atraso também poderá prejudicar o desenvolvimento de habilidades auditivas, pois a formação reticular está envolvida em várias funções do processamento auditivo, como na atenção seletiva e na inibição dos ruídos competitivos a uma mensagem auditiva principal, sejam eles verbais ou não-verbais.

Em 1994 a *American Psychiatric Association* incorporou a SDA em uma definição mais abrangente, o transtorno do déficit de atenção e hiperatividade (TDAH), englobando três tipos de manifestações: a desatenção, caracterizada pela falta de atenção; a hiperatividade, caracterizada principalmente pela dificuldade em controlar o comportamento motor; e a impulsividade, que envolve a dificuldade em controlar o comportamento. Cerca de 10% das crianças em idade escolar apresentam uma ou mais manifestações do TDAH, sendo que na população geral, 9,2% dos indivíduos do sexo masculino e 2,9% do sexo feminino apresentam o transtorno; para as mulheres, a manifestação mais comum é a desatenção e, para os homens, os tipos combinados.

Riccio *et al.* (1994) apontaram uma relação entre a ocorrência de TDAH e transtorno do processamento auditivo (TPA) e levantaram como hipóteses para explicar tal co-morbidade as seguintes possibilidades: interação entre dois distúrbios distintos; expressão variante de um único transtorno; dificuldade no diagnóstico diferencial, pois poderia haver uma alteração nos resultados do exame específico do processamento auditivo (PA) por falta de atenção; a consideração de que a desatenção, a hiperatividade e a impulsividade podem resultar de um transtorno da comunicação; e a desatenção poderia ser um comportamento não-específico, conseqüente das reações da criança frente às dificuldades da linguagem e/ou da escrita.

Segundo Chermak & Musiek (1992), indivíduos com déficit de atenção e/ou hiperatividade, dificuldades de linguagem e/ou aprendizagem freqüentemente apresentam algum tipo de transtorno do processamento auditivo. Darby & Smith (1993), no XXII Simpósio da *The Voice Foundation*, ao fazerem considerações sobre as causas da recorrência de nódulos vocais, sugeriram a possível relação entre a disfonia infantil, caracterizada por nódulos vocais, e a síndrome do déficit de atenção, observando similaridades entre as características comportamentais das crianças dos dois grupos. Especificamente, quanto aos aspectos de atenção e hiperatividade, Vicari (2002) analisou 71 meninos, divididos em dois grupos de acordo com a presença ou não de sinais ou sintomas de idade inferior a 8 anos – TDAH, e procurou relacionar os dados de análise perceptivo-auditiva e acústica aos escores do protocolo de Benzic para TDAH; embora os resultados não tivessem alcançado significância estatística, houve tendência de maiores desvios de atenção e hiperatividade nas crianças com alteração de voz percebida principalmente pela análise auditiva. Provavelmente tal tendência se expressaria se a pesquisadora tivesse contado com um número maior de sujeitos ou se as crianças com alteração vocal fossem realmente diagnosticadas como disfônicas. Desta forma, devem ser investigados os aspectos de TDAH nas crianças disfônicas que são descritas por pais e educadores como desatentas e agitadas.

Por outro lado, aspectos do processamento auditivo também têm sido apontados como possivelmente relacionados à disfonia infantil. Entende-se por processamento auditivo (PA) o conjunto de mecanismos e processos do sistema auditivo responsáveis pelos seguintes fenômenos comportamentais: localização da fonte sonora e lateralização; discriminação auditiva; reconhecimento de padrões auditivos; aspectos temporais da audição, incluindo resolução temporal, mascaramento, integração e ordenação temporal e desempenho auditivo com sinais acústicos competitivos (Asha, 1996). Desta forma, entende-se por transtorno do processamento auditivo uma deficiência ou inabilidade observada em um ou mais dos comportamentos listados anteriormente. Baran & Musiek (2001) comentam que para alguns autores um transtorno do processamento auditivo é a conseqüência de uma disfunção dos processos e mecanismos destinados à audição enquanto para outros é proveniente de alguma disfunção mais geral, sendo também possível que haja uma combinação desses dois tipos de disfunções.

Apesar de os autores na área de voz não se referirem especificamente ao processamento auditivo, é comum a referência de que alguns pacientes com distúrbios da voz demonstram dificuldades com a discriminação da freqüência do som e na memória tonal (Davis & Boone, 1967), o que seriam aspectos relacionados ao processamento auditivo.

De modo ainda mais próximo, Andrews (1991a, 1998), no desenvolvimento de sua abordagem cognitiva, reforça que a verdadeira comunicação envolve a interação entre um orador e um ouvinte. A autora descreve que uma mensagem tem que ser recebida e processada, bem como transmitida. Um bom comunicador deve ser um orador e um ouvinte efetivo. Um ouvinte efetivo é um ouvinte ativo, que recebe, processa e reconhece as mensagens recebidas. A reconhecida especialista em voz sugere que as respostas de audição, verbais e não-verbais, que indicam que a mensagem foi processada, são desenvolvidas mais tardiamente, na seqüência de aquisição da linguagem. Crianças com idade inferior a oito anos, assim como adultos, normalmente fornecem evidências de audição ativa através de expressões faciais, gestos, interjeições, perguntas e confirmações, tais como "sei", "entendo" ou "hum-hum". Isso pode ser devido ao fato de que à medida que a competência comunicativa aumenta, a consciência da pessoa sobre a necessidade de fornecer um monitoramento mais explícito ao ouvinte desenvolve-se. Quando as crianças falam incessantemente e ignoram as respostas dos ouvintes, é importante considerar as razões que podem estar causando tal comportamento. Em crianças novas, com idade inferior a 8 anos, é possível que elas ainda não tenham desenvolvido a perícia de prestar atenção e interpretar os sinais não-verbais. Podem não ter aprendido a transmitir ou interpretar uma variedade de respostas auditivas explícitas. Crianças com idade inferior a 8 anos às vezes podem, também, demonstrar uma falta de consciência e habilidade nesta área de competência comunicativa, necessitando aprender os comportamentos em questão. Crianças disfônicas podem não demonstrar uma seqüência bem desenvolvida de respostas da audição. Elas podem estar tão envolvidas com suas próprias ansiedades ou necessidades que não são capazes de se focar nas exigências dos variados ambientes ou necessidades de comunicação dos outros. O uso freqüente da fala para a auto-expressão pode ser encontrado em crianças com abuso vocal. Fala incessante e em forte intensidade assim como comportamentos vocais abusivos podem, às vezes, estar relacionados com as habilidades imaturas da audição, ou podem ainda ser um sintoma de necessidades psicológicas não satisfeitas.

Dois interessante estudos com crianças disfônicas foram desenvolvidos em nosso meio. Kalil (1994) aplicou testes de processamento auditivo em 19 crianças com nódulos, subdivididas em dois grupos, de acordo com presença ou não de desatenção e agitação motora. As tarefas auditivas avaliavam figura-fundo auditivo e localização sonora, duas habilidades auditivas centrais. O grupo de crianças disfônicas como um todo e o grupo de crianças disfônicas com agitação e/ou desatenção revelaram tendência à alteração do PAC, o que não ocorreu com o grupo de crianças disfônicas sem queixa de desatenção e/ou agitação e com o grupo controle. Posteriormente, Cavadas (1998) comparou as habilidades auditivas de crianças com disfonia organofuncional, portadoras de nódulo vocal e crianças sem alteração vocal, por meio de diversos testes:

localização sonora, memória para sons verbais e não-verbais em seqüência, fala com ruído branco, dicótico não-verbal e dicótico de dígitos, concluindo que o grupo de crianças disfônicas apresentou tendência à alteração de processamento auditivo em relação às habilidades auditivas de memória para sons verbais em seqüência e atenção seletiva e figura-fundo para sons verbais familiares em tarefa dicótica.

Evidentemente, o reconhecimento de alterações do processamento auditivo em crianças disfônicas exige uma proposta diversa na reabilitação vocal. Neste sentido, Gielow & Mangeon (2000) sugerem que a terapia fonoaudiológica invista em estratégias específicas para transtornos do PAC em crianças disfônicas com queixa de desatenção, hiperatividade, história de distúrbios de fala, linguagem e/ou aprendizagem, caso o transtorno auditivo se confirme.

A prática clínica e os comunicados da literatura, mesmo que de forma indireta, reforçam a hipótese da relação entre a disfonia infantil e transtornos do PA, o que é coerente considerando-se que para que se tenha uma boa voz, no mínimo é preciso conseguir ouvi-la e monitorá-la.

As crianças de risco para desenvolverem um TPA podem apresentar antecedentes familiares positivos para esse transtorno, histórico de otites de repetição ou de freqüentes infecções nas vias aéreas superiores, atraso na aquisição e/ou no desenvolvimento da fala e da linguagem, e/ou dificuldades escolares. Geralmente a família e a escola queixam-se de sua falta de atenção e concentração, sendo muitas vezes consideradas crianças desorganizadas. Também são freqüentes as queixas relacionadas com o desempenho da memória auditiva, com a compreensão em ambientes ruidosos (figura-fundo auditiva), bem como a dificuldade de compreensão da leitura de textos. Tais manifestações comportamentais podem ser rastreadas na história da criança e complementadas por uma triagem auditiva.

O Quadro 13-10 apresenta a lista de problemas auditivos proposta por Fisher (1976), para a suspeita de transtorno no processamento auditivo. Se cinco ou mais itens dessa lista forem assinalados, o indivíduo deve ser encaminhado para avaliação do processamento auditivo.

Para uma triagem auditiva rápida, pode-se utilizar testes de localização da fonte sonora e de memória seqüencial, tradicionais na avaliação do PA. No teste de localização da fonte sonora a criança é colocada sentada, com os olhos fechados, e exposta a estímulos sonoros em cinco direções: direita, esquerda, em cima, atrás e à sua frente. O estímulo padronizado é o som de um guizo. Espera-se que a criança localize pelo menos quatro dos cinco estímulos corretamente (Pereira & Schochat, 1997). Caso a criança realize adequadamente esse teste, não significa que todo seu processamento auditivo esteja íntegro, pois ela pode ter alguma alteração na via auditiva em um nível acima do complexo olivar superior, responsável pela localização sonora. Por outro lado, se ela falhar nesse teste, confirma-se a necessidade de investigação de alterações. Se a acuidade auditiva da criança for normal e simétrica, pode-se considerar certo o envolvimento do processamento auditivo em algum transtorno. Já o teste de memória seqüencial deve ser realizado com sons verbais e não-verbais. O teste verbal foi

Quadro 13-10. Adaptação da lista de problemas auditivos proposta por Fischer (1976)

( ) Emissão de "ãhn?", "como?" e "o quê?" por mais de cinco vezes ao dia
( ) Dificuldades de emissão de certos sons da fala
( ) Esquecer rapidamente o que foi dito
( ) Desatenção
( ) Perda auditiva
( ) Dificuldade de atenção ou audição em presença de ruídos
( ) Desempenho verbal pior que o QI global
( ) Dificuldades escolares
( ) Dificuldades em seguir instruções verbais
( ) Inversões na leitura e na escrita
( ) Hipo ou hiperatividade
( ) Pede sempre para repetir o que foi dito
( ) Dificuldades com coordenação motora fina

padronizado com três seqüências que alternam as sílabas "pa", "ta" e "ca". Espera-se que das três seqüências, a criança acerte pelo menos duas. No caso do teste não-verbal, a criança é exposta a três seqüências de sons produzidos por guizo, sino, coco e agogô. Novamente espera-se pelo menos dois acertos das três seqüências (Pereira & Schochat, 1997). Como no teste de localização da fonte sonora, se a criança falhar na memória auditiva, pode-se considerar certo o comprometimento do PAC. Caso não falhe nessa triagem, mas suas manifestações comportamentais ou os dados da história sugeriram um transtorno do processamento auditivo, a criança deve ser encaminhada para a realização de audiometria (tonal e vocal) e de imitanciometria. Se os exames apresentem resultados normais, a criança deve ser encaminhada para o exame específico do processamento auditivo, que consiste, em média, de 14 testes das habilidades auditivas centrais.

O Quadro 13-11 apresenta as possíveis manifestações clínicas e comportamentais dos transtornos do processamento auditivo, segundo Pereira (1996).

No exame do processamento auditivo a criança é exposta a situações de escuta difícil, seu desempenho sendo comparado com o da população normal. São realizados testes monóticos e dicóticos, com sons verbais, não-verbais e fala filtrada, em situações que exigem as habilidades auditivas de figura-fundo, fechamento, análise, síntese e percepção dos padrões de freqüência e de duração. De acordo com o desempenho em cada teste, o audiologista pode classificar o tipo e o grau da transtorno do processamento auditivo, caso ela exista.

Os transtornos do processamento auditivo podem ser classificados como transtornos de decodificação (19,15% dos casos), de codificação (19,15%) e de organização (7,45%). Em 54,25% dos casos, duas ou mais categorias encontram-se envolvidas no transtorno (Pereira, 1997).

A decodificação permite ao indivíduo reconhecer os sons da fala, sendo que um transtorno nesse processo pode justificar alterações na fala e/ou na escrita, falhas nas habilidades de fechamento e figura-fundo auditivos, além de dificuldades

Quadro 13-11. Possíveis manifestações clínicas e comportamentais dos transtornos do processamento auditivo (Pereira, 1996)

Manifestações clínicas
- Localização sonora
- Memória auditiva para sons em freqüência
- Identificação de palavras decompostas acusticamente
- Identificação de sílabas, palavras e frases com mensagem competitiva
- Tarefas monóticas e dicóticas

Manifestações comportamentais
- Quanto à comunicação oral
  - Alterações articulatórias (principalmente sons "r" e "l")
  - Problemas com as regras da língua (estrutura gramatical)
  - Dificuldades em compreender em ambientes ruidosos
  - Dificuldades em compreender palavras com duplo sentido
- Quanto à comunicação escrita
  - Inversões de letras
  - Disgrafias
  - Dificuldades em compreender o que foi lido
- Quanto à comunicação social
  - Distraídos
  - Agitados ou muito quietos
  - Tendência ao isolamento
  - Desajeitados e desorganizados
- Quanto ao desempenho escolar
  - Inferior em leitura, gramática, ortografia e matemática
- Quanto à audição
  - Aparentam às vezes ouvir bem, outras vezes não

com a consciência fonológica. Já a codificação permite ao indivíduo dar significado aos sons da fala e, portanto, indivíduos com transtorno nesse aspecto podem apresentar inabilidades ou dificuldades em tarefas múltiplas, dificuldades na compreensão oral, na percepção e no uso da prosódia, habilidades musicais pobres, distração e problemas comportamentais, o que representa muitas das manifestações de algumas crianças com nódulos. Finalmente, a organização é o processo que permite seqüencializar eventos no tempo, seja a ordem de ocorrência dos sons da fala, ou os eventos acústicos na percepção dos próprios sons da fala; um transtorno nesse processo pode determinar dificuldades em seqüencialização, planejamento e organização de respostas, além de inversões na fala e na escrita.

Quando um transtorno do processamento auditivo é identificado, a abordagem do clínico deve abranger a orientação aos pais e professores sobre as dificuldades que a criança enfrenta, oferecendo sugestões para seu melhor desempenho. A estimulação em casa por uma família adequada e bem orientada pode ser muito benéfica na evolução da criança, mas nem sempre a estrutura familiar permite tal condição. Dar espaço para a criança se comunicar, oferecendo situações nas quais ela é o centro da atenção dos ouvintes, assim como disponibilizar uma área de estudos silenciosa são atitudes que tornam o ambiente acústico familiar favorável. Se o silêncio é difícil de ser administrado na casa, existe a opção de oferecer tampões ou protetores auriculares para a criança utilizar enquanto estuda, pois chegam a reduzir o som ambiental em até 30 dB. Cuidados especiais na escola, como posicionar a criança longe de janelas e portas, próxima ao professor, que deve falar com o rosto voltado para sua direção, tendo o cuidado de chamar a atenção da criança com toques gentis quando ela não responde à solicitação auditiva, complementam as estratégias que visam favorecer o ambiente de audição (Matkin, 1982; Matkin & Hook, 1983). Desta forma, na presença de alterações no processamento auditivo, é necessário incluir o treinamento auditivo na terapia de voz, preferencialmente como primeira etapa na terapia, associada ao controle paralelo de abusos vocais e ao desenvolvimento de uma higiene vocal adequada (Cavadas, Pereira & Behlau, 2001).

Reabilitação dos Transtornos do PA em Crianças Disfônicas

O treinamento auditivo é visto como parte fundamental da terapia de voz por diversos autores; podemos, então, reforçar tal importância nos casos de indivíduos com algum grau de alteração do processamento auditivo. Existem muitos precedentes para o treinamento auditivo em casos de transtornos do processamento auditivo, e graças à plasticidade funcional do sistema nervoso central é possível obtermos respostas à estimulação das habilidades auditivas (Katz & Wilde, 1989). O treinamento auditivo consta de experiências intensivas para melhorar a habilidade de audição, fortalecendo os processos e habilidades envolvidas e facilitando as estratégias de compensação. No caso de um indivíduo com disfonia e transtorno do processamento auditivo, a intervenção terapêutica deve ser abrangente. Sugere-se que inicialmente a terapia de voz seja inserida no contexto da estimulação das habilidades auditivas da criança; com o desenvolvimento das habilidades prejudicadas, estratégias vocais mais específicas, sempre de forma lúdica, podem ser incorporadas à terapia. Desde o início do processo terapêutico, a família e a criança podem e devem ser orientadas quanto às noções de higiene vocal, para posteriormente serem engajadas em um programa de redução dos abusos vocais.

A terapia dos transtornos do processamento auditivo inclui a necessidade de promover modificações ambientais no ambiente familiar e escolar, como citado anteriormente. À medida que a intervenção direta ocorre em terapia, estratégias compensatórias vão sendo desenvolvidas pela criança ao lidar com suas dificuldades auditivas.

Para se estabelecer um plano de terapia, devemos considerar quais os níveis alterados a serem estimulados. A seguir, sintetizamos tais possibilidades, e sugerimos algumas estratégias, inspirados em informações disponíveis na literatura (Katz & Wilde, 1989; Bellis, 1996; Chermak & Musiek, 1992 E 1997; Gielow, 1997). Como os pacientes em questão são crianças disfônicas, direcionaremos muitos dos estímulos para serem vocais ou verbais, mas casos em que há comprometimento do processamento de sons não-verbais deverão incluir, no planejamento terapêutico, estimulação com sons não-verbais e com aspectos supra-segmentais da fala, como a percepção de tonicidade, duração, intensidade e ritmo. As habilidades auditivas a serem consideradas em terapia incluem: detecção, discriminação, reconhecimento e identificação, memória auditiva, compreensão, figura-fundo auditiva, fechamento, integração inter-hemisférica, as quais devem ser incorporadas, gradativamente, a estratégias metalingüísticas e metacognitivas.

1. **Detecção**: é a habilidade em responder à presença ou à ausência do som. Ao detectar um determinado tipo de voz ou de entonação, a criança certamente terá o registro de uma sensação. Se a sensação for positiva, mesmo que o tipo de voz não seja saudável ao seu aparelho fonador, provavelmente será por ela evocado. A detecção pode ser avaliada e estimulada em atividades que exigem repostas lúdicas condicionadas e em tarefas de localização da fonte sonora, inicialmente próxima, depois afastada da criança. A Figura 13-44A ilustra uma atividade de localização da fonte sonora, na qual a criança, com os olhos fechados, deve indicar de onde vem o som. A Figura 13-44B ilustra uma atividade em que a criança deve localizar duas fontes sonoras, discriminando os sons. Quando o estímulo for apresentado acima da cabeça da criança, deve-se tomar o cuidado de evitar a apresentação do som exatamente sobre linha média da cabeça (0° azimute), o que gera a lateralização da sensação de localização da fonte, e uma falsa resposta negativa.

2. **Discriminação**: é a habilidade de perceber semelhanças e diferenças entre sons; a discriminação das diferenças de intensidade, freqüência e duração são habilidades auditivas fundamentais para aspectos de percepção não-verbais, como localização da fonte sonora, traço de sonoridade e prosódia, assim como para aspectos verbais. Convém sempre verificar qual o desempenho da criança ao identificar padrões de diferença entre sons fortes e fracos, longos e curtos, graves e agudos. Gradativamente, aumenta-se a semelhança entre os sons apresentados na estimulação, sejam eles sons ambientais, onomatopéicos, palavras, sílabas ou sons da fala. A discriminação verbal em nível fonêmico é facilitada com a percepção de pistas táteis, cinestésicas e visuais. O apoio de *softwares* como o GRAM, o FONO TOOLS e o SPEECH PITCH, entre outros que propiciam um monitoramento visual da produção vocal, pode ser de grande auxílio no início do processo. A Figura 13-45 refere-se à imagem apresentada por um *software* diante das diferenças entre emissões de sons surdos e sonoros. Muitas vezes é possível observar que a emissão dos sons fricativos sonoros de crianças com TPA apresenta um número reduzido de harmônicos, sendo um som quase que intermediário entre surdo e sonoro; se a criança apresentar dificuldades com o fechamento auditivo, sua emissão poderá não ter elementos acústicos suficientemente redundantes para ser reconhecida por ela mesma como um som sonoro. Sugere-se, nestes casos, que a sonorização destes sons seja estimulada por exercícios que favoreçam o abaixamento da laringe, como a emissão do som nasal concomitante ao estalo de língua e a técnica do "b" prolongado. O uso dos *softwares* também auxilia a avaliação do fonoaudiólogo, que muitas vezes, com seu processamento auditivo teoricamente normal, faz fechamento auditivo e percebe auditivamente aquele som como sonoro.

Crianças disfônicas podem ser estimuladas a diferenciar, por exemplo, vozes graves e agudas, fortes e fracas, com esforço e sem esforço, e assim por diante. Para tanto, sugere-se a preparação de fitas com gravações de vozes diversas, ou a edição de vídeos com diversas personagens de filmes ou desenhos animados com características vocais diferentes. Dois copos de vidro com água em diferentes quantidades, tocados por um objeto metálico,

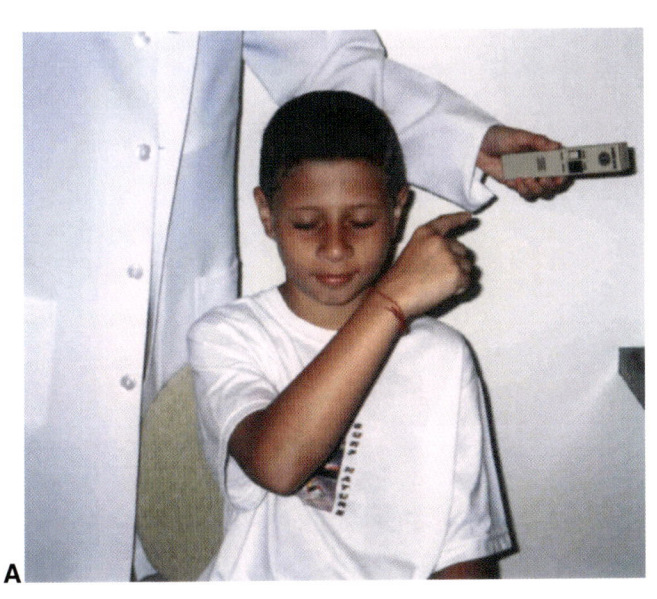

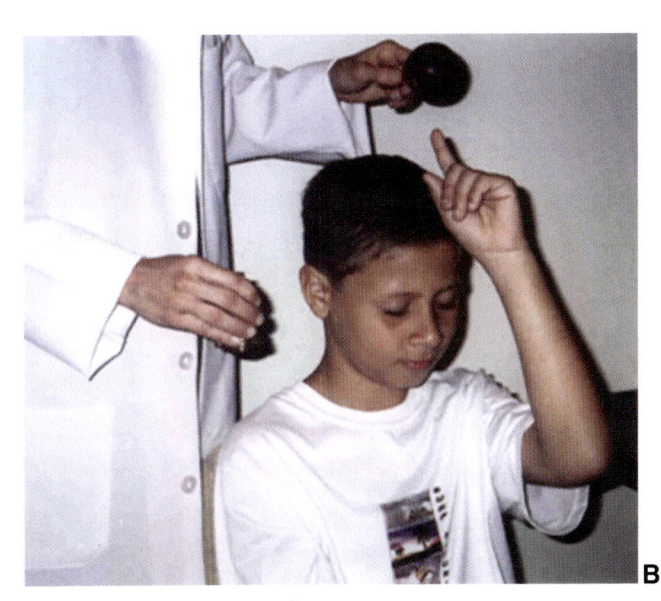

Fig. 13-44. Atividade de localização. **A.** Fonte sonora (estímulo = ruído branco). **B.** Localização e discriminação das fontes sonoras (estímulos = sino e chocalho).

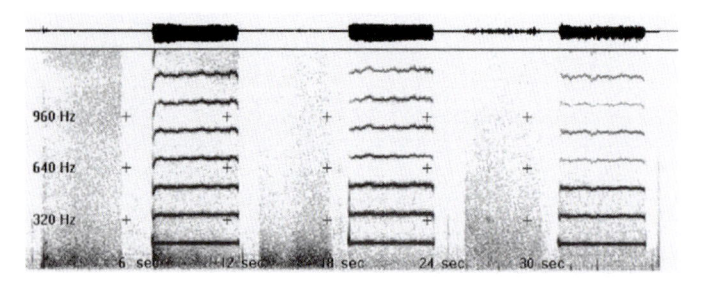

Fig. 13-45. Exemplo de imagem apresentada pelo *software* GRAM 5.7, VOICE TOOLS, registrando as diferenças entre emissões de sons surdos e sonoros ("f", "v", "s", "z", "x", "j").

como uma colher, podem ser utilizados, por exemplo, no trabalho de percepção de freqüências. Por ser um material simples, é facilmente utilizável em casa, onde a criança poderá, durante as refeições, identificar quem está com o copo com som mais agudo ou mais grave. Manipulando as quantidades de água dos copos, ela poderá perceber as variações de freqüência dos sons produzidos.

3. **Reconhecimento e identificação:** são habilidades que permitem a identificação de um dado sensorial em relação a um conhecimento previamente adquirido; é um processo que depende da informação auditiva e da situação contextual. Tais habilidades podem ser verificadas solicitando-se ao indivíduo que, diante de um estímulo verbal, aponte figuras, palavras escritas ou simplesmente repita o que ouviu (Fig. 13-46). Para estimular o reconhecimento de traços segmentais, a criança deve identificar onomatopéias, vogais, consoantes, palavras e frases. Os aspectos supra-segmentares, como a tonicidade das sílabas, a extensão, o modo e o ponto de articulação, bem como o traço de sonoridade, devem se tornar conscientes; para tanto, pode-se trabalhar a noção de importância da voz na definição desses aspectos supra-segmentares. Por exemplo, a sílaba tônica de uma palavra é mais longa, mais aguda e mais intensa que as demais sílabas da palavra; se a criança tem dificuldade em perceber variações de intensidade, freqüência ou de duração, certamente não identificará a silaba tônica. Convém, além de estimular estas percepções, reforçar a propriocepção relacionada às emissões tônicas.

4. **Memória auditiva:** é o processo que permite arquivar informações para podermos recuperá-las quando necessário; a memória seqüencial imediata pode ser estimulada com o treino de repetição de sons não-verbais, sejam eles sons ambientais, onomatopéias, melodias ou padrões rítmicos. O treino com sons verbais pode envolver a memorização de seqüências de números aleatórios ou de telefones de amigos e familiares da criança, seqüências de sílabas, seqüência de palavras, logatomas, frases e ordens.

5. **Compreensão:** é a habilidade de entender o significado daquilo que se ouve, sendo trabalhada direta ou indiretamente em todos os momentos do contato com a criança. Responder questões, seguir instruções e ordens em uma determinada seqüência, perceber silogismos, responder perguntas sobre histórias ou recontá-las, parafrasear, assim como entender metáforas e piadas são atividades que exigem e estimulam a compreensão auditiva. Considerando que entender o mecanismo da produção da voz e porque alguns hábitos vocais são nocivos precedem um programa eficiente de redução de abusos vocais, é fundamental que o terapeuta assegure-se do nível de compreensão da criança, lembrando de utilizar um vocabulário adequado à sua idade, com frases curtas, com informações segmentadas de forma lógica. No caso de dificuldades de compreensão em ambiente ruidoso, muito freqüente nas crianças com transtorno do processamento auditivo, a estimulação da habilidade de figura-fundo auditivo, descrita a seguir, faz-se necessária para a efetividade das orientações terapêuticas.

6. **Figura-fundo auditiva:** é a habilidade de eleger um estímulo auditivo como informação principal, em detrimento a outros estímulos competitivos; quando alterada, a criança deve ser exposta a situações em que a competição sonora vai sendo incrementada gradativamente. Todas as habilidades auditivas aqui comentadas podem ser abordadas seguindo tal princípio. A forma de estimulação inicial deve ocorrer em ambiente silencioso, com oclusão monoaural alternada. A oclusão auricular pode ser feita manualmente ou, de preferência, pelo uso de protetores auriculares ou tampões de silicone usados para natação. A alternativa ideal é a confecção de moldes auriculares para prótese, sem abertura e sem a necessidade de atingirem o meato acústico externo com muita profundidade, propiciando maior conforto ao paciente em treinamento. As assimetrias das habilidades auditivas devem ser consideradas, sendo que o lado pior deve ser mais estimulado

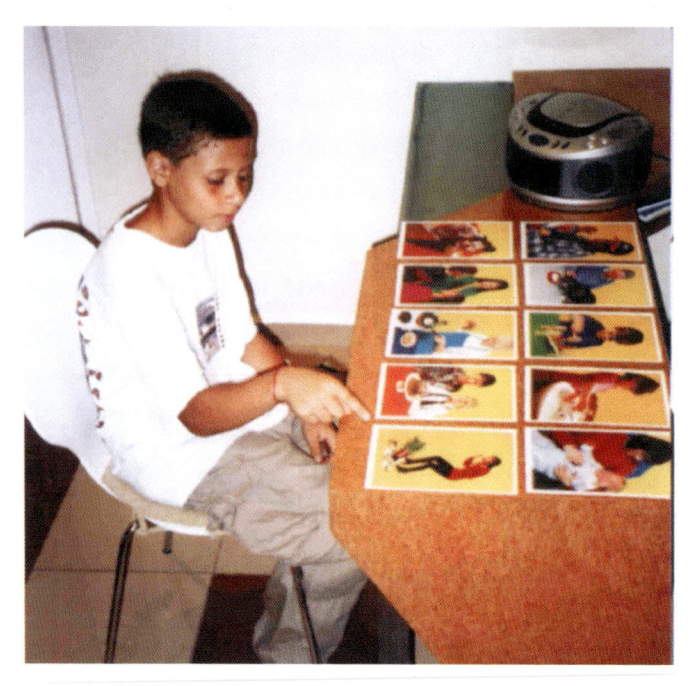

Fig. 13-46. Atividade em que a criança deve apontar a figura correspondente ao som que está ouvindo.

que o melhor. As estratégias devem ser repetidas com a introdução de diferentes sons e ruídos de fundo, como ruído branco, música orquestrada, música cantada e fala competitiva; assim, fitas com histórias gravadas e outras situações, como a narração de jogo de futebol, uma festa infantil, o ruído de uma rodovia etc, podem ser preparadas. Os sons e ruídos são apresentados ora com o fone de um *walkman* em orelhas alternadas (Fig. 13-47), ora em campo. Em casa, sugerimos que a criança assista a seu programa de televisão favorito com o fone do *walkman* ligado de 15 a 30 minutos em cada orelha. As crianças disfônicas beneficiam-se do treino de monitoramento da intensidade e da freqüência de fala em ambiente ruidoso, o que pode ser realizado com o auxílio do monitoramento visual com medidor de pressão sonora (por vezes chamado erroneamente de decibelímetro) ou por programas de análise de voz (como o GRAM, o FONO TOOLS, o SPEECH PITCH, entre outros).

7. **Fechamento**: é a habilidade de completar subjetivamente e transformar em completa uma forma incompleta. No caso do fechamento auditivo, existem pelo menos três níveis a serem trabalhados:
   - *Nível auditivo*: habilidade em reconhecer uma palavra completa, mesmo na ausência de alguns elementos. Identificação de gravações de fala com filtragem de determinadas freqüências (como a gravação de mensagens transmitidas pelo telefone) ou de fala em ambiente de competição sonora são situações que estimulam tal habilidade.
   - *Nível gramatical*: habilidade em completar frases e sentenças, mesmo faltando palavras ou morfemas.
   - *Nível auditivo-verbal*: habilidade de usar informações contextuais faladas para facilitar o reconhecimento de fala. A percepção das sutilezas de ênfase e prosódia deve ser trabalhada na fala do outro e na produção vocal da própria criança, chamando-se atenção às variações de freqüência, intensidade e duração. Uma sugestão é a repetição de frases com diferentes palavras enfatizadas, comentando-se as respectivas alterações implícitas no conteúdo. Por exemplo:
     – Ontem fui ao *cinema* com João (fui ao cinema, não a outro lugar).
     – Ontem fui ao cinema com o *João* (fui com o João, não com outra pessoa).
     – *Ontem* fui ao cinema com o João (fui ontem, não em outro dia).
     No caso das crianças disfônicas, convém trabalhar o suporte e a coordenação respiratória associada às palavras enfatizadas, reduzindo a tensão fonatória que geralmente empregam nessas emissões. Com sons facilitadores favoráveis à fonação da criança em questão, como som nasal, vibração de lábios ou de língua, pode-se treinar a modulação de cada frase antes de sua verbalização.

8. **Integração inter-hemisférica**: a transferência inter-hemisférica, realizada via corpo caloso, ocorre quando se requisita a integração entre informações processadas entre hemisférios diferentes (Chermak & Musiek, 1992 e 1997). A criança com transtorno de processamento auditivo, seja com alteração na codificação ou com atraso na maturação neurológica, pode se beneficiar com exercícios que estimulem a integração inter-hemisférica de informações (Chermak & Musiek, 1992, Bellis, 1996). Exercícios que fortaleçam tal integração devem envolver funções processadas em hemisférios diferentes, tais como:
   - *Integração binaural*: atenção dividida a dois estímulos, um em cada orelha. Os CDs preparados por Pereira & Schochat (1997) apresentam um teste com sons ambientais competitivos que não é utilizado na rotina da avaliação do processamento auditivo e que pode ser utilizado para fins terapêuticos. A criança ouve dois estímulos e tem uma cartela com opção de quatro figuras por pares de sons. Para estimular a atenção dividida, ela deve apontar os dois sons que identificou.
   - *Separação binaural*: envolve a atenção seletiva, que deve ser direcionada para um lado de cada vez. O mesmo material utilizado no item anterior pode ser utilizado agora, mas a criança deve identificar apenas um estímulo, direcionando-se o lado a que deve ser dirigida a sua atenção. Caso tenha dificuldade em dirigir sua atenção, pode-se facilitar o processo com o uso de fones com controle independente de volume em cada lado, e com a opção de apresentação mono ou estéreo dos sons, encontrado à venda em casas especializadas em equipamentos de som (Fig. 13-48). Quando a criança for solicitada a identificar o estímulo na orelha direita, por exemplo, a intensidade do som na orelha esquerda deverá ser sensivelmente menor; com a melhora do desempenho, a intensidade deve ser aumentada gradativamente. Caso não haja um fone específico à disposição, é possível reproduzir a situação com dois aparelhos de som, como ilustrado na Fig. 13-49.

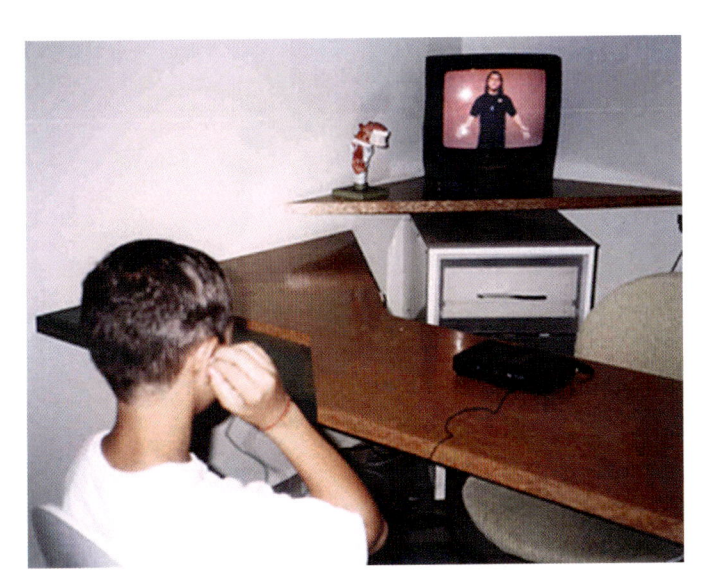

Fig. 13-47. Criança assistindo à televisão com competição sonora de música, direcionada a uma orelha pelo fone de um *walkman*.

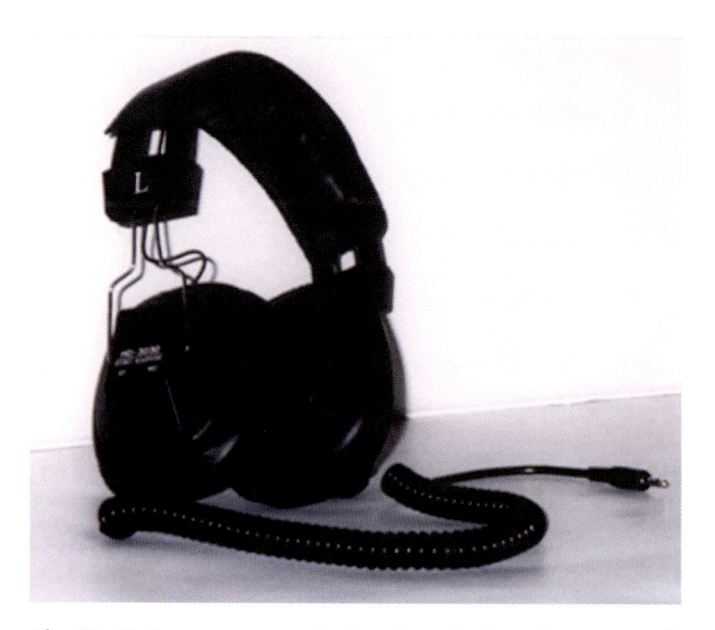

Fig. 13-48. Fone com controle de volume independente em cada coxim e opção mono/estéreo.

- Identificação verbal de objetos com pista na mão esquerda.
- Descrição de uma figura enquanto ela é desenhada.
- Atividades com música, ritmo e canto.
- Respostas motoras a comando verbais, realizadas predominantemente com o lado esquerdo do corpo.

A execução de vários comandos de natureza diferente estimula a integração inter-hemisférica, como na Fig. 13-50, em que uma criança deve marchar no ritmo da música "Marcha Soldado", movimentar os braços a partir de uma seqüência solicitada e cantar sobrearticulando. Inicialmente cada comando deverá ser treinado isoladamente. Quando os desempenhos forem satisfatórios, deve-se iniciar a coordenação entre eles.

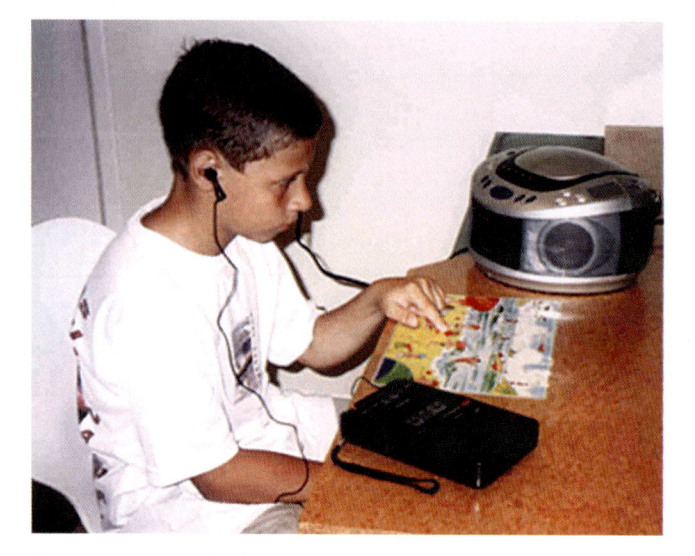

Fig. 13-49. Atividade de integração e separação binaural a partir de duas fontes de som (dois toca-fitas reproduzindo a mesma fita cassete, mas iniciando a reprodução em pontos diferentes).

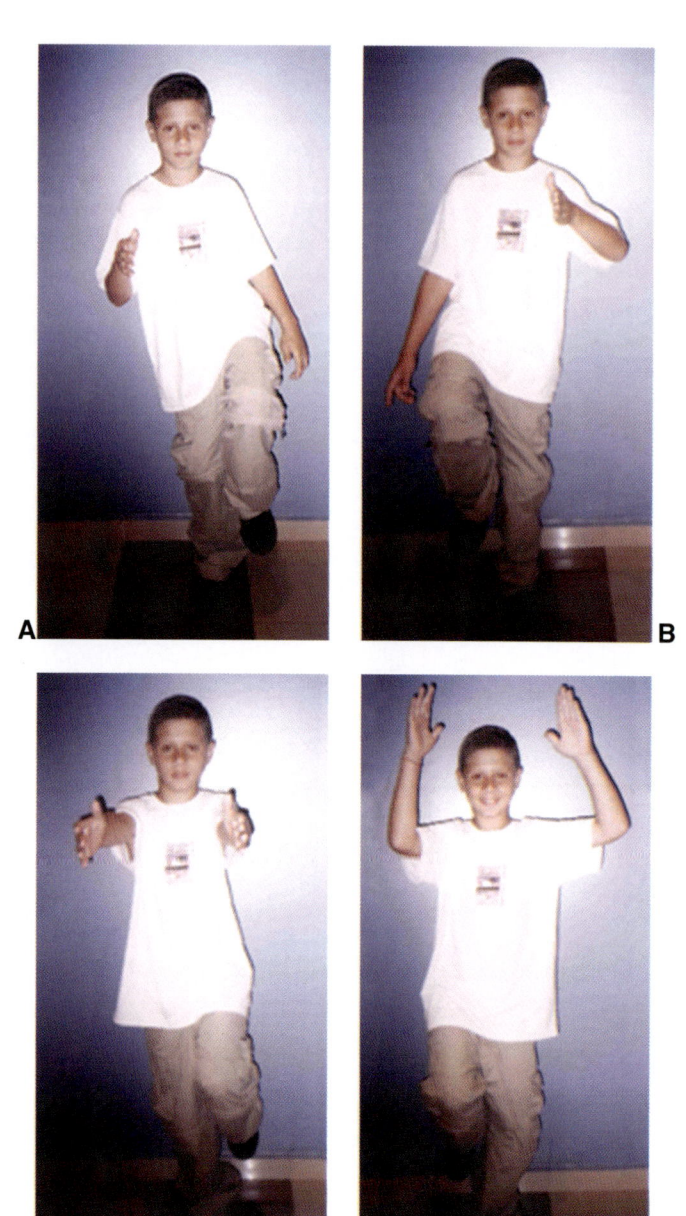

Fig. 13-50. Atividade de integração de diferentes comandos envolvendo a percepção rítmica, a coordenação motora e o canto.

9. **Estratégias metalingüísticas e metacognitivas:** considerando que os transtornos do processamento auditivo geralmente estão relacionados a distúrbios de fala, linguagem e/ou aprendizagem, apenas o treinamento auditivo não é suficiente para que a criança supere suas dificuldades. Falar em treinamento auditivo sem estimulação de linguagem é o mesmo que falar de terapia de voz restrita a exercícios, sem a transferência de seus benefícios para a fala espontânea.

Metalinguagem é a habilidade para pensar sobre a linguagem na sua forma abstrata, falar sobre a sua forma (regras) e seu conteúdo (análise, julgamentos). Envolve a consciência fonológica, que é a habilidade de perceber palavras faladas como uma seqüência de sons e de identificar esses sons dentro de palavras e das sílabas. Também abrange a organização e o estoque de palavras, a eleição do significado de palavras com múltiplo sentido, além da compreensão da linguagem figurativa, que inclui metáforas, piadas e expressões idiomáticas. Já a metacognição refere-se à consciência e ao uso apropriado do conhecimento, bem como à consciência das tarefas e das variáveis que podem alterar seu desempenho. É uma fase ativa e consciente no desenvolvimento do conhecimento, incluindo a atenção, o aprendizado, o uso da linguagem e o planejamento, a monitoração e a regulagem do desempenho.

Para que a criança disfônica julgue o que ocorre com sua própria voz e tome consciência de qual ajuste motor ou emissão é adequado ou não para sua saúde vocal, precisa ter desenvolvidas as habilidades metalingüísticas e metacognitivas. Para tanto, são indicadas atividades que estimulam a memória, os aspectos cognitivos (percepção, generalização e abstração, dedução e inferência, raciocínio e solução de problemas hipotéticos com o uso da imaginação), além dos níveis léxicos e sintáticos da linguagem (Luria, 1990; Chermak & Musiek, 1992). A exposição da criança a histórias lidas ou gravadas diariamente, alternando-se situações em que ocorre oclusão monoaural com momentos em que a história é contada em silêncio, com sons ou com ruídos competitivos é uma das melhores estimulações que podem ser solicitadas aos pais. Não é objetivo deste capítulo, porém, aprofundar-se nesse tipo de trabalho, o qual pode ser encontrado mais detalhado em outras publicações (Katz, 1992; Chermak & Musiek, 1992 E 1997; Bellis, 1996; Gielow, 1997).

A auto-análise e a consciência permitem à criança, com ajuda do terapeuta, identificar as dificuldades, elaborar alternativas e lidar com suas frustrações. É importante que o terapeuta, a família e a escola reforcem os aspectos positivos da criança, ajudando a aumentar sua auto-estima e a motivação no processo terapêutico.

Os textos considerados clássicos na reabilitação de crianças sugerem o treinamento auditivo. Wilson (1993) relaciona uma série de procedimentos para que sejam alcançados os objetivos de uma terapia de voz na infância.

A) A consciência das diferenças nas vozes de outros.
B) A discriminação grosseira das diferenças em vozes de outros.
C) A discriminação fina das diferenças nas vozes dos outros.
D) Ouvir a própria voz.

Tornando a criança um ouvinte ativo, podemos investir em um programa de redução dos abusos vocais, tendo em vista que assim ela pode identificar e monitorar suas produções vocais.

Todos os aspectos que forem trabalhados no treinamento auditivo terão repercussão no desenvolvimento de uma comunicação mais efetiva, desde a percepção de diferentes freqüências, intensidades e durações, até a melhor compreensão e coerência do discurso. O processamento auditivo íntegro e desenvolvido, afinal, é uma das condições que viabiliza a percepção de todas as requintadas emoções que a voz pode nos transmitir. Desta forma, a reabilitação fonoaudiológica de uma criança disfônica é, em alguns casos, um verdadeiro trabalho de competência comunicativa em que o binômio voz-audição deve ser valorizado (Cavadas, Pereira & Behlau, 2001).

Convém lembrar que um adulto disfônico pode ter sido uma criança com comportamento ou história sugestiva de um transtorno do processamento auditivo e que pode não perceber, por exemplo, que fala em intensidade muito forte, ou que é desafinado, entre outras tantas características que merecem atenção especial.

CONSIDERAÇÕES SOBRE O TRABALHO FONOAUDIOLÓGICO NAS DISFONIAS EM PACIENTES IDOSOS

Existem algumas evidências indicando que o número de pacientes idosos submetidos à fonoterapia vem aumentando nos últimos anos. Em 1970, Cooper observou que raramente pacientes idosos eram encaminhados para reabilitação, exceto aqueles que apresentavam disfunções neurológicas ou lesão de prega vocal. Àquela época, os indivíduos que apresentavam queixa de fadiga vocal eram tratados com gargarejo e/ou *sprays*. Atualmente, estima-se que mais de 12% da população idosa esteja em tratamento fonoaudiológico (Morrison & Gore-Hickman, 1986; Shindo & Hanson, 1990; Linville, 2001).

Para o desenvolvimento de um programa de reabilitação da comunicação para o paciente idoso é necessário que se compreenda a natureza do envelhecimento vocal, a estruturação dos processos envolvidos, as noções básicas para o desenvolvimento e a manutenção de um bom uso de voz na fala e no canto e, finalmente, fundamentos para um treinamento efetivo ou uma reabilitação vocal. Além disso, a compreensão das implicações e penalidades sociais que sofre um indivíduo cuja deterioração vocal reforça o estereótipo do idoso também auxilia na elaboração de um programa de reabilitação (Kahane & Beckford, 1991; Colton & Casper, 1996; Behlau, 1999). De acordo com Shindo & Hanson (1990), o fato de o indivíduo tornar-se mais dependente e apresentar perda auditiva exacerbam o impacto da disfonia.

Na presbifonia, podemos identificar uma série de alterações estruturais da laringe, com maior ou menor impacto vocal e, embora algumas modificações sejam inevitáveis, outras podem ser prevenidas ou tratadas (Sataloff, Rosen, Hawkshaw & Spiegel, 1997). O início e o desenvolvimento da presbifonia, assim como o grau de deterioração vocal são individuais, dependem do falante e das compensações que ele desenvolve inconscientemente em função da perda da eficiência vocal. Deve-se compreender a presbifonia como um processo de envelhecimento normal do indivíduo e não um transtorno vocal, embora muitas vezes seja difícil estabelecer um limite sobre o que é o processo vocal fisiológico da idade e o que é um transtorno vocal estabelecido.

Alguns pacientes idosos sentem-se mais calmos ao ouvirem que a perda da potência vocal faz parte de um processo natural de envelhecimento, tendo sido afastado o fantasma da doença neurológica ou do câncer; outros decidem se submeter a um programa de treinamento vocal, dedicando-se com afinco ao trabalho proposto; outros, ainda, preferem recursos mais imediatos, como as fonocirurgias. A visão pessoal do fonoaudiólogo ou do médico não deve ser imposta antes de ouvir o anseio do paciente que vem para a avaliação. As principais características indicativas de presbilaringe, em indivíduos com idade superior a 60 anos são o arqueamento de pregas vocais, saliência de processos vocais e fenda fusiforme membranácea; quando há queixa laringofaríngea, excetuando-se os casos de câncer e paralisia de prega vocal, são encontrados aumento de massa (Fig. 13-51A a D), leucoplasia e outras alterações em menor ocorrência (Brasolotto, 2000).

Um idoso com problema de voz não necessariamente apresenta presbifonia – esse é o ponto básico na avaliação do paciente. Portanto, na avaliação de uma alteração vocal de um idoso, como de qualquer paciente, o primeiro passo é estabelecer um diagnóstico diferencial que pode envolver as seguintes etiologias (Morrison & Rammage, 1994): alterações vocais em razão da idade; uso compensatório e inadequado de voz; alterações de natureza psicopatológica; doenças neurológicas periféricas ou centrais; e outras doenças orgânicas, tais como câncer de laringe, refluxo gastresofágico e alterações iatrogênicas. É comum que a alteração vocal esteja associada ou seja sintoma de outras doenças, desta forma, reforça-se a necessidade da realização de uma anamnese completa, investigando inclusive a história médica do indivíduo (Morrison & Gore-Hickman, 1986; Woo, Casper, Colton & Brewer, 1992; Hagen, Lyons & Nuss, 1996). Além disso, é recomendada uma avaliação estroboscópica para verificação das condições da mucosa da prega vocal, principalmente no que diz respeito à presença de atrofia e redução da amplitude de vibração da prega, o que, por si, já é capaz de gerar alteração da qualidade vocal (Woo, Casper, Colton & Brewer, 1992).

Quando as alterações vocais do idoso são de natureza fisiológica, a proposta de reabilitação parece ser mais complexa, pois os limites da reversão das alterações relacionadas ao processo de envelhecimento ainda não são totalmente conhecidos. Alterações como arqueamento das pregas vocais são algumas vezes observadas após os 65 anos de idade e podem comprometer a qualidade vocal resultante (Fig. 13-51), sendo de difícil manejo por fonoterapia ou fonocirurgia. Embora possa parecer que o idoso não tenha tantas demandas vocais, muitas das limitações apresentadas podem se constituir em um verdadeiro problema para o indivíduo profissionalmente ativo, com desempenho social constante ou com a família que valoriza sua participação através da comunicação. A definição da conduta baseia-se no bom senso e em uma decisão que envolve, principalmente, a queixa e o desejo do indivíduo.

A conduta de um caso de presbifonia pode lançar mão de um ou vários recursos de tratamento: aconselhamento, reabilitação vocal, terapia medicamentosa ou fonocirurgia.

O aconselhamento auxilia o indivíduo a compreender as mudanças que ele mesmo observa, explorando as diferenças entre a voz jovem e a do idoso, assim como a infantil e a adulta, e a voz do homem e da mulher (Kahane & Beckford, 1991; Murry & Woodson, 1996; Morsomme, Jamart, Boucquey & Remacle, 1997; Linville, 2001), ajudando-o a entender a natureza daquilo que o incomoda e quais recursos lhe são disponíveis. A reabilitação oferece a possibilidade de minimizar a evidência da idade na voz, por meio de uma série de recursos do treinamento vocal, capazes de oferecer melhora na comunicação global (Behlau, Pontes, Ganança & Tosi, 1988; Hagen, Lyons & Nuss, 1996). A terapia medicamentosa pode incluir desde uma série de complexos vitamínicos até medicações mais específicas para controlar transtornos associadas, como o refluxo gastresofágico, entre outras (Weatherley, Worral & Hickson, 1997). A fonocirurgia, quando indicada, geralmente representa a remoção do edema de Reinke na mulher, ou procedimentos para reduzir as fendas glóticas ou a freqüência fundamental nos homens (Hagen, Lyons & Nuss, 1996). Os poucos estudos realizados nessa área não permitem ainda que se tenha uma avaliação ampla sobre a efetividade dos procedimentos cirúrgicos na terceira idade, já que as respostas aos procedimentos executados com tecidos não jovens são mais individuais e menos efetivas.

O principal tratamento da presbilaringe e da presbifonia é a reabilitação vocal (Hagen, Lyons & Nuss, 1996) com ênfase na redução da compensação hiperfuncional supraglótica, com estimulação simultânea do ataque vocal, além do desenvolvimento de um melhor suporte respiratório para a fala.

O objetivo da reabilitação vocal é reduzir o processo de envelhecimento biológico no momento em que o envelhecimento cronológico avança de modo irreversível. A idade biológica depende da condição e do funcionamento do órgão em questão e, quanto à voz, nada melhor do que a necessidade de se comunicar e um treinamento direcionado à efetividade da comunicação (Behlau, 1999). Pode-se conseguir um melhor resultado vocal, que satisfaça o paciente, embora não necessariamente a voz resultante será normal (Fig. 13-52A e B).

As principais queixas apresentadas pelos pacientes idosos referem-se às alterações na freqüência fundamental vocal – voz mais aguda para os homens e mais grave para as mulheres, diminuição da intensidade da voz, dificuldade de comunicação e redução da inteligibilidade da fala. Do ponto de vista funcional, a disfonia por tensão muscular pode ser observada em pacientes idosos, geralmente como uma tentativa de compensar possíveis fendas anteriores, mudanças de freqüência vocal ou uma limitação na capacidade vital. O indivíduo presbifônico típico não apresenta compensações de vestíbulo laríngeo, mas o indivíduo idoso ativo, vocalmente participativo, pode desenvolver esse tipo de comportamento muscular. Estratégias terapêuticas no sentido de promover um ajuste muscular mais relaxado são indicadas, da mesma maneira como utilizadas na população adulta. Por vezes, algumas modificações podem ser necessárias em razão de perda da sensibilidade, déficits de memória ou limitações impostas por alterações físicas. A alteração da freqüência fundamental deve ser cuidadosamente

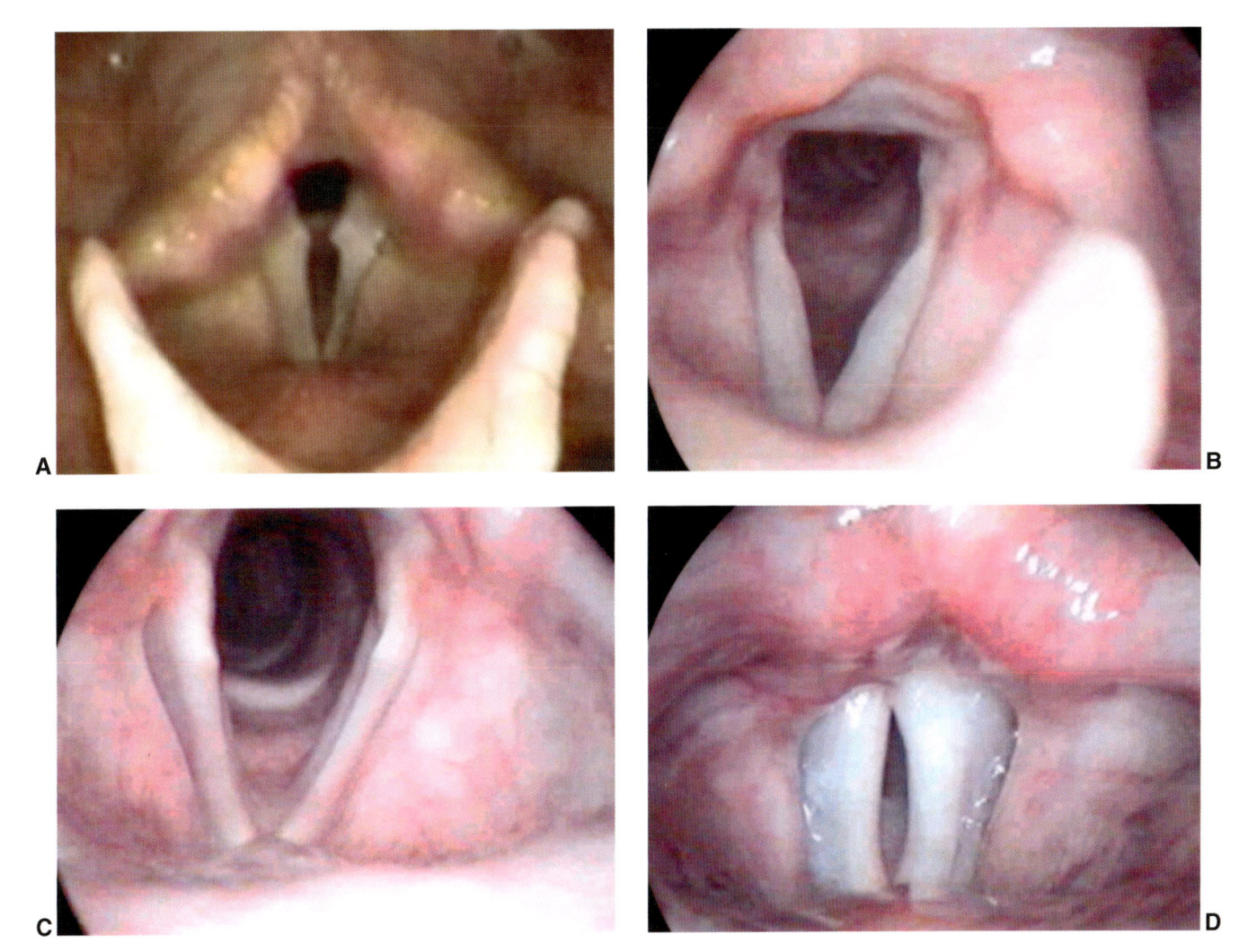

Fig. 13-51. Imagens de presbilaringe. ***A.*** Paciente do sexo masculino, com 70 anos de idade; observar o arqueamento das pregas vocais e a rotação das cartilagens aritenóideas em direção à linha mediana. ***B.*** Paciente do sexo feminino, 62 anos de idade, apresentando aumento de massa de pregas vocais (edema). ***C.*** Paciente do sexo masculino, 69 anos de idade, apresentando atrofia de pregas vocais. ***D.*** Paciente do sexo masculino, 67 anos de idade, apresentando fenda fusiforme à fonação (arquivo Paulo Pontes).

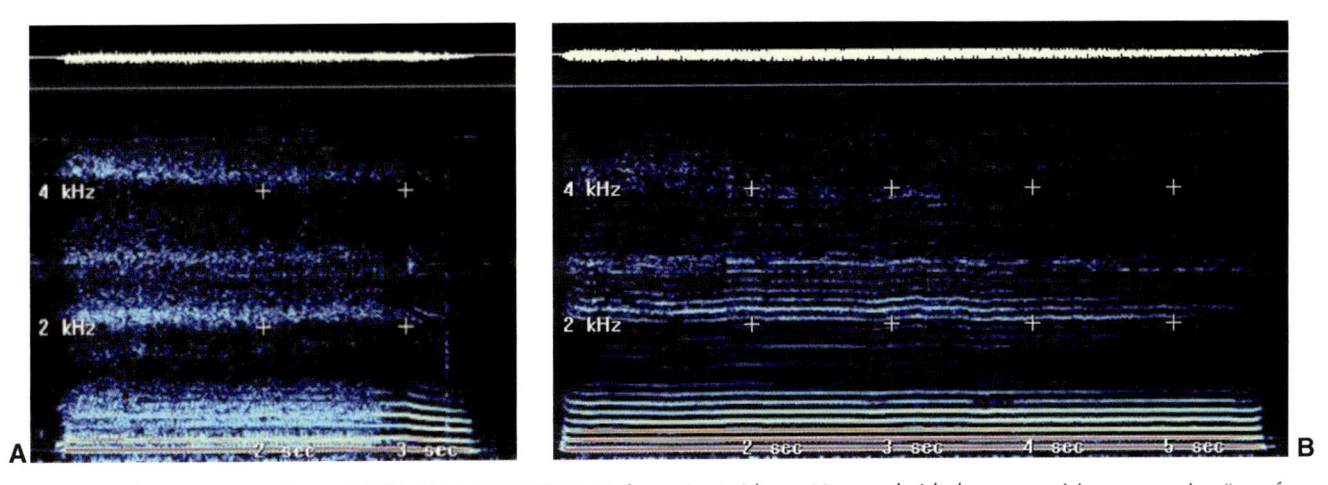

Fig. 13-52. Análise espectrográfica (GRAM 5.7, VOICE TOOLS) de paciente idoso, 68 anos de idade, empresário com queixa "voz fraca e fina" e fenda fusiforme à fonação. ***A.*** Pré-fonoterapia; observar o reduzido número de harmônicos e o componente ruído aumentado, assim como o tempo de fonação encurtado. ***B.*** Pós-fonoterapia; observar o aumento do número de harmônicos e a maior estabilidade do registro, além da redução do componente ruído e o aumento do tempo de fonação; a freqüência fundamental também decresceu de 197 Hz para 162 Hz, com o tratamento.

avaliada, pois pode estar relacionada tanto à fisiopatologia do envelhecimento quanto aos ajustes funcionais hipertensos, estes últimos capazes de serem minimizados com a fonoterapia.

O primeiro trabalho que apresenta uma proposta de terapia vocal para alterações do envelhecimento é o de Behlau, Pontes, Gananca & Tosi (1988), onde um treinamento fonoaudiológico direcionado a quatro áreas principais é proposto como esquema de terapia para dez idosos saudáveis, com queixa vocal:

1. **Qualidade vocal**: propiciar maior estabilização da freqüência fundamental, com redução de *jitter* e *shimmer* e controle da característica trêmula da emissão, aumentando intensidade e projeção vocais; os autores acreditam que, apesar da calcificação das cartilagens e atrofia da musculatura intrínseca da laringe, existe uma certa flexibilidade que pode ser recuperada com o treino de exercícios.
2. **Dinâmica fonoarticulatória**: reduzir pausas articulatórias e hesitações, melhorando inteligibilidade de fala, por meio de exercícios musculares específicos e de estratégias que propiciem maior mobilidade dos órgãos fonoarticulatórios em função; a redução na duração média das pausas articulatórias espelha uma melhor dinâmica fonoarticulatória e traduz o fato de que, embora as pausas articulatórias sejam estritamente relacionadas com as condições do sistema nervoso central (TOSI, 1974), elas obviamente dependem da integridade dos órgãos que participam da fonação.
3. **Fatores correlatos**: controlar presbiacusia, pois perdas discretas e moderadas podem afetar a intensidade vocal (Weatherley, Worral & Hickson, 1997); verificar adaptação de próteses dentárias, encaminhando o idoso, quando necessário, para tratamento especializado.
4. **Fatores ambientais**: orientações quanto à iluminação do ambiente, competição sonora, distância interfalantes, postura corporal e técnicas de aproveitamento lingüístico das situações de conteúdo-e-contexto. Os autores sugerem um levantamento de fatores externos que podem influir negativamente na efetividade da comunicação.

Os autores que aplicaram o programa acima proposto (Behlau, Pontes, Gananca & Tosi, 1988) verificaram mudanças vocais que envolveram não somente o padrão de voz, mas também a comunicação e a própria capacidade vital, em um grupo de dez idosos, saudáveis e ativos, sem distúrbios laríngeos ou neurológicos associados.

Recentemente, o método LSVT® – Lee Silverman Voice Treatment, proposto para o tratamento de indivíduos com doença de Parkinson, tem sido sugerido como um programa de treinamento vocal intensivo para o idoso, do momento em que favorece o fechamento glótico, aumenta a pressão subglótica e intensidade da voz, estabiliza a qualidade vocal e a freqüência fundamental, e melhora globalmente o sistema funcional da fala (Ramig, Bonitati, Lemke & Horii, 1994; Smith, Ramig, Dromey, Perez & Samandari, 1995; Dromey, Ramig, Johnson, 1995; Johnson & Pring, 1995; Ramig & Dromey, 1996). Estes dados associados à extensa literatura, que descreve melhora do potencial muscular após exercícios físicos e associa condições físicas à voz, garantem a aplicação destes princípios em um programa terapêutico para idosos (Ramig, Gray, Backer, Corbin-Lewis, Buder, Luschei, Coon & Smith, 2001).

Um treinamento fonoaudiológico específico pode minimizar os efeitos da presbifonia e, ao contrário do que se poderia supor, os indivíduos da terceira idade preocupam-se com os sintomas vocais e se dedicam com afinco à reabilitação.

Além das questões inerentes ao envelhecimento vocal, há uma prevalência de certas doenças na terceira idade. Assim como na população jovem, a população idosa apresenta fatores etiológicos secundários que contribuem para uma disfonia (Linville, 2001). Alguns exemplos são o câncer de cabeça e pescoço, que tem maior incidência na terceira idade, assim como a doença de Parkinson. Também as paralisias periféricas são comuns no envelhecimento, muitas vezes decorrentes de neoplasias, sendo as de natureza idiopática menos comuns nessa faixa etária. É interessante comentar que as paralisias no idoso tendem a apresentar pior manifestação vocal, com maior desequilíbrio pneumofônico e menor capacidade de compensação da fenda glótica, devido à fraqueza muscular generalizada (Murry & Woodson, 1996). Nestes casos de paralisia periférica ou disfunções neurológicas centrais, a terapia vocal engloba déficits específicos da fisiopatologia laríngea e de outros componentes do mecanismo da fala.

Não somente lesões neurológicas ou carcinoma são mais freqüentes na terceira idade. Certas lesões benignas, como o edema de Reinke e o pólipo séssil, são comumente diagnosticadas. É possível que um padrão de fonação compensatório contribua para o desenvolvimento de alterações epiteliais na mucosa da prega vocal, principalmente nas mulheres. A terapia vocal é indicada para eliminar ajustes compensatórios hiperfuncionais evidentes ou para reduzir as lesões de massa. Processos inflamatórios, como a laringite *sicca*, também são comuns, por vezes como resultado de uma laringite crônica não tratada ou de alteração glandular. Além disso, o refluxo gastresofágico tem importância nesta faixa etária, sendo que o tratamento pode envolver, além das orientações e da terapia medicamentosa, um programa de terapia fonoaudiológica para eliminar desvios comportamentais, compensatórios ou secundários à presença de alterações histológicas, como leucoplasias, granulomas ou cicatrizes na mucosa. Desta forma, o tratamento deve ser direcionado à especificidade da avaliação e não à faixa etária do paciente, embora a idade do paciente seja considerada no desenvolvimento do programa de terapia.

O sucesso terapêutico pode estar relacionado com o grau de envolvimento do paciente em atividades sociais (Linville, 2001), o que também está associado ao risco de mortalidade (Blazer, 1982; Seeman, Kaplan, Knudsen, Cohen & Guralnik, 1987). O paciente que mora sozinho, que possui um círculo pequeno de amizade, tende a apresentar um prognóstico restrito devido à baixa demanda de comunicação. Em contrapartida, aquele indivíduo que possui um enorme círculo de amizade, envolvido em diversas atividades sociais, tende a apresentar uma grande chance de sucesso terapêutico pela necessidade de se comunicar.

Deve-se considerar que indivíduos idosos tendem a apresentar maior incidência de doenças sistêmicas. Contudo, problemas de saúde geral também podem comprometer o sucesso da fonoterapia, uma vez que podem desmotivar o paciente e também favorecer um atraso no processo de reabilitação (Linville, 2001).

Considerações sobre Atendimento Domiciliar ao Indivíduo Idoso

Diversas situações podem requerer o atendimento domiciliar ao indivíduo idoso, especialmente considerando dificuldades de locomoção inerentes à idade e os diversos distúrbios associados já citados. Nestas situações o atendimento em sistema *home care* pode significar a viabilidade do tratamento. Ao se prontificar a fazer o atendimento domiciliar, o fonoaudiólogo deve estar ciente de alguns procedimentos fundamentais para o sucesso do tratamento:

- *Higiene*: medidas básicas de higiene no atendimento fonoaudiológico são fundamentais, especialmente no que se refere à transmissão de doenças e contaminações diversas. A questão da biossegurança deve ser também uma preocupação do fonoaudiólogo. No domicílio do paciente estes procedimentos podem se tornar mais difíceis e muitas vezes constrangedores. Cabe ao fonoaudiólogo explicar ao paciente e à família a necessidade de medidas básicas como desinfecção de superfícies com produtos próprios, uso de luvas de procedimento e uso de material descartável durante a execução de alguns exercícios. Caso haja necessidade de utilização de materiais não-descartáveis, o paciente ou a família devem ser orientados quanto à limpeza e acondicionamento dos mesmos.
- *Ambiente adequados*: o ambiente para o atendimento domiciliar deve ser o mais silente possível, é fundamental que não haja interrupções durante o atendimento, especialmente visitas e chamadas telefônicas. Sugere-se que o atendimento seja realizado sempre no mesmo local, que deve oferecer luminosidade, arejamento e espaço suficientes.
- *Presença de familiares*: a presença de familiares é negociável e depende em primeira instância da natureza do distúrbio a ser tratado e do comportamento do paciente. Em alguns casos, há necessidade da presença de um familiar ou cuidador que irão auxiliar na compreensão e posterior execução dos exercícios e orientações. O comportamento do paciente deve ser considerado, pois muitas vezes a presença de familiares e/ou cuidadores pode causar inibição e ansiedade. Deve-se evitar a presença de mais de uma pessoa durante a sessão de atendimento.
- *Hábitos do domicílio*: no atendimento domiciliar o fonoaudiólogo deve levar em conta a rotina e os horários da família. A melhor opção é estabelecer um horário fixo e pré-determinado, de preferência distante das atividades diárias de banho e alimentação, assim como de outros atendimentos clínicos, como a fisioterapia, para que o paciente e a família possam se organizar e aguardar o atendimento, evitando atrasos e estresse desnecessário.

Embora o ambiente clínico seja, seguramente, o ambiente mais adequado para o atendimento do paciente, o desenvolvimento da terapia fonoaudiológica com o paciente idoso em sua casa pode, muitas vezes, significar a diferença entre a comunicação e o isolamento; contudo, as características do relacionamento profissional devem continuar sendo uma tônica dominante.

SÍNTESE

1. O objetivo do tratamento fonoaudiológico das disfonias é propiciar a melhor voz possível para o paciente, procurando adequá-la às demandas sociais e profissionais.
2. O tratamento de problemas de voz deve ser realizado por uma equipe multiprofissional, composta basicamente pelo fonoaudiólogo e pelo médico otorrinolaringologista, ou cirurgião de cabeça e pescoço, mas podendo incluir também o neurologista, o psicólogo, o professor de técnica vocal e o pneumologista, entre outros profissionais.
3. Quanto mais precisa for a avaliação, mais direcionada será a terapia: nos casos de diagnóstico incompleto e/ou impreciso, uma terapia diagnóstica de curta duração pode ser ministrada; já nas situações de ausência de diagnóstico, pode-se realizar uma abordagem exploratória.
4. Existem diversas linhas filosóficas para o tratamento das disfonias, mas o atendimento em uma linha eclética, de natureza holística, parece oferecer uma reabilitação mais completa ao paciente, exigindo, porém, formação mais ampla do clínico.
5. A abordagem global de diagnóstico e tratamento dos distúrbios da voz, de natureza eclética, consta de três trabalhos interligados: orientação vocal, psicodinâmica vocal e treinamento vocal, cuja administração depende do quadro do paciente, com certas disfonias requerendo mais orientação vocal, como as de natureza comportamental, e outras exigindo maior foco no treinamento vocal, como as de natureza orgânica.
6. O trabalho de orientação vocal inclui esclarecimentos sobre a produção da voz e sobre a saúde vocal, sendo essencial principalmente aos indivíduos que usam suas vozes ocupacionalmente ou profissionalmente; situações particulares, como o pré e o pós-operatório de cirurgias laríngeas, merecem uma orientação fonoaudiológica específica, o que favorece o bom resultado cirúrgico e auxilia evitar a recorrência do quadro.
7. O trabalho de psicodinâmica vocal traz ao consciente do indivíduo as informações que sua qualidade vocal contém e os efeitos de sua voz sobre o ouvinte; é um trabalho útil a todos os pacientes disfônicos e aos indivíduos que querem explorar mais profundamente suas vozes, pois permite analisar o impacto da voz no outro.
8. A prática do treinamento vocal é de natureza individual, envolvendo desde as particularidades do indivíduo disfônico e de seu quadro, até mesmo as preferências do terapeuta e a familiaridade deste com as diferentes técnicas; apesar dessa especificidade, há tendências e regras básicas quanto à periodicidade das terapias, a freqüência e variação dos exercícios, à duração do tratamento e às condições de alta.
9. O treinamento vocal é composto por diferentes métodos, seqüências, técnicas e exercícios selecionados para modificar e/ou fixar os ajustes motores necessários à reestruturação do padrão de produção vocal alterado; as principais abordagens podem ser agrupadas nas seguintes categorias: método corporal, método de órgãos fonoarticulatórios, método auditivo, método de fala, método de sons facilitadores, método de competência fonatória e método de ativação vocal.
10. O atendimento fonoaudiológico no pré-operatório de lesões laríngeas, além de facilitar a adesão do paciente à terapia após a cirurgia, favorece a obtenção de melhores e mais rápidos resultados vocais; complicações de pós-operatório podem envolver desde a presença de escaras ou cicatrizes, que representam um desafio fonoaudiológico, até manifestações de natureza psicogênica.
11. O paciente que passou por trauma vocal agudo pode beneficiar-se do atendimento fonoaudiológico, mesmo durante a vigência do processo, o que evita recorrências e favorece a recuperação do paciente; é essencial o trabalho em conjunto com o médico e a liberação do paciente para manipulação vocal.
12. A disfonia infantil apresenta particularidades específicas em seu tratamento, que se iniciam na avaliação do caso, quando podemos encontrar associação de outros distúrbios, como alterações na musculatura perioral, desvios no processamento auditivo, imaturidade psicológica e problemas cognitivos, além dos conhecidos desvios do comportamento vocal; desta forma, a terapia deve ser especificamente desenvolvida e direcionada, observando-se os limites da evolução do caso, decorrentes inclusive da própria idade da criança.
13. No atendimento aos idosos, é importante diferenciar os aspectos inerentes à terceira idade de alterações relacionadas com transtornos ou doenças de outra natureza, tais como paralisias laríngeas, doença de Parkinson e carcinoma da laringe; o treinamento vocal do idoso visa a oferecer maior estabilidade e flexibilidade vocal.

REFERÊNCIAS BIBLIOGRÁFICAS

Aaron VL, Madison CL. A vocal hygiene program for high-school cheerleaders. *Lang Speech Serv Schools* 1991;22:287-90.

Alves KLR. Análise multifatorial de técnicas vocais de esforço em fonoaudiólogas. *Monografia de Especialização. Centro de Estudos da Voz.* São Paulo, 2001.

Andrews M. *Voice therapy for children: the elementary school years.* San Diego: Singular, 1991a.

Andrews ML. *Terapia vocal para crianças.* Porto Alegre: Artes Médicas, 1998.

Andrews ML. *Voice therapy for adolescents.* San Diego: Singular, 1991b.

Arnoux-Sindt B. A propos de la tecnique rééductative dês granulomes laryngés. *Cahiers D'orl* 1991;26:13-5.

Aronson AE. *Clinical voice disorders.* 3. ed. New York: Thieme Stratton, 1990.

ASHA - American Speech-Language-Hearing Association – Central Auditory Processing: current status and implications for clinical practice. *Am J Audiol* 1996;5:41-54.

Baran JA, Musiek FE. Avaliação comportamental do sistema nervoso auditivo central. In: Musiek FE, Rintemnann WR. *Perspectivas atuais em avaliação auditiva.* Barueri: Manole, 2001. 371-409p.

Behlau M. *Técnicas de reabilitação vocal.* São Paulo: CEV, 1994 (apostila)

Behlau M. Considerações sobre a análise acústica em laboratórios computadorizados de voz. In: Araújo RB, Pracolnick A, Soares L. *Fonoaudiologia atual.* Rio de Janeiro: Revinter, 1996. 96-115p.

Behlau M. Presbifonia: envelhecimento vocal inerente à idade. In: Russo ICP. *Intervenção fonoaudiológica na terceira idade.* Rio de Janeiro: Revinter, 1999. 25-50p.

Behlau, M. Rehabilitación vocal. In: Garcia-Tapia R, Cobeta I (ed.) *Diagnostico y tratamiento de los transtornos de la voz.* Madrid: Garsi, 1996. 339-54p.

Behlau M (Org.). *Voz, o livro do especialista.* Rio de Janeiro: Revinter, 2001.

Behlau M. Atuação fonoaudiológica no trauma vocal agudo. *Fono Atual* 2001;5:8-12.

Behlau M. Proposta de classificação das abordagens de terapia de voz: métodos, seqüências, técnicas e exercícios. *Fono Atual* 2002;5:8-11.

Behlau MS, Carrara E, Gonçalves MI, Rodrigues S. Técnicas de mudança de postura para o tratamento das disfonias. In: *8º Encontro Nacional de fonoaudiologia.* São Paulo: Anais, 1993. (TL72).

Behlau M, Casper, J. Vocal rehabilitation before phonosurgery. In: International Association for Phonosurgery. *Annals of 6th symposium international association of phonosurgeons.* Venezia, 2000.

Behlau M, Dragone L, Ferreira AE, Pela S. *Manual de higiene vocal infantil.* São Paulo: Lovise, 1997.

Behlau M, Gama AC, Azevedo R, Carrara E, Priston J. O uso de método mastigatório na reabilitação de pacientes laringectomizados - apresentação de três casos. In: Behlau (Med.) *2º Congresso Internacional de fonoaudiologia. 7º Encontro Nacional de fonoaudiólogos.* Rio de Janeiro: Anais, 1992. (Resumo CC8).

Behlau M, Gielow I, Brasil O, Pontes, P. Vertical parytial laryngectomies rehabilitation program. In: Dejonckere PH, Peters HFM. *Proceedings 24th. International congress of logopedics and phoniatrics. August 1998.* vol. 1. Amsterdam: Nijmegen, 1999. 284-6p.

Behlau M, Gonçalves MI, Pontes P. O uso de provas terapêuticas na seleção de abordagens para o treinamento vocal. In: *4º Congresso brasileiro de fonoaudiologia, 6º Encontro Nacional de fonoaudiólogos, 6º Jornada de fonoaudiologia da UFSM, 12º Encontro regional de pais e profissionais de deficientes auditivos, 1º Anais.* Santa Maria, 1991.

Behlau M, Gonçalves MI, Rodrigues S, Pontes P. The clinical of vibration technique for voice rehabilitation. In: *The voice foundation abstract booklet - 23 annual symposium: care of professional voice.* Philadelphia, 1994. (abstract).

Behlau M, Gonçalves MI, Ziemer R. Reabilitação foniátrica do laringectomizado. In: Ferraz A, Brandão L (eds.) *Manual de cirurgia de cabeça e pescoço.* 2. ed. São Paulo: Roca, 2001.

Behlau M, Izdebski, K. Procedimentos clínicos no tratamento da fonação vestibular - técnica de constrição labial. In: Behlau M (Org.) *Laringologia e voz hoje - temas do IV Congresso Brasileiro de laringologia e voz.* Rio de Janeiro: Revinter, 1998. 327-28p.

Behlau M, Pontes P. *Avaliação e tratamento das disfonias.* São Paulo: Lovise, 1995.

Behlau M, Pontes P. *Princípios de reabilitação vocal nas disfonias.* São Paulo: EPPM, 1990.

Behlau M, Pontes P. *Higiene vocal - cuidando da voz.* Rio de Janeiro: Revinter, 1999.

Behlau M, Pontes P. *Higiene vocal: informações básicas.* São Paulo: Lovise, 1993.

Behlau M, Pontes P. Eliminação de granuloma pós-cordectomia por técnica vocal de arrancamento. In: Behlau M (Org.) *O melhor que vi e ouvi III. Atualização em laringe e voz.* Rio de Janeiro: Revinter, 2001. 334-43p.

Behlau MS, Pontes PA, Gananças MM, Tosi O, Presbifonia, tratamento da deterioração vocal inerente à idade. *Acta AWHO* 1988;7:110-5.

Behlau M, Rodrigues S, Azevedo R, Gonçalves MI, Pontes P. Avaliação e terapia de voz. In: Lopes Filho, O *Tratado de fonoaudiologia.* São Paulo: Roca, 1997. 607-58p.

Bellis TJ. *Assessment and management of central auditory processing disorders in the educational setting: from science to practice.* San Diego: Singular, 1996.

Bergamini G, Luppi MP, Dallari S, Kokash F, Romani U. La rieducazione logopedica dei granulomi laringei. *Acta Otorhinolaryngol Ital* 1995;15:375-82.

Blazer D. Social support and mortality in an elderly community population. *American Journal of Epidemiology* 1982;115:584-94.

Beutenmüller MG, Lapport N. *Expressão vocal e expressão corporal.* Rio de Janeiro: Forense, 1974.

Bloch P. *Você quer falar melhor?* 7. ed. Rio de Janeiro: Bloch, 1977.

Boone D. *The voice and voice therapy.* Englewood-Cliffs, Prentice-Hall, 1971.

Boone D. *Is your voice telling on you?* San Diego: Singular, 1991.

Boone D, McFarlane S. *The voice and voice therapy.* Englewood Cliffs: Prenctice Hall, 1988.

Boone DR, McFarlane SC. A critical view of the yawn-sigh as a voice therapy technique. *J Voice* 1993;75-80.

Brandi E. *Voz falada: estudo, avaliação e tratamento.* Rio de Janeiro: Atheneu, 1990.

Brasolotto AG. Características glóticas de presbilaringe: correlação com queixa vocal e alterações de mucosa das pregas vocais. *Tese de Doutorado. Universidade Federal de São Paulo.* São Paulo: 2000.

Briess FB. Identification of specific laryngeal muscle disfunction by voice testing. *Arch Otolaryngol* 1957;57:375-82.

Brodnitz FS. Goals, results and limitations of vocal rehabilitation. *Arch Otolaryngol* 1963;7:148-56.

Brodnitz FS. Vocal rehabilitation. Rochester. *Amer Acad Ophtalmol Otolaryngol* 1968;7:148-56.

Brodnitz FS. Psychological considerations in vocal rehabilitation. *J Speech Hear Disord* 1981;6:21-26.

Campbell TF, Dollagham CA. Speaking rate, articulatory speed, and linguistic processing in children and adolescents with traumayic brain injury. *J Speech Hear Res* 1995;8:864-75.

Carrara E. Análise comparativa da configuração laríngea, perceptual auditiva e espectrográfica acústica da qualidade vocal pré e pós emissão vocal em registro basal. *Monografia. Especialização. Escola Paulista de Medicina.* São Paulo, 1991.

Casper J, Behlau M. Vocal rehabilitation following phonosurgery. In: *International Association for Phonosurgery. Annals of 6th symposium international association of phonosurgeons.* Venezia, 2000.

Casper J, Behlau M. Vocal rehabilitation before and following phonosurgery. In: International Association for Logopedics and Phoniatrics. *Proceedings of 25th world congress of the international association for logopedics and phoniatrics.* Montreal: IALP, 2001. 361p.

Casper R, Colton J, Woo P, Brewer D. Physiological characteristics of selected voice therapy techniques: a preliminary research note. *British Voice Assoc* 1992;1:131-41.

Casper JK, Murry T. Voice Therapy Methods in dysphonia. *Otol Clinics of North America* 2000;33(5):983-1002.

Castro L. Análise acústica dos efeitos da técnica do "b" prolongado em indivíduos sem queixa vocal. *Monografia de Especialização. Centro de Estudos da Voz.* São Paulo: 1999.

Cavadas M. Avaliação do processamento auditivo central em crianças com disfonia orgânico-funcional. *Tese de Mestrado pela Universidade Federal de São Paulo.* São Paulo, 1998.

Cavadas M, Pereira LD, Behlau M. Disfonia infantil e processamento auditivo central. In: Valle MGM. *Voz. Diversos enfoques em fonoaudiologia.* Rio de Janeiro: Revinter, 2001. 99-109p.

Chan RWK. Does the voice improve with vocal hygiene education? A study of some instrumental voice measures in a group of kindergarten teachers. *J Voice* 8:279-91, 1994.

Chermak GD, Musiek FE. Managing central auditory processing disorders in children and youth. *Am. J. Audiol* 1992;1:61-5.

Chermak GD, Musiek FE. *Central auditory processing disorders: New perspectives.* San Diego: Singular, 1997.

Colton R, Casper J. *Understanding voice problems: a physiological perspective for diagnosis and treatment.* Baltimore, Williams & Wilkins. 1990.

Colton, R, Casper, C. *Compreendendo os problemas de voz.* Porto Alegre: Artes Médicas, 1996.

Cooper M. *Modern techniques of vocal rehabilitation.* Springfield: Charles C. Thomas, 1973.

Cotes C. *O mago das vozes.* São Paulo: Lovise, 1997.

Countryman S, Ramig LO, Pawlas AA. Speech and voice deficits in Parkinsonian plus syndromes: can they be treated? *J Med Speech Lang Pathol* 1994;2:211-25.

Criventi MP, Behlau M. Análise dos parâmetros vocais em profissionais de telemarketing, pré e pós-hidratação oral. In: Behlau M (Org.) *A voz do especialista. Vol II.* Rio de Janeiro: Revinter, 2001. 1-15p.

Darby KP, Smith ME. Considerations why vocal nodules recur. In: *The voice foundation, 22.* Philadelphia, 1993.

Darley FL, Aronson AE, Brown JR. *Motor speech disorders.* Philadelphia: Saunders, 1975.

Davis DS, Boone DR. Pitch discrimination and tonal memory abilities in adult voice patients. *J Speech Hear Disord* 1967;10:811-5.

Deal RE, McClain B, Sudderth J. F. Identification, evaluation therapy and follow-up for children with vocal fold nodules in a public school setting. *Journal of Speech and Hearing Disorders* 1976;41:390-397.

Dejonckere PH, Lebacq J. Plasticity of voice quality: a prognostic factor for outcome of voice therapy? *J Voice* 2001;15:251-6.

Della Via C. *Disfonia infantil: visão dos fonoaudiólogos, dos otorrinolaringologistas e dos pediatras. Monografia de Especialização - Centro de Estudos da Voz.* São Paulo, 2000.

Diament AJ, Cypel S. *Neurologia Infantil.* 2. ed. Rio de Janeiro: Atheneu, 1989.

Dinville C. La voix chantée e as technique. Paris: Masson, 1981.

Dinville C. *Los trastornos de la voz y su reeducación.* 2. ed. Barcelona: Masson, 1996.

Dromey C, Ramig L, Johnson A. Phonatory and articulatory changes associated with increased vocal intensity in Parkinson disease: a case study. *J Speech Hear Res* 1995;38:751-64.

Eckel F, Boone D. The s/z ratio as an indication of laryngeal pathology. *J Speech Hear Disord* 1981;46:147-9.

Elliot N, Sundberg, J, Gramming, P. Physiological aspects of a vocal exercise. *J Voice* 1997;11:171-77.

Emerich K. Métodos alternativos na terapia de voz. *Apresentação V Simpósio Internacional do CEV.* São Paulo: Centro de Convenções B'Nai B'Rith, 2001.

Ferreira ABH. *Novo dicionário da língua portuguesa.* 2. ed. Rio de Janeiro: Nova Fronteira, 1986.

Ferreira VJA. Síndrome do déficit de atenção. In: Marchesan IQ, Bolaffi C, Gomes ICD, Zorzi JL (Org.) *Tópicos em fonoaudiologia.* São Paulo: Lovise, 1995. 463-73p.

Fex B, Fex S, Shiromoto O, Hirano M. Acoustic analysis of funtional dysphonia: before and after voice therapy (Accent Method). *J Voice* 1994;8:163-7.

Fisher LI. *Fisher Auditory Problems Checklist.* Grant wood area education agency, cedar rapids, 1976.

Froeschels E. Hygiene of the voice. *Arch Otolaryngol* 1943;38:122-33.

Froeschels E. Experiences of a bloodless treatment for recurrent paralysis. *J Laryngol* 1944;59:1-12.

Froeschels E. Chewing method as therapy. *Arch Otolaryngol* 1952;56:427-34.

Froeschels E, Kastein S, Weiss D. A method of therapy for paralytic condictions of the phonation, respiration, and glutination. *J Speech Hear Disord* 1955;20:365-70.

Gielow I. Terapia fonoaudiológica para transtornos do processamento auditivo central em crianças: estratégias baseadas em experiência clínica. In: Pereira LD, Schochat E. *Processamento auditivo central: manual de avaliação.* São Paulo: Lovise, 1997.

Gielow I, Mangeon CH. Treinamento auditivo na terapia de crianças com nódulos nas pregas vocais. In: Behlau M. *O melhor que vi e ouvi: Atualização em laringe e voz.* Rio de Janeiro: Revinter, 2000. 257-63p.

Giusti LCM. Análise perceptivo-auditiva e visual da imitação de sons lúdicos por meninos. *Monografia de Especialização. Centro de Estudos da Voz.* São Paulo, 2001.

Gonzaga PMS. Auto-avaliação da mudança da qualidade vocal após exercícios de voz em indivíduos não disfônicos.

Monografia de Especialização. Centro de Estudos da Voz. São Paulo, 2003.

Gutzmann H. Phonoastenie Pädagog Mschr Sprachleik 1910;20:55-61.

Greene M. Distúrbios da voz. São Paulo: Manole, 1983.

Greene M, Mathieson, L. The voice and its disorders. 5. ed. San Diego: Singular, 1989.

Guberfain J, Muller MM, Sarvat M. The perceptual, acoustics and laryngological analysis of tip of tongue sound vibration technique and it's consequences in actors. In: World voice consortium. 2nd. World Voice Congress and 5th International Symposium of Phonosurgery Scientifi program . São Paulo: 1999. 55p.

Güntert AEVA. Crianças com nódulo vocal: estudo da personalidade por meio da prova de Rorchach. Tese de Doutorado pela Universidade federal de São Paulo. São Paulo, 1996.

Güntert AEVA, Yazigi L, Behlau M. Crianças com nódulo vocal: estudo da personalidade por meio do método de Rorschach. Psico-USF 2000;5:43-52.

Hagen P, Lyons GD, Nuss DW. Dysphonia in elderly: diagnosis and management. Southern Med J 1996;89:204-7.

Herman Jr., Rossol M. Artificial fogs and smokes. In: Sataloff RT (ed.) Professional voice, the science of art and clinical care. 2. ed. San Diego: Singular, 1997. 413-27p.

Hersan R, Behlau M. Behavioral management of pediatric dysphonia. Otolaryngol Clin North Amer 2000;33:1097-109.

Isshiki N. Vocal intensity and air flow rate. Folia Phoniatr (Basel) 1965;17:19-26.

Isshiki N, von Leden H. Hoarseness: aerodinamic studies. Arch Otolaryngol 1964;80:206-13.

Isshiki N, Okamura M, Tanabe M, Morimoto M. Differential diagnosis of hoarseness. Folia Phoniatr(Basel) 1969;21:9-23.

Johnson TJ. Vocal Abuse Reduction Program. San Diego: College-Hill, 1985.

Johnson JA, Pring TR. Speech therapy in Parkinson disease: A review and further data. British J Disord Commun 1995;25:183-94.

Kahane J, Beckford N. The aging larynx and voice. In: Ripich D (ed.) Handbook of geriatric communication disorders. Austin: Tx, Pro-Ed, 1991. 165-86p.

Kahane JC, Mayo R. The need for aggressive pursuit of healthy childhood voices, Lang Speech Hear Serv Schools 1989;20:102-7.

Kalil DM. Avaliação do processamento auditivo central em crianças disfônicas. Monografia de Especialização - Universidade Federal de São Paulo. São Paulo, 1994.

Kalinowski J, Stuart A. Stuttering amelioration at various auditory feedback delays and speech rates. Eur J Disord Commun 1996;31:259-69.

Katz J. Classification of Auditory Processing Disorders. In: Katz J, Stecker N, Henderson D. Central auditory processing: a transdisciplinary view. St. Louis: Mosby, 1992.

Katz J, Wilde L. Distúrbios da percepção em crianças In: Katz J. Tratado de audiologia clínica. 3. ed. São Paulo: Manole, 1989.

Koschkee D. Accent method. In: Stemple JC (ed.) Voice therapy: clinical studies. St. Louis: Mosby. 1993. 53-7p.

Kotby M, el-Sady S, Basiouny S, Abou-Rass Y, Hegazi M. Efficacy of the accent method of voice therapy. J Voice 1991;5:316-20.

Koufman J, Blalock PD. Vocal fatigue and dysphonia in the professional voice user: Bogart-Bacall syndrome. Laryngoscope 1988;98:493-8.

Koufman J, Blalock PD. Is voice rest never indicated ? J Voice 1989;3:87-91.

Krimberg CD. Análise visual e perceptivo-auditiva dos efeitos da técnica finlandesa do "b" prolongado em indivíduos adultos sem queixa vocal. Monografia - Especialização - Centro de Estudos da Voz. São Paulo: 2000.

Larson, G.W, Mueller PB. A national survey of voice therapy practices and techniques. J Audiol Speech Pathol (Texas) 1992;18:14-6.

Laukkanen AM, Lindholm P, Vilkan E, Haataja K, Alku P. A physiological and acoustic study on voice bilabial fricative /β/ as a vocal exercise. J Voice 1996;10:67-77.

Lehmann Q. Reserve phonation: a new maneuver for examining the larynx. Radiology 1965;84:215-22.

Lessac A. The use and training of the human voice: a byodinamic approach to vocal life. Mountain View, Mayfield, 1997.

Liechavicius C, Priston J. A importância da fisiologia aplicada à prática clínica – técnicas de sons fricativos. Programa Oficial. Sociedade Brasileira de laringologia e voz. 1º Congresso triológico de otorrinolaringologia. 5º Congresso brasileiro de laringologia e voz. São Paulo, 1999 (resumo)

Linville SE. Vocal aging. San Diego: Singular, 2001. 285-308p.

Liotii M, Ramig LO, Vogel D, New P, Cook CI, Ingham RJ, Ingham JC, Fox PT. Hypophonia in Parkinson's disease: neural correlates of voice treatment revealed by PET. Neurology 2003;60:432-40.

Lopes ML, Behlau M, Brasil O, Andrade D. A utilização da fonação inspiratória na caracterização das lesões benignas da laringe. In: Anais do I Congresso triológico de otorrinolaringologia, 1999.

Luria AR. Desenvolvimento cognitivo: seus fundamentos culturais e sociais. 2. ed. São Paulo: Ícone, 1990. 223p.

National Center for Voice and Speech. A vocologist´s guide: voice therapy & training. Iowa, 1994.

Machado L. Análise comparativa da constrição da parte nasal da faringe em registro modal e basal. Monografia de Especialização pela Universidade Federal de São Paulo. São Paulo, 1996.

Matkin N (1982) apud Katz J. Central Auditory Testing. Paper presented at American Speech-Language-Hearing Association Convention, Los Angeles. Tratado de audiologia clínica. 3. ed. São Paulo: Manole, 1989.

Matkin ND, Hook PE. Multidisciplinary approach to central auditory evaluations. In: Lasky E, Katz J (eds.) Central auditory processing disorders: problems of speech, language and learning. Baltimore: University Park, 1983. 223-42p.

McFarlane SC, Waterson TL. Vocal nodules: endoscopic study of their variations and treatment. Semin Speech Lang 1990;11:47-59.

Minifie FD, Flower RM. A voice for the future. In: Minifie FD (ed.) Introduction to communication services and disorders. San Diego: Singular, 1994. 673-89p.

Mello EBS. Educação da voz falada. Rio de Janeiro: Gernasa, 1972.

Mello EB. Educação da voz falada. 2 ed. Rio de Janeiro: Atheneu, 1984.

Menezes MHM. O tempo de execução como variável dos efeitos da técnica de vibração sonorizada de língua. Tese de Mestrado. Pontifícia Universidade Católica de São Paulo. São Paulo, 1999.

Moncur JP, Brackett IP. Modifying vocal behavior. New York: Harper, 1974.

Moore GP. Organic voice disorders. Englewood-Cliuffs: Prentice-Hall, 1971.

Moore GP. Have the major issues in voice disorders being answered by research in speech science? A 50-year retrospective. *J Speech Hear Res* 1977;42:152-60.

Morrison M, Gagnon S. *Video textbook of voice disorders.* Vancouver: Video Publishing Group, 2002. http://www.vpgroup.tv

Morrison M, Gore-Hickman P. Voice disorders in the elderly. *Journal of Otolaryngology* 1986;15:231-4.

Morrison MD, Rammage LA. Muscle misuse voice disorders: description and classification. *Acta Otolaryngol* (Stockh) 1993;113:428-34.

Morrison M, Rammage L.A. Voice disorders in the elderly. In: *The management of voice disorders.* San Diego: Singular, 1994. 141-9p.

Morsomme D, Jamart J, Boucquey D, Remacle M. Presbyphonia: voice differences between the sexes in the elderly. Comparison by maximum phonation time, phonation quocient and spectral analysis. *Log Phon Vocol* 1997;22:9-14.

Moses P. Vocal analysis. *Arch Otolaryngol* 1948;48:171-86.

Moses P. The voice of neuroses. New York: Grune & Stratton, 1954. 31-57p.

Mueller PB, Larson GW. Voice therapy practices and techniques: a survey of voice clinicians. *J Commun Disord* 1992;25:251-60.

Murry T. Pre- and postoperative phonotherapy. *J Sing* 2001;57:39-42.

Murry T, Woodson G. Combined modality treatment of adduction spasmodic dysphonia with botulium toxin and voice therapy. *J Voice* 1995;9:460-5.

Murry T, Woodson G. Treatment of dysphonia in geriatric population. In: Clemente MP. *Voice Update.* Amsterdam: Elsevier, 1996. 241-7p.

Nickel DG, Midleton GF, Brand MN. The effectiveness of a vocal health program for the elementary classroom. *Rocky Mountains J Commun. Disorder Fall* 1992:6.

Oliveira GCMG. Comparação da auto-percepção vocal do professor, pré e pós-escuta do registro da própria voz, com a opinião do fonoaudiólogo. *Monografia de Especialização. Centro de Estudos da Voz.* São Paulo, 2003.

Oliver (1870) apud Aronson A. E. Speech pathology and symptom therapy in the interdiciplinary treatment on psicogenic aphonia. *J Speech Hear Disord* 1969;34:321-41.

Ostwald P. Humming, sound and symbol. *J Audit Res* 1961;3:224-32.

Pannbacker M. Voice treatment techniques: a review and recommendations for outcome studies. *Amer J Speech language Pathol,* 1998;7:49-64.

Perkins WH. Vocal function: assessment and therapy. In: Travis LE (ed.) *Handbook of speech pathology and audiology.* New York: Appleton, 1971.

Phee AM, Orsoni AP, Alencar APT, Peloggia CCS, Botelho DC, Baruzzi MB, Padovani MMP, Combochi R, Madazio G, Behlau M, Pontes P. Configurações laríngeas na emissão do sussurro e no assobio. Trabalho. *Iniciação científica – Universidade Federal de São Paulo.* São Paulo, 1997.

Pegoraro-Krook MI. Métodos objetivos de investigação vocal para avaliar a eficiência do treinamento vocal. *Tese de Mestrado pela Escola Paulista de Medicina.* São Paulo, 1990.

Pereira LD. Identificação de transtorno do processamento auditivo central por meio de observação comportamental: organização de procedimentos padronizados. In: Schochat E (Org.) *Processamento Auditivo.* São Paulo: Lovise, 1996. 43-56p.

Pereira LD. Processamento auditivo central: abordagem passo a passo. In: Pereira, L.D, Schochat, E. *Processamento auditivo central: manual de avaliação.* São Paulo: Lovise, 1997. p.49-59.

Pereira LD, Schochat E. *Processamento auditivo central: manual de avaliação.* São Paulo: Lovise, 1997.

Pinho S, Pontes P. Disfonias funcionais: avaliação otorrinolaringológica dirigida à fonoterapia. *Acta AWHO,* 1991;10:34-7.

Powers WE, Holtz S, Ogura J. Contrast examination of the larynx and pharynx: inspiratory phonation. *Amer J Roentgenol* 1964;92:40-2.

Ramig LO, Bonitati C, Lemke J, Horii Y. Voice treatment for patients with Parkinson's disease: development of an approach and preliminary efficacy data. *J Med Speech Pathol* 1994;3:191-209.

Ramig L, Dromey C. Aerodynamics mechanisms underlying treatment related changes in SPL in patients with Parkinson disease. *J Speech Hear Res* 1996;39:1232-51.

Ramig LO, Gray S, Baker K, Corbin-Lewis K, Buder E, Luschei E, Coon H, Smith M. The aging voice: a review, treatment data and familial and genetic perspectives. *Folia Phoniatr* 2001;53:252-265.

Ramig L, Countryman S, O'Brien C, Hoehn M, Thompson L. Intensive speech treatment for patients with Parkinson disease: short and long term comparision of two techniques. *Neurology* 1996;47:1496-504.

Ramig L, Verdolini K. Treatment efficacy: voice disorders. *J Speech Lang Hear Res* 1998;41:S101-16.

Rechenberg L. Estudo comparativo do efeito das técnicas de vibração sonorizada de lábios e de língua por meio de análise acústica. *Monografia de Especialização. Centro de Estudos da Voz.* São Paulo, 1999.

Reed CG. Voice therapy: a need for research. *J Speech Hear Disord* 1980;45:157-69.

Robertson SJ, Thomson F. Speech therapy in parkinson's disease: a study in the efficacy and long-term effects of intensive treatment. *Br J Disorder Commun* 1984;19:213-34.

Riccio CA, Hynd GW, Cohen MJ, Hall J, Molt L. Comorbidity of central auditory processing disorder and attention-deficit hyperactivity disorder. *J Am Child Adolesc Psychiatry* 1994;33:849-57.

Rocha AF. O cérebro: breve relato de sua função. Jundiaí: CMYK Design, 1999. 60-103p.

Rodrigues S. Aplicação clínica da técnica de vibração na reabilitação vocal. *Tese de Mestrado pela Universidade Federal de São Paulo.* São Paulo, 1995.

Rosa IG, Bompet R. Singers voice perceptive analysis through tip of the tongue sonorized vibration. In: World voice consortium. *2nd. World Voice Congress and 5th International Symposium of Phonosurgery Scientifi program* . São Paulo, 1999. 107-8p.

Roy N, Gray SD, Simon M, Dove H, Corbin-Lewis K, Stemple J. An evaluation of the effects of two treatment approaches for teachers with voice disorders: a prospective randomized clinical trial. *J Speech Lang Hear Res* 2001;44:286-96.

Roy N, Weinrich B, Gray SD, Tanner K, Toledo SW, Dove H, Corbin-Lewis K, Stemple JC Voice Amplification versus vocal hygiene instruction for teachers with voice disorders: A treatment outcomes study. *J Speech Lang Hear Res* 2002;45:625-38.

Roy N, Weinrich B, Gray S, Stemple J, Sapienza C. three treatment for teachers with voice disorders: a Randomized Clinical Trial. *J Speech Lang Hear Res* 2003;46:670-88.

Roy N, Leeper HA. Effects of the manual laryngeal musculoeskeletal tension reduction technique as a treatment for functional voice disorders: perceptual and acoustic measures. *J Voice* 1993;7:242-9.

Roy N, Bless DM, Heisey D, Ford CN. Manual circumlaryngeal therapy for functional dysphonia: an evaluation of short and long term treatment outcomes. *J Voice* 1997;11:321-31.

Sander EK. Arguments against the aggressive pursuit for voice therapy in children. *Lang Speech and Hear. Serv Schools* 1989;20:94-101.

Sataloff RT, Rosen DC, Hawkshaw M, Spiegel J. The aging adult voice. *J Voice* 1997;11:156-60.

Schwartz RG, Goffman L. Metrical patterns of words and production accuracy. *J Speech Hear Res* 1995;38:876-88.

Seeman T, Kaplan G, Knudsen L, Cohen R, Guralnik J. Social network ties and mortality among the elderly in the Alameda county study. *American Journal of Epidemiology* 1987;126:714-23.

Shindo, M, Hanson, D. Geriatrics voice and laryngeal dysfunction. *Otolaryngologic Clinics of North America* 1990;23:1035-44.

Smith M, Ramig L, Dromey C, Perez K, Samandari R. Intensive voice treatment in Parkinson disease: laryngostroboscopic findings. *J Voice* 1995;9:453-9.

Smith S, Thyme K. Statistic research on changes in speech due to pedagogic treatment (the accent method). *Folia Phoniatr* 1976;28:98-103.

Soares RF, Piccolloto L. *Técnicas de impostação e comunicação oral*. 2. ed. São Paulo: Loyola, 1980.

Stemple JC. Principles of voice therapy. In: Stemple J. *Voice therapy. Clinical studies*. St. Louis: Mosby, 1993.

Stemple JC. Holistic voice therapies. In: Stemple J. *Voice therapy. Clinical studies*. 2. ed. San Diego: Singular, 2000.

Stemple J, Lee L, D'Amico B, Pickup B. Efficacy of vocal function exercises in the practice regiment of singers. *J Voice* 1994;3:271-8.

Sundberg J, Gauffin J. Spectral correlates of glottal voice source waveform characteristics. *J Speech Hear Res* 1989;32:556-65.

Tarneaud J. *Précis de therapeutique vocale*. Paris: Maloine, 1955.

Teixeira MZ, Trezza E, Behlau M. Opinião dos pais sobre a voz de seus filhos de 5 a 12 anos. *Rev Paulista Pediatr* 2003;21:68-75.

Titze T. Lip and tongue trills - what do they do for us? Disponível em http://www.shc.uiowa.edu (Acesso em fevereiro de 1999).

Tosi O. Pausometry. Measurements of low levels of acoustic energy. In: Onisi M. *World papers in phonetics*. Japan, Tokyo: The Phonetic Society, 1974. 129-44p.

van Riper C. *Speech correction principles and methods*. Englewood-Cliffs: Prentice-Hall, 1939.

Verdolini-Marston K, Sandage M, Titze I. Effect of hydration treatments on laryngeal nodules and polyps and related voice measures. *J Voice* 1994;8:30-47.

Verdolini K. National Center for Voice and Speech's Guide of Vocology. *National Center for Voice and Speech*. Iowa, 1998.

Verdolini K, Burke MK, Lessac A, Glaze L, Caldwell E. A preliminary study on two methods of treatment for laryngeal nodules. *J Voice* 1995;1:74-85.

Verdolini K, Druker DG, Palmer PM, Samawi H. Laryngeal adduction in resonant voice. *J Voice* 1998;12:315-27.

Vicari MIQ. Relação entre voz e o transtorno de déficit de atenção/hiperatividade. *Tese de Mestrado pela Universidade Presbiteriana Mackenzie*. São Paulo, 2002.

Weatherley CC, Worral LE, Hickson LM. The effects of hearing impairment on the vocal characteristics of older people. *Folia Phoniatr Logop* 1997;49:53-62.

Weiss D. *Introduction to functional voice therapy*. Basel: Karger, 1971.

Werner-Kukuk E, von Leden H. Vocal initiation. *Folia Phoniatr (Basel)* 1970;22:107-16.

West R, Kennedy L, Carr A. *The rehabilitation of speech*. New York: Harper, 1937.

Wilson K. D. *Voice Problems of Children*. 2nd ed. Baltimore: Williams & Wilkins, 1979.

Wilson K. *Problemas de voz em crianças*. 3. ed. São Paulo: Manole, 1993.

Winkworth AL, Davis PJ. Speech breathing and the Lombard effect. *J Speech Lang Hear Res* 1997;40:159-69.

Woo P, Casper J, Colton R, Brewer D. Dysphonia in the aging: physiology versus disease. *Laryngoscope* 1992;102:139-44.

Yamaguchi H, Yotsukure Y, Sata H, Watanabe Y, Hirose H, Kabayashi N, Bless DM. Pushing exercise program to correct glottal incompetencies. *J Voice* 1993;7:250-6.

Zerfi WAC. Voice reeducation. *Arch Otolaryngol* 1948;48:521-6.

LEITURAS RECOMENDADAS

COLTON R, CASPER C. *Compreendendo os Problemas de Voz.* Porto Alegre: Artes Médicas, 1996.

O livro é escrito por dois fonoaudiólogos de grande projeção no meio científico americano e aborda desde anatomia e fisiologia até reabilitação vocal. É um livro muito completo e no capítulo de reabilitação oferece uma visão geral da terapia destacando a importância da higiene vocal, descrevendo algumas técnicas e abordando questões contraditórias da terapia de voz. Esta versão do livro em português é a tradução da primeira edição escrita em 1990. A nova edição, atualizada, ampliada e modificada, foi publicada em 1996, mas não existe tradução para o português. Sugerimos a consulta da segunda edição em inglês.

BOONE D, MCFARLANE S. *The Voice and Voice Therapy.* 3. ed. Englewood-Cliffs, Prentice-Hall, 1988.

O livro descreve várias técnicas terapêuticas que podem ser utilizadas para diferentes alterações. É uma excelente fonte de informação básica para qualquer terapeuta de voz, considerada a bíblia do fonoaudiólogo americano na área de voz. É o livro sobre voz mais consultado mundialmente. A segunda versão, publicada apenas no nome de Daniel Boone, está disponível em espanhol, porém o texto da terceira edição é enormemente superior.

NATIONAL CENTER FOR VOICE AND SPEECH. *A Vocologist´s Guide: Voice Therapy & Training.* Iowa, 1994.

O livro descreve várias técnicas terapêuticas que podem ser utilizadas para diferentes alterações. É uma excelente fonte de informação básica para qualquer terapeuta de voz, considerada a bíblia do fonoaudiólogo americano na área de voz. É o livro sobre voz mais consultado mundialmente. A segunda versão, publicada apenas no nome de Daniel Boone, está disponível em espanhol, porém o texto da terceira edição é enormemente superior.

BEHLAU M, PONTES P. *Avaliação e Tratamento das Disfonias.* São Paulo: Lovise, 1995.

O livro aborda a avaliação e o tratamento das disfonias de forma didática e clara, incluindo uma fita cassete com exemplos de vozes para o treinamento auditivo do leitor. Especificamente na área de reabilitação, o capítulo 5 oferece uma visão geral do tratamento de problemas de voz, e o capítulo 6 descreve as principais diferentes abordagens e técnicas de treinamento vocal, com detalhes úteis para os clínicos jovens.

BRANDI ESM. *Educação da Voz Falada.* 3. ed. Rio de Janeiro: Atheneu, 2000.

O livro clássico da Profa. Edmée Brandi, em sua terceira edição, é uma fonte importante de exercícios vocais, desde os que se relacionam à coordenação pneumofônica até os de articulação e dicção. Ressaltamos particularmente a leitura dos capítulos 2. *A Voz e a Fala* e 3. *Voz e Comunicação*. Uma fita didática, com exercícios, acompanha esse livro.

BEHLAU M, RODRIGUES S, AZEVEDO R, Gonçalves MI, PONTES P. *Avaliação e Terapia de Voz.* In Lopes Filho O. *Tratado de Fonoaudiologia.* São Paulo: Roca, 1997. 607-58p.

Os autores apresentam neste capítulo a avaliação subjetiva e objetiva do paciente disfônico, assim como descrevem as linhas gerais de reabilitação. O treinamento vocal é abordado de forma bastante clara e objetiva, leitura essencial para o fonoaudiólogo que trabalha com voz. O nível do texto é básico, indicado para os colegas sem experiência prévia na área.

BEHLAU M, PONTES P. *Higiene Vocal. Cuidando da Voz.* 3. ed. Rio de Janeiro: Revinter, 1999.

O manual é uma revisão ampliada e atualizada de um folheto anterior, sobre o mesmo tema. Oferece uma leitura detalhada, abrangente e atualizada sobre a produção vocal e seus fatores de risco. São informações essenciais tanto para o profissional da voz quanto para o paciente disfônico.

WILSON KD. *Voice Problems of Children.* 3rd ed. Baltimore, Williams & Wilkins, 1979.

Este livro é escrito em linguagem simples e direta, abordando de maneira objetiva os principais aspectos envolvidos na disfonia infantil. Enfoca os aspectos comportamentais da disfonia, com inúmeras sugestões de estratégias para a abordagem dos diversos aspectos associados às disfonias infantis. Oferece algumas pranchas ilustradas com sugestões de como trabalhar aspectos particulares da disfonia infantil.

_____. *Problemas e Voz em Crianças.* 3 ed. São Paulo: Manole, 1993. (Edição em Português)

ANDREWS ML. *Voice Therapy for Children.* San Diego: Singular, 1991a.

O presente livro enfatiza a importância de se desenvolver programas de intervenção em quadros de disfonia infantil, possibilitando a exploração profunda da informação teórica associada a estes casos. O livro advoga a terapia cognitiva no tratamento da disfonia infantil, com inúmeros exemplos de como podemos abordar aspectos tão complexos da produção vocal com uma criança. São muitas as histórias e os exemplos passo-a-passo de como podemos ampliar os horizontes no atendimento destes casos, tornando a terapia agradável ao terapeuta e estimulante para a criança.

_____. *Terapia Vocal para Crianças. Os Primeiros anos Escolares.* Porto Alegre: Artes Médicas, 1998.

LINVILLE SE. *Vocal Aging.* San Diego: Singular, 2001.

Este é um livro escrito pela Fga. Sue Ellen Linville, que se dedicou ao estudo da laringe feminina e do envelhecimento vocal, publicando vários estudos que culminaram na produção desta obra. É um livro especialmente voltado para o processo do envelhecimento, com ênfase no diagnóstico e tratamento das alterações vocais decorrentes. Auxilia os profissionais a determinar a diferença entre alterações vocais fisiológicas e patológicas, detalhando mudanças anatômicas nos sistemas respiratório, laríngeo, supralaríngeo e neuromuscular. A autora desenvolve também um interessante capítulo sobre as diferentes teorias do envelhecimento, com base biológica, comportamental e cultural, explorando os diferentes modelos de envelhecimento vocal.

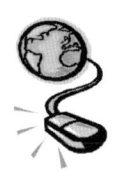

SÍTIOS RECOMENDADOS

☞ http://www.unc.edu/~chooper/classes/voice/webtherapy/

Este é o sítio da *University of North Carolina at Chapel Hill* da *Division of Speech and Hearing Sciences*. Este sítio é bem amplo com variadas informações sobre reabilitação vocal. Você tem fácil acesso a várias técnicas de terapia, sugestões de revistas científicas, dicas de livros em voz, publicações, informações para pacientes e familiares, além de *links* bem interessantes na área.
Idioma: inglês
Sítio visitado em 9/2/2004

☞ http://members.tripod.com/Caroline_Bowen/adult-voice-strain.htm

Este sítio foi desenvolvido por Caroline Bowen da disciplina de lingüística *da Macquarie University (Sydney)* e uma das fundadoras da *Speech and Language in Gordon (Sydney, Australia)* Ela oferece informações para tratamento de voz em adultos com nódulos e voz tensa. Apresenta a causa da disfonia, os primeiros sintomas, dicas para eliminação dos nódulos, para aquecimento, para repouso vocal relativo, para otimização da saúde geral, além de *links* na área.
Idioma: inglês
Sítio visitado em 9/2/2004

☞ http://www.emedicine.com/ent/topic683.htm#section~voice_therapy

Esta entrada do sítio da emedicine apresenta um texto bastante amplo sobre terapia vocal, desenvolvido por Ryan C Branski, MA, CCC-SLP e Thomas Murry, PHD. O texto abrange diagnóstico, terapia vocal indireta, terapia vocal direta, terapia de voz confidencial, terapia de ressonância, exercícios de função vocal, terapia do método de acentuação, manipulação digital laríngea, Lee Silverman. Além disso, eles abordam indicações para terapia de voz comportamental: disfonias funcionais, disfonias orgânicas, disfonias neurológicas e imobilidade de pregas vocais.
Idioma: inglês
Sítio visitado em 9/2/2004

☞ http://www.upmc.edu/UPMCVoice/

O sítio da *University of Pittsburgh Voice Center* é bem atraente e de fácil navegação. Apresenta informações para tratamento de voz profissional, ilustrações de várias lesões laríngeas, tais como, nódulos, pólipos, cistos, edema de Reinke, paralisia de PPVV, pregas vocais arqueadas, granuloma, papiloma. Também oferece o formulário original do IDV (Índice de Desvantagem Vocal). É possível ainda o acesso a entradas de anatomia, FAQs sobre disfonia e opções de tratamento para distúrbios vocais, incluindo reabilitação vocal.
Idioma: inglês
Sítio visitado em 9/2/2004

☞ http://www.aos-jax.com/voiceth.htm

Este é o sítio da *Advanced Otolaryngology Services*, da *P.A. University Blvd. South*. Apresenta uma entrada simples com um sumário de terapia vocal e dicas de exercícios, higiene vocal e voz profissional.
Idioma: inglês
Sítio visitado em 9/2/2004

☞ http://www.addictionrecov.org/paradigm/P_PR_SP98/Firestone.html

Este sítio foi desenvolvido por Robert W. Firestone, PhD da *Glendon Association*. Apresenta os passos e aplicações da terapia vocal, bases da psicodinâmica vocal, terapia de voz como procedimento de pesquisas.
Idioma: inglês
Sítio visitado em 9/2/2004

☞ http://www.geocities.com/lista_fono/ ou http://br.groups.yahoo.com/group/fono/

A lista de discussão em questão, bastante ativa, foi criada por Cíntia Linhares em 28 de março de 1999 e conta com mais de 350 associados, entre fonoaudiólogos, estudantes, dentistas, professores de canto, educadores em geral e outros profissionais da saúde, de todas as regiões do Brasil e até mesmo de outros países, como Argentina, Peru, Portugal e Estados Unidos. Para participar da lista em que são discutidos procedimentos de avaliação, terapia e esclarecimento de dúvidas, o interessado deve enviar um e-mail em branco para fono-subscribe@yahoogrupos.com.br, responder ao formulário de inscrição e aguardar aprovação. É importante destacar que, no decorrer dos últimos anos, o próprio grupo estabeleceu suas regras de funcionamento, que foram compiladas pela equipe de organização e enviadas a todos os participantes. A moderação da lista é realizada pelas Fga. Luciana Sá, do Rio Grande do Sul; pela Fga. Cláudia Freitas Soares de Moura, de Minas Gerais e pela Fga. Roberta Alvarenga Reis, de São Paulo.
Idioma: português
Lista ativa em: 9/2/2004

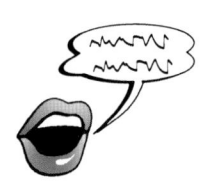

DE BOCA EM BOCA

1 DEJONCKERE PH, LEBACQ J. **Plasticity of voice quality: a prognostic factor for outcome of voice therapy?** *J. Voice*, 15:251-6, 2001.

Este texto define plasticidade na qualidade vocal como o grau de melhora nos desvios da qualidade vocal que podem ser obtidos de forma imediata ou quase imediata, por alterações nas condições vocais básicas de sonoridade (por exemplo, na intensidade), postura (ajuste de ombros), articulação (sobrearticulação), ressonância (foco), mecânica respiratória (volume de ar), posicionamento da laringe (abaixamento da laringe) ou monitoramento auditivo (efeito Lombard). Participaram do presente estudo 32 pacientes adultos, com diversas lesões orgânicas benignas e que foram submetidos à terapia funcional de voz: nove com nódulos, oito com pólipos, seis com edema de Reinke, cinco com paralisia unilateral e quatro com escara/cisto/sulco. Todos os indivíduos foram analisados de acordo com o índice de plasticidade vocal (IPV). A hipótese testada era de que o grau de plasticidade vocal seria um preditor do resultado final da terapia de voz funcional.

A avaliação pré-terapia da plasticidade vocal consistiu no emprego dos três primeiros parâmetros da Escala GRBAS: G (desvio global), R (componente de irregularidade) e B (componente de soprosidade). Dois avaliadores experientes, de modo separado, ouviram as vozes e fizeram a marcação dos desvios em uma escala visual analógica de 100 mm, usando como material de fala a emissão de "a" sustentada e um trecho de conversação; fez-se a média dos dois escores. A plasticidade foi então avaliada pela comparação entre o escore da emissão espontânea do paciente com o escore da melhor tarefa vocal, modificando-se as condições acima mencionadas. Os resultados foram avaliados da seguinte forma: 1. sem mudança ou com mudança discreta (uma redução do escore a um valor maior que 67% do valor original; como exemplo, um G que melhorou de 50 a 40); 2. melhora moderada (redução do escore a um valor entre 50 e 66% do valor original; como um G que melhorou de 50 a 30); 3. melhora acentuada (redução a um valor menor que 50% do escore original; como um G que melhorou de 50 a 10). Para avaliar a magnitude desta melhora foi considerado o parâmetro mais sensível (G, R ou B), ou seja, aquele que apresentou a maior mudança relativa.

Foi também realizada a análise acústica (J%, S%, PRH), com o MDVP (KAY ELEMETRICS), na vogal sustentada em emissão confortável. O grau de plasticidade foi computado do mesmo modo que na análise perceptivo-auditiva, ou seja, no parâmetro que demonstrou a maior modificação. O mesmo foi feito com a avaliação estroboscópica, no que diz respeito ao fechamento glótico, regularidade de vibração na câmera lenta e qualidade da onda de mucosa (escala visual analógica de 100 mm).

Depois que o paciente terminou a reabilitação vocal por no máximo 3 meses, (de 4 a 19 sessões), por meio de terapia funcional, foi aplicado o mesmo protocolo para a segunda avaliação, ou seja, avaliação perceptivo-auditiva, acústica e estroboscópica, tendo-se realizado médias dos escores, entre os dois profissionais. Nas avaliações pré pós terapia, foi considerada também a possibilidade de piora de voz (escala negativa) e, portanto, usou-se uma escala de –3 a +6, tanto na avaliação perceptiva, como na acústica e na estroboscópica. Os resultados da plasticidade vocal indicam uma distribuição bipolar, ou seja, a plasticidade da qualidade vocal manifesta-se por meio de escores elevados (> 3) ou escores baixos (< 3), o mesmo ocorrendo com o efeito do tratamento que pode ser evidente ou ausente.

A confiabilidade das análises foi realizada pelo coeficiente de correlação de Spearman. Na avaliação perceptiva obteve-se correlação de 0,77 para G, de 0,71 para R e de 0,73 para B. Na avaliação estroboscópica obteve-se correlação de 0,65 para o fechamento glótico, de 0,61 para regularidade e de 0,68 para a onda de mucosa. Se mudanças simples, embora quantificadas, nos parâmetros de emissão são suficientes para se conseguir uma melhora imediata na qualidade vocal do paciente disfônico, podemos levantar a hipótese de que após a reabilitação tais mudanças (ou outras similares) poderiam se transformar em habituais, o que faz com que esta seja bem-sucedida. Tal hipótese leva a uma segunda que é o fato de que o IPV pode estimar a importância da contribuição do componente disfuncional nas lesões orgânicas. Edema de Reinke e nódulos têm grande IPV.

Portanto, em diversas lesões benignas, o uso do IPV, computado a partir da quantificação das melhoras imediatas da qualidade vocal e do padrão de vibração da mucosa, por meio da administração de técnicas vocais, mostra uma correlação satisfatória com a eficácia da terapia pré-operatória. Se a plasticidade é alta ou baixa, de modo paralelo e correspondente, o efeito do tratamento fonoaudiológico é claro ou ausente. O IPV difere nas categorias diagnósticas e, embora seu valor de predição seja limitado, é muito útil para a indicação de terapia pré-cirúrgica.

2 CASPER JK, MURRY T. Voice Therapy Methods in Dysphonia. *Otol.Clinics of North America*, Vol. 33:5,983-1002, 2000.

A terapia de voz é uma das modalidades mais importantes no tratamento das disfonias, contudo, a escolha de técnicas ainda é muito controversa. As técnicas existentes não possuem descrições claras nem específicas principalmente no que se relaciona ao curso e a extensão do tratamento, sendo que a especificidade da técnica e sua eficácia raramente são explícitas.

Portanto é importante considerar os seguintes conceitos para que o programa de terapia tenha sucesso:

1. **Conscientização do paciente:** é o primeiro passo na terapia; o paciente deve compreender como a voz normal e a alterada são produzidas, ter informações sobre o processo terapêutico, seu papel na terapia, os benefícios esperados, e as técnicas utilizadas.
2. **Higiene vocal:** instruções gerais sobre cuidados com a saúde vocal.
3. **Redução de comportamentos vocais excessivos:** pacientes disfônicos devem ser aconselhados a não falar forte, reduzir o tempo de uso da voz, eliminar pigarro e evitar tosse, gargalhadas e choro, sempre que possível.
4. **Acordo mútuo com relação aos objetivos e expectativas:** o paciente e o clínico devem saber que há um problema presente, que devem estar motivados para tratá-lo, devem reconhecer e aceitar qualquer limitação e estarem conscientes do progresso.
5. **Habilidade do paciente em aceitar as mudanças:** se o paciente não reconhecer e aceitar as mudanças durante a terapia, o tratamento não será efetivo.
6. **Demonstração de técnicas terapêuticas:** clínicos devem ser capazes de demonstrar técnicas terapêuticas; o fonoaudiólogo deve estar ciente de que sua voz tem um papel importante no processo terapêutico.

No presente texto são apresentadas e comentadas as seguintes modalidades de terapia: voz confidencial, terapia de ressonância, massagem circunlaríngea, exercícios de função vocal, Método Lee Silverman, terapia de voz desafiadora, abordagens para a suavização fonatória, método de acentuação, método mastigatório, além de diversas técnicas e métodos para transtornos vocais específicos.

TERAPIA DE VOZ CONFIDENCIAL

É a voz usada em assuntos confidenciais, de qualidade vocal soprosa, tem fraca intensidade, apresenta diminuição na força de adução e abdução das pregas vocais. Quando esta técnica é produzida adequadamente, a constrição supraglótica e a tensão muscular excessiva são eliminadas.

A redução fisiológica da hiperadução das pregas vocais é um dos fatores positivos mais importantes, pois o paciente tem que mudar seu padrão habitual de voz, se conscientizar com o nível de ruído do ambiente e aprender a fazer ajustes adequados. O problema do paciente é a dificuldade em ser ouvido em ambientes ruidosos e situações nas quais o aumento de intensidade é necessário.

O objetivo desta técnica consiste em: 1. eliminar comportamentos traumáticos e hiperfuncionais; 2. permitir a cura de lesões de massa; 3. eliminar tensão muscular excessiva e fadiga vocal; 4. modificar o controle de volume interno e 5. elevar a conscientização do uso da voz e do ambiente. Esta técnica não é o ponto final da terapia, mas sim um meio pelo qual um novo padrão será aprendido. Utilizada no tratamento de lesões benignas, disfonia por tensão muscular, disfonia hiperfuncional, fadiga vocal e pós-operatório precoce.

Protocolo de Terapia

O paciente é orientado a fazer uma voz como se ele fosse contar um segredo, ou o fonoaudiólogo demonstra o modelo vocal. O objetivo é usar a voz confidencial o tempo todo por pelo menos as 4 primeiras semanas de tratamento. O exercício deve ser iniciado com palavras e frases automatizadas, progredindo para a fala. O paciente precisa ser auxiliado na manutenção deste padrão em situação fora de terapia. Após a quarta semana de terapia, o foco passa ser direcionado para a ressonância mantendo o padrão suave de produção vocal.

Precauções e Expectativas

Devemos atentar para o fato de que o aumento de suporte aéreo pode causar desidratação das mucosas oral e faríngea, a qual deve ser administrada com aumento do consumo de líquidos. Depois da primeira e segunda semanas o paciente deve relatar diminuição da fadiga vocal e da dor e aumento da consistência vocal durante todo o dia. A voz deve apresentar qualidade vocal fluida e melhora da freqüência em quatro a cinco sessões. O processo não deve ser acelerado mesmo que a melhora ocorra precocemente, porque o tempo é essencial para a melhora das lesões e para que um ajuste motor adequado seja adquirido. Durante a oitava semana as lesões devem ter reduzido de tamanho e a qualidade vocal deve ter melhorado significativamente.

TERAPIA DE RESSONÂNCIA

O objetivo é suavizar a fonação a partir da sensação e da audição associadas à produção da voz com a vibração dos ossos da face. As sensações vibratórias da técnica de ressonância resultam em um aumento da *intensidade* e da variação da pressão oral. As pregas vocais encontram-se levemente aduzidas. Esta técnica, assim como a técnica da voz confidencial, tem sido muito eficaz no tratamento de nódulos vocais. Também é usada para o tratamento de lesões nas pregas vocais, disfonias funcionais, leve atrofia de mucosa e paralisia.

Protocolo de Terapia

Os primeiros passos da terapia tem como objetivo desativar os ajustes motores do trato vocal e da cintura escapular, por meio de exercícios de alongamento e relaxamento. Exercícios de som nasal "m" e exercícios de ressonância estendidos gradualmente para a fala (sílabas, palavras, sentenças, diálogo), são utilizados nesse modelo de terapia.

Precauções e Expectativas

O sucesso da terapia em parte depende do uso generalizado que o paciente faz do novo ajuste vocal e o clínico deve ficar atento à quaisquer sinais de hiperfunção ou mudança.

MASSAGEM MANUAL CIRCUNLARÍNGEA

É uma técnica direta com a qual o clínico massageia e manipula a região da laringe do paciente observando as mudanças obtidas na qualidade vocal do mesmo. Um dos objetivos é reduzir a contração dos músculos e permitir a descida da laringe.

A aplicabilidade desta técnica é bem extensa, sendo muito usada em pacientes com queixa de tensão ou dor em região de pescoço e cintura escapular, odinofonia ou naqueles que apresentam postura rígida.

Protocolo de Terapia

A tensão é avaliada por meio de palpação direta na região laríngea e logo após inicia-se a terapia. O hióide é envolvido com o polegar e o dedo indicador e as pontas do corno posterior são identificadas e massageadas com movimentos circulares e leve pressão. Em seguida, inicia-se uma massagem na incisura tireóidea e segue-se posteriormente. Com os dedos ao longo da borda superior da cartilagem tireóidea, a laringe é gentilmente movimentada para baixo e, ocasionalmente, lateralmente. O paciente é instruído a fazer um som nasal ("mmmm...") ou a prolongar uma vogal durante o procedimento enquanto mudanças na qualidade vocal vão sendo observadas. A qualidade vocal obtida é reforçada e é usada crescentemente, durante a massagem e finalmente na ausência dela.

Precauções e Expectativas

O paciente pode queixar-se de dor no início do processo. É necessário portanto ter paciência e proceder à terapia de forma tranqüila a fim de fornecer ao paciente segurança durante todo o processo terapêutico.

EXERCÍCIOS DE FUNÇÃO VOCAL

Estes exercícios têm o objetivo de reforçar e equilibrar a musculatura laríngea, melhorar a flexibilidade e movimento da prega vocal e reequilibrar o fluxo de ar. Os exercícios foram desenvolvidos para exercitar músculos laríngeos específicos. Os quatro passos são: aquecimento, estiramento, contração e aumento da força do músculo. Os exercícios são recomendados para diversos tipos de transtornos vocais por um período de 6 a 8 semanas.

Protocolo de Terapia

Os exercícios são realizados duas vezes cada e repetidos duas vezes ao dia. O início da sonorização com ressonância anterior é enfatizado nas vogais. Para o aquecimento vocal, emissão da vogal sustentada "ô" o mais suave e longo possível, em freqüência adequada para o sexo e a idade do falante. Para o alongamento, é utilizado glissando ascendente com a palavra "gol". Para a contração é realizado glissando descendente. Em seguida a vogal "o" é sustentada no tempo máximo de fonação, em diferentes notas selecionadas.

Precauções e Expectativas

A principal precaução é assegurar-se de que os exercícios estão sendo feitos corretamente.

MÉTODO LEE SILVERMAN (LSVT®)

O Método Lee Silverman é um programa de terapia intensiva, composto de quatro sessões por semana, durante um mês, para pacientes com doença de Parkinson idiopática e para outras formas de doença neurológica progressiva. Este método atua sobre os efeitos negativos da doença de Parkinson, sendo necessário que o paciente, por meio dos mecanismos fonatórios, faça esforço visando ao aumento da intensidade. O programa envolve cinco conceitos essenciais: a voz é o foco do tratamento, sua produção requer alto grau de esforço, o atendimento é intensivo, o paciente precisa ser calibrado e as produções e resultados devem ser quantificados. Além disso, somente os clínicos certificados podem aplicar o método.

Protocolo de Terapia

Os exercícios (terapia e em casa) iniciam com a emissão da vogal sustentada "a", o mais intenso e longo possível. Repete-se de dez à doze vezes e mede-se o tempo e a intensidade a cada produção. Emissões sustentadas variando a freqüência fundamental (nos máximos da extensão), por dez vezes com duração de 2 a 3 segundos. Em seguida são repetidas de trinta a cinqüenta vezes, em forte intensidade, dez a 15 frases usadas freqüentemente pelo paciente. Cada sessão também inclui um período de exercícios com fala em forte intensidade iniciando com palavras chegando até a conversação. O paciente também é incentivado a utilizar a voz forte fora do local de terapia. Mesmo após o término da terapia, o paciente deve praticar em casa.

Precauções e Expectativas

Quanto mais precoce a intervenção melhores são os resultados vocais. A terapia deve levar em conta as necessidades de cada paciente bem como a severidade da doença. Pesquisas têm mostrado que as mudanças positivas obtidas após o LSVT® podem durar até um ano.

TERAPIA DE DESAFIO VOCAL

É composta por uma série de exercícios que desafiam e treinam o paciente a usar a voz em intensidade mais forte, o mesmo princípio do LSVT®.

Protocolo de Terapia

Esta técnica tem como objetivo obtenção da voz forte, aumento da flexibilidade das pregas vocais e maximização do padrão e tempo de fonação. Os princípios básicos dessa técnica são fundamentados em parte no sucesso do LSVT® e na compreensão da fisiologia e da fisiopatologia de alguns problemas vocais. Esta técnica é utilizada para disfonias hipocinéticas, hipercinéticas ou desequilíbrio muscular.

As técnicas apresentadas a seguir são realizadas com determinada freqüência, porém com intensidade vocal menor do que a utilizada no LSVT®, uma vez que não há envolvimento neurológico.

1. **Vibração de língua ou lábios:** Realizado em diferentes freqüências, com variação ascendente e descendente de freqüência, como um som de sirene ou glissando.
2. **Exercício de extensão das freqüências:** este exercício visa o aumento da flexibilidade das pregas vocais por meio do seu estiramento e encurtamento. O paciente deve começar o exercício na freqüência mais confortável e progressivamente subir ou descer a escala musical nos seus extremos.
3. **Intensidade e duração máxima:** mesmos procedimentos do Método Lee Silverman.
4. **Esforço vocal (fonação em forte intensidade):** O paciente deve estipular uma nota para o seu esforço vocal. Aparentemente, quando instruídos dessa forma, os pacientes aumentam seu esforço fonatório sem a presença de hipercinesia. Pacientes devem alternar o uso de palavras e frases utilizando os alvos de esforço fonatório estabelecidos.

Precauções e Expectativas

A terapia deve ser regular (duas vezes semanais durante 3 a 4 semanas) até que o paciente compreenda a abordagem e seja capaz de utilizá-la diariamente. Faltas na terapia podem acarretar em uso inapropriado das técnicas.

TERAPIA DE FONAÇÃO FLUIDA

Utiliza um programa de técnicas que objetivam uma aproximação suave de pregas vocais: suspiro, bocejo/suspiro, ataque vocal soproso.

1. **Suspiro:** o paciente deve ser orientado a produzir um suspiro o mais natural e suave possível. O ar deve ser inspirado suavemente, e o suspiro deve acontecer naturalmente e não forçado. Deve-se atentar para qualquer sinal de tensão associado à execução do exercício.
2. **Bocejo:** este exercício é uma variação do suspiro, porém no bocejo ocorre um alongamento dos músculos extrínsecos da laringe, abaixamento da laringe e ampliação da faringe. Uma grande quantidade de ar deve ser inspirada profundamente, então se simula um bocejo, mantendo a boca aberta até que a mandíbula se feche no final da produção. Para este exercício, também se deve atentar para qualquer sinal de tensão associado.
3. **Ataque vocal soproso:** este exercício pode ser abordado de várias maneiras utilizando-se palavras que iniciam com vogais. O paciente deve ser instruído a liberar o fluxo aéreo e somente então iniciar a fonação.

Precauções e Expectativas

Muitas vezes é difícil para o paciente controlar e relaxar seu corpo. Aparentemente, esta técnica parece ser fácil, no entanto são necessárias prática e aprendizado. Esta técnica é contra-indicada para pacientes com fechamento glótico incompleto.

MÉTODO DE ACENTUAÇÃO

Este método baseia-se em ritmo e fonação suave e tem sido usado para todos os tipos de disfonias. O enfoque é dado ao tipo respiratório abdominal/diafragmático associado à fonação suave com ampliação da laringe e tarefas rítmicas. Alguns estudos mostram os efeitos benéficos do método de acentuação.

Protocolo de Terapia

Primariamente, a respiração é trabalhada com ritmo, com o apoio de instrumentos de percussão para a conscientização dos músculos respiratórios. Ritmos e movimentos corporais, tais como, palmas, estalo de dedos são introduzidos. O próximo passo consiste em introduzir a produção de sílabas enquanto o ritmo é mantido. O foco deve estar na contração e no relaxamento dos músculos respiratórios. A terapia, então deve progredir, hierarquicamente, para palavras, frases e conversação, podendo haver variação de freqüência, ritmo e sílabas. O ritmo deve sempre ser mantido, porém movimentos corporais devem ser eliminados com o decorrer do processo.

MÉTODO MASTIGATÓRIO

O método mastigatório é uma abordagem holística para redução de hiperfunção vocal. É baseado na teoria de que a mastigação, por ser uma função automática, relaxa os músculos intrínsecos e extrínsecos da laringe. Durante os últimos 50 anos, fonoaudiólogos tem utilizado esta técnica para redução da tensão muscular do pescoço e mandíbula nos transtornos funcionais após infecção das vias aéreas superiores ou nas afonias de conversão.

Protocolo de Terapia

O método é realizado associando-se movimentos mastigatórios exagerados à fonação com variação de entonação. Com o progresso da terapia o paciente deve diminuir os movimentos de mastigação até chegar aos movimentos orais adequados.

Precauções e Expectativas

Apesar desta técnica ser muito eficiente para redução de posturas hiperfuncionais dos mecanismos articulatórios, pacientes podem se sentir constrangidos em realizá-la. É muito importante que o clínico demonstre adequadamente o exercício.

TÉCNICAS VARIADAS

Há um grupo de técnicas que não se encaixam em uma categoria específica e serão descritas a seguir:

1. **Fonação inspiratória:** o paciente deve ser instruído a fazer uma produção vocal durante a inspiração seguida de uma fonação normal no ciclo expiratório. Esta técnica tem sido eficaz para eliminar constrição de pregas vestibulares. Fonação inspiratória também tem sido utilizada para disfonia espasmódica, porém não é um método fácil de se adotar e nem sempre efetivo.

2. **Uso de funções reflexas e vegetativas para eliciar a voz:** o uso de funções reflexovegetativas como pigarro, tosse, risada, gargarejo são utilizadas para reverter quadros de disfonias hipercinéticas ou por tensão musculoesquelética associadas a um quadro psicogênico. O princípio deste método é obter fonação por meio de uma mudança fisiológica. Geralmente a manipulação digital pode estar associada à esta técnica.

3. **Terapia para questões transexuais:** Geralmente, a mudança de uma voz feminina para uma voz masculina não apresenta um problema, pois existem medicações que podem virilizar a voz de forma efetiva, entretanto, o mesmo não acontece com a mudança da voz masculina para a feminina. O fonoaudiólogo deve trabalhar os seguintes aspectos: suavização da emissão, padrões de entonação, duração das hesitações, padrões lingüísticos e de expressão corporal.

MÉTODOS PARA TRANSTORNOS ESPECÍFICOS

Disfonia por Tensão Muscular

Transtornos vocais por tensão muscular envolvem freqüentemente os músculos intrínsecos e extrínsecos da laringe, pescoço, língua e mandíbula. Este tipo de distúrbio está quase sempre, associado à infecção viral aguda, dor de garganta ou refluxo.

Este tipo de alteração apresenta bons resultados após terapia vocal intensiva associada à fisioterapia. O trabalho consiste de alongamento, massagem profunda, exercícios de relaxamento para todo o corpo e terapia com ultra-som.

Disfonia Espasmódica

A disfonia espasmódica tem sido alvo de maior interesse na fonoaudiologia, antes mesmo do uso de toxina botulínica, o seu tratamento era feito por secção do nervo laríngeo recorrente, psicoterapia ou fonoterapia. atualmente a aplicação de toxina botulínica é seguida de terapia vocal para promover menor esforço à fonação, obtendo-se um resultado por maior tempo.

Protocolo de Terapia

1. Aplicação da toxina botulínica seguida de terapia vocal geralmente requer um menor período de tratamento, pois a toxina alivia os espasmos. A terapia vocal inicia em média de 10 dias a 2 semanas após a aplicação da toxina botulínica.
2. A terapia foca a redução do esforço associada ao uso de sons fricativos e vogais por meio de fonação com variação de freqüência.
3. O programa terapêutico inclui a substituição de ciclos respiratórios curtos, por inspiração suave e lenta, primeiramente sem fonação e em seguida com fonação; conscientização quanto ao controle respiratório inferior e ao ritmo da respiração.
4. O uso de frases com três a seis sílabas além de sons surdos e sonoros associados, para que o paciente tenha consciência de que a fonação tornou-se mais fácil do que antes. Exercícios de ressonância também são utilizados.

A terapia vocal geralmente dura de seis a oito sessões, durante 8 semanas, pois a chave do tratamento é a redução da pressão excessiva e a manutenção da fonação não-espasmódica para oferecer ao paciente segurança no processo terapêutico.

Assim, as abordagens mais comuns na terapia vocal são descritas neste artigo, embora muitas tenham sido omitidas por falta de espaço. A terapia vocal é uma maneira direta de modificar comportamentos, que requer cooperação ativa do paciente. Este trabalho difere da abordagem médica que geralmente se utiliza de medicamentos; difere da abordagem cirúrgica, que se baseia na habilidade do cirurgião; e difere do trabalho dos professores de técnica que atuam sobre a voz normal. Em geral os pacientes que necessitam de terapia fonoaudiológica nunca pensaram sobre a sua voz até que passaram a enfrentar dificuldades, com uma expectativa de rápida recuperação, o que nem sempre é possível. É importante reconhecer essas diferenças para compreender os procedimentos padronizados e avaliar o sucesso ou o fracasso da fonoterapia.

3 RAMIG L, VERDOLINI K. Treatment efficacy: voice disorders. *J. Speech Lang. Hear. Res.*, 41:S101-16, 1998.

Definição de Transtornos Vocais

Os transtornos vocais são caracterizados por desvios que comprometem a inteligibilidade e a efetividade da comunicação oral, sejam eles manifestados por meio de alterações na freqüência, intensidade e/ou na qualidade vocal, por transtornos no funcionamento laríngeo, respiratório e/ou do trato vocal. Os transtornos vocais podem ser causados por mau uso ou hiperfunção (pigarro constante, gritos, uso prolongado de voz sobre ruído de fundo e desequilíbrios musculares), o que muitas vezes produz lesões orgânicas nas pregas vocais; por condições físicas ou médicas (traumas, problemas neurológicos e alergias); ou ainda por fatores psicológicos (estresse, reações de conversão e transtornos da personalidade). Vários transtornos vocais refletem uma combinação desses fatores.

Estima-se que de 3 a 9% de indivíduos adultos tenham problemas de voz; de modo semelhante, 3 a 6% das crianças são portadoras de disfonia, contudo, dependendo de questões ambientais, a ocorrência desse distúrbio pode atingir níveis mais elevados. Uma média de 25% da população necessita da voz de forma essencial em seu trabalho, enquanto 3,29% dos trabalhadores dependem da voz para promover a segurança pública.

Efeitos de uma Disfonia no Indivíduo e em Sua Família

A voz reflete características emocionais da personalidade do falante. Por este motivo, um transtorno vocal pode ter efeitos devastadores em indivíduos de todas as idades. A Organização Mundial da Saúde (OMS) (1987) oferece as classificações de defeito *(impairment)*, incapacidade *(disability)* e desvantagem *(handicap)*, que podem ser utilizadas para a compreensão do impacto dos transtornos vocais.

Desta forma:

- *Defeito* **(impairment)**: é definido como uma anormalidade na função física e mental, como, por exemplo, uma fenda glótica.
- *Incapacidade* **(disability)**: refere-se a uma limitação no desempenho de uma atividade devido a um defeito, como, por exemplo, uma dificuldade na habilidade de projetar a voz devido à uma incompetência glótica.
- *Desvantagem* **(handicap)**: é a perda da função social por causa de uma inabilidade, o que limita a função psicossocial do indivíduo, como, por exemplo, o prejuízo no desempenho profissional de um professor pela dificuldade de projetar a voz devido à uma fenda glótica.

Depressão, frustração, estresse crônico e isolamento têm sido associados à inabilidade para produção normal da voz, sendo que os indivíduos disfônicos consideram que os problemas vocais afetam negativamente o seu funcionamento social. Além disso, os sintomas de fadiga vocal podem ter um impacto significante na qualidade e na eficiência do trabalho do indivíduo, o que pode ser o responsável pela perda de emprego de alguns pacientes.

Papel do Fonoaudiólogo no Tratamento de Indivíduos com Transtornos Vocais

Os fonoaudiólogos têm um papel essencial no tratamento de indivíduos com transtornos vocais. Um tratamento de voz correto pode ser a chave na restauração e preservação da qualidade de vida e da situação econômica dos indivíduos.

O tratamento vocal comportamental pode ser recomendado por diversas razões:

- Tratamento de eleição para resolver um transtorno vocal quando os tratamentos médicos (cirúrgicos ou farmacológicos) não são indicados.
- Tratamento inicial nos casos em que o tratamento médico parece ser indicado, podendo inclusive chegar a eliminar a necessidade de um tratamento médico subseqüente.
- Tratamento complementar, antes e após a cirurgia laríngea, para maximizar por maior tempo a voz pós-cirúrgica.
- Tratamento preventivo para preservar a saúde vocal.

Evidências dos Benefícios do Tratamento Vocal

O tratamento comportamental vocal é apresentado em muitos livros de otorrinolaringologia, fonoaudiologia, neurologia e manuais de voz, sendo que técnicas específicas são descritas há mais de 15 anos e têm como objetivo maximizar a efetividade vocal, eliminar os transtornos laríngeos e reduzir o problema vocal.

A documentação científica disponível sobre o sucesso de tratamentos comportamentais dos transtornos vocais inclui dados que sustentam a efetividade do tratamento designado a reduzir abusos vocais, desequilíbrio muscular e hiperfunção vocal; produzir compensações ou corrigir condições laríngeas físicas ou decorrentes de tratamentos médicos; e desenvolver uma boa voz na presença de um transtorno vocal psicogênico (Quadro 13-12). Foram descritas várias técnicas, tais como *biofeedback* eletromiográfico, relaxamento, massagem laríngea, método de acentuação, método de mastigação, redução da intensidade vocal, elevação da freqüência, redução do pigarro, exercícios de função vocal, terapia de voz confidencial e ressonantal, além da higiene vocal, que inclui educação sobre saúde vocal, eliminação de abusos e aumento da hidratação.

Os transtornos vocais por mau uso e hiperfunção podem levar à fadiga vocal, à perda de voz e ao desenvolvimento de lesões orgânicas tais como edema, nódulos, pólipos, úlceras de contato e granulomas. Dados clínicos e experimentais têm sido relatados sobre o emprego tanto de técnicas específicas como sobre o desenvolvimento de programas gerais de higiene vocal. Os objetivos dessas abordagens são: reduzir a hiperfunção laríngea e o desequilíbrio muscular, otimizar a saúde laríngea para reabsorver ou eliminar as lesões orgânicas, conseqüentemente melhorando a voz e eliminando a necessidade de uma cirurgia laríngea, ou ainda maximizando os resultados da cirurgia no longo-prazo.

Estudos retrospectivos realizados para avaliar a efetividade do tratamento comportamental administrado em combinação com abordagens cirúrgicas ou outros tratamentos médicos têm mostrado que o treinamento vocal é um fator importante na melhoria da qualidade vocal e na redução da recorrência da patologia laríngea pós-cirurgia. Além disso, uma abordagem vocal pré-cirúrgica pode reduzir a disfonia no pós-operatório.

Há algumas controvérsias sobre os benefícios do tratamento vocal para hiperfunção vocal e nódulos em crianças. Embora alguns dados possam sugerir que o tratamento vocal não seja efetivo ou necessário, o consenso é que crianças com hiperfunção e nódulos devem receber tratamento vocal.

Já o tratamento dos transtornos vocais relacionados com as condições médicas ou físicas diz respeito a alterações na adução das pregas vocais ou na estabilidade vibratória. As técnicas de tratamento são ministradas para aumentar ou diminuir a adução das pregas vocais e melhorar a sua regularidade de vibração. Algumas vezes, o tratamento comportamental pode ser suficiente, porém, muitas vezes, um tratamento combinado é necessário e traz mais benefícios ao paciente. Existem dados na literatura sobre a efetividade de exercícios para o aumento da adução das pregas vocais em casos de paralisia, paresia, sulco vocal e doença de Parkinson. Já na hiperadução das pregas vocais, a importância da combinação dos tratamentos médico e comportamental tem sido apontada particularmente nos casos de disfonia espasmódica, na qual a administração de fonoterapia parece inclusive aumentar a duração da ação da toxina botulínica.

Finalmente, os transtornos vocais associados ao estresse psicológico incluem a disfonia por tensão muscular, a afonia/disfonia de conversão e o falsete mutacional. Os dados clínicos e experimentais advogam o uso de técnicas vocais específicas, assim como a associação de aconselhamento psicológico e terapia fonoaudiológica.

Conclusão

Em resumo, a produção vocal tem um papel crítico na auto-expressão, no bem-estar e na vida diária. Uma voz alterada pode afetar negativamente o desenvolvimento pessoal, o emprego e a produtividade do indivíduo. Uma reabilitação vocal efetiva pode influenciar positivamente a qualidade de vida na sociedade.

Existem dados experimentais e clínicos sobre a efetividade do tratamento vocal para múltiplos transtornos. Tais dados são obtidos em pesquisas experimentais com um único sujeito, pesquisas experimentais com grupos de pacientes, análises retrospectivas, estudos de caso e programas de avaliação de dados.

Para maximizar a generalização dos achados, pesquisas futuras devem incluir desenhos de experimentos de alta qualidade, com um maior número de sujeitos, além da continuidade de estudos experimentais com um único sujeito. Os estudos devem incluir medidas que avaliem o impacto funcional do tratamento, assim como documentar as bases fisiológicas das alterações obtidas. Essa combinação de observações clínicas e pesquisas científicas pode ser viável a partir de um esforço conjunto dos programas clínicos (com a participação de muitos pacientes e contando com a experiência clínica) e laboratórios experimentais (com protocolos especialmente desenvolvidos, medidas instrumentais e desenhos de experimentos baseados em teorias). Tais recursos combinados podem facilitar estudos que são funcionalmente relevantes e que contribuem para o avanço do conhecimento na eficácia do tratamento de voz.

Quadro 13-12. Estudos selecionados sobre a efetividade no tratamento de voz

Transtornos	Referência	Sujeitos	Tratamento	Método	Medidas	Resultados
Relativos ao uso da voz	Stemple et al., 1980	Pacientes: 7 homens e mulheres com nódulos. Grupo controle: 21 homens e mulheres sem história de transtorno vocal	Todos os pacientes receberam biofeedback por eletromiografia; 7 com feedback e 1 sem feedback. Sessões com duração de 4 semanas	Desenho de experimento reverso. Dados de pacientes pré e pós-tratamento foram comparados a dados normais	1. Eletromiografia no repouso vocal e palavras foneticamente balanceadas 2. Qualidade vocal em palavras foneticamente balanceadas 3. Imagem laríngea por laringoscopia indireta	Pacientes pré-tratamento apresentaram tensão acima do normal. A tensão foi significativamente reduzida ou normalizada em duas semanas. À laringoscopia, observou-se melhora significativa dos sinais laríngeos em 5 dos 6 sujeitos. Em pacientes com nódulos vocais a melhora ocorreu em 3 dos 6 sujeitos
Relativos ao uso da voz	Andrews et al., 1986	10 mulheres com disfonia hiperfuncional associada a mudanças físicas com lesão orgânica (N = 6) e mudanças físicas sem lesão orgânica (N = 4). Os sujeitos foram separados em 5 pares	1. Relaxamento progressivo 2. *Biofeedback* EMG 3. Sessão de tratamento 1 vez por semana, de 4 a 36 semanas	Prospectivo, intersujeito. O tratamento foi distribuído aos pares de sujeitos de forma alternada	1. Eletromiografia durante repouso vocal e durante tarefas fonatórias (Tempo máximo de fonação de vogais, variação de freqüência e frases) 2. Amostra da freqüência fundamental durante tarefas fonatórias 3. Parâmetros perceptivos auditivos da fonação	1. EMG foi inferior pós-tratamento em ambos os grupos (repouso vocal e durante a fala) 2. A amostra da freqüência fundamental melhorou significativamente no grupo submetido à EMG, enquanto no grupo submetido a relaxamento não se observou melhora 3. A qualidade vocal melhorou em ambos os grupos 4. Durante os 3 meses de controle, observou-se a manutenção dos padrões adquiridos pós-tratamento

(Continua)

Quadro 13-12. Estudos selecionados sobre a efetividade no tratamento de voz *(Cont.)*

Transtornos	Referência	Sujeitos	Tratamento	Método	Medidas	Resultados
Relativos ao uso de voz	Koufman & Blalock, 1989	127 sujeitos adultos submetidos à cirurgia laríngea de lesões benignas ou malignas	Terapia vocal pré ou pós-cirúrgica	Retrospectivo, com base em dados clínicos	Manutenção da disfonia pós-operatória (4 semanas ou mais)	1. 16% dos pacientes submetidos à terapia vocal pré-operatória apresentaram disfonia pós-operatória de longa duração 2. 54% dos pacientes não submetidos à terapia de voz pré-operatória apresentaram disfonia pós-operatória de longa duração (mais significativo)
Relativos ao uso de voz	Blood, 1994	2 mulheres com nódulos	1. Terapia vocal monitorada por computador. Orientação vocal, redução do abuso vocal, respiração, suavização do ataque vocal, automatização 2. Relaxamento	Prospectivo, inter e intra-sujeito, associado a diversos grupos controle. A = controle (5 a 9 sessões); B = protocolo de tratamento vocal (3 sessões); B + C = protocolo de tratamento vocal + relaxamento (3 sessões). Seguimento de 3 sessões, período de 3 meses pós-tratamento	1. O número de abuso e mau uso vocal 2. Freqüência fundamental e perturbação de vogais 3. Parâmetros respiratórios, incluindo ataque vocal isocrônico 4. TMF/a/ 5. Escalas subjetivas de relaxamento 6. Escalas de melhora vocal e escalas perceptivo-auditivas de qualidade vocal	Resultados descritivos comparando grupos controle e as medidas de seguimento. Todas as medidas melhoraram em ambos os pacientes. Os nódulos foram eliminados. O treinamento de relaxamento aparentemente não acrescentou benefícios. As melhoras foram mantidas no acompanhamento
Relativo ao uso de voz	Verdolini – Marston et al., 1994	6 mulheres com nódulos ou pólipos	1. Hidratação 2. Placebo	Prospectivo, duplo-cego, placebo-controlado, intra-sujeito. Distribuído ao longo de 5 dias, com medidas do resultado no dia seguinte	1. Esforço fonatório 2. Limiar de pressão fonatória 3. Qualidade vocal 4. *Jitter, shimmer*, Proporção Sinal-Ruído 5. Imagem laríngea	As melhoras após o tratamento puderam ser observadas em ambos os tratamentos de hidratação e placebo. Após 1 dia observou-se que o *jitter* foi significativamente melhor no tratamento com a hidratação. Tendências similares foram observadas em todas as medidas, exceto PSR, na qual as melhoras com hidratação e placebo foram equivalentes

Relativos ao uso de voz	Verdolini - Marston et al., 1995	13 mulheres com nódulos	1. Terapia confidencial + higiene vocal 2. Somente higiene vocal (grupo controle)	Prospectivo, tarefas combinadas alternadas intersujeitos	1. Esforço fonatório 2. Qualidade vocal 3. Imagem laríngea	Após 2 semanas, observou-se melhora proporcional significativa no tratamento dos sujeitos. Nenhuma melhora significativa foi observada no grupo controle. Não houve diferença estatística nos resultados dos dois grupos
Condições médicas especiais	Scott & Caird, 1983	26 adultos com doença de Parkinson	1. Exercícios de prosódia com VOCALITE 2. Exercício de prosódia sem VOCALITE. Cinco sessões semanais de 1 h, por 2 semanas, mais uma semana extra no grupo sem VOCALITE	Prospectivo, randomizado e intersujeitos	1. Medidas de prosódia 2. Medidas de inteligibilidade	Ambos os grupos tiveram melhora significativa das medidas com o tratamento. Houve deterioração dos ganhos após 3 meses do término do tratamento, mas não houve retorno à condição original
Condições médicas especiais	Robertson & Thompson, 1984	22 adultos com doença de Parkinson (18 com protocolo completo)	1. Grupo de tratamento de fala intensivo tradicional, e individual se necessário 2. Grupo controle. O grupo em tratamento recebeu 3 h 30 min a 4 h de tratamento diário	Prospectivo, randomizado	Perfil disártrico (Robertson, 1982).	O grupo tratado mostrou uma média melhor pós-tratamento que o grupo controle (inicialmente equivalentes). O grupo tratado também mostrou manutenção da melhora 3 meses após o tratamento; o que não ocorreu com o grupo controle

(Continua)

Quadro 13-12. Estudos selecionados sobre a efetividade no tratamento de voz *(Cont.)*

Transtornos	Referência	Sujeitos	Tratamento	Método	Medidas	Resultados
Condições médicas especiais	Ramig, Countryman, O'Brien, Hoehn &Thompson, 1996	35 adultos com doença de Parkinson	1. Tratamento vocal Lee Silvermann (LSVT)® ou 2. Terapia de respiração 16 sessões distribuídas em 1 mês	Prospectivo, randomizado, sem grupos estratificados, intersujeitos	1. Nível de pressão sonora da vogal sustentada, leitura e monólogo 2. Freqüência fundamental 3. Variação da quantidade de semitons na leitura e monólogo 4. Capacidade vital funcional.	1. No pós-imediato, 6 e 12 meses pós-tratamento LSVT®, sem tratamento respiratório, mostraram melhora significativa na vogal sustentada e na intensidade da leitura. Após 12 meses, o grupo LSVT® teve uma média de 1-2 dB de melhora na conversação; o grupo respiratório teve uma diminuição média de 1-2 dB 2. No pós-imediato, 6 e 12 meses pós-tratamento, o grupo de LSVT® mostrou melhora significativa na variação de semitons e desvio padrão do número de semitons 3. Capacidade vital funcional: nenhum achado em ambos os grupos
Condições médicas especiais	Murry & Woodson, 1995	27 adultos com distonia espasmódica adutora	1. BOTOX® + tratamento de voz (N = 17); ou 2. Somente BOTOX® (N = 10)	Prospectivo, grupo dividido de acordo com a preferência do paciente	1. Fluxo aéreo médio 2. *Jitter*, *shimmer*, Proporção Sinal-Ruído 3. Tempo até nova aplicação	1. O grupo com tratamento vocal apresentou as medidas de fluxo aéreo médio mais altas que o grupo só com BOTOX® 2. O grupo com tratamento vocal apresentou melhoras significativas em *jitter*, *Shimmer* e Proporção Sinal-Ruído, enquanto o grupo apenas com BOTOX® teve melhora significativa somente em *shimmer* 3. O grupo de tratamento vocal teve maior duração entre as injeções que o grupo só com BOTOX®

	Referência	Sujeitos	Tratamento	Desenho	Medidas	Resultados
Funcionais	Roy & Leeper, 1993	17 adultos com disfonia funcional	Todos os sujeitos receberam uma sessão de 1-3 h de entrevista e redução de tensão muscular usando manipulação laríngea (Aronson, 1990)	Não experimental.	1. Escala perceptiva de severidade da vogal sustentada e leitura 2. *Jitter, shimmer*, Proporção Sinal-Ruído da fala encadeada e vogal sustentada	1. Melhora nos aspectos perceptuais com o tratamento, na maioria dos casos para normal ou quase normal 2. *Jitter, shimmer* e Proporção Sinal-Ruído apresentaram melhora significativa na fala
Funcionais	Butcher, Elias, Raven, Yeatman & Littlejohns, 1987	19 adultos (11F e 8M) com afonia ou disfonia com componente funcional (N = 18) ou disfonia espasmódica (N = 1) que não melhoraram com tratamento de voz prévio	Tratamento cognitivo-comportamental	Tratamento cognitivo-comportamental	Respondeu ou não respondeu ao tratamento vocal	12 dos 19 pacientes foram submetidos ao tratamento cognitivo-comportamental (o paciente com espasmódica não) 6 dos 12 pacientes responderam ao tratamento
Funcionais	Aronson, 1969; Boone, 1965	43 pacientes com afonia psicogênica ou funcional, em dois estudos. Um total de 5 pacientes especificamente descritos	Aconselhamento, manobras neurovegetativas e manipulação postural	Retrospectivo, todos os pacientes receberam tratamento	Retorno da voz	41 dos 43 pacientes readquiriram a voz, com uma ou algumas sessões. Não foi observado retorno dos sintomas de 1-2 anos pós-tratamento (Boone, 1968)
Condições médicas especiais	Johnson & Pring, 1990	12 adultos com doença de Parkinson	1. Grupo de tratamento de fala tradicional 2. Grupo controle. Tratamento realizado em 10 sessões distribuídas em 4 semanas	Prospectivo, randomizado e intersujeitos	1. Avaliação de disartria Frenchay (Enderbey, 1983) 2. Intensidade máxima 3. Variação da intensidade 4. Intensidade de fala 5. Intensidade de leitura 6. Freqüência fundamental 7. Variação de freqüência 8. Freqüência modal da fala 9. Freqüência modal da leitura	Nas 4 semanas seguintes pós-tratamento, os sujeitos tratados mostraram uma melhora significativa em todas as medidas. O grupo controle piorou ou não melhorou em nenhuma medida

(Continua)

Quadro 13-12. Estudos selecionados sobre a efetividade no tratamento de voz *(Cont.)*

Transtornos	Referência	Sujeitos	Tratamento	Método	Medidas	Resultados
Condições médicas especiais	Ramig, Countryman, Thompson & Horii, 1995	45 adultos com doença de Parkinson	1. Tratamento vocal pelo método Lee Silvermann (LSVT)® 2. Terapia de respiração 16 sessões distribuídas em 4 semanas	Prospectivo, randomizado, sem grupos estratificados, intersujeitos	1. Nível de pressão sonora na vogal sustentada, na leitura, e em monólogo 2. Tempo máximo de fonação da vogal sustentada 3. Freqüência fundamental 4. Variação da quantidade de semitons na leitura, monólogo e desvio-padrão 5. Capacidade vital funcional 6. Medidas de intensidade, prosódia, qualidade vocal, inteligibilidade, tendência a iniciar conversação	Maior quantidade de medidas melhoraram com LSVT.® Somente nos sujeitos do grupo LSVT® percebeu-se uma redução no distúrbio da comunicação

ROY N, GRAY SD, SIMON M, DOVE H, CORBIN-LEWIS K, STEMPLE J. An Evaluation of the Effects of Two Treatment Approaches for Teachers with Voice Disorders: A Prospective Randomized Clinical Trial. *J. Speech, Lang. Hear. Res.*, 44:286-96, 2001.

Professores têm elevada demanda vocal por falarem em forte intensidade, sobre ruído de fundo e por longos períodos, além de estarem expostos a partículas irritantes transportadas pelo ar e infecções de vias aéreas superiores. Esses profissionais apresentam maior incidência de queixas vocais específicas e de desconforto físico em comparação a outras ocupações. Apesar da freqüência desses problemas, existem poucos estudos controlados que avaliem os efeitos de tratamentos.

O objetivo do presente trabalho é verificar os efeitos de duas abordagens de tratamento com professores disfônicos: higiene vocal (HV) e exercícios de função vocal (EFV). A maioria dos programas de higiene vocal inclui as seguintes instruções: quantidade e tipo de uso vocal, comportamentos vocais considerados como fonotrauma, hidratação, discussão sobre estilo de vida e dieta. Já os exercícios de função vocal visam o fortalecimento e o reequilíbrio dos subsistemas envolvidos na produção da voz por meio de um programa sistemático, com exercícios praticados em casa, duas vezes cada e duas vezes ao dia, por um período de 6 a 8 semanas. Os exercícios incluem emissões em TMF e variações de freqüência, produzidos o mais suavemente possível, com ressonância anterior. Enquanto a abordagem da higiene vocal restringe o tipo e a quantidade do uso vocal, semelhante à uma "dieta vocal", os exercícios de função vocal tem por objetivo ensinar um novo ajuste motor, sem que necessariamente se deva restringir a quantidade e o tipo de uso de voz.

Participaram desta pesquisa 58 professores do estado de Utah, com disfonia atual ou presença de distúrbio vocal no passado, distribuídos em três grupos: grupo controle sem tratamento; grupo submetido ao programa de higiene vocal; grupo submetido ao programa de exercícios de função vocal. Os professores preencheram o questionário IDV (índice de desvantagem vocal) antes e depois do tratamento e um questionário sobre os benefícios do tratamento; o grupo controle respondeu apenas ao IDV, nas duas situações. Onze fonoaudiólogos voluntários, com pós-graduação e experiência clínica em voz, ministraram os programas de reabilitação (HV e EFV), após terem passado por única sessão de treinamento, por 2 horas, que envolvia uma explanação sobre os objetivos do estudo e instruções específicas sobre o programa de exercícios de função vocal. Nenhum fonoaudiólogo havia trabalhado com o método de EFV, mas todos tinham mais de 15 anos de experiência em métodos de HV. Os fonoaudiólogos receberam também um programa de higiene vocal para professores, compilado de diversos manuais de higiene vocal. No final do tratamento, os fonoaudiólogos responderam a um pequeno questionário sobre o quanto eles haviam se sentido confortáveis e competentes na aplicação dos programas EFV e HV, usando-se uma escala de 5 pontos.

Os professores foram tratados por um período de 6 semanas e encontraram-se com os clínicos por quatro vezes. No primeiro contato foi apresentado e assinado o formulário de consentimento de participação no estudo, preenchido o IDV, ensinado o programa (EFV ou HV), e marcados os retornos após 2, 4 e 6 semanas. O grupo EFV recebeu uma fita cassete para treinamento em casa. Nos segundo e terceiro contatos, as sessões constavam de uma revisão do tratamento, das técnicas e dos progressos, para se ter a certeza de que o indivíduo estava colaborando adequadamente; tais sessões duravam menos de 1 hora. No quarto encontro o tratamento foi revisado, o professor respondeu novamente ao IDV e a um questionário de benefícios vocais com o tratamento. O grupo controle sem tratamento encontrou-se com o clínico apenas uma vez, no primeiro encontro e na sexta semana, quando respondeu ao IDV.

Os dois grupos submetidos a treinamento revelaram resultados semelhantes quanto à participação nos programas de treinamento. Somente o grupo que foi submetido ao EFV obteve uma redução estatisticamente significante dos valores do IDV, além de ter obtido melhores resultados vocais que o grupo submetido à HV, com menos esforço e qualidade vocal mais limpa para a fala e o canto.

Vários questionamentos podem ser levantados para explorar possíveis diferenças metodológicas que expliquem os resultados obtidos. Uma vez que os dados de participação extraclínica foram semelhantes para os grupos EFV e HV, os resultados não podem ser explicados por essa variável; contudo, o fato de se ter passado mais tempo com os clínicos para o treinamento do programa de EFV pode ter favorecido a preferência e o entusiasmo do clínico. Por outro lado, todos tinham 15 anos de prática positiva com técnicas de HV e nas respostas quanto ao grau de competência e conforto na aplicação dos dois programas, os clínicos, na verdade, relataram menor nível de confiança e conforto na aplicação do programa EFV, o que deveria reduzir os resultados obtidos e não evidenciá-los positivamente. Além disso, o programa de HV foi aplicado de forma puramente didática, o que não é a realidade clínica usual, que geralmente é um procedimento administrado conjuntamente a outras abordagens mais ativas e necessitando, provavelmente, de mais do que 6 semanas para resultar em efeitos positivos. Um outro aspecto importante é que o programa HV requer mudanças comportamentais mais difíceis de serem cumpridas do que o programa EFV, que exige apenas a realização de exercícios duas vezes ao dia. Finalmente, a natureza da disfonia, incluindo a presença, o tipo e a severidade da alteração vocal não foi definida e com certeza alguns tipos de disfonia são mais sensíveis ao tratamento com um programa de HV que outros.

Os autores concluem que o programa de EFV deve ser considerado uma alternativa útil para o tratamento de professores, podendo também ser ministrado com os programas de higiene vocal. Os resultados no curto-prazo são bons, embora ainda não se conheça a manutenção das melhoras obtidas no longo-prazo.

Apêndice A. Resumo do Programa de Higiene Vocal

1. Explicação e alternativas sobre pigarrear.
2. Explicação e alternativas sobre uso de voz em alta intensidade, gritos e berros.
3. Explicação e alternativas sobre competição sonora.
4. Explicação e alternativas sobre uso de sons não convencionais: sussurros, imitações etc.
5. Orientação sobre canto na tessitura adequada.
6. Orientação sobre evitar tons muito graves ou qualidade monótona.
7. Explicação sobre segurar o ar e ataques bruscos.
8. Explicação sobre evitar falar durante exercícios físicos extenuantes.
9. Orientação sobre estilo de vida, saúde geral e ambiente saudável.
10. Orientação sobre redução da quantidade de uso de voz.

Apêndice B. Programa de Exercícios de Função Vocal

Quatro exercícios específicos são realizados duas vezes cada, duas vezes ao dia (manhã e tarde), por seis semanas.

Exercício 1: aquecimento vocal – sustentar a vogal "i", pelo tempo máximo de fonação.

- Mulheres no fá acima de dó médio.
- Homens no fá abaixo do dó médio.
- Foco de ressonância o máximo anterior, quase nasal, mas não totalmente.

Objetivo – "i" sustentado tão longo quanto o "s" máximo.

Exercício 2: exercícios de alongamento – glissando ascendente (escala para os agudos) da freqüência mais grave até a mais aguda na emissão da palavra "gol".

- Pode ser usado vibração de lábios ou de língua, ou a palavra "sul" (a ênfase é na colocação anterior do som, abertura da faringe, vibração solta de lábios).

Objetivo – realizar o glissando ascendente sem quebras de voz.

Exercício 3: exercícios de encurtamento – glissando descendente (escala para os graves) da freqüência mais aguda até a mais grave na emissão da palavra "gol".

- Focar no posicionamento da boca e faringe em quase um bocejo (como a voz do papai urso), sem esforço excessivo e sem usar sons muito graves, pode ser usado a vibração de lábios, de língua ou a palavra "bom".

Objetivo – realizar o glissando descendente sem quebras de voz.

Exercício 4: exercício de força de adução de baixo impacto – sustentar notas musicais (dó – ré – mi – fá – sol), no tempo máximo de fonação, com a vogal "ô".

- Usar dó médio para as mulheres e o dó em uma oitava abaixo para os homens.
- Focar na abertura da faringe e vibração com os lábios em bico.

Objetivo – vogal sustentada tão longa quanto o "s" máximo.

Princípios importantes dos exercícios de função vocal

- Todos os exercícios devem ser produzidos o mais suavemente possível, mas com sonoridade completa, sem soprosidade e sem ataque vocal brusco.
- É muito importante que a colocação do som seja anterior (com os lábios constritos) e com a faringe aberta (forma de megafone invertido).
- Estímulos específicos de fala são selecionados para ajudar na colocação do som e na abertura da faringe ("gol", "ô").
- A voz não deve ser produzida com esforço muscular laríngeo excessivo, mas fundamentada na interação entre a contração abdominal e o suporte respiratório.
- Encorajar um treinamento regular e constante, com progresso anotado em gráficos, oferecendo também fitas de áudio para guiar o treinamento em casa.

Apêndice C. Questionário Pós-Tratamento

Leia as quatro questões a seguir e circule o número que melhor indica sua avaliação real sobre cada um dos tópicos.

1.	Quanto os seus sintomas vocais reduziram com o tratamento?				
	1 Nada	2 Pouco	3 Razoável	4 Bastante	5 Muito
2.	Quanto sua voz ficou mais clara com o tratamento?				
	1 Nada	2 Pouco	3 Razoável	4 Bastante	5 Muito
3.	Quanto o tratamento facilitou sua fala ou canto?				
	1 Nada	2 Pouco	3 Razoável	4 Bastante	5 Muito
4.	Quanto você se dedicou ao tratamento?				
	1 Nada	2 Pouco	3 Razoável	4 Bastante	5 Muito

5 NAIR G, BEHLAU M, HORNE R. SPEECH PITCH – programa computadorizado. Disponível para download no endereço www.visualizationsoftware.com/voicetools.html.

O programa SPEECH PITCH – *SP* foi desenvolvido a partir de um *workshop* ministrado em Montreal, Canadá, pela Dra. Mara Behlau e pelo Maestro Garyth Nair, sobre análise acústica na clínica fonoaudiológica e no estúdio vocal, no 25th Congress of the International Association for Logopedics and Phoniatrics – (IALP), em agosto de 2001. O programa SP foi executado pelo engenheiro Richard Horne, dos Estados Unidos da América, conhecido entre nós pela elaboração do programa GRAM para análise espectrográfica. Considerando-se as dificuldades que o fonoaudiólogo tem de avaliar objetivamente a freqüência vocal e seus desvios, assim como as necessidades clínicas deste profissional e de seus clientes para tratar tais alterações, a equipe dos três pesquisadores desenvolveu um programa simples e praticamente intuitivo, para diagnosticar a freqüência fundamental e auxiliar o tratamento de seus desvios. O programa SPEECH PITCH – SP foi lançado mundialmente em fevereiro de 2002 e está disponível em regime de uso compartilhado, a baixo custo, pela Internet.

Aplicações do Programa

- Identificação da freqüência do cliente, da gama tonal, tessitura e extensão vocal.
- Determinação das habilidades do cliente no pareamento de tons (afinação).
- Treinamento para pacientes com diversos tipos de desvios de freqüência.
- Monitoramento para disfonias por modelo vocal deficiente.
- Tratamento das alterações de freqüência por problemas na muda vocal.
- Controle de ajuste de freqüência habitual e gama tonal para deficientes auditivos por meio de apoio visual.
- Redução de qualidade vocal monótona ou entoação repetitiva.
- Aperfeiçoamento vocal e desenvolvimento de vozes profissionais.

O programa apresenta uma única tela, composta pela extensão central de um teclado de piano e três opções básicas de apresentação dos dados no visor, com a opção de modificar o controle de volume diretamente no programa, abrindo-se a gravata project (Fig. 13-53).

- *Simultaneous:* permite acionar a tecla de uma determinada nota musical simultaneamente à entrada de áudio de uma emissão do cliente, ou seja, oferece confronto auditivo imediato, importante na clínica fonoaudiológica e no aperfeiçoamento vocal, trabalhando-se a percepção auditiva.

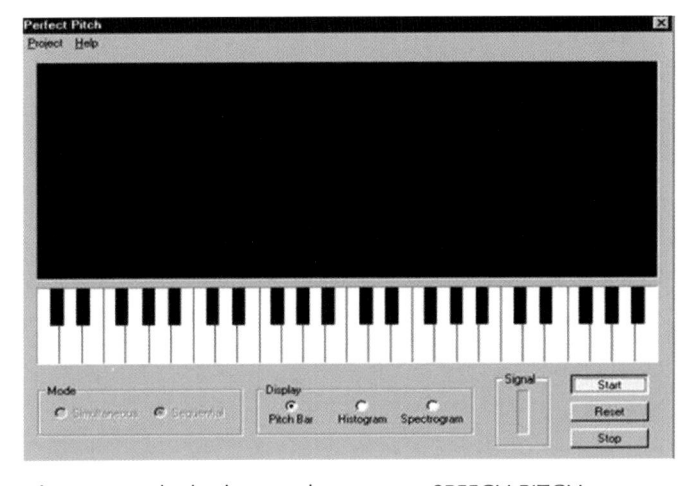

Fig. 13-53. Tela de abertura do programa SPEECH PITCH.

- **Seqüencial:** permite alternância entre o acionamento da tecla e a entrada de áudio, ou seja, ao clicar a tecla inibe-se a entrada de áudio; contudo, ao interromper o acionamento da tecla, libera-se a entrada de áudio e a tecla pode ser então, acionada simultaneamente; é ideal para o trabalho de memória auditiva.
- **Display:** há três opções de *display* – barra de freqüência, histograma e espectrograma:

1. **Pitch bar (barra de freqüência):** apresenta a freqüência da emissão do cliente por meio de uma barra vertical verde na região correspondente à nota musical emitida após calcular a freqüência de emissão do cliente. Esta opção também possibilita a introdução de marcadores de limite de freqüência, barras cinzas, que são inseridas clicando-se no local desejado com o botão direito do mouse, podendo ser eliminadas com a operação de arrastar as mesmas para as laterais da área do gráfico (mantendo-se pressionado o botão direito do mouse sobre a barra). É importante perceber que a emissão correta é apresentada como uma barra azul e que a emissão incorreta, produzida fora das barras cinzas, aparece em vermelho; o programa também oferece a informação do número de Hertz correspondente e a marcação em cifras da referida nota, ou seja, oferece a notação alfabética correspondente à vibração (Fig. 13-54).
2. **Histogram- (histograma):** apresenta o histograma da freqüência emitida, com a porcentagem de acerto da emissão do cliente e a distribuição estatística ao longo de todas as freqüências emitidas; permite também avaliar a gama tonal de um cliente durante a leitura de um texto ou conversa espontânea, além da determinação da tessitura da voz cantada; limpa-se a tela clicando a tecla *reset* (Fig. 13-55).
3. **Spectrogram- (espectrograma):** oferece análise da voz do cliente em traçado espectrográfico, em tempo real, com tela correspondente a 8 segundos da emissão e (eixo horizontal), e informação sobre os componentes do som até a freqüência máxima de 1.200 Hz (eixo horizontal); pode-se ainda definir a freqüência exata de qualquer componente da emissão, clicando-se a região de interesse com o *mouse*, cujo valor é apresentado na tela do programa em uma barra horizontal vermelha, além de ser localizada no teclado por meio de um pequeno retângulo vermelho sobre a nota correspondente (Fig. 13-56).

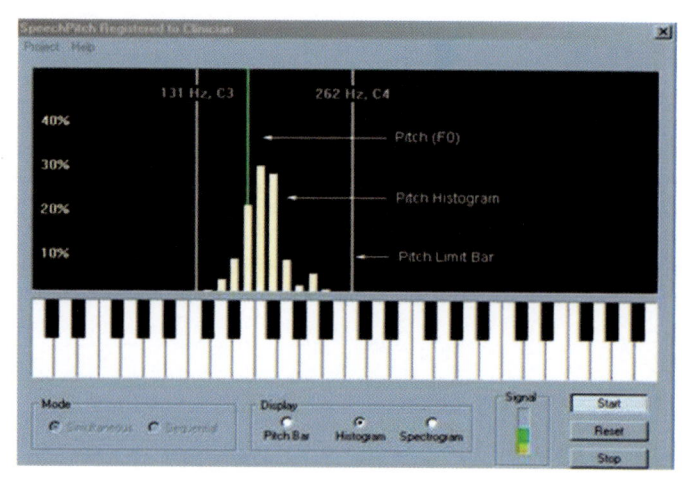

Fig. 13-55. Tela do programa SPEECH PITCH com seleção em *histogram*.

- **Signal:** indicador do volume do sinal, sendo verde a entrada ideal, vermelho indicando entrada com ganho excessivo e amarelo indicando entrada com ganho insuficiente.
- **Start:** dispara o início do programa.
- **Reset:** limpa a tela e reinicia a análise, particularmente no *display histogram*.
- **Stop:** interrompe a análise realizada e permite a observação e medida ponto-a-ponto dos valores apresentados no histograma da freqüência vocal; recomeça sem cancelar o registro prévio.

Convém ressaltar que o programa SPEECH PITCH apresenta os valores da freqüência em Hertz ou em notas musicais através da marcação por letras. Desta forma, observe a cores-

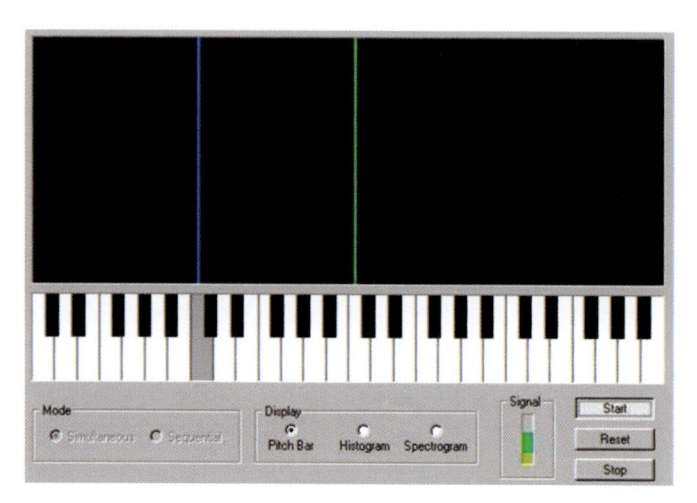

Fig. 13-54. Tela do programa SPEECH PITCH com seleção em *pitch bar*.

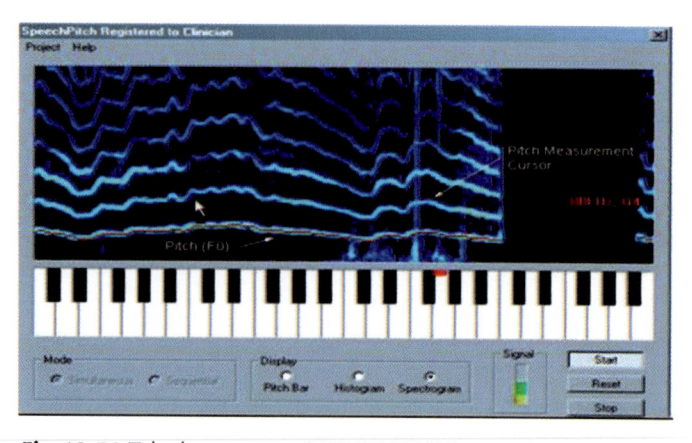

Fig. 13-56. Tela do programa SPEECH PITCH com seleção em *spectrogram*.

pondência abaixo e lembre-se que os Estados Unidos usam letras maiúsculas para as notas e numeração em uma escala maior que a utilizada no Brasil. Assim, o C_4 corresponde ao nosso **Dó**$_3$ ou c_3 e o A_3 corresponde ao nosso **Lá**$_2$ ou a_2.

A = Lá	C = Dó	E = Mi	G = Sol
B = Si	D = Ré	F = Fá	

Algumas sugestões de estratégias para emprego do programa:

1. **Modo simultâneo** – *pitch bar*: o terapeuta aciona uma nota e o paciente procura atingi-la, posicionando a barra verde exatamente sobre a barra azul que corresponde à nota tocada; pode-se trabalhar com diferenças de meio-tom, o que requer maior precisão.
2. **Modo simultâneo** – *pitch bar*: o terapeuta aciona uma nota e o paciente procura atingir a mesma nota, mas uma oitava acima ou uma oitava abaixo.
3. **Modo simultâneo** – *pitch bar*: o terapeuta aciona uma tecla e o paciente atinge a nota e mantém a emissão estável pelo tempo máximo de fonação, sem deixar a barra oscilar.
4. **Modo simultâneo** – *histogram*: além dos anteriores, fazer uma escala formando colunas de tamanho aproximadamente igual; pode-se parar (*stop*), respirar e retomar o treino; pressionar *reset* cada vez que se quiser limpar a tela e recomeçar o treino.
5. **Modo simultâneo** – *histogram*: pode-se fazer uma leitura, repetir uma estrofe ou cantar uma canção e observar a variabilidade da freqüência fundamental.
6. **Modo Simultâneo** – *spectrogram*: pode-se tocar uma nota, solicitar ao paciente para emiti-la e manter o traçado do primeiro harmônico tão reto como o do registro da nota.
7. **Modo simultâneo** – *spectrogram*: pode-se controlar o fechamento glótico pedindo-se ao paciente para fazer o traçado o mais limpo possível, o que deve corresponder à linha dos harmônicos firmes, sem hachureado, ou seja, ruído entre as linhas horizontais dos harmônicos.
8. **Modo simultâneo** – *spectrogram*: treinar o modo fonatório, começando-se com uma emissão sussurrada e sonorizando-a aos poucos.
9. **Modo simultâneo** – *spectrogram*: pedir ao paciente para fazer uma emissão qualquer, prolongada, localizá-la no teclado e tocar a nota, em uníssono com o paciente.
10. **Modo simultâneo** – *spectrogram*: pedir ao paciente para fazer uma emissão qualquer, de olhos fechados, tocar algumas notas e pedir para o paciente fazer sinal de positivo se for a nota correta e negativo se for a errada; mostrar o resultado a cada emissão.
11. **Modo simultâneo** – *spectrogram*: pedir ao paciente para fazer uma emissão qualquer, de olhos fechados; começar tocando uma nota bem mais aguda ou grave e pedir para o paciente fazer sinal de positivo quando a nota pressionada for a do tom de sua emissão.
12. **Em qualquer modo** – *spectrogram*: pedir para o paciente fazer modulações repetidas no modo mais similar possível, com diversos sons: vibração, nasal, fricativos ou vogais, monitorando a sua emissão pelo traçado dos harmônicos.
13. **Em qualquer modo** – *spectrogram*: pedir para o paciente fazer uma escala ascendente ou descendente e analisar a qualidade da escala ou a afinação dos tons emitidos.
14. **Em qualquer modo** – *spectrogram*: verificar quebras de freqüência ou intensidade na sustentação ou em escalas, pela análise do traçado gráfico da emissão.
15. **Em qualquer modo** – *spectrogram*: observar presença de fundamental bifurcada e procurar uní-la, formando uma única linha horizontal no traçado.

6 FROESCHELS E. Chewing method as therapy. A. M. A. *Arch. Otolaryngol.* 56:427-34, 1952.

O método mastigatório se baseia em estudos realizados durante a mastigação. Observou-se que os movimentos de língua são similares aos da articulação, enquanto a laringe realiza movimentos ântero-posteriores e de elevação e abaixamento, exatamente como na fala. Associados a estes movimentos estão o alongamento e flexão da coluna vertebral.

O autor acredita que no desenvolvimento da espécie humana a mastigação produzida com ruídos é a origem da fala, que difere no desenvolvimento de linguagem, e que este tipo de mastigação pode ser observado em animais e bebês. O método mastigatório é utilizado em três grupos de pacientes, com resultados imediatos: voz hiperfuncional, dificuldades mutacionais (mudanças de voz) e problemas de voz no deficiente auditivo. Em todos os grupos o objetivo final é que a produção de voz seja equilibrada, sem sinais de hiper ou hipofunção, e que não provoque sinais de fadiga ou outros sintomas desagradáveis ao paciente.

O método é apresentado ao paciente da seguinte forma:

- Mostrar ao paciente que podemos falar e mastigar ao mesmo tempo; uma vez que são funções realizadas com os mesmos músculos.
- Pedir ao paciente para mastigar de boca fechada como se estivesse com alimento, para perceber os movimentos da língua.
- Pedir ao paciente para mastigar como um selvagem, abrindo a boca e exagerando nos movimentos de lábios e língua. Somente este tipo de mastigação promove uma fala adequada e sem tensão.

Os exercícios devem ser feitos pelo menos 20 vezes por dia por alguns segundos aumentando gradativamente a duração. Segundo o autor, uma das maiores vantagens deste método é a apresentação de resultados imediatos.

7 FROESCHELS E, KASTEIN S, WEISS D. A method of therapy for paralytic conditions of the mecanisms of phonation, respiration and glutination. *J. Speech Hear. Disord.*, 20:365-70, 1955.

O texto discute a utilização do método de empuxo na reabilitação vocal, inclusive com a apresentação de alguns casos. O método foi introduzido por Froeschells durante a reabilitação vocal de pacientes que apresentavam paralisia de véu palatino. O método também foi aplicado aos pacientes com paralisia adutora e abdutora de prega vocal por lesão do nervo recorrente e àqueles com transtorno do sistema nervoso central, envolvendo as funções de fonação, respiração e deglutição. O método do empuxo consiste na movimentação simultânea dos braços associados à fonação. Esta movimentação é forçada e reforça a ação esfinctérica da musculatura laríngea. A seqüência sugerida é de cinco a dez repetições por série, a cada 30 minutos no primeiro dia e a cada uma hora durante a primeira semana. A redução do número de repetições dependerá do progresso do paciente.

Os autores concluíram que a utilização do método de empuxo tornou-se indispensável na terapia para pacientes que apresentam paralisias orgânicas ou funcionais de véu palatino, assim como para pacientes portadores de paralisia adutora ou abdutora de pregas vocais. É um método amplamente utilizado também nas disfunções do sistema nervoso central.

8 BRIESS B. Voice Therapy. *Arch Otolaryngol.* 66:374-82, 1957.

Histórico

A terapia para problemas de voz é praticada na Europa desde a metade do século XIX, estimulada pelo próprio desenvolvimento da laringoscopia clínica. Uma série de observações e pesquisas clínicas começaram a ser publicadas e, após este período inicial de relato das descrições, os autores passaram a se concentrar no estudo da posição da laringe e faringe e a maior aplicação prática deste estudo é restaurar a função vocal normal.

Entre as dificuldades encontradas para se entender melhor a fisiologia da produção da voz estão o desconhecimento dos nomes e funções das estruturas dos médicos e professores de voz e a falta de troca de conhecimentos entre os profissionais.

Sabe-se que o equilíbrio dinâmico entre os músculos é responsável pela fonação equilibrada. Observam-se também melhora para algumas lesões benignas através da correção de respiração e relaxamento de músculos supra-hióideos.

Em estudo com 5.000 vozes e tratamento em mais de 425 pacientes, o autor relata que a terapia foi efetiva para nódulos e outras lesões.

Teste de Voz

A forma como a avaliação é realizada depende das condições do paciente, existência da lesão, tipo de lesão, condições pós-operatórias e avaliação psicossomática do paciente.

Alguns hábitos inadequados podem interferir no resultado do teste de voz, e devem ser avaliados e eliminados para um resultado mais confiável. Entre estes hábitos estão: ataques vocais bruscos, voz soprosa, excesso de inspiração ou inspiração inadequada, excesso de escape de ar, edema ou lesão de pregas vocais, freqüência inadequada ou voz sussurrada.

O teste de classificação de vozes permite a avaliação dos músculos que causam o distúrbio, a compensação que está sendo realizada e a descrição do tipo de voz.

Observam-se dois tipos de voz característicos: a voz robusta ou grave, que corresponde à contração predominante do tireoaritenóideo, e a voz delicada ou aguda, que corresponde à ação do cricotireóideo ou do cricoaritenóideo posterior.

O timbre e extensão vocal são também importantes para determinar o tipo de voz. Existem dez tipos que se dividem em altas, médias e baixas.

Os especialistas em voz classificam em soprano, mezzo-soprano, mezzo-alto, alto, contralto, tenor, barítono, barítono-baixo, baixo-barítono e baixo. Erros na classificação vocal podem causar problemas orgânicos.

Teste de Divergência

Esse teste avalia as funções dos músculos tireoaritenóideos e cricotireóideos, possibilitando a determinação do tipo de voz. O teste consiste na repetição de frases que variam do grave ao agudo. Não se deve realizar o teste em casos de pólipos, papilomas, leucoplasias ou logo após a cirurgia de laringe.

O autor descreve um problema na transição de registros, quando ocorre uma quebra de voz. Afirma que este tipo de alteração pode variar entre parcial e total. Podem ocorrer divergências inesperadas em casos de abusos vocais, na voz senil e em pacientes com alterações psicossomáticas.

Teste dos Músculos Cricoaritenóideos Posteriores

Há dois tipos de testes básicos:

1. O paciente deve prolongar a vogal "ô" e diminuir gradativamente a sua intensidade, até atingir a emissão soprosa. Se o paciente apresenta dificuldades para a execução deste teste, pode-se presumir que existe uma hiperfunção dos músculos cricoaritenóideos.
2. O paciente deve prolongar um som enquanto aumenta a sua freqüência. Se o som se tornar soproso, na região aguda, pode-se presumir que existe uma hiperfunção dos músculos cricoaritenóideos.

Testes dos Músculos Tireoaritenóideos

Nos casos de hiperfunção vocal os músculos tireoaritenóideos serão os últimos a serem afetados, e o teste em questão avalia em que estágio de abuso vocal o paciente se encontra e o quanto os músculos estão afetados.

O teste consiste em pedir ao paciente que prolongue sons de diferentes freqüências, em intensidade moderada ou forte.

Teste dos Músculos Cricotireóideos

Pede-se ao paciente que prolongue o som da vogal "ô" enquanto aumenta a freqüência e diminui a intensidade do som. Em seguida, ele deve realizar o contrário, diminuir a freqüência e aumentar a intensidade. Este teste detecta uma hiperfunção dos músculos cricotireóideos.

Prognóstico

O prognóstico é estabelecido após a realização dos testes. O autor ainda comenta que o tipo de lesão que um paciente desenvolve é determinado pelos abusos vocais que realiza, pelo tipo de voz que possui e por suas características vocais.

9 OSWALD P. Humming, sound and simbol. *J. Aud. Res.*, 3:224-32,1961.

O *humming* é um som musical, leve, produzido quando se canta com os lábios fechados. É composto por uma freqüência fundamental e alguns sobretons. O *humming* produz uma vibração na garganta, boca, nariz, pele e membranas mucosas. Quando o som é muito intenso promove ressonância nos seios nasais e outras estruturas da cabeça como dentes e lábios.

Não se sabe exatamente como o *humming* apareceu e se desenvolveu na espécie humana, é possível comparar com outros sons como choros, grunhidos e gritos e outros sons primitivos que existiram na evolução da espécie humana.

Significados Emocionais

O *humming* aparece pela primeira vez na relação mãe e filho durante amamentação, como uma troca de sinais em que a criança demonstra a necessidade de alimentação e a sua satisfação. Segundo o autor é muito difícil que uma pessoa se lembre dessa fase, mas estas sensações podem aparecer em alguns momentos na vida adulta.

Humming e Ruídos Externos

O *humming* pode ser utilizado para mascarar ruídos externos por razões que variam desde concentração até esforço para ignorar o que não se quer ouvir. O *humming* também pode ser resultado da inibição de uma ação agressiva com o mundo externo, uma vez que é um som mais aceito socialmente do que a tosse, bocejo, fala e outros sons.

Significado Simbólico do *Humming*

Para o autor o *humming* pode estar associado a símbolos e fantasias sexuais. Considera-se que para pessoas com distúrbios emocionas o *humming* possa ser comparado com masturbação.

Significado Verbal do *Humming*

O som "m" é relacionado ao movimento de sucção dos recém-nascidos à espera de alimentação. Se o recém-nascido estiver com sensação de desconforto as consoantes produzidas serão "m", ou "n". O som "m" só passa a ter significado verbal quando associado a outros sons.

10 CARRARA E. *Análise comparativa da configuração laríngea, perceptual auditiva e espectrográfica acústica da qualidade vocal pré e pós-emissão vocal em registro basal.* São Paulo, 1991/Monografia. Especialização. Escola Paulista de Medicina. Orientação: Profa. Dra. Mara Behlau.

O objetivo do trabalho é a verificação do efeito do registro basal (*vocal fry*), mediante das análises da configuração laríngea, percepção auditiva e espectrografia acústica. O estudo foi realizado com 20 indivíduos, dez do gênero masculino e dez do gênero feminino. Foi realizada uma gravação da emissão da vogal sustentada "a" e contagem de números de 1 a 20 e em seguida uma avaliação otorrinolaringológica que incluía a telelaringoscopia. A seguir cada indivíduo foi orientado a emitir o som basal por 3 minutos e submetido à nova gravação do material de fala e nova telelaringoscopia.

Da análise comparativa da configuração laríngea, perceptivo-auditiva e espectrográfica acústica da qualidade vocal no registro modal, pré e pós-emissão em registro basal, pode-se concluir que a emissão do som basal propicia um aumento da constrição ântero-posterior do vestíbulo laríngeo, redução de fenda glótica na coaptação das pregas vocais, aumento da amplitude de vibração da mucosa das pregas vocais, redução de freqüência fundamental da voz, redução de tensão fonatória associada à redução da projeção vocal e melhor uniformidade e distribuição de freqüências no registro espectrográfico acústico.

11
MACHADO L. *Análise comparativa da constrição da parte nasal da faringe em registro modal e basal.* São Paulo, 1996/Monografia. Especialização. Universidade Federal de São Paulo
Orientação: Profa. Dra. Mara Behlau & Dr. Paulo Pontes.

O registro basal contém as freqüências mais graves da tessitura vocal e é produzido com a laringe na posição mais baixa no pescoço, pregas vocais mais espessas e portanto, com maior área de mucosa livre, o que possibilita maior vibração sem atrito. Este estudo tem como objetivo avaliar os eventos supralaríngeos observados na emissão do som basal. Foi realizada a avaliação da constrição da parte nasal da faringe através da nasofaringoscopia em dez indivíduos adultos do sexo feminino e sem alterações laríngeas. As imagens mais estáveis da emissão da vogal "i" em registro modal e basal foram digitalizadas em preto e branco e analisadas pelo programa NIH-IMAGE versão 1.55 CIENTÍFICO para definir a área da cavidade criada pelas estruturas da parte nasal da faringe durante o fechamento velofaríngeo nos dois registros, modal e basal.

Pela comparação das imagens, nos dois registros, avaliando-se a área da parte nasal da faringe, em número de pixels, concluiu-se que as emissões em registro basal são realizadas com maior constrição da parte nasal da faringe, em relação ao registro modal, mostrando ser este o gesto motor supralaríngeo associado à emissão nesse registro.

Os autores sugerem a utilização do som basal como recurso terapêutico no deslocamento do véu palatino, paredes laterais e posterior da faringe em casos selecionados de insuficiências e incompetências velofaríngeas.

12
CASPER J, COLTON R, WOO P, BREWER D. Physiological characteristics of selected voice therapy techniques: a preliminary research note. *British Voice Assoc.*, 1:131-41, 1992.

Este estudo analisa a voz soprosa, as técnicas de ataque soproso e brusco e a técnica do bocejo-suspiro através da videoestroboscopia, nasoendoscopia, filtragem inversa e eletroglotografia. Foram avaliados quatro sujeitos sem alteração vocal e nove sujeitos com alterações que incluíam nódulos, pólipos, cistos, papiloma, disfonia hiperfuncional, disfonia psicogênica, hemorragia de pregas vocais e edema. Para os sujeitos normais o protocolo utilizado incluía as vogais "i" e "u" prolongadas em freqüência confortável, em voz soprosa, com ataque soproso (início), com ataque vocal brusco e a produção da técnica do bocejo-suspiro. Para os sujeitos que apresentavam voz alterada o protocolo foi o mesmo com exceção da técnica bocejo-suspiro por ter sido considerada de difícil execução durante o exame.

Resultados para Sujeitos sem Alteração de Voz

- *Voz soprosa:* este tipo de fonação apresentou fechamento glótico incompleto com variação da configuração de laringe entre os sujeitos.
- *Ataque vocal soproso:* maior separação de pregas vocais do que na voz soprosa, com fechamento de pregas vocais subseqüente mais suave.
- *Ataque vocal brusco:* foram observadas duas formas de fechamento: compressão mediana quase simultânea ao início da fonação e constrição laríngea pré-fonatória, com aproximação das pregas vestibulares e aproximação ântero-posterior.
- *Bocejo-suspiro:* foi realizado apenas, por dois sujeitos, mas foi possível observar um abaixamento de laringe e uma elevação gradual até o ponto inicial.

Resultados em Sujeitos com Alteração de Voz

- *Voz soprosa:* todos os sujeitos demonstraram algum grau de fechamento glótico incompleto, com diferentes configurações de fechamento.
- *Ataque vocal soproso:* os ajustes feitos foram muito discretos mas incluíram: aumento discreto no fechamento glótico, aumento de aproximação das aritenóides na fonação, leve aumento de constrição ântero-posterior, abaixamento da laringe, aumento de atividade da parede faríngea na fonação.
- *Ataque vocal brusco:* foram observadas as mesmas formas de fechamento do que no grupo normal: compressão mediana quase simultânea ao início da fonação e constrição laríngea pré-fonatória, com aproximação das pregas vestibulares e constrição ântero-posterior.
- *Bocejo-suspiro:* foi realizado apenas por dois sujeitos, mas foi possível observar um abaixamento de laringe com uma elevação gradual até o ponto inicial.

Discussão

Os resultados obtidos mostram que para algumas técnicas utilizadas existe uma correlação entre a teoria e o que a utilização destas técnicas realmente promove. Foi observado que a fonação soprosa promove uma produção de voz com fechamento glótico incompleto, mas que a configuração obtida varia entre os sujeitos. Com relação à técnica de ataque soproso, os achados sugerem que realmente promove uma fonação inicial mais suave, que se prolonga na fonação. O ataque vocal brusco, que tem sido usado como técnica para paralisia de prega vocal, promove não só o fechamento de pregas vocais, como a constrição de outras estruturas inclusive de pregas vestibulares. Por último, com relação à técnica do bocejo-suspiro, observou-se que quando feita corretamente promove um abaixamento da laringe com uma elevação gradual até a posição inicial, mas os autores consideraram esta observação muito limitada, uma vez que os sujeitos utilizados apresentaram dificuldade de realizar a técnica. Os autores acreditam que alguns estudos precisam ser feitos para se ter certeza da eficiência de cada uma das técnicas.

13 BOONE D, MCFARLANE S. A critical view of the yawn-sigh as voice therapy technique. *J. Voice*, 7:75-80,1993.

Este estudo apresenta uma visão crítica das características fisiológicas e efeitos acústicos da técnica do bocejo-suspiro e oferece sugestões para a sua aplicação no tratamento dos problemas de voz.

Uma produção de voz tensa é descrita na literatura como uma produção sem apoio respiratório, com elevação da laringe e do osso hióide, restrição de movimento de mandíbula, tensão desnecessária de língua e constrição do trato vocal. Entre as técnicas descritas para a redução da tensão estão: abertura do trato vocal, fonação sem esforço muscular, voz salmodiada, exercícios mastigatórios, som basal, abertura de boca, início de vogais com som aspirado ("h" do inglês) e bocejo-suspiro.

Em estudo anterior, Pershal & Boone (1985) observaram em exame nasoendoscópico e comprovaram por meio de tomografia computadorizada que a técnica do bocejo-suspiro produz abertura da faringe.

Nesse estudo foram observados oito sujeitos, entre 29 e 64 anos de idade, sem histórico de problemas vocais. Os sujeitos foram instruídos a produzir uma vogal "i" prolongada, depois bocejar e emitir uma vogal suspirada. A mesma técnica foi utilizada para a vogal "a". A produção das vogais foi realizada durante um exame nasoendoscópico.

Entre os resultados obtidos, observou-se durante a produção da técnica bocejo-suspiro, um abaixamento de ponta de língua, retração da parte posterior da língua, abertura de faringe e abaixamento de laringe. Na análise acústica não houve mudança significativa de freqüência fundamental, enquanto os padrões dos formantes apresentaram modificações, com diminuição do segundo formante em sete sujeitos e do terceiro formante em seis.

A técnica do bocejo-suspiro pode ser utilizada como manobra de produção de uma voz relaxada para problemas de hiperfunção vocal, seguida por prolongamento de vogal, com a voz soprosa em palavras monossilábicas e com controle manual da posição de laringe na emissão de palavras. O autor utiliza também uma variação da técnica que ele chama de bocejo-suspiro silencioso, em que o exercício é realizado com a boca fechada e com o escape de ar pelo nariz, podendo ser feito em qualquer situação de tensão, inclusive em público.

14 RODRIGUES S. *Análise múltipla do efeito da técnica de vibração sonorizada de língua em indivíduos adultos sem queixa vocal.* São Paulo, 1995/Tese. Mestrado. Universidade Federal de São Paulo Orientação: Profa. Dra. Mara Behlau e Dr. Paulo Pontes.

O som produzido através da vibração sonora dos lábios ou da língua representa uma das técnicas de reabilitação mais utilizadas na prática clínica. O impacto vocal produzido por esta técnica pode ser percebido auditivamente com facilidade.

O método de vibração foi proposto por Behlau, em 1979, com o objetivo de conseguir um melhor equilíbrio entre as forças aerodinâmicas e mioelásticas da laringe. Apesar das observações clínicas de sua eficácia, não existia nenhum artigo científico que a comprovasse.

A proposta do trabalho foi a de verificar o efeito desta técnica de vibração em indivíduos sem problema vocal.

Foram avaliados 20 indivíduos adultos, de ambos os sexos, sem queixa vocal. Foi realizada uma avaliação multifatorial, incluindo avaliação perceptivo-auditiva da qualidade vocal, avaliação espectrográfica e avaliação laringológica para verificação da configuração laríngea, pré e pós três minutos de vibração de língua.

A autora concluiu que a técnica de vibração é uma poderosa manobra na obtenção de uma emissão vocal mais balanceada. A análise perceptivo-auditiva mostrou uma melhor qualidade vocal global e o traçado espectrográfico apresentou-se melhor definido, com maior quantidade de energia na região aguda do espectro. Foi também verificado maiores valores de PHR e menores valores de *shimmer*. A avaliação laringológica revelou melhor coaptação glótica, com aumento na amplitude de vibração da onda de mucosa e maior constrição mediana e ântero-posterior do vestíbulo laríngeo.

15

MENEZES MHM. *O tempo de execução como variável dos efeitos da técnica de vibração sonorizada de língua.* São Paulo, 1999/Tese. Mestrado. Pontifícia Universidade Católica de São Paulo
Orientação: Prof. Dr. Henrique Olival Costa.

Desde os primeiros trabalhos até a atualidade, a técnica vocal é citada como um potente instrumento terapêutico. Entendem-se como técnica vocal "manobras fonatórias que modificam o padrão vocal manifesto e que visam à obtenção de maior equilíbrio fonatório, dentro das condições anatômicas e fisiológicas do falante."

A vibração sonorizada de língua faz parte do vasto grupo de técnicas utilizadas para o trabalho vocal. Essa técnica é realizada por meio da elevação da ponta da língua em direção aos alvéolos dos incisivos superiores, seguida de movimentos rápidos e repetitivos de vaivém de todo o corpo da língua, causados pela passagem em alta velocidade do fluxo aéreo expiratório, nessa região, concomitante à emissão fonatória. Pelo menos três grupos musculares são ativados pelo exercício de vibração – os linguais, os laríngeos e os da respiração – todos sob o comando de impulsos nervosos determinados pelo sistema nervoso central, resultando em um complexo sistema de contrações e relaxamentos musculares. Cada vez que um músculo contrai, este executa um trabalho. A energia necessária para sua execução é derivada das reações químicas nas células musculares. O gasto de energia excessivo pode levar o músculo à fadiga.

É por este motivo que todo e qualquer programa de treinamento fundamentado em exercícios deve levar em conta sua freqüência, duração e intensidade, visto que uma indicação inadequada pode prejudicar a performance esperada, ao invés de atingí-la com sucesso.

O objetivo da pesquisa foi estudar as respostas vocais e laríngeas, além das sensações e sinais negativos surgidos, frente à execução da vibração sonorizada de língua levando em consideração o tempo de execução (de 0 a 7 minutos).

Participaram deste estudo 30 sujeitos (15 do sexo masculino e 15 do sexo feminino), adultos, brasileiros, sem queixa vocal ou alteração laríngea e com capacidade em executar a vibração sonorizada de língua. Todos foram submetidos à avaliação laringoestroboscópica, análise perceptivo-auditiva da voz e levantamento de sensações incômodas surgidas ao longo do tempo de realização do exercício, no período preexecução e nos períodos subseqüentes: 1', 3', 5', 7'. Durante a avaliação laringoestroboscópica, cada um dos indivíduos foi orientado a respirar pela boca, sem esforço e emitir a vogal "é" sustentada, em intensidade e freqüência, o mais próximo de sua emissão habitual. Para a análise da imagem laríngea, foram considerados os seguintes parâmetros: tipo de coaptação das pregas vocais, constrição do vestíbulo laríngeo, amplitude de vibração, simetria de vibração, relação abertura/fechamento e presença de muco. A análise perceptivo-auditiva foi realizada por meio da emissão sustentada da vogal "a", oral, central, baixa, aberta, da maneira mais natural possível, na freqüência e intensidade habituais de cada falante. Os parâmetros qualidade vocal, projeção vocal e sustentação vocal foram analisados por duas fonoaudiólogas, sendo que em casos de divergências uma terceira fonoaudióloga foi consultada.

Os resultados encontrados na análise perceptivo-auditiva com relação à qualidade vocal a partir do quinto minuto mostrou-se significativamente pior nas mulheres e melhor nos homens. Na projeção vocal, as mulheres melhoraram significativamente ao terceiro minuto, mantendo a melhora no quinto e piorando no sétimo, não tendo mudanças deste parâmetro no grupo de sujeitos do sexo masculino. Há tendência de piora da sustentação vocal em todos os momentos, sendo significativamente pior no sexo feminino, considerando todo o período (0-7'), sendo que, no sexo masculino, há piora significativa até o quinto minuto, com recuperação no sétimo. Com relação à análise da imagem laríngea ocorreu melhora significativa da coaptação glótica no grupo feminino entre 0 e três minutos, tendendo a piorar a partir de então; obteve melhora significativa da amplitude de vibração a partir do terceiro minuto no grupo masculino e aumento significativo de muco, a partir do terceiro minuto no grupo feminino. Além disso, houve aumento gradativo de sensações indesejáveis ao longo do tempo, em ambos os gêneros. Sendo assim, é de extrema importância que o tempo de execução da VSL seja cuidadosamente indicado. Sugere-se a utilização desta por três minutos no sexo feminino e cinco minutos no sexo masculino.

16
RECHENBERG L. *Estudo comparativo do efeito das técnicas de vibração sonorizada de lábios e de língua por meio de análise acústica.* São Paulo, 1999/Monografia. Especialização. CEV. Orientação: Profa. Dra. Mara Behlau.

A proposta deste estudo foi comparar, por meio de análise acústica, as emissões vocais pré e pós-técnica de vibração sonorizada nas variantes lábios e língua de dez indivíduos adultos do gênero feminino, sem alterações vocais. A amostra do sinal vocal consistiu da emissão sustentada da vogal "é" nas seguintes condições: pré-vibração sonorizada de lábios, pós-vibração sonorizada de lábios, pré-vibração sonorizada de língua e pós-vibração sonorizada de língua. Tanto a vibração sonorizada de lábios como a de língua foram realizadas durante um minuto, sendo controladas para que não fossem produzidas inadequações posturais ou tensões musculares, com intervalo de quatro horas entre a execução das duas técnicas.

A amostra do sinal vocal documentada foi diretamente digitalizada no computador Platino – Packard Bell – 166 MHz, acoplado ao microfone Radio Shack, modelo 333007, situado a 10 cm da boca do falante, registrada no programa de laboratório de voz *Dr. Speech Sciences* (Tiger Eletronics Inc.) Através do módulo *Voice Assessment* foram extraídas as medidas de freqüência fundamental, *jitter*, *shimmer* e proporção harmônico-ruído. Através do módulo *Speech Analysys* foi realizada a análise espectrográfica em banda estreita, avaliando a regularidade dos harmônicos e a presença de ruído nas freqüências altas. Mediante análise estatística, utilizando testes não-paramédicos, foram comparados os resultados pré e pós de cada variante da técnica e entre variantes nas comparações pré e pós de cada técnica apenas o *shimmer* mostrou-se reduzido na condição pós-vibração sonorizada de lábios.

Na comparação entre as variantes lábios e língua da técnica de vibração sonorizada não houve diferença nos parâmetros de freqüência fundamental, *jitter* e proporção harmônico-ruído; foi observada diferença estatisticamente significativa no parâmetro *shimmer*, mostrando maior redução deste após a vibração sonorizada de lábios. A análise espectrográfica aponta dados significativos de maior regularidade dos harmônicos após o emprego de ambas as variantes, com tendência à redução do componente ruído. São necessários estudos que investiguem a participação do trato vocal nestas medidas, bem como do efeito glótico, através da avaliação eletroglotográfica.

17
TITZE T. *Lip and tongue trills – what do they do for us?* Disponível em www.shc.uiowa.edu. Acesso em fevereiro de 1999. Resumo do artigo do Prof. Ingo Titze, extraído da *web* do *National Center for Voice and Speech – NCVS*, mantida pela Universidade de Iowa.

A vibração de lábios e língua é um exercício utilizado como aquecimento de voz com o objetivo de relaxar os músculos orofaciais e de estabelecer a sensação de vibração nos lábios e região anterior da face. Professores de canto e de teatro, quando perguntados sobre os benefícios deste exercício, dizem que o sistema respiratório funciona sem sobrecarregar as pregas vocais. Se observarmos o que acontece com o fluxo de pressão aérea durante a vibração de lábios e língua, existe uma explicação científica para a noção dada pelos professores de canto. Primeiro existem duas fontes de vibração, uma na laringe e outra na parte anterior da boca, que utilizam a mesma corrente aérea. Isto significa que se a vibração de lábios absorve muita energia, as pregas vocais não têm ar suficiente para vibrar; da mesma forma, se as pregas vocais absorvem muita energia, os lábios não têm ar suficiente para fazê-los vibrar. Em termos de equilíbrio de energia, sabe-se que a força aerodinâmica disponível por esta vibração dupla é a pressão pulmonar multiplicada pela média de fluxo aéreo produzida (força = pressão × fluxo aéreo). O fluxo aéreo é o mesmo na glote e nos lábios; se não as bochechas ou o pescoço aumentariam. A única diferença entre a força que é dada às duas fontes de vibração é a quantidade de pressão relativa usada em cada uma delas. Como a pressão pulmonar é constante, isto significa que quando houver mais pressão em uma das fontes existirá menos pressão na outra fonte. Isto acontece porque as leis da física ditam que a pressão na região dos lábios mais a pressão na região das pregas vocais é igual à pressão pulmonar. Os vocalistas aprendem automaticamente a calcular a pressão necessária para manter os lábios e pregas vocais vibrando. O aquecimento vocal inclui o aprendizado da pressão mínima necessária para esta vibração, particularmente nas freqüências mais agudas. Sabe-se que o limiar de pressão fonatória (a pressão mínima para se disparar a fonação) aumenta com a elevação da freqüência. A menos que a pressão pulmonar também aumente, a vibração de lábios será interrompida nas notas mais agudas. Isto irá fazer com que o vocalista aumente a pressão pulmonar, utilizando de forma mais ativa o sistema pulmonar. Os músculos abdominais e torácicos movimentam-se para permitir a capacidade de manter adequada a pressão pulmonar aplicada nas pregas vocais. Sendo assim, consegue-se estabelecer de forma imediata a hierarquia da produção da voz: primeiro respiração, depois fonação e em terceiro articulação. Espera-se que esta hierarquia seja mantida durante todo o aquecimento. O que ainda não foi totalmente compreendido é o efeito da vibração de lábios e língua no aquecimento vocal. Seria a movimentação passiva dos tecidos ação mais importante ou a contração seletiva de alguns músculos para que o processo articulatório se inicie?

18

PHEE AM, ORSONI AP, ALENCAR APT, PELOGGIA CCS, BOTELHO, DC, BARUZZI MB, PADOVANI M MP, COMBOCHI R, MADAZIO G, BEHLAU M, PONTES P. *Configurações laríngeas na emissão do sussurro e no assobio.* São Paulo, 1997/Trabalho de Iniciação científica. Universidade Federal de São Paulo.

Os autores estudaram a configuração glótica e supraglótica nas tarefas de sussurro e assobio, a fim de oferecer subsídios para seu emprego clínico. Participaram do estudo 20 jovens de ambos os sexos, sem queixa vocal ou laríngea, avaliados por meio de nasofibrolaringoscopia. Foi avaliada a configuração glótica e a constrição supraglótica no sussurro em duas intensidades, fraca e forte, enquanto o assobio foi também avaliado em três tipos de emissão: contínuo, intermitente e modulado.

Os autores concluíram que não existe configuração glótica predominante no sussurro, em nenhuma das intensidades avaliadas, enquanto na tarefa do assobio a configuração observada em 75% dos indivíduos foi a fenda glótica triangular ântero-posterior. Verificaram também a participação das estruturas do vestíbulo laríngeo no sussurro, observando-se 85% de constrição supraglótica no sussurro fraco e 75% no sussurro forte, ao contrário do assobio que foi produzido sem solicitação das estruturas do vestíbulo laríngeo. Na análise do assobio modulado durante o "Parabéns a você", observou-se que 65% dos indivíduos não usaram recursos laríngeos para a modificação da freqüência na frase musical, quer fosse por meio de mudança na posição vertical da laringe ou por modificação no comprimento das pregas vocais. Este dado nos leva a supor que os ajustes de freqüência devem estar sendo realizados em outros locais, pela modificação do estreitamento dos lábios ou por inúmeras alterações supralaríngeas.

Portanto, os autores acreditam que o uso do sussurro deve ser precedido de prova terapêutica individual, monitorada por fonoscopia, enquanto o uso do assobio pode ser amplamente ministrado no tratamento da fonação vestibular.

19

GONZAGA PMS. *Auto-avaliação da mudança da qualidade vocal após exercícios de voz em indivíduos não disfônicos.* São Paulo, 2003/Monografia. Especialização. CEV. Orientação: Profa. Dra. Mara Behlau.

O objetivo do presente trabalho foi verificar como os indivíduos percebem o impacto de três exercícios em sua qualidade vocal, sendo dois bastante utilizados na clínica vocal, com participação direta da fonte glótica, e um terceiro, menos utilizado e com ação no controle do fluxo de ar, sem participação da glote. Os exercícios selecionados para o presente estudo foram a vibração sonorizada e sustentada de língua ("trrr...."), o exercício de som nasal sustentado ("mmm...") e o exercício de sopro continuado. Participaram deste estudo vinte indivíduos adultos do sexo feminino, sem queixas ou alterações vocais e sem conhecimento prévio dos exercícios ministrados. Os participantes executaram, em cabine acústica, os três exercícios, um de cada vez, em ordem casual, durante três minutos e com intervalos médios de cinco minutos entre um exercício e outro. Após cada exercício, solicitou-se que os indivíduos emitissem uma vogal "é" sustentada e que realizassem uma contagem de números de 1 a 10. Os indivíduos foram então questionados sobre possíveis mudanças na qualidade vocal. As respostas foram registradas em gravador minidisc e anotadas pela avaliadora. A maior parte dos participantes relatou melhora na qualidade vocal com o exercício de vibração (90%) e com o exercício de som nasal (80%), contudo apenas um pequeno número de participantes relatou melhoras com o exercício de sopro (35%). A técnica de vibração foi eleita como o exercício de melhor efeito por 75% dos participantes e o exercício de sopro não foi eleito como o melhor exercício por nenhum dos participantes. Desta forma, na comparação dos efeitos dos exercícios, a técnica de vibração pareceu produzir os melhores efeitos imediatos. As expressões mais utilizadas para discorrer sobre o efeito do exercício de vibração de língua foram que a voz ficou mais solta, mais clara, mais fácil e mais limpa. No exercício de som nasal as expressões mais utilizadas foram que a voz ficou mais resistente, mais forte, mais fácil e mais clara. Apesar de os indivíduos relatarem que não houve melhora com o exercício de sopro, referiram que a voz ficou mais relaxada ou mais resistente. Em conclusão, os exercícios promoveram diferentes impactos e os indivíduos mostraram-se capazes de perceber os efeitos e discorrer sobre eles.

20 OLIVEIRA GCMG. Comparação da autopercepção vocal do professor, pré e pós-escuta do registro da própria voz, com a opinião do fonoaudiólogo. São Paulo, 2003/Monografia. Especialização. CEV.

O objetivo do presente trabalho foi comparar a autopercepção vocal do professor, pré e pós-escuta do registro da própria voz, com a opinião do fonoaudiólogo, para verificar o impacto imediato da escuta da própria voz, a correspondência com a opinião do fonoaudiólogo e identificar em qual das tarefas de fala o professor refere perceber melhor a própria voz. A pesquisa foi realizada a partir da gravação das tarefas de fala, na emissão sustentada da vogal "é" e da contagem dos números. Os professores responderam oralmente questões sobre os parâmetros vocais e identificaram quando perceberam melhor suas vozes, na emissão da vogal sustentada "é" ou na contagem dos números. Essas questões foram realizadas pré e pós-escuta do registro da própria voz. Posteriormente, a pesquisadora avaliou os parâmetros vocais dos professores, respondendo as mesmas questões para realizar os estudos comparativos. Os resultados mostraram que em 80% dos parâmetros vocais analisados, observou-se significante mudança de opinião dos professores, na autopercepção vocal pós-escuta do registro da própria voz. Comparando a autopercepção vocal do professor pré e pós-escuta do registro da própria voz, verificou-se que após escuta houve um aumento estatisticamente significante da coincidência com a opinião do fonoaudiólogo em 50% dos parâmetros analisados. Constatou-se que a voz foi mais bem percebida pelos professores na contagem dos números, com 66,6% pré-escuta e 77,4% pós-escuta do registro da voz. Concluiu-se que a escuta do registro da própria voz propiciou uma mudança imediata de opinião, e esta se apresentou mais próxima à avaliação do fonoaudiólogo. Ao escutar o registro da própria voz, o professor pôde ter melhores condições de identificar e reconhecer o seu padrão de emissão vocal. A tarefa de fala eleita pelos professores como a que mais contribui na análise da própria voz foi a fala encadeada, representada neste estudo pela contagem dos números. Portanto, a escuta do registro da própria voz parece ser um recurso importante na intervenção do fonoaudiólogo.

21 BEHLAU M, IZDEBSKI K. Procedimentos clínicos no tratamento da fonação vestibular – técnica de constrição labial. In: BEHLAU (org.) – Laringologia e voz hoje – temas do IV congresso brasileiro de laringologia e voz. Rio de Janeiro, Revinter, 1998. p. 327-28.

Os autores apresentam a técnica de constrição labial como um procedimento terapêutico de eficácia no tratamento da fonação vestibular. A técnica, que inclui a transferência do local de constrição da laringe para os lábios, foi desenvolvida pela experiência clínica dos autores, que perceberam como mais eficazes no afastamento das pregas vestibulares, as tarefas que envolviam maior fluxo de ar translaríngeo. A seqüência sugerida é a seguinte:

- Treinar o estreitamento do fluxo de ar pelos lábios protrusos.
- Misturar o fluxo de ar com um som (fricativa anterior "v" ou vogal "u").
- Treinar diferentes tons, um por vez.
- Reduzir o fluxo de ar e aumentar a quantidade de som emitido.
- Modular o som em freqüências próximas entre si.
- Modular o som na extensão de freqüência da fala.
- Treinar em diferentes graus de intensidade.
- Passar para a emissão de vogais isoladas ou em seqüências.
- Treinar com sílabas totalmente sonoras.
- Passar para seqüências silábicas totalmente sonoras (logatomas).
- Passar para segmentos totalmente sonoros.
- Transferir a emissão para construções CVC.
- Treinar em construções CVC mais complexas ou VCV.
- Treinar palavras com construções mistas e com diferentes freqüências e intensidades.

A técnica de constrição labial pode ser facilitada com o uso de outros recursos terapêuticos, tais como o monitoramento auditivo retardado, monitoramento visual ou manipulação digital laríngea. Em casos resistentes de fonação vestibular utiliza-se bloqueio químico das pregas vestibulares.

22 CASTRO LCD. *Análise acústica dos efeitos da técnica do "b" prolongado em indivíduos sem queixa vocal.* São Paulo, 2000/Monografia. Especialização. CEV. Orientação: Profa. Dra. Mara Behlau.

A técnica do "b" prolongado é um exercício finlandês utilizado na reabilitação vocal. O gesto motor envolve a sustentação da oclusiva "b", com adução supraglótica, durante o abaixamento da laringe no pescoço. Os principais objetivos da técnica incluem o abaixamento da laringe, o aumento da compressão mediana de pregas vocais, o aumento da onda de mucosa e a diminuição do impacto da mesma.

O objetivo do trabalho foi verificar o efeito da técnica do "b" prolongado em indivíduos sem queixa vocal. Participaram do estudo 29 indivíduos, sendo 14 homens e 15 mulheres com idade média de 28 anos. Foram obtidas amostras vocais da emissão prolongada da vogal "é" antes e após um minuto da realização da técnica. As amostras foram digitalizadas e submetidas à análise acústica (Dr. Speech, DRS) para extração da freqüência fundamental (F_0), *jitter*, *shimmer* e proporção harmônico-ruído (PHR). Além disso, o tempo máximo de fonação (TMF) também foi cronometrado. Os resultados foram bastante evidentes, principalmente no aumento do TMF, particularmente nas mulheres. Houve uma tendência de redução da F_0 para toda a amostra. Não houve diferença estatisticamente significante nos valores de *jitter*, *shimmer* e PHR. A hipótese é de que esta técnica favoreça alterações na configuração glótica, principalmente em casos de fenda triangular posterior, comumente observada em mulheres, propiciando um melhor fechamento glótico. A sugestão é que a técnica seja utilizada em caso de laringe elevada, disfonia com compressão mediana ou ainda em casos de abuso vocal.

23 KRIMBERG CD. *Análise visual e perceptivo-auditiva dos efeitos da técnica finlandesa do "b" prolongado em indivíduos adultos sem queixa vocal.* São Paulo, 2000/Monografia. Especialização. CEV. Orientação: Profa. Dra. Mara Behlau.

O fonoaudiólogo dispõe de inúmeras técnicas vocais para o tratamento das disfonias. O conhecimento dos efeitos de cada técnica no trato vocal é indispensável para sua seleção em um programa de reabilitação vocal.

O objetivo do presente trabalho é verificar os efeitos da técnica finlandesa do "b" prolongado em 20 adultos do sexo feminino sem queixas vocais ou alterações laríngeas orgânicas, mediante comparação da emissão sustentada pré e pós-execução desta técnica vocal. A análise perceptivo-auditiva foi realizada com amostras da fonação sustentada e análise visual da configuração laríngea com as imagens do exame videoestroboscópico. Os parâmetros avaliados foram projeção vocal, estabilidade da emissão, tensão fonatória, comportamento do vestíbulo laríngeo, coaptação glótica, amplitude e simetria da vibração da prega vocal. O material colhido foi analisado por 20 fonoaudiólogos treinados em análise vocal, a maioria especialistas em voz, e também foi tratado estatisticamente.

A partir dos dados levantados e analisados nesse estudo, podemos concluir que a realização da técnica finlandesa do "b" prolongado em indivíduos adultos sem queixa vocal ou alterações laríngeas orgânicas apresenta os seguintes efeitos: quanto à análise visual da configuração laríngea, há o aumento da amplitude da vibração das pregas vocais, manutenção da simetria do ciclo vibratório, do comportamento do vestíbulo laríngeo e da coaptação glótica; quanto à análise perceptivo-auditiva, há uma redução da projeção vocal e manutenção dos parâmetros estabilidade e tensão fonatória. Outras pesquisas que analisem queixas e os efeitos da técnica finlandesa do "b" prolongado em indivíduos disfônicos são sugeridas.

24 LAUKKANEN AM, LINDHOLM P, VILKAN E, HAATAJA K, ALKU P. A physiological and acoustic study on voice bilabial fricative/β/as a vocal exercise. *J. Voice,* 10:67-77, 1996.

Os autores investigaram os efeitos da técnica vocal do /β/ fricativo bilabial na produção e fonte vocal de seis indivíduos, sendo três homens e três mulheres, sem problemas vocais. Foi solicitado que emitissem uma série de 20 repetições da vogal /a/ em freqüência e intensidade habituais, após esta emissão seguiu-se a produção de 20 repetições do /β/ fricativo bilabial. Os sujeitos foram previamente treinados e as emissões tiveram controle de qualidade durante a produção da série, com o objetivo principal de uma produção de um som estável com firme oclusão labial e sem fricção audível.

Foram produzidas séries de 20 emissões, alternando-se a vogal /a/ e a consoante /β/ fricativa bilabial. A partir destas emissões verificou-se a posição vertical da laringe, através da eletroglotografia; sua atividade muscular, através da eletromiografia com eletrodos de superfície, e a produção vocal, através da análise acústica com filtragem inversa. Os resultados mostraram que na produção do /β/ fricativo bilabial em comparação à fonação da vogal /a/, a posição vertical da laringe tendeu a ser mais baixa, a atividade muscular mais reduzida e a inclinação do espectro da fonte de voz, mais acentuada. Na emissão da vogal, após os exercícios, a atividade muscular pareceu menor na maioria dos casos, embora a fonte vocal tenha permanecido inalterada, o que indica uma maior economia vocal, caracterizada pela possibilidade de encontrar o mesmo *output* acústico com menos esforço laríngeo.

Os autores advertem que esta técnica é muitas vezes confundida com a do "b" prolongado, porém faz-se necessário esclarecer que esta utiliza outro tipo de emissão vocal, logo os resultados não podem ser comparados.

25 BEHLAU M, PONTES P. Eliminação de granuloma pós-cordectomia por técnica vocal de arrancamento. In: BEHLAU M. (org.) – *O melhor que vi e ouvi III. Atualização em laringe e voz.* Revinter, Rio de Janeiro, 2001. p. 334-43.

Neste capítulo, os autores descrevem um caso de um paciente do sexo masculino, médico, em função de chefia de posto de saúde, 66 anos de idade, com queixa de *"voz rouca há dois meses"*, foi diagnosticado como portador de carcinoma de prega vocal esquerda, classificado como T1N0M0. Foi submetido à cordectomia esquerda por via endoscópica e com o uso de *laser* de CO_2 sem reconstrução. Apresentou no pós-operatório imediato três granulomas, removidos cirurgicamente, sendo então encaminhado para reabilitação vocal. Após quatro sessões de fonoterapia, duas por semana, e tendo-se passado 11 dias de treinamento vocal agressivo, com exercícios combinados de esforço vocal e respiratório, o paciente expulsou o granuloma. Houve cicatrização espontânea em sua base, sem a formação de nova lesão. O paciente está satisfeito com sua voz, realizando apenas controles fonoaudiológico e otorrinolaringológico periódicos.

Técnica Vocal de Arrancamento para Expulsão de Granuloma

A reabilitação vocal em casos de granuloma, é indicada quando há envolvimento do comportamento vocal. Existem duas opções de reabilitação de naturezas opostas: a abordagem tradicional e a abordagem agressiva de arrancamento (Behlau & Madazio, 2000).

A abordagem tradicional, indicada para granulomas resultantes do comportamento vocal, advoga a suavização da emissão, pela utilização de freqüência fundamental mais aguda, ataques vocais suaves, ressonância difusa e alta, além da redução da intensidade de fala; todos os esforços que envolvem a região posterior da laringe devem ser minimizados.

A abordagem agressiva, também chamada de técnica vocal de arrancamento, é especificamente indicada para lesões pediculadas, particularmente para as lesões pós-intubação. Na técnica de arrancamento procura-se amputar a lesão, por meio de microtraumatismos de repetição, na base do granuloma. Essa técnica usa exercícios de empuxo sonorizados, associados a grande apoio e fluxo respiratório, com emissões fortes e curtas para promover atrito glótico, visando à região posterior da laringe. Quando a lesão é considerada conseqüência de abuso vocal, após a técnica do arrancamento, o paciente é submetido à fonoterapia tradicional.

Quanto ao tratamento cirúrgico, a remoção não garante a resolução do problema. Recidivas são freqüentes, já que o próprio leito cirúrgico será preenchido por tecido de granulação, que pode novamente se desenvolver de modo exacerbado. Granulomas altamente recidivantes, quase sempre por refluxo gastresofágico, com cinco ou mais episódios, podendo chegar a 15 lesões, têm sido tratados com sucesso, por meio de injeção unitária de toxina botulínica tipo A – Botox® (Nasri, Sercarz, Mcalpin & Berke, 1995; Emami, Morrison, Rammage & Bosch, 1999).

Em nossa experiência, a técnica do arrancamento apresenta resultados positivos com um máximo de dez sessões, em periodicidade de dois ou três encontros semanais, acompanhadas de treinamento intensivo em casa, de cinco a oito vezes ao dia, por um período de 5 a 10 minutos. Também não verificamos recorrência de lesão. Se o paciente refere muita dor na realização da prova terapêutica, a técnica agressiva deve ser abandonada em favor da tradicional.

A seqüência básica do trabalho com essa técnica vocal é a seguinte:

Posição do paciente

- Paciente de pé, com pernas levemente fletidas, respiração profunda e costo-abdominal, tronco anteriorizado e cabeça para baixo, com as mãos apoiadas sobre um plano rígido, como uma mesa ou um móvel.

Variantes na posição do paciente

- Paciente sentado, com o tronco reto, mãos firmemente apoiadas sobre as coxas e cabeça fletida.
- Paciente sentado, com o tronco fletido, cotovelos apoiados sobre os joelhos, mãos soltas entre as pernas.

Exercícios

- Inspiração e expiração orais, com a boca aberta e a língua para fora.
- Pausa com fechamento laríngeo intenso e completo.
- Expiração oral energética interrompida, travando-se o fluxo intermitentemente.
- Tosse sonora isolada, com som grave, como "de cachorro", ou seguida de vogal.
- Inspiração oral, seguida de expiração com o som "k" repetido ("k.k.k.k.k.k.k").
- Inspiração oral, seguida de expiração com os sons "p" e "k", alternados e repetidos, utilizando-se grande pressão intra-oral, ("p.k.p.k.p.k.p.k").
- Inspiração e expiração sonorizadas, rápidas e repetidas.
- Emissões em freqüências graves e agudas, de modo alternado.
- Emissões de vogais fortes, prolongadas e depois interrompidas, com ataques vocais bruscos.
- Emissão de vogais alternadas com "p" e "k" bloqueados ("a.....k"; a.....p").
- Gargarejo "seco", com som "r" posterior, vibrante e intenso, seguido de vogais curtas e fortes.

O granuloma pode ser expelido durante ou após os exercícios, mas também pode ser engolido.

Comentário Final

Desta forma, a técnica vocal de arrancamento de granuloma é efetiva para as lesões pós-cirurgias ablativas da laringe, e deve ser considerada como uma opção válida e útil de tratamento clínico antes de nova intervenção cirúrgica.

---

26 BEHLAU M, GIELOW I, BRASIL O, PONTES P. Vertical partial laryngectomies rehabilitation program. IN: DEJONCKERE PH, PETERS HFM. *Proceedings 24th. International congress of logopedics and phoniatrics. August 1998* v.1. Nijmegen, Amsterdam, 1999. p. 284-6.

Programa de Terapia Cooptativa para Cirurgias Ablativas da Laringe

O programa de Terapia Cooptativa (Behlau, Gielow, Brasil & Pontes, 1998) foi organizado após a análise dos resultados funcionais de 130 pacientes laringectomizados parciais, vindo de quatro instituições diferentes (INLAR, HSPE, CEV e UNIFESP). O referido estudo demonstrou que os melhores resultados foram obtidos em pacientes que apresentaram estruturas flexíveis à fonação, com grandes movimentos vibratórios, sendo que na maior parte dos casos a fonte sonora localizava-se em nível supraglótico.

O objetivo da reabilitação dos pacientes submetidos às cirurgias ablativas da laringe é recrutar as estruturas laríngeas remanescentes para a fonação. Desta forma, a natureza da atuação vocal é agressiva, chamada de terapia cooptativa ou de recrutamento. As abordagens utilizadas têm como objetivo desenvolver fonação a qualquer custo, para promover a vibração das estruturas laríngeas e reduzir o fluxo aéreo translaríngeo.

O programa de terapia cooptativa consiste de três níveis: I. nível de sonorização; II. nível de fala; III. nível de plasticidade vocal. No nível I, sonorização, trabalhamos com todas e quaisquer técnicas que eliciem sonoridade laríngea, tais como técnica de vibração, deglutição incompleta sonorizada, som basal e sons nasais; por vezes também incluímos exercícios de empuxo e técnica finlandesa do "b" prolongado. Já no nível II, treinamento de fala, trabalhamos com as técnicas de mudança postural de cabeça e pescoço para verificar os ajustes que mais favoreçam a qualidade da emissão, assim como técnicas de sobrearticulação, que oferecem um excelente resultado, principalmente quando a freqüência fundamental é grave e o componente ruído é intenso; como estratégias adicionais trabalhamos com voz salmodiada e método mastigatório com fala encadeada. Finalmente, no nível III trabalhamos com a plasticidade vocal, por meio de exercícios de modulação de freqüência e intensidade, com ênfase às palavras; incluímos também as estratégias adicionais de leitura e canto em terapia.

O primeiro passo para o programa de reabilitação é verificar qual a tendência da localização da fonte sonora por meio de análise fonoscópica. Se há uma nítida tendência à fonação glótica, deve-se favorecê-la; contudo, se há envolvimento supraglótico, quer seja ântero-posterior, mediano ou global, com ou sem movimentação glótica, deve-se favorecer a fonação supraglótica. Isso significa que se o paciente mostra tendência à uma fonação mista, glótica e supraglótica, deve-se deslocar a fonte para supraglótica, o que produzirá melhores resultados vocais. Esse programa é ministrado com uma média de oito sessões, sendo que a flexibilidade e a vibração dos tecidos da laringe após a cirurgia são os fatores fundamentais para uma boa qualidade vocal.

27

LOPES MV, BEHLAU M, BRASIL O, ANDRADE D. A utilização da fonação inspiratória na caracterização das lesões benignas da laringe. In: *Anais do I Congresso Triológico de Otorrinolaringologia,* 1999/Trabalho vencedor do prêmio de Melhor Trabalho Científico do V Congresso Brasileiro de Laringologia e Voz e I Congresso Triológico de Otorrinolaringologia, 1999./Baseado na monografia do CECEV: LOPES MV. *A utilização da fonação inspiratória na caracterização de lesões benignas da laringe.*/Monografia. Especialização. Centro de Estudos da Voz/Orientação: Dra. Mara Behlau & Dr. Osíris do Brasil.

Fonação inspiratória é a produção da voz na inspiração. Além de ser uma técnica fonoaudiológica eficaz, tal manobra já foi empregada no auxílio diagnóstico de tumores de vestíbulo laríngeo.

O objetivo do presente estudo é utilizar a fonação inspiratória no diagnóstico das lesões benignas das pregas vocais e verificar sua contribuição na identificação e caracterização das mesmas. Foram submetidos ao exame 31 indivíduos, após emissão habitual das vogais, os pacientes eram solicitados a realizar a fonação inspiratória. Os dados das imagens gravadas nas duas fonações, inspiratória e expiratória, foram comparados e analisados de acordo com diversos parâmetros.

Como resultados, é possível observar que a fonação inspiratória contribuiu no diagnóstico em 90,32% dos casos, auxiliando a definir melhor a lesão, particularmente na identificação de cistos das pregas vocais, permitindo a localização do mesmo nas camadas da lâmina própria. Especificamente quanto aos cistos, utilizando-se a fonação expiratória na rotina de avaliação, podem ser identificados apenas três cistos de prega vocal; já com a manobra da fonação inspiratória, nos mesmos indivíduos, pode-se identificar 14 cistos de pregas vocais. De modo geral, quanto mais superficial a lesão, maior a expansão da camada superficial da lâmina própria e melhor a visualização do ligamento vocal. Por outro lado, quanto mais profunda a lesão, menor ou ausente a expansão observada na camada superficial da lâmina própria e do ligamento vocal. Desta forma, a utilização da fonação inspiratória contribuiu para o diagnóstico e caracterização das lesões da cobertura das pregas vocais, possibilitando precisar a localização da lesão e demonstrando que a integridade da mucosa é fundamental para a visualização do ligamento vocal.

28

ALVES KLR. *Análise multifatorial de técnicas vocais de esforço em fonoaudiólogas.* São Paulo, 2001/Monografia. Especialização. CEV. Orientação: Profa. Dra. Mara Behlau.

Técnicas vocais de esforço são amplamente utilizadas na reabilitação das disfonias, principalmente das disfonias neurológicas hipocinéticas. Embora a literatura comente a eficácia dessas técnicas para a reabilitação de muitos casos, não há estudos que descrevam o que ocorre durante a sua realização.

O objetivo da pesquisa foi analisar os efeitos e os mecanismos empregados nas técnicas de esforço socos no ar, mãos segurando a cadeira e mãos em gancho e realizar a comparação entre elas por meio da análise da configuração laríngea, da análise perceptivo-auditiva e da análise acústica da freqüência fundamental.

Participaram da pesquisa dez indivíduos do sexo feminino, com faixa etária entre 23 e 50 anos, fonoaudiólogas, sem queixas vocais, que sabiam aplicar corretamente as técnicas. Foi realizada nasolaringoscopia seguindo o protocolo: vogal "é" normal, seguida de socos no ar com a sílaba "gué"; vogal "é" normal, seguida da técnica segurando a cadeira emitindo a vogal "é"; vogal "é" normal, seguida da técnica mãos em gancho com a vogal "é". Esta seqüência foi realizada objetivando a posterior comparação entre a qualidade vocal e os ajustes laríngeos habituais do sujeito e aqueles apresentados durante a execução das técnicas. Foram realizadas as análises da configuração laríngea e perceptivo-auditiva por meio de fita de vídeo editada.

Para a análise da configuração laríngea, foram selecionados os seguintes parâmetros: fechamento glótico, constrição mediana, constrição ântero-posterior e deslocamento vertical da laringe. Os parâmetros escolhidos para a análise perceptivo-auditiva foram intensidade, ataque vocal e estabilidade fonatória. Na análise acústica, foram extraídas as freqüências fundamentais das emissões durante as mãos segurando a cadeira e durante as mãos em gancho, por meio do programa computadorizado de análise vocal GRAM-5.1.6a, VOICE TOOLS.

A análise dos resultados mostrou que, apesar de as técnicas de esforço visarem ao mesmo objetivo, há pequenas variações entre elas. Do ponto de vista perceptivo-visual, há um aumento da constrição ântero-posterior durante a técnica de mãos segurando a cadeira e deslocamento vertical da laringe observado somente na técnica socos no ar. Do ponto de vista perceptivo-auditivo, há um aumento da intensidade vocal com as técnicas socos no ar e mãos segurando a cadeira, ataque vocal maior na técnica mãos segurando a cadeira e aumento da estabilidade fonatória durante a aplicação das técnicas mãos segurando a cadeira e mãos em gancho. Do ponto de vista acústico, a freqüência fundamental aumenta apenas durante a realização da técnica mãos segurando a cadeira.

29

TEIXEIRA MZ. *Opinião dos pais sobre a voz de seus filhos de 5 a 12 anos*/Tese. **Mestrado. Faculdade de Medicina de Botucatu – UNESP. Orientação: Profa. Dra. Ercília Maria Caroni Trezza/Co-orientação: Profa. Dra. Mara Behlau. Publicado como: TEIXEIRA MZ, TREZZA E, BEHLAU M. Opinião dos pais sobre a voz de seus filhos de 5 a 12 anos.** *Rev. Paulista Pediatr,* **21:68-75, 2003.**

Alterações na voz das crianças podem interferir de modo bastante negativo no desempenho social ou mesmo no desenvolvimento afetivo-emocional e são geralmente confundidas pelos pais com sintomas de infecções de vias aéreas superiores ou consideradas normais. A literatura aponta que há uma discrepância entre a alta incidência de distúrbios vocais infantis relatados e o baixo número de crianças que recebem atendimento fonoaudiológico.

O objetivo deste estudo foi verificar a opinião dos pais sobre a voz de seus filhos, no que diz respeito à percepção e preocupação relacionadas às alterações vocais; fatores que influenciam na qualidade vocal; atitudes tomadas diante das alterações de voz; identificação de problemas vocais e referências de queixas vocais pelos filhos e importância da voz na vida familiar, escolar e para o futuro do filho. Participaram do estudo 526 pais de crianças, sendo 264 destas do sexo feminino e 262 do sexo masculino, na faixa etária de 5 a 12 anos e freqüentadoras de escolas estaduais ou municipais pertencentes ao município de Garça, estado de São Paulo. Os pais responderam a um questionário sobre a voz de seus filhos, sendo que em 86% dos casos a informante foi a mãe, em 8% foi o pai e nos 5% restantes outros responsáveis ofereceram as informações.

A maioria dos pais (74%) caracterizou a voz do seu filho como normal, normal e bonita ou bonita. Os demais (25%) indicaram que a voz do filho apresenta alguma condição não normal, como: voz muito alta, alterada, nasal, rouca, muito baixa, estridente e irritante. Nenhum pai considerou a voz de seu filho feia e 1% não respondeu à pergunta. Com relação à percepção de alterações na voz do filho, a maioria dos pais (37,5% a 68%) respondeu que às vezes o filho apresentava alteração na voz em algumas situações. No que se refere à preocupação dos pais com as alterações na voz do filho, 45% se preocupam e 19% preocupam-se, às vezes, com eventuais alterações. Quanto à atitude que os pais tomam no momento em que percebem alterações na voz do filho, 31% referiram que pedem para o filho parar de falar; 6% procuram o médico, 5% procuram o fonoaudiólogo, 3% fazem uso de remédios caseiros, 23% referiram que tomam outras atitudes e 32% não responderam. Com relação à percepção da criança sobre seu problema de voz, 36% dos pais responderam que acreditam que seu filho não percebe a alteração e 27% consideram que a criança identifica o problema. A maioria dos pais referiu que seus filhos nunca manifestaram nenhuma queixa vocal. No que se refere à atitude da criança quando diante de um problema de voz, 21% responderam que acreditam que o filho se sente incomodado, 12% deixa de gritar, 11% diminui o uso da voz, 7% faz gargarejos e 49% não responderam à questão. Quanto à opinião dos pais sobre a importância da voz na vida da criança, 49,5% a 79,5% consideram que a voz do filho seja muito importante para a vida pessoal, familiar, escolar e para o futuro.

Desse modo, concluiu-se que a maior parte dos pais considera a voz de seus filhos normal e/ou bonita e, embora percebam problemas vocais ocasionalmente, não se preocupam ou se preocupam às vezes como tais alterações; os pais reconhecem que o abuso da voz prejudica a condição vocal de seus filhos, têm noção sobre muitos dos hábitos nocivos ou benéficos à voz e, apesar de referirem que tomam alguma atitude quando percebem alterações na voz do filho, não procuram atendimento clínico; a maioria dos pais acredita que as crianças não percebem quando têm problemas na voz, pois não referem queixas, embora diminuam o uso da voz quando têm alguma alteração vocal; a importância da voz para a vida familiar, escolar e para o futuro do filho foi confirmada pela maioria dos pais.

30 BONATTO MTRL. *A intervenção fonoaudiológica como fator modificador da noção que a criança disfônica tem da voz.* São Paulo, 2002/Dissertação. Mestrado. Distúrbios da Comunicação Humana. PUC-SP. Orientação: Prof. Dr. Henrique Olival Costa.

A literatura apresenta duas vertentes quanto à intervenção fonoaudiológica que pode ser adotada no tratamento da disfonia infantil: a mecanicista e a comunicativa. A mecanicista baseia-se no diagnóstico médico e é fundamentada por meio de estudos anatômicos e histoestruturais acerca do desenvolvimento da laringe, considerando-se que, com o crescimento e as mudanças significativas que irão ocorrer, as alterações orgânicas podem desaparecer. Geralmente a evolução do tratamento é avaliada pela diminuição ou eliminação do problema orgânico, tendo como enfoque maior, a mecânica da voz. A intervenção fonoaudiológica, enquanto atitude comunicativa, busca propiciar à criança disfônica, práticas de comunicação vocal para que ela possa se desenvolver sem dificuldades na interação social, no que diz respeito aos aspectos psíquicos, da emoção, da personalidade e principalmente sociais.

O objetivo deste estudo foi verificar qual a noção que a criança disfônica tem da voz e analisar se a intervenção fonoaudiológica provoca alguma modificação nessa noção. Foram avaliados dois grupos, em um total de 60 crianças, de 5 a 14 anos de idade, com disfonia como a alteração mais importante, sem comprometimentos neurológicos, mentais ou auditivos, com indicação médica e fonoaudiológica para terapia fonoaudiológica. O primeiro grupo, denominado pré-intervenção, era composto de crianças disfônicas que ainda iriam se submeter à uma intervenção fonoaudiológica. O segundo, denominado pós-intervenção, foi constituído por crianças que receberam o diagnóstico de disfonia e que estiveram em atendimento fonoaudiológico por pelo menos 2 meses. As crianças foram submetidas a quatro perguntas acerca do conhecimento da voz e das suas funções, importância, benefícios e dificuldades e a utilidade que a voz tem para elas. As respostas foram divididas em nove categorias e diversas subcategorias.

A análise estatística comparativa mostrou uma diferença significante, com a ocorrência maior no grupo pós-intervenção para as seguintes categorias: funções da voz (variável sinônimo de fala); conhecimento do problema vocal (variável reconhecimento da melhora); terapia como interferência e expectativa (variável realização de exercícios); coerência na exposição do tema e palavras utilizadas como vocabulário (variáveis substantivos (exercícios) e verbos (falar). Quando às subcategorias de vocabulário (substantivos, verbos, referências às sensações corporais e adjetivos), foram agrupadas e comparadas, observando-se que houve uma diferença significativa para a variável substantivo. No contexto lingüístico, concluímos, com relação à noção de voz, que a criança disfônica a entende como meio de comunicação, instrumento de trabalho, fator de impedimento social, essencial para a vida, para expressar sentimentos, associada à respiração e como sinônimo de fala.

Com relação ao impacto da intervenção fonoaudiológica na comunicação de crianças disfônicas, esta pesquisa constatou que as crianças do grupo pós-intervenção ficaram mais aptas a: verbalizarem sobre as funções da voz como fala; demonstrarem um conhecimento maior acerca do seu problema vocal, observando e verbalizando sobre as melhoras obtidas; entenderem e verbalizarem que a intervenção é uma interferência terapêutica, principalmente por meio de exercícios; utilizarem o vocabulário de comunicação livremente, expressando-se por meio de verbos, principalmente o falar e por substantivos exercícios, em relação à sua voz; demonstrarem uma riqueza maior na utilização de substantivos relativos à disfonia para comunicarem-se com a examinadora; apresentarem uma clareza (coerência) maior ao falarem sobre comunicação vocal.

Entendemos que o fonoaudiólogo que atua com crianças disfônicas precisa dispor de uma série de atributos, mas sobretudo, compreender o aspecto comunicativo da voz. Ou seja, para avaliar e realizar o plano terapêutico em que devem ser utilizados os próprios recursos expressivos da criança disfônica e dos sentidos construídos na interação comunicativa entre o terapeuta e o paciente. Este trabalhou mostrou que na terapia deve-se estabelecer uma relação verdadeira, em que a criança possa falar, ser ouvida, sem ser repreendida, mas sim compreendida. A criança precisa aprender a vivenciar a relação de comunicação para tentar transpor tais vivências para outras situações de sua vida, sempre associando as técnicas conhecidas que trabalham a mecânica da voz.

31
DELLA VIA C. *Disfonia infantil: visão dos fonoaudiólogos, dos otorrinolaringologistas e dos pediatras.* São Paulo, 2000/Monografia. Especialização. CEV. Orientação: Profa. Dra. Mara Behlau.

A disfonia infantil representa as alterações de voz na infância que podem alterar a qualidade vocal e interferir de modo significativo e até negativo no desenvolvimento de uma criança. Estas alterações podem afetar o desempenho escolar, social e emocional da criança.

Um transtorno vocal infantil pode ser causado por abuso ou mau uso vocal, devendo ser avaliado por ambos profissionais, fonoaudiólogo e otorrinolaringologista, uma vez que a ação conjunta propicia um resultado favorável aos pacientes pediátricos.

O objetivo do presente trabalho foi verificar a visão dos fonoaudiólogos, dos otorrinolaringologistas e dos pediatras com relação à disfonia infantil. O estudo foi realizado por meio de questionário, um para cada especialidade, contendo de 12 a 14 questões de múltipla escolha. Os questionários foram respondidos por 126 fonoaudiólogos, 66 otorrinolaringologistas e 33 pediatras, em congressos, simpósios, seminários, consultórios particulares, clínicas médicas, instituições, universidades, hospitais e centros especializados de várias regiões do Brasil, durante o período de novembro de 1999 a maio de 2000.

O estudo verificou que a disfonia infantil ocorre com elevada freqüência na prática clínica dos profissionais pesquisados, na faixa etária dos 4 aos 11 anos, período em que as crianças estão em idade escolar, acometendo mais os meninos do que as meninas. Dentre os sintomas mais relatados, a rouquidão é descrita como a principal nas disfonias infantis. As práticas de abuso mais mencionadas são a fala excessiva, a atividade esportiva, principalmente o futebol, a fala em voz alta e o grito. Já com relação às condições físicas, as alergias, as amígdalas e as adenóides aumentadas, problemas respiratórios e a respiração bucal foram as alternativas mais assinaladas pelos profissionais. Geralmente os pais apresentam um grau de responsabilidade elevado no que diz respeito à instalação da disfonia e ao processo de reabilitação vocal dos filhos. A duração da reabilitação vocal varia entre 3 e 9 meses. O diagnóstico da disfonia na infância comumente é feito pelos sinais e sintomas apresentados pelo paciente, dados de anamnese relacionados com a queixa vocal ou avaliação específica, no caso dos otorrinolaringologistas. Desta forma a disfonia infantil traz uma preocupação para os profissionais, desde a família, a escola até o especialista que lida com as questões das alterações vocais, visando não só ao tratamento, mas, principalmente, à prevenção do aparecimento das alterações vocais.

32
GIUSTI LCM. *Análise perceptivo-auditiva e visual da imitação de sons lúdicos por meninos.* São Paulo, 2001/Monografia. Especialização. CEV. Orientação: Profa. Dra. Mara Behlau.

O ato de imitar vozes de personagens de desenhos, heróis, monstros, sons de objetos e animais são muito comuns nas crianças. Elas parecem imprimir na produção vocal as características do ser ou objeto imitado, não se importando com eventuais ajustes laríngeos inadequados que o trato vocal possa assumir nesses momentos.

A literatura científica sobre voz alerta para que tenhamos uma atenção especial aos abusos vocais produzidos pelas crianças, reconhecendo que eles representam, sem dúvida, um dos fatores etiológicos ou de manutenção mais importantes nos casos de disfonia infantil. Embora a imitação de sons não seja descrita como o principal e mais comum abuso vocal, não se pode negar que em alguns casos ela assume papel importantíssimo, ficando comprometido o prognóstico terapêutico se tais imitações não forem modificadas ou até mesmo eliminadas.

Com base nesses dados, o presente trabalho teve como objetivo pesquisar a atividade de imitação de sons em crianças e verificar qual sua relação com abusos vocais e disfonia para realizar uma análise perceptivo-auditiva da voz e visual da musculatura facial e da cintura escapular durante a emissão de sons lúdicos.

Participaram deste estudo 20 meninos, de 5 a 7 anos de idade, sendo 11 com vozes adaptadas (55%) e nove com vozes desviadas (45%). Um estudo piloto determinou que em idade superior à definida neste trabalho a imitação já não faz parte do cotidiano infantil e, portanto, centrou-se o trabalho nesta faixa etária.

Foi solicitado a cada sujeito que emitisse a vogal "é" sustentada, números de 1 a 10 e imitação de sons de gargalhada, cachorro, carro, moto, monstro, galo, leão, cavalo e choro, induzidos por desenhos esquemáticos. As imagens e emissões foram gravadas em filmadora da marca MINOLTA MASTER C513 para posterior análise em consenso por três fonoaudiólogas especialistas em voz, tendo como base um protocolo pré-elaborado com questões acerca da qualidade vocal na voz falada e dados sobre a imitação do som tais como tipo de expressão facial e vocal, predomínio de emissões tensas ou relaxadas, piora do desvio vocal, risco vocal, intensidade, uso de grimaças, envolvimento da musculatura do pescoço e/ou veias túrgidas, ataque vocal e perfil da emissão.

Pôde-se concluir então que a imitação de sons configura um maior risco vocal para sujeitos com vozes desviadas, que se mostraram mais expressivos facial e vocalmente. Neste grupo há uma maior incidência de práticas vocais abusivas como: ataque vocal brusco, emissão tensa, intensidade elevada, participação da supraglote e da musculatura do pescoço. Como exemplo, a voz do monstro e do cachorro são produzidas com qualidade tensa ou rouca, apenas no grupo de crianças com vozes desviadas. Para o grupo de vozes adaptadas, as imitações foram realizadas próxima à qualidade da voz falada, mantendo a intensidade habitual e realizando menos abusos vocais. Os sons de maior risco para ambos os grupos foram: leão, moto e carro, devido à utilização de ajustes vocais negativos, como ataque vocal brusco, qualidade vocal tensa e intensidade elevada. Já o som da gargalhada não tende a apresentar risco vocal, sendo produzido com ataques vocais soprosos, emissão vocálica, grande fluxo de ar transglótico e abertura de boca.

Com este estudo é reforçada a importância da verificação e da substituição de possíveis imitações de sons abusivos nos casos de disfonia infantil.

33 CAVADAS M. *Avaliação do processamento auditivo central em crianças com disfonia orgânico-funcional.* São Paulo, 1998/Tese. Mestrado. Universidade Federal de São Paulo. Orientação: Profa. Dra. Mara Behlau e Dra. Liliane Desgualdo Pereira.

Receber e analisar sons como informações sensoriais são habilidades realizadas em dois níveis do processamento auditivo. Enquanto o primeiro nível é o responsável por detectar e codificar a informação sensorial, o segundo nível tem a função de organizar tais representações internas e interpretá-las. Qualquer desvio nestes níveis pode desencadear um transtorno do processamento auditivo.

No presente estudo foi analisada a relação entre um transtorno do processamento auditivo e a presença de distúrbio vocal em crianças. Participaram deste trabalho 51 crianças, na faixa etária de 7 a 11 anos, de ambos os gêneros e divididas em dois grupos: o primeiro grupo era composto de 23 crianças com disfonia organofuncional, portadoras de nódulo vocal, diagnosticadas por otorrinolaringologistas e fonoaudiólogos; o segundo grupo era constituído de 28 crianças sem alteração vocal auditivamente perceptível e sem dificuldades de comunicação ou problemas escolares.

Antes da aplicação do conjunto de testes para avaliar as crianças selecionadas, foi realizada uma anamnese com os pais e/ou responsáveis, abordando questões relativas ao desenvolvimento de linguagem e comunicação, desempenho escolar e características comportamentais. Para que a criança fosse incluída em qualquer um dos grupos, foi necessária avaliação auditiva básica dentro dos padrões considerados normais, ou seja, limiares auditivos até 15 dBNA.

Tais crianças foram então submetidas à avaliação de habilidades auditivas por meio de testes especiais para avaliação do processamento auditivo: teste de localização sonora, teste de memória para sons verbais e não-verbais em seqüência, teste de fala com ruído branco, teste dicótico não-verbal e teste dicótico de dígitos.

A partir da análise dos testes especiais para a avaliação do processamento auditivo em crianças dos grupos I e II, a autora concluiu que há diferenças estatisticamente significantes, entre o número de respostas corretas obtidas nos testes de memória seqüencial verbal e dicótico de dígitos em tarefa de integração binaural; concluiu também que o grupo I teve um desempenho inferior ao do grupo II no teste dicótico de dígitos e no teste de memória seqüencial verbal.

Portanto, o grupo de crianças disfônicas apresentou tendência à alteração de processamento auditivo em relação às habilidades auditivas de memória para sons verbais em seqüência e atenção seletiva e figura-fundo para sons verbais familiares em tarefa dicótica, quando comparado ao grupo de crianças sem alteração vocal.

34

VICARI MIQ. *Relação entre voz e transtorno de déficit de atenção/hiperatividade.* São Paulo, 2002/ Tese. Mestrado. Universidade Presbiteriana Mackenzie. Orientação: Dr. José Salomão Scwartzman.

O transtorno de déficit de atenção/hiperatividade (TDAH) é uma dificuldade do controle dos impulsos, com aspectos mais dominantes de falta de atenção, hiperatividade ou ambos. O objetivo do presente estudo é verificar a co-ocorrência entre os sinais e sintomas de TDAH e presença de alteração de voz, já que crianças com esse transtorno são vistas como mais falantes. Participaram como sujeitos 71 meninos de escolas particulares, de 8ª série do ensino fundamental, com 11 anos de idade, divididos em um grupo experimental, com sinais e sintomas de TDAH e um grupo controle, sem sinais e sintomas de TDAH, assim categorizados de acordo com a escala de Benzic. A qualidade vocal foi analisada nesses dois grupos pela emissão da vogal sustentada "é", tanto por avaliação perceptivo-auditiva, escala *GIRBAS,* como por avaliação acústica, com auxílio do programa *Dr. Speech Software Group Vocal Assessment* da Tiger DRS. Inc. EUA. Os dados analisados demonstraram co-ocorrência entre os graus de desvio vocal da análise perceptivo-auditiva da escala *GIRBAS* e sinais e sintomas do TDAH. A avaliação acústica não demonstrou significância para os parâmetros: *jitter, shimmer,* nível de ruído glótico e freqüência fundamental e os sinais e sintomas de TDAH, reafirmando uma maior especificidade da análise auditiva. Conclui-se que não há relação estatisticamente significante entre alteração de voz e o transtorno de déficit de atenção/hiperatividade; contudo, é importante ressaltar que foram constatados sinais e sintomas de alteração de voz na maioria dos meninos da amostra pesquisada e que as crianças do grupo experimental, com sinais e sintomas do TDAH, apresentaram maior grau de desvio e alteração de voz em relação às crianças do grupo controle, que não apresentaram sinais e sintomas do TDAH.

35

BEHLAU M, PONTES PA, GANANÇA MM, TOSI O. Presbifonia, tratamento da deterioração vocal inerente à idade. *Acta AWHO,* 7:110-5, 1988.

Indivíduos com alterações vocais inerentes à idade apresentam basicamente dois tipos de alterações anatômicas: calcificação e ossificação gradual das cartilagens laríngeas, o que implica redução da mobilidade das mesmas e atrofia dos músculos laríngeos intrínsecos, resultando em uma menor eficiência biomecânica de todo o sistema. Quantos aos aspectos relacionados com a fonação, as estruturas musculares e a mucosa também sofrem redução na elasticidade e força dos tecidos, o que se reflete nos mais variados parâmetros de medida do comportamento vocal.

Participaram do presente estudo dez indivíduos, cinco do sexo masculino e cinco do sexo feminino, brasileiros, com idade média de 73 anos e faixa etária de 65 a 85 anos, todos apresentando queixa de voz baixa, fina nos homens e grossa nas mulheres, dificuldade de comunicação e redução na inteligibilidade da fala, sem outra doença associada, todos ativos e em condição geral de saúde boa. Os sujeitos foram submetidos a quatro meses de treinamento fonoaudiológico com sessões semanais de uma hora de duração, sendo que de cada sujeito foi obtida uma amostra de fala (vogal sustentada e contagem de números de um a vinte) antes e depois do tratamento realizado, submetida à análise acústica para extração dos seguintes parâmetros: freqüência fundamental (F_0) e índices de perturbação a curto prazo, *jitter* e *shimmer,* extraídos com o auxílio do programa TOSI-3. Foi também extraída a duração média das pausas articulatórias, com o auxílio do programa PAUSOMETRY-1. As pausas articulatórias correspondem ao nível mínimo de energia acústica e tempo necessários para a coarticulação dos sons da fala, estando estritamente relacionadas às condições do sistema nervoso central, dependendo também da integridade dos órgãos que participam da fonação. Foi também medido o número de notas da tessitura, utilizando-se uma escaleta musical.

Ambas análises foram realizadas na *Michigan State University,* em East Lansing, EUA. Além desses dados relacionados com a emissão de cada indivíduo, foi também medida capacidade vital, com auxílio de espirômetro seco (ITA-FAMI) e o valor obtido representa a média de três tentativas.

O tratamento fonoaudiológico teve como objetivo priorizar o trabalho referente à qualidade vocal, dinâmica fonoarticulatória, fatores correlatos e fatores ambientais. No trabalho de qualidade vocal, procurou-se oferecer maior estabilização da freqüência fundamental e controle da característica trêmula da emissão, aumentando intensidade e projeção vocal. Na dinâmica fonoarticulatória, procurou-se reduzir a duração das pausas articulatórias e hesitações, melhorando a inteligibilidade de fala por meio de exercícios musculares específicos. Quanto aos fatores correlatos, fez-se uma avaliação auditiva, para verificar os limiares e a necessidade de adaptação de aparelho de amplificação individual (que não foi realizada em nenhum sujeito), já que perdas discretas e moderadas podem afetar a intensidade vocal; foi também verificada adaptação de próteses dentárias, encaminhando, quando necessário, para tratamento especializado (quatro dos dez sujeitos). Finalmente, com relação aos fatores ambientais, foi realizada orientação quanto à iluminação do ambiente, competição sonora, distân-

Quadro 13-13. Parâmetros acústicos pré e pós-reabilitação vocal

Parâmetros	Pré-Fono Homens	Pós-Fono Homens	Pré-Fono Mulheres	Pós-Fono Mulheres
F_0	135 Hz	123 Hz	178 Hz	190 Hz
Jitter	5,8 Hz	4,4 Hz	6,2 Hz	5,7 Hz
Shimmer	43,7 dB	37,0 dB	57,5 dB	48,3 dB
J/F_0	4,3%	3,5%	3,5%	3,0%
S/A	2,9%	2,8%	3,1%	2,9%
DPA	80,8 ms	70,2 ms	139,8 ms	115,3 ms
CV	2.000 ml	2.350 ml	1.880 ml	2.200 ml
TV	2,5 notas	7,5 notas	2,5 notas	8,0 notas

J/F_0 = Relação entre *jitter* e F_0 em%; S/A = relação entre *shimmer* e amplitude fundamental em %; DPA = duração média das pausas articulatórias em milissegundos; CV = capacidade vital em mililitros; TV = número de notas da tessitura vocal.

cia interfalantes, postura corporal e técnicas de aproveitamento lingüístico das situações de conteúdo-e-contexto.

Os pacientes demonstraram interesse e dedicação ao treinamento e expressaram melhoras subjetivas, confirmadas por métodos de análise acústica vocal, apresentados no Quadro 13-13. A freqüência fundamental elevou-se para as mulheres e reduziu para os homens, os índices de perturbação reduziram, o que expressa maior estabilidade fonatória; a duração das pausas articulatórias também foi menor com a reabilitação vocal, o que traduz melhor coordenação para a produção dos sons da fala; até mesmo a capacidade vital aumentou, resultado não esperado inicialmente.

Com os dados obtidos, os autores concluíram que, apesar das inevitáveis alterações vocais inerentes ao processo de envelhecimento, o treinamento fonoaudiológico pode minimizar os efeitos da presbifonia, com resultados mensuráveis.

Índice Remissivo

Atenção: Números de páginas em *itálico* são referentes aos quadros.

Acromegalia, 59
Addison
  enfermidade de, 63
Afonia
  apráxica, 151
    causas de, 152
    efeitos da, 152
    tratamento, 152
Alcoolismo
  aspecto fonoarticulatório, *81*
  complicações, 86
  diagnóstico, 87
    diferencial, 87
  tratamento, 87
Amplificação
  sonora, 450
    técnica de, 450
      procedimento básico, 450
      objetivos, 450
      aplicações, 450
      variações, 450
      observações, 450
Anomalia(s)
  do suporte cartilagíneo, 5
    laríngeo, 5
    global, 5
    da epiglote, 8
    da cartilagem, 8
      tireóidea, 8
      aritenóideas, 8
      cricóidea, 8
  dos tecidos moles, 11
  vasculares, 23
    congênitas, 23
Anorexia
  aspecto fonoarticulatório, *81*
  nervosa, 95
    diagnóstico, 95
    tratamento, 95
Ansiedade
  transtorno da, *81*, 91
    aspecto fonoarticulatório, *81*
    sintomas, 89
  generalizada, *81*, 90
    tratamento da, *81*, 90
      aspecto fonoarticulatório, *81*
      incidência, 90
      sintomas, 90
      diagnóstico, 90
      tratamento, 90

Aperfeiçoamento vocal, 409-520
  objetivos, 409
  introdução, 410
  notas históricas, 410
  trabalho vocal, 413
    linhas filosóficas no, 413
  abordagens terapêuticas, 415
    modernas, 415
      terapias, 415
      métodos, 416
        de acentuação, 416
        Lee Silverman, 418
      técnicas facilitadoras, 417
      função vocal, 417
      massagem manual, 419
        laríngea, 419
  abordagem global, 419
    orientação vocal, 422
      fumo, 423
      álcool, 423
      poluição, 423
      drogas, 424
      alergias, 424
      medicamentos, 424
      hábitos vocais, 425
        inadequados, 425
      ar-condicionado, 425
      alimentação, 425
      esportes, 426
      alterações hormonais, 426
      vestuário incorreto, 426
      falta de repouso, 427
    psicodinâmica vocal, 427
    treinamento vocal, 430
  treinamento vocal, 432
    abordagens de, 432
      critérios de seleção, 432
      categorias de, 437
    métodos, 432
    seqüências, 432
    técnicas, 432
    exercícios, 432
      freqüência dos, 433
    prática do, 432
    correção, 435
    aprimoramento, 435
    identificação de limitação, 435
    fracasso terapêutico, 435
    reabilitação, 437
    resultados, 437

    métodos, 444
      de órgãos fonatórios, 444
      auditivo, 448
      de fala, 454
      de sons facilitadores, 458
      de competência fonatória, 466
    síntese, 520
Aplasia
  de Cútis Laxa, *9*
    síndrome de, *9*
      etiologia, *9*
      características fenotípicas, *9*
      fenótipo, *9*
        laríngeo, *9*
        vocal, *9*
      referências, *9*
Apraxia
  de fala, 151
    causas de, 152
    efeitos da, 152
    tratamento, 152
Aquecimento
  vocal, 353, 354
  fisiológico, 353, 354
Arrancamento
  seqüência de, 480
    técnica de, 480
      procedimento básico, 481
      exercícios, 481
      objetivos, 482
      aplicações, 482
      variações, 482
      observações, 482
Ataque(s) Vocal(ais)
  controle de, 467
    técnica de, 467
      procedimento básico, 469
      objetivos, 469
      aplicações, 469
      variações, 469
      observações, 469
  bruscos, 467
  soprosos, 469
Ataxia(s)
  características vocais, *122*
  imagem laríngea, *122*
Atresia(s)
  laríngeas, 11, 14

Bário
  deglutição de, 196
Bloom
  síndrome de, *21*
Boca
  câncer de, 214
  soalho da, *216*
    tumor no, *216, 217*
      impacto do, *216, 217*
        na comunicação, *216*
        na deglutição, *216*
      cirurgia, 217
      reabilitação fonoaudiológica, 218
        prognóstico, 218
    região posterior do, *216*
      tumor do, *216*
    técnica de abertura de, 447
      procedimento básico, 448
      objetivos, 448
      aplicações, 448
      variações, 448
      observações, 448
Bocejo-suspiro
  técnica do, 446
    procedimento básico, 446
    objetivos, 446
    aplicações, 446
    variações, 446
    observações, 446
"B" Prolongado
  técnica do, 476
    procedimento básico, 477
    objetivos, 477
    aplicações, 477
    variações, 477
    observações, 477
Brachmann-Lange
  síndrome de, 34
Bulimia
  nervosa, *81*
    aspecto fonoarticulatório, *81*
    diagnóstico, 96
    tratamento, 96

Cabeça/Pescoço
  câncer de, 213-268
    disfonia por, 168-268
      objetivos, 213
      introdução, 214
      síntese, 268
Câncer(es)
  de cabeça e pescoço, 213-268
    disfonias por, 213-268
      objetivos, 213
      introdução, 214
      síntese, 268
  de boca, 214
    aspectos gerais, 214
    possíveis impactos, 214
      na deglutição, 214
      comunicação oral, 215
      reabilitação no, 215
        fonoaudiológica, 215
    da orofaringe, 214
    da rinofaringe, 214
  de laringe, 221

    aspectos gerais, 221
    tratamento, 223
      pela localização, 223
      estadiamento, 223
Carcinoma(s)
  de laringe, 195
  glótico, 224
    in situ, 224
    microinvasivo, 224, 229
    supraglóticos, 229
Cartilagem(ens)
  tireóidea, 8
    anomalias da, 8
  aritenóideas, 8, 194
    anomalias das, 8
    fixação de, 194
  cricóidea, 8
    anomalias da, 8
Cavaré
  paralisia de, 33
    periódica, 33
Cintura
  escapular, 442
    massagem na, 442
      técnica de, 442
        procedimento básico, 442
        objetivos, 442
        aplicações, 442
        variações, 442
        observações, 442
Cisto(s)
  saculares, 21
Comprometimento(s)
  neurais, 25
    periféricos, 25
Comunicação
  oral, 215
    possíveis impactos na, 215
      do câncer, 215
      de boca, 215
      da orofaringe, 215
      da rinofaringe, 215
Condrodisplasia
  A, *21*
  puntata, *21*
    etiologia, *21*
    características fenotípicas, *21*
    fenótipos, *21*
      laríngeo, *21*
      vocal, *21*
Constrição
  labial, 478
    seqüência de, 478
      técnica de, 478
        procedimento básico, 479
        exercícios, 479
        objetivos, 480
        aplicações, 480
        variações, 480
        observações, 480
Controle(s)
  volitivo, 151
    perda do, 151
      transtornos vocais por, 151
      neurológicos, 151

Conversão
  transtorno de, *81*, 98
    aspecto fonoarticulatório, *81*
    sintomas, 98
    diagnóstico, 99
    tratamento, 99
Cordectomia
  fonte sonora, *223*
  reabilitação, *223*
  voz resultante, *223*
  cirurgia, 237
  impacto da, 237
Coréia
  de Huntington, 122, 144
    características vocais, *122*
    imagem laríngea, *122*
    disfonia hipercinética por, 144
    causas da, 145
    efeitos da, 145
    tratamento, 146
Costela(s)
  curtas, 9
    etiologia, 9
    características fenotípicas, 9
    fenótipo, 9
      laríngeo, 9
      vocal, 9
    referências, 9
Cri-du-chat
  síndrome do, 9, 14, 16, 26, 32
Criptofalmia
  síndrome de, 33
Cushing
  síndrome de, 63
Cútis Laxa
  aplasia de, 9
  síndrome de, 9

Deficiência(s)
  auditiva, 29
    tipos, 29
    graus, 29
Degeneração(ões)
  hepatolenticular, 33
  de Wilson, 33
Deglutição
  de bário, 196
  possíveis impactos na, 214
    do câncer, 214
    de boca, 214
    da orofaringe, 214
    da rinofaringe, 214
  incompleta, 474
    sonorizada, 474
      técnica de, 474
        procedimento básico, 474
        objetivos, 474
        aplicações, 474
        variações, 474
        observações, 474
Demência
  aspecto fonoarticulatório, *81*
  fatores de risco, 93
  causas, 94
  diagnóstico, 94
  tratamento, 94

ÍNDICE REMISSIVO 567

Depressão
    aspecto fonoarticulatório, *81*
Desaquecimento
    vocal, 353, 354
        fisiológico, 353, 354
Deslocamento
    lingual, 445
        técnica de, 445
            procedimento básico, 445
            objetivos, 445
            aplicações, 445
            variações, 445
            observações, 445
        de freqüência, 452
            técnica de, 452
                procedimento básico, 452
                objetivos, 452
                aplicações, 453
                variações, 453
                observações, 453
Diabetes
    mellitus, 66
Diafragma
    laríngeo, 12
Dialeto
    pseudo-estrangeiro, 153
        causas do, 153
        efeitos do, 153
        tratamento do, 153
Disartria
    flácida, *117*
        normal, *117*
            ritmo, *117*
            velocidade, *117*
            extensão, *117*
            força, *117*
            torno muscular, *117*
    espástica, *117, 120*
        normal, *117*
            ritmo, *117*
            velocidade, *117*
            extensão, *117*
            força, *117*
            tono muscular, *117*
        respiração, *120*
        fonação, *120*
        ressonância, *120*
        articulação, *120*
        prosódia, *120*
        inteligibilidade, *120*
    atáxica, *117, 120*
        imprecisa, *117*
            ritmo, *117*
            velocidade, *117*
            extensão, *117*
            força, *117*
            tono muscular, *117*
        fonação, *120*
        ressonância, *120*
        articulação, *120*
        prosódia, 120
        inteligibilidade, *120*
    hipocinética, *117, 120*
        normal, *117*
            ritmo, *117*
            velocidade, *117*
            extensão, *117*
            força, *117*
            tono muscular, *117*
        respiração, *120*
        fonação, *120*
        ressonância, *120*
        articulação, *120*
        prosódia, *120*
        inteligibilidade, *120*
    hipercinética, *117*
        ritmo, *117*
        velocidade, *117*
        extensão, *117*
        força, *117*
        tono muscular, *117*
    distônica, *117*
        ritmo, *117*
        velocidade, *117*
        extensão, *117*
        força, *117*
        tono muscular, *117*
    classificação de, *119*
        escala de, *119*
    por traumatismo, *120*
        cranioencefálico, *120*
            respiração, *120*
            fonação, *120*
            ressonância, *120*
            articulação, *120*
            prosódia, *120*
            inteligibilidade, *120*
    pseudobulbar, 137
        disfonia espástica por, 137
            causas das, 137
            efeitos das, 137
            tratamento, 138
Disfonia(s)
    congênitas, 1-36
        objetivos, 1
        introdução, 2
        sintomas, 2
        alterações, 27
            congênitas, 27
                extralaríngeas, 27
            sindrômicas, 31
        síntese, 37
        neurológicas, 25
            congênitas, 25
            perinatais, 25
    endócrinas, 51-69
        objetivos, 51
        introdução, 52
        órgãos endócrinos, 52
        síntese, 69
    psiquiátricas, 79-100
        objetivos, 79
        introdução, 80
        diagnóstico, 80
            noções básicas do, 80
        exames, 80
            psicopatológico, 80
        transtornos, 82
            mais comuns, 82
            do humor, 82
            depressivos, 83
            bipolares, 84
            por substâncias, 86
            de ansiedade, 89
                generalizada, 90
            de pânico, 89
            alimentares, 95
            somatoformes, 96
            de somatização, 97
            de conversão, 97
        síntese, 100
    neurológicas, 111-154
        objetivos, 111
        introdução, 112
        incidência, 114
        etiologia, 114
        avaliações nas, 116
            fonoaudiológica, 116
                aspectos particulares da, 116
            laringológica, 116
                aspectos particulares da, 116
        transtornos vocais, 121
            neurológicos, 121
                relativamente constantes, 121
                flutuantes rítmicos, 147
                paroxísticos, 149
                por perda do controle volitivo, 151
        síntese, 154
    flácida, 121
        causas das, 127
    espástica, 137
        por disartria, 137
            pseudobulbar, 137
                causas, 137
                tratamento, 138
    mista, 138
        flácida-espástica, 138
            causas, 138
            tratamento, 138
    hipocinética, 139
        por lesões, 139
            nos gânglios da base, 139
            causas, 139
            tratamento, 140
    atáxica, 143
        por lesão cerebelar, 143
            causas, 143
            tratamento, 144
    hipercinética, 144, 146
        por coréia de Huntington, 144
            causas, 145
            tratamento, 146
        distônica, 146
            causas, 147
            tratamento, 147
    apráxica, 151
        causas da, 152
        efeitos da, 152
        tratamento, 152
    por RGE, 187-202
        objetivos, 187
        fisiologia, 188
        considerações sobre, 189
        síntese, 202
    por câncer, 213-268
        de cabeça e pescoço, 213-268
            objetivos, 213

introdução, 214
síntese, 268
tratamento fonoaudiológico das, 409-520
　objetivos, 409
　introdução, 410
　notas históricas, 410
　trabalho vocal, 413
　　linhas filosóficas no, 413
　abordagens terapêuticas, 415
　　modernas, 415
　　　terapias, 415
　　　métodos, 416
　　　técnicas facilitadoras, 417
　　　função vocal, 417
　　　massagem manual, 419
　abordagem global, 419
　　orientação vocal, 422
　　　fumo, 423
　　　álcool, 423
　　　poluição, 423
　　　drogas, 424
　　　alergias, 424
　　　medicamentos, 424
　　　hábitos vocais, 425
　　　ar-condicionado, 425
　　　alimentação, 425
　　　esportes, 426
　　　alterações hormonais, 426
　　　vestuário incorreto, 426
　　　falta de repouso, 427
　　psicodinâmica vocal, 427
　　treinamento vocal, 430
　treinamento vocal, 432
　　abordagens de, 432
　　　critérios de seleção, 432
　　　categorias de, 437
　　métodos, 432
　　seqüências, 432
　　técnicas, 432
　　exercícios, 432
　　　freqüência dos, 433
　　prática do, 432
　　correção, 435
　　aprimoramento, 435
　　identificação de limitação, 435
　　fracasso terapêutico, 435
　　reabilitação, 437
　　resultados, 437
　métodos, 439
　　corporal, 439
　　de órgãos fonoarticulatórios, 444
　　auditivo, 448
　　de fala, 454
　　de sons facilitadores, 458
　　de competência fonatória, 466
　pré-operatório, 487
　　atendimento
　　　fonoaudiológico no, 477
　pós-operatório, 487
　　atendimento
　　　fonoaudiológico no, 487
　infantis, 503-515
　　processamento auditivo e, 507
　　tratamento das disfonias, 503
　　síntese, 520
　em pacientes idosos, 515
　　trabalho fonoaudiológico nas, 515

　　considerações sobre, 515
　　atendimento domiciliar, 519
　　considerações sobre, 519
Displasia(s)
　distrófica, *16*
　　etiologia, *16*
　　caracterísitcas fenotípicas, *16*
　　　laríngeo, *16*
　　　vocal, *16*
　　referências, *16*
Disprosódia
　causas de, 153
　efeitos da, 153
　tratamento da, 153
Distrofia(s)
　muscular, *122*
　　miotônica, *122*
　　　características vocais, *122*
　　　imagem laríngea, *122*
Distúrbio(s)
　hormonais, 58
　　manifestações vocais, 58
　　relacionados, 59, 60
　　　com a hipófise, 59
　　　com a glândula, 60, 63
　　　　tireóidea, 60
　　　　supra-renais, 63
　　　　sexuais, 64
　　　com processos metabólicos, 66
　　　com medicamentos hormonais, 67
Doença(s)
　neurológica, *115*
　　degenerativa, *115*
　　　localização, *115*
　　　desenvolvimento, *115*
　　　evolução, *115*
　　inflamatória, *115*
　　　localização, *115*
　　　desenvolvimento, *115*
　　　evolução, *115*
　　tóxico metabólica, *115*
　　　localização, *115*
　　　desenvolvimento, *115*
　　　evolução, *115*
　　neoplásica, *115*
　　　localização, *115*
　　　desenvolvimento, *115*
　　　evolução, *115*
　　traumática, *115*
　　　localização, *115*
　　　desenvolvimento, *115*
　　　evolução, *115*
　　vascular, *115*
　　　localização, *115*
　　　desenvolvimento, *115*
　　　evolução, *115*
　de Parkinson, *122*, 139
　　características vocais, *122*
　　imagem laríngea, 122
　　causas de, 139
　　efeitos da, 140
　　tratamento, 140
　do RGE, 189
　　considerações sobre, 189
　　com manifestações
　　　laringofaríngeas, 191
　　　sintomas das, 191

　　　　vocais, 191
　　　　laríngeos, 191
　　　sinais, 191
　　　　vocais, 191
　　　　laríngeos, 191
　　tratamento, 198
　　　mudança de hábitos, 198
　　　medicamentoso, 200
　　　cirúrgico, 201
　　　fonoaudiológico, 201
　　diagnóstico da, 195
　　　endoscopia, 196
　　　pHmetria de 24 horas, 196
　　　videodeglutograma, 196
　　　exames complementares, 196
　　tratamento, 198
　　　mudança de hábitos, 198
　　　medicamentoso, 200
　　　cirúrgico, 201
　　　fonoaudiológico, 201
Down
　síndrome de, *21*, 31
Edema(s)
　difuso, 193
　　da laringe, 193
　　concentrado, 193
　　na mucosa retrocricóidea, 193
　de Reinke, 193
Endoscopia
　no diagnóstico, 196
　da doença de RGE, 196
Enfermidade(s)
　de von-Gierke, 33
　de Simmods, 60
　de Addison, 63
Epiglote
　anomalias da, 8
Escala(s) Musical(ais)
　técnica de, 470
　　procedimento básico, 470
　　objetivos, 470
　　aplicações, 470
　　variações, 470
　　observações, 471
Esclerose
　lateral amiotrófica, *122*, 138
　　características vocais, *122*
　　imagem laríngea, *122*
　　causas das, 138
　　efeitos das, 138
　　tratamento, 138
　múltipla, *122*
　　características vocais, *122*
　　imagem laríngea, *122*
　　causas da, 151
　　efeitos da, 151
　　tratamento, 151
Esforço
　técnica de, 471
　　procedimento básico, 471
　　objetivos, 471
　　aplicações, 471
　　variações, 471
　　observações, 474

Esquizofrenia
  aspecto fonoarticulatório, 81
  incidência, 90
  fatores, 90
    genéticos, 90
    psicossociais, 90
  sintomas, 91
  diagnóstico, 91
    diferencial, 91
  tratamento, 92, 93
Estenose(s), 11
  laríngea, 16, 194
    subglótica, 16

Fala
  apraxia de, 151
    causas de, 152
    efeitos da, 152
    tratamento, 152
  mastigada, 458
    técnica de, 458
      procedimento básico, 458
      objetivos, 458
      aplicações, 458
      variações, 458
      observações, 458
Firmeza glótica,
  técnica de, 474
    procedimento básico, 475
    objetivos, 475
    aplicações, 476
    variações, 476
    observações, 476
Fissura(s)
  laríngeas, 8
    posteriores, 8
  supraglótica, 10
    parcial, 10
      da lâmina cricóidea, 10
    total, 10
      da lâmina cricóidea, 10
    laringoesofágica, 10
  palatina, 27
Fonação
  fluida, 416
    terapia de, 416
  inspiratória, 466
    técnica de, 466
      procedimento básico, 466
      objetivos, 466
      aplicações, 466
      variações, 467
      observações, 467
  tempo máximo de, 469
    técnica de emissão em, 469
      procedimento básico, 469
      objetivos, 469
      aplicações, 469
      variações, 469
      observações, 470
Fraser
  síndrome de, 16, 33
Fröhlich
  síndrome de, 60

Função(ões)
  vocal, 417
    exercícios de, 417

Gânglio(s)
  da base, 139, 146
    lesões nos, 139, 146
      disfonia hipocinética por, 139
Gargolismo, 32
Gestação, 58
Gigantismo, 59
Gilles de la Tourette
  síndrome de, 150
Glândula(s)
  tireóidea, 56
    distúrbios relacionados a, 60
    hormônio, 56
    estrutura, 56
    efeitos principais, 56
  paratireóideas, 56
    hormônio, 56
    estrutura, 56
    efeitos principais, 56
  supra-renal, 56
    hormônio, 56
    estrutura, 56
    efeitos principais, 56
    distúrbios relacionados com a, 63
  sexuais, 64
    distúrbios relacionados com a, 64
Glicogenose
  tipo I, 33
Granuloma(s)
  laríngeos, 192

Hemangioma(s), 23
Hemilaringectomia
  fonte sonora, 223
  reabilitação, 223
  voz resultante, 223
  cirurgia, 238
  impacto, 238
  ampliada, 238
    cirurgia, 238
    impacto, 238
Hermafroditismo, 65
Hidratação
  laríngea, 346
Hipertireoidismo, 62
Hipófise
  hormônio, 56
  estrutura, 56
  efeitos principais, 56
  distúrbios relacionados à, 59
Hipogonadismo, 64
Hipoparatireoidismo, 62
Hipopituitarismo, 59
Hipotálamo
  hormônio, 56
  estrutura, 56
  efeitos principais, 56
Hipotireoidismo, 60
Humor
  transtorno do, 81, 82
    aspecto fonoarticulatório, 81

Huntington
  coréia de, 122, 144

Insuficiência(s)
  adrenal, 63
    primário, 63

Junção(ões)
  mioneural, 136
    alteração na, 136

Lábio(s)
  tumor nos, 216
    impacto do, 216, 217
      na comunicação, 216
      na deglutição, 216
    cirurgia, 217
    reabilitação fonoaudiológica, 217
      prognóstico da, 217
Laringe
  edema difuso da, 193
  carcinoma de, 195
  câncer de, 221
    aspectos gerais, 221
    tratamento, 223
      pela localização, 223
    estadiamento, 223
  tumores da, 222
    classificação, 222
  manipulação digital da, 442
    técnica de, 442
      procedimento básico, 442
      objetivos, 442
      aplicação, 442
      variações, 443
      observações, 443
Laringectomia
  parcial, 223
    horizontal, 223
      supraglótica, 223
        fonte sonora, 223
        reabilitação, 223
        voz resultante, 223
        impacto cirúrgico, 231
        reabilitação, 231
    vertical, 223
      fonte sonora, 223
      reabilitação, 223, 234
      voz resultante, 223
      frontal, 223
        fonte sonora, 223
        reabilitação, 223
        voz resultante, 223
      frontolateral, 223
        fonte sonora, 223
        reabilitação, 223
        voz resultante, 223
      subtotal, 223
        fonte sonora, 223
        voz resultante, 223
        impacto cirúrgico, 234
    reabilitação
      fonoaudiológica nas, 223, 238
    horizontal, 223
      supracricóidea, 223

fonte sonora, *223*
reabilitação, *223*
voz resultante, *223*
quase-total, *223*, 242
fonte sonora, *223*
reabilitação, *223*
fonoaudiológica, 244
voz resultante, *223*
cirurgia, 244
total, *223*
fonte sonora, *223*
reabilitação, *223*, 242
voz resultante, *223*
com prótese fonatória, *223*
fonte sonora, *223*
reabilitação fonoaudiológica, *223*, 264
voz resultante, *223*
cirurgia, 262
tipos de, 262
impacto cirúrgico, 242
clássica, 245
cirurgia, 245
impacto, 245
reabilitação fonoaudiológica, 246
supraglótica, 231
cirurgia, 231
impacto, 231
reabilitação fonoaudiológica, 231
porognóstico após, 233
supracricóidea, 233
cirurgia, 233
impacto, 233
reabilitação fonoaudiológica, 233
prognóstico após, 234
frontal, 237
anterior, 237
cirurgia, 237
impacto, 237
frontolateral, 237
cirurgia, 237
impacto, 237
ampliada, 238
cirurgia, 238
impacto, 237
vertical, 238
subtotal, 238
cirurgia, 238
impacto, 238
Laringite
posterior, 192
Laringocele(s), 20, 21
Laringoespasmo, 193
Laringomalacia, 5
tipo 1, 6
tipo 2, 6
tipo 3, 6
tipo 4, 6
tipo 5, 6
Larsen
síndrome de, 9
Lesão(ões)
nos gânglios, 139, 146
da base, 139, 146
disfonias por, 139, 144

hipocinética, 139
hipercinética, 144
cerebelar, 143
disfonia atáxica por, 143
causas de, 143
efeitos de, 143
tratamento, 144
Leucoplasia(s), 194
Linfangioma(s), 24
Língua
tumor na, *216*
impacto do, *216*, 219
na comunicação, *216*
na deglutição, 216
cirurgia, 219
reabilitação fonoaudiológica, 220
prognóstico, 220
rotação de, 445
no vestíbulo bucal, 445
técnica de, 445
procedimento básico, 445
objetivos, 445
aplicações, 445
variações, 445
observações, 445
estalo de, 445
e som nasal, 445
técnica do, 445
procedimento básico, 446
objetivos, 446
aplicações, 446
variações, 446
observações, 446
Loop Auditivo
procedimento básico, 448
objetivos, 448
aplicações, 448
variações, 450
observações, 450
Lubrificação
laríngea, 346

Mandíbula
tumor na, *216*
impacto do, *216*, 218
na comunicação, *216*
na deglutição, *216*
cirurgia, 218
reabilitação fonoaudiológica, 218
prognóstico, 218
Manobra(s)
musculares, 484
técnica de, 484
procedimento básico, 484
objetivos, 486
aplicações, 486
variações, 486
observações, 486
MAR
técnica de, 451
procedimento básico, 452
objetivos, 452
aplicações, 452
variações, 452
observações, 452

Marca-passo(s)
vocal, 453
técnica de, 453
procedimento básico, 454
objetivos, 454
aplicações, 454
variações, 454
observações, 454
Marshall-Smith
síndrome de, 9
Mascaramento
auditivo, 451
técnica de, 451
procedimento básico, 451
objetivos, 451
aplicações, 451
variações, 451
observações, 451
Massagem
manual, 419
laríngea, 419
na cintura, 442
escapular, 442
técnica de, 442
procedimento básico, 442
objetivos, 442
aplicações, 442
variações, 442
observações, 442
Mastigação
técnica de, 447
procedimento básico, 447
objetivos, 447
aplicações, 447
variações, 447
observações, 447
Maturação sexual, 55
Maxila
tumor na, *216*
impacto do, *216*, 220
na comunicação, *216*
na deglutição, *216*
cirurgia, 220
reabilitação fonoaudiológica, 220
prognóstico, 220
impacto da, 220
Membrana(s), 11
tipo I, 13
tipo II, 13
tipo III, 13
tipo IV, 13
Menopausa, 58
Menstruação, 57
Messa di Voce
técnica de, 470
procedimento básico, 470
objetivos, 470
aplicações, 470
variações, 470
observações, 470
Miastenia
gravis, *122*, 136
causas da, 137
efeito da, 137
tratamento, 137
características vocais, *122*
imagem laríngea, *122*

Mioclônus
  palatofaringolaríngeo, 149
    causas do, 149
    efeitos do, 149
    tratamento, 149
Monitoramento
  auditivo, 451
    retardado, *ver MAR,* 451
  por múltiplas vias, 454
    técnica de, 454
      procedimento básico, 455
      objetivos, 455
      aplicações, 455
      variações, 455
      observações, 456
Movimento(s)
  corporais, 440
    técnica de, 440
  cervicais, 443
    técnica de, 443
      procedimento básico, 443
      objetivos, 444
      aplicações, 444
      variações, 444
      observações, 444
Mucosa(s)
  retrocricóidea, 193
    edema concentrado na, 193
Mutismo
  acinético, 152
    causas do, 152
    efeitos do, 153
    tratamento, 152

Nanismo
  diastrófico, 9
    etiologia, 9
    características fenotípicas, 9
    fenótipo, 9
      laríngeo, 9
      vocal, 9
    referências, 9
    síndrome do, 33
Nervo(s)
  laríngeo, 127
    superior, 127
      paralisia do, 127
        causas de, 127
      superior unilateral, 127
        paralisia do, 127
          sinais, 127
          sintomas, 127
          imagem laríngea, 128
          fonoterapia, 128
      superior bilateral, 128
        paralisia do, 128
          sinais, 128
          sintomas, 128
          imagem laríngea, 128
          fonoterapia, 128
          cirurgia, 128
      ramo externo do, 128
        paralisia do, 128
      inferior, 128
        paralisia do, 128
          causas da, 128

    recorrente, 128
      paralisia do, 128
        causas da, 128
    inferior unilateral, 128
      paralisia do, 128
        sinais, 128
        sintomas, 128
        imagem laríngea, 128
        fonoterapia, 128
        cirurgia, 130
        fonoterapia pós-cirúrgica, 130
    inferior bilateral, 130
      paralisia do, 130
        sinais, 130
        sintomas, 130
        imagem laríngea, 130
        fonoterapia, 130
        cirurgia, 132

Ombro(s)
  rotação de, 444
    técnica de, 444
      procedimento básico, 444
      objetivos, 444
      aplicações, 444
      variações, 444
      observações, 444
Orofaringe
  câncer de, 214
Ovário(s)
  hormônio, *56*
  estrutura, *56*
  efeitos principais, *56*

Palato
  mole, *216,* 220
    tumor no, *216,* 220
      impacto do, *216,* 220
        na comunicação, *216*
        na deglutição, *216*
      cirurgia, 220
      reabilitação fonoaudiológica, 220
        prognóstico da, 220
        impacto da, 220
Pâncreas
  hormônio, *56*
  estrutura, *56*
  efeitos principais, *56*
Pânico
  transtorno de, *81,* 89
    aspecto fonoarticulatório, *81*
    sintomas, 89
    etiologia, 89
    fatores, 89
      biológicos, 89
      genéticos, 89
      psicossociais, 89
    diagnóstico, 90
    tratamento, 90
Paquioníquia
  congênita, *16*
    etiologia, *16*
    características fenotípicas, *16*
      laríngeo, *16*
      vocal, *16*
    referências, *16*

Paralisia(s)
  periódica, 33
    familiar, 33
    de Cavaré, 33
  pseudobulbar, *122*
    espástica, *122*
      características vocais, *122*
      imagem laríngea, *122*
  do nervo, 127
    laríngeo, 127
      superior, 127
        causas de, 127
      superior unilateral, 127
        sinais, 127
        sintomas, 127
        imagem laríngea, 128
        fonoterapia, 128
        cirurgia, 128
      superior bilateral, 128
        sinais, 128
        sintomas, 128
        imagem laríngea, 128
        fonoterapia, 128
        cirurgia, 128
      inferior, 128
        causas, 128
        sinais, 128
        sintomas, 128
        imagem laríngea, 128
        fonoterapia, 128
      recorrente, 128
        causas, 128
        sinais, 128
        sintomas, 128
        imagem laríngea, 128
        fonoterapia, 128
      inferior unilateral, 128
        sinais, 128
        sintomas, 128
        imagem laríngea, 128
        fonoterapia, 128
        cirurgia, 130
        fonoterapia pós-cirúrgica, 130
      inferior bilateral, 130
        sinais, 130
        sintomas, 130
        imagem laríngea, 130
        fonoterapia, 130
        cirurgia, 132
  do ramo externo, 128
    do nervo laríngeo, 128
      superior bilateral, 128
        sinais, 128
        sintomas, 128
        imagem laríngea, 128
        fonoterapia, 128
        cirurgia, 128
  combinada, 132
    dos nervos, 132
      laríngeo superior e inferior, 132
        unilateral, 132
        bilateral, 132
  de pregas vocais, 132
    conduta cirúrgica nas, 132
Parkinson
  doença de, *122,* 139

Parkinsonismo
  causas de, 139
  efeitos do, 140
  tratamento, 140
Pfaundler & Hurler
  síndrome de, 32
pHmetria
  de 24 horas, 196
    no diagnóstico, 196
      da doença de RGE, 196
Pierre Robin
  seqüência de, 34
Plott
  síndrome de, 34
Polidactilia
  etiologia, 9
  características fenotípicas, 9
  fenótipo, 9
    laríngeo, 9
    vocal, 9
  referências, 9
Porfiria
  eritropoiética, 33
Prega(s) Vocal(ais)
  paralisias de, 132
    conduta cirúrgica nas, 132
Pseudo-hermafroditismo, 65
Puberdade, 55
  precoce, 60, 65

Reabilitação
  fonoaudiológica, 215
    no câncer, 215
      de boca, 215
    nos tumores, 217
      dos lábios, 217
      do soalho da boca, 217
      da mandíbula, 218
      da língua, 219
      da rinofaringe, 220
      da maxila, 220
      do palato mole, 220
      retromolares, 221
    nas laringectomias, 231
      supraglótica, 231
      supracricóidea, 233
      parciais, 238
      quase-total, 244
      total, 246
        clássica, 246
        com prótese fonatória, 264
      na aquisição, 255
        da voz esofágica, 255
    nas laringectomias, 223
      parcial, 223
        horizontal, 223
          supraglótica, 223
        vertical, 223
          frontal, 223
          frontolateral, 223
          subtotal, 223
      horizontal, 223
        supracricóidea, 223
      quase-total, 223

      total, 223
        com prótese fonatória, 223
    dos transtornos do PA, 510
      em crianças disfônicas, 510
        detecção, 511
        discriminação, 511
        reconhecimento, 512
        identificação, 512
        memória auditiva, 512
        compreensão, 512
        figura-fundoauditiva, 512
        fechamento, 513
        integração, 513
          inter-hemisférica, 513
          binaural, 513
        estratégias, 514
          metalingüísticas, 514
          metacognitivas, 514
Refluxo(s)
  gastresofágico, ver RGE, 187-202
Região(ões)
  retromolar, 216
    tumor na, 216
      impacto do, 216
        na comunicação, 216
        na deglutição, 216
  glótica, 224
    tumores da, 224
  supraglótica, 229
    tumores da, 229
  subglótica, 231
    tumores da, 231
Regulação
  hormonal, 55
  fisiológica, ver RHF, 55
Reinke
  edema de, 193
RGE
  disfonias por, 187-202
    objetivos, 187
    fisiologia, 188
    considerações sobre, 189
    síntese, 202
  fisiologia, 188
  doença do, 189
    considerações sobre, 189
    com manifestações laringofaríngeas, 191
      sintomas, 191
        vocais, 191
        laríngeos, 191
      sinais, 191
        vocais, 191
        laríngeos, 191
      tratamento, 198
        mudança de hábitos, 198
        medicamentoso, 200
        cirúrgico, 201
        fonoaudiológico, 201
    diagnóstico da, 195
      endoscopia, 196
      pHmetria de 24 horas, 196
      videodeglutograma, 196
      exames complementares, 196
    tratamento, 198
      mudança de hábitos, 198

        medicamentoso, 200
        cirúrgico, 201
        fonoaudiológico, 201
    graus de, 192
      leve, 192
      severo, 192
      externo, 192
        com risco de vida, 192
RHF
  processo de, 55
    manifestações vocais em, 55
      puberdade, 55
      menstruação, 57
      gestação, 57
      menopausa, 57
Rinofaringe
  câncer de, 214
  tumor na, 216
    impacto do, 216
      na comunicação, 216
      na deglutição, 216
Ritmo
  técnica de, 453
    procedimento básico, 454
    objetivos, 454
    aplicações, 454
    variações, 454
    observações, 454

Schwartz
  síndrome de, 33
Seqüência(s)
  oculoauricular-vertebral, 12
    etiologia, 12
    características fenotípicas, 12
    fenótipo, 12
      laríngeo, 12
      vocal, 12
  de Pierre Robin, 34
Simmonds
  enfermidade de, 60
Simpson-Golabi-Behmel
  síndrome de, 12
Síndrome(s)
  do Cri-du-Chat, 9, 14, 16, 26, 32
    etiologia, 9, 14, 16, 26
    características fenotípicas, 9, 14, 16, 26
    fenótipo, 9, 14, 16, 26
      laríngeo, 9, 14, 16, 26
      vocal, 9, 14, 16, 26
    referências, 9, 14, 16, 26
  velocardiofacial, 9, 14
    etiologia, 9, 14
    características fenotípicas, 9, 14
    fenótipo, 9, 14
      laríngeo, 9, 14
      vocal, 9, 14
  de aplasia, 9
  de *Cútis Laxa*, 9
    etiologia, 9
    características fenotípicas, 9
    fenótipo, 9
      laríngeo, 9
      vocal, 9
  de Larsen, 9
    etiologia, 9

características fenotípicas, *9*
fenótipo, *9*
   laríngeo, *9*
   vocal, *9*
de Werner, *9*, 34
  etiologia, *9*
  características fenotípicas, *9*
  fenótipo, *9*
    laríngeo, *9*
    vocal, *9*
de Marshall-Smith, *9*
  etiologia, *9*
  características fenotípicas, *9*
  fenótipo, *9*
    laríngeo, *9*
familiar, *9, 12, 14, 16, 21, 26*
  privada, *9, 12, 14, 16, 21, 26*
    etiologia, *9, 12, 14, 16, 21, 26*
    características fenotípicas, *9, 12, 14, 16, 21, 26*
    fenótipo, *9, 12, 14, 16, 21, 26*
      laríngeo, *9, 12, 14, 16, 21, 26*
      vocal, *9, 12, 14, 16, 21, 26*
Opitz, *12*
  etiologia, *12*
  características fenotípicas, *12*
  fenótipo, *12*
    laríngeo, *12*
    vocal, *12*
G, *12*
  etiologia, *12*
  características fenotípicas, *12*
  fenótipo, *12*
    laríngeo, *12*
    vocal, *12*
Opitz BBB/G, *12*
  etiologia, *12*
  características fenotípicas, *12*
  fenótipo, *12*
    laríngeo, *12*
    vocal, *12*
de Simpson-Golabi-Behmel, *12*
  etiologia, *12*
  características fenotípicas, *12*
  fenótipo, *12*
    laríngeo, *12*
    vocal, *12*
de Vater, *12*
  etiologia, *12*
  características fenotípicas, *12*
  fenótipo, *12*
    laríngeo, *12*
    vocal, *12*
de Fraser, *16*, 33
  etiologia, *16*
  características fenotípicas, *16*
    laríngeo, *16*
    vocal, *16*
de Bloom, *21*
  etiologia, *21*
  características fenotípicas, *21*
  fenótipo, *21*
    laríngeo, *21*
    vocal, *21*
de Down, *21*, 31
  etiologia, *21*

características fenotípicas, *21*
fenótipo, *21*
  laríngeo, *21*
  vocal, *21*
Gerhardt, *26*
  etiologia, *26*
  características fenotípicas, *26*
  fenótipo, *26*
    laríngeo, *26*
    vocal, *26*
de Pfaunder & Hurler, 32
supra-renogenital, 33
de Schwartz, 33
de criptofalmia, 33
do nanismo diastrófico, 33
de Brachmann-Lange, 34
de Fröhlich, 60
de Cushing, 63
de Gilles de la Tourette, 150
  causas da, 150
  efeitos da, 150
  tratamento, 151
Sniff
  técnica de, 477
    procedimento básico, 477
    objetivos, 477
    aplicações, 477
    variações, 478
    observações, 478
Sobrearticulação
  técnica de, 457
    procedimento básico, 457
    objetivos, 457
    aplicações, 457
    variações, 458
    observações, 458
Som(ns)
  nasal, 445, 458
    estalo de língua, e 445
    técnica do, 445
      procedimento básico, 446
      objetivos, 446
      aplicações, 446
      variações, 446
      observações, 446
    técnica de, 458
      procedimento básico, 459
      objetivos, 459
      aplicações, 459
      variações, 459
      observações, 459
  fricativos, 459
    técnica de, 459
      procedimento básico, 460
      objetivos, 460
      aplicações, 460
      variações, 460
      observações, 460
  vibrantes, 460
    técnica de, 460
      procedimento básico, 462
      objetivos, 462
      aplicações, 462
      variações, 462
      observações, 463
  plosivos, 463

    técnica de, 463
      procedimento básico, 463
      objetivos, 463
      aplicações, 463
      variações, 463
      observações, 463
  basal, 463
    técnica de, 463
      procedimento básico, 464
      objetivo, 464
      aplicações, 464
      variações, 465
      observações, 465
  hiperagudo, 465
    técnica de, 465
      procedimento básico, 465
      objetivos, 465
      aplicações, 465
      variações, 465
      observações, 466
  agudo, 478
    técnica de, 478
      procedimento básico, 478
      objetivos, 478
      aplicações, 478
      variações, 478
      observações, 478
  disparadores, 482
    técnica de, 482
      procedimento básico, 483
      objetivos, 483
      aplicações, 484
      variações, 484
      observações, 484
Somatização
  transtorno da, *81*
    aspecto fonoarticulatório, *81*
    sintomas, 97
    diagnóstico, 97
    tratamento, 97
Sonorização
  técnica com, 440
    de mudança de posição de cabeça, 440
      plano horizontal, 441
      plano vertical, 441
  glótica, 443
    massageador e, 443
    técnica do, 443
      procedimento básico, 443
      objetivos, 443
      aplicações, 443
      variações, 443
      observações, 443
Suporte(s)
  cartilagíneo, 5
  laríngeo, 5
    anomalias do, 5
Sussurro(s)
  técnica do, 467
    procedimento básico, 467
    objetivos, 467
    aplicações, 467
    variações, 467
    observações, 467

Tecido(s)
  moles, 11
    anomalias dos, 11
Terapia(s)
  vocal, 413
    sintomatológica, 413
      foco, 413
      premissa, 413
      vantagens, 413
      críticas, 413
      indicação, 413
    psicológica, 413
      foco, 413
      premissa, 414
      vantagens, 414
      críticas, 414
      indicação, 414
    etiológica, 414
      foco, 414
      premissa, 414
      vantagens, 414
      críticas, 414
      indicação, 414
    fisiológica, 414
      foco, 414
      premissa, 414
      vantagens, 414
      críticas, 414
      indicação, 414
    eclética, 414
      foco, 414
      premissa, 414
      vantagens, 414
      críticas, 415
      indicação, 415
    categorias de abordagens de, 437
      método, 439
      seqüência, 439
      técnica, 439
      exercício, 439
    da criança, 503
      orientações filosóficas na, 503
    comportamental, 504
    cognitiva, 504
    de aconselhamento, 505
  de voz, 415
    confidencial, 415
    de ressonância, 415
    de fonação, 416
    fluida, 416
Testículo(s)
  hormônio, 56
  estrutura, 56
  efeitos principais, 56
Transexualismo, 65
Transtorno(s)
  do humor, 81, 82
    aspecto fonoarticulatório, 81
  bipolar, 81, 84
    aspecto fonoarticulatório, 81
    sintomas, 84
    diagnóstico, 85
    tratamento, 85
  por substâncias, 81, 86
    aspecto fonoarticulatório, 81
    sintomas, 86

diagnóstico, 86
tratamento, 86
da ansiedade, 81, 89
  aspecto fonoarticulatório, 81
  sintomas, 89
  generalizada, 81, 90
    aspecto fonoarticulatório, 81
    incidência, 90
    sintomas, 90
    diagnóstico, 90
    tratamento, 90
  do pânico, 81, 89
    aspecto fonoarticulatório, 81
    sintomas, 89
    etiologia, 89
    fatores, 89
      biológicos, 89
      genéticos, 89
      psicossociais, 89
    diagnósticos, 90
    tratamento, 90
  alimentares, 81, 95
    aspecto fonoarticulatório, 81
    diagnóstico, 95
    tratamento, 95
  somatoformes, 81, 96
    aspecto fonoarticulatório, 81
    sintomas, 96
    diagnóstico, 96
    tratamento, 97
  de somatização, 81
    aspecto fonoarticulatório, 81
    sintomas, 97
    diagnóstico, 97
    tratamento, 97
  de conversão, 81, 98
    aspecto fonoarticulatório, 81
    sintomas, 98
    diagnóstico, 99
    tratamento, 99
  do afeto, 82
  depressivos, 83
    sintomas, 83
    diagnóstico depressivo, 83
    tratamento, 84
  vocais, 121, 143, 147
    neurológicos, 121, 143, 147
      relativamente constantes, 121
      flutuantes arrítmicos, 143
      flutuantes rítmicos, 147
      paroxísticos, 149
    por perda, 151
      do controle volitivo, 151
  musculares, 137
    causas de, 137
    efeitos dos, 137
    tratamento, 137
  do PA, 510
    em crianças disfônicas, 510
      reabilitação dos, 510
        detecção, 511
        discriminação, 511
        reconhecimento, 512
        identificação, 512
        memória auditiva, 512
        compreensão, 512

figura-fundo auditiva, 512
fechamento, 513
integrações, 513
estratégia metalingüística, 514
estratégia metacognitivas, 514
Trauma(s)
  vocal, 500
    agudo, 500
    atuação fonoaudiológica no, 500
Traumatismo(s)
  cranioencefálico, 120
    disartria por, 120
    respiração, 120
    fonação, 120
    ressonância, 120
    articulação, 120
    prosódia, 120
    inteligibilidade, 120
Tremor(es)
  essencial, 122
    características vocais, 122
    imagem laríngea, 122
  vocal, 147
    essencial, 147
    causas, 149
    efeitos do, 149
    tratamento, 149
Trissomia
  do 9, 16
    parcial, 16
      etiologia, 16
      características fenotípicas, 16
      fenótipos, 16
        laríngeo, 16
        vocal, 16
      referências, 16
Tumor(es)
  adrenal, 64
    virilizante, 64
    feminilizante, 64
  nos lábios, 216, 217
    impacto do, 216, 217
      na comunicação, 216
      na deglutição, 216
    cirurgia, 217
    reabilitação fonoaudiológica, 217
    prognóstico da, 217
  no soalho da boca, 216, 217
    impacto do, 216, 217
      na comunicação, 216
      na deglutição, 216
    região posterior do, 216
      impacto do, 216
        comunicação, 216
        na deglutição, 216
    cirurgia, 217
    reabilitação fonoaudiológica, 218
    prognóstico da, 218
  na mandíbula, 216, 218
    impacto do, 216, 218
      na comunicação, 216
      na deglutição, 216
    cirurgia, 218
    reabilitação fonoaudiológica, 218
    prognóstico da, 218
  na língua, 216, 219

ÍNDICE REMISSIVO

impacto do, *216,* 219
   na comunicação, *216*
   na deglutição, *216*
  cirurgia, 219
  reabilitação fonoaudiológica, 219
   prognóstico da, 219
na rinofaringe, *216,* 219
  impacto do, *216,* 219
   na comunicação, *216*
   na deglutição, *216*
  cirurgia, 219
  reabilitação fonoaudiológica, 220
   prognóstico da, 220
na maxila, *216,* 220
  impacto do, *216,* 220
   na comunicação, *216*
   na deglutição, *216*
  cirurgia, 220
  reabilitação fonoaudiológica, 220
   prognóstico da, 220
   impacto da, 220
no palato mole, *216,* 220
  impacto do, *216,* 220
   na comunicação, *216*
   na deglutição, *216*
  cirurgia, 220
  reabilitação fonoaudiológica, 220
   prognóstico da, 220
   impacto da, 220
na região, *216*
  retromolar, *216*
   impacto do, *216*
    na comunicação, *216*
    na deglutição, *216*
  glótica, 224
  supraglótica, 229
  subglótica, 231
  retromolares, 220
   cirurgia, 220
   impacto do, 221
   reabilitação fonoaudiológica, 221
    prognóstico, 221
    impacto da, 221
da laringe, 222
  classificação, 222

Úlcera(s), 192

Vater
  síndrome de, *12*
Vestíbulo
  bucal, 445
   rotação de língua no, 445
    técnica de, 445
     procedimento básico, 445
     objetivos, 445
     aplicações, 445
     variações, 445
     observações, 445
Vibrador(es)
  laríngeo, 247
   comunicação com, 247
Videodeglutograma
  no diagnóstico, 196
   da doença do RGE, 196
von Gierke

enfermidade de, 33
Voz(es)
  esofágica, 245
   comunicação com, 249
   aquisição de, 255
    reabilitação fonoaudiológica para, 255
   técnica de seqüência de, 486
    procedimento básico, 486
    objetivos, 487
    aplicações, 487
    variações, 487
    observações, 487
  traqueoesofágica, 262
   avaliação de candidatos para, 265
   causas de insucesso na, 265
   problemas na, 266
   soluções na, 266
  profissional, 287-362
   aspectos gerais, 287-362
    objetivos, 287
    introdução, 288
    aperfeiçoamento vocal, 296
    considerações gerais, 349
    orientações específicas, 344
    condicionamento vocal, 352
     básico, 352
    síntese, 362
   atuação fonoaudiológica, 287-362
    objetivos, 287
    introdução, 288
    aperfeiçoamento vocal, 296
    considerações gerais, 344
    orietanções específicas, 344
    condicionamento vocal, 352
     básico, 352
    síntese, 362
   avaliação da, 290
    aspectos peculiares da, 290
    fonoaudiológica, 290
    comportamental vocal, 290
    acústica, 292
    otorrinolaringológica, 295
    do canto, 295
   termos da, 355
    pequeno glossário de, 355
  artística, *288*
   modificadas, *288*
    qualidade, *288*
    demanda, *288*
    profissão, *288*
  natural, *288*
   modificada, *288*
    qualidade, *288*
    demanda, *288*
    profissão, *288*
   com grande resistência, *288*
    qualidade, *288*
    demanda, *288*
    profissão, *288*
   qualidade, *288*
   demanda, *288*
   profissão, *288*
  falada, 300
   respiração na, 301
   fonação na, 308

   ressonância na, 309
   projeção de voz na, 309
   qualidade vocal na, 309
   vibrato na, 309
   articulação na, 310
   pausas na, 310
   velocidade na, 310
   ritmo na, 310
   postura corporal na, 310
   emoção na voz, 311
  profissional, 311
   professores, 312
    considerações gerais, 312
    preparação vocal, 313
    demandas vocais, 313
    atuação fonoaudiológica, 313
   instrutores, 314
    de modalidades físicas, 314
   atores, 315
    considerações gerais, 315
    preparação vocal, 316
    demandas vocais, 316
    atuação fonoaudiológica, 316
   locutores, 317
    considerações gerais, 317
    preparação vocal, 318
    demanda vocal, 318
    atuação fonoaudiológica, 318
   narradores, 317
    considerações gerais, 317
    perfuração vocal, 318
    demanda vocal, 318
    atuação fonoaudiológica, 318
   repórteres de rádio, 317
    considerações gerais, 317
    preparação vocal, 318
    demanda vocal, 318
    atuação fonoaudiológica, 318
   repórteres, 319
    considerações gerais, 319
    preparação vocal, 321
    demanda vocal, 321
    atuação fonoaudiológica, 321
   apresentadores de televisão, 319
    considerações gerais, 319
    preparação vocal, 321
    demanda vocal, 321
    atuação fonoaudiológica, 321
   dubladores, 321
    considerações gerais, 321
    preparação vocal, 322
    demanda vocal, 322
    atuação fonoaudiológica, 323
   leiloeiros, 323
    considerações gerais, 323
    preparação vocal, 323
    demanda vocal, 323
    atuação fonoaudiológica, 323
   operadores de pregão, 324
    considerações gerais, 324
    preparação vocal, 324
    demanda vocal, 324
    atuação fonoaudiológica, 325
   operadores de *Telemarketing,* 325
    considerações gerais, 325
    preparação vocal, 326
    demanda vocal, 326

atuação fonoaudiológica, 327
religiosos, 327
   considerações gerais, 327
   preparação vocal, 327
   demanda vocal, 327
   atuação fonoaudiológica, 328
políticos, 328
   considerações gerais, 328
tradutores, 330
   considerações gerais, 330
   preparação vocal, 330
   demanda vocal, 330
intérpretes, 330
   considerações gerais, 330
   preparação vocal, 330
   demanda vocal, 330
   atuação fonoaudiológica, 331
ventríloquos, 331
   considerações gerais, 331
   preparação vocal, 331
   demanda vocal, 331
   atuação fonoaudiológica, 332
fonoaudiólogos, 332
   considerações gerais, 332
   preparação vocal, 333
   demanda vocal, 333
   atuação fonoaudiológica, 333
cantada, 300
  respiração na, 301
  fonação na, 308
  ressonância na, 309
  projeção de voz na, 309
  qualidade vocal na, 309
  vibrato na, 310
  articulações na, 310
  pausas, 310
  velocidade na, 310
  ritmo na, 310
  postura corporal na, 310
  emoção na voz, 311
  profissional, 334
    canto popular, 334
     considerações gerais, 334
     preparação vocal, 334
     demanda vocal, 334
     atuação fonoaudiológica, 336
    canto erudito, 336
     considerações gerais, 336
     prepração vocal, 337
     demanda vocal, 337
     atendimento fonoaudiológico, 339
    canto coral, 339
     considerações gerais, 339
     preparação vocal, 341
     demanda vocal, 341
     atuação fonoaudiológica, 342
  mitos da, 343
limitação vocal, *346*
  grau 1, *346*
   audibilidade, *346*
   inteligibilidade, *346*
   eficiência, *346*
  grau 2, *346*
   audibilidade, *346*
   inteligibilidade, *346*
   eficiência, *346*
  grau 3, *346*
   audibilidade, *346*
   inteligibilidade, *346*
   eficiência, *346*
  grau 4, *346*
   audibilidade, *346*
   inteligibilidade, *346*
   eficiência, *346*
  grau 5, *346*
   audibilidade, 346
   inteligibilidade, *346*
   eficiência, *346*
confidencial, 415
  terapia de, 415
salmodiada, 454
  técnica da, 454
   procedimento básico, 454
   objetivos, 454
   aplicações, 454
   variações, 454
   observações, 454

Werner
  síndrome de, *9,* 34
Wilson
  degeneração de, 33
   hepatolenticular, 33